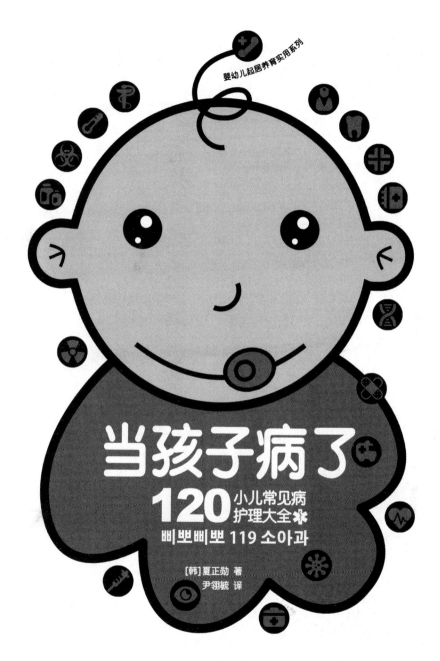

婴幼儿起居养育实用系列

当孩子病了

120 小儿常见病护理大全

삐뽀삐뽀 119 소아과

[韩] 夏正勋 著

尹翎毓 译

广西科学技术出版社

著作权合同登记号　　桂图登字：20-2014-123

图书在版编目（CIP）数据

当孩子病了：120小儿常见病护理大全 ／（韩）夏正勋著；尹翎毓译. —南宁：广西科学技术出版社，2016.12
　　ISBN 978-7-5551-0372-1

　　Ⅰ.①当… Ⅱ.①夏… ②尹… Ⅲ.①小儿疾病－常见病－诊疗 Ⅳ.①R72

中国版本图书馆CIP数据核字（2016）第182282号

DANG HAIZI BING LE: 120 XIAO'ER CHANGJIANBING HULI DAQUAN
当孩子病了：120小儿常见病护理大全

作　　　者：[韩] 夏正勋　　　　　　译　　者：尹翎毓
责任编辑：陈恒达　郝国贤　　　　　封面设计：视觉共振
责任校对：曾高兴　田　芳　　　　　责任印制：林　斌

出 版 人：卢培钊　　　　　　　　　出版发行：广西科学技术出版社
社　　址：广西南宁市东葛路66号　　邮政编码：530022
电　　话：010-53202557（北京）　　0771-5845660（南宁）
传　　真：010-53202554（北京）　　0771-5878485（南宁）
网　　址：http://www.ygxm.cn　　　 在线阅读：http://www.ygxm.cn

经　　销：全国各地新华书店
印　　刷：北京富达印务有限公司
地　　址：北京市通州区潞城镇庙上村　　邮政编码：101117
开　　本：710mm×960mm　　1/16
字　　数：847千字　　　　　　　　 印　　张：61
版　　次：2016年12月第1版　　　　 印　　次：2016年12月第1次印刷
书　　号：ISBN 978-7-5551-0372-1
定　　价：88.00元

读者须知

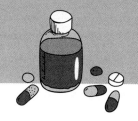

　　·阅读本书不能代替医生的诊断。每个孩子的实际状况都不相同。如果孩子生病，可以参照本书内容，接受医生的诊治。

　　·每个国家的医疗体系和文化传统都不相同，在养育孩子和治疗孩子疾病方面也存在差异。本书仅以韩国为对象来介绍。

　　·本书中出现的年龄，均以周岁记。例如，书中称三岁，即孩子出生三年。

　　·本书中有部分内容重复出现，这是因为孩子生病常常多种病症一起出现，为了帮助理解，在必要的地方，重复解释。

　　·本书结尾部分附"世界卫生组织儿童成长标准"。家长可参考这些来判断孩子的发育情况。

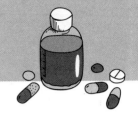

初版序言

　　初次抚养孩子的妈妈们总会有各种各样的疑惑。不管是接种疫苗，还是不容易治愈的感冒，问题层出不穷。当看到原本欢蹦乱跳的孩子突然发烧或者呕吐、腹泻时，年轻妈妈们焦急万分却不知所措。为了找到解决办法，咨询周围的亲友或者临时翻出医学书籍来查阅，但怎奈术语众多，如果从零开始学习，看不了几页就会坚持不下去了。

　　而本书主要以育儿方面的实际例子为主，避免了生涩的术语，通俗易懂，没有医学背景的大众也能读得兴趣盎然。阅读这本书，你会发现既有大家熟知的知识，也有初次听到的理论，还有一些大众误解的常识。

　　我在编写本书时努力遵循两个原则。一是，我是儿子的父亲，同时也是儿科医生，为了让众多妈妈、爸爸容易读懂这些知识，尽量不使用生涩的术语，而是用日常用语来展开解释。二是，重点解决现实生活中经常碰到的难题或者因为观念错误导致的失误，普及科学的观念，以达到读后能够灵活运用的目的。

　　对于儿童出现的所有种类的疾病本书无法一一涵盖，那些必须具备专业理论知识才能明白的疾病或者需要复杂的检查和特殊治疗的疾病，在本书中不予涉及。儿科工作中遇到的小儿常见疾病或者妈妈们发邮件咨询的高频问题是本书重点解决的问题，我努力向读者普及症状背后的原理，介绍治疗方法。阅读本书你会发现跟感冒相关的内容最多，因为感冒是最常见的疾病。

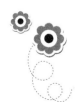

父母大都觉得"自己的孩子很特别"，会给孩子特殊待遇，但实际上普普通通养育孩子才是最正确的方式。我见过很多妈妈总是把我家孩子如何好挂在嘴边。社会上充斥着各种所谓的秘诀，很多妈妈和孩子被一些违背常识的骗术蒙蔽，受到损失。儿科医生建议的方法一定是可靠的，只要照着做，十名孩子中有九名甚至十名都能健康成长，而不会向大家建议那种五名孩子发育得好，五名发育得不好的方法。在养育孩子中，最重要的一点是遵循成长阶段行事，不该做的不要做。如果对成长阶段认识不清楚，而错过时机，事后付出几倍的努力都会收效甚微的。

　　我的妻子也是名医生，抚养我们的两个孩子过程中，就是遵守这样的原则。希望通过本书，我能帮妈妈们培养应对儿童疾病的能力，提高育儿的自信心。

1997年1月

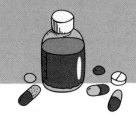

修订版序言

　　三年前本书的第一版定稿后，我正式开始学习育儿，因为育儿方面的疑惑实在太多了。学习的过程中需要查阅相关资料，才发现韩国这方面的书籍太少了。无奈开始在网上查找资料，搜集全世界育儿方面的信息。其中不少信息令我这儿科医生都很吃惊，于是我开始整理这些资料，希望能梳理出一个系统的、有根据的育儿知识体系。

　　本次修订版较之第一版增加了很多育儿方面的内容。为了使孩子健康成长，了解儿童疾病方面的知识固然重要，正确的育儿方法也是必须掌握的。如果说第一版在育儿方面打下了基石，那修订版则是在此基础上建屋盖房。在孩子不同的成长阶段，妈妈需要教育孩子什么，什么该培养，什么该禁止，如何让孩子养成好习惯，送孩子去幼儿园或托儿所之前需要确认什么，该怎样称赞或批评孩子，等等。我会站在儿科医生的立场上，整理医学方面的依据。特别是断奶期，对孩子的成长发育影响很大，尽管有很多关于这一时期的饮食方面的书籍，但是在我看来那里面有诸多观点有待商榷。本书中的断奶期的观点都有医学依据，是我花费心力最多的部分。所以修订版中有关断奶期的篇幅很长。

　　此外，因为生物科技的快速发展，治疗方法跟三年前相比发生了很大变化，所以修订版中关于疾病的内容被大幅删减。

　　现实生活中我们周围依然有很多妈妈相信所谓的秘诀或错误经验，对孩子搞特殊化。我真心希望家长们放弃这样的想法。儿科医生建议的普遍适用的育儿方法，养育孩子的时候不搞特殊，却能收到意想不到的效果。请别忘了儿科诊室不仅仅是为儿童治疗疾病的地方，也是为育儿提供咨询服务的场所。

我试图让本书的内容涵盖育儿时妈妈们碰到的所有问题。但是孩子们本来就千差万别，本书必然无法囊括所有妈妈的困扰。如果对本书中末涉及的内容感兴趣或者想了解最新的医学信息，欢迎随时访问我的主页，地址是http://www.babydoctor.co.kr。虽然尽了最大努力，想必还是会有遗憾。阅读本书，如有不同意见或者发现错误，欢迎与我联系。我会把批评和建言视为通向更宽广医学之路的鞭策。

2000年5月

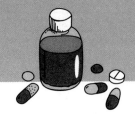

前　言

　　本书针对养育孩子过程中遇到的问题向父母们提供了实用的建议。
本书综合了二十多年间我在医院坐诊和通过电脑网络答疑的亲身经历，
归纳了妈妈们最常见的疑惑和问题。其实，与其他儿科医生相比，我没
有过人之处。只是作为儿科医生，我希望借这本书，把平时想对妈妈们
说的话和在诊室里来不及做的解释表达出来而已。

　　虽然本书无法代替儿科医生的实际诊断，但能在妈妈们遇到育儿方
面的问题时给予指引帮助。有的人对医学书有错误认识。医学书中的各
种建议是普遍适用的一般办法，并不是个案诊断。建议和诊断有着本质
区别。所以读者需要明白本书不能解决所有育儿和小儿疾病的问题。本
书最大的目的是为在社区儿科诊所接受诊断或治疗、接种疫苗后，没有
听到儿科医生医嘱或说明的家长提供他们需要的信息。

　　孩子的健康要由父母和儿科医生共同努力来保障。儿科疾病或者育
儿相关问题，以书的形式表现出来，必然要忽略个体差异和变数。但是
本书能为父母应对养育孩子时遇到的或大或小的变数，提供判断的标
准。平心而论，编写育儿这类书籍，如果只单纯地罗列医学知识，很容
易做到。但要想真正对年轻的父母起到帮助指导作用，需要专业医生结
合丰富的实际经验对生涩的理论做深入浅出的解析。由于每个人的医学
背景不同，对育儿知识的了解情况也不同，尽管我努力将我掌握的医学
知识用通俗的语言表达出来，也深感这是一项很难完美达成的工作。每
个孩子也都是独一无二的个体，本书很难涵盖所有的现实情况。况且，

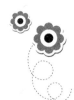

无论书编写得如何完美，也无法代替医生的诊断。在育儿方面，既有妈妈的责任，也有医生的责任。只有妈妈和医生共同努力，孩子才会健康茁壮地长大。

建议在儿科诊室接受育儿咨询

育儿是最讲究学术的学问。如果仅仅提供简短的育儿信息，任何人都能做到。但是我坚持只有在专业的儿科知识的基础上，才能为广大家长提供科学正确的咨询。对于育儿不甚了解的人可能认为完全让孩子顺其自然，孩子也能成长得很好；或者读了几本育儿方面的书，就自信满满地认为能抚养好孩子。其实，抱有这些想法的人且不说能否把孩子抚养好，就连能否获得正确的育儿咨询都值得怀疑。为了能得到科学正确的育儿咨询，需要父母了解的知识很多，从孩子每个阶段的特点到非正常的疾病症状，都需要父母有所了解。而且父母还要能够对行为有预见性。

育儿咨询总体分为两方面。一是对正常孩子防患于未然的指导，二是对已经出现的问题做正确的纠正。培养孩子不像制作月饼那样，从模子里出来都长得一样，而是讲究因材施教，不能古板地套用书中的理论。特别是对待已经发现问题的孩子，需要专业的育儿咨询，仅凭看书是不够的。很多家长对待孩子超越或者落后孩子所处的成长阶段，都是会带来问题的。例如，一个孩子已经两岁多了，家长依然只拿奶粉喂孩子，就需要纠正。医生要想给出科学的建议，需要充分了解孩子的性格，父母的性格，家庭氛围，每个家庭成员的责任等。并且在一个建议被采纳一段时间后，根据妈妈和孩子的反应评价实施效果，来决定是继续强化该方法，还是变更为其他方法。没有一个方法可以适用于所有的妈妈和孩子。单纯地罗列知识不是有效咨询。育儿咨询要求医生不仅具备医学知识，还要有敏锐的直觉，洞察妈妈和孩子的状态，给出有效的建议。

育儿咨询一定要以坚实的医学知识为基础。婴儿呕吐的现象非常普遍。多数情况下，只要帮孩子打嗝，就能解决。也有极少特例需要做手术。如果延误治疗时机，可能会危及生命。我的诊所刚开业时曾经遇到一个惊险的案例。那次是妈妈带着孩子来接种卡介苗。妈妈说孩子有呕吐的症状，于是我对孩子做了简单的检查，结果发现孩子的下体虽然大小正常，但颜色发黑，于是让妈妈带着孩子马上去大医院。孩子体内的钾含量惊人地高，据说在医院里进行了血液透析。现在回想起来依然后怕，后背甚至冒冷汗。有时医生认为非常严重的现象，在没有医学知识的人看来却平淡无奇。

对所谓的育儿经验要提高警惕。有的育儿经验其实很危险，副作用要经过很多年才会显现出来，有的还很难发现其副作用。很多韩国人认为粗粮对孩子有益，喂给孩子吃，但医生认为粗粮可能会诱发过敏，不建议这么做。有些孩子晚上哭闹，妈妈就给孩子吃奇应丸。医生建议首先找到孩子哭的原因才是正确的处理方法。

要想给出正确的指导，需要知道孩子的过去、现在和未来。例如，有位妈妈带着孩子来到诊室，医生首先询问了妈妈平时照顾孩子的方法，了解妈妈做的正确的地方和不当的地方，并告知她直到下次再来的未来4个月里应该怎么做，需要注意的事项，并纠正她以前的错误做法。

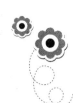

灵活运用各种形式的儿科医疗资源。常见到一些妈妈满心期待地带着孩子来到医院，希望能得到一些专业的指导，结果医护人员打了个疫苗就草草了事，很是气愤。大多数的妈妈对这样的儿科诊所很不满。我建议大家进入儿科诊室后，要主动问问题，这样医生才会把知道的知识讲出来。特别是接种疫苗时，可以咨询适合孩子年龄的育儿方法。另外我建议大家事先把要咨询的问题整理一下，写到纸上。

妈妈需要遵循的原则

育儿要遵循成长时机。育儿最重要的是一个阶段做一个阶段的事，需要开始就要开始，需要结束就要结束。错过时机，即使付出几倍的努力也是收效甚微。在育儿的过程中有些需要按月完成。并且有些必需的技术需要相互关联起来，这些相关联的技术需要事先学习，否则实践中很难达成月度目标。举例说明，通常建议周岁断奶，但是如果突然不给孩子吃母乳，有些孩子不肯用奶瓶。所以为了顺利断奶，可以在6个月前就开始锻炼孩子用奶瓶喝奶粉，到9个月的时候增加用奶瓶喝奶的次数。并且在8～10个月的时候让孩子练习握勺子，大人再握住孩子的小手，练习使用勺子。

一定要掌握基本原理。育儿咨询中有些原则要严格遵守，有些执行起来不那么严格。例如，孩子满周岁后才能开始喝牛奶就需要严格执行，但孩子满周岁后不再使用奶瓶，就是仅供参考的建议，不是严格执行的原则。像这样指导方针只是告诉了妈妈们，孩子满周岁就不再使用奶瓶，不再喝奶粉，开始喝牛奶。妈妈要想了解为什么要这么做，还需要做大量功课。育儿咨询不是数字游戏。育儿咨询以孩子和妈妈为对象，所以需要孩子、妈妈、儿科医生的共同努力。根据孩子和妈妈的特殊情况才能做出科学的建议。几个月需要做什么，几个月需要停止什么，不会适用于每一个孩子。尽管我建议孩子满周岁就不再使用奶瓶，这不意味着18个月的孩子使用奶瓶一定有问题。如果简单说孩子18个月时不再使用奶瓶也可以，妈妈们就不知道为什么。其实，很多现实案例中，孩子过早戒掉奶瓶，对吃饭没有实际帮助。已经过了周岁，还在使用奶瓶，孩子对奶瓶的依赖度大大增加，导致18个月大的孩子只喝牛奶。我认为网上的育儿咨询和面对面的诊所咨询有很大差别。网上咨询只能得到一般性的普遍建议，而面对面咨询是根据母子的具体情况，更有针对性。由此可知，网上咨询虽然能够得到一般规律，却无法得到确定的有针对性的育儿建议。

妈妈也需要学习。以我的亲身体会来讲，妈妈们往往过于依赖医生。不知道是不是去儿科太方便的缘故，妈妈们总是认为只要遵循医生的处方就没问题，似乎与孩子病情相关的知识都没必要知道，完全不理会"病要在家治疗"的说法，认为能够药到病除的医生就是名医。除某些罕见的病外，对于常见病症几乎所有医生的治疗方法都一样，所以没有哪位医生擅长治疗感冒、肠炎这类疾病。妈妈们常常盲目地追捧所谓的名医。由于人太多，反而得不到细致的诊断和科学的建议。放眼周围有很多患者不那么拥挤的儿科诊所。比起那些名声在外的医院，妈妈们反而能够得到耐心细致的讲解。另外，我建议妈妈们平时把想到的疑问记下来，这样做既可以避免遗漏问题，也使得重点明确。妈妈们需要把有关孩子的日常信息，客观地描述给医生。医生得到的信息客观准确，才能得出正确的判断。无论家长受教育的程度有多高，如果不是有意识地学习，就不会掌握科学的育儿方法。我记得曾在电视上看到过一个广告，内容是因为自己的孩子与众不同，所以断奶期要给孩子买好的辅食。我认为这种做法绝对错误。如果因为工作忙或者有其他原因，可以买一些辅食。但是买来的辅食无论多贵都比不上妈妈亲手做的辅食。如果妈妈真的认为自己的孩子与众不同，那就自己动手为孩子做辅食吧。如果妈妈不想对待孩子太随意，就需要多学习。

与儿科医生见面获得咨询更有效。 孩子的成长是一个个阶段斗争的延续。有的孩子没有疼痛就能顺利地通过每个阶段，有的则不然。妈妈本身就是一个变数。在治疗或者育儿过程中，妈妈是否有忍耐力，妈妈的受教育程度，是否与公婆一起生活，对待育儿是否有热情等，这些都会影响医生的建议。育儿咨询时医生需要掌握妈妈的状况，还需要综合考虑妈妈的学历、意志力、经济能力等。如果夫妻二人都工作，照顾孩子的时间少，盲目要求他们亲手为孩子做辅食也不现实。这种情况医生应该向妈妈推荐最合适可买到的辅食。此外，居住在独栋别墅和居住在公寓楼的情况也不一样，如果住宅空间宽敞，自然没有问题；但是居住条件差，特别是墙壁隔音效果不佳，晚上停止喂奶，孩子哭闹就很尴尬。另外，奶奶有没有照看孩子，也会影响医生的建议。

抚养孩子的过程充满汗水和泪水，育儿咨询没有秘诀。 为了取得一点点成就，需要花费很长的时间。如果错过时机，可能要付出几倍的时间和精力，却收效甚微。育儿书上常常遗漏非常重要的一点，那就是妈妈们要为之付出汗水和泪水。请铭记这一点。

如果生病就休息吧

所有疾病治疗的首要原则都是休息。就算是为了教孩子"生病了要休息"，当孩子生病了也要保证孩子休息好。如果坚持让孩子带病上学，长大后他也不会爱惜自己的身体。此外，生病休息还有一个积极意义，就是防止传染给其他小朋友。几年前因为流行性结膜炎各医院的眼科一度被挤爆门槛，医生建议家长不要让孩子去学校，可很多家长说："我们也想休息，老师也让休息，无奈不去学校按旷课处理，没办法只能送孩子去。"之后教育部出台文件，患眼疾病的学生不去学校不记旷课。患病的孩子不再去学校，结膜炎才渐渐消失了。

坚持送得病的孩子去学校害人害己。我不确定是否有家长希望借机锻炼孩子的意志力。通常不知道"身体不舒服不能学习"的人无法容忍生病休息的人。韩国人见到某人生病什么都做不了，不会给予善意的目光，因为大家不会把"不去学校"与"考虑周围同学的健康"的好意联系起来考虑。我有位学长考上了美国一所著名的大学，当他与教授见面时，自豪地提及自己12年学习生涯一直是全勤，令他没有想到的是，这样的谈话招致了教授对他的质疑，理由是他没有考虑到别人的感受。另外，父母不让孩子休息的原因中，也许隐藏着一种担心，那就是因为一点点的身体不适就旷课，万一这成了习惯怎么办？世界上很少有国家像我们这样不信任孩子。凡事受到怀疑的孩子能健康地成长吗？从现在开始相信孩子吧。我还想对勉强孩子去学校的父母和老师说，孩子们去的是学校，不是竞技场，在竞技场上因为生病可能导致失败，但是教育和社会生活中不会一局定胜负。

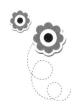

Contents

目 录

关于育儿，妈妈一定要知道的事/ 043

新生儿/ 044

体检与疫苗接种/ 什么是新生儿时期/ 新生儿母乳喂养/ 新生儿奶粉喂养/ 给新生儿喂奶的注意事项/ 这一时期妈妈一定要知道的育儿常识/ 新生儿的安全/ 新生儿可以做到这些/ 妈妈请勿这样做/ 请注意以下几点/ 出现下列情况时，应该带孩子看儿科医生

一个月/ 053

体检与疫苗接种/ 发育状况/ 要咨询儿科医生这些事/ 这个阶段，许多妈妈会这样做/ 儿科医生给以上妈妈的建议/ 孩子一个月大时的母乳喂养/ 孩子一个月大时的奶粉喂养/ 喂奶时需要注意的基本事项/ 这一阶段妈妈一定要知道的育儿常识/ 孩子一个月大时的安全/ 妈妈请勿这样做/ 请家长了解这些

两个月/ 059

体检与疫苗接种/ 发育状况/ 要咨询儿科医生这些事/ 这个阶段，许多妈妈会这样做/ 儿科医生给以上妈妈的建议/ 孩子两个月大时的母乳喂养/ 孩子两个月大时的奶粉喂养/ 孩子两个月大时的饮食注意事项/ 这一阶段妈妈一定要知道的育儿常识/ 孩子两个月大时的睡眠状况/ 孩子两个月大时的安全/

妈妈请勿这样做

四个月/ 065

体检与疫苗接种/ 发育状况/ 要咨询儿科医生这些事/ 这个阶段，许多妈妈会这样做/ 儿科医生给以上妈妈的建议/ 孩子四个月大时的饮食注意事项/ 孩子四个月大时的奶粉喂养/ 孩子四个月大时的辅食/ 这一阶段妈妈一定要知道的育儿常识/ 孩子四个月大时的安全/ 妈妈请勿这样做

六个月/ 070

体检与疫苗接种/ 发育状况/ 要咨询儿科医生这些事/ 这个阶段，许多妈妈会这样做/ 儿科医生给以上妈妈的建议/ 孩子六个月时的喂养/ 孩子六个月大时的辅食/ 这一阶段妈妈一定要知道的育儿常识/ 孩子六个月大时的安全/ 这样做会让孩子更健康聪明

九个月/ 076

体检与疫苗接种/ 发育状况/ 要咨询儿科医生这些事/ 这个阶段，许多妈妈会这样做/ 儿科医生给以上妈妈的建议/ 孩子九个月大时的饮食注意事项/ 这一阶段妈妈一定要知道的育儿常识/ 孩子九个月大时的安全/ 妈妈请勿这样做

十二个月/ 081

体检与疫苗接种/ 发育状况/ 要咨询儿科医生这些事/ 这个阶段，许多妈妈会这样做/ 儿科医生给以上妈妈的建议/ 这一阶段妈妈需了解的饮食事项/ 这一阶段妈妈一定要知道的育儿常识

十五个月/ 085

体检与疫苗接种/ 发育状况/ 要咨询儿科医生这些事/ 这个阶段，许多妈妈会这样做/ 儿科医生给以上妈妈的建议/ 这一阶段妈妈一定要知道的育儿常识

十八个月/ 088

体检与疫苗接种/ 发育状况/ 要咨询儿科医生这些事/ 这个阶段，许多妈妈会

这样做/ 儿科医生给以上妈妈的建议/ 这一阶段妈妈一定要知道的育儿常识

二十四个月/ 091

体检与疫苗接种/ 发育状况/ 这个阶段，许多妈妈会这样做/ 儿科医生给以上
妈妈的建议/ 要咨询儿科医生这些事/ 这一阶段妈妈一定要知道的育儿常识

痰/ 095

痰一定要吐掉吗/ 有助于将痰排出的方法

加湿器和空气净化器/ 099

有关加湿器的注意事项/ 空气净化器使用须知

感冒/ 101

典型的呼吸系统疾病——感冒/ 102

换季时，请注意预防感冒/ 出生6个月后，孩子容易感冒/ 孩子的感冒持续时
间长/ 如果得了感冒，可以洗澡吗/ 孩子感冒时，可以吃凉的东西吗/ 有预
防感冒的方法吗

怎么治疗感冒/ 107

治疗感冒没有诀窍/ 感冒发烧时，这样做/ 孩子感冒流鼻涕或鼻塞时/ 感冒
经常咳嗽时/ 感冒容易引起并发症/ 治疗感冒时嗓子变哑了/

感冒和其他病症并发时/ 113

感冒的孩子如果眼睛上总是粘着眼屎/ 如果感冒和腹泻并发/ 治疗感冒后，
如果出现眼疼

关于感冒的几个误解/ 115

感冒药的药效越强，感冒好得越快吗/ 长期吃感冒药好不好/ 听说感冒持续
时间过长，会变成百日咳/ 以前感冒很快就好了，这次也会一样/ 医生怎么
会连出现并发症都不知道

关于感冒，妈妈们一定要知道的事/ 118

学走路与学步车/ 127

关于孩子走路，妈妈们应该了解的事情/ 128

孩子什么时候开始学走路呢/ 如果很早开始走路/ 有什么办法可以帮助孩子
早些学走路/ 踮脚走路的孩子

最好不要给孩子用学步车/ 131

给孩子用学步车的时期/ 用学步车会让孩子早点学会走路吗/ 学步车的缺点/
使用学步车请注意以下几点

结核/ 135

韩国的结核病患者非常多/ 儿童感染结核病后几乎不会出现任何症状/ 有些
结核病患上后非常危险/ 中断治疗过程，可能对孩子造成更大的伤害/ 进行
结核反应检查的理由/ 在结核诊断时，结核反应检查非常重要/ 即使进行了
卡介苗预防接种，也会感染结核

痉挛/ 141

如果儿童出现痉挛症状/ 142

没有发烧时出现的痉挛存在问题/ 发烧时出现的痉挛一般不会有什么问题/ 在
热痉挛症状结束后孩子会睡得很沉/ 平均每三名儿童中有一名热痉挛会复发

出现痉挛症状时需要注意的事项/ 146

当孩子出现痉挛症状时，绝对不能喂任何东西/ 每当孩子出现痉挛症状时，都需要像第一次出现时来对待/ 曾经有过痉挛症状，还可以进行预防接种吗

安抚奶嘴和吸吮手指/ 149

请在了解安抚奶嘴的情况下使用/ 150

使用安抚奶嘴的优缺点/ 应该到什么时候为止不再给孩子使用安抚奶嘴呢/ 孩子什么时候想吸吮呢/ 使用安抚奶嘴时需要注意的事项/ 据说使用安抚奶嘴可减少孩子欲求得不到满足的情况

更多地了解有关吸吮手指方面的知识/ 154

孩子为什么喜欢吸吮手指/ 吸吮手指会造成什么后果/ 有能阻止孩子吸吮手指的好方法吗/ 不要为了阻止孩子吸吮手指而采用如下方法

寄生虫/ 159

孩子体内难道会有寄生虫吗/ 容易集体感染蛲虫/ 对寄生虫存在的几种误解

尿布斑疹/ 163

请一起来了解一下尿布斑疹吧/ 164

为什么会出现尿布疹/ 怎样预防尿布疹/ 如何治疗尿布疹/ 给孩子涂抹软膏时，请注意如下几点

布尿布vs纸尿布/ 168

布尿布与纸尿布的优缺点各是什么/ 选用什么样的尿布更好一些呢/ 布尿布

的正确洗涤及干燥方法

咳嗽/ 171

有关咳嗽必须要了解的知识/ 172

咳嗽是保护我们身体的守护神/ 当孩子咳嗽严重时/ 不要刻意止咳/ 据说有可以止咳的特殊处方

各种各样的咳嗽/ 176

当未满月的新生儿咳嗽时/ 不停地咳/ 发出吭吭的狗叫般声音的咳嗽/ 仅在晚上出现的咳嗽症状/ 干咳

眼部异常/ 181

妈妈们需要了解的眼睛方面的知识/ 182

有保护视力的特殊方法吗/ 近距离看电视的话，视力会变差吗/ 床铃有助于视力发育/ 当灰尘进入孩子眼睛的时候该怎么办/ 孩子散光严重该怎么办

了解一下眼睛的异常症状/ 185

需要接受眼科医生诊察的情况/ 孩子的眼睛看起来有异常/ 如果忽视早产儿的视网膜症，可能导致失明/ 需要尽早发现并矫正孩子的斜视症状/ 如果孩子的眼睛里经常有眼屎的话/ 睫毛长长后刺眼睛/ 为什么会出现麦粒肿，怎么治疗/ 流行性结膜炎与急性出血性结膜炎是两种不同的眼疾/ 患上流行性结膜炎时的注意事项/ 孩子眼睛内有先天性脂肪瘤，大可不必过度担忧/ 眼睛上面的鲑鱼色斑会在几年后自然褪去/ 对于视力较差的孩子，一定要带其接受早期诊察

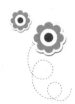

区分大小便/ 199

该让孩子从什么时候开始区分大小便呢/ 200

在区分大小便方面，请不要比赛/ 在区分大小便的时机方面，什么时候会比较好/ 如果努力的话，孩子就能早一些区分大小便吗/ 需要让孩子延期区分大小便的情况

该如何区分大小便呢/ 203

为区分大小便所做的几项准备/ 当孩子开始区分大小便的时候/ 哪怕孩子做得不好，也要给予称赞/ 懂得大小便的孩子也可能会再次尿裤子/ 在外面也要练习小便

孩子抗拒学习大小便时/ 210

不能自行控制大便的遗粪症/ 针对抗拒学习大小便的孩子的对策

患有夜尿症的孩子常在被褥上留下地图般的尿渍/ 212

不能无视心理因素/ 有时夜尿症也会成为问题/ 如何治疗夜尿症

荨麻疹/ 217

疑似出现荨麻疹，该怎么做/ 怎样治疗荨麻疹/ 脸上长荨麻疹时，情况紧急/ 服药后长出了荨麻疹

母乳喂养/ 221

母乳喂养须知/ 222

母乳最好/ 母乳喂养的好处/ 妈妈难以进行母乳喂养的原因/ 可以成功进行母乳喂养

让母乳喂养正规化/ 225

新生儿母乳喂养

现在开始哺乳吧/ 229

哺乳姿势/ 咬住乳头/ 出生后不能马上吸吮母乳的情况（早产儿）/ 母乳量
不足/ 母乳喂养的孩子的大便/ 不存在因黄疸而断奶的情况

职场妈妈的母乳喂养/ 236

吸奶器的使用/ 手动挤奶/ 孩子不愿用奶瓶时

此外，妈妈还应该知道的事项/ 240

如果想要充分分泌乳汁/ 恢复母乳喂养/ 孩子突然不愿喝母乳/ 哺乳期妈妈
不能碰的食物/ 哺乳期妈妈乳房异常/ 断奶须知

母乳喂养，请知悉如下事项/ 244

吃饭/ 249

不要过早开始吃饭/ 各种吃饭有问题的孩子/ 如果想要孩子好好吃饭/ 如果
孩子想要自己独立吃饭/ 一定要喂孩子吃早饭/ 周岁的孩子可以吃这些吗

腹痛/ 259

孩子肚子疼时，不能随便给孩子吃药/ 孩子经常肚子疼/ 如果是肠炎或者肠
套叠引起的肚子疼/ 阑尾炎引起的肚子疼/ 尿道感染、疝气等引起的肚子疼/
治疗感冒的过程中，肚子疼/ 便秘引起的肚子疼/ 婴儿腹绞痛引起的肚子疼/
孩子积食时

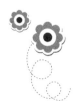

脐部护理/ 267

脐带残端会自动脱落，请不要人为处理/ 请家长这样给孩子脐部消毒/ 新生儿的脐部出水时/ 肚脐里凸起的肉——肉芽肿

便秘和灌肠/ 271

便秘的原因和症状/ 272

为什么会便秘

年龄对便秘也有影响/ 274

婴幼儿的便秘/ 开始吃辅食的孩子便秘/ 满周岁的孩子便秘/ 太早让孩子自己大小便引起的便秘

孩子便秘时，妈妈应该知道的事/ 278

治便秘没有特效药/ 便秘时一定要多摄入纤维素/ 肛门裂开并且出血/ 不要在家随便给孩子灌肠

大便异常/ 285

孩子的大便有什么特征/ 286

孩子排便的情况每天都在变/ 母乳喂养的孩子排出的便/ 我们来了解一下绿便吧/ 很多妈妈对孩子的便秘认识有误

孩子大便的特征和大便异常/ 290

大便里有脓状物质或血——脓便/ 大便里有血——血便/ 孩子大便的各种形状

去医院/ 297

到底要不要去医院/ 检查、诊断和治疗找医生，配药找药师/ 孩子的成长发

育和育儿问题本来就是儿科的专长/ 一开始就去大医院难道不是更好吗/ 人少的儿科比较好/ 不要质疑医生/ 去医院前把想问的问题记下来

喂奶粉/ 305

妈妈一定要知道的关于奶粉的常识/ 306

奶粉可以用大麦茶冲泡吗/ 一天应该给孩子喂多少奶粉呢/ 奶粉先冲好放着可以吗/ 对孩子来说，什么样的奶粉才是好奶粉/ 进口奶粉比国产奶粉更好吗/ 可以用杯子喂孩子喝奶粉吗/ 喝冷奶，孩子的肠道不会变得更好/ 喝剩下的奶不能给孩子喝吗/ 奶粉冲泡得稀一点给孩子喝可以预防腹泻吗/ 特殊奶粉就特别好吗/ 豆奶粉难道不是比奶粉更好吗/ 可以在奶粉里添加市场上销售的辅食吗

满周岁的孩子应该喝奶粉还是鲜牛奶/ 316

鲜牛奶和奶粉有什么不同/ 孩子满了周岁就可以喝鲜牛奶/ 牛奶喝得多，孩子长得更高

关于奶瓶/ 319

家长需要一直对奶瓶消毒到什么时候/ 奶瓶和环境激素

泌尿生殖器官/ 323

尿路感染在孩子中很常见/ 324

孩子突然频繁小便，要注意孩子是否得了尿路感染/ 这样可以减少尿路感染的发生

孩子常见的泌尿生殖器异常/ 326

摸不到新生儿的睾丸/ 龟头红肿疼痛/ 腹股沟红肿，腹股沟疝气/ 一定要做包茎手术吗/ 女孩子阴道里流出分泌物时

孩子常见的小便异常/ 332

孩子小便频繁/ 孩子不经常小便/ 尿液里的泡沫非常多/ 纸尿裤被染成红色，是血吗/ 孩子的尿液很黄/ 小便里混杂很多磷和蛋白

肥胖/ 339

孩子好像有些肥胖/ 年幼时肥胖，长大了会瘦下来吗/ 为了预防肥胖需要注意以下几点/ 治疗肥胖时一定要遵守的事项/ 减肥时需要注意以下几点

贫血/ 345

贫血的原因和治疗/ 346

什么情况下孩子会得缺铁性贫血/ 如何知道孩子是否贫血/ 治疗贫血要养成良好的饮食习惯

与补铁相关的知识/ 348

牛奶可以保障铁元素的供给吗/ 请不要随便给孩子喂食补铁剂

孩子受外伤/ 353

孩子被尖锐物体刺伤或割伤时/ 354

家长不要在伤口上涂任何东西/ 如何减轻伤口留下的瘢痕

被蚊虫叮咬的伤口/ 356

被蚊虫叮咬时/ 被蜜蜂蜇伤或被蚂蚁咬伤时

先天性新陈代谢异常/ 359

什么是先天性新陈代谢异常/ 去哪里进行先天性新陈代谢异常检查/ 如果没

有做先天性新陈代谢异常检查会怎么样/ 这还怎么敢要孩子/ 什么是甲状腺功能低下症/ 甲状腺功能低下症的主要症状和治疗方法/ 如果发现甲状舌囊肿，必须手术完全摘除

腹泻/ 365

腹泻的原因和症状/ 366

腹泻不是病，是症状/ 一百次说明不如给医生看一次尿布/ 引起腹泻的原因多种多样 / 腹泻时伴随的症状/ 什么时候必须去医院

孩子腹泻时一定要知道的事/ 370

最重要的是补充水分/ 吃母乳的孩子发生腹泻时/ 喝奶粉或鲜牛奶的孩子发生腹泻时/ 如果孩子腹泻，无法进食或严重脱水时/ 止泻药有可能使病情恶化/ 即使孩子腹泻，也不要让孩子挨饿 / 此外，妈妈们要留心的事

性格和习惯/ 377

孩子们的性格非常多样/ 378

孩子严重怕生/ 孩子过于害羞/ 孩子多动散漫/ 孩子性格倔强/ 孩子有严重的攻击倾向/ 孩子好胜心强/ 孩子容易恐惧/ 孩子对某些物品过于偏爱/ 孩子过分爱干净

孩子的习惯，取决于父母/ 387

孩子一直要求家长抱着/ 耍赖的孩子/ 孩子大声叫喊/ 孩子哼哼唧唧/ 孩子磕碰到头/ 孩子不懂规矩/ 孩子爱咬东西/ 孩子反抗/ 孩子说谎/ 孩子偷东西/ 孩子把家里弄得一片狼藉/ 孩子爱打妈妈

改正孩子习惯时请这样/ 400

十次赞美，一次惩罚/ 家长批评孩子时请这样/ 尽量不打孩子/ 必须打孩子

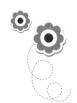

时请注意以下几点/ 适当的称赞很重要

成长和发展/ 405

在各个月龄阶段孩子的正常成长模式/ 406

四周大的孩子/ 1~2个月大的孩子/ 2~3个月大的孩子/ 4~5个月大的孩子 / 6~8个月大的孩子/ 9~11个月大的孩子/ 一岁大的孩子/ 15个月大的孩子 / 18个月大的孩子/ 两岁大的孩子/ 三岁大的孩子/ 四岁大的孩子/ 五岁大 的孩子/ 六岁大的孩子

担心孩子是否健康地成长/ 416

什么叫正常的运动发育模式/ 翻身/ 每个孩子的爬行时期存在差异/ 孩子什么 时候会自己坐起来/ 过早地走路会产生问题吗/ 孩子是罗圈子会怎么样/ 语言 能力发展/ 各个年龄段使用单词的适当数量/ 孩子说话较晚/ 孩子说话口吃

了解孩子的身高/ 426

多数情况下孩子的身高遗传自父母/ 如何知晓孩子是否健康正常地长高/ 个 矮的孩子怎么办/ 有增高注射剂吗/ 对于身高增长来说，饮食习惯很重要/ 适当的运动会促进身高增长/ 生活习惯对促进身高增长有重要影响

哺乳/ 435

关于哺乳的必备常识/ 436

孩子不好吃，您很担心吗/ 孩子使劲并长时间地吃奶/ 孩子可以平躺着吃 奶粉吗/ 吃东西时，孩子经常会呛咳/ 孩子吃奶后打嗝严重/ 孩子吃奶后帮 孩子打饱嗝儿的原因/ 孩子讨厌奶瓶

夜间哺乳的问题/ 442

出生后四个月，最好不要晚上一醒来就直接喂奶/ 晚上睡眠好是有益的/ 关

于夜间断奶的问答

冷汗和补药/ 447

出冷汗是身体虚弱的表现吗/ 总体来讲孩子多汗正常/ 有的情况下多汗的确
是问题/ 由专家来做医学判断/ 医学不能以中医和西医来区分

新生儿/ 453

妈妈要知道的关于新生儿的事/ 454

新生儿筛查/ 新生儿时要这样/ 孩子哭是有原因的/ 新生儿发烧时/ 一定要
接种卡介苗/ 怎样给新生儿洗澡/ 如果孩子每次洗澡都哭，妈妈会很累/ 如
何给新生儿剪手指甲和脚趾甲/ 家里有新生儿可以养宠物吗/ 哺乳后一定要
帮孩子打饱嗝儿

妈妈们的苦恼/ 466

孩子头上有软软的东西/ 孩子的眼里总夹着眼屎/ 孩子脸上如果出现水泡或
红色斑点/ 孩子呼吸的时候会发出咕噜咕噜的声响/ 在早期发现屁股凹陷的
骨关节脱臼很重要/ 孩子的身体发出像骨折一样的声音/ 新生儿败血症是很
可怕的病/ 新生儿如果突然几天都没有大便/ 肚脐外凸的疝气/ 孩子的阴道
流血

新生儿黄疸/ 475

孩子原本就都会有黄疸吗/ 新生儿黄疸除了医生以外，普通人很难区分/ 新
生儿正常情况下都会得黄疸/ 不用过于担心母乳性黄疸/ 得黄疸有时会很危
险/ 大孩子得黄疸，有可能是肝炎引起的

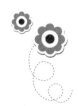

惊厥/ 481

孩子们本来就很容易受惊/ 儿科医生从不鼓励家长给孩子吃奇应丸

孩子夜里哭闹/ 485

孩子习惯白天晚上颠倒/ 486

孩子昼夜不分/ 孩子昼夜颠倒

如果晚上想好好哄孩子/ 487

拉长进食的间隔时间，减少孩子晚上的喂奶量/ 不可以在孩子睡觉时喂奶/ 如果想让孩子停止哭泣，就要马上哄着睡觉/ 跟父母在同一个房间里睡觉通常不是好事/ 要教会孩子独自入睡/ 解决孩子分离焦虑的问题

孩子晚上突然哭闹时/ 493

孩子半夜哭闹的原因多种多样/ 婴儿百日哭/ 孩子因为百日哭而难受时/ 3~4个月的孩子晚上哭时/ 4~6个月的孩子晚上哭时/ 8个月的孩子晚上哭时/ 9~12个月的孩子的睡眠烦恼/ 15个月的孩子的睡眠烦恼/ 被噩梦惊醒的孩子出现异常症状的夜惊症/ 如果孩子睡眠过多

与哄孩子有关的疑问/ 504

抚养孩子/ 509

育儿要从产前开始/ 510

胎教很重要/ 请提前接受产前教育/ 产后一定要24小时母子同室/ 坐月子不只是让产妇恢复到正常模式，还转变为育儿模式/ 孩子也要适应产后调理期

孩子和育儿方式/ 513

依恋的形成/ 514

要怎样才能让孩子形成依恋呢/ 依恋多样化/ 依恋不是全部

孩子的发育/ 517

为了让孩子能正常发育/ 无法加快发育/ 对孩子发育最重要的是适当的经验

语言发育/ 519

母语教育很重要/ 语言是通过怎样的过程习得的呢/ 语言教育，这个确实非常重要/ 有助于语言发展的小窍门儿/ 说话早的孩子VS说话晚的孩子/ 教孩子说外语

教导非常重要/ 524

让孩子尽情玩耍，那也是学习/ 525

男孩或者女孩玩和自己性别不符的游戏时

给孩子读故事书/ 527

如何培养孩子读书的习惯/ 孩子对读书不感兴趣怎么办

看电视和儿童教育/ 530

看电视也是一种经历，但是……/ 电视电磁辐射和近距离看电视/ 不要什么节目都让孩子看/ 要教育孩子适当看电视

孩子与家庭成员间的关系/ 533

孩子有了弟弟妹妹/ 如何抚育独生子女/ 孩子不想离开妈妈/ 喜欢妈妈还是喜欢爸爸/ 孩子渴望爸爸的关怀/ 职场妈妈对孩子的培养

孩子交朋友时，父母需要注意的事项/ 541

良友是终生的老师/ 孩子被孤立/ 孩子对同龄人有畏怯心理/ 孩子常自娱自乐/ 孩子只和比自己年长的同伴一起玩耍/ 孩子只和比自己年幼的孩子一起玩耍/ 孩子拒绝借给朋友玩具/ 孩子与朋友玩耍时发生矛盾

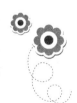

送孩子到托儿所或幼儿园/ 549

应该选择什么样的托儿所/ 将孩子寄送到托儿所之后，应这样做/ 孩子上幼儿园之前，妈妈需做如此准备/ 幼儿园期间或幼儿园之外出现问题/ 孩子不愿去幼儿园/ 给双职工夫妇的建议

特应性皮炎/ 561

特应性皮炎是一种什么病/ 特应性皮炎能治愈吗/ 特应性皮炎和泡澡/ 时间是治疗特应性皮炎的良药！但是……/ 至少遵守这些事项

安全事故和急救措施/ 569

孩子吞咽异物时/ 570

孩子们不管是什么东西都会往嘴里塞/ 吞下异物突然呼吸急促时/ 香烟是致命性的剧毒物/ 孩子吞下体温计的汞时/ 吞下下列物品也有危险/ 吞下剧毒物后必须无条件催吐吗

孩子从高处摔下时/ 575

从床上摔下的孩子/ 摔下来也会有危险的情况/ 受伤后必须去医院检查吗

孩子流鼻血时/ 578

为什么会流鼻血/ 大多数流鼻血的情况无需特别处理/ 流鼻血时该怎样治疗/ 如果想不再流鼻血，应该怎么做

也要注意此类安全事故/ 581

不要把手插进门缝/ 被狗咬后的三个注意事项

药物的使用和保管/ 583

药，请准确了解并正确使用/ 584

请认真阅读药品包装上的处方说明/ 儿童药物的基本使用方法/ 如果出现惊风，就要吃奇应丸或清心丸吗/ 不可以随便使用退烧药/ 感冒药，不可以随便买来吃/ 喂孩子喝补铁剂好吗/ 腹痛时不可以随便喂服家庭常备药/ 滴眼药水和耳药水时的注意事项/ 使用皮肤软膏时的注意事项/ 有预防晕车的方法吗/ 不可以在没有医生指示的情况下随便用药/ 常备药就只是常备药/ 不可以随便使用抗生素

喂药难，请家长尝试这样做/ 596

给孩子轻松喂药的七种方法/ 需要强制给孩子喂药时/ 需要长期喂药时

请这样保管药物/ 599

保管药物时需要注意的一般事项/ 保存布洛芬糖浆时的注意事项/ 糖浆的保存时间

背孩子和外出/ 603

我家孩子什么时候开始可以背着外出/ 604

出生后2个月，背孩子应谨慎/ 出生后4个月，可以背着孩子外出/ 禁止未满6个月的孩子日光浴

和孩子一起乘车旅行/ 604

和孩子一起乘车旅行时的注意事项/ 一起来了解儿童安全座椅的正确使用方法吧/ 安全座椅有哪些种类/ 请这样使用安全带

和孩子一起海外旅行/ 613

可以带孩子坐长途飞机旅行吗/ 去国外时，请务必带上这些东西/ 每个国家接种疫苗的时间都不一样/ 想多带点常用药可以吗

孩子趴着睡觉/ 619

儿科医生不建议让孩子趴着睡/ 想让孩子的头型变得更好看，怎么办

夏天健康管理/ 623

夏天该如何管理孩子的健康/ 624

夏天管理健康，注意以下几点/ 使用空调时需注意/ 可以给孩子用蚊香吗

旅行时需要注意/ 627

开车带孩子出去旅行时要注意以下几点/ 如果孩子被阳光晒伤/ 防晒霜的使用方法/ 戴墨镜不是为了要帅/ 孩子玩水时需要注意以下几点

夏天容易得的病/ 632

痱子很常见，新手妈妈反而更容易处理不当/ 夏季腹泻，食物中毒

发烧/ 637

关于发烧，你需要知道这些/ 638

怎么样才算是发烧呢/ 发烧一定要马上送孩子去医院吗/ 孩子发烧多由感冒引起/ 这些时候很容易知道发烧的原因/ 发烧时一定要退烧吗/ 要马上给孩子注射退烧药吗/ 发烧了要多给孩子盖被子吗/ 发烧且手脚冰凉是积食吗/ 体温偏低的时候

孩子突然发烧时的应急处理方法/ 644

首先应该把孩子的衣服全部脱掉，包括尿布/ 用温水给孩子擦拭全身/ 正确服用退烧药

体温计和量体温/ 648

水银体温计/ 鼓膜体温计/ 正确测量身体各个部位体温的方法/ 测体温时要

注意以下几点

对发烧的错误认识/ 652

预防接种/ 655

儿童的接种和诊疗都应免费/ 656

关于预防接种，家长需要熟知的事情/ 657

基本接种和自选接种/ 预防接种的总体说明/ 预防接种注意事项/ 注射疫苗

后注意事项/ 请保管好育儿手册

关于预防接种的常见错误认识/ 664

感冒期间也能接种疫苗吗/ 没有在规定日期进行接种该怎么办/ 早产儿应该

延迟预防接种吗/ 夏天能接种疫苗吗

应该在几岁时接种哪种疫苗/ 667

出生4周以内要进行的疫苗接种/ 满1个月要进行的疫苗接种/ 满2个月要进行

的疫苗接种/ 满4个月要进行的疫苗接种/ 满6个月要进行的疫苗接种/ 满9个

月要进行的疫苗接种/ 12~15个月要进行的疫苗接种/ 满15~18个月要进行

的疫苗接种/ 2~3岁之间要进行的疫苗接种/ 4~6岁之间要进行的疫苗接种

卡介苗预防接种/ 672

没有见过结核患者？/ 如何接种卡介苗/ 普通卡介苗和经皮接种卡介苗有什么不

同/ 接种卡介苗以后出现异常反应的话/ 接种卡介苗后化脓，可以用消毒剂吗

乙肝疫苗接种/ 676

乙肝是一种很可怕的疾病/ 母亲是病毒携带者和不是病毒携带者时/ 如果更

换接种药该怎么办/ 可以和肝炎疫苗一起注射的预防接种/ 检查肝炎抗体时

抽血的部位/ 每十人中有一人不产生抗体/ 之前有肝炎抗体/ 在幼儿园进行

检查时结果呈阴性/ 肝炎预防接种有副作用吗

DPT和脊髓灰质炎疫苗接种/ 682

什么是DPT和脊髓灰质炎疫苗接种/ 请家长熟知/ DPT接种后请注意以下几点/ DPT接种可以一直在同一个位置进行/ 接种后浮肿或者发烧该怎么办/ DPT和肝炎疫苗可以一起接种吗/ DPT接种日期过了该怎么办/ 记不清楚第1、2次接种时/ DPT接种、DT接种、Tdap接种/ 体重轻也可以接种DPT吗/ DPT接种间隔时间长容易忘记

麻腮风疫苗/ 689

现在一定要追加一次麻腮风疫苗

水痘疫苗/ 690

请一定要接种水痘疫苗/ 水痘预防接种方法/ 关于水痘疫苗的疑问

肺炎球菌疫苗/ 695

请一定要接种肺炎球菌疫苗/ 什么是肺炎球菌疫苗/ 接种对象/ 肺炎球菌疫苗接种日程表

乙脑疫苗/ 698

请一定要接种乙脑疫苗

流感疫苗/ 699

流感和感冒是两种完全不同的病/ 流感很恐怖/ 请熟知下面关于流感疫苗的知识

脑髓膜炎疫苗/ 702

脑髓膜炎虽然很少见，但却是一种很可怕的病/ 建议进行脑髓膜炎疫苗接种

甲肝疫苗/ 703

甲肝正在成为难题

髓膜球菌疫苗/ 704

断奶/ 705

孩子满周岁就要断奶/ 过了周岁断奶的方法/ 如果孩子夜间不进食，一觉睡
到天亮，会很容易停用奶瓶

牛奶过敏/ 711

牛奶过敏的症状/ 检查孩子是否牛奶过敏的方法/ 怎样预防孩子牛奶过敏/
治疗牛奶过敏，需留心注意辅食

辅食/ 715

什么是辅食/ 716

比起辅食，叫固体性食物更准确/ 这一时期，妈妈一定要知道的常识/ 辅食
是让孩子练习吃固体食物

开始喂孩子辅食吧/ 719

满4～6个月是开始喂食辅食的最好时期/ 辅食一定要亲自做/ 初次喂辅食
时应注意的地方/ 辅食一定要用勺子喂/ 添加新的食物要间隔4天/ 辅食的
量要这样增加/ 辅食的硬度，什么程度才合适/ 辅食一天喂几次，什么时候
喂最好/ 各类食物初次开始的时期/ 喂辅食时，首先喂哪种食物/ 喂孩子辅
食时，应该注意的食物/ 喂孩子辅食时，注意不要引起窒息/ 辅食要多热才
好？调料放多少/ 吃母乳的孩子如何加辅食/ 什么时候开始用杯子喂孩子/
让孩子独自用勺子/ 用手吃饭也很重要/ 孩子吃辅食时，正确的姿势很重要/
9～12个月时，孩子吃辅食的情况/ 母乳最少要喂到1周岁/ 满1周岁的孩子吃
饭/ 从小的饮食习惯很重要

辅食有哪些/ 747

谷类要怎么喂/ 怎么喂水果/ 怎样喂肉/ 怎样喂孩子吃鸡蛋/ 什么样的酸奶
比较好/ 一天要给孩子喂多少钙呢

跟辅食相关的注意事项/ 755

为什么禅食不适合做辅食/ 做辅食时应注意的事项/ 食物过敏和食物不耐受/ 吃辅食，大便会变得不一样吗

关于辅食的疑问/ 762

口腔的异常情况/ 771

常见的口腔疾病/ 772

鹅口疮使口腔舌苔发白/ 舌头呈地图状脱皮/ 为什么会有严重的口腔异味/ 手足口病——嘴里生水疱/ 手足口病的近亲——口炎

妈妈们还想了解的问题/ 778

孩子的自慰行为/ 783

孩子的自慰行为/ 784

孩子的自慰行为是好奇心的流露/ 怎样对待孩子的自慰行为/ 有些情况需要治疗

"性"是一件很自然的事情/ 787

性教育是必须进行的教育之一/ 当孩子提关于性的问题时/ 要按照生活中的事实自然地进行性教育

肠炎/ 791

肠炎是一种怎样的病/ 792

得肠炎后有什么症状/ 肠炎具有传染性，预防很重要

因肠炎导致发热或呕吐时/ 793

应对发烧的措施/ 应对呕吐的措施/ 怎样给还在呕吐的孩子喂食

因患上肠炎而腹泻/ 797

应对轻微腹泻的措施/ 应对严重腹泻的措施/ 严重腹泻时补充水分的方法/
肠炎治愈后依然无法止泻

中耳炎和耳朵/ 801

一起来了解一下中耳炎/ 802

什么是中耳炎/ 孩子比大人更容易患中耳炎/ 如何减少中耳炎发病/ 中耳炎的
症状/ 如果孩子突然说耳朵痛/ 中耳炎应该坚持治疗/ 中耳炎手术危险吗

关于中耳炎的疑问/ 807

关于耳朵，要了解的知识/ 812

为什么耳朵会痒/ 一定要掏耳屎吗/ 耳朵里有黄色结块/ 耳朵有异味/ 孩子
的耳朵外形异常/ 耳朵附近有小洞

敷疗/ 817

热敷能够缓解疼痛/ 冷敷可以帮助消除浮肿/ 冷敷VS热敷

哮喘和过敏/ 821

什么是哮喘/ 822

哮喘患者的支气管过于敏感/ 哮喘有遗传倾向/ 哮喘的症状和诊断

怎样治疗哮喘/ 825

治疗哮喘前应该知道的事项/ 治疗哮喘的步骤

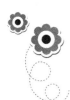

关于过敏必须了解的事项/ 829

什么是过敏/ 抗原和抗体又是什么/ 有可能改善过敏体质吗/ 改善环境，对
治疗过敏非常重要

牙齿健康/ 833

怎样保护牙齿/ 834

孩子从什么时候开始刷牙/ 什么是"牙齿窝沟封闭"/ 喂服含氟药物，对预
防蛀牙有效吗/ 如果六龄齿蛀牙，会头痛

孩子磨牙/ 838

孩子为什么会磨牙/ 磨牙会产生什么问题/ 磨牙时该怎么治疗

关于牙齿，想了解的知识/ 840

鼻部异常/ 849

一起来了解下鼻涕和鼻塞/ 850

为什么会流鼻涕/ 应对鼻塞的措施/ 关于鼻塞的三大错误认识

鼻窦炎/ 853

流黄鼻涕都是鼻窦炎吗/ 治疗鼻窦炎，原则是优选药物治疗，其次才是手术/
小儿鼻窦炎由儿科治疗

鼻炎/ 856

慢性鼻炎是鼻黏膜出现慢性炎症的疾病/ 过敏性鼻炎，不要事先害怕而放弃

关于鼻腔的其他常识/ 858

为什么会打呼噜，该怎么治疗/ 孩子总挠鼻子

吐奶/ 861

应该了解的基本事项/ 862

新生儿即使没有问题也容易吐奶/ 这种时候孩子容易吐奶/ 未满周岁的孩子吐奶引发呼吸障碍时

孩子频繁吐奶时家长应该警惕的疾病/ 864

应警惕胃食道逆流/ 警惕幽门狭窄症/ 应警惕肠炎或之外的其他疾病

孩子呕吐时家长的应对策略/ 866

孩子呕吐时家长请这样做/ 符合年龄的辅食也很重要

妥瑞症/ 869

什么是妥瑞症/ 压力是诱发妥瑞症的主要原因/ 怎样治疗妥瑞症

扁桃体和咽喉/ 873

一起来了解下扁桃体/ 874

不管什么情况, 摘除扁桃体一定是好的吗/ 从前摘除扁桃体的原因有两种/ 什么情况下应该摘除扁桃体/ 什么是增殖腺肥大症

咽喉肿大或嗓子发哑/ 876

咽喉肿大时/ 淋巴结肿大时/ 孩子因咽喉肿大不愿进食/ 孩子嗓子发哑

风疹/ 881

关于风疹的必知事项/ 882

风疹也叫四天麻疹/ 风疹的传染性极强/ 一定要追加接种风疹疫苗吗/ 据说孕妇患上风疹很危险

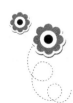

关于孕妇和风疹的常识 / 884

皮肤病/ 887

关于皮肤病的基本注意事项/ 888

皮肤病看上去都差不多/ 有没有特效皮肤软膏/ 据说治皮肤病的药毒性很强

常见的皮肤病/ 889

先天性鲜红斑痣、血管瘤/ 令人看看都发痒的脂溢性皮炎/ 皮肤呈圆形突出的疣/ 长水疱并结痂的脓疱疹/ 感冒患儿身上出疹/ 细菌进入皮肤底层导致化脓/ 使皮肤变得白花花的牛皮癣/ 白斑症和白化病/ 皮肤或黏膜发生出血性斑点的紫癜症/ 新生儿鲑鱼色斑/ 接触引发传染的疥癣/ 伴随关节炎或关节痛的过敏性紫癜

关于皮肤的其他几种令人疑惑的症状/ 899

孩子一到冬天脸就变红/ 孩子脚底长了硬邦邦的鸡眼/ 吃太多的橘子，皮肤会变黄吗/ 手脚的皮肤容易脱皮

呼吸道疾病/ 903

呼吸道疾病的预防和治疗/ 904

预防呼吸道疾病的方法/ 这样应对呼吸道疾病

呼吸道疾病的种类和特征/ 907

毛细支气管炎使得孩子们聚在儿科诊室/ 关于毛细支气管炎的常见误解/ 肺部有炎症——肺炎/ 咳嗽时发出犬吠声——喉炎/ 常被误认为感冒——咽炎/ 咳嗽时发出尖刺声——气管支气管炎/ 咳嗽严重的百日咳

麻疹/ 913

一起来了解一下麻疹/ 914

麻疹曾席卷了整个韩国/ 人们是如何患上麻疹的/ 麻疹的症状/ 麻疹这样诊断/ 诊疗之前需在家中采取的措施

关于麻疹治疗/ 918

麻疹治疗与感冒类似/ 接触麻疹患者以后该怎么办/ 麻疹真令人纳闷儿/ 关于麻疹的常见误区

关于麻疹疫苗接种/ 922

麻疹流行时的预防接种方法/ 接种麻疹疫苗的注意事项/ 麻疹疫苗（麻腮风疫苗）接种后可能出现的异常反应/ 关于麻疹疫苗接种的常识

烧伤/ 929

烧伤后的对策/ 930

如何区分烧伤的程度/ 2度以上烧伤的面积非常重要/ 烧伤后怎么办/ 2度以上烧伤时马上去医院/ 烧伤严重时需要皮肤移植吗

以下情况孩子易被烧伤/ 934

电饭锅引起的烧伤/ 电熨斗引起的烫伤/ 热汤引起的烫伤/ 电器引起的烧伤/ 水龙头或饮水机的热水引起的烫伤/ 注意燃气灶

育儿常见的65个误解/ 939

世界卫生组织儿童成长标准/ 961

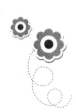

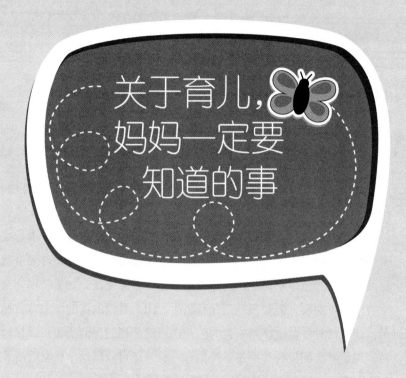

关于育儿，
妈妈一定要
知道的事

　　很多妈妈用不正确的方法对待孩子。抚养孩子过程中，需要听取
育儿和治疗儿科疾病方面的专家正确的指导。以作为医生的门诊经验
和育儿咨询的积累为基础，我整理了一份事项明细，希望给各位妈妈
照顾孩子带来帮助。

新生儿

体检与疫苗接种

    如果条件允许，我建议出生一周内去儿科接受定期检查。可以向医生咨询哺乳的相关问题——方式方法是否正确，哺乳时有没有遇到问题，以及新生儿体重增长是否合理等。出生四周以内需要接种卡介苗。卡介苗有两种，一种是能减少疤痕的经皮用疫苗，另一种是普通疫苗。这两种疫苗的效果相似。在保健所只能接种普通疫苗。如果特别介意孩子身上留下疤痕，需要找医院儿科医生。因为普通的保健所只有普通疫苗。建议接种疫苗选择离家近的医院。虽然普通的保健所也可以接种疫苗，但是考虑到接种并不是单纯地打一针，还可以借这个机会听听儿科医生对育儿的指导建议，并且开始定期为孩子做检查，所以最好去医院。有可能儿科医生的一句话就能改变孩子的一生。疫苗接种卡需要一辈子好好保管。并且疫苗接种卡最好是由儿科学会制作。因为入小学、出国留学等都需要出示疫苗接种记录。所以接种疫苗后一定要取得记录，并确认日期和接种名称。

什么是新生儿时期

    孩子不是大人的微缩版，并且世界上也没有一样的两个孩子。新生儿时期是原本妈妈肚子里被保护的孩子初次与世界见面的时期。这段时间的孩子需要艰难地适应陌生的新世界，所以父母的照料显得尤为重

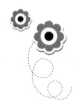

要。为了获得科学的育儿知识，父母需要咨询儿科医生。最近社会上流行各种育儿方法，令父母们不知如何取舍。我听过最恶劣的方法是饥饿疗法，就是让新生儿饿几天。请父母放弃望子成龙的贪心，只要孩子能健康快乐长大成人就是很大的成功了。

新生儿母乳喂养

·母乳是新生儿最好的食物。母乳喂养一般需要到两周岁。为了能够母乳喂养，孩子出生后半小时到一小时内进行吸乳。

·为了能够母乳喂养，不仅在医院，在调理院产妇也要与孩子24小时在一起。不要把孩子托付给育婴室，也不要吸完奶再喂孩子。

·新生儿刚出生的2~3天，食量较小，即使一些产妇奶水不足也不用过于担心。不要因为奶水不足，让孩子饿着，或者随意改用奶粉。但是如果产妇体力不支，精疲力竭，在咨询儿科医生后可以使用奶粉。

·一天需要给孩子喂奶8~12次，孩子吃奶的时间间隔不是固定的，不需要严格遵循一定的时间间隔。孩子饿的时候再喂奶，吃饱即可。

·给孩子喂奶需要兼顾两侧乳房。一次喂奶时间最少10~15分钟，需要两侧轮换。乳头送入孩子口中太深，孩子不吮吸，只要矫正喂奶姿势即可。

·夜间喂奶会促进乳汁分泌。孩子夜间超过4个小时没有吃奶，可以把孩子叫醒喂奶。

·通常奶水没有被孩子吃完不可以挤出来。

·如果奶水不足，需要向儿科医生咨询催乳方法。如果真心希望母乳喂养，一定要记住奶粉是不得已时才使用。

·婴儿刚出生的前六个月，只需要喂母乳就足够了，不需要水和果汁。

· 吃母乳的婴儿正常排便比较稀。这不是因为母乳太稀。

· 产后2～4天母乳分泌趋于正常。孩子吃奶粉或者孩子不知道吮吸，或者妈妈不会喂，初为妈妈常常不得要领。遇到这种情况可以借助吸奶的工具。医院里有能给双乳同时吸奶的专业设备，喂完奶后再用工具吸10～15分钟，不能一看到吸不出奶水了就停止。

· 不建议妈妈在哺乳期吃中药。

新生儿奶粉喂养

· 与母乳相比，奶粉不易消化，每天吃6～8次就可以了。孩子饿的时候再喂，吃饱为准。

· 食量稳定的孩子如果一天内有两次把奶喝完，可以考虑增加20～30毫升。

· 为孩子冲奶粉前一定要洗手。建议冲奶粉的水温为70摄氏度左右，然后放置至体温再喂给孩子。奶瓶需要严格消毒。不建议在奶粉中掺入营养剂、牛初乳或者乳酸菌等。

· 不建议父母用谷物粉代替奶粉或者用豆乳、羊奶等代替母乳或奶粉。

· 奶粉品牌不可以随意更换，没有所谓的最好的奶粉。

· 吃不完剩下的奶不可以留到下次。

· 断奶开始前不可以给吃奶粉的孩子喂清水。如果天气特别热，孩子出汗很多，可以适当少喂一点水。

给新生儿喂奶的注意事项

· 只有孩子饿了，才要喂奶，并且喂多少以孩子吃饱为准。

· 在孩子因为饿大声哭闹之前喂奶。熟睡的孩子醒来后，行动变

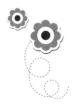

多，把手指送到嘴边或者嘴里有吮吸的动作，或者转动脖子到处张望，这是孩子在找奶水。如果孩子饿了，父母不给奶喝，孩子就会哭。家长需要注意在孩子大声哭闹前给孩子喂奶。

·距上次喂奶时间超过4小时，孩子依然在睡觉，最好轻轻把孩子叫醒给他喂奶。

·如果孩子在医院里吃奶粉，回家后需要练习喂奶。初次哄孩子睡觉、喂孩子都不容易。

·如果孩子哭了，要把他抱起来认真哄。如果饿了，及时喂奶。不要拘泥于喂奶时间间隔。用爱心消除孩子的不安，这样孩子长大后会聪明。

·孩子吃饱后会表现出满足感。如果孩子睡着了，或者转头对其他事物表现出兴趣，孩子就不再吃奶了。

·父母需要知道，刚出生2～4周之间孩子的生长非常快，食量也在不断增加。

·妈妈喂奶时的情绪要平和，周围环境要安静。

·有意识地白天比晚上多喂一些。

·喂奶后给孩子拍拍后背，帮助孩子打嗝。通常一次喂奶后，可以打几次嗝。

·孩子吃饱后有时会发出类似咀嚼的声音，有时会很满足地睡觉。食量正常的孩子出生5～6天后每天使用6～8个棉布尿布，如果是纸尿裤，需要5～6个，大便用纸尿裤3～4个。

·不能因为孩子吃得太频繁，刻意让孩子饿着以期拉长喂奶时间间隔。可以用逐渐增加食量的方法来拉长时间间隔。有意识地白天比晚上多喂一些。

·如果孩子不饿，只是困了或者发脾气，不能为了哄孩子给孩子喂奶。

·孩子没吃好就睡着了，或者边睡边喂奶，或者喂奶次数过多，都可能使孩子的食量减小。

·喂奶时哭闹很令人头疼。只要不是特别严重，过一段时间会自然好起来。

这一时期妈妈一定要知道的育儿常识

·哭。孩子不会说话，哭就是他们的语言。孩子饿的时候哭是要喝奶；纸尿裤湿了，孩子哭是要更换纸尿裤；当然有时也会不明原因地哭。有时一天哭2～3小时，或者睡觉前哭闹10～15分钟才肯睡。这时如果孩子不饿，用食物安抚孩子不起作用，可以把孩子抱起来。刚开始的时候，由于不熟悉无法判断，时间长了后，妈妈会知道是否需要把孩子抱起来，还是可以放任孩子哭一会儿。头三个月妈妈悉心抱孩子有利于孩子大脑发育。这段时间孩子不会因为总被抱着就养成依赖妈妈抱的坏习惯。

·睡觉。新生儿不分白天黑夜，一天中几乎15～18小时都是在睡觉。但是父母可以慢慢引导孩子分清白天和黑夜。喂奶时精神很好，其余时间昏昏沉沉地睡觉。

·洗澡。脐带脱落前不要给孩子洗澡。一周岁前通常每周洗澡2～3次。但是如果天气太热，经常出汗，可以每天给孩子洗一次澡。洗澡后不要用棉棒给孩子掏耳朵。孩子的皮肤不适宜用香皂，最好不给孩子用。不要随意用痱子粉，一定要用的话，最好在远处涂在手上，轻轻擦在孩子皮肤不太伸展的部位。每次洗澡时记得给孩子洗头。如果是男孩子，不打算做包皮手术，就不要翻开包皮擦拭。

·肚脐。父母一定勤给孩子肚脐消毒，以免发炎。触碰肚脐没有痛感，所以父母不必过于谨慎，可以放心擦拭。如果肚脐沾到大小便，在更换纸尿裤时要记得给孩子清洗并擦干肚脐。脐带脱落前不可以在盆中给孩子洗澡。通常脐带会在出生后10～14天脱落。

·绿色大便或受到惊吓。如果孩子出现绿色大便，但不是很

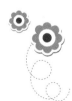

稀，次数也不多，通常不必担心。如果孩子受到惊吓，我也不建议给孩子吃奇应丸或者清心丸。如果孩子一直吃母乳，出现了很稀的绿色大便，需要妈妈确认是不是吃奶的时间太短，导致孩子只吃到了营养少的前奶。前奶和后奶的成分不同。前奶糖分含量高，后奶脂肪含量高。如果孩子只吃到前奶，有可能营养摄入不足。

・打嗝。如果孩子吃奶的过程中打嗝，可暂时中断喂奶。调整姿势，抱着哄哄孩子，5～10分钟后如果还不停止，吃母乳的孩子可以一点一点试着喂，吃奶粉的孩子可以喂一点温开水。通常太饿或者吃得太急容易打嗝，所以在孩子饿之前给孩子喂奶可减少打嗝。此外，突然被冷风吹到，也有可能打嗝，所以父母要及时调节孩子衣帽。不建议用吓孩子或者打脚板的方法制止孩子打嗝。

・换纸尿裤。使用尿布还是纸尿裤并不重要，及时更换最重要。可以给孩子洗净再擦干屁股，我更建议用清水，尽量避免使用湿巾。如果是女孩，给孩子擦拭时最好由前往后擦，这样可以减少患尿道炎的风险。

・日光浴。六个月前尽量避免让日光直射到孩子身上。因为此时的紫外线对于孩子娇弱的身体过于强烈，容易引发皱纹、皮肤癌或者白内障。

・其他须知

为了培养孩子语言能力，最好让孩子听到父母的对话。每天听到五六个小时的对话是培养母语的必要条件。如果孩子学不好母语，大脑语言中枢会受影响。

不要给孩子绑腿。只轻轻缠在孩子腹部就可以。孩子骨骼太娇嫩，绑腿容易造成关节错位。

有时孩子的手脚或下巴会无缘由地抖动。如果一直持续不见好转，甚至变严重，需要去找儿科医生咨询。

不要给孩子穿得过厚。与成人相比，孩子自我调节体温的能力很弱，如果穿衣过少，可能会损失热量。我认为孩子的衣服比大人多穿一层就可以。

一周岁前不建议使用枕头。

不要随意给新生儿挤奶头。

从出生后一个月内开始逗孩子玩，有利于大脑发育。

培养孩子的过程中，父亲一定共同参与。孩子甚至能区分是妈妈在抱还是爸爸在抱。从新生儿时期开始熟悉爸爸和妈妈对孩子的大脑发育和精神发育很重要。

新生儿的安全

· 为防止孩子猝死，在孩子周岁之前，要一直让孩子仰面睡，避免孩子趴着睡。床上用品要避免过度松软。切勿在孩子周围吸烟，不可使用枕头，房间避免过于脏乱，不要将孩子包裹得过于严实。（建议室内温度为22～26摄氏度。）

· 在新生儿时期，父母要开始使用儿童安全座椅。在孩子两周岁时，要使用可以看到后方的婴儿座椅。儿童安全座椅一定要安装在后座不启动安全气囊的地方（若有安全气囊，避免该气囊启动）。尤其在出妇产科或是去儿科接种卡介苗时，一定将孩子放在车辆婴儿座椅中。车辆运行中，请勿给孩子喂食物。

· 父母要留心，防止孩子在车内接受光线照射。切勿将孩子独自留在车内。

· 在抱孩子时，一定要扶住孩子的头部。

· 不可过度摇晃孩子。过度摇晃孩子可能使孩子的头部受损。

· 给孩子洗澡时，要把孩子头部周围清洗干净，并且父母要在孩子身边，寸步不离。特别是不能为了接电话而独自扔下孩子。

· 洗澡时，妈妈要先把自己的手浸入水中试温，防止烫伤孩子。

· 孩子与宠物不可同处一室，并且绝对不可以让孩子和宠物独处。

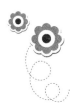

新生儿可以做到这些

· 在翻身时可片刻抬起头。

· 可以看到距离自己20厘米远的物体。

· 会因巨大声响而受惊吓。

· 听到妈妈的声音或看到妈妈时会很开心。可以感受妈妈的气息。

妈妈请勿这样做

· 不可以让孩子饿肚子。

· 过早让孩子食用五谷，可能导致孩子成为过敏性体质。

· 请勿随意给孩子服用奇应丸和清心丸。

· 避免让孩子进行日光浴。

· 不可让孩子食用豆奶，两周岁前孩子不可食用蜂蜜。

· 不要随意给孩子涂抹痱子粉。

· 请勿挤孩子奶瓶的奶嘴。

· 不可将孩子包裹得过于严实和闷热。

请注意以下几点

· 孩子若在出生一周之内出现黄疸症状，大多数情况是由于母乳不足导致，这时让孩子多食母乳即可，若出生一周之后产生黄疸症状，可能是由母乳引起的，严重时，暂时中断1~2天母乳供应。此时要尽力将母乳挤出，才不会减少母乳的供应量，父母在给孩子喂食奶粉时，要使用杯子。

· 出生后48小时到7天之内，要检查孩子新陈代谢是否正常。

· 孩子可能一到晚上就会哭。婴儿在出生后一个月之内可能会产生疝气，若孩子哭得较为频繁，此时要让孩子接受儿科医生的诊察。

· 孩子出生后1～3周左右，在儿科进行定期体检时，可以顺便接受卡介苗接种。在带着孩子去接种卡介苗时，不要背着孩子，而要抱着孩子。因为孩子的头部还不能挺直。进行接种时，父母一定要带着育儿手册，做好记录，并且要一直完好地保管。

· 若孩子发烧或咳嗽，最好接受儿科医生的诊察。即使类似于感冒等看起来较轻的疾病，也会突然加重而产生危险。

· 可能的话，在孩子出生一周以内，定期接受儿科医生检查。在美国，孩子出生一周之内会定期在儿科进行检查。

· 请勿只依靠经验养育孩子。现在已进入摆脱经验而相信科学的育儿时代。若想让孩子身体结实又聪明伶俐的话，父母要与儿科医生进行育儿商谈。医生的一句话可能会改变孩子的一生。

出现下列情况时，应该带孩子看儿科医生

· 发烧38摄氏度以上。

· 不好好吃饭。

· 出现黄疸。

· 表现异于平常，垂头丧气或过度哭闹。

· 患有惊风，或意识模糊。

· 出现斑疹。

· 呕吐或腹泻。

· 母乳不足或体重增长不正常。

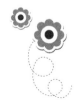

一个月

体检与疫苗接种

孩子一个月大时，父母要带孩子去儿科接受乙肝疫苗第二次接种。不限制与卡介苗接种的时间间隔。建议父母在孩子一个月大时，带孩子去儿科接种乙肝疫苗。让医生诊察这个时期孩子是否有异常，而妈妈并未察觉。在孩子成长过程中记录下的疑问，可以趁这个机会咨询儿科医生。不用过于纠结第一次接种的乙肝疫苗的种类，因此可以放心进行第二次乙肝疫苗的接种。尽量选择在小区附近的儿科为孩子接种。推迟几天接种也无大碍，因此若天气不好，则不必勉强带孩子去接种。若某天爸爸有时间可以一起去时，可以等到那天再带孩子去。父母要在育儿手册上做好孩子接种的记录，并要一直完好地保存。接种时，可以咨询儿科医生相关的育儿方法。儿科医生的一句话可能会改变孩子的一生。

发育状况

若孩子吃奶有障碍，则需要持续地观察。通过孩子的体重增长状况和对身体各个部分，尤其对身高和头围的测量，可以判断孩子的成长状况。检查孩子的肌张力及深反射。也要对孩子的视觉和听觉进行早期检查，以确定是否有异常。

要咨询儿科医生这些事

· 是否给孩子服用奇应丸和清心丸？

· 是否进行母乳喂养？

· 孩子进食的间隔与食量？

· 奶粉种类及调制方法，调制稀稠？

· 是否饮用豆奶？

· 是否使用车辆婴儿座椅？

· 是否让孩子侧身睡觉？

· 婴儿是否出现疝气？

· 是否父母要在孩子旁边多聊天？

· 是否可以看电视？

这个阶段，许多妈妈会这样做

让孩子食用奶粉而非母乳。当孩子的大便为稀便时停止母乳喂养。孩子出现黄疸时，停止母乳。孩子受惊或大便呈绿色时，给孩子服用奇应丸或清心丸。会挤孩子奶头。喜欢使用痱子粉。每天给孩子洗澡。准时给孩子喂食，其他时间即使孩子哭闹，也不喂。定量给孩子喂食。因小儿疝气彻夜无眠。孩子的大便中有红色物质，担心忧虑。想给孩子服用营养剂。使孩子侧身睡觉以便拥有漂亮的头形。

儿科医生给以上妈妈的建议

大人在孩子身边多聊天，会有力地促进孩子的语言发育及与语言中枢的发育。可能的话，尽量一天在孩子身边进行5小时以上的对话。尤其家里只有妈妈和孩子时，要格外留意避免语言交流匮乏。重要的是妈妈要在小区内多交朋友并与朋友经常聊天。只有这样孩子才能充分地耳濡目染，进行语言学习。孩子受惊或大便呈绿色时，避免给孩子服用奇应丸和清心丸。孩子可能会有稀便，也有可能几天不大便。请勿随便停止母乳喂养或给孩子灌肠。母乳要坚持到孩子两周岁。也不要随便挤孩子奶瓶的奶嘴。在孩子周岁之前，每周给孩子洗两到三次澡即可！不一

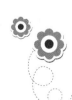

定要给孩子服用乳酸菌和肠胃调理药。用清水配制奶粉，在更换奶粉或给孩子吃药时，一定要咨询儿科医生。要参照育儿书籍，避免依照经验和听闻养育孩子，如有不明白的地方，要咨询儿科医生。

孩子一个月大时的母乳喂养

·母乳喂养要坚持到孩子两周岁。并非随时给孩子母乳喂养，而是当孩子饿时一次性大量授乳，培养孩子一次性地大量吃奶。即使孩子出现稀便，也不可随意停止母乳。

·在孩子出生的前4～6周内，只给孩子喂食母乳，会自然地形成母乳喂养。若妈妈需要上班，从孩子出生4～6周开始，每天练习一次用奶瓶喂孩子母乳。

·母乳喂养时注意要用一侧乳头充分喂奶。当孩子还要吃奶时，可以再用另一侧乳头喂奶。必要时，妈妈要平衡好两侧乳头喂奶的分量。

·若乳头发肿并疼痛，多会引起乳房淤血，此时尽量一直让孩子含着乳头是最好的治疗方法。同时可以用热毛巾敷乳头或者洗澡时用手挤压乳头，以便妈妈顺畅供应母乳。即使患有乳腺炎，也应不断给孩子喂奶，而不要停止母乳喂养。

·孩子接受母乳喂养的情况下，大便经常呈稀便并且较湿潮，但出生6周以后，会突然间在数日内没有大便。若孩子正常进食，并可以愉快地玩闹，即使4～5天没有大便，妈妈也无须担心。

孩子一个月大时的奶粉喂养

·妈妈请勿随意更换孩子的奶粉。您确信另一种奶粉会更好吗？

·奶粉一定要以固定的浓度冲泡。当孩子腹泻时，请勿在未询问儿科医生的情况下给孩子服用止泻奶粉或降低奶粉冲泡的浓度。

· 在孩子以母乳喂养为主，奶粉食用为辅时，建议妈妈使用杯子喂孩子奶粉。避免孩子分不清乳头，可以防止孩子日后拒绝吮乳。

· 尽量避免奶牛初乳制成的奶粉或营养剂。

· 冲泡奶粉时，要使用70摄氏度以上的热清水而非大麦茶（当孩子食用时，要放凉至人的体温）。不可使用五谷粉面冲泡的水，也不要用牛骨汤或鳀鱼粉、茶水等冲泡奶粉。

· 请勿让孩子食用上次吃剩的奶粉。

喂奶时需要注意的基本事项

· 要在孩子饿的时候喂母乳或奶粉。不建议妈妈按时按量地给孩子喂奶。

· 妈妈不可为了哄孩子睡觉或哄孩子不哭而给孩子喂奶。若出于这两个目的给孩子喂奶，容易使孩子肥胖。

· 若孩子食量较小，妈妈不可频繁地给孩子喂奶，不可在孩子睡觉的时候喂奶，也不可为了让孩子有饥饿感而故意不给孩子喂奶。

· 当母乳不足时，可以咨询儿科医生增加母乳的方法。如果方法不奏效，可以与儿科医生商议采用混合喂养。应避免给孩子食用豆奶粉和羊奶粉。

· 孩子频繁想吃奶时，妈妈可以增加一次性的喂奶量并延长喂奶的时间间隔。孩子刚吃过奶不久便又哭闹，此时妈妈不要直接给孩子喂奶，而要考虑孩子哭闹是否有其他原因。

· 可能的话，妈妈可以增加给孩子喂奶的量，并渐渐扩大孩子吃奶的时间间隔。培养孩子一次性地大量吃奶，这样当孩子6个月大时，也能在晚上不授乳的情况下安然入睡。

· 夜晚睡觉时，逐步减少给孩子喂奶的量，稍微增加白天的喂奶量，并陪孩子一起玩耍。

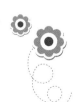

· 授乳时需要掌握好平衡。

· 可能的话，可以抱着孩子喂奶。

· 夜里依然需要给孩子喂奶。孩子体重没有正常增长时，若孩子睡眠超过4小时，要将孩子叫醒喂奶。

· 有很多孩子会吐奶。这种情况大概在孩子7个月大时就会逐渐好转。当孩子可以坐立并且食用固态食物时，最晚也在学会走路的3个月后，严重吐奶的情况就会得到改善。不可以故意惊吓孩子，也不要使用亮光。若孩子呕吐严重时，妈妈可以给孩子减少30毫升的奶量。饭后让孩子站立30分钟。

· 当授乳出现问题时，要及时咨询儿科医生。若授乳时出现的问题得不到及时解决，会使问题逐渐恶化，加大日后治疗的难度。

这一阶段妈妈一定要知道的育儿常识

· 要教孩子逐渐区分白天和黑夜。

· 妈妈不可随意停止母乳喂养。即使孩子腹泻，也不可停止母乳喂养。

· 尽量不使用痱子粉。

· 在孩子6个月之前，不能让孩子接受直射的日光浴。间接地接受光线即可。可以让孩子在室外享受新鲜的空气。

· 当母乳无法正常流出时，可以给孩子使用安抚奶嘴，但不可在喂奶之前给孩子安抚奶嘴。

· 无需担心孩子吮吸手指。

孩子一个月大时的安全

· 坐车时，一定要使用儿童安全座椅。当孩子两周岁大时，需要使用可以看到后方的儿童安全座椅。

·周岁之前，不可让孩子趴着睡觉。趴着睡会加大孩子猝死的危险。

·切勿将孩子独自放在大人的床上或沙发上。即使孩子不会翻身，也可能会掉下来。

·不要抱着孩子过度地摇晃。在孩子未满6个月时，剧烈的摇晃会影响孩子发育。若孩子哭闹，照看孩子时不可因生气而前后剧烈地摇晃孩子，否则会给孩子留下身体或精神的后遗症，严重时甚至会导致孩子死亡。相反，抱着孩子轻度地摇晃或将孩子放在摇椅中，不会给孩子造成问题。

·请勿将孩子独自留在车内或地板上。当父母需要短暂离开时，请将孩子放在安全的婴儿床上，或带着婴儿离开。婴儿床上请勿放置可能导致婴儿窒息的枕头或靠垫。

·在给孩子使用安抚奶嘴时，请勿将绳带缠绕在孩子脖子上。

·需要给孩子摄入维生素D。

妈妈请勿这样做

·不可随意地给孩子涂抹痱子粉。尤其不可在孩子脸上或使用尿布出现斑疹的部位涂抹痱子粉。

·不可让孩子食用五谷。

·不可随意让孩子服用奇应丸。

·给孩子食用母乳和奶粉，不可食用豆奶粉或羊奶粉。

·不要抱着孩子坐车。

·在周岁之前，不可给孩子食用蜂蜜。

·在6个月大之前，不可让孩子饮用果汁。

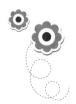

请家长了解这些

· 孩子在出生4周内接种卡介苗，1个月大时接种乙肝疫苗。在孩子接种时，父母一定要携带育儿手册并做好相关记录。接种记录非常重要，父母要一直保管，至少20年。当孩子日后准备出国留学时，没有此记录，会产生很大的麻烦。

· 此外当孩子2个月大时，会接种百白破疫苗、脊髓灰质炎疫苗。脊髓灰质炎疫苗接种时，目前只是注射，而不使用药。最好让孩子在同天同一地点接种这两种疫苗，这样做并不会降低这两种疫苗的效用，也不会引起异常反应。同时接种可以减轻孩子的疼痛感，减少去医院次数的同时，降低产生病菌的危险性，还可以节约父母的时间。

· 因小儿疝气，孩子可能一到晚上就哭闹。此时要带孩子接受儿科医生的诊察，并确认是否存在其他异常问题。

· 此时也会有孩子患有特应性皮肤炎。此时，最有效的方法是接受儿科医生的治疗。

两个月

体检与疫苗接种

孩子出生后两个月大时，会去儿科接种百白破疫苗、脊髓灰质炎疫苗和流脑疫苗，以及肺炎疫苗和结合胆红素增高预防接种。建议父母在同一天让孩子接受这五种疫苗。除预防结合胆红素增高的疫苗外，其他四种为注射疫苗。有很多父母担心如何给孩子一次性接种，但是在发达国家，基本都为一次性接种，几乎不会分开给孩子接种，因为一次性地接种有利于孩子的成长。目前韩国除了结合胆红素疫苗还未实现免费接种外，其余几种重要的疫苗都实行免费接种。如果家长要给孩子接种的话，连这个也一起接种吧，不要过于计较了。肺炎球菌容易引起败血症、肺炎和脑膜炎，并且也会导致一部分中耳炎和鼻窦炎等疾病，孩子接种肺炎疫苗，有利于防止以上疾病发生，也可以减少抗生素的耐药性。可以在一支针管中混合百白破疫苗和脊髓灰质炎疫苗，给孩子进行接种，有专家建议，相比二价百白破疫苗，三价百白破疫苗效果更加显著。

发育状况

检查孩子肌张力。将孩子侧身放时，头可以抬到胸部位置，伸开手握拿物体时常会抓空。视线会随着距离自己30厘米处的物体短暂移动。对声音会产生反应并会做出微笑的表情。对妈妈产生兴趣。会将头转向发出声音的地方。

要咨询儿科医生这些事

- 是否让孩子服用奇应丸和清心丸？
- 是否继续食用豆奶？
- 是否可以饮用饮料？
- 用什么冲泡奶粉？
- 是否可让孩子接受日光浴？
- 是否可给孩子洗澡？
- 是否可让孩子侧身睡觉？
- 授乳时间多久为宜？

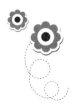

- 是否在夜晚减少喂奶次数？
- 是否持续母乳喂养？

这个阶段，许多妈妈会这样做

让孩子服用奇应丸。开始让孩子饮用果汁。给孩子食用营养剂。停止母乳喂养。夜晚也尽心给孩子喂奶。因孩子食量小而不断给孩子喂奶。更换奶粉。在奶粉中加入豆奶。让孩子饮用离子饮料而非水。许多妈妈在孩子过百天后，将买来的辅食与奶粉混合，喂给孩子。孩子过百天后便让孩子使用学步车。

儿科医生给以上妈妈的建议

若想让孩子健康聪明地成长，大人需要在孩子身边多聊天。这是最重要的一点。最晚也要在孩子2个月大时，对他进行睡眠教育。晚上睡觉前让孩子吃饱，在孩子清醒的状态下，将他仰卧放于床上，让孩子学着自己入睡。目前还不可让孩子饮用饮料。在孩子吃辅食之前，无需专门给孩子喝水，仅食用母乳或奶粉即可。孩子4个月大时，接受两次百白破疫苗接种，在那之前，不要给孩子吃其他食物。奶粉要使用70摄氏度的水冲泡。请勿随便更换孩子的奶粉，并且避免使用豆奶粉和羊奶粉。当孩子受惊或大便呈绿色时，不要给孩子吃奇应丸或清心丸。

孩子两个月大时的母乳喂养

- 母乳喂养要持续到孩子两周岁为止。在孩子两周岁之前，基本没有理由给孩子断母乳。

·母乳优于奶粉。请尽可能地采用母乳喂养。迫不得已的情况下，给孩子喂少量的奶粉。即混合喂养，而非停止母乳。当母乳流出不顺畅时，要咨询儿科医生。

·即使孩子出现腹泻症状，也不要断奶。这并非是由于妈妈的母乳稀淡。随着年龄的增长，母乳稀淡代表妈妈需要摄入更多的水分。尽管母乳稀淡，也是极具营养的。

·即使孩子腹泻也要坚持母乳喂养。不可因孩子腹泻而停止哺喂母乳。

·母乳越吃越有。混合喂养孩子时，妈妈分泌母乳的量会相应地减少。母乳喂养时，需要使用一侧的乳头充分喂奶。之后再让孩子吃另一侧乳头。下次喂奶时，与上次的乳头次序相反。若孩子食用母乳时，量过少而进食频繁，并且大便呈绿色时，妈妈需要努力只使用一侧乳头给孩子喂奶。

孩子两个月大时的奶粉喂养

·请勿随意更换奶粉，也避免将多种奶粉混合喂给孩子。冲泡奶粉时，选用烧至70摄氏度以上并放凉的水最佳。不建议妈妈用大麦茶、绿茶或其他水冲泡奶粉。也尽量避免使用鳀鱼汤或牛骨汤冲泡奶粉。

·尽量避免用豆奶代替奶粉。也避免让孩子食用生食。在孩子满三个月大之前，奶瓶要进行彻底消毒。

·尽量避免在奶粉中随意混入营养剂或乳酸菌。由于奶牛的初乳不同于妈妈的初乳，因此也避免让孩子食用牛初乳。

·尽量避免给孩子吃豆奶和羊奶。

·请勿让孩子喝冷的奶。孩子的肠道并不会因此而变结实。

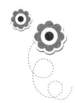

孩子两个月大时的饮食注意事项

· 晚上孩子至少可以连续睡5个小时。

· 妈妈可以培养孩子每次进食的时候多吃一点，并延长喂奶的时间间隔。妈妈不可为了遵循固定时间，而在孩子不饿时给孩子喂奶，也不可为了哄孩子或在孩子哭闹时让孩子睡觉而给孩子喂奶。

· 这个阶段，妈妈要逐渐在白天增加孩子的吃奶量，晚上则减少。孩子2个月大时，晚上可连续睡5个小时，满4个月大时可连续睡7个小时，满5个月大时可连续睡9个小时。

· 在孩子吃辅食之前，只让孩子吃母乳或奶粉即可。在孩子6个月大之前，尽量避免让他饮用果汁。许多父母在孩子过了百天之后，就让孩子吃市场上销售的辅食，这种做法并不提倡。最早也需要在孩子4个月大之后才可吃辅食，并且我们提倡由妈妈亲自动手来做。

· 孩子满4个月大之前，请勿给孩子吃辅食。过早添加其他食物，即使当下没有出现问题，日后也易成为过敏性体质。并且妈妈亲自动手做成的辅食优于市场销售的辅食。

· 请勿让孩子躺着进食。这样易引起中耳炎。

这一阶段妈妈一定要知道的育儿常识

· 请勿使用学步车。至少要等到孩子的腰部肌肉可以支撑坐立的时候，才可使用学步车。

· 孩子哭闹时要将孩子抱在怀中。

· 按摩可以促进妈妈和孩子间的肢体接触。但是按摩不会显著地提升孩子的体质。按摩的力度不要明显超过孩子承受能力。

· 无需给孩子理发。剪与不剪都没有关系。

· 当孩子受惊或大便呈绿色时，避免给孩子服用奇应丸和清心丸。

· 在周岁之前，一周给孩子洗2～3次澡即可。但在孩子出汗较多或有异味时，也可每天给孩子洗澡。

· 孩子哭闹时请将孩子抱在怀中。在母爱温暖地包围下，孩子会健康聪明地成长。请紧紧地拥抱孩子。要和孩子一起愉快玩耍。多和孩子一起玩耍，会极大促进孩子脑部发育，并有利于孩子颈部肌肉的发育。

· 若孩子因鼻屎呼吸困难，可在孩子鼻内滴入三四滴生理盐水，几分钟后使用吸引器轻轻取出鼻屎。

· 色彩鲜艳的物体易引起孩子的兴趣。

· 使用安抚奶嘴时，无需胆怯。但是当母乳流出不顺畅时，不要让孩子使用安抚奶嘴，并且当孩子饥饿时，也不要使用安抚奶嘴。

· 白天孩子清醒并且妈妈在身边时，可以偶尔让孩子侧身躺卧，锻炼孩子颈部肌肉。但是不可频繁地让孩子侧身躺卧。基本姿势还是平躺为主，这样孩子的手可以灵活玩耍，也方便观察妈妈及周边事物，有利于促进孩子头部发育。请勿让孩子侧身睡觉。不可让孩子做过度的运动。

孩子两个月大时的睡眠状况

当孩子2个月大时，父母应该对他进行睡眠教育。有以下三点需要注意。第一，8点应该睡觉；第二，不可抱着孩子或让孩子含着乳头睡，而应让孩子躺在床上仰卧而睡；第三，在孩子躺好后，妈妈要利用15分钟以上的时间给孩子讲故事、唱歌、读书、亲吻，说"睡吧，睡吧"，并且关灯。需要自然地放开孩子，当孩子哭闹纠缠时，不要立刻将孩子抱在怀中，而要静静等候，使孩子自己安静下来。当孩子严重哭闹时，可以抱在怀中，但是当孩子冷静下来后，应该将孩子放在床上，让他睡觉。若孩子一哭闹，妈妈便将孩子抱在怀中，并且当孩子冷静下来之后依然抱着，这样无异于告诉孩子，哭闹时就可以让妈妈抱着而不用睡觉。妈妈需要始终一贯地坚持教孩子这样入睡，以便让孩子形成正确的睡觉意识。

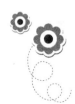

孩子两个月大时的安全

· 坐车时一定要使用婴儿安全座椅，并将孩子放于后座上。

· 在周岁之前，不可让孩子侧身睡觉。

· 在孩子满6个月之前，不可被太阳直射。

· 不可将孩子独自放在床上或沙发上。

· 在给孩子洗澡之前，需要先确认水的温度，防止烫伤孩子。在洗
澡时，绝对不可将孩子独自留下。

· 怀中抱着孩子时，请勿饮用滚烫的饮料。

妈妈请勿这样做

· 不要让孩子食用豆奶。

· 不要让孩子喝饮料。

· 请勿随便让孩子服用奇应丸。

· 请勿让孩子接受直射的日光浴。

· 不可将孩子独自放在床上或沙发上。

四个月

体检与疫苗接种

孩子4个月大时，要去儿科接种百白破疫苗、脊髓灰质炎疫苗、流
脑疫苗和肺炎疫苗，同时让孩子服用预防结合胆红素和肠炎的药物。建
议父母在一天之内让孩子一次性接种。一次性接种五类疫苗不会引起问

题，也不会引起异常反应。父母一定要做好孩子接种的记录并一直好好保管。小儿接种并非只是单纯的接种，家长可以趁这个时间和医生进行育儿商谈，因此妈妈可以在儿科接受医生的诊察之后给孩子进行接种。儿科医生的一句话可能改变孩子的一生。父母可以在孩子4个月大时，去儿科接受婴幼儿检查。

发育状况

这个时期容易发现孩子的发育异常，因此父母要持续关注并观察孩子的发育状况。此时，大部分的原始反应会消失，随之孩子会凸显出带有自身意志的行动。脖子可以支撑挺直，视线可以捕捉到事物的移动，表现出社会性的反应，会微笑或叫喊。可以做眼和手相协调的动作。尤其头部挺直和用手抓物体的行为可以判断孩子4个月大时的发育状况。进食的时间和睡眠时间较为规律。

要咨询儿科医生这些事

· 是否继续坚持母乳喂养?

· 是否可让孩子喝饮料?

· 是否可让孩子吃辅食，若可以，是否可以吃市场上销售的食品?

· 是否可在奶粉中混入豆奶?

· 是否让孩子食用营养剂?

· 奶粉是否用清水冲制?

· 孩子的头部是否可支撑挺直?

· 是否给孩子服用奇应丸和清心丸?

· 夜晚是否继续给孩子喂奶?

· 孩子进食的时间间隔是多久?

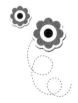

· 大人是否需要在孩子身边多聊天?

这个阶段，许多妈妈会这样做

大部分妈妈会让孩子喝50毫升的饮料。有许多妈妈开始在奶粉中加入辅食，也会在奶粉中混入豆奶或肠胃调理药。这个时期，大多数妈妈已中断母乳喂养，特别是有些妈妈认为母乳营养不足，在孩子6个月大之前便断奶。坚持在夜间给孩子喂奶，更有甚者，让孩子含着乳头睡觉。白天只有妈妈和孩子在家时，会一直看电视。

儿科医生给以上妈妈的建议

孩子的语言发育极为重要，这需要大人每天在孩子身边进行五六个小时的对话。收音机或电视不会促进孩子的语言中枢发育，相反需要人与人之间直接进行的对话。妈妈需要对孩子的咿呀学语作出积极的反应。可在孩子4～6个月大时喂辅食。但是在母乳喂养的情况下，需要等到孩子6个月大才可以喂辅食。辅食需要妈妈自己制作并使用勺子喂，最初只可让孩子吃米糊，接着每四天，可以逐渐按顺序加入肉、蔬菜及水果。孩子6个月大之前，请勿让孩子喝饮料。无需过度担心孩子吮吸奶嘴或手指，并尽量不使用学步车。尽管干净最好，但此时不必给奶瓶消毒。

孩子四个月大时的饮食注意事项

· 不要因孩子食量小而频繁地给孩子喂奶。也不要在孩子睡觉的时候喂奶。并且绝对不可因孩子不好好进食而不给孩子喂奶，使孩子感到饥饿。

·这个时期要增加白天喂奶的量，同时减少夜晚喂奶的量。此时，需使孩子形成基本的睡眠意识，孩子4个月大时，在奶粉喂养的情况下，晚上可以连续睡9～10个小时；在母乳喂养的情况下，至少也要连续睡7个小时。在妈妈的努力下，孩子6个月大时，可一直连续睡9个小时左右。孩子在夜晚醒来时，不要立即给孩子喂奶，此时妈妈需要渐渐采取冷淡的态度。

·母乳喂养要坚持到孩子两周岁为止。在妈妈和孩子条件都允许时，孩子两周岁之后依然可采用母乳喂养。需要增加一次的喂奶量，并且不可让孩子含着乳头睡觉。

孩子四个月大时的奶粉喂养

·此时虽不必每次都给奶瓶消毒，但可周期性地进行煮沸清洗。当然为保持洁净，妈妈需要在冲泡奶粉之前洗手。

·不可随意更换奶粉的种类。避免让孩子食用豆奶或羊奶。

·无需在奶粉中加入营养剂。冲泡奶粉时，需要将清水烧至70摄氏度以上，稍放凉后冲泡，奶粉需要冷至人体体温左右时才可让孩子食用。

孩子四个月大时的辅食

·辅食需要妈妈自己制作。

·最初只可让孩子食用米糊，接着每四天，可以逐渐按顺序加入肉、菜叶、水果。需要用勺子喂孩子吃，同时避免给孩子食用市场销售的辅食，也不可以用奶瓶喂孩子吃辅食。

·虽然孩子4个月大后可以食用水果，但果汁需要在孩子满6个月后才可食用。

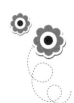

·添加辅食初期时，最好与喂奶时间同步，但至少在孩子9个月大之前，一次让孩子进食充足，辅食单独添加。

·以奶粉为主的孩子4个月大之后便可开始添加辅食，同时尽管孩子未满6个月，也可让孩子吃肉。

·过去若孩子患有特应性皮肤炎或家里有过敏症患者，则在孩子6个月大之前避免让孩子食用辅食，但现在无需考虑这些，在奶粉喂养的情况下，孩子4个月大则可食用辅食。

·在孩子6个月大之前，请勿给孩子食用菠菜、胡萝卜和白菜。否则，严重时会导致孩子贫血。

·请勿用奶瓶装辅食喂孩子。

这一阶段妈妈一定要知道的育儿常识

·在孩子成长过程中，需要着重为孩子设定一定的日常生活的框架。父母给孩子明确设定一定的生活节奏和界限时，可促进孩子更加舒适地成长。

·尽量避免使用学步车。至少在孩子的腰部可支撑挺直并可坐立时才可使用。

·孩子健康地吃饭睡觉，就是妈妈的幸福。为了可以让孩子有良好的睡眠，从现在开始，需要给孩子进行睡眠教育。

·妈妈应减少夜晚喂奶的次数。奶粉喂养的情况下，孩子4～5个月大时，可整晚拥有良好睡眠而夜间无需给孩子喂奶，母乳喂养的情况下，孩子6个月大之前，夜间喂一次即可。

·此时父母与孩子可分开睡觉，酌情而定即可。

·此时父母要经常把孩子抱在怀中。多和孩子聊天或给孩子唱歌。和孩子经常玩耍有利于促进脑部发育。

·不必因孩子常流口水而惊讶。

孩子四个月大时的安全

· 不可使用学步车。

· 请勿将孩子独自放在大人的床上或沙发上。

· 婴儿床上请勿放置枕头等易使孩子窒息的松软物体。

· 一定要使用婴儿安全座椅。孩子两周岁之前，需要置于后座上，并一定要使用可看到后方的儿童安全座椅。

· 孩子6个月大之前不可食用菠菜、胡萝卜和白菜。

· 避免让孩子接受阳光直射。

妈妈请勿这样做

· 不可给孩子喝果汁。

· 一般请避免给孩子喝豆奶和羊奶。

· 不可给孩子吃生食。

· 孩子4个月大之前，让孩子喝母乳、奶粉和水即可，无需再食用其他食物。

· 给孩子喂母乳后，不要挤出剩余的母乳。

六个月

体检与疫苗接种

孩子六个月大时，会去儿科接种百白破疫苗、脊髓灰质炎疫苗、流脑疫苗，以及肺炎疫苗和乙肝疫苗，并且服用预防结合胆红素和肠炎

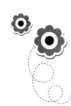

的药物。在孩子6个月大时，需要接受第三次乙肝疫苗接种。流感季节时，满6个月大的孩子必须进行预防流感病毒的接种，第一年接种时应该在四周后进行第二次接种。同时父母也需接受流感疫苗接种。当进行多种疫苗接种时，建议在同一天内完成。同时接种不会诱发异常反应。父母一定要在育儿手册上做好每次的接种记录并一直好好保管。接种时可咨询儿科医生关于育儿方面的问题。小儿接种并非只是单纯的一次接种，也是这个时期父母和医生进行育儿商谈和进行定期检查的机会，因此妈妈可以在儿科接受医生的诊察之后给孩子进行接种。儿科医生的一句话可能改变孩子的一生。

发育状况

在大人的帮助下可坐立，伸出双手可抓住物体，会翻身，双手可回拢在身体中央。这个阶段，如果孩子不能独立地坐立，哪怕只是片刻时间，或不会伸出手抓取物体，就需要咨询儿科医生。

要咨询儿科医生这些事

- 大人是否需要在孩子身边多聊天？
- 是否开始给孩子添加辅食？
- 是否可以吃市场上销售的辅食？
- 辅食的种类及进食的时间？
- 孩子是否可以吃橙子、橘子以及草莓、番茄？
- 是否可以喝豆奶和羊奶？
- 是否可以服用奇应丸和清心丸？
- 夜间是否要喂两到三次奶？
- 孩子是否好好吃饭？

- 是否使用学步车？
- 是否停止使用奶嘴？
- 是否使用杯子？

这个阶段，许多妈妈会这样做

尽管与孩子聊天频繁，但夫妻间基本无交流。有的妈妈完全不给孩子添加辅食，而有的妈妈则只给孩子吃辅食。妈妈始终相信孩子的饮食是健康的。很多妈妈在奶粉里混入从市场上买来的辅食，喂孩子。有些妈妈一天让孩子喝1奶瓶以上的果汁。使用杯子的妈妈少之又少，并且大部分妈妈在孩子的腰部无力的情况下，就开始使用学步车。将奇应丸视为灵丹妙药，并且夜间给孩子喂奶的次数越来越多。也有许多妈妈认为此时不可让孩子吃肉。

儿科医生给以上妈妈的建议

无论是采用母乳喂养还是奶粉喂养，这个阶段，都应开始添加辅食。孩子6个月大时，一天要食用2～3次，一次50～100毫升的辅食。孩子7个月大之前，不要再磨碎喂食。建议辅食由妈妈自己动手准备，并用勺子喂给孩子。果汁一天可以喝50毫升左右，在周岁过后可饮用120毫升左右，此后饮用量可逐渐增加。

最晚在孩子6个月大时，应该在粥中加入肉类。同时粥中也应加入蔬菜。无脂肪的牛肉与鸡肉最佳，再加入肉汤的同时也要放入切碎或搅碎的肉。在提高辅食的比重时降低母乳的比重。这个阶段，夜间不进食的情况下，孩子可连续睡9～10个小时。孩子6个月大时应使用杯子，妈妈可使用杯子一点一点地让孩子食用母乳或奶粉。孩子9个月大时应完全使用杯子，并且周岁过后停止使用奶瓶。孩子从8个月大开始便会用

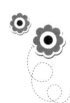

手夹取食物，此时要让孩子练习手握汤匙。

孩子六个月时的喂养

·开始添加辅食后，可减少喂奶量，这个阶段，夜间不进食，孩子也可拥有良好睡眠。孩子睡觉时至少9个小时以上不吃东西，这对妈妈和孩子都有益处。

·即使孩子过了6个月，母乳营养丰富，仍然是孩子的最佳饮食。但是同时需要让孩子食用加入肉类的辅食。

·喂奶粉的情况下，也需开始使用杯子，即使初期量很少。即使是母乳喂奶，也要将少量母乳倒入杯子中让孩子食用。应该让孩子明白，不是只有吸吮乳房才能获得食物，杯子中也同样有食物。

孩子六个月大时的辅食

·辅食为固态食物。请勿盛放于奶瓶中。同时应避免选用油茶面和罐头作为孩子的辅食。

·妈妈需要自己准备辅食。孩子6个月大时，按照米粥、肉类、蔬菜、水果的顺序逐渐添加，一天应喂孩子2次左右。

·孩子周岁之前，请勿在辅食中加入调料。孩子两周岁之前仍不可食用泡菜和大酱。尽量避免脂肪过多的食物。

·周岁之前不要让孩子食用大酱、酱油、盐和泡菜等食物。满周岁后到两周岁之前，也尽可能地减少此类食物的摄入量。

·最初需要将食物磨碎，但孩子过6个月之后，无需将食物完全磨碎，而压碎即可。重点是让孩子品味食物的质感。

·最晚在孩子6个月大时，应在粥中加入肉。注意不是肉汤。此时可将熟肉完全切碎后让孩子食用。鸡肉和牛肉最佳。

· 此前禁食的菠菜、胡萝卜和白菜等在孩子6个月后便可让孩子食用。

· 孩子4个月后可食用水果，6个月后可食用果汁，孩子周岁之前，过去禁止的草莓和番茄也可以吃了。

· 当孩子患有特应性皮炎时，对于食用后无大碍的食物，不做特殊限制。如果孩子食用了曾被禁食的鲜鱼、虾、蛤蜊、坚果类等无任何异常反应，在孩子周岁之前可正常食用。同理，草莓和番茄也是如此。

· 从孩子4个月到7个月大期间，在辅食中加入面粉，会减少孩子成为过敏性体质的几率。在烹制辅食时稍微撒入面粉即可。

· 随着辅食的食用量增加，母乳或奶粉的比重可逐渐减少，但每天至少要保证孩子食用500～600毫升的母乳或奶粉。

· 此时辅食依然不能作为主食。母乳或奶粉才是孩子的主食。不可因为孩子喜欢吃辅食而减少吃奶的量。

· 辅食需要让孩子坐下来食用。可能的话在使用婴儿餐椅时系上安全带。不必担心孩子吃饭时到处流洒。孩子会在食物四处流洒中学习如何正确进食。

· 孩子7～8个月大时，让他练习握柔软的食物，以便让孩子体会通过自身努力吃到东西的乐趣。

· 孩子8个月大时，要让孩子自己夹取食物。

· 孩子8个月大时，将汤匙放入孩子手中，锻炼孩子自己吃饭。

· 请勿担心忧虑孩子吃东西时四处流洒。

这一阶段妈妈一定要知道的育儿常识

· 这个阶段，需要教育孩子规范。明确可以做及不可做的行为。针对一个行为加以严格规范，使孩子明白有些事不能随心所欲地去做。在此之后，再次选择一个行为以此一步步地教育孩子。但基本原则并非逐

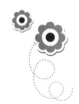

渐增加限制和约束，而是要给孩子以鼓励。

　·一天有14个小时左右的睡眠时间，晚上则可睡到10~12个小时。妈妈需要尽力让孩子在夜间不进食的情况下，连续睡到9个小时以上。白天在上午和下午分别让孩子睡1~3个小时。

　·为使孩子甜美入睡，可选择孩子喜欢的毛毯。

　·外出时，可给孩子使用防晒霜。

　·孩子处在长牙时期，常觉得难受，可使用牙齿发育器。长牙后要给孩子刷牙。睡前喂奶后，可用清水给孩子清洗牙齿。

　·可使用安抚奶嘴。但请勿给饥饿的孩子使用。

孩子六个月大时的安全

　·电饭锅等热气腾腾的地方易烫伤孩子。需将电饭锅放在孩子接触不到的地方。

　·请勿使用学步车。

　·孩子周岁之前，请勿让孩子趴着而睡，一定让孩子端端正正地仰天而睡，同时不可使用枕头。

　·请勿让孩子食用花生、糖果、爆米花和年糕等易卡住喉咙的食物。

　·请勿给孩子玩气球。

　·孩子周围不可放置易使孩子吞食而窒息的物体。药物和烟等物品不可放在孩子能接触到的地方。

　·洗澡时，片刻也不可将孩子独自放在浴池中。

　·不可将孩子独自放在床上或沙发上。

　·使用学步车时，孩子的活动范围扩大并且移动速度较快，父母需谨慎留意。

　·这个阶段会有很多孩子怕陌生人。此时父母要给予孩子充分的安全感及关爱。

这样做会让孩子更健康聪明

·大人在孩子身边多进行对话，以教给孩子正确地表达是重中之重。

·让孩子食用母乳。

·可一觉睡到天亮，有良好睡眠。

·给孩子补充肉类及蔬菜，以补充铁质。

·辅食制作成固态，将食物弄碎，使孩子感受食材的味道。

·孩子饿时，给孩子喂食，孩子哭闹时，哄孩子。

·经常将孩子抱在怀中。

·经常与孩子一起玩闹。

·给孩子读书，讲故事。

·不看电视，也不要打开电视。

九个月

体检与疫苗接种

9个月大时，孩子无需接种特别的疫苗。但是当孩子9个月大时，需要去儿科进行定期检查。这个阶段非常重要，父母需要和儿科医生商议辅食及孩子习惯养成等问题。必要时，可接受肝炎抗体检查，也需同时接受贫血检查和尿检。若妈妈为肝炎病毒携带者或与肝炎病毒携带者一起生活时，建议一定给孩子做肝炎抗体检查。

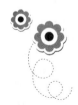

发育状况

可爬行，并可独自坐立玩耍。拉住孩子的手向上提时，孩子可完全站立。可自如使用双手，并喜欢模仿他人动作。可一起玩简单游戏。

要咨询儿科医生这些事

- 大量食用辅食，是否减少母乳或奶粉的食用量？
- 以何种方式，让孩子喝多少分量的果汁？
- 夜间是否喂奶？
- 是否使用杯子？
- 是否使用汤匙？
- 是否可以看电视？
- 使用奶瓶时需注意什么？
- 是否开始培养孩子的习惯？

这个阶段，许多妈妈会这样做

这个阶段仍有许多妈妈较少给孩子喂辅食。大部分孩子吃饭时会将食物四处流洒，因此有些妈妈不让孩子使用汤匙。而是自己给孩子喂食，并给孩子喂拌有汤或水的米饭。夜间仍给孩子喂奶，并喜欢让孩子自己拿着奶瓶吃。当孩子不听话时，许多妈妈动手打孩子。很多新手妈妈质疑这么大的孩子是否可以吃肉。还有些妈妈自己把肉捞起来吃掉，只给孩子留下肉汤。有些妈妈对孩子随心所欲的行为放任不管，认为"孩子都那样"。甚至有些妈妈在晚上和孩子一起呆呆地看电视。有些妈妈认为此时应停止喂母乳。

儿科医生给以上妈妈的建议

母乳喂养需要持续到孩子两周岁。孩子9个月大时，应该放心地让孩子食用辅食。孩子一天需食用3次辅食及2次加餐。由于奶瓶上的刻度不一定准确，因此不可完全按照刻度给孩子喂食。这个阶段，要停止夜间喂奶，并大量减少喂奶量，但一天仍需喂孩子至少500毫升的母乳。吃奶粉时，多使用杯子，孩子周岁后，需停止使用奶瓶。块状的辅食中应加入肉类和蔬菜。要让孩子使用汤匙，并且不要担心孩子会将食物四处流洒。这个阶段，应该明确告诉孩子可做及不可做的行为。此时形成的习惯会影响孩子的一生，同时需要让孩子意识到父母的权威，这样日后孩子才能承认并接受老师的权威。让孩子开始社会生活的第一步，便是使孩子认识到有些事不可随心所欲地做。

孩子九个月大时的饮食注意事项

·母乳仍为孩子的最佳饮食。但是这个阶段，在母乳喂养的同时，也需要让孩子尝尝辅食。孩子9个月大开始，要食用辅食，辅食可提供孩子一天摄入营养的40%左右。当孩子习惯食用辅食后，可减少母乳的喂奶量。当母乳不足时，可采用混合授乳。但是当孩子睡觉中间醒来哭闹时，不可给孩子喂奶。

·孩子贫血时，与奶粉相比，母乳更佳。但以母乳为主食的孩子，在6个月大时，必须配以富含铁质的食物。若因喂母乳而较少食用辅食，容易导致孩子出现贫血，因此要给孩子提供含有肉类和新鲜蔬菜的辅食。

·不可因孩子腹泻而停止喂母乳。

·在孩子以奶粉为主食的情况下，家长应该多教孩子使用杯子。母乳喂养的情况下，妈妈也需要练习将母乳挤出后用杯子喂给孩子。只有

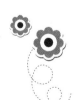

让孩子练习使用杯子，周岁过后，才可停止使用奶瓶。

·即使孩子习惯用杯子喝水，但若不使用杯子吃母乳或奶粉的话，有的孩子也会因周岁停止使用奶瓶而不喝牛奶。

·请勿让孩子自己拿着奶瓶吃。若妈妈在孩子9个月大后无法直接进行母乳喂养，可不使用奶瓶而使用杯子。

·可让孩子练习使用汤匙。

·一天食用3次辅食，2次加餐。一天喂孩子3~5次母乳或奶粉。按照奶瓶上的最大刻度喂奶，会导致进食过多。

·孩子周岁之前，不可食用泡菜或大酱等较咸的食物，并且在孩子两周岁前，尽量避免给孩子提供此类食物。

·要在饭桌上准备孩子可用手抓取的食物。并且请勿将大人的食物不加处理地给孩子。要让孩子体会自己吃饭的乐趣。

·孩子吃东西时四处流洒很正常。在这样的过程中，孩子会学会如何正确地用餐，这种成就感使孩子终生难忘，并使孩子在日后面对困境时，学会依靠自身的力量去克服解决。

·请勿让孩子使用奶瓶喝果汁。

·不可将奶粉作为零食，在孩子每次食用足够的辅食之前，将辅食与奶粉一起让孩子食用。

·让孩子坐下食用辅食，在用食期间，不可让孩子离开座位。

·食用辅食时，可让孩子坐于餐桌前高的座椅上。此时一定要系上安全带，并要谨慎留心，不可用腿向后推动孩子的座椅。

这一阶段妈妈一定要知道的育儿常识

·大人要在孩子身边经常聊天，并且要用语言积极回应孩子的语言性和非语言性的表达，这样有利于促进孩子语言系统的发育。

·鼓励孩子自己进食。不可因孩子吃东西时会四处流洒而一直由大人喂食。

· 孩子两周岁之前，避免让孩子看电视，也不要在孩子面前打开电视。

· 当孩子咬不能吃的物体时，父母要坚定地制止。不论有多疼爱孩子，也一次都不可纵容。

· 要明确地规范孩子的行为。要坚决且平静地教育孩子，哪些事可做，哪些事不可做，并且态度要始终如一。当孩子想玩有危险性的物体时，可将物品整理收好，或将孩子带至别处，以转移孩子的注意力。

· 若孩子执意要做不被允许的事情，可让孩子待在一个地方冷静1分钟，并对孩子不予理睬。

· 孩子是家庭的一员。因此应让孩子努力适应家庭的生活节奏，而非父母去迎合孩子。

· 可以不给孩子理发。

· 与价格不菲的书相比，孩子更需要的是妈妈带着微笑讲述的故事。

孩子九个月大时的安全

· 必须使用儿童安全座椅，在孩子两周岁之前，将儿童安全座椅设置在车辆后座，并使孩子能看到后方。

· 尽量避免使用学步车。

· 请勿让孩子靠近煤气灶、电饭锅等易烫伤孩子的地方。

· 请勿将孩子独自放在床上或沙发上。

· 请勿在孩子身边放置引起孩子强烈好奇心的物体，以免孩子摔倒。

· 请勿在孩子身边放置药物或烟等对孩子有害的物品。也不可放置纽扣或花生等物体，防止孩子误食窒息。

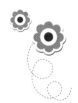

妈妈请勿这样做

- 尽量避免喂孩子豆奶或羊奶。同时也不可让孩子食用生食。
- 请勿让孩子食用泡菜或大酱等咸的食物。
- 周岁之前请勿喂孩子鲜牛奶。
- 周岁之前，请勿让孩子食用蜂蜜。
- 过去由于食物短缺，无法给孩子提供肉类。认为不能给孩子吃肉。
- 不可只让孩子吃母乳。
- 请勿打骂孩子。
- 请勿在孩子面前使用手机。

十二个月

体检与疫苗接种

孩子周岁后，可接种水痘疫苗、麻腮风疫苗，以及流脑疫苗、肺炎疫苗和甲肝疫苗。在孩子12～15个月期间，会进行流脑疫苗的追加接种。水痘疫苗与麻腮风疫苗既可同时进行，也可分开进行，但分开接种，两者间隔时间应为1个月以上。很多妈妈不愿意孩子在一天内同时进行多种疫苗接种，但事实上同时接种，既可减轻孩子的压力，也不会引发异常反应，是很安全的做法。周岁对于孩子来说是极为重要的发育阶段。这时一定要接受儿科医生的诊察，并且确认孩子无任何异常，以及孩子是否处于健康发育中。儿科医生的一句话可能会改变孩子的一生。父母要保管好孩子的接种记录。

发育状况

可自己站立并行走，也会将手伸至高处，以满足自身的好奇心。周岁到两周岁期间，孩子会熟练走路。可用拇指和食指夹住物体，但无法准确地握住过小的物体。会准确地说出"妈妈"，并会说几个单词。穿衣时会配合妈妈。发育较快的孩子会区分小便。可以涂鸦，并在使用物体时明白该物体的用途。

要咨询儿科医生这些事

· 添加辅食是否顺利？

· 是否应使用杯子并停止使用奶瓶？

· 是否可以喝鲜牛奶？

· 杯子和汤匙如何使用？

· 是否规范孩子行为及餐桌礼节？

· 语言发育如何？

这个阶段，许多妈妈会这样做

有人认为孩子过周岁后，母乳便不再有营养。相反，也有妈妈认为即使周岁后，母乳仍为最佳食物，将母乳作为孩子的主食。认为只有食用营养均衡的奶粉，孩子才能健康壮实地成长。既然孩子不吃饭，便让孩子一天食用1000毫升以上的牛奶。坚信周岁之前，只有让孩子吸吮奶瓶，才能完全满足孩子的需求。尽管医生说过周岁时应使用杯子喂孩子牛奶，依然不以为意，认为那是没有抚养过孩子的人的毫无道理的观点。喜欢让孩子自己拿着奶瓶吃奶。若孩子的食量减少，便会准备补药。认为孩子食用肉类会严重影响孩子健康。

儿科医生给以上妈妈的建议

要调整孩子一天的生活节奏。8点睡觉，一日三餐并加两次餐。让孩子坐着吃饭，并且在用餐时请勿让孩子离开座椅。此时应让孩子意识到需要听从妈妈的话。语言发育顺畅的孩子此时可以表达"妈妈、爸爸"。这一句话中包含了孩子无法表达的多种含义，此时妈妈应该用语言帮助表达孩子的想法，这会极大地促进孩子的语言发育。并且不可满足孩子的全部要求。规范孩子的行为，并使孩子明白，有些事，即使哭闹也不可为。区分大小便并非当务之急，可在孩子18个月大后再教给孩子。两周岁之前避免让孩子看电视。

这一阶段妈妈需了解的饮食事项

·周岁过后，在孩子的要求下，可继续让孩子吃母乳。并均衡让孩子食用主食、蔬菜与肉类，其中，应该每天为孩子提供肉类。若孩子习惯用杯子喝牛奶，当孩子周岁时，则可停止使用奶瓶。若孩子均衡摄入肉类及蔬菜，则可用牛奶取代奶粉。一天给孩子提供2杯左右的鲜牛奶。避免让孩子食用豆奶。若此时仍使用奶瓶，在一两个月内应逐步停止奶瓶的使用。若孩子在18个月之前，不能独自使用汤匙吃饭，日后会拒绝自己吃饭，像雏鸟一样只会张嘴等着被喂。

·孩子周岁时，应该以饭、蔬菜和肉类为主食。当然需要完全炖熟，并且尽可能不添加盐与味精。如果小时形成重口味的习惯，会持续一生。孩子两周岁之前，尽可能少吃泡菜与大酱。

·孩子12~14个月大时，可在增加使用杯子的进食量之后，再停止奶瓶的使用。若直接停止使用奶瓶，有许多孩子会拒绝喝牛奶。

·请勿执着于妈妈喂食。应锻炼孩子独自进餐的能力。妈妈负责为孩子准备何种食物，及何时何地让孩子食用。孩子则负责进食。即使食物有剩余，也不必勉强，过了用餐时间后平静地整理收拾完即可。

·孩子应坐下来用餐，禁止孩子在吃饭时四处乱走。

·若孩子习惯并适应食用肉类与蔬菜，可停止喂奶粉，并开始喂鲜牛奶。尽量避免喂孩子豆奶。可选择牛奶。

·不可让孩子大量饮用果汁。孩子周岁时，一天饮用120毫升即可。

·孩子两周岁之前不可食用低脂牛奶。

这一阶段妈妈一定要知道的育儿常识

·孩子两周岁之前，不可动手打孩子。鼓励是孩子最好的老师。规范孩子的行为，并使孩子明白，有些事即使哭闹也不可为。此刻应开始规范孩子，以便养成良好的行为习惯。

·尽量避免让孩子食用补药。不要奢望以此让孩子更加聪明健康，身体更加壮实。这方面没有捷径和秘方。让孩子均衡摄取食物就是最好的方法。

·请关注孩子的牙齿健康。每天用婴儿牙膏为孩子刷2～3次牙。两周岁之前，也应让孩子使用含氟牙膏。

·孩子两周岁之前不可看电视。乘车时一定要使用儿童安全座椅。

·规范孩子行为，形成良好习惯，教育孩子不可打开电视。

·孩子18个月大之前，不要设法培养孩子区分大小便。

·与妈妈和朋友一起玩耍，是对孩子最有效的早期教育。不必因幼儿教育而购置昂贵的书和玩具。

·晚上8点睡觉，可一觉睡12个小时，直到天亮。

·要用心为孩子涂抹防晒霜及使用帽子。

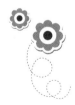

·坐便器的盖子保持关闭状态，不能将器皿放在浴池边上。要谨慎小心，防止孩子靠近电饭锅及热气腾腾的加热加湿器。在浴室洗澡时，不可让孩子独自接触淋浴器。

·孩子玩耍后会感到口渴，要及时给孩子补充水分。

十五个月

体检与疫苗接种

若孩子仍未接种麻腮风疫苗，此时应去接种。若仍未进行流脑疫苗与肺炎疫苗接种，也应去接种。所有未接种的疫苗可以一次性全部接种。孩子一般在15～18个月大期间进行百白破疫苗接种，其实15个月后可随时进行接种。父母要一直完好保管孩子的接种记录。

发育状况

可用汤匙进餐，舌头可弯曲伸直，可独立走路，可爬着上台阶。可用蜡笔模仿大人作画，可堆放两个立方体，可将小型块状物放入瓶中。可适当掌握使用3～5个单词，可说出身体部位。对于喜欢的物品，可以伸手指着或叫喊，向大人索要，也可自如运用手指指向物体。对于小便已有意识。由于此时可站立行走，活动领域比爬行时迅速扩大，因此也极易发生事故。

要咨询儿科医生这些事

·孩子饮食是否正常？

· 是否停止使用奶瓶？

· 以何种食物为主食？

· 是否开始教给孩子区分大小便？

· 可看多长时间电视？

· 牙齿是否健康？

这个阶段，许多妈妈会这样做

认为此时不可再让孩子食用母乳。许多妈妈让孩子使用奶瓶。坚信孩子只有3岁时才可开始食用辅食。有的妈妈当孩子吃饭较少时，增加牛奶的量，一天喂1500毫升左右。也有很多的妈妈认为植物性蛋白的营养更加适合孩子，于是以豆奶取代牛奶。每当吃饭时便会与孩子发生争执。甚至边看电视边进餐。认为隔壁的孩子已能区分大小便，而自己的孩子却迟迟不会，于是让孩子坐在便器上，强制孩子"嘘"。认为孩子将汤匙当玩具而没收，使用杯子时常会四处流洒，于是干脆不用杯子。

儿科医生给以上妈妈的建议

尽可能让孩子多与同龄小孩一起玩耍。孩子应与家人一起在餐桌上用餐，并且应由孩子独自用汤匙食用一半以上。应让孩子明白需要听从妈妈的话。对于孩子不可以做的事，即使孩子耍赖也不可以。大人在孩子身边要多聊天，对孩子的语言表达要给予迅速积极的回应，当孩子无法用语言通畅地表达时，父母要及时帮助孩子补充表达。此时孩子习惯吃米饭、肉类和蔬菜时，可食用鲜牛奶。若此时仍使用奶瓶，则需使用杯子喂孩子牛奶，逐渐停止奶瓶的使用。同时也应逐渐停止辅食。饭、肉类及蔬菜更适合这个阶段的孩子。此时不可夜间给孩子喂食。不可为了让孩子比他人更加健康而给孩子食用营养剂、乳酸菌或补药。孩子饮食均衡并开心地玩耍是健康成长的最有效方法。对于健康而言没有任何秘方。

这一阶段妈妈一定要知道的育儿常识

·培养孩子不能只有一颗疼爱孩子的心。孩子成长既需要爱抚，也需要节制，既要体验成就感，也需承受挫折。应培养孩子当事情不遂己愿心理受伤时，快速恢复振作的能力。

·避免让孩子食用市场销售的辅食。

·孩子躺着吸吮奶瓶，易引起中耳炎。

·孩子每天食用500毫升的牛奶即可。避免喂孩子豆奶。对于营养剂，只可食用维生素D。孩子可能会暂时无食欲，但若无其他异常时，请勿强迫孩子饮食。

·每天应让孩子吃肉类及蔬菜。应让孩子独立用餐，而非妈妈喂食。同样也避免孩子食用生食。此时仍不可使用调料，孩子饮食也应清淡不宜油腻。

·早睡早起，孩子两岁之前，尽量不让孩子看电视。

·孩子18个月大之前，不必努力教给孩子区分大小便。

·分离会使孩子缺乏安全感，此时请勿悄悄地从孩子身边消失，而使孩子产生不安。

·孩子频繁地吸吮奶嘴并非问题，但易引起中耳炎，因此应避免这种做法。

·尽可能在轿车后座安装可看到后方的婴儿安全座椅。

·这个年龄段，孩子极易愤怒生气，此时妈妈无需理睬即可。即没有观众便没有表演。不理睬孩子，同时其他人也应采取同样的无视态度。但应关注孩子的安全问题。应均衡饭、菜、肉的分量。

十八个月

体检与疫苗接种

孩子18个月大时进行百白破疫苗追加接种。6～18个月间，孩子应接受脊髓灰质炎疫苗的第三次接种。但当孩子4～6岁进行接种时，应同时进行百白破疫苗与脊髓灰质炎疫苗的接种。父母一定要一直完好地保管孩子的接种记录。

发育状况

可独立行走。抓着孩子的一只手时可上楼梯，尽管令父母不安，但孩子现在也可下楼梯。可小幅度地蹦跳。可打开抽屉。堆放3个立方体。也会用蜡笔在纸上胡乱图画线条。会说出自己的名字。也能做看图说话的练习。可说出由两个单词构成的句子。喜欢去外面玩耍或单独做某些事。进食时尽管仍会四处流洒，但已可独立用餐。小便时会告诉妈妈。喜欢带着自己心爱的玩具到处玩耍。

要咨询儿科医生这些事

· 停止食用奶粉时是否也停止使用奶瓶？

· 夜间是否喂孩子？

· 是否开始教孩子区分大小便？

· 孩子是否会表现出固执的态度？

· 不可让孩子看电视吗？

· 孩子需要几小时的睡眠？

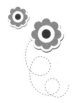

· 是否需要每天吃肉？

· 孩子是否好好独立用餐？

这个阶段，许多妈妈会这样做

仍使用奶瓶喂孩子奶粉。不断增加孩子奶粉或鲜牛奶的食用量。虽然努力停止使用奶瓶，但面对坚持不吃其他食物的孩子也束手无策。停止食用奶粉后，想给孩子提供市场销售的辅食。看到其他的孩子已能区分大小便，便几番让孩子坐在便器上，努力给孩子示意，让孩子小便，但都无济于事。会抱怨如果心智发育像妈妈一定很聪明，但看起来像爸爸，有些笨拙，于是责骂孩子。纠结是否让孩子使用安抚奶嘴，看到孩子吸吮手指也会觉得苦恼。这个阶段，由于孩子不断对妈妈撒娇，因此反而妈妈会看孩子的眼色行事。

儿科医生给以上妈妈的建议

孩子现在应听从妈妈的话。需铭记家庭的主人是大人而非孩子。晚上不进食也可拥有良好睡眠，一觉睡到天亮，拥有良好的睡眠会促进孩子的脑部发育。大部分进餐应由孩子独立完成。孩子自主选择喜欢吃的饭菜，会极大地促进孩子的脑部发育。这个阶段孩子的用语会急速增加，因此大人应与孩子频繁交流，并阅读绘画书，大量地让孩子学习熟用新词语。同时每天让孩子与其他孩子一起在小区内玩耍。到现在还要让孩子吸吮安抚奶嘴吗？此时应停止这种做法。让孩子继续吸吮安抚奶嘴并非是给予孩子更多关爱的表现。孩子感受到的并非来自妈妈的爱，而是来自奶嘴的爱，因此请避免继续让孩子使用安抚奶嘴。一天喂孩子2杯鲜牛奶即可。请勿以豆奶代替牛奶。区分大小便并非当务之急，可慢慢地教给孩子。24个月大时再教给孩子区分大小便也可以。

这一阶段妈妈一定要知道的育儿常识

·母乳喂养应持续到孩子两周岁。

·需均衡地让孩子摄入饭、肉、蔬菜、牛奶与水果。尤其有许多孩子食用肉类较少。富含铁质的肉类是促进孩子脑部发育的必需品。

·一日三餐之外，还要添加两顿加餐，牛奶摄入量为500毫升左右。尽可能避免让孩子食用过甜、过咸及油腻的食物。

·应安稳地坐下来用餐。培养孩子养成一旦离开座位便代表用餐完毕的意识。

·避免让孩子食用豆奶与生冷食物。

·请勿让孩子吃路边小摊卖的食物。同时也不可不分时候地打开冰箱，取出食物给孩子吃。加餐只在加餐时间才可进行。

·两周岁之前，请勿让孩子看电视。妈妈需认识到，若此时孩子不理会妈妈禁止看电视的命令，就会养成坏习惯。

·即使孩子撒娇，也不可将手机给孩子。那会使孩子在发育的起点上，形成游戏中毒。

·孩子两周岁之前，要使用可以看到后方的儿童安全座椅，同时家里也应区分安全地带与非安全地带。

·给孩子可以拉扯着玩的玩具。同时应让孩子看连环画书，并为孩子朗读。大量地给孩子朗读，读书就会成为孩子的习惯，这个习惯是孩子一生的财富。

·这个年龄段，孩子暂时无法理解为什么父母不允许自己随心所欲。此时可采取游戏的方式给孩子说明，另外不可再三强调孩子不可做的事，需要不断突出说明孩子可做的事。同时请勿设置过多的限制，让孩子先从自己擅长的事做起。

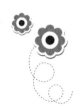

二十四个月

体检与疫苗接种

孩子24个月大时没有需要特别强调的接种。但是应去儿科进行定期健康检查。

发育状况

孩子24个月大时，身体从一定程度上正式地步入了发育轨道。此前并无任何异常的孩子的发育问题会在这个年龄段前后暴露出来。此时，语言发育或行动发育等智力发育尤为重要。孩子可说出由两句话连成的句子。喜欢蹦跳，不会摔倒。可用一只脚站立，也可用一只脚踢较大的球。可独立扶着栏杆上楼梯。孩子两岁时可堆放6个立方体。会模仿画出水平线和圆。可为妈妈做简单的事。可自如地运用汤匙。会配合妈妈给自己脱衣服。

这个阶段，许多妈妈会这样做

仍有少数妈妈让孩子吮吸奶瓶，并让孩子食用奶粉与辅食。同时也有许多妈妈让孩子食用豆奶，不管如何劝说也无济于事。让孩子食用补药，或食用很多营养剂。让孩子随心所欲做自己想做的事。

儿科医生给以上妈妈的建议

这个阶段，孩子的语言中枢发育与学习能力有密切的关系。在孩子母语发育中，极度需要大人们在孩子身边充分地交流对话。当然也需要多与孩子交流对话。这个阶段，孩子可能表现出偏执或固执。在一定程度上要节制规范孩子，并要培育孩子的自信心，帮助孩子自己的事情自己做。父母不可在孩子面前失去权威，更不可与孩子吵架。这个年龄段，孩子不明白挨打的意义，因此请勿体罚孩子。暴力会代代相传。最受推崇的具有教育意义的方法为"暂停"，即在1～2分钟内，父母让孩子安静地待在房屋一角，对孩子不理不睬。在规范孩子的行为时，与批评相比，赞美孩子更具效果。但表扬孩子时，应表扬孩子努力的过程，对于出色地完成的结果，父母应慎重对待。若大肆表扬孩子出色完成的结果，会导致孩子日后不做没信心，看似会失败的事情。同时需要谨记，只有当孩子确实值得表扬的时候才可表扬孩子。有的孩子现在仍喜欢吮吸安抚奶嘴，使用奶瓶喝奶粉。在孩子有小弟弟小妹妹之前需要尽早停止这种行为。若生了下一个小孩便会加大孩子停止吸吮安抚奶嘴及用奶瓶喝奶粉的难度。孩子正常发育，体重正常增长时，为了减少脂肪的摄入量，可用低脂牛奶代替鲜牛奶。没有任何一位儿科医生认为孩子应当食用儿童牛奶。孩子此时可看电视，但一天看1个小时左右即可。请勿让孩子随心所欲地看电视。同时电视节目也应由父母设定。父母制止孩子长时间看电视，而孩子反抗时，代表父母没能成功地规范孩子行为。父母应注意，孩子上小学之前，不可让孩子打游戏。

要咨询儿科医生这些事

· 尽管孩子吃东西时会四处流洒，并且饭量很少，也应让孩子独自用餐。

· 孩子两周岁后，若妈妈与孩子都希望，则可继续食用母乳。但在白天进行两三次充分喂奶即可，若晚上因孩子不分时候地进食使妈妈感觉不便时，则应培养孩子只在白天吃奶的习惯。需谨记，要让孩子食用肉类，以补充发育所需的铁质。

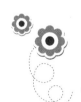

·孩子两周岁后，若饮食与睡眠都正常，则可让孩子食用低脂牛奶。孩子体重超重时，也可食用脱脂牛奶。牛奶的食用量一天500毫升即可。

·不可过度地让孩子喝果汁。孩子1～6岁时，每天饮用120～180毫升为宜，7～18岁时，每天饮用240～360毫升为宜。

·若此时孩子仍吸吮奶瓶的话，必须停止奶瓶的使用。

·孩子应均衡摄入饭、肉、蔬菜、水果和牛奶这五大类食物。尤其要每天为孩子准备肉及蔬菜。一个礼拜不可超过两次让孩子食用鲜鱼。

·为了孩子健康成长，可让孩子食用低脂牛奶，食物中掺进50%以上的糙米杂粮等谷物，大量地摄入蔬菜。并且切勿让孩子的饮食过咸。

这一阶段妈妈一定要知道的育儿常识

·请勿对孩子倾注所有心力。正如疼爱孩子一样，也应关注夫妻间幸福的生活。只有父母幸福时，孩子才能更加幸福地生活。

·关爱与节制，成就与挫折，是人生中必需的经历，在日常生活中便要培养孩子去体验去经历。大多数父母在小时候不会因大人说了一句"吵死了，不可以"而受到伤害。可如今的孩子在溺爱中成长起来，即使被拒绝一次，也极易受伤并且开始胡闹。若孩子平时承受适当的挫折，即使日后失败时，也能拥有独自克服困境的能力。

·每天和同龄的孩子在小区玩耍，对培养孩子人际关系有重要影响。

·可积极地教给孩子区分大小便。

·没有所谓对身体极好的食物。最佳办法便是让孩子均衡摄入饭、肉、蔬菜、水果和母乳或牛奶等五种食物。有的妈妈认为植物性食物会让孩子更加健康，于是既不让孩子食用肉类，也不喂孩子牛奶，这种做法极不利于孩子的成长发育。

·和孩子一起阅读连环画书，对促进孩子的语言中枢发育，培养孩子的思考能力及创造能力有重要影响。

·尽管孩子可吸吮安抚奶嘴，但应尽可能让孩子停止。

·一定要使用儿童安全座椅。即便孩子严重哭闹，也应坚持使用。

·随着孩子的行动更加迅速，发生事故的危险也同步增加，因此父母应格外留心注意。过马路时一定要拉着孩子的手。

※ 婴幼儿检查时期

序号	周期	检查日（有效日期的范围）
第一次	4个月	出生后4个月～6个月
第二次	9个月	出生后9个月～12个月
第三次	18个月	出生后18个月～24个月
第四次	30个月	出生后30个月～36个月
第五次	42个月	出生后42个月～48个月
第六次	54个月	出生后54个月～60个月
第七次	66个月	出生后66个月～71个月

例如，2007年10月10日出生的婴儿检查的可能时间段。

4个月大的检查：2008.2.10～2008.5.9

9个月大的检查：2008.7.10～2008.11.9

※婴幼儿口腔检查时期

序号	周期和检查日
第一次	18个月（出生后18～29个月）
第二次	42个月（出生后42～53个月）
第三次	54个月 （出生后54～65个月）

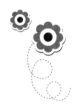

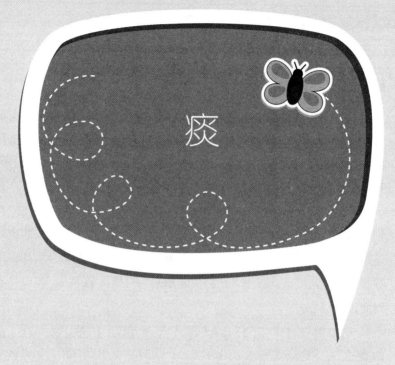

·呼吸道吸入有害物质时，会生成黏液将其包裹住，以痰的形式排出体外。如果有痰黏着在呼吸道上，建议使用加湿器。

·有家长要求为孩子吸出痰液，但痰液不是想吸就能吸出的。如果不是特殊情况，鼻涕不会转化为痰液，吸出鼻涕也会减少痰液的量。

·如果孩子痰多咳嗽，未经医生诊断，不可以随意给孩子吃药。操作不当可能会加重病情，因为有些药会阻止痰液排出。

痰一定要吐掉吗

• 痰对我们身体健康有益。痰是呼吸时产生的黏液，当吸入有害物质时，痰可以帮助身体将其过滤掉。被吸入的有害物质无法自行排出，痰湿润有黏性，可以将有害物质黏住，排出体外，所以痰对维护我们身体健康起着重要的作用。

• 痰不一定都要吐掉。痰产生于气道，由喉咙排出。通常在我们没有意识到的情况下，就吞咽了部分痰。一部分向上进入口腔也属正常现象。如果患上感冒或者其他呼吸道疾病，痰生成的量会增加，堵在喉咙，希望吐出来。孩子无法将痰吐出来，只能吞咽下去。但家长不必对此过于担心。

• 如果孩子能吐痰，最好还是不要咽下去。如果孩子吞咽的痰过多，胃里不舒服，消化不良，严重时甚至引发呕吐。如果孩子可以自己吐出来，自然要好过吞咽下去。孩子稍大一点可以将气管里的痰吐出来。有些妈妈过于担心孩子吞咽痰，甚至跑到医院要求医生帮孩子把痰吸出来。医生普遍认为除了极少数情况需要把痰吸出来，绝大多数痰不必用工具吸，也吸不出来。这种极特殊的情况例如，孩子手术后处于麻醉状态，无法吐痰，就需要采取特殊手段把痰吸出来。

有助于将痰排出的方法

当痰特别严重的时候休息好最重要。千万别忘了治疗感冒的第一要点就是休息。痰太多或者过于黏腻，不仅孩子感觉会难受，还会堵塞支气管，引起并发症，要想办法将痰排出来。下面向大家介绍几种方法。

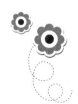

·摄入充足的水分。痰的主要成分是水。用和面来做比喻，水多的话和的面就稀软。多让孩子喝水，黏液就稀淡。特别是孩子感冒后，对水的需求要比平时多，一定要多喝水。如果孩子实在觉得寡淡无味，可以喝一点稀释的果汁。

·使用加湿器。加湿器可提高空气湿度，使气管中的黏液湿润。如果空气过于干燥，黏液的水分随呼吸被带走，更加黏稠，影响孩子呼吸。关于到底该不该用加湿器，没有统一的意见。通常儿科医生的意见是当出现呼吸道疾病时，可以使用能产生冷水汽的超声波加湿器。我本人也同意这样的观点。但是冷水汽容易刺激孩子娇嫩的呼吸道，部分过敏医学专家建议使用产生温暖热气的加湿器。不管使用哪一种，都可以达到加湿的效果。需要提醒广大家长的是，使用产生热水汽的加湿器时不要烫伤孩子。使用加湿器需要每天换水和清洗。如果可以最好使用烧开后晾凉的水。注意经常通风。

·体位排痰。体位排痰是指当人侧躺时，痰会流向一侧气管，可以利用变换姿势的方法帮助排痰。经常帮孩子变换躺着的姿势，可以帮助排痰。但是这种方法主要用在手术后孩子无法自己咳嗽的情况。对于可以咳嗽的孩子体位排痰帮助有限。

·增大气息幅度的柔和方法。如果痰非常多且孩子不会咳嗽，用力吸气后猛地呼出来，甚至感觉喉咙要发出声音来，这样的方法以前也常用。这种方法与体位排痰一样，对普通的感冒或支气管炎没有大的帮助。

·现代医学不建议采用震动法。痰非常多的情况。为了帮助孩子将痰排出来，偶尔儿科医生会建议震动法。即妈妈微微弯曲手指关节，使手掌心凹陷，拍打孩子的前胸和后背，使黏着在支气管壁上的痰液脱落，从而排出来。也可以用杯子形状的器具代替妈妈的手掌。但最

有些情况必须把痰吐出来

有些人认为把痰咽下去就会出大问题。这种说法虽然有点夸张，但不是没有道理。以前肺结核患者很多，这类患者的痰液中有大量的结核杆菌，如果直接吞咽，可能引发肠结核。所以肺结核患者不能将痰咽下去，而是要吐在痰盂里。但是婴幼儿可能会患结核，但很少患肺结核，并且孩子不会自己吐痰，如果不是特殊情况，不需要勉强孩子吐痰。

误解一——大夫，请帮忙把痰吸出来

很多家长因为孩子痰多，要求大夫帮忙将痰吸出来。通常痰很难通过鼻腔或口腔被吸出来，能吸出来的不过是鼻涕和口水。吸痰本身不会帮助治疗感冒或者其他呼吸道疾病。

新的研究认为，这种方法对于治疗感冒或者支气管炎帮助作用不大，不建议使用。

• 不惧怕咳嗽。有的妈妈认为用力咳嗽会损伤气管，让孩子忍住不咳嗽。但实际上这种做法不科学。我们的气管内有脏东西时为了将其排出体外，就会自然咳嗽。可以说咳嗽本身对身体有益。并且痰多的情况下，适当多咳嗽可加快痰液排出。

误解二—— 鼻涕向下流，会变成痰吗

鼻涕向下流几乎不会变成痰。通常鼻涕向上走，通过鼻腔排出去。如果孩子正常健康，鼻涕通过气管向下流的话，还没等变成痰，就危及生命了。大家可以想想不小心有水滴进入气管，呛到水的情况，也就不难理解不会发生这样的事情了。尽管极其偶然的情况下，鼻涕流到气管引起气管炎，但多数情况下鼻涕向下不会变成痰。

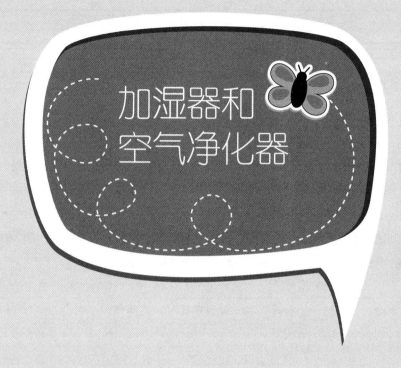

加湿器和
空气净化器

· 使用加湿器时，不能使用加湿器伴侣，纯净的水蒸气更安全。

· 患呼吸道疾病时，使用加湿器可以帮助排痰。通常医生建议使用超声波加湿器，因为这种水蒸气温度低，比较安全。但如果有自信不被烫伤，也可以使用会产生热气的加湿器。

· 使用加湿器时，需要每天换水，勤清洗。如果条件允许，最好将水烧开晾凉后再使用。室内注意通风。

· 鼻炎患者可以在超声波加湿器中加入淡盐水，以起到洗涤鼻腔的效果。最好放入不冷不热的淡盐水，加湿器放在离孩子近的地方。如果孩子的鼻腔被堵塞，可以在喷雾器中放入淡盐水，喷在孩子鼻腔周围。

· 室内合适的湿度为50%~60%。

· 尘土或其他细颗粒物严重的时候，建议使用高品质的空气净化器。

· 使用加湿器时注意孩子身体防潮。

有关加湿器的注意事项

· 使用加湿器可能有帮助。对于是否使用加湿器，各方意见莫衷一是。通常来讲，如果季候干燥，孩子得了感冒、毛细支气管炎、喉头炎、支气管肺炎等疾病时，痰液黏稠，这种情况下，为了维持周围环境合适的湿度，建议使用加湿器。

· 应格外注重加湿器的清洁。加湿器将水变成极细微的水滴送入空气中，进入呼吸道。如果加湿器的内壁滋生细菌或者水质不佳，易诱发呼吸道疾病。所以应格外注意加湿器的清洁。

· 加湿器工作时不要正对着孩子。因为加湿器喷出细微水滴，如果孩子患有哮喘等呼吸道疾病时，这些细微水滴会加重对呼吸道的刺激，使咳嗽加重。

· 一定不要使用加湿器伴侣。为了防止加湿器污染，曾一度流行使用加湿器伴侣。但是这样做有可能导致呼吸道疾病加重，所以现在专家大多不建议使用加湿器伴侣。

空气净化器使用须知

· 空气净化器有益。品质优良的空气净化器有助于减少空气中的尘土和细颗粒物。特别是具有高效细颗粒物滤网的产品，效果非常明显。

· 对空气污染没有办法。虽然空气净化器可以阻隔细颗粒物，却无法有效过滤空气中的有害气体。所以空气污染严重的地方就算使用了空气净化器，也不能百分百安心。此外，对香烟气体的过滤效果也不佳。

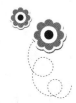

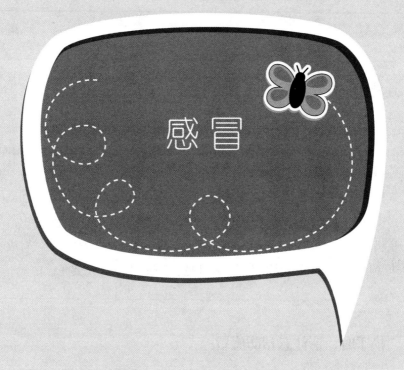

感冒

· 感冒是万病之源。特别是对孩子来说，感冒可能会引起中耳炎或肺炎、鼻窦炎等并发症。最近，由于空气污染严重，如果得了感冒，通常会持续很长时间。

· 感冒持续时间越长，就越需要认真治疗。没有更快治好感冒的方法。有的人因为感冒好得慢，就经常纠结到底去哪家医院，这种做法不值得提倡。

· 咳嗽不一定就是感冒。不能因为咳嗽而服用综合感冒药。

· 2008年韩国食品药品管理局警告说："不要给未满2周岁的孩子喂药店买的综合感冒药。如果未满2周岁的孩子得了感冒，一定要去儿科接受医生的检查，使用医生开的处方感冒药，这样更安全。""孩子如果2周岁之前吃感冒药，对身体不好"之类的话是误传。

典型的呼吸系统疾病——感冒

感冒是典型的呼吸系统疾病，也称为上呼吸道感染。主要是由病毒引起的鼻部和咽喉出现炎症。感冒是常见的疾病。所以，很多人对于感冒的治疗和预防都有自己的心得。但是，感冒是人们自认为很了解却又存在误解的疾病。不要认为换季时就会感冒，提前了解感冒有关的知识，并积极预防，才是守卫孩子健康的捷径。孩子相比大人，身体还未发育成熟，免疫力低下，更容易得感冒，并且易引起并发症，一定要注意。

换季时，请注意预防感冒

• 感冒为什么在换季时频发？比起寒冷的冬天，春天和秋天反而更容易得感冒。换季期间，病毒容易生长，而且孩子的身体适应不了换季时的气候和较大的昼夜温差。另外，天气变暖时，感冒病毒活动频繁，4月开始到7月初，9月开始到12月，是一年中感冒最频发的时间段。

• 要特别小心黄沙和花粉满天飞的春天。春天时，黄沙和花粉飞扬，不仅容易引起感冒等呼吸系统疾病，而且已经感冒的人容易出现并发症。黄沙飞扬，病菌容易在我们周围停留，所以，要注意勤打扫房间。特别是现在环境污染严重，黄沙中经常含有镉等重金属，对我们身体非常有害。在黄沙肆虐的天气里，尽量避免外出，不得已外出时，回家之后一定要洗澡。另外，我们国家空气污染很严重，不仅感冒症状严重，而且容易引起并发症。

出生6个月后，孩子容易感冒

· 孩子一般在6个月之前不爱感冒。孩子比大人更容易感冒。而且感冒的发病率比其他所有孩子身上可能出现的疾病的总和还要高。通常孩子从母体中得到免疫力，所以6个月之前不爱感冒，从第六个月开始免疫力低下，感冒开始频发。从6个月开始，到一岁半或两岁是感冒最频繁的年龄，有的孩子一年会感冒5～8次。但是，这类孩子过了2周岁之后，感冒就不会那么频繁了。

· 孩子如果得了感冒，整个身体的状态会变差。感冒的呼吸系统症状表现为打喷嚏、咳嗽、流鼻涕、有痰等，全身的症状有发烧、哭闹、无精打采、没有胃口等。而且，不仅呼吸系统，消化系统也受到感冒的影响，孩子如果得了感冒，整体的状态就会变坏。感冒常常伴随着绿便和稀便。有些孩子感冒会排稠便，消化不好不爱吃饭，伴有呕吐。另外，汗腺调节出现问题，汗流得比平时多。这时的发烧症状，即使吃了药通常也需要两三天才能消退。根据病毒的种类不同，消化器官肠道也会受到影响而引起腹泻。

· 孩子不到6个月时，即使症状不明显也要接受医生的检查。可惜，很多小孩子即使感冒很严重，外在症状也不是很明显。所以如果孩子有痰，并发出呼噜呼噜的声音，去检查的话，有可能查出是支气管炎。很多小孩子感冒，刚开始并没有其他症状，后来突然恶化，所以，如果觉得孩子好像感冒了，一定要去儿科接受医生的检查。

· 感冒要坚持持续的治疗。孩子如果得了感冒，大部分会全身症状和消化症状一起出现。当然，每个孩子都有自己的特性，一些孩子得感冒容易流鼻涕，有的孩子则容易得引起发烧的感冒，还有一些孩子会出现头痛和肌肉痛等，另外还有孩子容易喉咙疼。但是，不管出现什么症状，一定要引起重视，持续治疗。感冒在治疗期间，症状容易加

**6个月内的孩子
如果得了感冒**

出生不到6个月的孩子，原本身体不爱生病。但是，这个年龄的孩子如果得了感冒，可能是因为孩子出生时带有的抗体相对较少，这样想就可以了。因为孩子本身无法制造抗体，所以抗体过少的孩子在感冒时，不容易痊愈。如果上一次感冒还没好又感冒了，那么在治疗期间，还容易引起并发症。因为对孩子来说，感冒是万病之源。所以一定要认真治疗。孩子越小越要去咨询儿科医生。特别是6个月之前的孩子如果得了感冒，一定要更加小心。

重。有可能刚开始时只是微热，伴有一点喷嚏，在治疗期间，孩子嗓子也疼，痰和咳嗽也加重，很痛苦。希望家长能注意：治疗感冒时，感冒症状不会马上好转。

孩子的感冒持续时间长

· 韩国由于空气污染严重，很多孩子会一直感冒。就如同鱼生活在水里一样。如果鱼在臭水里生活，那肯定不可能持久。同样的，人依靠呼吸空气而活。如果空气被污染，那么肯定就会得呼吸系统疾病，一旦患有这种病，还不容易痊愈。在空气质量好的国家生活过的妈妈们有很多的不满：他们的孩子在国外时，基本不去医院，一直很健康，结果来韩国之后，一直感冒。韩国的空气污染严重，所以，相对其他国家来说感冒患者更多，感冒症状也更严重。

· 孩子感冒和大人感冒有所不同。大人即使感冒严重，因为身体有抵抗力，也可以自动痊愈，或者治疗几天症状就会马上好转。而且，感冒痊愈之后，会自己生成抗体，之后连续两三周都不用担心再得感冒。但是，如果孩子得了感冒，很多情况下，持续的时间更长。通常会持续一周以上，也有可能会反复好几次，甚至引起并发症。孩子的感冒持续时间长。怎么办呢？很遗憾，目前还没有特效药，只能持续接受治疗。

如果得了感冒，可以洗澡吗

· 如果孩子感冒，却没有发烧，是可以洗澡的。但是，1周岁以前的孩子，一周最好只洗两三次，所以当孩子感冒时，连续几

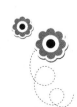

天不洗澡也没关系。如果孩子身上污垢太多，孩子很痒很难受时，简单冲洗一下也没什么问题。洗澡时间短一些，洗完之后为了不使体温流失，要马上用干毛巾擦干净。而且，洗澡之后，不要马上哄孩子入睡，可以陪孩子玩一会儿，等孩子体温回升，然后再哄孩子入睡。但是，很多儿科医生会建议不要给孩子洗澡。原因是，如果给患有感冒的孩子洗澡，在水分蒸发的同时，孩子会损失热量，这样会使孩子很难受。特别是带孩子去大众浴池等地方给孩子洗澡时，孩子会更难受，这样的话，孩子会因为损失体力而使感冒加重。健康的孩子在洗澡之后，也会更容易入睡。这是因为洗澡时体力损失严重。患感冒时，稍微洗一下也没关系和干脆不要给孩子洗澡，两者都有道理。

• 孩子感冒发烧很严重，即使吃了退烧药也不起作用，这种情况很常见。不要因为孩子发烧严重而给孩子吃过量的退烧药。以前，在给孩子吃过退烧药却没有效果时，就会建议用温水擦拭，或者在浴盆里放5厘米左右高的水，把孩子的衣服全脱掉，让孩子在里面玩。但现在并不提倡这样做。孩子感冒严重很痛苦时，如果用水擦洗可以使孩子状态好转，这样做也没关系。如果孩子很痛苦或者很冷时，最好不要用水擦洗。

孩子感冒时，可以吃凉的东西吗

• 吃很多凉的食物，会容易得感冒吗？从医学方面来说，吃凉的食物和得感冒之间并没有直接联系。但是，因为食道和呼吸道连在一起，吃过多凉的食物，如果到了嘴发麻的程度，会导致呼吸道温

不给感冒的孩子喂凉的食物

感冒时，对于可不可以喂孩子凉的食物，每个医生的意见都不同。根据感冒的种类不同，结果也不同，所以一定要先去看儿科医生，咨询医生的意见。我个人不赞同在孩子感冒时喂孩子凉的食物。

可以给感冒的孩子喂苹果和牛奶

有的妈妈以为给感冒的孩子喂苹果会出问题。但是，我没见过哪位医生也这样想。有的妈妈以为喂孩子牛奶，孩子的痰会变黏，因此很苦恼。但是并没有特别的理由证明感冒时喝牛奶会出问题。

度降低。原来呼吸道内壁上的纤毛，在对身体有害的物质进入身体时，会把有害物质排出体外。但是，如果呼吸道温度下降，纤毛运动的活力就会下降，无法顺利把病毒或杂菌排出体外，进而容易引起感冒。

· 虽然感冒时喂孩子凉的食物并不一定就是坏事，但喂孩子凉的食物还是会使身体的活力下降的。对于某些疾病，医生会建议给孩子吃凉的东西，也可以给孩子吃冰激凌。特别是像手足口病这样的疾病，口腔溃烂、发烧，因为疼痛无法正常进食时，如果喂孩子冰激凌，不仅可以缓和疼痛，还可以补充水分和营养。但是，一般在感冒时，如果喂孩子凉的食物，会导致消化不良，体温略微下降，身体活力也有所下降。

所以，很多儿科医生建议，在孩子感冒时，不要喂孩子吃凉的食物。另外，伴有发烧症状的感冒，因为经常会影响到肠道，所以退烧后，大便会变稀，这种时候，如果喂孩子凉的食物，容易引起孩子腹泻。

有预防感冒的方法吗

没有可以完全预防感冒的方法。但是，在日常生活中，如果遵守了应该注意的基本事项，可以在一定程度上预防感冒。

· 常给孩子洗手。感冒流行时，尽量避免去人多的地方。即使要外出，也要给孩子穿好衣服，防止受凉。但是，太热了也不好。外出回来之后，一定要给孩子洗手漱口。因为孩子通过手感染感冒病毒的概率超出想象，所以，如果经常给孩子洗手洗脚，会减少感冒的几率。而且，不要让孩子太累，保证孩子充分休息和充足的营养。

· 保持室内通风，避免家中生霉菌，角落的灰尘也要好

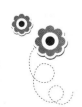

好擦干净。禁止吸烟，不仅是客厅，孩子不住的客房和卫生间也不可以。开煤气灶时，一定要打开排气扇，把燃烧的煤气排到室外。

•保持适当的温度和湿度。换季时，昼夜温差很大，所以孩子很难适应。再加上凌晨气温会骤降，所以一定要给孩子盖好被子，也要注意暖气。特别是公寓，在冬天很冷时，也有的地方没有暖气。如果孩子冷，凌晨时，可以开电炉取暖。室内的适宜温度在20～22摄氏度。另外，干燥的季节里，保持室内湿度适宜，减少对呼吸系统黏膜的刺激。适宜的室内湿度是50%～60%，如果孩子感冒了，需要提高湿度。特别是孩子在夏天感冒时，空调会降低室内湿度，使室内变得干燥，所以最好一起把加湿器打开。

•孩子过敏时要小心的事。孩子出现过敏时，不仅是宠物，连花也不要养。家里进行清扫时，不要扫或者抖，一定要避免扬起灰尘。仔细抹拭。可以灵活使用真空吸尘器等产品，把灰尘清扫得干干净净，像蟑螂一类的虫子也要消灭掉。地毯或尘土飞扬的沙发也要清理，荞麦枕头或玩具抱枕等也要清理。这样的地方，容易出现引起过敏的尘螨。烘干的话也要注意，尽量不要喷香水。当然，即使这些注意事项都遵守，也不能保证不得感冒。

预防感冒最重要的事

要仔细给孩子洗手洗脚，经常给孩子漱口洗脸。如果不经常给孩子洗手，孩子经常揉眼睛或者抠鼻子，或者经常吮吸手指头，会更容易感冒。即使只洗手也会减少感冒的发生。

没有预防感冒的秘诀

虽然有很多预防感冒的方法，但一般不会有太大效果。据了解，维生素C或体质改善剂等，对于预防感冒也没有太大效果。如果戴口罩，对减少感冒传染有一定效果，但对于预防感冒没有什么效果。

另外，即使进行流感疫苗接种，也并不能保证不会感冒。因为流感与感冒不同，而流感疫苗接种，只是针对预防流感的注射。总体来说，保持孩子身体清洁，使空气清新，减少过敏源，就会减少换季时的呼吸系统疾病。目前并没有预防感冒的特效药。

怎么治疗感冒

虽然没有治疗感冒的特效药，但感冒严重时，一定要去儿科接受治

医学常识

目前还有很多父母，在觉得孩子得了感冒时，就去药店买些综合感冒药给孩子吃，这样来治疗感冒。但是，值得注意的是，父母所认为的感冒，很多时候并不是单纯的感冒。孩子得的病是不是感冒，只有经过检查才能知道，如果不是感冒而是别的病，相应的治疗方法也会不同。另外，也有可能同时得了感冒和其他疾病，这时的治疗也会有所不同。例如，孩子感冒时的症状和表现没有任何问题，结果检查出伴随有哮喘的情况。孩子感冒时，一定要带着这样的疑问：孩子真的得了感冒吗？作为儿科医生的我，在我的孩子好像得了感冒时，也不会光凭症状下诊断。一定要用听诊器听一下，看一下脖子等，经过这些检查之后，才能确定是否得了感冒。

疗。其中的理由，简单地说，即使很难缩短感冒时间，但100%程度的感冒，可以降低到20%的程度，并发症也可以从100%程度减轻到20%。而且，有的病看似是感冒，其实并不是感冒。哮喘或毛细支气管炎、肺炎、鼻窦炎等疾病表面上看，症状与感冒类似。这类疾病，妈妈很难在家观察出来。所以，如果孩子像得了感冒，一定要去儿科接受医生的检查。

治疗感冒没有诀窍

如果得了感冒，首先要好好休息、静养。而且，保证水分和营养，保持空气清新。房间内如果干燥，最好打开加湿器增加空气湿度。缓和症状的一般方法会对治疗感冒有所帮助。

· 治疗感冒的最有效方法：休息。感冒是通过接触传染，所以不仅是为了生病的孩子，也为了其他的孩子，建议暂时不要去幼儿园或学校。虽然生病时休息是非常自然的事，但在韩国遵守的人却不多。对待所有疾病首要的治疗方法就是休息。感冒时，休息也是最重要的。但是很多妈妈只信赖医院与药物治疗，而常常忽略了让孩子休息才是最重要的事。

· 治疗感冒领域没有名医。在周围，我没有见过治疗感冒有特殊效果的民间秘方，更没有擅长治疗感冒的名医。妈妈们中间，有很多关于擅长治疗感冒的儿科名医的传闻，如果孩子感冒时间很长且不容易痊愈，很多妈妈抱着试试的态度，背着孩子辗转求医，我们不提倡这样做，这会影响孩子休息。不管哪个儿科医生，治疗感冒的方法都一样。去附近的儿科诊所，对孩子更有益。

感冒发烧时，这样做

• 发烧严重时，请先使用退烧剂。发烧本身并不是问题。孩子基本不会因为发烧严重而导致头脑变笨或大脑受损伤。但是，如果发烧严重，孩子会很痛苦，可能会引起热性痉挛，所以，要先给孩子退烧。孩子因为发烧严重而很痛苦时，最好给孩子吃泰诺林或布洛芬之类的退烧剂来退烧。如果这样也不行，可以用水擦拭。用水擦拭时，把孩子衣服全部脱掉，在30摄氏度左右的温水里把毛巾弄湿，到了毛巾的水沥沥拉拉滴水的程度，稍微拧一下之后，把孩子全身都擦拭一遍。如果发烧严重，末梢血管会收缩，导致孩子手脚发凉，这时，用毛巾蘸温水擦拭一下，这样有助于加快血液循环和热量发散。

发烧时，不要用凉水

有的人因为孩子发烧严重而用凉水给孩子擦拭身体。如果用凉水擦，孩子会因为冷而发抖，使肌肉收缩，发烧更严重。在使用过退烧剂之后仍然无法退烧时，也不建议用湿毛巾给孩子擦身体，或在孩子的身上盖上湿毛巾。当然，即使给孩子擦，也一定不要掺入酒精。给孩子擦拭时，要把衣服全脱掉，用温水把毛巾弄湿到水沥沥拉拉往下滴的程度，然后轻轻擦拭孩子的全身即可。

• 孩子发烧严重时，必须接受儿科医生的检查。孩子发烧超过39摄氏度，痉挛时，如果孩子未满6个月，以前有过痉挛经历时，不要随意用退烧剂，一定要去儿科看医生，确定一下发烧的原因。但是，如果孩子突然发烧严重，又暂时无法去儿科时，也可以用退烧剂，一般经常用泰诺林或布洛芬糖浆或栓剂等。如果想进一步了解发烧，请参考本书的"发烧"章节。

• 孩子发烧时，不要捂。以前，孩子发烧时，讲究以热治热，用被子盖严实，让孩子出汗，这绝对不是好方法。如果给孩子盖上被子，发烧会更严重，并且容易引起热性痉挛，出汗还会引起水分流失导致脱水。据推测，以前，在引起发烧的疾病中，有很多传染性疾病，所以为了防止传染，会盖被子。虽然在那时，这样做有道理，但在医术发达的

我从未见过维生素C有助于治疗感冒的医学根据。

如果没有医生处方，孩子6个月之前不要服用布洛芬。

感冒的孩子食欲会变差

孩子得了感冒，食欲当然会下降。如果感冒时伴有发烧，会更没有食欲，即使是退烧后也会持续一段时间不想吃饭。孩子生病时，不要让孩子吃这吃那。只要摄取充足的水分，就不会出现问题。孩子生病不爱吃饭，这在以前被称为"积食"。"积食"这一说法过于强调疾病某一方面的表征。很多疾病都伴有发烧、手脚冰凉、打哈欠、不吃饭、呕吐等症状。重要的是先去儿科接受检查。而且，根据病情对症治疗。

现代，没有必要非要使孩子受苦而使用这种方法。最近，即使得了猩红热，也可以使用退烧剂，发烧严重时，也可以用温水擦拭。当然，如果被奶奶们听到了，会晕倒。值得注意的一点是，孩子如果出现发烧，一定要在家里量体温。有的妈妈只相信在医院量的体温。如果孩子在家量体温时，发烧严重，在医院量时却没有发烧，妈妈会觉得在家测量的结果错了。但实际上不是妈妈的技术不好把结果弄错了。发烧会经常反反复复，来儿科时在路上如果吹风，到医院后高烧会减退。孩子在家发烧严重时，要马上量。

孩子感冒流鼻涕或鼻塞时

·擤鼻涕时，要交替鼻孔进行，流鼻涕严重或者鼻塞时，要擤鼻涕。如果可以协助孩子，最好只堵住一个鼻孔，两边轮换。擤鼻涕时，如果把两边鼻孔都堵住，鼻子内部的压力会升高，进而产生鼻子和中耳之间的压力差。那样的话，鼻子内部的细菌会通过耳管进入中耳，进而引发中耳炎。所以，在擤鼻涕时，建议只堵住一边的鼻孔，以减少施加给耳朵的压力。鼻涕如果很多，可以根据需要让儿科医生给开抗组胺药的处方。

·孩子鼻塞时，不要用棉棒去掏。孩子鼻塞时，让孩子多摄取水分，打开加湿器以增加空气湿度，这样有助于使鼻涕变稀。如果鼻塞严重，虽然也可以使用滴鼻液，但一不小心就会使病情恶化，所以一定要跟儿科医生咨询，确实需要时再使用。而且，尽量不要用棉棒去掏。小孩子的鼻孔被鼻屎塞住时，往孩子的鼻子里滴一两滴淡盐水或者用喷雾器喷上些水后，用吸入器轻轻吸取。

·一定要帮孩子清除鼻涕吗？有的妈妈只要孩子流鼻涕就要

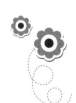

求医生帮孩子清理。我虽然觉得可笑，但的确有很多这样的家长。事实上，不是只擤鼻涕和保持鼻腔清洁就可以治疗感冒。感冒也不会因为擤鼻涕而好得更快。如果经常擤鼻涕，鼻腔容易变干，进而受伤。而且，因为清除了鼻涕里可以杀菌的有益成分，有可能会使病情加重。利用吸入器轻轻地吸取鼻涕，通常只是在鼻塞严重导致呼吸困难时才采用。因为鼻塞严重，就随意使用收缩鼻黏膜的药，这是不允许的。另外，在周围，很多妈妈误认为，耳鼻喉科的医生会比儿科医生更擅长治疗伴有流鼻涕的感冒。对于治疗孩子的感冒、鼻炎、中耳炎和无需手术的鼻窦炎，儿科医生才是专家。

感冒痊愈后，孩子没精神

治疗感冒之后，孩子有时会没有力气，精神萎靡。一般是由于生病期间，没能好好吃饭，过一段时间会慢慢变好。但是，也有生了别的病或者出现并发症的可能，所以最好去儿科接受检查。如果只相信周边的人们说，过一段时间就都好了的话，而只是在家里等，也许会等出病来。很多人对于小概率事件不关心。即使只有1%生病的可能性，也要去确认一下。因为不知道谁会生病，会生什么样的病。

感冒经常咳嗽时

· 咳嗽只在必要的时候抑制。咳嗽对我们身体有益。咳嗽可以帮助身体把不好的东西排出体外。如果针对咳嗽进行治疗，虽然感冒症状看上去会缓解，但很多情况下，反而会妨碍感冒的治疗。咳嗽只在必要时采取抑制措施，通常治疗感冒的同时，咳嗽也随之好转。实际上，在治疗感冒时，为了让咳嗽更容易，在药效的作用下，痰液变稀，支气管扩张，这样可能暂时加剧咳嗽。最近，听说睡前喝点蜂蜜会有助于抑制咳嗽。只是，不要给不到1周岁的孩子喂蜂蜜。

· 多喂孩子喝水。干燥的空气会对呼吸道黏膜造成刺激。咳嗽严重时，首先要减少呼吸道受到的刺激，因此，必须打开加湿器以保持适当的湿度。而且，如果呼吸道黏膜上粘有痰，会使咳嗽很吃力，所以一定要摄取充足的水分，以避免痰液附着在呼吸道上。而且，要防止温差过大。在呼吸道出现有害物质时，咳嗽可以帮助排出这些有害物质。

如果随意抑制咳嗽，会导致有害物无法排出体外，从而加重感冒或使症状恶化，易引起并发症。关于咳嗽的详细内容，请参考本书的"咳嗽"章节。

感冒容易引起并发症

·感冒时，一定要严防并发症。如果得了感冒，治疗固然重要，也要注意中耳炎、支气管炎、肺炎等并发症的发生和早期的发现治疗。特别是小孩子容易得中耳炎，如果孩子在治疗感冒期间，突然哭闹严重或者经常摸耳朵并嚷着疼，请让儿科医生检查一下孩子的耳朵。

·如果认真治疗感冒，就会少受并发症之苦。当然，并不是治疗感冒就可以预防所有的并发症。用一句话说，即使医生认真给患者治疗感冒，也有可能会出现并发症，这是没办法的事。并发症也可能在以后出现，也有可能在治疗期间出现，很多时候，即使医生治疗很努力，也无法确保不出现并发症。即使这样，也要治疗。假如不进行治疗时，感冒并发症的发生率是100%的话，认真治疗可以将并发症的发生率减少到20%左右。而且，治疗感冒的同时，可以预防中耳炎、鼻窦炎、咽炎、扁桃体炎等典型的感冒并发症。

治疗感冒时嗓子变哑了

·感冒的错误治疗不会导致嗓子变哑。感冒引起嗓子变哑很常见。得了感冒或咽炎等呼吸道疾病，嗓子也会变哑，孩子哭闹得厉害或者喊叫或者说话太多，声带使用过度，也会导致嗓子变哑。不管怎样，感冒时，嗓子就会容易变哑。这时，最好哄哄孩子，使其充分休息，同时打开加湿器以提高空气湿度。如果孩子年龄稍大，最好给孩子吃一两块薄荷糖。

• 因为感冒或咽炎而嗓子变哑，一般两周就会痊愈。如果没有其他问题，可以让孩子在家休息，尽量减少说话，或者小声说话。一定要喂孩子充足的水，使孩子口腔保持湿润。如果孩子年龄较大，也可以让孩子嚼口香糖或吃糖块。打开加湿器增加空气湿度也是一个好方法。孩子即使嗓子变哑了，也会很想说话，所以妈妈要费心照顾。给孩子一个哨子，在叫妈妈时使用哨子也是一个好方法。如果嗓子哑得严重，持续两周以上的话，要去儿科接受医生的检查，以确认有没有别的问题。

感冒和其他病症并发时

感冒的孩子如果眼睛上总是粘着眼屎

• 孩子得了感冒时，会有很多原因导致眼睛粘着眼屎。眼泪从泪腺中流出来用以湿润眼睛，眼泪通过泪管进入鼻腔，孩子的泪管不够发达，非常细，而且功能也不如大人好。如果得了感冒，结膜会受到刺激，从而使眼泪分泌增加。这时，如果眼泪的量超过了泪管容纳的能力范围，眼睛里就会蓄满泪水，也可能成为眼屎。另外，过敏的孩子在感冒时，结膜会发炎，容易产生眼屎。当然，即使没有感冒，结膜发炎也会出现眼屎。孩子的眼角粘有眼屎，如果诱因是感冒，儿科医生可能会开一些眼药等处方，如果怀疑有其他问题，请去眼科。

• 不要因为眼睛上有眼屎而随意用眼药。值得注意的是，上次感冒眼睛上有眼屎时医生给开的眼药的药方，即使这次症状表现相同，也不要随意使用。孩子的眼睛很敏感。而且，根据结膜炎的种类不同，治疗方法和注意事项也不同，所以在家里随意使用眼药会很危险。一不小心就会使症状恶化。

• 清理眼屎时，要在纱布上蘸盐水再盖上使眼屎溶化，然后再清除。如果眼屎严重，到了粘眼睛的程度，不要直接把眼屎清除掉。如果直接清除的话，孩子会疼，还会把睫毛扯掉。最好用干净的纱布蘸上食盐水盖在上面之后，慢慢溶化然后再清理。

如果感冒和腹泻并发

· 感冒的孩子肠道容易变坏。如果孩子得了感冒，有可能因为感冒本身而导致腹泻，也有可能是感冒和肠炎重叠而引起腹泻。感冒的孩子，肠道容易变坏，并且整个身体变弱，容易患上其他疾病。很偶然的情况时，因为孩子吃的一些感冒药会导致孩子腹泻。特别是使用抗生素时，会使肠道细菌出现异常，进而引起腹泻。在治疗伴随发烧的感冒时，如果烧退了，大便会容易变稀。以前奶奶们经常会说"烧退了之后常拉肚子"。这种情况下，最好接受医生治疗，同时避免吃一些油腻的、凉的及过甜的食物。不要因为这样而给孩子吃过稀的食物，也可以吃没有油的肉。

· 不要因为孩子腹泻而随意给孩子吃药。有的妈妈会认为，在社区医院儿科接受治疗后孩子肠道变坏了。但是，基本不会出现初次使用在医疗机构开的感冒药肠炎药而使孩子的肠道变坏的情况。最重要的是，要相信儿科医生，坚持治疗。很多妈妈在孩子腹泻严重时，就给孩子喂一些正露丸等肠胃药，也不去医院，就那样一直拖着。这样做真的很令人担忧，最后只会让妈妈和孩子更受苦。

治疗感冒后，如果出现腿疼

· 也有可能因为感冒而出现一过性髋关节炎。有的孩子患感冒，会出现腿疼的现象，我有过这样的经历。这个一般是在屁股和大腿的连接部位出现髋关节炎症。这个叫做一过性髋关节炎，一般3~8岁的孩子最容易出现这样的髋关节炎。一过性髋关节炎并不是对感冒的错误治疗而引起的，很多情况下并没有特别的原因。而且，除了感冒之外，也有可能因为感染、外伤、过敏等原因而出现。

• 如果得了一过性髋关节炎，一定要小心行走。在治疗一过性髋关节炎时，在关节运动恢复之前，不要给腿部造成负担，这是最基本的常识。如果要做到这样，就要让孩子休息两三周，使孩子安静，要注意不要让腿承受身体的重量。在对一过性髋关节炎原因的检查结果下来之后，如果医生说可以走路，那就没关系，但如果没有医生的诊断，就贸然行走，会导致关节损伤，一定要注意。遗憾的是，到目前为止，还没有预防和治疗由感冒引起的一过性髋关节炎的方法，只能在得了病后去医院接受治疗。

得了感冒的孩子如果肚子变硬

如果因为感冒使肠道的功能出现异常，有可能会使肠道胀气，变得硬邦邦。这时，一般没有大的问题。至今还没有见过其他地方很正常而只是肚子硬邦邦的孩子。如果孩子有别的异常症状时，一定要马上去医院。如果孩子肚子过硬，看着像要爆裂一样，有可能是肠道出现麻痹，即使深夜也要带孩子去医院。

关于感冒的几个误解

感冒药的药效越强，感冒好得越快吗

有的人喜欢药效强的感冒药。也有的人相信，抗生素药效越强，感冒就会好得越快。但是，如果感冒是由病毒引起的，而抗生素不仅对治疗感冒没有任何作用，反而会损害身体。抗生素不是用于病毒性感染而是用于细菌性感染。在由细菌引起的所谓的热感冒中，有时要吃10天以上抗生素才能治好。如果不这样做的话，即使当时看上去很正常，以后可能会出现严重的心脏和肾脏方面的并发症。但是，那些由细菌引起的感冒，则需要检查之后才能知道。所以，在孩子看上去像得了感冒，嗓子疼或伴有发烧的感冒时，没有医生的检查，就随意给孩子吃以前剩下的抗生素或综合感冒药，这是非常非常危险的事。

长期吃感冒药好不好

到现在还有很多父母误认为，孩子只有生病才会产生免疫力。另一方面，有的人认为，不给孩子吃感冒药会有助于孩子形成免疫力。但是，生病时如果不吃药，不仅不会生成免疫力，还会让孩子痛苦。儿科医生使用的药比妈妈想象的更安全。如果疾病持续时间长，并且需要药物治疗时，当然要长期吃药。不要因为感冒药吃得太久而担心。我的孩子曾因为感冒并发症吃过很长时间的药。不会因为是儿科医生的孩子感冒，孩子就少受苦。当然，在感冒并不严重且不需要药物治疗时，最好不要吃药。

听说感冒持续时间过长，会变成百日咳

很多人担心，感冒时间很长的话会不会演变成百日咳。在韩国，基本不会发生这样的事。可能有的医生在最近20年都没有见过百日咳了。而且，孩子如果进行过百白破疫苗接种，那就更不用担心了。百日咳顾名思义，是一百天持续咳嗽的意思。但最近即使不是百日咳，也有的孩子持续咳嗽。但百日咳的咳嗽声音很特别，很容易辨认，所以如果给孩子看病的儿科医生没说孩子得的是百日咳，那就真的不用担心。作为父母，为了预防百日咳，一定要给孩子接种百白破疫苗。

以前感冒很快就好了，这次也会一样

感冒并不是一种病。感冒是由很多种原因引起的各自不同的病，这

样想就可以了。上次感冒时，几天之内就好了的孩子，这次有可能会持续很长时间，之前没有任何异常就好转的孩子，这次即使在相同的医院接受了同一个医生的检查，也有可能会出现并发症。更令人惊讶的是，在接受感冒治疗期间，可能会患上别的感冒。感冒药只是缓解症状的药，并不是消除病毒的药。如果得了感冒，孩子身体会变弱，在治疗感冒期间，也有可能会患上别的种类的感冒。因为感冒的方式并不只有一种。需要一直注意。一定要记住，即使与之前的感冒有完全相同的症状，也有可能不是同一种感冒。

医生怎么会连出现并发症都不知道

· 并发症绝对不是因为医生的错误治疗而引起的。在韩国，有很多人认为，并发症是医生的错误治疗或误诊而引起的。很多人会有这样的说法："孩子得了感冒，去社区医院儿科治疗，感冒没好，结果去综合医院去检查，医生说是肺炎，再晚点来的话会出大问题。"听到这样的话，妈妈们不但不会再去社区医院儿科接受治疗，甚至还会认为，感冒没治好，白白让孩子受苦，日后不会再去社区医院。但是，感冒时，即使用再好的药，即使是有名的医生诊治，一部分孩子还是会出现并发症。并发症绝对不像妈妈认为的那样，是医生的错误治疗引起的。

· 去大医院不意味着没有并发症或者病就会好得更快。社区儿科医生不知道的并发症，在大医院的儿科医生也不会提前知道。不仅如此，出现并发症之前去过大医院，也不意味着不会出现并发症，或者病会更快痊愈。在带孩子去大医院时，身体弱的孩子反而容易染上别的病，使孩子受苦。社区医院的儿科医生怀疑孩子有什么病时，对怀疑的病症进行检查。在给孩子治疗感冒时，如果出现并发症或病情加重，儿科医生会视情况委托给大医院。没有医生会留着患了大病又没办法治疗的患者不放，家长可以安心。

关于感冒，妈妈们一定要知道的事

？孩子感冒时，也可以进行预防接种吗？
！通常情况，感冒不是很严重时，可以接种。

虽然发低烧时也可以进行预防接种，但最近，很多妈妈害怕预防接种的副作用，所以好像没有医生会在孩子发烧时给孩子进行预防接种。预防接种并不是一定要在预定的时间里进行。如果可以的话，最好是遵守预定时间，但根据实际情况，可以延期。只是根据接种的种类，可以延期的时间不同。错过接种时间后，最好跟儿科医生咨询一下。另外，即使得了感冒，如果儿科医生说没关系，那么就可以按照预定的时间接受预防接种。在感冒时接种，并不意味着副作用就会增加。比起孩子在什么时候进行预防接种，在什么地方接种的问题更重要。综合医院并不适合给孩子进行预防接种。如果家附近有综合医院，虽然也可以在那里进行预防接种，但是预防接种最好在家附近的社区医院进行。

？如果去儿科，医生会给量体温，还要在家里量吗？
！当然要在家量。

带着孩子去儿科的路上，如果吹风，有可能会使体温下降，这样量的体温比实际上低。而且，发烧随着时间推移会反复，所以怀疑孩子发烧时一定要马上就量。

118

？电视上有医生说，感冒如果不严重，就没有必要治疗，真的这样也可以吗？

！这话也对也错。问题是，怎么知道是不是感冒呢？

在空气质量好的国家，如果孩子感冒了，更建议让孩子去室外玩，而不是给孩子开药方。但是，韩国空气不好，所以，如果带着感冒的孩子出去玩，一般会使孩子病情加重。在韩国，不建议对孩子的感冒放任不管。作为进行初步治疗的儿科医生，在临床中，发现有很多情况与空气好的国家写的教科书完全不同。只有一点咳嗽的轻微感冒在一夜之间会突然加重，出现并发症的频率也很高。感冒持续一个月的情况也很多见。这样也觉得没有治疗的必要？因为孩子的感冒变化无常，无法预料，所以如果感冒了，最好去医院接受治疗。另外还有一个问题，孩子在感冒时，妈妈无法准确了解感冒是不是很严重。孩子都已经得了支气管炎，妈妈还以为是轻微的感冒，这样的情况我在儿科每天都会见到好几例。

？正在治疗感冒期间，孩子说耳朵疼，怎么办呢？

！在儿科治疗感冒时，让医生也一起检查一下孩子的耳朵。

孩子在感冒时，容易得中耳炎。中耳炎很多情况下用抗生素治疗，儿科医生是这方面的专家。在美国，无需手术的中耳炎当然要去儿科治疗，孩子的中耳炎治疗规范也是由美国儿科学会制定的。韩国也一样。

？孩子吃过感冒药，出了很多冷汗。为什么会这样？
！得了感冒，会出冷汗。

发烧时，我们的身体为了退烧，会流很多汗。但是，如果用退烧药退烧，余下的热量就会产生汗留在皮肤上，所以会出很多冷汗。另外，如果得了感冒，身体调节汗腺的功能变得异常，也会出冷汗。如果没有别的异常，就没有必要过于担心。并不是因为药效强而出冷汗，也不是因为身体虚弱。

？孩子容易得感冒，而且持续很长时间。去医院看病，说是有过敏症，该注意些什么？
！一定要坚决遵循基本的注意事项。

孩子过敏时，要注意的事项很多。在家里的注意事项如下：不要养鸟或猫，要清除虫子之类的东西。不要使用荞麦枕头，像泰迪熊之类的毛绒玩具也要清理掉。家里不要有灰尘，衣柜前后都要定期清扫。尽可能少用化妆品。蟑螂之类的虫子，不要用引诱扑杀类方法，请用粘虫胶清除虫子。即使在厕所也不能抽烟。而且，在使用煤气灶时，一定要打开抽油烟机。LNG和LPG在燃烧时产生的氮氧化物，虽然没有味道，但对呼吸器官非常有害。而且就算再没有味道，燃烧气体时，也尽量不要使用无法排气的暖气设施。另外，过敏没有特效药，在没有医生处方的前提下，不要想在家按自己的意愿治疗。韩国虽然有很多关于过敏症的民间药方和特效药，但我没见过有效的。

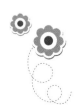

? 我的孩子喉咙肿了，发烧也很严重。在脖子上直接喷药给脖子消毒，这样会不会好得更快呢？
! 即使这样做也没有任何作用。

孩子喉咙容易肿痛，通常被叫做急性咽炎，这是全身性疾病，会引起发烧、呼吸器官出现各种问题，消化不良，嗓子也会发炎，全身都痛苦。急性咽炎或者发烧的感冒，因为大部分是病毒性疾病，所以即使在喉咙上喷消炎药也没有任何作用。以前，对于嗓子疼得厉害的孩子，一些医生也会在孩子脖子上直接喷麻醉剂，但现在，不会这样做了。如果喷上麻醉剂，那个瞬间嗓子可能会不疼很舒服，但容易被呛到，也容易产生吸入性肺炎，虽然当时觉得挺好，但以后可能会受到损害，所以不建议这样做。用一句话说，急性咽炎不能通过给嗓子消炎或者在嗓子上直接喷涂药物来治疗。只有非常特殊的情况下才使用这样的方法。

? 医生，医生，为了让我的孩子的感冒马上就好，请给孩子打针。感冒已经一周了。
! 感冒不会因为打针而好得更快。

实际上，一些妈妈喜欢缠着医生给孩子打针。但是，即使是打针，感冒和并发症也不会因此好得更快。不需要注射时，或者不建议打针时，就不要给孩子打针。否则孩子会很疼。假如孩子每进行一次注射，同时也给妈妈们注射一次，妈妈就不会那么轻易地说出给孩子注射的话了。当然，确实需要注射时一定要接受注射。

？听说孩子平时冷一点养，就会减少感冒的发生？

！环境冷会更容易使孩子感冒，但是建议的室内温度是20～22摄氏度。

　　室内气温可以达到25摄氏度。在韩国，基本上不会有家长让孩子冻着。反而太热是个问题。当然，天气变冷时，如果不给孩子穿好衣服，这样容易感冒，所以一定要注意。在空气质量好的国家，如果环境温度低一些，会产生对寒冷的抵抗力。轻微感冒时，也可以自己痊愈。在得了轻微感冒时，也可以出去玩耍，呼吸新鲜空气。但是，韩国空气污染严重，环境温度过低，可能诱发支气管炎或者感冒。所以不建议为了增强对感冒的抵抗力，让易得感冒的体弱的孩子冻着。

？听人们说，孩子生病时，一定要吃抗生素。如果不吃抗生素，感冒会持续很长时间吗？

！这种说法不对。

　　感冒大多是病毒性感冒，所以不使用抗生素。感冒不会因为吃了抗生素而好得更快。呼吸器官中，因为有很多保证身体健康的有益细菌，可以有效遏制杂菌的增殖。随意使用抗生素不仅会把这些细菌全部杀死，致使容易生病，而且容易引起并发症。当然，类似感冒的病很多，抗生素必须要连续吃10天以上。必须使用抗生素进行治疗的病，如果没有儿科医生的诊断，家长仅凭经验很难区分。虽然病毒性疾病不使用抗生素，细菌引起的疾病，要使用抗生素。但是，有的人觉得给孩子吃抗生素会出毛病。有的人讨厌抗生素，拒绝医院的药，而相信其他治疗方法，白白增加孩子的痛苦。在必须吃抗生素时，如果孩子没有好好吃，以后会出现心脏和肾脏的致命疾病。还有些家长，给孩子吃了一两天抗生素时，症状会消失，孩子看上去很正常，进而断掉药，这是很不负责任的做法。抗生素是现代医学最大的成果之一。如果要选出现代医学的两大成果，我会毫不犹豫地选择预防接种和抗生素。抗生素是救命的药。特别是在治疗细菌性疾病时，会发挥绝对效果，从而挽救生命。但是，抗生素也有两面性，如果好好利用，可以对治疗疾病有所帮助。如果滥用或者误用，反而只会增加抗药性，一定要注意。我们的社会上，不仅是抗生素，其他很多健康食品也会遭滥用，这样过几十年之后，人们的健康水平会急剧下降。请不要给孩子随意吃药。

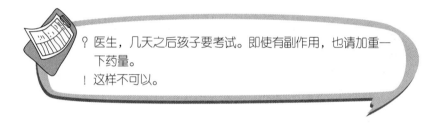

？ 医生，几天之后孩子要考试。即使有副作用，也请加重一下药量。

！ 这样不可以。

　　即使加大感冒药剂量，感冒也不会因此而好得更快。药的使用量通常是定好的。如果超过定量，只会增加副作用。有的药如果吃太多，暂时会出现症状好转，但不能从根本上解决问题。没有能够使感冒立刻好转的药。如果有这样的药，我现在还在这里给患者看病吗，早就得了两次诺贝尔医学奖了。

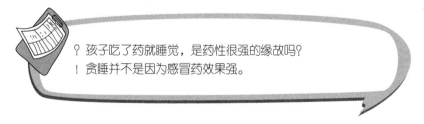

？ 孩子吃了药就睡觉，是药性很强的缘故吗？

！ 贪睡并不是因为感冒药效果强。

　　处方感冒药中，有种叫做抗组胺剂的药，如果吃了这个药，会困。但是每个人对药物的反应程度不一样，有的孩子即使吃了感冒药也没有任何问题，有的孩子吃了之后会立马晕倒。即使吃了药睡觉，只要程度不是过于严重，就没有其他大问题。有时，如果吃了感冒药，孩子状态好转，即使困也会努力玩。但比起这种情况，有些犯困会更好一些。但是，过度地想睡觉时，如果对给孩子开药的医生说一下，会给换成稍微犯困或者不犯困的药。有时，有的人会怀疑感冒药里添加了安眠药，其实根本没有这样的事。

？ 我的孩子是初中一年级的学生。治疗感冒不是要在内科吗？

！ 21岁以下的孩子的疾病可以在儿科治疗。

　　一些妈妈在孩子感冒严重时，就去内科。认为内科药比起儿科的药药效更强。还有一些妈妈看到广告宣传某家儿科或内科，然后去上面写的医院。事实上，感冒程度不重时，可以单纯吃儿科的药，感冒如果严重时，可以喂孩子药效较强的内科药。医疗办法上，虽然两种科目都有标示，但对于两个领域都很擅长的医生，我基本没见过。而且，儿科和内科可以用年龄区分。在孩子的成长和发育完成之前，都要在儿科进行治疗。建议在21岁之前，都要在儿科接受治疗。当然，在一些医院里也有治疗到18岁的。中学生在儿科接受治疗，一点也不奇怪。内科医生比儿科医生用药更强，这是个误会。药是根据年龄和疾病的种类定下的用法和用量，所以，不管是儿科医生还是内科医生，处方都是一样的。

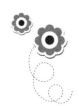

? 医生，听说进入医保的药会便宜一些，所以特意来咨询一下，请给我用最好的药。

! 进入医保的药不会因为便宜就不好。

也是，保险费过于便宜，人们有这样的想法很正常。但是，真的没有必要。在儿科，医生不可能故意给患者效果差或者与病症不相符的药。

? 治疗感冒时，有的医院主要开处方，有的医院主要给患者注射，有什么差异吗？

! 相同的病，不同的医生的治疗方法会有些许差异。

关于注射，医生之间的意见也是多种多样，所以无法分清谁对谁错。对于我来说，如果吃药和注射这两种处方的治疗效果一样的话，我会选择吃药。这不是说没有必要注射。在患有危及生命的疾病时，注射效果立竿见影，会有很大帮助。如果情况需要，当然要注射。但是，这个"情况需要"，每个医生的意见都不一样，所以在这里无法说得太绝对。但是，医生们在开药时，都会考虑到安全性，所以没有必要因为接受过注射而担心。作为参考，我自己的经验是，除了预防接种之外，每年给孩子注射不超过10次。

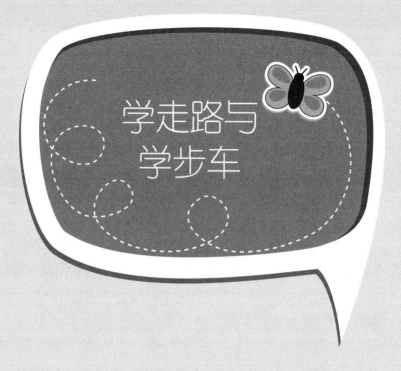

学走路与
学步车

· 不一定非要让孩子使用学步车。因为学步车容易发生事故，所以儿科医生不提倡家长给孩子用学步车。但是使用学步车比较方便，所以可以在避免事故的前提下小心使用。

· 不鼓励给孩子用学步车。但是如果家中坚持要给孩子用学步车，一定要等孩子的腰部有足够力气，能支撑起上身，能自己坐立的时候才可以。通常在孩子出生6~8个月，给孩子用学步车，一天最多一两个小时，而且为了防止意外，一定不能让孩子离开父母的视线。

· 给孩子用学步车，并不能让他更快地学会走路。无论妈妈多么着急，孩子到了自己能走的时候，就会自己走了。如果孩子15个月，还不能自己走路，家长应带着孩子去找儿科大夫检查。

· 可以使用婴儿站立架，但是我认为，把孩子放在房间的地面上让他自己慢慢爬，对孩子会更有帮助。

关于孩子走路，妈妈们应该了解的事情

孩子到了一定时期，就会爬、坐、站，然后会自己走。每个孩子都有自己的成长节奏，只要没有特别的异常，孩子们都会自然地按节奏成长。有的妈妈误以为，学走路快的孩子头脑聪明，但事实上学习走路与孩子的智力没有关系。更准确地说，为了让孩子快点学会走路而反复练习，并不能让孩子的智力变得比原来更好，孩子的智力发育得更快。大多数情况下，体重轻一些的孩子比体重超标的孩子会更早学会走路，胆大活泼的孩子比胆小的孩子会更快学会走路，体弱多病的孩子通常学会走路会比较晚。

孩子什么时候开始学走路呢

孩子能够自己站立起来走路，并不是只要腿有力气就可以。还要求孩子的大脑足够发达，并能很好地控制自己的腿和腰部的肌肉。通常孩子过周岁以后，就能不同程度地开始走路了，但因为每个孩子学会自己独立行走的时期都各不相同，所以不能笼统地按概率来讲。父母可以根据孩子爬行和趴着的状态来预测，但不会准确估计出行走的时间。快的话，有的孩子11个月就会走，慢的话，有的孩子18个月龄了，还不能自己走。当然，每个孩子都有他自己的特点，发育程度也都不同，所以如果孩子18个月了还不能自己走路，妈妈也没有必要为此而担心孩子会不会被别人落下。但是如果比平均概率晚20%～25%的话，为了安全起见还是找儿科医生检查一下。以下数据可供父母参考，孩子5个月大时不能支撑头部，9个月大的时候不能独自坐，15个月了还不会走路，如果出现这些情况要咨询儿科医生。

孩子走路好像很晚

走路还不熟练的孩子，会有些害怕自己走路。但随着时间推移，熟练以后，孩子就会走得越来越好。如果孩子不能自己走路，不一定是腿或骨骼的问题。爸爸小的时候走路晚，或是孩子健康状况不佳，有可能18个月了还不会自己走路。一般来说，孩子如果18个月了还不能自己走路的话，需要咨询发育专家。通常来讲，坐着的时候，屁股磨蹭着爬的孩子，走路的时期会比较晚。这种孩子，在18个月时还不会走的情况很常见。出现这类情况，家长最好带孩子给发育专家检查。因为有时孩子可能是因为脑源性麻痹导致不会走路，这种情况诊断得越早，治疗效果越好。因此，如果孩子15个月还不会走路，家长最好带孩子去儿科接受检查。

如果很早开始走路

• 有的孩子可能很早就会自己走路。这样妈妈会担心，过早学走路，腰部可能会出问题，或者会成O型腿。真是孩子学得晚也担心，学得早还是担心。其实孩子要凭自己的力气站立走路，需要腿和腰部的肌肉足够发达才可以。孩子需要达到靠自己的力气能支撑起腰部的程度，就可以开始走路。孩子自己走，可能会摔倒栽跟头，但几乎没有因此而发生骨折的先例。

• 不可以强制孩子反复练习。如果孩子还不能靠自己的力气走路，而家长如果过于贪心，想让孩子过早地走路，而一味地让孩子练习，或者强迫刚学会一点的孩子反复练习的话，会出问题。还有些家长抓住孩子的手一点点走。这样强制孩子走路是不行的。有的家长太想让孩子走路，而抓着孩子的手或是托着孩子的腋下帮孩子走很长时间，这样做是不可取的。这样走得过多，孩子有可能会得O型腿，会影响孩子正常发育。

有什么办法可以帮助孩子早些学走路

对于孩子走路，没有特别有效的方法。准确地说，这种方法本身没有必要。因为除了特殊情况，孩子们根据自己的自然发展节奏，到了一定时期都会自己走。还有，并不是家长让孩子多练习走路，孩子的发育

孩子八字脚严重怎么办

孩子走路八字脚很严重时，最好找整形科医生检查一下。有时是因为孩子的腿有异常才引起的八字脚。但如果检查结果没问题，妈妈最好也尽力帮孩子矫正走路姿势。因为如果刚开始走路姿势就不正确，习惯以后就更不容易矫正过来了。

速度就快。对于孩子来说，兄弟姐妹给予的帮助作用更大。想要走路跟其他小朋友一起玩，或者让孩子觉得，要学习走路才能更容易到达自己想要去的地方，这样在学走路的同时还培养了兴趣。在刚开始学走路的早期阶段，孩子对走路方法还不够熟练，大人最好给予适当的辅助。但是为了让还没有力气自己走路的孩子过早地走路而去强迫孩子练习，或者强求刚刚厌烦走路的孩子继续走的话，有可能会出问题。还有一些父母过于贪心，想让孩子早点走路，让还不能支撑自己身体的孩子长时间坐在学步车上是非常不好的。使用学步车反而会让孩子走路更晚。

踮脚走路的孩子

妈妈最好带踮脚走路的孩子找儿科医生检查一下。踮脚走路的孩子很多。妈妈刚开始发现孩子踮脚走路，特别是坐学步车的孩子，会吓一跳，而去咨询医生。一般来说，儿科医生对孩子踮脚走路这样的事都很重视。特别是坐学步车时期前后，医生会认真观察。多数情况只是单纯因为孩子的走路习惯或是学步车过高而引起踮脚走路。但是有时可能是因为运动障碍或是肌肉组织异常而引起的踮脚走路。另外，因为有脑性瘫患的孩子也会踮脚走路，所以医生们都会很重视。但如果孩子不是因为特别紧张而导致身体硬邦邦的话，家长可以不用担心。过了周岁后可以自己跑来跑去的孩子中也有很多有习惯性踮脚的。通常这种孩子走路都走得很好。大部分孩子在长大后都会自己好起来。

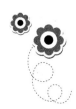

最好不要给孩子用学步车

有很多家长认为一定要给孩子用学步车。很多家长认为，大多数孩子都用学步车，所以我自己家的孩子当然也要用，这样会对孩子走路有帮助。但孩子并不一定要用学步车。学步车不是孩子的必需品。我们不鼓励用学步车，在实在没办法的时候最好是适当地给孩子坐一会儿。并且，如果家里地面不平整或有楼梯的话，最好不给孩子用学步车。

给孩子用学步车的时期

· 儿科医生建议在孩子6～8个月以前不用学步车。如果出生后8个月大的孩子还不能自己坐立，那最好也不要给孩子用。当然一直不给孩子用学步车，会更好些。有的家长在孩子出生3～4个月的时候就开始给孩子用学步车，这样做是不对的。如果让还不能自己坐立的孩子坐在学步车上的话，孩子的身体会出问题。因为在这个月龄坐学步车的孩子，通常身体会偏倒向一边。即使不能从外观直接表现出异常，最好也不要给这个月龄的孩子坐学步车。美国儿科医学会明确指出，不要给孩子用学步车。我也劝家长们尽量不要用学步车，但假如家长一定要给孩子用，也请在孩子能自己支撑腰部能够独自坐立的时候再给孩子用。

· 学步车要用到什么时候？这个问题，我们再来看下刚开始发明学步车的目的就可以得到答案了。学步车最初是为了帮助孩子走路才出现的。但是我们发现，给孩子用学步车并不能让孩子早点学会走路。家长们可以由此来决定到底要不要给孩子用学步车了。现在很多家长给孩子用学步车，只是为了让孩子能自己玩一会儿。如果是出于这种原因而给孩子用学步车，那用到什么时候就没有固定的时期了。如果是因为妈妈的需要而让孩子坐在学步车上，而孩子总想从学步车出来，挣扎着想要自己走的话，那没办法就只能用到这时候了。孩子们如果可以自己好好走路，不愿安静呆在学步车里的话，家长也就不必苦恼要给孩子用学步车到什么时候了。

用学步车会让孩子早点学会走路吗

给孩子用学步车并不会让孩子更早学会走路。再说一遍，根本没有必要使用以帮助孩子走路为目的的学步车。在没有学步车的时期，也没听说过有孩子因为学走路而成问题的。反而用学步车会推迟孩子走路的时间。特别是一天用学步车超过2小时的孩子，有推迟孩子走路的可能，理由是孩子自己的腿部力量不能支撑起自己的身体去走路。如果想帮助孩子练习走路，能够让孩子推着走来走去的步行工具比学步车的效果更好。但其实没有必要让孩子快点学会走路。

学步车的缺点

用学步车最大的缺点就是会让妈妈对孩子疏于管理。原本孩子需要牵着妈妈的手，但坐上学步车，就可以自己在房间里到处走，玩得很好，这样就不用妈妈太管孩子。这必将导致孩子接受妈妈的爱会减少。除此之外还有如下的缺点。

· 很容易引起安全事故。孩子坐着学步车走来走去，行动半径就会变大，去化妆台就能抓着化妆品吃，也能随便摸到这样那样的危险品。在儿科常见的学步车事故是，在公寓玄关处，孩子拖着学步车去换鞋子的那侧翻倒摔伤。住二楼的家长要注意不要让孩子从台阶上跌倒摔下去。给孩子在家里用学步车要特别注意孩子的安全问题。竖立放置的衣帽架，可能一不小心就会对推着学步车走来走去的孩子造成拉扯。

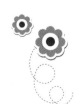

孩子如果撞到衣架，往后推的话，倒下的衣架经常会把孩子脸划伤。万一扎到眼睛，就真的出大事了。有时孩子会扯掉放有汤碗的桌布，而被打碎的碗的碎片划伤。孩子坐上学步车后跟在地上爬是不一样的，孩子够着的地方会变高，请家长一定注意。

学步车的优点是什么

学步车可以扩大孩子活动半径。孩子自己走来走去，可以满足孩子的好奇心，这是学步车最大的优点之一。并且可以有助于妈妈干更多的事情，不用一直看管坐在学步车上的孩子，这些都是使用学步车的长处。

• 有可能引起内八字脚。长时间把孩子放在学步车里摇摇晃晃地走，可能会引起内八字脚。但是每天只坐一两个小时，适当调整学步车的高度的话，就不用担心这个问题。

• 会影响孩子坐或走的姿态。用学步车会影响孩子的姿态是说，如果没有随着孩子的成长，正确调整学步车的高度，孩子的腿可能会向两边撇着走。学步车应该随着孩子的成长而调整。给不能自己支撑腰部坐立起来的孩子长时间用学步车，容易造成孩子身体畸形。

使用学步车请注意以下几点

孩子坐学步车会很容易引起安全事故，请家长特别注意。坐学步车的孩子很多都会在玄关放鞋子的地方摔倒，家长最好提前做好预防措施。从二楼的台阶滚下去最危险。稍有不慎就会威胁生命，请家长一定注意，尽量采取措施不要让坐学步车的孩子靠近楼梯。

• 孩子用学步车，行动半径会变大。坐学步车的孩子的行动半径会变大，比起在地上爬，孩子可以到达更远的地方。行动半径不只是横向扩大，同时高度也会提高。比起还只会爬的时候，孩子手的接触范围突然高出几十厘米，这样孩子手能碰到的危险也随之增多了。给孩子坐学步车的时候一定要提前考虑到这一点。

• 使用学步车，孩子的行动速度也会快很多。坐着学步车的孩子的动作快得像闪电。只是一眨眼的工夫，孩子很容易就脱离妈妈

请一定要知道

如果学步车的高度过低，会导致孩子双腿往两边撇着走路。因为这样会给孩子的腿造成负担，并且可能会对坐姿产生不良的影响。特别是孩子的腿如果呈90度外撇的话就糟糕了。学步车高度应该调整在双腿稍稍使力后能够站起来的高度才可以。如果高度过低，孩子的腿总是处于弯曲状态，这样对孩子很不好。

触手可及的范围而引起事故。就算是为了让妈妈能腾出手来做事而把孩子放在学步车里，也绝对不能让孩子离开家长的视线。

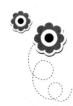

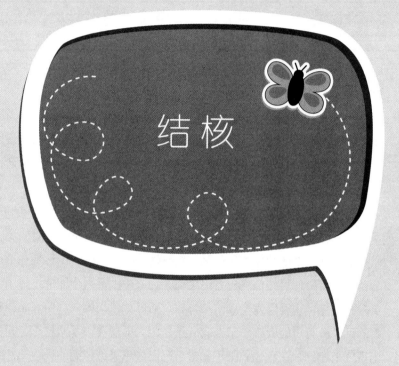

结核

• 韩国目前仍然是结核病多发的国家。正因为如此，所以必须进行卡介苗接种。疑似患有结核的儿童必须接受儿科医生的诊断并进行治疗。结核病是需要长期治疗的疾病，不可以随意中断治疗。

• 在现代医学条件下，在治疗结核病时已经具备了划时代的药物。即便如此，韩国也被称为结核王国，原因之一是在治疗结核病的过程中有很多人中断了服用药物。如果中断服用结核药的话，就会对药物产生耐药性，而一旦对药物产生了耐药性，则此后的治疗过程将变得异常困难。一旦开始治疗结核病，就要一直服用药物直到医生建议停止服药时为止，这在治疗结核病方面最为重要。

韩国的结核病患者非常多

• 韩国被称为结核病王国。就如同有些医生把韩国称为"结核王国",韩国目前有非常多的结核病患者。虽然偶尔会有人惊讶地问韩国目前竟然还有结核病,但现实情况是,韩国有很多结核病患者,而韩国人习惯隐瞒疾病,几乎没有人会主动说自己是结核病患者。

• 如果周围人群中有结核病患者,则可能会感染结核病菌。因为结核病是由结核杆菌侵入肺部或支气管中而引发的疾病,所以在谈及支气管或肺部的疾病时,结核病是少不了的。虽然现在通过卡介苗预防接种使得结核病患者比之前大为减少,但因为即便进行了卡介苗接种工作,也难以完全预防结核病,所以如果周围人群中有结核病患者的话,就有可能会感染结核病。这是因为即便感染了结核病,也不会出现任何症状,在我们周围不知道自己已经感染结核病的人也比想象中要多得多。

儿童感染结核病后几乎不会出现任何症状

如果有家庭成员是结核病患者,所有家人都需要进行结核反应检查,这时,经常会发现有儿童患上结核病。即便没有进行家庭成员结核反应检查,偶然进行的一次结核反应检查也能了解到是否患上了结核病。如果医生判断某个孩子患上了结核病,很多人会说他连咳嗽都没有,怎么会患上结核病呢?这些说法着实荒唐。因为儿童与大人不同的是,即便他们患上了结核病,也很少会有感染肺结核的情况,所以很少有咳嗽的症状出现。孩子所患的结核病一般都是偶然被发现,大部分情

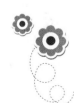

况下也不会出现令妈妈们明显觉察到的症状。

有些结核病患上后非常危险

结核病菌进入我们的身体后，会引发多种疾病，具有代表性的病症便是肺结核，但是更为危险的病症是结核性脑膜炎和粟粒结核。结核性脑膜炎由结核病菌进入脑部而引发，一旦患上这种疾病，便有可能危及生命，即便进行了治疗，大部分情况下也会留下后遗症。而且，大部分结核病患者都患有肺结核，这种情况下的结核病菌通常占据身体某处，而不再进一步扩散。但是，年幼的孩童们患上结核后，结核病菌会很容易地扩散至身体其他地方，进而引发严重的结核病。例如，结核病菌会扩散至肾脏、骨骼等处，出现结核病后，病症严重时甚至会危及生命。

中断治疗过程，可能对孩子造成很大的伤害

·对儿童来讲，结核药是安全的药物。在接受结核诊断并获得治疗处方后，有很多人会在经过一段时间的苦闷烦恼后，再寻求周围人们或亲戚们的建议，最终拖延数月才开始进行结核病治疗。然而，因为结核药物对儿童来讲是比较安全的药物，故而即使服用这种药物，也不必过于担心。为进行治疗，往往会服用该药物6个月至1年的时间，服药时间可能会因为医生的诊断而有所不同。特别是一种名为"INAH（异烟肼）"的结核药对儿童来讲是非常安全的药物。只要根据医生的嘱咐来服用，即便连续服用一年，也不会有任何问题。其他发达国家已经利用名为"INAH"的结核药以及多种现代治疗药物，几乎消灭了结核病。

·治疗结核病没有诀窍。偶尔会有妈妈以非常虔诚的态度询问，是否还有更好的药物。而且，还有妈妈在孩子被确诊为结核后，便

立即与熟识的人联系，询问应该进行何种治疗。在治疗结核方面，如果不是询问医生，向不了解结核病的人询问是没有任何用处的。在治疗结核病过程中，没有诀窍可言。现有的结核药非常具有划时代意义，只要能正确地进行治疗，一般都能痊愈。然而，如果不能正确服用药物，也可能就不会痊愈，这便是结核病。

· 如果随意中断服药，会使得治疗过程更为艰难。韩国目前仍然存在很多结核病患者的原因何在呢？是因为没有发达国家所使用的那种效果很好的结核药物吗？我认为并非如此。韩国目前仍然存在很多结核患者的原因之一便是，有很多人担心长期服用结核药物会对身体有害，进而在服用几个月药物后便中断服用，转而服用中药等，或转而接受其他方式的治疗。如果随意中断服用结核药物的话，就会产生对药物的耐药性，这会使后续的治疗过程变得更为艰难。一定要严格按医生建议的时间和用量，坚持不懈地服用结核药物。绝不能在治疗结核过程中随意停用结核药物。

进行结核反应检查的理由

· 首先，为确认是否患有结核病。已经患有结核病或曾经患有结核病的儿童在结核反应检查中一般会呈现阳性。如果在检查过程中检查结果显示阳性的话，就表示有可能感染结核病，此时必须与儿科医生商讨，采取对策。

· 其次，为确认卡介苗接种后是否有效果。虽然此前在卡介苗预防接种后3个月就进行结核反应检查以确认接种效果，但是现在并不通过结核反应检查来确认接种效果。这是因为，研究发现，结核反应检查的结果与卡介苗接种的效果并不存在关联。卡介苗预防接种的效果也不能通过接种伤疤来判定。因为即使卡介苗预防接种的伤疤可以作为接受过接种的证据，也并不能将其作为接种百分之百有效的证据。

韩国是结核病王国

韩国有很多的结核病患者。只是韩国结核病患者会隐瞒自己是结核病患者的情况，认为自己没病。在对儿童进行结核诊断时，最重要的是进行结核反应检查。在进行结核反应检查时，如果怀疑他患有结核，就会对他进行胸透拍照。这时，虽然在很多情况下照片上反映不出问题，但如果在结核反应检查中检查结果显示阳性的话，就一定要服用结核药物，而这与是否接种卡介苗没有关系。

在结核诊断时，结核反应检查非常重要

在结核反应检查过程中，如果怀疑患有结核病，就会对他进行胸透拍照。然而，与结核反应检查不同的是，很多情况下胸透照片会显示没有问题。当发现胸透照片显示毫无问题后，很多妈妈便会放下心来，也不让孩子服用儿科开的结核药物，这是不行的。即便儿童在胸透照片中显示没有问题，但若在结核反应检查中结果显示阳性的话，依然需要进行治疗。在对儿童的结核诊断中，结核反应检查是最为重要的。即使没有其他方面的问题，如果在结核反应检查中结果显示阳性，严重的话，就要根据儿科医生的处方服用结核药物。

即使进行了卡介苗预防接种，也会感染结核

令人吃惊的是，即便进行了卡介苗预防接种，也可能会患上结核病。与父母们的期望不同的是，进行卡介苗预防接种最为重要的目的是阻止结核病菌向全身扩散，而不是预防结核病。在没有进行卡介苗预防接种的状态下，如果结核病菌进入人体后，结核病菌可能会扩散至全身，如果结核病菌扩散至脑部或肾部时，就会使人患上结核性脑膜炎或粟粒结核等这类致命性的疾病，也会危及儿童的生命安全。如果进行了卡介苗预防接种，即便结核病菌侵入了我们的身体，也能使其局限为肺结核，而不会使结核病菌扩散至肺部以外的地方。因而，与韩国类似的

儿科医生的忠告

结核反应检查是在诊断结核方面非常有用和必要的检查项目。然而，在接受卡介苗预防接种后，如果进行结核反应检查，很多儿童的检查结果一般会显示阳性。如果这样的话，就无法判断结核反应检查的阳性结果是因为卡介苗预防接种还是结核病。下面举例来参考，以美国为例，目前其结核发生率正逐步降低，故不进行卡介苗预防接种。这是因为如果进行卡介苗预防接种的话，往往就难以通过结核反应检查来进行结核诊断。然而，因为韩国本来结核病症多发，所以即便存在这种诊断方面的诸多问题，也会进行卡介苗预防接种。

结核病高发的国家，必然地要选择进行卡介苗预防接种。曾经有段时间，因为结核病增加，在小学中如果没有卡介苗接种伤疤，就会再次进行接种，但是现在已经不同，只要有卡介苗接种记录，就不会在小学再次进行卡介苗接种。事实上，因为5岁以上，进行卡介苗接种本身便不会有大的效果，所以有很多专家认为，从这个年龄开始，便没有必要再进行卡介苗接种工作。实际上，一直在美国生活的儿童中，没有接受过卡介苗接种的儿童返回韩国后，需要在结核反应检查后进行卡介苗接种，但5岁以上的儿童则不再进行卡介苗接种。要想减少结核病发病率，最重要的是要强调在患上结核病时需按照医嘱去服用结核药物。但如今有很多结核病患者不按医嘱服用结核药物，称要进行所谓的民间疗法云云，心不在焉地接受治疗，这便是韩国社会面临的令人担忧的现实情况。即便在已经接受过卡介苗接种的情况下，如果结核反应检查结果显示阳性的话，很多情况下也一定要遵照儿科医生的诊断来服用抗结核药物。当结核反应检查结果显示阳性时，可能是表明结核病菌已侵入儿童体内，在这种情况下，为防止今后患上结核病，也就是说，为了事先治疗，就需要让其服用结核药物。

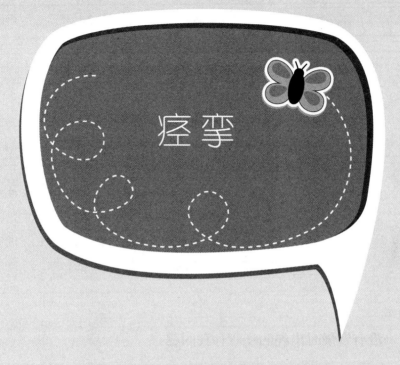

痉挛

・当儿童患上痉挛时，绝对不要惊慌失措。如果是因为担惊受怕而翻身背起痉挛中的儿童奔向医院，这是不可取的。首先应当使其平躺下，使其能顺畅地呼吸，静候其痉挛停止。如果发热厉害，则可脱下衣服，用水擦洗身体，这也是不错的应对方法。

・即便患者发生热痉挛，也不能认为其智商会下降。因为即便患上热痉挛，也并非是患上了癫痫。然而，当患者发烧时如果发生痉挛，也并非都是热痉挛。

・当热痉挛停止后，要先带其接受儿科医生的诊疗，确认是否是热痉挛。如果热痉挛反复出现，则可带其实施脑电图等检查项目，确认是否有其他方面的问题。

如果儿童出现痉挛症状

痉挛也称惊风，该症状是指儿童在失去意识的情况下，身体的一部分出现异常的动作。虽然痉挛的出现大部分都没有特殊原因，但是有一部分痉挛症状可能是由反复出现的痉挛性疾病而引发。提起痉挛性疾病的话，往往会想到癫痫，其实痉挛性疾病的种类非常多。幸运的是，儿童所患的大部分痉挛都是因为高烧而出现的热痉挛。发烧时出现的痉挛与没有发烧时出现的痉挛有非常大的区别。

没有发烧时出现的痉挛存在问题

如果在没有发烧的情况下出现痉挛，就意味着某些方面存在问题。在这种情况下，可能会出现痉挛性疾病、脑损伤或是身体电解质出现异常。曾经患过糖尿病的儿童可能会出现低血糖症状，而药物中毒可能是其诱发原因。如果在没有发烧的情况下出现痉挛，请务必带他接受儿科医生的诊疗。尤其是，痉挛现象持续5分钟以上，或者停止呼吸15秒钟以上，抑或是在碰到头后突然出现痉挛现象，应立即拨打急救电话，尽快将其送往大型医院的急诊室。

发烧时出现的痉挛一般不会有什么问题

· 妈妈们请千万不要惊慌失措。在抚养子女的过程中，经

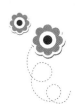

常会经历子女的痉挛症状，而几乎大部分痉挛属于热痉挛。所谓热痉挛，是指因患上感冒或其他发烧病症后，高烧情况下，在脑部无其他异常的状态下，人体因高烧而导致痉挛发生。一般都是在高烧严重或者突然体温上升的状态下发生，并且儿童失去意识，身体僵硬，眼睛稍有转动，手脚左右对称地略有啪啪的抖动。像这样在发热并出现痉挛症状的情况，大部分都属于热痉挛。如果热痉挛没有引发其他问题，大部分的情况下都会好转。

热痉挛持续时间一般不超过15分钟，没有儿童会因长时间痉挛窒息而死。通常单纯的热痉挛只会在儿童小时候暂时性地出现。

• 当儿童出现热痉挛症状时，请按照如下步骤操作。当儿童出现痉挛症状时，请您保持沉着冷静，千万不要惊慌失措。首先，要让儿童平躺，脱掉衣服，使其保持舒适的姿势，然后在身边观察守候。儿童因为惊风，手脚可能会啪啪颤动，有些人会一下子抓住孩子的手脚，这样的做法并不好。也不要因为儿童脸色发青而对其进行人工呼吸。尤其是，当儿童嘴里含有食物的时候，如果对其实施人工呼吸，则可能会因为食物卡在气管而造成危险。也偶尔会看到有人担心儿童咬破舌头，故而在其嘴里硬是塞入汤匙而碰伤舌头。以我多年的临床经验来看，几乎没有儿童会因为出现热痉挛而咬破舌头，所以请不要勉强地往其嘴里塞入汤匙等物。请一定要让儿童平躺下，在旁静候观察，万一儿童呕吐的话，应当将其脖颈转向一旁，防止呕吐物阻塞呼吸。另外，如果是在进食过程中出现惊风症状，应当将残留的食物从嘴里掏出，在掏食物残渣之前，最好在手指上包上手帕。因为有个别情况孩子会咬着妈妈的手指不放。当患惊风的儿童发热非常严重的时候，给孩子使用栓剂或者用凉爽的水擦洗身体降低其体温也是不错的方法。如果有可以寻求帮助的人，就请寻求朋友的帮助。如果还是担心害怕的话，就拨打急救电话，寻求帮助吧。当儿童出现热痉挛症状之时，最重要的是妈妈千万

出现以下情况，一定要把孩子送往医院

·孩子没有发烧而出现痉挛症状时。

·碰伤后出现痉挛症状时。

·发烧时出现痉挛症状，但持续时间超过5分钟时。

·发烧时出现痉挛症状，但窒息超过15秒时。

·痉挛症状多次反复出现时。

·身体的某一部分出现痉挛症状时。

出现以下症状，可怀疑并非是单纯的热痉挛

·当痉挛症状持续15分钟以上时。

·24小时之内出现2次以上痉挛症状时。

·身体的某一部分出现痉挛症状时。

·窒息超过15秒时。

不要因此惊慌失措。

·当孩子出现抽搐、痉挛症状时该怎么办？首先家长要仔细观察。当出现抽搐症状的时候，千万不要惊慌失措，一定要仔细地观察有何具体表征，比如，体温会上升几度，眼睛如何转动，手脚如何颤动，以及抽搐持续几分钟等，一定要把上述情况记下来，这将有助于日后查明发生原因。如果惊风持续15分钟以上的话，则可怀疑并非由发烧引起，而很可能是其他原因导致抽搐，这时就需要到医院接受必要的检查。

·如果痉挛持续5分钟以上不停止，立刻去医院。出现热痉挛症状的儿童如果持续痉挛5分钟以上不停止的话，请立即带其前往附近的儿科医院。这种情况下，请切记不要惊慌失措地奔跑。如果抱着失去意识的儿童狂奔的话，容易摔倒，摔倒后可能会把儿童甩出，非常危险。在前往医院的途中，应当正确地支撑头部，小心地抱着。对于抽搐症状已停止的儿童，也最好能慢慢地、谨慎地带其前往医院。在儿科接受感冒治疗的时候，也并非不会出现热痉挛症状。在感冒治疗过程中，如果突然出现高烧，就有可能会引发惊风。曾经出现过热痉挛症状的儿童如果发烧很严重的话，可以测量其体温，并喂他服用退烧药。即便如此，高烧依然不退且持续，如果家长特别担心，可以用温热的湿毛巾擦拭孩子身体，借助物理方法帮助退烧。

·即便出现了抽搐症状，也不会使儿童的智力变差。当孩子多次出现抽搐症状时，妈妈们有可能担心会不会因此影响孩子的智力发育，或者是不是会演变成癫痫。然而，这两种担心都是多余的。抽搐不会使孩子的智力变差，也不会因为热痉挛而引发癫痫。热痉挛是一种较为常见的疾病，每100名孩子中会有3至4名孩子患上该病，只要妈妈能预先了解，正确采取措施的话，就不会出现什么问题。

在热痉挛症状结束后孩子会睡得很沉

有过一通热痉挛症状的儿童在抽搐症状结束后，通常都会睡觉。有些时候家长会因为他们看上去似乎毫无意识而怀疑他们是否真的只是在睡觉，但这种担心真的没必要。有些首次经历孩子惊风的新手妈妈，见到孩子抽搐症状结束之后睡去，会比孩子出现抽搐症状的时候更为惊慌失措。尤其是，孩子在医院结束惊风症状后，会全身瘫软而失去意识，这时，如果儿科医生表现得无所谓一样，去照看其他患者而走掉的话，即便妈妈听了"不会有事儿"之类的说明，也会焦躁不安。儿童在惊风症状结束后全身瘫软，可能是因为想睡觉，只要儿科医生说没有事的话，就不必过于担忧。

平均每三名儿童中有一名热痉挛会复发

• 孩子曾经有过热痉挛症状经历的新手妈妈应该事先做好功课。对于曾经出现过热痉挛症状的孩子来说，平均每三人中就有一人会复发。尤其是周岁之前首次出现热痉挛的孩子，或者家庭成员中有热痉挛经历的孩子，热痉挛复发的可能性更高。因而，曾经有过一次热痉挛症状经历的孩子的妈妈应该事先对热痉挛做好功课，做好心理准备，以免在孩子下次出现惊风症状时惊慌失措。虽然有报告称对于曾经有过热痉挛经历的孩子来说，患癫痫的概率更高，但与其说癫痫是由热痉挛引发，不如说是先天具有癫痫体质的儿童更容易诱发热痉挛才正确。

• 对于出现痉挛症状的孩子来说，在他发烧时应当为他降低体温，这种情况下可以用温水擦拭身体或者喂服退烧药。家长需注意，给孩子们退烧的时候虽然应当使用温热的水擦拭，但在其出现痉挛症状时，可以使用凉爽的水为其擦拭。当孩子出现痉挛症状时，妈妈应当打起精神。此外，当孩子出现痉挛症状时，家长匆忙抓起孩子背在背上就往医院跑，是很危险的事情。应当先静候孩子的痉挛症状结束。如果症状持续太长时间，建议直接拨打急救电话求助。

• 热痉挛经常复发时。遇到这种情况，医生有时候在开退烧药的同时会加上抗痉挛药。然而，如果热痉挛频繁出现，并不会因为吃了抗痉挛药就能减少痉挛的概率。如果儿童的神经的确存在异常而出现复合性痉挛症状，或者孩子的家人，特别是父母、兄弟中有人是非热性痉挛患者，再或者孩子频繁出现热痉挛症状，上述情况都可通过服用抗痉挛药来治疗。虽然一般规律如此，但是到底要不要给孩子吃药，不是妈妈们决定的。一定要遵照儿科医生的判断，根据处方定量地服用药物。

出现痉挛症状时需要注意的事项

当孩子出现痉挛症状时，绝对不能喂任何东西

经常会有一些妈妈在孩子出现痉挛症状的时候用手碰，或者喂其服用奇应丸或清心丸之类的药物，这么做非常不妥。在儿童痉挛时，绝对不要喂任何东西，连水都不能喝。因为出现痉挛症状的孩子已经失去意识，再向嘴中喂东西的话，可能会导致进入气管，而这可能会诱发吸入性肺炎或窒息。更加不能喂奇应丸或清心丸等具有镇静作用的药物。这是因为，服用上述药物后，会对随后的诊断带来干扰，如果孩子真的有严重疾病，就会影响医生的判断。在孩子出现痉挛症状时，经常会有妈妈因为担心孩子咬破舌头而把汤匙或手指塞入其嘴中，这种做法也应当避免。也有一些妈妈在孩子短暂不呼吸的时候便立即向其嘴中呼气。在一般情况下，即便家长害怕担心，也要镇静下来，多数情况家长静下心

仔细观察孩子，会发现其仍在正常呼吸。

每当孩子出现痉挛症状时，都需要像第一次出现时来对待

· 出现热痉挛症状时一定会伴随发烧。虽然热痉挛症状一般会在发烧达39摄氏度以上时发作，但有时也会在38摄氏度左右时出现。通常热痉挛症状出现在体温上升的最初几小时内，所以让人难以预防。如果在没有发烧的情况下出现抽搐的话，很可能是因为其他病症，这种情况下就一定要前往儿科进行诊断。

· 发烧时出现的抽搐并非都是热痉挛。当出现发烧并伴有惊风的时候，也可能是由其他疾病引发。如果是因为其他疾病而引发，就一定要查明发烧的原因。如果患者有脑膜炎，这也可能会引发痉挛，这种情况下，还可能会伴随头痛、恶心呕吐的症状。如果在儿科医生诊断后怀疑是其他严重的疾病所引发，就需要立即将孩子送往大型医院检查。在大型医院，根据痉挛的种类不同，可能会进行脑电图检查、脑脊液检查或脑部MRI检查等项目。在这种时候，请您一定要遵从医生的建议。现实中有很多家长就是因为不听医生的话，导致孩子的病情恶化。

· 对待抽搐，每次都要像第一次经历抽搐的时候一样慎重。人们总是有这样一种观念，如果什么事情出现的次数变多，就不以为然，不再上心。如果孩子经常出现痉挛症状的话，妈妈就会认为是老毛病，认为过一会儿自然会好，然后过了一段时间后果真好了。然而，即便截至目前每次都是热痉挛，这一次也可能不是热痉挛。这就像喊狼来了喊了九十九次，都没有来，这次也可能是真的来了。当孩子抽搐时，要带其前往儿科接受检查，确认这次的痉挛是热痉挛还是其他原因。对于痉挛，要像第一次经历时那样慎重对待。不管对于惊风的经验多还是少，待孩子的惊风症状结束后，一定要带其前往儿科，接受儿科医生的检查诊断。如果对孩子的惊风症状习惯性地予以对待的话，就有

可能不能及时发现大病的原因。

曾经有过痉挛症状，还可以进行预防接种吗

如果确定是热痉挛的情况下，一般可以放心进行预防接种。当儿童出现痉挛的时候，一定要把儿童痉挛的情况告知儿科医生，然后由儿科医生开出处方，随后进行预防接种即可。如果不确定是不是热痉挛，或者怀疑是由其他疾病诱发的情况下，有时也会建议其推迟进行预防接种。如果认为是因为进行了百白破疫苗预防接种而导致出现痉挛症状，下次就不要进行百白破疫苗预防接种。不过，如果经过儿科医生的诊断，确认儿童痉挛的原因并非来自百白破疫苗预防接种的话，就可以继续进行接种。而且，在进行百白破疫苗接种后，如果患了伴有发烧的疾病，即使认为是热痉挛，也可以根据情况的不同而继续进行百白破疫苗接种。这是因为，热痉挛在一般情况下都不会有大的问题。这一问题请务必与孩子的主治医生进行商议。对于曾经有过热痉挛症状的儿童来说，在进行预防接种之后，也可从预防角度出发，喂其服用退烧药物。为防止在百白破疫苗接种后出现发烧症状，选择退烧药时多会用泰诺林，在接种时按照15毫克/千克的量喂其服用，每隔4小时服用一次，每天服用4~5次，就会降低由百白破疫苗接种所引发的发烧概率。在进行麻腮风疫苗接种后，也可能会出现发烧症状，一般会在5~12天后出现发烧症状，然后可能会持续1~2天。在这种时候，也可以给孩子服用泰诺林来帮助退烧。对于曾经有过热痉挛经历的孩子来说，在对其进行预防接种后服用退烧药前，一定要与儿科医生进行商议。无论是出现热痉挛症状还是其他痉挛症状，只要孩子出现过痉挛症状，在医院进行预防接种前，一定要先把这一情况告知儿科医生。

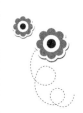

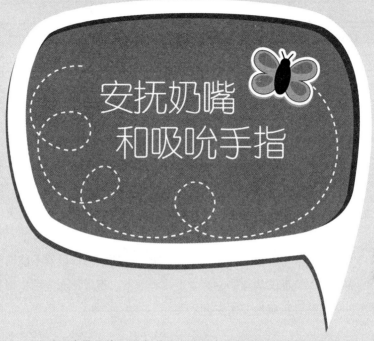

安抚奶嘴
和吸吮手指

· 对于吃母乳的孩子来说，在使用安抚奶嘴时一定要多加注意。尤其是，如果在孩子出生后前4周让其使用安抚奶嘴的话，可能会让其把安抚奶嘴与奶头混淆，在连续使用安抚奶嘴的情况下，可能会很少食用母乳，或者过早地断奶。尤其是，当孩子肚子饿的时候，一定不要给孩子用安抚奶嘴。

· 只要慎重，即便让孩子使用安抚奶嘴，在心理学上也不会引发大的问题。不过，如果过多地让孩子使用安抚奶嘴的话，当孩子超过2岁的时候，孩子的牙齿可能会出现问题。

· 如果能适当地让孩子使用安抚奶嘴，而且在孩子长出恒齿的6岁前就中断使用安抚奶嘴的话，无论在医学上还是心理学上，都不会造成特别的问题。不要过于勉强地让孩子早早结束使用安抚奶嘴。孩子吸吮手指也同样如此。如果硬是阻止孩子吸吮手指的话，就只会给孩子造成压力。很多家长不知道，时间是良药。

· 美国少儿科学会2005年10月发布研究成果称，在孩子满1个月后适当地让其使用安抚奶嘴能降低孩子猝死的概率。

请在了解安抚奶嘴的情况下进行使用

孩子们大部分都是为了满足吸吮的欲望而吸吮手指，而为了满足孩子吸吮的欲望，安抚奶嘴便是可以代替手指的好方法。对于已经闹腾了好一阵儿的孩子，只要在其嘴中塞入安抚奶嘴，就会立即停止哭闹，而且会心情愉悦地努力吸吮。当孩子出生后6至7个月时，只要能满足一定程度的吸吮欲望，很多孩子便会停止吸吮安抚奶嘴。虽然不能因为孩子叼着安抚奶嘴而认为孩子在医学上或心理上出现了什么问题，但是也应当预先了解并正确地使用安抚奶嘴。

使用安抚奶嘴的优缺点

· 使用安抚奶嘴的缺点。对于食用母乳的孩子来说，请不要随意地让其使用安抚奶嘴。尤其是，对于4至6周以前的孩子来说，如果让其使用安抚奶嘴的话，可能会使其把安抚奶嘴与奶头混淆，故而会减少进食母乳的量。其后，如果不能正确地让孩子使用安抚奶嘴的话，就有可能面临过早断奶的危险。除非必要的情况下，如果总是让孩子嘴里含着安抚奶嘴的话，就如同在咿呀学语的孩子嘴里塞上了塞子一样，可能会对其语言发展造成障碍。如果在两周岁前过多地让孩子吸吮奶嘴，可能会使孩子的牙齿出现问题；如果一直让孩子吸吮奶嘴到长出恒齿的满6岁以上，就有可能导致孩子的恒齿出现问题。而且，如果孩子使用安抚奶嘴时间过长，当孩子与小朋友们玩耍的时候，孩子会感到压力。所以最好在孩子与朋友们玩耍前停止让其继续使用安抚奶嘴。

· 使用安抚奶嘴的优点。让年幼的孩童吸吮安抚奶嘴的话，会满足其渴望吸吮的欲求，也能降低由吸吮手指诱发炎症的问题。此外，还能减少婴儿腹痛的出现，稳定孩子的情绪。而且，能减少孩子毫无缘由地哭闹的情况，使妈妈能更安心地照料孩子。

应该到什么时候为止不再给孩子使用安抚奶嘴呢

· 对用奶粉喂养的孩子来说，出生后6个月前使用安抚奶嘴是没有关系的。出生后6个月左右，孩子们吸吮的欲望相对更高，在这段时期内，妈妈们可以安心地让其使用安抚奶嘴。出生后6个月前的孩子咬着吸吮奶嘴的欲望被满足后，可减少其吸吮手指的状况出现。不过，即便是在孩子出生后6个月前，如果孩子并没有想吸吮的欲望，而单纯是以其哭闹为理由而给孩子使用安抚奶嘴，是不合理的。简而言之，不能以哄逗孩子为目的而随意地让其吮吸安抚奶嘴。如果每当孩子哭闹的时候就在其嘴中放入奶嘴，则可能会造成孩子过度依赖安抚奶嘴。

· 在孩子出生6个月后，应仅在孩子需要的时候让其吸吮安抚奶嘴。偶尔能看到周围有一些妈妈在孩子长大后仍让其继续使用安抚奶嘴。然而，在孩子满6岁前，让其中断使用安抚奶嘴的话，无论在医学角度还是心理学角度，都不会出现什么问题。如果孩子的吸吮欲望非常强烈，家长也不必过于苦恼，稍稍增加吸吮的时长和次数也是可以的。请不要强制孩子中断使用安抚奶嘴。随着时间流逝，大部分的孩子会对更有趣的事情产生兴趣，他们会自行停止使用安抚奶嘴。孩子上了小学，没有人还会在书包里放安抚奶嘴。

孩子使用奶嘴，无论在医学角度还是心理学角度，都不会出现任何问题

当用母乳哺乳时，在使用安抚奶嘴方面要多加注意。不过，有人会害怕如果过多地让孩子使用安抚奶嘴的话，孩子的牙齿会变成龅牙，这种担心是多余的。虽然乳牙可能会因奶嘴的关系而变成龅牙，但孩子们的恒齿是不会变成龅牙的。也就是说，只要能在孩子长出恒齿的6岁前停用安抚奶嘴，就不会对其牙齿造成任何影响。

孩子什么时候想吸吮呢

孩童们在本能上都具有吸吮的欲望。据说，有的孩子甚至从在妈妈肚子里的时候便开始吸吮手指了。吸吮是孩子们的一项本能欲求，随着孩子慢慢长大，在其无聊寂寞的时候会更喜欢吸吮手指。在孩子长时间地吸吮安抚奶嘴或手指时，要给予孩子适当关怀，比如可引导孩子交朋友，或者让其参与一些有趣的游戏。在吸吮手指或安抚奶嘴之外，如果孩子们没有其他有趣的事可以做的话，这是非常不幸的。此外，当孩子感受到很大压力时，也会长时间地吸吮手指或安抚奶嘴。如果看到孩子走来走去，还不停地吸吮手指的话，就有必要考虑一下孩子是因为什么事情而感受到压力了。

使用安抚奶嘴时需要注意的事项

· 当孩子在因肚子饿而哭闹的时候，不要让他咬安抚奶嘴。安抚奶嘴并不是孩子饮食的替代品。如果让因肚子饿而哭闹的孩子吸吮不会吸出任何东西的安抚奶嘴的话，孩子会为此恼怒，进而可能会不认真吃奶等。

· 孩子咬着安抚奶嘴睡觉的习惯并不好。我们并不希望看到孩子养成咬着奶嘴睡觉的习惯。当孩子睡觉时，如果嘴中的奶嘴掉落的话，经常把孩子从梦中惊醒。但是，如果孩子能自行把睡觉时掉落的奶嘴再次放入嘴中的话，与其硬是将奶嘴从孩子嘴中摘掉，还不如让其就那样咬着好一些。如果妈妈为了睡得安稳，习惯性地让睡觉时容易哭闹的孩子咬着安抚奶嘴的话，并不是很好。

· 安抚奶嘴需要经常进行消毒。因为出生后6个月内孩童的免疫力非常弱，必须经常对安抚奶嘴进行蒸煮消毒，然后再使用，这样才能避免孩子感染有毒病菌。也有些妈妈会把偶然掉在地板上的安抚奶

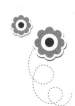

嘴随手一擦便再塞入孩子的嘴中，这样的做法很危险。只有对安抚奶嘴进行清洁处理，才能降低孩子患病的概率。但是，如果孩子能自行把掉落的物品捡起来放入嘴中的话，就说明孩子已经到了具备一定程度免疫力的月龄，这时，大可不必高喊着"消毒消毒"而过于为之操心了。当孩子满4个月左右时，就不再需要为孩子的奶瓶消毒了。

· 不可以把安抚奶嘴用绳子拴住挂在孩子的脖颈上。因为担心孩子容易弄掉安抚奶嘴，而把安抚奶嘴用绳子拴住挂在孩子脖颈上，这种做法是绝对不可取的。因为这种做法有可能会缠住孩子的脖颈。如果确实为此烦恼的话，可以尝试用容易扯断的、非常纤细而脆弱的绳子拴着，但这种做法也同样不值得鼓励。

· 一定要购买新安抚奶嘴给孩子使用。有一些妈妈会用卫生纸把奶瓶的奶嘴后面塞住，以此替代安抚奶嘴让孩子使用。如果孩子吸吮这种后面被塞住的普通奶嘴的话，孩子会吸入空气，而孩子在吸入空气后可能会导致问题出现。必须去买市场上销售的正规安抚奶嘴来让孩子使用。

据说使用安抚奶嘴可减少孩子欲求得不到满足的情况？

· 长期让孩子吸吮安抚奶嘴的话，容易使孩子出现依赖症。如果不让孩子吸吮安抚奶嘴，孩子的需求就得不到满足，所以有人会让孩子一直吸吮到两周岁，但并非所有孩子都如此。如果孩子非常认真地想吸吮的话，那就请让孩子吸吮奶嘴吧。不过，如果孩子并不想吸吮奶嘴，而是根据妈妈的需要让其吸吮，这种做法带有强制性。如果孩子长时间地吸吮奶嘴，就容易对安抚奶嘴产生依赖症。虽说要用爱去抚养孩子，但是过多地满足孩子欲求的做法并不是爱。家长需要注意培养孩子节制的习惯，而教会孩子这一点的人正是妈妈。

· 不要强制性地、粗暴地停止孩子使用安抚奶嘴。最近有研究报告指出，长期吸吮安抚奶嘴的话，孩子智商会降低，且患中耳炎的概率会比较高。虽然这仅是少数意见，但最好将其作为一项劝告来听，不要让孩子在需求之外过多地吸吮安抚奶嘴。就像其他所有事情一样，也不要强制性地、粗暴地让孩子停用安抚奶嘴。时间会解决这个问题。当然，如果孩子长大后依然吸吮安抚奶嘴的话，恐怕周围的人不会有好眼神。我认为，家长有必要多考虑一下这一问题。

更多地了解有关吸吮手指方面的知识

孩子为什么喜欢吸吮手指

· 以出生后6个月为基准，孩子们吸吮手指所代表的意义不同。喜欢吸吮手指的孩子不在少数。甚至有些孩子在津津有味地吸吮手指的时候，会发出"咻咻"的声音。虽然这是大多数小孩子的习惯，但如果年龄大一些的孩子还吸吮手指，就多少有些不雅观了。如果周围有人说孩子吸吮手指是代表其欲求得不到满足或是缺少父母之爱，那么妈妈们便会感觉自尊心受到伤害，对孩子进行训斥，不再让其吸吮手指。根据年龄不同，孩子们吸吮手指所代表的意义也有不同。一般可把出生后6个月作为基准来判断。

· 月龄6个月以下的孩子吸吮手指。大多数意见认为，出生后6个月前的孩子吸吮手指的最大原因在于满足其吸吮的欲求。通过吸吮手指，孩子能得到满足感。或者可以把6个月前的孩子吸吮手指视作理所当然的事情。一般来讲，随着时间流逝，孩子会慢慢改掉吸吮手指的习惯。在孩子出生后6个月内，即便孩子吸吮手指，也大可听之任之。

·月龄6个月以上的孩子吸吮手指。如果出生超过6个月的孩子还吸吮手指的话，便与出生6个月前的孩子的情况不同，有必要从所谓"习惯"的角度去思考。超过6个月大的孩子吸吮手指，与其说这是他在情绪发展方面所必需的过程，更多的情况应该说是他出于打发无聊感和获得安慰的目的而吸吮手指。如果孩子吸吮手指的情况严重的话，还可以称其行为是习惯性行动障碍。换言之，根据年龄的不同，孩子吸吮手指所具有的意义是不同的。如果超过6个月大的孩子还吸吮手指的话，就应该思考一下孩子是否是闲得无聊才这么做。

·事实上，孩子吸吮手指并没有什么大的问题。孩子吸吮手指或安抚奶嘴的话，无论从医学上还是心理学上来看，都不会对其造成不良影响，这也是儿科医生们共同的意见。即便孩子喜欢吸吮手指，只要他在白天能愉快地玩耍，并与其他孩子和谐相处，而仅是在睡觉的时候、无聊的时候、饥饿的时候或疲乏的时候偶尔吸吮手指的话，就没有什么可多虑的。请把孩子的这种行为视作其成长过程中的一个阶段吧。但是，如果孩子热衷于吸吮手指的话，就可能会出现问题。

吸吮手指会造成什么后果

·手指可能会感染炎症或得皮炎。经常吸吮手指的话，孩子的手指部位易感染炎症。在孩子因患病而吃药治疗的时候，一定要留意其不断吸吮手指的行为，并与医生商议对策。而且，如果手指一直浸在唾液中的话，容易使手指感染皮炎，稍有不慎，被唾液浸湿的手指部位便可能会感染接触性皮炎。最好能用心为其清洗，并在其不直接吸吮但却有唾液流动的部位涂上爽肤水或凡士林，用以保护皮肤。

·还可能会使孩子产生心理问题。孩子慢慢长大，对外部世界的好奇心慢慢增加。然而，过多地吸吮手指，本身便可以使孩子忘记无聊感，故而让其不再去想"玩耍"这一非常重要的刺激性活动。前不

吸吮手指会让孩子情绪稳定？Oh, No

也有人会说，如果孩子长期吸吮手指，一直持续到两周岁或三周岁的话，孩子在情绪上会稳定，这是一种误解。如果孩子超出正常需要地长期吸吮手指的话，反而往往会使孩子对此产生依赖感。

久，有份已经发表的论文阐述称，长期吸吮安抚奶嘴的孩子的IQ会下降。这话是有一定道理的。而且，如果已达小学生年龄段左右的大孩子依然吸吮现象严重的话，会成为其他孩子戏弄的对象，这会压缩其学校生活空间。同时，如果父母过于讨厌孩子吸吮手指的话，孩子会觉得不能遵从父母之言而产生负罪感，而这可能会使孩子有违初衷地对父母撒谎。家长要防止孩子躲起来吸吮手指。

有能阻止孩子吸吮手指的好方法吗

· 最重要的是妈妈的爱与和睦的家庭氛围。如果孩子不分场合，只要有空就把手指放入嘴中吸吮的话，妈妈就应该采取措施让其减少吸吮手指的次数。当然，这绝对不是一天两天就能办到的。根据情况的不同，有时可能需要花费数月，乃至数年。虽然妈妈内心急躁可以令人理解，但因为这并不是马上便可以解决的问题，也绝对不能勉强为之。就像很多其他事情一样，没有秘诀能马上让孩子停止吸吮手指。能阻止孩子吸吮手指的最好的方法，便是妈妈的母爱与和睦的家庭氛围。对孩子进行训斥，或是强制性地要求其不要吸吮手指，只会给孩子带来压力。如果孩子吸吮手指的程度并不严重，妈妈最好是能够宽容地予以接受。

· 鼓励孩子多交朋友。对于喜欢吸吮手指的孩子来说，要让他每天都能专心地与朋友们玩耍。白天专心玩耍的孩子在晚上睡觉时很少会吸吮手指。虽然孩子与妈妈玩耍很不错，但让孩子与同龄的孩子一起玩耍也同样重要。

· 玩具很重要。给孩子玩具，让他不至于无聊，也是个不错的办法。但请不要给孩子过多的玩具，只给其一两件即可。家长不要在看到孩子暴露心迹想要吸吮手指的瞬间便把玩具塞到孩子手中。这种行为

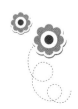

也会给孩子带来压力。

• 口香糖能起到帮助作用。对于稍大一点的孩子来说，如果给他口香糖咀嚼的话，他便会减少吸吮手指的频次。不过，最好不要给年幼的孩子吃口香糖。因为年幼的孩童更多情况下会把口香糖咽进肚子里，而不是咀嚼它。

• 给孩子奖励也是一个方法。对于稍大一点的孩子，家长可以反向奖励孩子。对未满2岁的孩子来说，即使给他奖励，他也不懂为什么会得到奖励，所以毫无用处。给满两岁的孩子奖励的话，虽然他知道为什么会得到奖励，但仍然缺乏能够抑制自己去吸吮手指的能力。明确告诉年纪更大一点的孩子，不吮吸手指可得到奖励，会收到不错的效果。

长时间吸吮手指的话，会导致牙齿变形吗

如果孩子长时间吸吮手指的话，会导致乳牙凸出等乳牙变形现象的发生。

但是，只要能在6岁左右长出恒齿前停止吸吮手指的话，就不会造成恒齿的变形。

不要为了阻止孩子吸吮手指而采用如下方法

当看到孩子吸吮手指时，妈妈们最常使用的方法一般是要求孩子停止吸吮手指，这么做并不科学，甚至会带来反作用。并不是只要妈妈们单方面下定决心就能解决所有事情。在妈妈们看来，似乎只需要孩子稍微努力一点便能抑制吸吮手指，但妈妈们需要清楚地认识这个问题并不像想象中那样容易解决。如果过于斥责孩子，或是勉强孩子停止的话，可能会使孩子的情绪恶化，所以请家长们注意。一般情况下，随着时间流逝，孩子们会自行停止吸吮手指，大可不必忧心忡忡，只要没有其他问题，最好能悠然地静候孩子吸吮完毕，不要让孩子觉得索然无趣。

• 不要训斥孩子。很多妈妈在看到孩子吸吮手指的时候会训斥孩子。手！听到妈妈这样的一声尖叫，孩子会吓得缩成一团，把刚才放入嘴中的手藏在身后。然而，很多儿科医生都建议，不要在孩子吸吮手指的时候斥责他。让习惯于吸吮手指的孩子改掉吸吮手指的毛病，就如同要求大人戒烟，或者戒酒，都是同样困难的，需要时间来解决。

· 不要强制性地要求孩子不吸吮手指。一边喊着"又吸吮手指"，一边强制性地要求孩子把放入嘴中的手抽出来，这样只会给孩子带来压力。只要孩子吸吮手指的程度不算严重，妈妈大可宽容地予以接受。

· 不要在孩子手上抹各种药。在孩子的手上抹上药并不是一个好办法。与迫使孩子不再吸吮手指的效果相比，给孩子带来心理负担的影响会更强，所以这个办法并不值得推荐。偶尔能看到有妈妈在孩子手上满满地涂上红色的消毒药，而如果孩子一直吸吮这种药的话，不论是健康方面还是心理方面，都会产生不好的影响，且实际生活中这种办法成功的概率也很低，并不值得推荐。

· 不要强制性地限制孩子手指的活动。在孩子手上贴上创可贴，戴上手套或袜子，把孩子的手绑在床上，或者干脆在孩子手上架上木头，使孩子无法把手指伸入嘴中，这些办法不但会对孩子产生不好的影响，而且更多情况下反而会对治疗产生反作用，所以很多专家劝告不要使用这样的方法。情况严重的时候，还可能会让孩子产生挫折感。不过，如果孩子手上患有很严重的炎症的话，也可与儿科医生商议，在孩子手上使用辅助器具，使其无法把手指伸入嘴中。

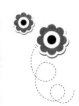

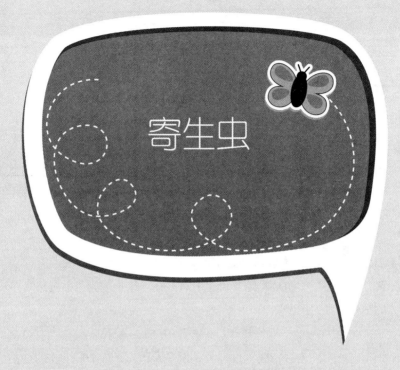

寄生虫

· 目前仍然有很多寄生虫存在。特别是有的家庭喜欢吃生食，可能会增加感染寄生虫的风险。对于用于预防的抗寄生虫药，必须在孩子满2周岁以后才能喂其服用。

· 蛲虫也可能会在幼儿园造成集体患病。当孩子体内有蛲虫时，晚上用手电能看到在孩子屁屁处有蛲虫蠕动。

· 家庭成员全都应当服用抗蛲虫药物，每隔2周一次，服用两次以上。而且，要对衣物进行彻底清洗，同时要彻底杀灭床上用品中的蛲虫幼卵，防止蛲虫病复发。

· 不建议让孩子们吃生鱼片。不管是淡水鱼还是海洋生鱼片，都不建议给孩子们吃。

孩子体内难道会有寄生虫吗

· 根据最近的调查结果显示，寄生虫仍然大量存在。有妈妈会问："现在还会有寄生虫吗？"以前，每年到了温暖的春天，小学里就会给孩子们服用抗寄生虫药物，虽然那时候的寄生虫种类繁多，但随着生活环境的改善，现在再提起寄生虫，似乎已成了遥远他国的故事一般。然而，虽然患有寄生虫病的孩子不像以前那么多，但根据最近的调查结果显示，据说在部分地区，平均每五人中就有一人感染寄生虫，所以目前也不能对寄生虫问题掉以轻心。而且，最近流行食用生食，给孩子喂生鱼片吃的父母也大有人在。这也成为当前感染寄生虫病的孩子增多的原因。

· 孩子们也可能会感染寄生虫病。提起寄生虫，一般都是指蛔虫、蛲虫和十二指肠钩虫等。有很多人认为，孩子们所吃的食物绝对不会出现寄生虫，但事实上，孩子们也可能会感染寄生虫病。大多数寄生虫不能用肉眼观察到，所以难以发现是否有寄生虫出现，但是蛲虫会在孩子们的屁屁附近像白色的细线般蠕动，妈妈们发现这一现象后通常会大吃一惊，然后匆忙带着孩子赶赴儿科就诊。极偶尔还有的孩子屁屁处还夹着蛔虫，就被父母带着到儿科就诊。

· 去完卫生间后一定要洗手，要经常对马桶进行清洁。近期的部分调查结果显示，在类似幼儿园这种孩子们集体生活的地方，会有集体感染蛲虫的情况发生。对于已经开始上幼儿园或托儿所的孩子们来说，养成在去完卫生间后必须洗手的习惯是非常重要的。而且，要一直保持孩子们使用的马桶清洁干净，被其他孩子使用后弄脏的马桶，一定要消毒处理。

当孩子患上寄生虫病
后，要与儿科医生进
行商议，然后根据儿科
医生所开的处方，服用抗
寄生虫药物。从预防寄生虫
病的角度来看，我并不认为每
年都需要让孩子服用抗寄生虫
药物。除蛲虫外，只要服用一次
药物，大多数寄生虫就能被消灭。
　　然而，对于特殊的寄生虫来说，普通
寄生虫药物不能将其消灭。如果感觉
孩子好像感染寄生虫病的时候，最好能
与儿科医生商议。

容易集体感染蛲虫

· 预防蛲虫，要在清洁方面多下功夫。蛲虫主要是在孩子睡觉的时候从屁屁里蠕动着爬出来。当孩子说屁屁发痒的时候，就立即打开灯，这时如果掰开孩子的屁屁观察的话，就会发现有白色的、细长的东西在蠕动着爬进爬出。当观察到这种现象时，一般将其视作感染了蛲虫即可。很多情况下，蛲虫会因马桶或炎症而引起。尤其是，因为幼儿园中可能会集体感染蛲虫，所以在平时要对清洁工作多费心思。

· 家人全都要吃两次以上的抗蛲虫药物。当孩子患上蛲虫病时，与服用治疗普通寄生虫病药物的情况不同的是，要每隔两周吃一次，连续服用两次以上。而且，家人都要服用药物才可以。从新生婴儿阶段起便可服药，大人和孩子可以服用相同量的药物。

· 如果蛲虫虫卵残留下来的话，可能会导致再次感染。蛲虫会从孩子们的屁屁里爬出来，然后在孩子的屁屁或者被子上产卵。即便再怎么用心地让孩子服用抗蛲虫药物，如果在被子或者孩子的衣服上残留有蛲虫虫卵的话，可能会使孩子再次感染蛲虫病，所以，在让孩子服用抗蛲虫药物的同时，必须要彻底地对孩子的衣物和被罩进行清洗，然后完全晾干。如果想更为彻底地消灭蛲虫虫卵的话，可以使用吹风机或者蒸汽熨斗，对孩子睡觉用的被子用滚烫的水浸泡。

对寄生虫存在的几种误解

· 海鲜体内没有寄生虫吗？因为海鲜身上可能会携带寄生

可以喂孩子吃抗蛲虫药物的年龄

以前，我认为小孩儿两周岁前不能服用抗蛲虫药物，而实际上，药品说明书上也明确把两周岁之前服用该药标明为禁忌事项。但是，因为目前有些抗蛲虫药物可以在两周岁之前安全地让孩子服用，所以可以让两周岁前的孩子进行治疗。抗蛲虫药物不能用作预防用途。而且，不要因为孩子说屁屁发痒，就不管不顾地让其服用抗蛲虫药物。

虫，所以生鱼片在食用时也并不安全。尤其是，对于不能好好地咀嚼的孩子来说，喂孩子吃新鲜的生鱼片并不好。经过长时间冷冻，并进行适当的加工处理后，在寄生虫方面便是安全的，但是，以生金枪鱼片等为例，因为其汞含量高，所以并不建议孩子或孕妇食用。不要让孩子们直接食用生的鲜鱼，将鲜鱼做熟后再喂孩子吃才是最安全的。

• 淡水鱼体内没有寄生虫吗？因为寄生虫尤其喜欢干净的水源，故而在干净的水源内生活的淡水鱼体内也有很多寄生虫。况且，因为水质污染方面的问题，在喂孩子吃淡水鱼时要非常慎重才行。

• 在生拌牛肉里洒香油，能杀死全部寄生虫吗？有妈妈偶尔也会喂孩子吃生拌牛肉。有人会认为，在生拌牛肉上洒满香油再喂孩子吃的话，就能杀灭所有寄生虫，这是自欺欺人。无论怎样把生肉片与香油搅拌，也是不能杀死寄生虫的。所以最好不要喂孩子吃生拌牛肉。

• 生拌猪肉呢？寄生虫专家称，生拌猪肉与其他任何食品相比，食用起来都更为危险。喂孩子吃生拌猪肉的话着实不妥。那么大人呢？根据自己的判断来吃的话，谁还会劝阻你呢？只能告诉你这么食用是不安全的。像我这样，不吃那些风味美食，能活得很安全。

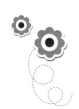

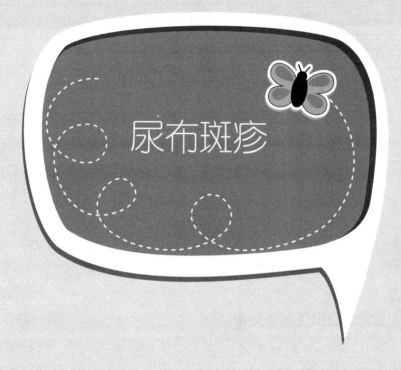

尿布斑疹

　　·预防尿布斑疹的方法是，经常给孩子换尿布，同时彻底地清洗并擦干孩子的屁屁。无论是纸尿裤还是布尿裤，区别不大。无论使用两者中的哪一种，一旦尿布湿了，就要立即更换，这才是最重要的。

　　·如果孩子出现尿布斑疹后长时间不能痊愈的话，就要到儿科医生处就诊，根据指导外涂软膏治疗。而这时候如果同时给孩子使用婴儿粉的话，就可能会使尿布斑疹变得更为严重。根据尿布斑疹出现的部位的不同，其发病原因也可能不同，所以不能随意地给孩子涂抹软膏。

请一起来了解一下尿布斑疹吧

对于使用尿布的孩子来说，出现尿布斑疹是在所难免的。尤其是，当孩子腹泻的时候，因为难以及时地更换尿布，孩子的屁屁就会被浸湿，进而发红。如果能正确地治疗尿布斑疹的话，大部分都能在几天内痊愈。但是，对于皮肤脆弱的孩子来说，当其患上尿布斑疹后，会困扰妈妈和孩子很长时间。

为什么会出现尿布斑疹

· 如果不迅速换掉孩子用湿的尿布的话，就会引发尿布斑疹。湿尿布会使孩子的皮肤变得松软，稍微施加刺激，皮肤便会损伤。因而，为了减少对婴儿皮肤的损伤，近来还开发出了含有润滑成分的尿布。如果婴儿长时间佩戴被尿液浸湿的尿布的话，除潮气外，尿液中生成的氨等物质会对皮肤产生刺激，使皮肤变红。而且，如果婴儿排出大便，父母没有及时发现，婴儿大便中含有的消化酶也会损伤婴儿脆弱的皮肤，进而出现尿布斑疹。因为这种方式受损的皮肤容易长出一种叫做念珠菌的霉，而除婴儿臀部外，由这种霉所引发的尿布斑疹更主要会出现在腹股沟、生殖器官、腹部等部位。

· 食用某些特殊食物的话，也可能会导致尿布斑疹。如果食用水果过多的话，会导致大小便偏酸性，这会刺激孩子的皮肤变得红肿。尤其是，如果添加辅食初期阶段喂孩子吃过量的水果的话，不但会使孩子的大小便本身变成弱酸性，还可能诱发腹泻，进而导致出现尿

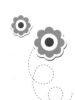

布斑疹。而且，在喂孩子吃辅食添加新的饮食品种时，如果不能很好地坚持喂辅食的原则，就会改变婴儿大小便的样态，进而容易导致出现尿布斑疹。

•没洗干净的尿布也可能会诱发尿布斑疹。在使用布尿布的情况下，没清洗干净、残留在尿布上的洗衣粉或漂白剂等物质会刺激婴儿的皮肤，进而可能引发炎症。要彻底地搓洗、漂洗和晒干布尿布。尤其是，对于患有遗传性皮肤过敏症的孩子来说，因为他对外部刺激敏感，如果使用未能彻底清洗的尿布的话，就容易引发尿布斑疹。

怎样预防尿布斑疹

•一定要及时地更换尿布。预防尿布斑疹最重要的方法是，无论是布尿布还是纸尿布，湿了之后，一定要立即更换。在孩子大小便之后，要用清水擦拭孩子的屁屁，而且一定要注意不能残留肥皂气味。在孩子沐浴之后，为其涂抹皮肤保护剂也是个不错的方法。新妈妈通常会因首次抚养孩子而精疲力竭，有时她们会睡得很沉，而不能及时发现孩子的屁屁已经被大小便浸湿。如果不能确定自己晚上是否及时给孩子更换尿布的话，那么最好能选用比布尿布吸水能力更强的纸尿布。而且，当要带着孩子坐车长途旅行时，最好携带能给孩子清洗屁屁的清水或者充足的湿纸巾。

•要用心确保尿布的通风效果，并且要经常蒸煮布尿布。一定要确保孩子用尿布的部位空气顺畅流通。如果是因为担心尿液渗漏，而用尿布把孩子的屁屁包裹得像是用塑料封皮密封般一样严实的话，就会使得屁屁部位的皮肤无法呼吸。而且，在清洗布尿布时，要用清水充分漂洗，不能残留肥皂气味，并且要经常蒸煮尿布以达到杀菌消毒效果，保持清洁的状态。而且，在清洗前如果把尿布泡在水中的话，会为细菌或霉菌提供绝好的生长机会，所以尽量避免浸泡尿布。但要彻底地清洗尿布。最好在把粪便从尿布上拭去之后，将尿布放至水中稍加浸泡。经过浸泡之后，会便于尿布的清洗。

• 经常在阳光下晾晒尿布非常重要。尿布在阳光下完全晒干后，才能杀灭病菌。同样都是在阳光下晾晒，但透过玻璃窗照射的阳光中几乎没有可以杀菌所必需的紫外线，所以一定要选择阳光直射状态下晾晒。

在雨季来临后，尿布难以晾干，这种情况下使用电热器或吹风机将其烘干也是可以的。或者使用干衣机烘干尿布。

如何治疗尿布斑疹

• 在孩子大小便之后，一定要彻底地清洗并擦干屁屁。在清洗完孩子的屁屁之后，一定要彻底擦干，也可以用吹风机烘干。但是，一定要注意，不要让吹风机过于接近孩子的屁屁，以免烫伤。最好是能使用吹风机的冷风挡来吹干。

• 如果孩子的斑疹症状严重的话，最好能在一定时间内暂停使用尿布。出现尿布斑疹时，最好是不让孩子使用尿布，但这绝非易事。如果症状不是很严重的话，也可以照常让孩子使用尿布。然而，当孩子的屁屁溃烂严重时，最好能每天有几个小时让孩子光着屁屁。在温暖的房间里，可以把孩子放在薄被上，给孩子穿上衣服，只留出屁屁露在外面，底下垫上尿布。

• 治疗尿布斑疹时，一定要使用医生所开的处方软膏。如果孩子身上出现的尿布斑疹严重，或者经过几天也不见好转，孩子看上去很痛的话，就请与儿科医生商议对策。严重时，可由儿科医生开处方，使用软膏治疗。给孩子涂抹爽肤水的效果往往差强人意。因为引发尿布斑疹的原因并非只有一个，所以不能随意地使用软膏进行治疗。如

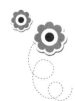

果是霉菌诱发斑疹时，给孩子涂抹用于治疗尿布斑疹的软膏，往往可能会导致状况进一步严重。而且，因为妈妈们可能会把尿布斑疹与其他类型的皮肤疾病混淆，所以一定要接受儿科医生的诊疗，根据孩子的发病状态，选用合适的软膏进行治疗。

给孩子涂抹软膏时，请注意如下几点

· 不能随意地给孩子涂抹以前用过的软膏。当孩子的屁屁发红时，妈妈就会坚定地认为是患了尿布斑疹，然后拿出此前曾用过的软膏继续涂抹。甚至孩子患了脓痂疹时，妈妈还不了解情况，继续给孩子涂抹用于治疗尿布斑疹的软膏，进而使得病情恶化，让孩子备受煎熬。除尿布斑疹外，造成孩子屁屁发红的原因还有很多，即便同样是尿布斑疹，如果诱发原因是霉菌，就不能使用平时涂抹的尿布斑疹软膏，而应使用不同的软膏。而且，还有人会在绝对不可以用于治疗尿布斑疹的软膏上标明可以用于治疗尿布斑疹，然后进行售卖。请务必在接受儿科医生的诊断后，由其开出处方，然后再对孩子用药。

· 在涂抹软膏后，不要再随意涂抹婴儿粉。当孩子患上尿布斑疹后，妈妈容易造成的失误便是在涂抹软膏后，再在上面满满地撒上婴儿粉。在给孩子涂抹软膏后，如果再在上面撒上婴儿粉的话，就会使得皮肤无法正常呼吸，进而导致症状进一步严重，难以痊愈。在涂抹软膏后，请不要再在上面撒婴儿粉。如果混合了汗水和尿液的婴儿粉粘在孩子的皮肤上，是绝对不行的。

治疗尿布斑疹的方法

在治疗尿布斑疹过程中，要经常换尿布，彻底晾干，用温热的清水充分清洗。如果大便弄脏尿布的话，可以使用柔和的洗衣皂进行清洗，然后将其晾干。如果没有好转的话，最好让孩子接受儿科医生的诊疗。如果孩子的屁屁溃烂严重且伴有痛感的话，可以在一盆水中溶入一勺小苏打粉，然后让孩子在盆中坐浴，即可减轻孩子的痛感。而且，如果溃烂严重的话，最好能立即到儿科就诊。对于因腹泻引发的尿布斑疹，可用清水彻底清洗后，涂上凡士林、含有氧化锌的乳霜或者拜耳护臀膏之类的软膏，也会有助于治疗。

在给孩子用尿布时，请记住下面这些注意事项

在对尿布进行固定时，请尽可能选用安全别针或者尿布围裤。因为常用的橡皮绳可能会勒紧孩子的肚子，所以最好不要使用。这是因为，即便孩子的肚子被勒紧，他也无法表达出来。

布尿布 VS 纸尿布

布尿布与纸尿布的优缺点各是什么

· 布尿布的优点和缺点。布尿布有利于空气流通，且价格低廉，是一种绿色环保的产品。对布尿布进行清洗后，可重复使用，而且还可在孩子打嗝时垫在孩子的脖子底下，用途广泛，这些都是布尿布的优点。不过，给孩子用布尿布时，大小便可能会从布尿布侧面泄漏，进而浸湿尿布表面，所以在孩子大小便时，如果不能及时更换尿布的话，孩子的屁屁容易被大小便浸泡溃烂。这是布尿布的缺点。

· 纸尿布的优点和缺点。令人吃惊的是，纸尿布竟然比布尿布更卫生。而且，纸尿布吸水能力强，即便尿布湿了，其表面的水分也比较少，孩子的屁屁会更干爽。所以，在减少出现尿布斑疹概率方面，纸尿布比布尿布要好得多。防水性能好，也是纸尿布的优点之一。尤其是，在保育院和托儿所等地方，给孩子们使用纸尿布更为卫生。这是因为，与布尿布相比，纸尿布泄漏大小便的可能性更低，由此便可降低由大小便传染疾病的概率。但是，纸尿布价格较高，而且会对环境造成污染，这是纸尿布的缺点所在。

选用什么样的尿布更好一些呢

· 当晚上睡觉或者外出旅行时，选用纸尿布更好一些。通常来讲，很多人会认为布尿布要比纸尿布更好。但是，与纸尿布相比，布尿布也有缺点。如果不考虑环境污染问题或者费用问题的话，纸尿布比布尿布更好。布尿布一旦湿了之后，因为其表面被浸湿，所以会持续性地对孩子的屁屁产生刺激作用。因而，如果使用布尿布的话，要比纸尿布更频繁地予以更换。而且，即便在白天使用布尿布的话，最好能在晚上睡觉时给孩子使用纸尿布。这是因为，晚上难以及时给孩子更换尿布，且布尿布吸水能力不强。外出旅行时，最好也能使用纸尿布。

• 请不要害怕使用纸尿布。不论是布尿布还是纸尿布，只要能够及时地予以更换，无论使用哪款都是可以的。当考虑到医学层面、费用以及环境问题等多个方面时，纸尿布与布尿布各有所长，所以最好能适当地同时使用两者。

布尿布的正确洗涤及干燥方法

对布尿布进行洗涤后，可以重复使用，这是布尿布的最大优点。与一次性纸尿布不同的是，布尿布上面的污物或孩子的大小便彻底清洗并干燥后，可以重复使用。但是如果细菌或霉菌在尿布上繁殖的话，孩子很容易被感染。孩子的小便中有能把尿液分解为氨的细菌，如果这类细菌繁殖的话，就容易出现尿布斑疹。因而，对孩子的屁屁以及尿布进行彻底的清洗及干燥是非常重要的。

• 布尿布的正确洗涤方法

1. 最好能对布尿布进行彻底清洗及干燥，并经常蒸煮杀菌。清洗时，要充分漂洗，直到没有肥皂气味，这是非常重要的。

2. 要周期性地用具有杀菌消毒作用的漂白剂等对尿布进行消毒。也可以使用消毒液等，在此过程中，最重要的是要彻底漂洗，使洗涤剂完全被漂清。如果洗涤剂有残留的话，会对婴儿脆弱的皮肤造成损伤。

3. 当尿布被浸湿后，最好能立即清洗。但是很难每次都做到。

• 布尿布的正确干燥方法

1. 把布尿布放在阳光下完全干燥才能达到杀菌的效果。如果阳光透

不可以把尿布泡在水里

有很多人会在清洗孩子的尿布前，把沾染了孩子粪便或尿液的尿布泡在水里，但这并非一个好方法。如果把尿布泡在水里的话，只会给细菌或者霉菌提供一个绝好的生长温床。把尿布泡在水里后，一会儿便会生长出密密麻麻的细菌。请立即予以清洗，或者仅把孩子的粪便处理到马桶中，然后把尿布泡在含有消毒漂白剂的溶液中。但是，当把尿布泡在水里的时候，要彻底地清洗。蒸煮、使用彩漂消毒液以及日光消毒等，都是给尿布消毒的方法。

过玻璃窗的话，用于杀菌所必需的绝大部分紫外线会被玻璃窗吸收，杀菌能力会大打折扣。在对尿布进行晾晒时，一定要在有直射阳光的室外进行。

2. 当雨季来临时，尿布难以完全晾干，这时也可以使用电热器烘干。急用时，也可使用电吹风烘干。如果经济条件允许的话，也可以使用干燥器。家长需要事先了解，使用电热干燥器会产生不小的电费开支。近来，市面上出现了利用天然气作为动力的干燥器。

3. 不要把尿布放在房间地板上晾晒。暖烘烘且尚含有水分的尿布会沾染上潜伏在地板上的细菌，随后会因细菌繁殖而污染尿布。请不要忘记，地板很脏。

4. 当孩子的衣物或者被褥上发出臊味时，一定要全部收拾出来，用具有消毒功效的洗涤剂进行消毒。进行蒸煮也是个不错的方法。请一定要记住，当尿布或者孩子的身体上发出臊味时，这便是孩子健康方面发出的明确的红色信号。

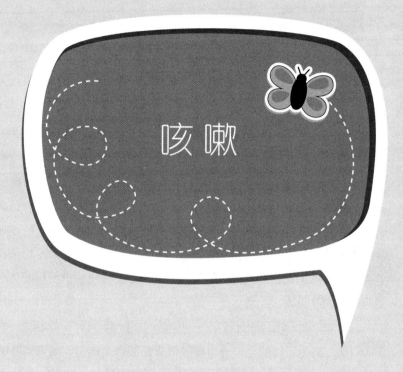

咳嗽

　　·咳嗽，是把吸入呼吸器官的脏东西排出体外的本能反应。咳嗽就像是守卫我们身体的守护神一样。

　　·如果咳嗽严重的话，妈妈们会恳请医生想办法让孩子减轻咳嗽，但是，如果不对引发咳嗽的疾病进行治疗而仅减轻咳嗽的话，就无法把我们体内的脏东西排出体外。

　　·如果因为咳嗽较轻而认为可能是感冒的话，就是一种大的误解。引发咳嗽的疾病不胜枚举。当孩子咳嗽时，不要随意地喂他吃综合感冒药。也不要随意地使用减轻咳嗽的药物。咳嗽是对人体有益的。

有关咳嗽必须要了解的知识

咳嗽是保护我们身体的守护神

·咳嗽可以把进入我们体内的脏东西排出体外。咳嗽如同我们身体的守护神一般。比如吃饭时如果稍有饭粒进入呼吸道的话，我们便会打喷嚏并咳嗽得厉害，以便把饭粒吐出来，同样当脏东西被吸入我们体内的呼吸器官时，为了将其排出体外，我们就会咳嗽。如果我们勉强抑制咳嗽的话，进入体内的脏东西就无法被排出，进而可能会引发更为严重的呼吸器官疾病。

·当咳嗽严重的时候，一定要注意湿度调节并保持舒爽的环境。因为干燥的空气会对呼吸器官黏膜产生刺激，所以当咳嗽得厉害时，一定要调节至适当的湿度。而且，如果痰干的话，会咳嗽困难，所以一定要摄入充足的水分，使痰保持稀薄。一定要经常清洁室内，保持舒爽的环境，杜绝灰尘弥漫及霉菌滋生，进行室内换气时，一定要注意不要使温差过大。有人有时会在孩子咳嗽严重时，喂他吃拌有蜂蜜和其他食材的混合物，但是，因为给不满周岁的孩子吃蜂蜜可能会引发危险，家长们一定要注意。

当孩子咳嗽严重时

·一定要接受儿科医生的诊疗。当孩子咳嗽严重时，有很多人会不带孩子去医院，而仅仅在育儿书或有关医学常识的书上寻求解决

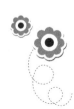

办法。当孩子咳嗽严重时，即便已经在家中尝试了所有方法来减轻咳嗽症状，也一定要带孩子接受儿科医生的诊察，找出咳嗽严重的发病原因。

咳嗽严重的话，会导致肺部机能变差吗

有很多人认为，如果咳嗽严重的话，会导致肺部机能变差。然而，这种说法颠倒了原因和结果。当患上呼吸器官疾病时，我们的身体为了把不好的物质排出体外，便会咳嗽得很厉害，而并非是因为咳嗽得厉害而导致呼吸器官机能变差。

• 当咳嗽严重时，休息是第一位的。就像其他所有疾病一样，当孩子咳嗽严重时，让他保持充足的休息是最好的办法。有的妈妈会以教孩子"克己"为目的而在孩子生病时硬是把他送到幼儿园，这种做法非常不妥。生病的孩子应当进行充分的休息。这不仅是为了我们的孩子，也是为了防止传染给其他孩子。

• 要让孩子比平时喝更多的水。如果痰粘在呼吸器官黏膜上的话，会致使咳嗽更严重，要想化解黏稠的痰液，就需要摄入大量的水。而且，如果咳嗽严重的话，排出体外的水量会增加，所以要让孩子喝比平时更多的水。喝充足的水，在咳嗽严重时会发挥作用。

• 痰多的时候，要及时排出体外。当痰非常多却又无法顺畅将其排出的时候，敲背或者猛吸一口气然后用力吐的话，就能顺畅地排出痰液。当然，必要时应当与儿科医生商议，该方法适用于较大一些的孩子。

• 当咳嗽严重时，请提高环境的湿度。干燥的空气会对呼吸器官黏膜产生刺激。因而，当孩子咳嗽严重时，为了减轻对呼吸器官的刺激，必须维持适当的环境湿度。因而，痰粘在呼吸器官黏膜上的话，会导致咳嗽更为严重，所以应当让孩子摄入大量水分并使用加湿器，使痰液变得稀薄。加湿器是治疗呼吸器官疾病的辅助器具，适当使用的话会大有裨益。此外，一定要确保室内外温差不要过大，对室内灰尘进行清扫等也是非常重要的。当咳嗽非常严重的时候，也可以酌情服用支气管扩张剂等治疗药物，请务必在儿科医生开处方后再服用相关药物。

• 要保持室内环境舒爽宜人。室内空气很差，对咳嗽严重的

咳嗽时请掩住口鼻

当咳嗽时，嘴里的大量唾液沫会乱飞至空气中。这时，能诱发感冒的病毒便会喷洒而出，可能会把病菌传染给其他人。如果想减少把病菌传染至他人的可能性的话，请在咳嗽时掩住口鼻。与人对话时，如果要咳嗽的话，请转过头再咳嗽。虽然口罩在预防感冒方面收效甚微，但当感冒或流感流行时，却能稍微降低病毒传播的概率。最好能使用手帕或者卫生纸掩口咳嗽，如果没有这些物品的话，就请教孩子把嘴贴在衣袖上咳嗽。这样咳嗽之后，一定要彻底洗净双手。

孩子不利。不能在家里吸烟，包括阳台和卫生间。使用煤气灶时，要打开排气扇。要减少室内灰尘，同时要清除室内霉菌。而且，也要保持室内温度适宜。冰冷的室内空气会刺激孩子的呼吸道。尤其是在秋天还未供暖的公寓房里，如果清晨温度低，孩子冷的话，最好能打开电暖器等设备。而且，当室内空气干燥时，建议使用加湿器调节室内湿度。

• 不要为了减轻孩子的咳嗽而随意用药。纵观周围，有些妈妈认为有些药在治疗咳嗽方面效果显著。并且，只要孩子出现咳嗽症状，就喂他吃这种药。然而，当孩子咳嗽严重时，不要为了减轻他的咳嗽症状而随意喂他服药。一定要根据儿科医生的处方，非常慎重地喂孩子服用治疗咳嗽的药物。这是因为，在治疗咳嗽时随意服药的话，不但可能达不到预想中的效果，而且很可能会因最终导致并发症而使孩子备受折磨。

不要刻意止咳

• 韩国的妈妈们都有一种"急躁症"。"您的意思是不用止咳？"很多人一听到医生说不能随意止咳的话后，会像机关枪一般地开始一连串反问。如果医生说了咳嗽有利于我们的身体的话后，很多人更是会以气得说不出话般的表情反问道："那我们到医院是干什么来了？"韩国流行一种所谓"急躁症"。这种病即使是医生也无法治愈，就算到了最知名的医院也不例外。韩国人认为，一包药下肚后当然应该要达到止咳效果，腹泻也该很快停止，发烧也应该立马降下来，这样才算过瘾。这还不够，甚至还有人为了见效快，缠着医生要求给自己打针

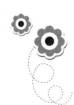

或输液。

• 应该治疗感冒，而不是治疗咳嗽。"应该治疗感冒，而不是治疗咳嗽。"医生们在成为医生之前，听这句话听到双耳生茧。医生们把咳嗽誉为"我们人体的守护神"。还有的医生把咳嗽比喻作看家护院的狗。咳嗽有助于把进入我们身体呼吸器官内的脏东西排出体外。咳嗽的时候，因为喉咙里的气流会明显增大，所以可以有效地把呼吸器官内的脏东西挤压出去。大家应该都知道，与患感冒时相比，患支气管炎或肺炎时，咳嗽症状会更为严重。因为病越严重，呼吸器官内的脏东西就越多，所以唯有咳嗽得更厉害，才能将其排出体外。

• 医生不会随便使用减轻咳嗽症状的药物。与很多妈妈的期待不同的是，医生不会因为孩子咳嗽严重而随便为其使用减轻咳嗽症状的药物。甚至有些时候对孩子使用药物的话，会暂时让其咳嗽症状更为严重。当感冒严重时，如果随意抑制咳嗽的话，就无法把侵入我们人体的坏东西排出体外，从而容易致使疾病变得更为严重或诱发并发症。因而，虽然医生拥有能有效抑制咳嗽的药物，但如果不是必需的情况时，一般不会轻易使用。当患上感冒时，咳嗽、鼻涕、痰等症状出现均各有其因。有人会仅注意到表面暴露出的症状，而随意服用止咳药、祛痰药或清涕药，即便症状会有所缓

下面这5种咳嗽，需要接受紧急治疗措施

第一，正吃饭的孩子突然咳嗽，唾液流得很多，脸色变绿，呼吸困难，这就是最为紧急的状态。当食物卡在呼吸道内时往往会出现这种症状，当出现这种症状时，要立即拨打急救电话，寻求救护队的帮助实属上策。当然，如果急诊室就在自家附近的话，就要立即带着孩子前往就诊。平时照看孩子的时候，要确保其周围没有花生、珠子、玩具碎片等可能会卡在喉咙里的器物。

第二，如果孩子有过咳嗽严重的经历，再次变得呼吸困难的话，就要立即带其前往急诊室就诊。如果孩子呼哧呼哧地喘气，且说话困难，难以保持平躺，难以呼吸，喘气时肋骨或肚子一阵一阵地凹陷，嘴唇或指甲底下发绿的话，就可能是孩子的肺部出现了问题。代表性的疾病便是肺炎。

第三，如果曾咳嗽的孩子的唾液突然增多，显得很难受且无法正常下咽的时候，就应该立即带其前往儿科就诊。手足口病、咽炎或喉炎等疾病会引发这种症状。其中，虽然喉炎是一种不常见的疾病，但因为这种病可能会危及孩子的生命，所以务必要多加注意。当孩子患上喉炎时，会唾液增多，呼吸变差，呼吸时会张开嘴。当咳嗽的孩子伴有这种症状的话，即便是深更半夜，也一定要带其前往急诊室就诊。

第四，当孩子咳嗽突然加剧，且伴有高烧，或是在咳嗽的时候胸口疼得厉害，或者在咳嗽时痰中含有血丝，就应该注意一下孩子是否患了肺炎，或者是因为有异物进入了呼吸道而诱发炎症。

第五，对于出生后还没有满月的孩子，当其咳嗽时，就有必要确认一下是否患了肺炎。

175

咳嗽较轻的时候，需要进行治疗吗

咳嗽较轻的时候，该不该送孩子去儿科就诊，是很多家长苦恼的问题。如果您也有这种苦恼并且从没有过抚养孩子的经验的话，我建议在带孩子去医院，接受儿科医生的诊疗后，遵从医生的诊察意见。如果在诊察中没有发现其他问题的话，就没有必要进行治疗，儿科医生也不会开处方药。

解，但稍有不慎的话，就会致使病情恶化，所以不要随便服用药物。

据说有可以止咳的特殊处方

有些奶奶会因孙子的感冒经久不愈，喂孩子喝难寻的生蝲蛄汁，而且还会像让孙子服用了山参般洋洋自得，这令我非常吃惊。喂孩子喝生蝲蛄汁的习俗来自民间疗法，当患上麻疹后咳嗽很长时间的时候，会喂其喝生蝲蛄汁。然而，这么做实际效果却并不理想，而且，淡水蝲蛄体内常有寄生虫，这是非常危险的。请不要喂孩子喝毫无效果的生蝲蛄汁，以免让孩子因寄生虫而备受煎熬。虽然现在有很多人对于闻所未闻、见所未见的特殊处方颇感兴趣，但如果不能正确了解与健康直接相关的问题而贸然服用的话，反而可能会使病情进一步加剧。此外，虽然在止咳方面有很多民间疗法，但重要的并非是止咳，而是应当找出诱发咳嗽的原因并进行治疗。如果孩子咳嗽得很厉害的话，最好能带其接受儿科医生的诊疗。虽然儿科医生可以开出比民间疗法效果要好数百倍的止咳药物，但除非是必需的情况，医生不会为孩子止咳。

各种各样的咳嗽

咳嗽本身并非疾病，而是一种外在症状。能诱发咳嗽的疾病非常多样，从非常轻缓的疾病，到必须立刻送往医院的严重疾病。能诱发咳嗽的最常见的疾病便是感冒。然而，这并不是说只要孩子咳嗽就是患了感冒。这是因为，当孩子患上毛细支气管炎、肺炎或喉炎等呼吸器官疾病时，一般情况下咳嗽都会作为主要的症状表现出来。当咳嗽时，要先根据咳嗽的样态，分析可能诱发咳嗽的不同疾病，然后据此进行治疗。

当未满月的新生儿咳嗽时

• 当未满月的新生儿咳嗽时，需多加注意。当然，如果孩子仅咳嗽一两次，平时吃喝玩耍都表现正常的话，就不必担心了。如果孩子咳嗽频繁的话，最好带其去医院接受儿科医生的诊疗。出生后未满月的婴儿也可能会感染感冒。但有时孩子仅是咳嗽，症状表现得并不严重，也可能已经转成肺炎，所以一定要接受儿科医生的诊疗。

• 当新生儿出现类似感冒的症状时，一定要怀疑是不是患上了肺炎。年幼的孩子即便患上了肺炎，看上去也不会非常难受，所以妈妈们容易掉以轻心。然而，因为年幼的孩子免疫力不足，所以状态可能会急剧恶化，面临危险。有时会听到有人说小孩子没得感冒，即便小孩子咳嗽得很厉害，也安心地认为没有大碍，这是一种误解。家长要把"孩子没有患感冒"这句话理解为"孩子出现类似感冒的症状时就一定要怀疑患了肺炎"，引起足够的重视。

不停地咳

• 当患上毛细支气管炎时，会出现一个劲儿严重咳嗽的症状。不满两周岁的孩子容易感染毛细支气管炎。感染毛细支气管炎的孩子会一个劲儿咳嗽得很厉害，咳痰浓热，伴有鼻涕，呼吸急促。当症状进一步严重的时候，还可能会出现气喘和厌食。有时会出现发热症状，有时也不会发热。当患上毛细支气管炎时，症状也可能会在2至3天内突然加重。总而言之，在治疗毛细支气管炎的过程中，孩子有时可能会出现气喘或厌食，因精疲力竭而入院治疗。当孩子患上毛细支气管炎时，有时使用加湿器能有助于治疗，但需要与儿科医生商议后再使用。

· 当患上哮喘后，咳嗽症状会经常反复出现。当孩子患上哮喘病时，会一个劲儿地咳嗽，晚上症状严重的时候，尤其是吸入冷空气或是运动过后，症状可能会突然加重。当哮喘严重的时候，会呼吸困难，胸中憋闷，肋骨之间会凹陷进去。这种哮喘的症状很多时候会突然开始出现。哮喘病有其诱发原因，其特征是会反复发病，所以要多加注意。感冒、烟雾、冷空气、霉菌、过度运动及压力等因素都是可能会引发突然哮喘或致其加重的诱发原因。有些人试图寻找根治哮喘秘诀。但哮喘是需要调节的，而并非可以一次痊愈的疾病。尤其是，患有过敏或哮喘的孩子会在半夜特征性地出现严重咳嗽。近年来，已经开发出了很多可以治疗及调节哮喘病的新药物。关于哮喘病方面的详细内容，请参照本书《哮喘与过敏》篇。

发出吭吭的狗叫般声音的咳嗽

当患上喉炎时，往往会发出类似吭吭的狗叫般的咳嗽声。当气喘或吸气时，会发出呼噜呼噜响的声音，嗓子也会变得沙哑。患有喉炎的孩子在白天可能会好端端的，但到了晚上时，症状便会出现，可能会在2至3天内患病严重，还可能会在数年时间内反复发病。当出现喉炎症状时，使用超声波加湿器，这样的加湿器喷出清凉的水雾，能起到镇定作用。晚上孩子因喉炎突然加重而出现气闷时，进入浴室打开热水开关，让水蒸气弥漫于浴室中，然后就这样抱着孩子的话，孩子的状态也会有所好转。如果这两种办法都用过了，孩子的状态仍未见好转，就可以打开窗户让其呼吸凉爽的空气。如果使用这种方法也未能使孩子状态好转，孩子气喘严重、呼吸困难时，就必须立即送往医院急救室接受治疗。

仅在晚上出现的咳嗽症状

• 仅在晚上出现咳嗽症状时，可能有多种原因。患上感冒或鼻炎会如此，当患有过敏或鼻窦炎时，也可能会在晚上咳嗽。某种哮喘病也可能仅在晚上出现这种症状，患有这种疾病的孩子一般在白天都表现正常。家长发现孩子仅在晚上咳嗽的时候，不要掉以轻心放任不管，也不要仅给孩子服用综合感冒药，而应带其接受儿科医生的诊察，确认诱发咳嗽的原因。因为不排除同时患上了其他疾病的可能。有些家长未经医生开处方的情况下随意给孩子服用止咳药物或民间药方，却忽略了重要的步骤，找出引发夜间咳嗽的原因。例如，当孩子患有哮喘病之类的疾病时，如果因为半夜咳嗽而为其止咳时，可能会使孩子更难受。如果不能正确、及时地治疗哮喘病，甚至会损伤呼吸道，严重的话孩子一辈子被哮喘病折磨。

• 如果孩子只在清晨咳嗽得厉害，一定要接受医生的诊察。如果孩子白天不咳嗽，一到清晨或是早上咳嗽得很严重的话，就一定要带其接受儿科医生的诊察。虽然清晨出现的咳嗽症状可能只是单纯的感冒征兆，但如果孩子得的是过敏、哮喘或鼻窦炎等其他疾病，也可能会出现这种症状。

干咳

所谓干咳，是指在没有痰的情况下轻微咳嗽，或是偶尔咳嗽，并不

孩子咳嗽时伴有尖利刺耳的声音

当患上气管炎或支气管炎时，就会发出如同摔碎碗碟般的咳嗽声，故而奶奶们称呼这种咳嗽为"坛子咳嗽"。最近，妈妈们还称其为"尖声咳嗽"，家长很难仅凭这种咳嗽声音就区分开气管炎、支气管炎和感冒。还有的妈妈会因为孩子半夜咳嗽得厉害睡不着觉而苦闷。孩子得了气管、支气管炎后，过3至4天，咳嗽加重，并伴着尖锐的声音，却不发烧。用手指按压孩子的喉咙来刺激气管的话，就会听到咳嗽时伴着尖锐的声音。然而，妈妈们最好不要在家里采取这种方法，刺激孩子的支气管。如果反复刺激，有可能会加剧咳嗽，最好能到医院接受医生的诊疗。

严重。如果白天连续咳嗽而晚上睡觉时咳嗽症状停止的话，可能是一种习惯性行动障碍，在西方被称为"Tick"，或是因心理压力过大而干咳。在这种情况下，通常不会出现其他呼吸器官疾病的症状。如果每天只有三四次轻微的咳嗽，不必太在意。即便没有患上感冒或者其他疾病，如果空气不好的话，孩子也可能会咳嗽，或是鼻塞。因为韩国空气污染严重，没有患上感冒的孩子也是经常会出现咳嗽症状。因而，不要因为孩子干咳，就事先买药给他吃。不过，如果咳嗽症状加重，或是伴有咳痰等其他症状的话，最好带其到医院就诊。

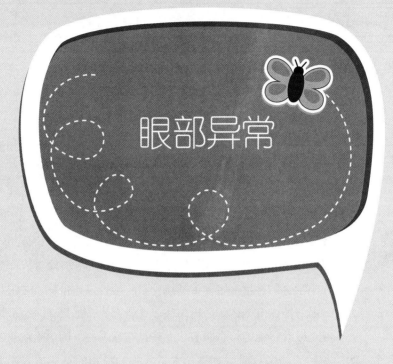

眼部异常

· 请不要随意地使用眼药水。有眼屎且眼部充血症状的眼病有很多种，根据眼病种类的不同，需要使用的眼药水也有所不同。

· 如果幼儿的眼球聚在一起，请带其接受眼科医生的诊疗。如果放任其斜视不管的话，可能会发展为弱视，而弱视是指眼睛完全变坏。

· 读小学前的幼儿如果视力不佳，医生开出需戴眼镜的处方时，就一定要佩戴眼镜。不要认为小孩子戴眼镜不好，就让其仅在看书时佩戴眼镜，长此以往的话，视力就无法正常发育，也可能会发展为弱视。

· 最好能让孩子定期接受眼科诊察。尤其是，如果孩子的妈妈或爸爸的眼睛不好的话，就一定要让孩子定期接受诊察。

妈妈们需要了解的眼睛方面的知识

从2至3岁开始，就能使用视力表检查孩子的视力了。如果想知道孩子的视力的话，最好在带他去儿科预防接种的时候，让他读一次视力表，或者带他前往社区医院的眼科，接受视力检查。有时候，有些看上去没有异常的孩子也会被发现视力不正常。孩子们的视力到5至6岁时就可以发育完成。然而，到这时如果发现孩子视力异常的话，就无法恢复视力，所以最晚一定要在孩子3岁左右带其接受一次眼科检查。而且，在孩子进入小学之前，也一定要带其接受眼科检查。当带孩子去眼科检查视力时，最好能在电话咨询后再前往。这是因为，如果在医生很忙的时候去，就难以获得视力检查服务。尤其是在寒暑假，因为眼病患者较多，医生很忙，所以这时候如果请求进行视力检查的话，就容易被忽视。

有保护视力的特殊方法吗

眼科医生非常清楚保护孩子视力的方法，而儿科医生顶多能告知一些常识方面的知识。据眼科医生称，长时间看电视，或者距离电视很近的话，视力并不会变差。然而，如果父母的视力很差的话，就需要在孩子年幼时起便多加注意他的视力。在保护孩子的眼睛方面，父母并没有什么特别的事情可做。遵照日常的注意事项并定期进行眼部检查是非常重要的。

• 在有孩子的房间里，照明条件要适宜。如果有孩子的房

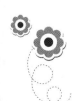

间过亮或过暗的话，对孩子的眼睛不好。虽然摄取充足的营养对视力非常重要，但韩国目前已几乎没有孩子会存在营养方面的问题。此外，保持充分的休息也是非常重要的。

· 需要让孩子定期接受眼科检查。若想保护孩子的视力，定期接受眼科医生的检查尤为重要，但目前韩国几乎还没达到这方面的条件。部分眼科医生和部分国家会建议孩子在1岁前接受定期的眼科检查。实际上，在1岁以前的孩子中，有些孩子视力存在异常，而有些眼病对孩子来说虽然并不常见，但如果能及时发现的话，就能避免视力进一步恶化。定期检查眼睛有助于及早发现这种不常见的疾病。

近距离看电视的话，视力会变差吗

因为孩子们对映入眼帘的周边世界怀有强烈的兴趣，所以会努力地探索进入视野的所有事物。即便孩子紧对着电视屏幕，仍然会试图用手去触摸屏幕画面。然而，像这样近距离看电视的做法并不好。尽管孩子近距离看电视并不会直接导致视力变差，但家长需要知道，让孩子维持正确的姿势也很重要。孩子最开始的视力非常差，在1岁前，视力只有0.4左右，然后逐步发展，到满6岁时，就可以达到1.0的正常视力。所以，在正值孩子形成视力的阶段，培养其正确观察物体的习惯非常重要。在孩子看电视时，要让其保持不小于2米左右的距离。

床铃有助于视力发育

· 使用床铃，不会造成孩子斜视。有些妈妈使用床铃，会担心孩子会不会成为斜视，其实床铃和斜视是没有任何关系的。斜视是一种先天性疾病，或是因某种伤害使得眼部肌肉无法正常调节而出现的症状，并不是因为向上翻眼看或是仅看一侧而出现的症状。

在孩子两周岁前，请不要让他看电视。即便不是直接观看，只是在房间里开着电视的话，也会对孩子的头脑发育产生不好的影响。当孩子超过两周岁后，可以由父母预先挑选电视内容，让孩子每天看1至2小时。如果让孩子每天看2小时以上的电视的话，就会占用孩子其他的时间，比如与妈妈玩耍的时间，或是与小朋友们交往的时间，这会让孩子养成被动获取知识的习惯，这种做法不妥。孩子们通过自己的经验和游戏而学到的知识对孩子的成长更为有益。

· 请不要把床铃悬挂在日光灯正下方。请务必把床铃悬挂在使光线从侧面射入孩子眼中的位置。唯有这样，才能使孩子在一个舒适的状态下，尽情欣赏风铃的形态和动作。在挑选床铃时，最好能选用可以移动且发出声响的床铃，这样才不至于让孩子感到无聊。具有多种样式、大小以及多样质感的颜色鲜艳的床铃有助于促进孩子的头脑发育。

当灰尘进入孩子眼睛的时候该怎么办

· 这种情况下，可以用盐水进行清洗，严重时，立即前往眼科就诊。对于进入眼中的灰尘，应当用食盐水清洗眼睛，或者拿用盐水浸泡的纱布小心地将灰尘沾出。如果是稍大一些的孩子，让其在干净的水中睁开眼也是会有所帮助的。如果还是不行的话，就请立即带其前往眼科就诊。如果眼科离家较远时，最好能在途中把孩子的眼睛遮住，使其眼珠不要转动。当灰尘进入眼睛之后，孩子们总是习惯用手揉搓眼睛，但如果进入眼睛的是坚硬的灰尘，这时若是揉搓眼睛，就可能会损伤眼睛，进而影响视力。

· 请不要试图用舌头把进入眼睛的灰尘舔出。现在仍然有些人坚信人的唾液是一种药品。所以，当孩子被虫子咬伤而出现伤口时，会给他抹上唾液；当有灰尘进入眼睛的时候，也会用附着唾液的舌头进行舔舐。但事实上口腔是我们人体中细菌最多的部位，且唾液中也含有很多的细菌。如果试图用附着唾液的舌头舔去进入眼睛的灰尘的话，可能会使孩子感染结膜炎而适得其反。

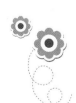

孩子散光严重该怎么办

虽然至今尚未切实查明导致散光的原因，但一般来讲，当眼角膜不正常地凹凸不平的时候，就会出现散光症状。用眼睛观察物体时，进入眼睛的影像的焦点通过眼睛的角膜和晶状体后，会聚集到视网膜上的某一点，这才是正常的。然而，如果角膜凹凸不平的话，进入眼睛的影像的焦点就无法聚集到视网膜上的某一处，而是会分散至多处位置，这样的话，看物体就会模糊不清，或是会出现重影。极少数情况下，虽然角膜正常，但晶状体不正常时，也可能会出现散光症状，如果散光严重的话，眼睛就容易产生疲劳感，还会出现头痛，且经常揉搓眼睛而诱发炎症，所以应当立即接受眼科医生的诊疗。根据症状程度的不同，可使用合适的眼镜来治疗散光。佩戴眼镜后，可通过矫正折射异常来改善视力，进而达到保护视力的目的。如果眼科医生建议需要佩戴眼镜，就应当遵照医嘱来做。

悬挂床铃的正确方法

把床铃放置于距离孩子眼睛20厘米左右的位置，与正面或上面维持45度的角度，然后使其经常地左右摆动，这样悬挂最有效果。因为孩子能观察的半径很短，所以最好不要把风铃挂在过远的位置。而且，如果把床铃悬挂在孩子头部正上方或头部后侧的话，孩子在看床铃的时候就需要把头向后倾或往上瞅，会导致姿势不稳定，观察起来比较费劲。

了解一下眼睛的异常症状

需要接受眼科医生诊察的情况

年幼的孩童即便眼睛出现异常，他们也无法通过言语表达出来。因而，即使孩子视力很差或者斜视症状严重，父母也容易错失治疗时机。如果感觉孩子的眼部存在异常的话，就应当立即带其与儿科医生商议，或者接受眼科医生的诊疗。以下列举了几种需要接受眼科医生诊察的情况。

· 眼球看上去泛白或者眼球像是聚在一起的时候。

荧光灯会对孩子的眼睛造成何种影响

一般情况下，孩子出生后到1岁左右时，视力会在0.4左右的水平。其后，视力会逐步提高，待孩子满6岁后，视力才能达到1.0的正常水平。因而，在孩子的房间内开启荧光灯是不会对孩子的视力造成不良影响的。当然，如果荧光灯的灯光近距离照射孩子的眼睛的话，就会出现问题，但是正常情况下在房间内开启荧光灯后的光线是不会造成不好影响的。

· 当孩子看电视或看书时，总是想近距离看的时候。

· 孩子在凝视时，眉头紧锁或是歪着头揉搓双眼时。

· 出生后超过6个月的孩子似乎不能正常地对视的时候。

· 无法注视一定的地方，或者眼球像是在震颤一样的时候。

· 眼皮下垂的时候。

· 当孩子困倦或不舒服时，眼睛略微转动的时候。

· 当走到光线明亮的地方时，孩子闭上一侧眼睛的情况。

· 家庭成员中有人存在近视、远视、弱视或斜视的时候。

· 当孩子存在遗传性的眼部疾病的时候。

· 孩子早产后，曾在育婴箱中接受供氧时。

· 孩子的成绩突然下降的时候。

孩子的眼睛看起来有异常

· 孩子眼球周围的出血症状随着时间流逝便会痊愈。在新生儿中，有的孩子的黑眼球周边会包裹着一些红色的血丝。之所以会有红血丝出现，是因为孩子出生时通过产道的过程中因冲击致使眼球周边出现出血症状，但2~3个月后基本便能全部消失。当咳嗽严重，或是有压力的时候，因毛细血管爆裂也可能会出现这种症状。然而，这种出血症状只是暂时性的，随着时间流逝会完全消失，所以在医生说没有问题的情况下，就没有必要过于担心。

· 孩子经常闭上一侧眼睛，有什么问题吗？在没有任何问题的情况下，孩子有时候也会闭上一侧的眼睛。当孩子的眼睛中夹着眼

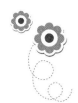

屎的话，也会出现这种情况，所以只要孩子平时都能正常地睁着双眼的话，就没有必要为此担忧。如果家长确实担心的话，就可以在带孩子去预防接种时，顺道带其向儿科医生咨询。极少数情况下，会有孩子得一种不能正常睁开一侧眼睛的疾病，但这类疾病并不常见，所以没有必要事先为此担忧。

如果忽视早产儿视网膜病变，可能导致失明

在早产的孩子中，有的孩子在出院的时候会在医院预约眼科。但是，也有人会认为孩子的眼睛没有问题，故而不去眼科诊察。这种心态可能会酿成大错。在怀孕不足36周就早产，出生时体重不足2千克的早产儿中，在有些情况下，作为眼睛最重要部位的视网膜附近的血管会因发育不良而对视力造成致命性的障碍，所以在必要的情况下，就需要用激光等方法进行治疗。如果能尽早地发现早产儿视网膜症并在眼科进行治疗的话，就能预防其对视力可能造成的损伤。当患上早产儿视网膜症时，就可能会出现近视、青光眼（眼压过度上升的疾病）和斜视，如果放任不管的话，就有可能导致失明。因为若忽视该问题，当视力受损后，就难以进行治疗，所以在必要的情况下，早产儿要在出生后4至8周时接受眼科医生的检查。在这一时期内，如果孩子已经出院，就需要进行事先预约，或者造访眼科专家听专家的说明。如果已经在医院预约了眼科诊疗的话，就一定要接受诊疗。

需要尽早发现并矫正孩子的斜视症状

· 斜视是比较常见的一种疾病，且种类也多种多样。韩国有4%左右的少儿患有斜视，斜视是常见的一种眼部异常，种类也多种多样。对幼儿来说，瞳孔向内侧凝视的婴儿内斜视是最常见的斜视症

状。调节性内斜视是指，患有远视的孩子为了看清楚物体，会把眼睛向中间倾斜。除此之外，还有多种斜视症状，比如，两只眼睛虽然均位于注视正面的正常位置，但眼睛一侧角落的皮肤遮住了内侧的白眼珠，眼睛看上去像是向内侧倾斜般的假性内斜视；一侧眼睛的黑色瞳孔经常转向外侧的外斜视；当眼睛疲劳、长时间看电视或是直愣愣地盯着远方看的时候，一侧眼睛偶尔会转向外侧的间歇性外斜视等。

·如果能尽早治疗斜视的话，就能防止视力受损。孩子原本就有像是把眼睛聚在一起的情况。虽然经常说是眉间宽所以显得眼睛聚在一起，但不是所有的孩子都是没有问题的。偶尔会有孩子真的出现斜视症状，只有对这样的孩子及早地进行治疗，才能防止其视力进一步恶化。有时候会听到周围人说，孩子们原本就是小时候眼睛看上去像是聚在一起，长大后就会变好，而有些人便会听信这种话进而错失治疗良机。之所以说孩子小时候眼睛看上去像是聚在一起，是因为出生后六个月前的孩子往往是假性斜视，即便没有斜视，其眼睛看上去也像是聚在一起，随着慢慢长大，会自行恢复。然而，出生后六个月以前出现的先天性幼儿斜视必须尽可能早地予以矫正，才能防止视力受损，所以少儿斜视专家们建议，一旦孩子的眼睛看上去像是聚在一起，就应当尽快接受眼科医生的诊察，以确认是否存在异常。

·即使孩子的眼睛看上去正常，也有必要接受一下眼科检查。孩子的视力一般会在6岁左右大致发育完成，如果在此之前不知道孩子的视力很差的话，就可能会使得孩子的视力永远无法恢复，所以只要孩子的眼睛稍微出现异常症状，就应当立即与儿科医生商议，接受医生的诊疗。到普通眼科就诊也是可以的，近来还出现了很多特殊的少儿眼科，专门治疗孩子们的眼睛疾病，所以也可以选择这样的眼科就诊。只要孩子的眼睛看上去有些异常，我就会带其接受眼科诊疗。这是因为，眼睛存在异常的孩子要比想象中多得多。看来韩国未来也应当出现眼科定期检查。实际上，在很多国家，通过对1岁以前的孩子们的眼睛定期进行检查，尽早发现斜视等眼部疾病，能有效防止孩子们的视力变差。即使孩子的眼睛看上去没有问题，也有必要带其到眼科进行定期检查。我自己的小孩在小时候就一直定期去医院眼科检查。

· 由斜视演变为弱视的概率很高。斜视症状不仅仅是美观方面的问题，斜视还可能使孩子在日后出现弱视，这种后遗症很可怕，所以家长应当予以足够的重视。孩子出生时的视力比较弱，但在成长发育的过程中，视力会慢慢变好。当孩子到了六岁左右的时候，就可以达到相当于大人的正常视力，过了六岁之后，视力就再也不会发育了。如果在六岁之前的这段时间没有使用眼睛，视力很差的话，到六岁之后，视力就再也不会发育，故而难以恢复。患有斜视的孩子的双眼不能对焦，就会无视从眼睛一侧映入的影像。换言之，患有斜视的孩子不使用一侧的眼睛，这一侧眼睛因为没有被使用，视力就不能发育，今后就可能发展成为弱视，即便佩戴眼镜，其视力也无法好转。因而，如果发现孩子的眼睛好像聚在一起的话，不要掉以轻心，而是应先带其到眼科确认有无异常，这么做非常重要。斜视症状发现越晚，对视力损伤就会越大。

如果孩子的眼睛里经常有眼屎的话

· 眼睛里出现眼屎的原因多种多样。孩子出生时经过产道的时候，如果感染细菌的话，其眼睛里会出现眼屎。如果孩子的泪管先天性地发育不良，眼泪就无法正常排出，也会导致眼睛里出现眼屎。而且，当孩子患上感冒时，其眼睛在很多情况下也会出现眼屎。此外，患有过敏症状的孩子，其眼睛里也会出现过敏性炎症，所以这种情况下也会出现眼屎。

· 如果孩子的眼睛一直积有眼屎的话，最好接受医生

在治疗斜视方面，都有哪些方法呢

在治疗斜视方面，有一些不需要手术的方法。比如，佩戴眼镜就是一种很有效的治疗方法，此外，还有一种治疗方法叫做"遮眼法"，即每天花两三个小时使用眼罩交替地遮挡眼睛。然而，如果在进行了这些治疗后，斜视症状仍然持续的话，就需要进行手术，最好能遵照对孩子眼睛进行检查的医生的意见，决定是否进行手术。虽然斜视手术是比较安全的，但如果眼睛转动的程度严重的话，就难以通过一次手术完全予以矫正，存在复发的风险，所以就需要在手术后定期进行观察及治疗。在这种情况下，如果需要二次手术的话，就需要进行第二次手术予以治疗。

的诊疗。当孩子的眼睛里出现眼屎的时候，就可以在干净的纱布上洒上生理盐水轻轻擦拭，但如果眼屎一直出现的话，最好能带其接受医生的诊疗。这是因为，如果放任不管的话，孩子的结膜可能会因此出现问题。在患有严重结膜炎并有眼屎的时候，如果延误治疗的话，可能会对孩子的眼睛造成损伤。不过，如果孩子吃得好、睡得香，眼睛也不发红，从外面看上去没有异常症状的话，即便有眼屎，也可以泰然处之，但最好能接受医生的诊疗，确认有无异常。

· 当孩子眼中出现眼屎的时候，妈妈们不要在家里随意地使用眼药。所谓眼药，是指当眼部出现疾病时所使用的众多药品的统称。当只是眼睛充血或者出现眼屎的时候，并没有听说这种情况下可以使用的药物。如果用药错误的话，可能会给孩子带来更大的痛苦，所以最好能在带孩子接受诊察后再用药。根据具体情况，还可以人为地扩张或疏通泪管。

· 当泪管发生堵塞的时候，进行眼部按摩是个不错的方法。眼部按摩的方法也非常简单。用大拇指和食指抓住孩子的眉宇间，会摸到类似圆鼓鼓的囊的东西。向医生学习一下按摩方法，每天揉捏两三次即可。最好能一直进行这种眼部按摩，直到不再积有眼屎为止。

睫毛长长后刺眼睛

· 如果睫毛总是刺眼睛的话，需要接受专业诊疗。造成睫毛刺眼睛的疾病有很多种，比如睫毛乱生、眼睑内翻等。如果睫毛

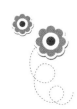

总是刺眼睛的话，就会流很多泪，在阳光下难以睁开眼睛，或者容易感染角膜炎或结膜炎等眼疾。而且，当经常积有眼屎时，会造成眼睛发痒，就容易去揉搓眼睛。感染角膜炎或结膜炎的时候，就一定要正确地进行治疗。如果放任不管的话，可能会造成二次感染，给孩子带来痛苦。

· 如果一定需要做手术的话，需要在孩子满三岁后再做。大概在满三岁时，如果感染炎症的话，可以用眼药等进行治疗，如果只是几根眼睫毛接触到眼睛的话，一定要在必要的情况下才给孩子拔掉这些睫毛。在必须进行手术的情况下，一般要在三岁以后再做，年幼的孩子睫毛纤细而柔软，很少会对角膜造成严重伤害，随着年龄增长，有时候会自行好起来。然而，在必要的情况下，也可以在孩子三岁以前做手术，请遵照为孩子进行诊察的眼科医生的意见进行。

为什么会出现麦粒肿，怎么治疗

· 如果有过敏症状的话，就很容易出现麦粒肿。所谓麦粒肿，是指眼睛周围出现炎症，化脓并溃烂的症状。然而，如果眼睛周围发红，好像长了什么东西一样的话，也并非全都是麦粒肿。过敏体质的孩子，往往更容易出现麦粒肿。如果有过敏症状的话，就会因为痒而经常抓挠眼睛，这时，手上沾染的细菌就会通过睫毛的毛孔侵入眼睛，故而产生麦粒肿。有时候，患有特应性皮炎时，眼睛周围也会变红，看上去像是麦粒肿一样，在症状出现初期是不容易区分的。只有亲自对孩子进行诊察，才能做出诊断。

· 当出现麦粒肿的时候，最好的治疗方法是带孩子去医院就诊。如果能在与医生商议后正确进行治疗的话，眼部炎症也能很快痊愈，还可以减少痊愈后留下类似花骨朵般的结痂等后遗症的情况。有时候，有些人会在孩子眼部出现麦粒肿后给其涂抹眼药，即便是因过敏反应使眼睛周围肿胀，也认为是麦粒肿，并让孩子服用抗生素。在不清楚具体症状的情况下，不要擅自给孩子服用或涂抹这样那样的药物，最好能立即带其前往儿科就诊。

• 不要用手触碰眼睛，一定要碰时，请洗净双手。对于患有麦粒肿的孩子，一定要洗干净他的手。这是因为，孩子们习惯于用手背去揉搓眼睛。当用手揉搓眼睛时，手上沾染的很脏的各类细菌就会通过睫毛的毛孔侵入眼睛，会使得麦粒肿变得更大，也使其更难以尽快痊愈。虽然麦粒肿并不是一种容易相互传染的疾病，但当多名孩子在一起相处的时候，不但要把患有麦粒肿的孩子的手洗干净，还要把其他孩子的手也一起洗干净，这样才更安全。当然，最好能单独使用毛巾。对于容易感染麦粒肿的孩子，要用肥皂水把他的手和脸都洗干净，眼皮上残留的眉毛也要用肥皂水洗干净，这样才有利于预防。为了预防麦粒肿，就喂孩子吃营养剂，这是不会有任何效果的。

流行性结膜炎与急性出血性结膜炎是两种不同的眼疾

• 如果孩子患上流行性结膜炎，眼睛会变得红红的，还会出现眼屎。每年夏天，就会有很多眼睛发红、出现眼屎的孩子到医院就诊。放假期间，到游泳馆玩的孩子越来越多，使得结膜炎患者数量攀升，即便孩子们开学后，这种趋势也会维持好一阵子。医生们把这种疾病称作流行性结膜炎。一提起眼病，虽然经常会想到"急性出血性结膜炎"，但流行性结膜炎与急性出血性结膜炎是两种不同的眼疾。因

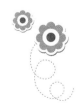

为当孩子们患上这两种疾病时，会在类似的时间出现类似的症状，眼睛也会疼痛，妈妈们难以仅通过表面症状区分，但带孩子到眼科就诊的话，就都可以区别开来。

• 流行性结膜炎由病毒引起。流行性结膜炎是因病毒而起，更准确地说，是因腺病毒而起。当患上流行性结膜炎的时候，眼睛会突然变得红红的，流很多眼泪，眼皮里面像是进了沙子般地别扭，会因发痒而揉搓眼睛，眼睛还会像发烧般地疼痛。如果那样的话，眼睛还会发肿，感到刺眼，在阳光下紧锁眉头。情况严重的话，眼前还会变得模糊不清。孩子们有时候还会同时感染流行性结膜炎和感冒。

• 流行性结膜炎有5～7天的潜伏期。当病毒侵入我们的身体后，并不会立即患上疾病，而是在经过一定的时间后，才会发病。病毒侵入人体到患病的这段时间被称为潜伏期。以流行性结膜炎为例，病毒进入人体后，经过5～7天才会发病。长的话，还可能会在两周后才发病。有时候，有人会抱怨称因为昨天去了一趟眼科而感染了眼病，这是因为患者并不知道病毒的潜伏期。当然，在眼科也可能会感染结膜炎。在眼科与患有结膜炎的孩子打闹的话，就可能会被传染眼病，所以请多加注意。而且，请不要带着原本健康的孩子一起前往眼科。

• 流行性结膜炎的传染性很强。因为流行性结膜炎没有特别的治疗方法，所以事先预防非常重要。因为这种疾病是通过接触传播，所以当患有流行性结膜炎的时候，最好尽可能地不要前往游泳馆及澡堂等人群密集的地方。因为结膜炎还可能会通过毛巾传染，所以如果家里有人感染结膜炎的话，就一定要让其使用单独的毛巾。在为患者涂抹

如果麦粒肿症状加重的话，可以采用热敷疗法

当孩子患上麦粒肿后，最好能送他到医院接受治疗。在家里进行治疗时，可以热敷。在采用热敷疗法的时候，最好能使用40～45摄氏度的热水袋每天热敷4～6次，每次间隔在15～30分钟。当热水袋变凉时，要立即予以更换，使热水袋维持一定的温度。难以对年幼的小孩子采用热敷疗法，如果操作不当的话，就可能会烫伤孩子，所以一定要多加注意。如果因麦粒肿充分成熟而起脓包的话，可以使用干净的纱布进行挤压。如果化脓的部位中间有眉毛的话，就应当先轻轻拔掉这些眉毛，然后再彻底地予以挤压。如果挤压脓包不正确的话，今后可能会在眼皮上留下脓块，进而需要进行切割。如果妈妈们没有自信能正确地挤压脓包的话，最好能带孩子前往儿科，让医生安全地除去脓包。如果不能理解上面这些方法，最好立即接受儿科或眼科医生的诊疗。

眼药的时候，如果碰到患者的眼皮的话，要在涂药后洗干净双手，这样才能防止被传染。也不要与患者共用一个洗脸盆。甚至，如果他人摸了患者握过的门把手的话，也可能会被传染。

• 流行性结膜炎持续时间会很长。在接受结膜炎治疗的患者中，有时会有很多人在接受几天的治疗后，便因为未能很快治愈而转向其他眼科。然而，在治疗流行性结膜炎的时候，患者在治疗初期的状态通常会看上去变得更差。而且，流行性结膜炎的症状会持续很长时间，其症状通常会维持两至三周的时间。因而，当患上流行性结膜炎后，最好能坚持不懈地接受眼科医生的治疗。

患上流行性结膜炎时的注意事项

• 请不要因为痒而用手揉搓眼睛。如果用手揉搓眼睛的话，会刺激出现炎症的眼睛，进而使症状进一步加重。要求孩子忍住不要用手挠发痒的部位，对孩子来说是不可能完成的任务。如果用脏手揉搓眼睛的话，可能会导致麦粒肿，进而使治疗过程更加困难，所以应当让患有结膜炎的孩子经常洗净双手。然而，为了不让孩子揉搓眼睛，给孩子的眼睛遮上眼罩的话，会使症状进一步变差。请不要让孩子使用眼罩。

• 不能随意使用眼药。在韩国，如果眼睛发红的话，人们通常会先敷上眼药，然后再到医院就诊。但是，当患上流行性结膜炎的时候，如果随意地使用眼药的话，只能起到缓解症状的作用。如果这样的话，会使得从外观上看上去一切正常，致使初期难以作出诊断，而内在的病情则会进一步加重。当患上眼病的时候，一定要接受医生的检查，进行正确的治疗。

• 不能进行热敷。当眼睛疼痛并充血的时候，人们有时会采取热敷措施。当患有麦粒肿的时候，好像在哪里听说过热敷有助于缓解病情之类的话，假如的确患上了结膜炎，进行热敷，反而会使病情进一步加重。

• 一定要注意并发症。当患上结膜炎的时候，与大人们相比，虽然孩子们角膜上出现并发症的概率要低，但有时候角膜也可能会变得模糊不清。如果角膜模糊不清的话，会导致视力减弱，需要经过数月乃至1年以上的治疗期，才能使视力再次恢复。

• 一定要让生病的孩子多加休息。当孩子患上流行性结膜炎的时候，最重要的是要让他在家中休息。传染性强的疾病在人群密集的场所会很容易传播。因而流行性结膜炎的传染性非常强，所以一定不要让患有流行性结膜炎的孩子前往学校或幼儿园，而应让其在家中休息。只有这样，才能防止传染给其他人，也能让孩子更快地恢复。

听说有专门治疗结膜炎的效果不错的眼药

从轻症到重症，结膜炎的种类非常多样。用于治疗的药物也会因其种类的不同而全然不同，所以在连儿科医生都无法准确区分症状种类的时候，很多情况下会选择到就近的眼科就诊。当这次患上结膜炎的时候，使用某种眼药很有效果，很多人会在下次患上结膜炎的时候再次使用相同的药物，这样的做法是不对的。没有什么眼药能包治所有眼病。这是因为，根据眼病种类的不同，需要使用的眼药也不尽相同。所以请不要在没有经过准确诊断的时候随意使用眼药。

孩子眼睛内有先天性脂肪瘤，大可不必过度担忧

在靠近鼻梁一侧的眼睛边缘，正常人也会有类似膜一样的组织。这种膜是眼睛构造上必要的结构。然而，有时会在耳朵一侧的眼睛边缘或是其他部位也看到这种膜，这被称为皮样脂肪瘤。当先天性地出现被称为皮样脂肪瘤的时候，通常会有30%的患者伴有发育异常，虽然这不会对视力造成影响，但会引起角膜散光，进而可能会导致弱视。当出现视力减弱或是外观上的问题时，有时会通过手术将其摘除，虽然很多情况下会留下斑痕，但却不会再复发。这种瘤是良性的，而且通常不会继续

变大，所以大可不必为此过于担忧。可以先听听专科医师的建议，再根据情况采取措施。

眼睛上面的鲑鱼色斑会在几年后自然褪去

孩子们的脸上经常会出现淡淡的斑点，尤其是额头正面、眼皮上面、后脑勺、头皮、脖子等部位经常会出现斑点。在这样的斑点中，最常见的便是鲑鱼色斑，这是小儿胎记的一种类型。通常情况下，当孩子刚出生时，连妈妈也浑然不知，直到某天忽然发现孩子身上有这种斑点，会因此感到吃惊。有30%至50%的孩子会出现这种斑点，通常情况下都会随着年龄增长而自然褪去。虽然眼皮上出现的斑点会在几年后慢慢自然地褪去，然而从眼皮一直长到额头的斑点，或者长在后脑勺和脖颈部位的斑点有时则不会消失。只有颜色一般会慢慢变淡，而且会被头发遮挡住，所以不会造成什么大的影响。然而，长在眼皮部位的斑点并不一定都是这种可以自然褪去的鲑鱼色斑。当孩子眼皮上出现红色斑点的时候，可以在前往儿科进行预防接种的时候，顺便向医生咨询，就可以准确了解是哪一种斑点。

对于视力较差的孩子，一定要带其接受早期诊察

在很小的时候，孩子们的眼睛只能看清楚近距离的东西，随着年龄增长，视力会逐步增长，等孩子长到六岁以后，视力会慢慢接近成人的视力水平。随着孩子年龄增长，视力没有逐渐变好的话，如果没有尽快采取措施，今后可能会使孩子患上弱视，即便佩戴眼镜，视力也无法得到矫正，所以应当予以格外注意。

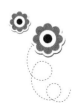

需要接受眼科诊察的视力标准

30~36 个月	单眼或者双眼的视力不足0.4
40~48个月	单眼或者双眼的视力不足0.5
54~60个月	单眼或者双眼的视力不足0.6/0.63

· 还要注意不同视力。家长不仅要注意孩子视力是否正常，还要注意双眼的视力出现差异的情况。因为孩子们会习惯于只使用看得清楚的眼睛，而不愿意使用看不清楚的眼睛，则不常被使用的眼睛有演变为弱视的危险。当孩子双眼的视力出现大于视力表上2格的差异时，就一定要带孩子接受眼科医生的诊察。

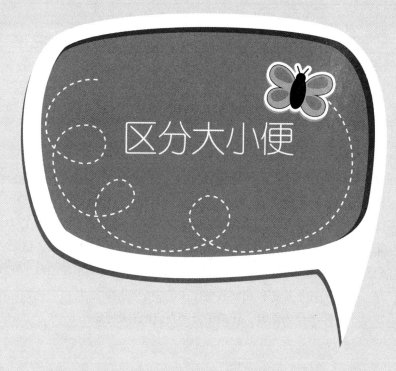

区分大小便

· 最好在孩子满18~24个月期间让其开始区分大小便。如果在18个月前要求孩子开始区分大小便，反而可能会延迟孩子区分大小便的时间。

· 虽然区分大小便看上去并不是一件容易的事情，但不能让孩子随心所欲地做。千万不要急躁地折腾孩子，等到了一定的时候，孩子们就能区分大小便了。

· 到了5岁左右还在被子上画地图的孩子也是很常见的。这一事实要作为孩子和妈妈的秘密，如果孩子过了5岁仍然尿床，最好能带其接受儿科医生的诊察，及时进行治疗。

该让孩子从什么时候开始区分大小便呢

在抚养孩子的过程中，很多妈妈会把自己的孩子与邻居家的孩子进行比较。那样的话，如果作为同龄人的邻居家的孩子已经可以区分大小便，而自己家的孩子仍不能区分大小便的话，妈妈们就会觉得是不是自己的孩子发育晚了，并为此而苦恼。而且，妈妈们还会把第一个孩子和第二个孩子进行比较，并为此担忧。但是，到了一定的时候，孩子们会自然而然地区分大小便，到了两周岁仍然无法区分大小便的孩子比比皆是。孩子们并不是那种用模具做出来的完全相同的金鱼饼。妈妈们不要把某个时间点作为期限，让孩子遵照自己的计划去做。

在区分大小便方面，请不要心急

· 区分大小便与孩子的智商或者运动神经没有关联。孩子到了能自行走到马桶边，独自褪下衣服，在解完大小便后再把衣服提上来的时候，才能称作可以区分大小便。区分大小便不过是要让孩子训练调节大小便的肌肉，与孩子的智商或者运动神经几乎毫无关系。然而，有很多妈妈错误地认为，让孩子过早区分大小便，就如同让孩子提前接受教育。甚至有心急的妈妈会训练还不满周岁的孩子区分大小便。让孩子尽快学会区分大小便，唯一的好处便是可以让妈妈稍早一些从尿布上解放出来。

· 如果为了让孩子尽快区分大小便而折腾孩子的话，会因此失去更多的东西。有的妈妈会认为，孩子尽早区分大小便的

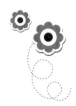

话，就像是发育更快，并乐此不疲，但这却是一种有害的误解。如果妈妈们对孩子区分大小便这件事表现出过度关心的话，孩子就会为了使妈妈高兴而努力，但当孩子没能达成预期目标的时候，自己会感到很失望，费尽吃奶的劲儿去做一些没能完成的事情，只能徒增压力。而且，因为这种压力，今后还可能会出现便秘或者夜尿症。如果为了让孩子尽快地区分大小便而三番五次折腾孩子的话，因此失去的东西会更多。让孩子多用几天尿布也没什么大不了。如果不是特殊的情况，很难见到有小学生还用尿布，到了一定的时候，孩子们自然就能够区分大小便。所以请不要过于急切地思考这一问题。

在区分大小便的时机方面，什么时候会比较好

· 要从孩子出生后18～24个月这段时间开始让孩子区分大小便。最好能让孩子在出生后18个月起至24个月这段时间内开始区分大小便。但是，孩子并不是到了一定的年龄就能区分大小便。而且，这也不是妈妈的事情，而是应由孩子自己来区分，所以妈妈们不能人为地确定孩子区分大小便的时机。虽然孩子尽快地、正常地区分大小便是妈妈的心愿，但这并不是仅凭孩子的意志就能做到的事情。

· 请不要操之过急，应当慢慢来。为了能使孩子区分大小便，有几项必要的前提条件。首先，孩子需要意识到想排泄大小便的感觉，且其肌肉要发育到一定的程度，以便其能在到达卫生间前忍住排便感。而且，因为妈妈们需要向孩子解释马桶的使用方法等，所以孩子应当长到能听懂妈妈说的话的年龄。而且，最重要的是，孩子们必须是自己愿意去区分大小便。通常来讲，虽然出生后18～24个月的孩子们喜

没有确定的绝对标准
要求孩子必须在几岁前
区分大小便。这就如同在
已经读小学的孩子们中间
没有穿尿布的孩子一样，如
果孩子没有其他问题的话，到
了一定的时候，就都能自然地
区分大小便。通常来讲，大部分
的孩子到了3至4岁的时候，就能在
白天区分大小便。如果孩子到了3至
4岁仍然无法在白天区分大小便的话，
最好能带其到儿科接受医生的诊疗。而
且，当孩子能在白天区分大小便之后，一
般在几个月至数年的时间里就能在夜间区
分大小便。大部分女孩和75%左右的男孩在满
5岁之前就能在夜间区分大小便。如果孩子满5
岁之后仍然无法在夜间区分大小便的话，最好带
其接受儿科医生的诊疗。

欢效仿大人的样子，但随着孩子的独立意识逐渐变强，毫无理由的反抗会慢慢增多，所以在很多情况下不会配合区分大小便。如果孩子反抗区分大小便的情况严重的话，即便孩子过了两周岁，也不要过于急切，最好能再稍微悠闲地等待孩子改变。

· 孩子们在区分大小便的时机上会有所不同。出生后12个月以前的婴儿无法通过自己的力量去调节大小便。当孩子长到15个月左右时，孩子在小便后会向妈妈告知"嘘嘘"，到了18个月的时候，还能向妈妈说自己想排泄大小便。当然，即便孩子能说出自己的排便意识，也并不是说明孩子已经能区分大小便。在18个月前，虽然孩子们也能稍微调节大小便，但大部分的孩子在18～24个月之间才能做好区分大小便的准备。但是，每个孩子在区分大小便的时机上有很大差异，有的孩子在出生后超过30个月仍可能没有做好区分大小便的准备。通常来讲，在18～24个月这段时间，有很多孩子就能开始区分大小便，这项数值是平均数值。如果孩子超过两周岁仍然没有做好区分大小便的准备的话，当然最好能让其延期。

如果努力的话，孩子就能早一些区分大小便吗

当然，如果妈妈对孩子施以斥责或体罚的话，也可以使孩子区分大小便的时间稍微提前。但是，如果孩子被强制要求这么早地区分大小便的话，很可能会感到压力，看到妈妈的脸，就会感到不安，可能会因此更热衷于吸吮手指。也就是说，这样做的话，会对孩子正常的心理发育造成不好的影响。而且，还会更容易出现遗尿症或者便秘，其他孩子都

会在区分大小便的时期出现忘掉区分大小便这事儿的情况。在出生后18个月以前开始区分大小便的孩子中间，有很多孩子超过四岁后仍然无法正常区分大小便。与此相反，两岁前后开始区分大小便的孩子，一般在三岁之前就能很好地区分大小便。只要没有特别的问题，孩子们到了一定的时候，就都能区分大小便。所以请不要过于勉强孩子。

需要让孩子延期区分大小便的情况

区分大小便这事儿在妈妈们眼里似乎没什么特别的，只是一件单纯的事情，但对孩子们来说，则是一件大事，是一件能感到很大压力的事情。因而，在可能的情况下，要照顾好孩子，让其能以最佳的状态去区分大小便。在孩子患病后尚未恢复，或是有弟弟妹妹出生，或是遇到搬家，或是家里发生大事等等这种状态下，最好能让孩子推迟区分大小便。然而，如果孩子自己能很好地区分大小便的话，当然也就没有终止的必要了。在孩子的成长过程中，会有一段特别闹腾、不听话的时期。在这段时期内，如果孩子开始区分大小便的话，很可能会遭遇失败。事实上，孩子们平均区分大小便的时期，往往也正是孩子们独立意识慢慢变强，开始不太听父母的话的时期。最好能稍稍避开这些时期。只有当孩子做好了区分大小便的准备的时候，才能让孩子开始区分大小便。

该如何区分大小便呢

如果孩子想要去自行区分大小便的话，就可以暂且视作孩子做好了区分大小便的准备。而且，因为孩子规律地排泄大便，所以要能稍微预

203

测孩子将要排大便的时间。如果孩子做出像是排大小便的面部表情，或者摆出半蹲的姿势的话，就可以知道孩子想要排大小便了。

当孩子穿着包着大小便的尿布的时候感觉不便，而且他想要更换的话，就说明这个孩子现在想要在马桶上排便，而不是尿布。当孩子想要在马桶上排泄大小便的时候，就是让孩子区分大小便的最合适的时间。

为区分大小便所做的几项准备

·先确定一下术语。首先，事先确定好称呼大小便或者生殖器官的术语，然后告诉孩子。因为年幼的孩子好奇心很重，有时候会想要触摸大小便。对孩子们来说，大小便尚不是肮脏的东西。不能对这些孩子使用能激起对大小便抵触感的术语。最好能原原本本地用坚决的表情严肃地对孩子说："便便不是可以拿着玩的东西。"如果从一开始便错误地使用这些术语的话，孩子们就可能对区分大小便这事儿产生错误的认知，而这些是伴随他一生的行为，也是自然发育阶段之一。可以对孩子们说"嘘"或者"嗯"之类的话，或是原原本本地对其说"尿""屎"，或者也可以正规地说是"大便"和"小便"。不能强迫孩子对大小便产生一种负面的想法。对这个年龄段的孩子来说，大小便就是自身的一部分。如果因为粪便肮脏而在看到孩子的大小便后皱眉的话，可能会让孩子觉得妈妈是在讨厌自己。让孩子区分大小便，真的不是一件容易的事情。

·最好能给孩子做一下示范。在孩子开始区分大小便的时候，最好能让孩子观摩一下其他人排泄大小便的样子。正所谓百闻不如一见，就是这个道理。尤其是，对将要区分大小便的孩子来说，向其展示一下比他年龄大且已经能区分大小便的孩子使用马桶的样子的话，是再好不过的了。请妈妈、姐姐或女亲戚向女婴展示，爸爸、哥哥或男亲戚向男婴做一下排泄大小便的示范。而且，让孩子看一下同龄孩子使用

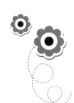

马桶的场景，也是很有帮助的。只是，如果让孩子观看其他性别的孩子排泄大小便的样子的话，会让孩子感到混乱，所以最好不要向孩子展示这种场景。

• 请单独为孩子准备婴儿专用马桶。在孩子开始区分大小便的大约一个月前，请为孩子事先购置一个漂亮的马桶，让孩子与其变得亲密。不要从一开始就让孩子使用马桶，在最初的几周时间内，请让孩子就像坐在椅子上一样地穿着衣服经常坐在马桶上。最好能让孩子当作愉快的用途来使用。将来的用途如果是马桶的话又该如何呢？让孩子坐在马桶上，喂他吃好吃的，为他读他喜欢的书，给他讲有趣的故事，让孩子把坐马桶当作一件愉快的事情。就如同孩子做了对的事情就给予称赞及奖赏一样，让孩子坐在马桶上也是一个很好的办法。通过这样做，能让孩子乐于坐在马桶上，当孩子把马桶当作自己的朋友对待的时候，那时便会渐渐地显露出孩子的本性。也就是说，为了让孩子区分大小便，从现在开始可以让孩子坐在马桶上。同时还要告诉孩子，这个椅子是用来做什么的，什么时候会用到。

区分大小便是不分昼夜的

刚开始，大部分的妈妈会仅在白天让孩子做一些区分大小便的练习。

但是，不仅是白天，最好能让孩子在夜间睡觉的时候也做一些区分大小便的练习。这是因为，孩子在白天区分大小便后，再让其在夜间做一些区分练习的话，会让其感受到更多的压力。不管是白天还是晚上，不管是孩子睡前还是睡觉中途醒来后，都应劝其使用马桶，这是一个好方法。而且，在睡觉的时候，不要让孩子穿着难以解开的尿布，而应给他穿上能自行脱下的尿布，而且为了防备孩子出现失误，最好能在裤子下垫上防潮垫。要事先告诉孩子，如果他在晚上醒来后想做什么事情且难以独自完成的话，就应找妈妈或者爸爸帮忙。在孩子白天能很好地区分大小便的状况持续超过一年的情况下，如果他晚上睡觉的时候仍然会出现失误的话，就请带其到儿科接受医生的诊疗。

• 请告诉孩子，马桶是排泄大小便的地方。当孩子把大便拉在尿布里时，请让他坐在马桶上，然后为其更换尿布。而且，要在孩子眼前把尿布中的大便抖落到马桶中，然后让孩子看一下马桶是用来做什么的。当然，如果能让孩子保持坐着的姿势，抬起屁屁，然后向其下面抖落大便的话，会更有真实感。因为这个年龄段的孩子的好奇心很重，当他看到什么行动的话，就会想着要自己试着做一下。最好能很好地利用一下孩子的这一特点。当孩子有了排便感的时候，请脱掉孩子的尿布，让他在马桶附近玩耍。而且，请告诉孩子马桶是用来排泄大小便

请家长记住这些

让孩子区分大小便
的时候，通常最好能
让孩子从区分大便开
始。这是因为，一般来
讲，区分小便要比区分大
便难，当然也会花费更多的
时间。刚开始的时候，可以让
男童也坐着排泄大便，以后
再让其站着尿尿。如果爸爸能为
孩子做一下示范的话，男童站着尿
尿的时间就会稍微提前一些。在没有
见过爸爸使用马桶的男童中，有的孩
子会在一段时间内不愿意站着尿尿。

的地方。如果孩子自然地开始坐到马桶上的时候，就试着为其脱掉尿布，让孩子坐在马桶上。

当孩子开始区分大小便的时候

如果孩子已经做好了区分大小便的准备的话，现在就可以让孩子开始区分大小便。但是，妈妈在方便的时间哄孩子去尿尿的话，这样并不是孩子自然地排尿。孩子刚开始不能很好地区分大小便，当其闯祸后会向妈妈说"尿尿"。这时候，即便孩子是在尿完之后才告诉妈妈，也请给孩子一些称赞的话。而且要提示孩子在下次排泄大小便前一定要告诉妈妈。

• 观察孩子的面部表情是判断孩子解大小便的捷径。孩子小便前会发出哼哼或嗯嗯的声音，或者蹲坐下来或者停止玩耍。并且小便的时候会用力，脸会涨得通红。这种时候就是要小便了，要告诉孩子应该去厕所。每天在饭后或午睡前让孩子尝试坐马桶，也能对减少孩子的抗拒心理起到帮助作用。但家长要理解，妈妈们并不能随便决定孩子懂得小便的时期。观察孩子的面部表情并依照而行是判断孩子解大小便的捷径。如果想让孩子快点懂得大小便而过分强求或责骂，容易导致孩子的逆反心理。如果孩子成功应该明确表扬，如果失败也应鼓励。

• 想小便时，孩子会发出信号。孩子想小便时，会说话告诉妈妈或无意识中用身体语言表达。只要是对孩子稍微上点心的妈妈，就能马上明白孩子小便前是会出现表情变化的。玩得好好的孩子突然涨红脸，皱起眉头，半弯着腰站着，直愣愣地看着妈妈，如果是男孩子还会抓下面的小鸡鸡。有些孩子也会蹲坐下来，抓扯裤子，甚至一个劲地放屁。有时候会讨要尿布或为了去特定的地方小便而站在原处，这些都可以理解成是孩子想小便的信号。看到这种信号，在几分钟内就应该让孩

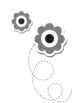

子坐在马桶上。这其实是教孩子懂得大小便的开始。也可以在午睡醒来之后马上或饭后20分钟开始教孩子。

• 刚开始，孩子不懂大小便。刚开始，常常是妈妈带孩子去马桶。发现孩子想小便时，就要一边对孩子说"现在想嘘嘘吧？我们去嘘嘘啊"，一边诱导孩子去马桶。如果孩子乖乖地跟过来，就脱下裤子，解开尿布，让孩子坐在马桶上。另外也有一种方法是，一开始让孩子带着尿布坐在马桶上小便，然后再慢慢地让孩子不用尿布直接使用马桶。孩子坐在马桶上时，一边对孩子说"想嘘嘘吧？在马桶上嘘嘘吧。嘘～嘘～"一边诱导孩子。如果孩子不喜欢坐在马桶上，就要做一些孩子喜欢的事情，以使他愿意坐在马桶上面。如果喜欢书，就给他看书，如果喜欢故事，就给他讲有趣的故事。如果让孩子坐在儿童马桶上，妈妈并肩坐在成人马桶上，那样也会更容易让孩子使用马桶。

• 不要强迫孩子坐马桶或责骂孩子。如果过了1分钟孩子就想从马桶上站起来，那就让他站起来。如果过了5分钟孩子没有小便，就要让孩子站起来，对孩子说"没有嘘嘘的话，就站起来吧"，然后让孩子做其他的事情。要让孩子慢慢认识到马桶是用来大小便的地方。消除紧张感调整大小便并不是一件易事，虽然有些孩子刚开始一从马桶上站起来就会尿裤子，但很快就能适应。并且要告诉孩子，如果小便时想正确用上力气，就应该脚底踩住地面用力。可以每天几次有规律地让孩子坐马桶。没有孩子一开始就能做好。就算孩子在其他地方拉屎撒尿了，也不要责骂或显现出失望的表情。哪怕只成功了一次，就要给予表扬。如果孩子不想坐马桶，就说明还没到懂大小便的时候。

让孩子坐在马桶上时，请不要冲水

如果使用放在房间里的马桶就没关系，但如果使用卫生间里的马桶，那么在教孩子懂得大小便的初期，不要在孩子还坐在马桶上时就冲水。因为有些孩子以为大小便是自己身体的一部分，所以看到大便混在水里冲下去的画面会感到害怕和担心。并且，孩子们听到水冲下去的声音会恐惧自己也被吸进马桶。这样孩子就会害怕坐马桶。等孩子从马桶上下来并离开卫生间以后再冲水，稍微适应一点以后，拿一张手纸放进马桶，让孩子看水冲下去的样子。过段时间孩子不再担心或害怕时，可以在大便小便后冲水，直到这之后才让孩子自己冲马桶。

哪怕孩子做得不好，也要给予称赞

有句话叫做"称赞是最好的老师"。和其他情况不同的是，懂得小便并不是孩子的意志所能控制的。所以孩子没做好的时候，如果父母显露不悦的表情或责骂，孩子会有压力，应该予以注意。就算是听得懂说话的孩子，懂得大小便也没有妈妈所想的那样简单。哪怕是已经长大的孩子，如果不懂得大小便也绝对不能责骂。孩子稍有进步时，应该给予称赞，但即使失败了，也要找理由给予称赞。如果孩子成功了，就要抱抱他亲亲他，并给他吃喜欢的饼干点心。并且，等爸爸一回到家就要向爸爸夸耀。爸爸也应该把眼睛睁圆了，好像孩子做了非常了不起的事情一样感到很骄傲。实际上这确实是一件很了不起的事情。等孩子能够自己在马桶上小便两三次以后，就要鼓励孩子独立大小便，不要过度干预，静静地守在一旁就好。另外也不要忘记应该给孩子穿他能够自己脱卸的尿布和衣服。

懂得大小便的孩子也可能会再次尿裤子

· 懂得大小便的孩子也可能会尿裤子。这时就应该对孩子适当地说一些稍带刺激性的话语："尿布湿掉的话会不舒服的啊。妈妈觉得尿尿就应该去马桶尿才好哦……"用这种方式稍微给予一点刺激。但是不要大声责骂孩子或者拿别的孩子作比较，说一些让孩子泄气的话。当然更不能动手打孩子。本来过了两周岁的孩子就有叛逆性，如果责骂孩子，可能就会不配合大小便。给孩子换上喜欢的衣服，让孩子自己把尿湿的衣服放进洗衣机，倒不失为一个好方法。

· 压力或环境变化可能导致尿裤子。两周岁左右的孩子会以为大便也是自己身体的一部分，所以会有要持有的倾向。懂得大小便的孩子如果突然又尿裤子，可能正是由于这种要求突然变强而导致的。

但这种情况下，应该先确认孩子是否有心理上的压力或环境因素的变化，并解决这些问题。有些孩子有了弟弟妹妹以后会感到被抢走了妈妈的爱，有些孩子第一次去幼儿园遇到其他小朋友会感到有压力。这种情况下如果责骂孩子，会使状况更加恶化，应该理解孩子的心情并鼓励他。多抱孩子一次，多讲一句关怀的话，绝对比责骂打罚更加有效。

• 不可以惩罚孩子。懂得大小便的孩子如果经常尿湿衣服，有些妈妈就会给予惩罚，或故意让孩子穿着湿尿布以告诉他尿湿衣裤会不舒服，但这样做是绝对不行的。即使心里非常焦虑也要表现出一副好心情，尽快换好衣服和尿布，让孩子自己感觉到干爽的衣服才舒服，不失为一个更好的办法。并且也只有这样做才不会在孩子心里留下伤痕。尿布湿了以后马上换掉，并告诉孩子要及时告诉妈妈。如果妈妈对孩子尿湿裤子展现出不好的态度，孩子每次要求妈妈换尿布时就会带有负罪感，应该引起注意。

在外面也要练习小便

• 也应该预先练习使用外面的厕所。有些孩子虽然在家里会好好上厕所，外出或去幼儿园时却会讨厌上卫生间。甚至还有孩子在外旅行的几天时间里会忍着大便不上洗手间，到家以后才解决。如果常常只使用一个地方的卫生间，只习惯于使用家里干净的马桶，这些孩子外出时或上幼儿园以及学校时，小便会成为困难。如果孩子不习惯在外面上厕所，那也不可能背着厕所去外面，所以应该事先练习以使孩子适应。

请家长注意

教孩子懂得大小便
时，有时会让孩子受
到压力，导致排泄的便
便出现变化。如果妈妈
过度强求要孩子懂得大小
便，孩子可能会忍着排便而
导致便秘，严重的话还会造成
大小便失禁或腹泻。需要注意
的一点是，看到便便干硬时，在
没有医生处方的情况下不能随便使
用灌肠药。

· 去幼儿园和学校前，要让孩子熟悉上厕所的整个过程。随着孩子长大，对周围的关注也会慢慢地增加，孩子到了一定年龄，可以在没有辅助设施的情况下使用成人马桶时，就要练习使用邻居或朋友家里的卫生间，以及百货店或饭店等处的公共厕所。养成使用不同场所卫生间的习惯以后，孩子对于在外面上厕所就会觉得无所谓了。并且要偶尔故意带孩子去有气味的厕所，使孩子不至于过度讨厌或躲避乱糟糟的环境。并且，只习惯于使用坐式马桶的孩子在使用蹲式马桶时会感到不舒服，半蹲着也会感到累，所以也要练习使用这种马桶。让孩子蹲着上厕所并不是件容易的事，所以刚开始时家长要给予帮助。上幼儿园或学校前，要让孩子熟悉上厕所的全过程：自己脱下裤子，然后小便，用卫生纸擦屁屁，穿上裤子，最后冲马桶。有些妈妈认为孩子自己擦屁屁擦不干净，所以每次都帮助擦，这样有些孩子以后自己擦屁屁时会感到不安。

孩子抗拒学习大小便时

过了两周岁半的孩子如果在没有其他异常的情况下，还是不懂得大小便，就一定要想一想是不是孩子抗拒学习大小便这件事本身。孩子抗拒学习大小便最常见的原因往往是妈妈太过于折腾孩子。孩子说了不喜欢，还是硬把孩子按在马桶上，或者在孩子尿裤子时责骂甚至打孩子，越是这样孩子往往越不配合。性格固执的孩子会变得更加抗拒。5岁以前的孩子在没有其他异常的情况下，如果不懂得大小便，就一定要想一想是不是因为叛逆心理。

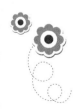

可能是出现了大小便失禁的遗粪症

·遗粪症主要是由心理原因造成的。一般满四岁的孩子当中，有些孩子即使没有特别的身体上的异常也会出现大小便失禁。这种大小便失禁就叫做遗粪症。遗粪症一般多见于男孩子，相比于晚上，白天更容易出现症状。遗粪症有可能是肠道先天性畸形造成的，但大多数都是心理原因引起的。父母为挣钱而让孩子在托儿所度过，远离父母在别的家庭长大，有了弟弟妹妹或刚开始上学时，或者过度接受大小便训练时会出现这种症状。

·怀疑是遗粪症时要先接受诊察。怀疑是遗粪症时要先接受诊察，以确认肠道是否有异常，如果是心理上的原因，就要掌握是哪种情感障碍原因，并采取改变环境等根本性的对策。如果孩子在裤子上拉便便，也不可以责骂或惩罚。当然也不可以漠不关心，放任不管。应该重新开始教孩子大小便，坚定地告诉孩子大小便应该去马桶，而不是在裤子上，这一点很重要。治疗遗粪症需要全家人共同的关怀与努力。遗粪症时间过长，对孩子的心理成长也会造成不利的影响。

针对抗拒学习大小便的孩子的对策

·不再干涉。家长不要干涉孩子解还是不解大小便。要告诉孩子："妈妈太为难你了，对不起。虽然这么做都是为你好，但你看起来很痛苦，所以从现在开始妈妈决定不再说让你小便的话了。"然后就要放手，让孩子自己看着处理。并且要对孩子说明身体里产生的大小便应该一天排泄一次，并告诉他这时候应该自己去马桶解决。

·不再催促。不管家长再怎么发誓说从今以后不再干涉，但如果孩子一直不会大小便，最后还是会忍不住冒出这样一句话"想尿尿吗？"家长要尽量少说这类话，也不要给看眼色。相反，孩子自己会大小便时就要奖励他好吃的食物，允许他玩些有趣的游戏。最近的孩子多数都喜欢收到贴纸这样的礼物。如果某一天孩子成功解出大小便，就在日历上贴上贴纸，等到贴纸达到一定数量时，就奖励孩子奖品。如果孩子连续两周左右成功大小便，就要慢慢地停止使用这种方法。并且开始关注孩子，让他能够在自己愿意的时间里坐到马桶上大小便，使妈妈不必再操心。为了让孩子在没有妈妈帮助的情况下，想大小便时也能自己使用马桶，值得考虑一下在房间和地板上各放一只马桶。

· 给孩子穿他喜欢的衣服也是一种办法。多数的孩子不愿意弄脏自己喜欢的东西。所以给孩子穿他喜欢的衣服，对于他懂得大小便也能有所帮助。如果孩子已经会自己换衣服，要告诉他尿裤子时应该马上换衣服。当然，尽管穿衣服由孩子自己完成，但把衣橱整理好使孩子容易找到换穿的衣服却是妈妈要做的事情。

患有夜尿症的孩子常在被褥上留下地图般的尿渍

所谓的夜尿症指的就是晚上睡觉时在床上小便的症状。有夜尿症的孩子，膀胱比其他孩子小，晚上产生的尿液很难都保存在膀胱里。所以睡觉期间应该起来小便，但可能由于孩子睡得沉的缘故，就直接尿在被褥上了。孩子一般2岁左右学会大小便，但学会晚上尿尿会比较困难，所以大约每十个孩子有一两个到了5岁时还尿床，在被褥上留下弯弯曲曲地图般的尿渍。6岁的孩子中十个里有一个会尿床，12岁的孩子每一百个中仍有三个依然会尿床。相比女孩子，男孩子更容易出现夜尿症，如果父母小时候有夜尿症，那么孩子出现夜尿症的可能性也就更高。

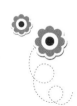

不能无视心理因素

　　晚上不尿尿睡得很好的孩子，如果受到心理压力常常也会尿床。比如说，有了弟弟或妹妹，搬了家，新换了一所幼儿园，自己喜欢的玩具不见了，挨了一顿臭骂，这些都可能导致孩子晚上尿床。孩子受到的压力，应该从孩子的角度来看待。父母看来根本不算什么的事情，在孩子眼里可能就是天大的事儿。如果是因为妈妈怀了弟弟妹妹而出现夜尿症，就应该更多地关心孩子，不使孩子觉得自己被夺走了父母的关爱。另外孩子白天过于兴奋，晚上也会尿床。难得和爸爸玩得高兴或举办了生日酒席时，晚上就会尿床。大小便有点问题的孩子晚上也会一直尿床。过了两岁半还不懂大小便的孩子可能是被妈妈过于折腾造成的。这种情况的孩子如果时间长了，虽然白天会懂得大小便，但由于内心深处隐藏着的反抗情绪，在晚上依然可能尿床。所以在教孩子大小便时，绝对不可以过分责骂孩子。

有时夜尿症也会成为问题

　　• 夜尿症也会由压力之外的其他因素造成。心理压力之外的其他异常也可能造成夜尿症。夜尿症可以分为两大类：身体有某种异常，即有体质性原因的情况，以及身体没有特别的异常，即没有体质性原因的情况。晚上没有出现过持续两天以上尿床的孩子一般没有体质性的问题。另外，以前懂得大小便的孩子治疗起来会比一开始就不懂大小便的孩子来得容易。但父母很难分辨到底有还是没有这种体质上的问题。如果孩子到了懂得晚上也该尿尿的年纪但还要尿床的话，最好先去看下儿科医生。

　　• 有时会因为特殊的疾病而出现夜尿症。夜尿症的原因相当多，但多数并没有特殊原因。因为其他异常而造成夜尿症时，根据医生的诊察意见进行检查以后可以找到原因。此时进行的检查一般有尿液检查，尿液培养检查，限制夜间摄入水分后进行尿液比重和渗透压检查，血清抗利尿激素值测定，X线和超声波检查等。

如果有尿路感染或小儿糖尿病就会容易出现夜尿症，脊髓出现神经性异常时也容易出现。此外，肾脏或膀胱有异常时也会发生夜尿症。但不懂得晚上大小便的孩子中大部分都是没有问题的，没必要事先过于担心。

如何治疗夜尿症

孩子不懂得晚上大小便时，如果是特定原因造成的，就要查明病因并治疗，但大多数的夜尿症往往都无法查明原因。由于夜尿症，就算到了5岁也还不懂小便时，应该接受儿科医生的诊察，一般接受治疗就会好转，所以不必过于担心。

• 治疗夜尿症的一般方法。

孩子有夜尿症时，不要置之不理。即使情况严重，也可以通过努力来治愈。

不要责骂或惩罚孩子。给予称赞和适当奖励对治疗有极大的帮助。

告诉孩子睡觉前必须解小便，夜间想小便时应该起床。为了让孩子夜间也容易找到卫生间，最好开灯，如果是男孩子，也可以在房间放一个能够拎起来尿尿的桶。如果从房间到卫生间的距离比较远，就换个房间或在孩子的房间里放个简易马桶。

父母如果睡得比较晚，可以在睡觉时再把一次尿，可以的话，最好半夜里再叫醒一次孩子去上厕所。

床上铺上防尿垫，经常洗被子以去除尿骚味。干脆准备一个能够把被子都放进去的洗衣机，选用容易晾干的被子，这些都是减少父母负担的方法。早上脱卸被套的时候，让孩子也一同参与，孩子长大点以后，

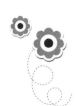

可以教育孩子让他自己脱被套并放到洗衣机里。

睡觉时要提前在孩子旁边放好换穿的衣服，如果孩子尿床就要培养他养成独立换衣的习惯。并准备一张能够铺在被褥上的干净床单，使孩子能够在干爽的小床上再次舒舒服服地入睡。避免让孩子睡在尿湿的被窝里。尤其是让孩子睡在尿湿的被窝里以作惩罚会对孩子的性格形成产生不好的影响。

不要给有夜尿症的孩子喝碳酸饮料或含有咖啡因的茶类、巧克力茶、可可茶、橘子汁、橙子汁等。这些会加重夜尿症。

去学校前一定给孩子淋浴，以避免因身上发出的尿骚味而使孩子被人嘲笑。

· 行动治疗方面有三大方法。

扩大膀胱容量的运动：平时在白天要练习憋尿，能够帮助扩大膀胱容量。

强化责任项目：给孩子任务，要求他自己整理尿湿的床品和衣物，并放进洗衣机。

夜尿症警报器：孩子睡觉时如果尿床，这种器具就会发出警报，这时就要叫醒孩子并再次把尿。建议在孩子症状严重时去医院购买此器具。使用夜尿症警报器进行治疗，很多孩子通常2~3个月以后就会见效。

· 药物治疗需要与常规治疗同时进行。

治疗夜尿症的药物有抗利尿激素和抗抑郁剂、膀胱调节剂等，只能在儿科医生诊断后认为需要用药时才能使用。抗利尿激素能减少尿液的形成量，膀胱调节剂能扩大膀胱的容量，从而防止尿床。这种方法并不能完全根治夜尿症，只是暂时减少孩子尿床造成的心理负担，对治疗起到帮助作用。不是说使用这种药物就能使孩子马上好转，它需要与常规治疗同时进行，这一点很重要。使用警报器或药物或者饮食调节等进行

孩子有夜尿症时家长这样做

白天多多喝水以使膀胱变大。并且可能的话，晚饭后不要过多摄入水或果汁等含水分多的食物。但也不要喂孩子吃一些容易导致口渴的食物。尤其是晚上要避免吃披萨或牛奶、芝士之类的食物。大约十分之一的人是对这种食物敏感的体质。

积极治疗时，就不必限制水分摄入或叫醒睡梦中的孩子去上厕所。不过每个儿科医生的意见都会有所不同，这方面的问题最好遵循孩子常看的儿科医生的意见。

请家长注意

有夜尿症的孩子每晚会尿床，但如果因此而使用尿不湿，并不是一个好方法。相比于此，给孩子穿能够自己脱下来的厚点的衣服会更好。都已经长大的孩子如果还使用尿不湿会丧失信心，使状态更加恶化。夜尿症只有孩子自己积极努力才会好得快，就算尿床也没有关系，但如果使用尿不湿，就没有理由让孩子晚上起来尿尿了。

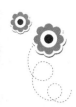

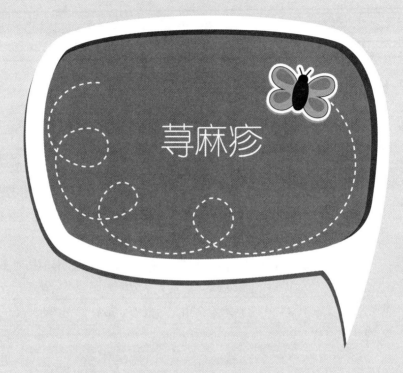

荨麻疹

· 妈妈看到孩子身上长出地图模样的奇怪东西以后，慌张地跑到儿科来看，结果却发现不知何时症状已经消失，不由感到一阵心慌，而说出"呃，明明这里有的"这样一句话。这种情况多数是长了荨麻疹。

· 另外，很多妈妈看到孩子长荨麻疹就会怀疑是食物中毒。但食物中毒会出现腹痛、呕吐、腹泻等症状。孩子身上出现荨麻疹时，很多妈妈会归咎于昨晚吃的食物。但如果反复吃同一种食物时并不是每次都出现荨麻疹的话，那么就与食物无关。但也不要担心，因为就算不知道原因也可以治疗荨麻疹。

疑似出现荨麻疹，该怎么做

· 出现后马上消失是荨麻疹的特征。荨麻疹也叫风疹块，其特征是呈现不规则的地图模样或圆形形状，并在皮肤上肿起突出，且略带一些白色。当然也会发痒。荨麻疹会在不过短短几十分钟内出现又消失，或者从某处马上转移至其他部位。妈妈们有过几次这样症状出现又马上消失的经历后，慢慢地就对这种症状不重视。但是荨麻疹严重时也会有危险。

· 长荨麻疹时，不可以随便吃药。孩子身上长荨麻疹时不要随便喂服药物，应该先了解原因。尽管大多数的妈妈会怀疑孩子是食物中毒，但实际上食物中毒基本不会引起荨麻疹。最好首先把近期吃的食物或药都记录下来。

· 如果怀疑由某种食物引发，请先停止食用。如果怀疑是某种食物引发的荨麻疹，那么首先停止食用该食物。如果是作为辅食初次食用某种食物而出现荨麻疹，可以在1～3个月以后再次食用看看会不会出现荨麻疹，从而进行确认。这样就能知道该食物是不是引发荨麻疹的原因。

· 过敏也能引发荨麻疹。很多时候，荨麻疹是由过敏造成的。即使被蜜蜂蜇了一下也可能引发过敏反应，以前被蜂蜇后曾出现严重过敏反应的人去野外时要多加注意，如果又被蜜蜂蜇到应该马上去医院。

· 荨麻疹的原因多数不能查明。很多时候并不能查明患荨麻疹的原因。病毒也可能成为诱发的原因。即使不知道原因，也不必担心。因为就算不知道原因也可以先采取缓解症状的措施。

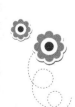

怎样治疗荨麻疹

· 荨麻疹需要坚持治疗。就算儿科医生没能查明荨麻疹的原因，也能根据症状采取措施。荨麻疹的第一轮治疗，所有医院采用的都是相同的方法。有些妈妈在经过几天治疗以后，如果症状仍不好转就会换医院，但我们并不建议这种在治疗过程中转院的做法。荨麻疹有时会持续一段时间，经过治疗状态好转以后又会马上复发。荨麻疹只有坚持治疗才能痊愈。

· 不要在家里随便喂孩子吃药。在去看儿科之前不要随便喂孩子吃药。因长荨麻疹而来医院的人当中，有些以为孩子是食物中毒，就先喂孩子吃了之前吃剩的抗生素。随便用药真的是非常危险的。

· 发痒厉害时请冷敷。长荨麻疹时会发痒，孩子会非常痛苦。这种时候用冷水进行冷敷，就能够快速止痒。发痒非常厉害时，可以用冰块在孩子发痒的部位来回搓动10分钟左右，也能帮助缓解发痒。但如果荨麻疹是由冷的东西引起的，当然就不能进行冷敷。并且，如果冷敷以后孩子还是很痒，但又无法马上前往医院的情况下，可以喂孩子吃治疗感冒时用的抗组胺剂。当然，如果能去医院是最好的选择。

脸上长荨麻疹时，情况紧急

脸上长荨麻疹的孩子当中，有些在喉咙里也会长荨麻疹。这时就会出现气紧、呼吸困难而可能会导致危险。孩子脸上长荨麻疹并且状态有点异常时，应该马上去看儿科。当然，晚上应该去急救室。孩子长荨麻疹以后一个劲儿地呼噜呼噜喘气或呼吸困难、说话困难，甚至吞咽食

孩子身上出现荨麻疹时，很多人都以为是食物中毒，就去药店买了治食物中毒的药喂给孩子吃，还是不好的话才带孩子去看儿科。过去没有冰箱，食物也很珍贵，所以常吃坏掉的食物，因此会出现呕吐和腹泻，严重时身上还会长荨麻疹。但如今几乎没有因为食物中毒而长荨麻疹的情况。如果荨麻疹是由食物中毒造成的，那么自然就会出现呕吐和腹泻等症状。

物困难时，应该马上去急救室。当然，如果荨麻疹持续两小时以上或孩子很难受时，也应该去急救室。荨麻疹总是反复发作，孩子伴随发热和严重腹痛时也应该接受儿科医生的治疗。荨麻疹虽然看上去令人害怕，但不会传染，所以即使和其他小朋友一起玩耍也没有关系。也可以去上幼儿园。荨麻疹一般过3～4天后会消失，但有时也会持续6周以上，演变成慢性荨麻疹。

服药后长出了荨麻疹

有时为治病而吃药后，会出现荨麻疹。这种情况下，有些妈妈便会认为是药物引起的，有人会去别的医院进行治疗，但这样做是不妥的。如果服药过程中出现荨麻疹，应该去孩子治病的医院进行治疗。并且应该查明和了解所怀疑的药物的名称。如果一定要换医院，那也要先了解清楚所用药物的名称。

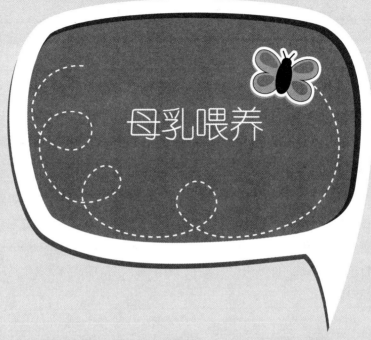

母乳喂养

・母乳喂养长大的孩子IQ会高5～10。以后就算再努力也不可能把孩子的智力提高这些。

・母乳喂养至少要到周岁，即使过了周岁，只要孩子想喝，无论多少，妈妈都应该喂给孩子吃。世界卫生组织和联合国儿童基金会都建议母乳喂养到两周岁。即使过了两周岁，只要孩子愿意喝，无论多少都应该喂。即使过了两三周岁还继续喝母乳，也不会造成蛀牙。

・不能因为大便稀而断奶。不能因为孩子腹泻或黄疸而断奶。母乳喂养有益于妈妈的健康，也是减少腹部赘肉的最好方法。

・出生后4周以内的孩子，如果不是医学上的原因，不要把奶水挤到奶瓶里再喂养，也不能因为产后调理而使妈妈和孩子分开。新生儿时期和妈妈一起睡一起吃，对于性格形成和后脑发育有极其重要的作用。

母乳喂养须知

母乳最好

·母乳是最好的食物。母乳是孩子最好的食物，是妈妈能够给孩子的最好的礼物。吃母乳长大的孩子头脑好使，又能健康成长，也不容易得病。母乳喂养的妈妈也能得福，能减少产后出血，加快恢复，身材也更加苗条。能减少患卵巢癌和更年期前乳房癌，以及老年骨质疏松症的概率。

·请长期母乳喂养。母乳至少要喂到周岁，就算过了周岁，只要孩子想喝，无论多少都应该喂给孩子喝。母乳的优点可以持续到两周岁以后，就算过了三岁，也可以继续喂孩子母乳。世界卫生组织和韩国小儿科学学会建议在6个月内只喂母乳，并且至少持续喂养到24个月。尽管母乳是孩子最好的食物，但孩子满6个月后，为补充铁、锌等儿童成长发育所需的营养成分，建议开始喂孩子吃含有肉类的辅食。随着辅食增加，母乳应该慢慢减少。母乳的好处并不仅限于哺乳的时期，而是会持续一生之久，对健康和智力发育都有帮助。母乳吃得越久越多，其优点就越明显，尤其是周岁以前多喝母乳能使大脑发育更好，视力更好，学习成绩也更好。

母乳喂养的好处

母乳是上天赐予孩子的礼物。在喂养孩子方面，母乳包含了最高品

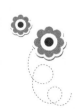

质最丰富的营养成分。母乳中尤其包含了胎儿在妈妈腹中无法得到的丰富的免疫成分，能帮助增强孩子的抵抗力。有些妈妈相信奶粉和母乳一样好，但母乳就是母乳，奶粉就是奶粉。奶粉只是表面上长得像罢了，不可能变成母乳，就像在南瓜上画几条线不可能变成西瓜一样。

- 母乳喂养对孩子的好处。

头脑发育好。吃母乳的孩子智力也高，认知发育也快，学习成绩也更好。

少得传染病。吃母乳的孩子相比吃奶粉的孩子更少得病：肠炎减少3倍、中耳炎减少3倍，脑膜炎减少3.8倍，尿道感染减少2.5～5.5倍，肺炎及下呼吸道感染减少1.7～5倍。

减少出现过敏症。少得遗传性过敏症皮炎及哮喘（2～7倍）。

其他。少得1型糖尿病（2.4倍）和婴儿猝死（2倍）。

- 母乳喂养对妈妈的好处。

产后恢复快，并发症少。吸吮乳汁可以促使分泌一种叫做催产素的激素，促进子宫收缩，从而也能减少产后出血。

身材苗条。母乳喂养可以加快回到怀孕之前的身材。

妈妈也更健康。以后较少出现骨质疏松症，也减少得卵巢癌和更年期前乳房癌的概率。

精神也更好。产生自信，对孩子更充满爱。

正确喂养母乳，最迟从2个月开始就要进行睡觉训练，6个月开始添加肉类辅食，8个月开始养成习惯。想要母乳喂养的妈妈当中，很多由于晚上不能好好睡觉而断了奶。有些妈妈尽管在产后几个月内不会因为每个晚上喂奶而感到很累，但6～9个月时就会达到极限，开始想断奶。有些妈妈即使是下了狠心无论怎样都要坚持喂奶到周岁，也常常因为睡不好觉而出现想断奶的念头。如果想长时间喂母乳，妈妈和孩子都需要好好睡觉。从小开始睡觉方面的训练，既可以很好地喂母乳，又可以使妈妈和孩子很好地睡觉。无论是吃母乳还是奶粉，训练睡觉非常重要。满2个月时，晚上哄孩子睡觉前需要喂饱孩子，不要养成躺着含奶头睡觉的习惯，3～4个月时孩子晚上醒来，如果不饿，就不要马上喂奶，应该培养孩子自己再次入睡的习惯。像这样正确进行睡觉训练，很多孩子到6个月时即使晚上不喝奶也可以睡得很好。

妈妈难以进行母乳喂养的原因

初乳本来就很少

产后头三天的母乳量很少，我们称之为初乳。尤其是刚开始1~2天，只会分泌少量的初乳，一天加起来的量往往不过只有20~40毫升，每次哺乳时分泌的量可能只有2~5毫升，非常之少。令人惊讶的是，这么少的量对新生儿来说却已经是足够了。即使乳汁分泌得很少，也要让孩子努力吸吮，每天8~12次，每次10~15分钟，过几天奶量就会突然增加。但很多妈妈熬不过这段时间，怕奶水少导致孩子虚脱，以为应该喂奶粉，但这是错误的。孩子一旦吃过一次奶粉填饱过肚子以后，就无法满足于初乳的奶量，那就真的再也忍不住饿了。并且喝过奶粉以后，吸吮母乳的次数就会减少，奶水的量也会减少。另外，喝奶粉时使用奶瓶，会出现乳头混淆症，可能造成再也不愿吸吮乳头的严重后果。如果不是出于医学上所必需的情况，请一定只喂母乳。这是成功进行母乳喂养的第一步。

请家长注意

通常孩子出生后4~6周的时间内只喂母乳，母乳才能分泌得多。这个时期到来之前，换句话说也就是刚开始4周以内如果喂孩子吃奶粉，母乳喂养失败的可能性就会增加。如果不得不喂奶粉，请使用杯子或哺乳辅助器。4周以内尽可能只喂母乳是成功进行母乳喂养的捷径。

• 生产以后，孩子和妈妈被分开。如今，很多妈妈产后就开始母乳喂养。但产科和产后疗养院会把孩子安置在新生儿室长达1~2周，使得难以进行母乳喂养。

• 担心孩子在分泌足够多母乳之前就虚脱。产后头一两天，母乳产生的量很少。因此很多妈妈就会担心孩子虚脱而喂孩子奶粉。吃过一次奶粉的孩子会出现不愿喝母乳的倾向。因为不愿喝，所以自然就吸吮得少，吸吮得少母乳自然就分泌得少。

• 怕母乳喂养破坏身材。仍然有些人相信母乳喂养会破坏身材的这种说法。这是个错误认知。用母乳喂养孩子会使妈妈身材更加苗条。

• 母乳黄疸。即使出现母乳黄疸也不必断奶。有时需要停止母乳24~48小时并代以奶粉喂养，这时应该把奶水挤出来并用杯子喂食奶粉。

• 剖腹产或早产。就算是剖腹产，母乳喂养也不会有任何问题。即使妈妈产后恢复比较慢，如果可以最好马上喂奶。如果是严重早产，孩子出生医院的医生会建议喝特殊奶粉。但如果早产并不严重，最好也喂母乳。

• 错误的社会认识和宣传不足。由于对母乳的宣传不足，很多妈妈不知道母乳才是最好的这一事实。奶粉也许比母乳更好的这种毫不像话的谣言在韩国盛行，是韩国的现实情况。

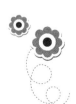

可以成功进行母乳喂养

·母乳喂养很容易。孩子吸吮母乳是本能。但对于妈妈而言，母乳喂养与其说是本能，更应该是一种教育。过去，无论是谁都看过孩子喝母乳长大，当然自己也会母乳喂养。谁都能进行母乳喂养，只要正确学习，母乳喂养会比奶粉喂养来得更容易。但新时代的妈妈们没有见过喂奶的样子，也没有学习过母乳喂养，所以就变得并不容易。不是说做好母乳喂养的思想准备就能进行母乳喂养。应该了解母乳的优点，在生产前就学习母乳喂养法。

相比母乳，奶粉不是更好吗

如果强调母乳更好，就会遭受一些妈妈诧异的目光："奶粉营养更均衡，并包含母乳所没有的多种成分，岂不是更好吗？"广告的力量真的很强大。但奶粉公司设立的第一目标是生产出更加接近母乳的奶粉，而不是超越母乳的奶粉。迄今为止，还没有开发出比母乳更好的奶粉。母乳是孩子最好的食物。由于对母乳喂养宣传不足，造成对母乳认识的不足，使得很多妈妈错误地认为母乳喂养是一件非常辛苦的事情而早早地气馁。如果能够提前接受母乳喂养方面的教育，相比喝奶粉，母乳喂养宝宝会来得更加舒心。

晚上叫醒孩子喂奶的注意事项

如果晚上叫醒孩子喝奶，并不建议在孩子熟睡的状态下喂奶。如果在熟睡的状态下喂奶，会使孩子今后无法养成在肚子饿时自觉进食的习惯，常常导致哺乳量日渐减少或变成暴食。小时候养成良好的睡觉习惯也非常重要，晚上醒来哺乳时不能像白天一样，应该把灯光调暗，也不要妈妈、爸爸、哥哥全家总动员弄出很大的动静，而应该安静地喂奶。即使没有完全醒来，只要是醒了也可以喂奶。但很多孩子就算晚上醒了也不怎么吃奶。这种情况可以在30分钟或1小时以后再叫醒喂奶。

让母乳喂养正规化

新生儿母乳喂养

·妈妈和孩子一起睡。想要成功进行母乳喂养，至少一个月妈妈和孩子要24小时一直待在同一个房间，每次孩子想要吃奶时就进行哺乳，这一点很重要。就算在产后疗养院也不可以在晚上把孩子放到新生

225

儿室。

• 只喂母乳。生完孩子以后头3天只会分泌少量的初乳，尽管如此，对于刚出生的孩子来说已经是足够的量了。大多数足月的孩子只要通过多次吸吮乳头就可以获得所需的水分和营养。不要因为奶水量少而喂食奶粉或葡萄糖或其他的食物。一旦尝过母乳以外的其他食物，哺乳失败的可能性就会大大提高。

• 尽快开始哺乳。孩子出生后尽可能在30分钟到1小时内让孩子吸吮乳头。如果刚开始的状况无法吸吮母乳，恢复期间应该让孩子和妈妈一起度过。孩子吸吮乳头可以增加乳汁的分泌量，促进子宫收缩，减少产后出血。

• 哺乳的次数。24小时内哺乳次数应在8～12次。少于这些次数不利于乳汁分泌，使纯母乳喂养变得困难。如果孩子睡觉该怎么办？即使把孩子叫醒也应该达到这个次数。

• 哺乳的时间间隔。不要定时哺乳。只要孩子饿了，就应该哺乳。新生儿不吃只睡的情况下，过了3～4小时应该叫醒喂奶，白天2～3小时叫醒喂奶，晚上睡了4小时没有喝奶时也可以叫醒喂奶。但晚上如果连续睡到5小时也可以不叫醒孩子，让他继续睡觉。

• 肚子饿就该喂奶。如果孩子肚子饿就应该喂奶。如果是新生儿，往往出现特定时间段每小时都要喝奶的情况，所以并不建议定时给孩子喂奶的做法。只要孩子想喝就应该尽可能马上喂奶，孩子肚子饿时会盯着大人看，变得好动，咂吧小嘴，并寻找奶头，在奶头前会把嘴巴张得大大的以喝到奶水。不要等到孩子饿得哭了才喂。应该仔细观察，在孩子饿哭之前就喂奶。如果想这样在孩子饿时喂奶，让妈妈和孩子睡在同一房间显得十分重要。

• 每次哺乳时两侧乳房都应该喂奶。一侧充分吸吮15分钟以上，另一侧也同样应该吸吮15分钟以上。下一次喂奶时应该先用上次后用的一侧。孩子在吸吮另一侧奶头时可能会睡着。

• 充分吸吮。哺乳时，一侧吸吮15分钟以上使乳房完全吸空，如果孩子还想喝，另一侧也应吸吮15分钟以上。但在新生儿初期，乳汁分泌不多的情况下，有些孩子会吸吮超过1个小时以上，有些孩子会只吸吮一会儿，但次数却很频繁。这都是正常的。但以后奶汁分泌充分时，如果孩子喝奶仍要超过50分钟，就有必要确认一下孩子是不是没吸正确。如果吸了一半就犯困，可以拍嗝或换尿布或者进行轻柔按摩等，把孩子叫醒继续喂奶，使奶水能够得到充分吸吮。如果吸吮不充分，乳房里余留的奶水会导致出现淤块而感到不适，不充分吸空乳房，乳汁量也会减少。并且，如果不充分吸乳房，就无法喝到脂肪含量高的后奶，不利于体重增加和后脑发育。但也不能为了让孩子喝后奶而把前奶挤掉。

• 妈妈应该配合以符合孩子的喝奶和睡眠规律。孩子会集中喝奶并集中睡觉。孩子进食时妈妈也要进食，孩子睡觉时妈妈也应该马上睡觉。孩子睡觉时即使只耽误了一点点时间做一些没能做完的事情，或者用了10~20分钟和朋友们微信聊天，妈妈肯定会因睡眠不足而变得非常疲倦。把其他所有的事情交给别人，在孩子睡觉时妈妈也马上

要训练孩子饿了才吃

母乳喂养的孩子，饿时就要喂奶，每次喂奶时要充分喂饱，这一点很重要。尽量避免每次一点点次数频繁地喂奶，也不要定时喂奶，不要让孩子吸吮手指却不给喂奶，不要哄着孩子不让喝奶，也不要在孩子犯困时含着乳头哄睡。即使孩子肚子不饿也总是喂奶的话，会使孩子无法认识到只有肚子饿了才能吃这样一个事实。如果像这样吃下去，一旦开始长脂肪，这些脂肪就会需求更多的食物，这样动不动就要吃东西，弄不好就会长得非常臃肿肥胖。如果形成潜意识，以后长大遇到困难，就不会努力去克服，而会想用喝酒来解决。不要忘记食物是饿的时候才吃的东西。

请家长知悉

在新生儿室里定时喂奶长大的孩子，即使肚子饿了也不懂应该主动找食物吃的道理。孩子出院后回到家中，自己主动寻找妈妈乳汁的过程需要花上几天时间学习，所以出院后的头几天为了教会孩子这个内容应该特别仔细地观察孩子。

什么是乳头混淆症

产后3~4周前使用奶瓶或安抚奶嘴，可能使孩子出现乳头混淆症。它指的是孩子适应容易吸吮的奶瓶以后，不愿意吸吮妈妈乳头的现象。这不仅仅是因为吸吮橡胶奶嘴和吸吮妈妈乳头的方法不一样，更因为吸吮奶瓶嘴能更容易并更快地吸出奶水。由于乳头混淆症在出生3~4以后出现得相对较少，所以至少过了满月以后再开始使用奶瓶。如果满月以前就需要挤出奶水喂养的话，最好使用杯子、勺子或其他辅助喂奶的工具。这也同样适用于孩子适应妈妈的乳头以后不愿吸吮奶瓶的情况。但即使出生后使用过奶瓶，只要努力哺乳，大多数不会出现乳头混淆症，所以不必事先害怕，不要出现放弃哺乳这样的事情。

晚上哺乳请这样做

对于新生儿，只有晚上也喝奶才能使妈妈分泌更多的乳汁，使孩子的体重增长。充分哺乳以使孩子更好地生长，如果孩子也能睡得好，恐怕再没有一件事会比这更幸福了。晚上饿醒的孩子应该给他喂奶。每一次都充分哺乳，不断进行这样的练习，会使孩子晚上睡觉的时间慢慢变长。到8周时，晚上通常至少能连续睡5个小时。睡眠训练得好的孩子4个月时能睡到7个小时，到6个月时晚上可以不吃而连续睡到9个小时以上。

关灯睡觉是最好的产后调理法。

· 一天哺乳8次以上。孩子每次想喝奶时应该让他充分吸吮。一般8~12次，新生儿时期孩子每天喝奶的次数少于8次时，应该叫醒喂奶。

· 克制使用奶瓶。如果由于医学上的需要不能吸吮奶头或需要喝奶粉以做辅助时，不要使用奶瓶，而应该用杯子、勺子或其他辅助喂奶的工具。3~4周以前用过奶瓶的孩子会出现乳头混淆症，可能会不愿意吸吮妈妈的乳头。

· 不可以让新生儿饿肚子。虽然这话真的很令人哭笑不得，但还是有很多人迷信让新生儿饿肚子可以使胎便得到更好的排泄，变得更健康。这是对新生儿出生后数日内可以只靠少量初乳就足以活下来的这种状态的错误理解，虽然是很少量的初乳，但对孩子却是非常重要的食物，一定要喂食。不让新生儿挨饿是联合国儿童基金会和世界卫生组织关于成功进行母乳喂养的最强调的内容之一。

· 不要挤奶喂食。除了医学上的原因不能直接吸吮乳头或妈妈和孩子不得不分开的情况之外，必须直接哺乳。近来，进行产后调理的妈妈们有些会在晚上把孩子放到新生儿房间6个小时，并把奶水挤出来喂食，但实际上绝对不可以这样做。结束产后调理回到家中时，把奶水挤出来喂孩子吃的时间是直接哺乳的两倍，为什么要自找罪受呢？并且在母乳分泌不多的新生儿时期，如果挤奶再喂，会造成母乳的极大浪费。直接哺乳最好。

228

现在开始哺乳吧

为了较好地进行母乳喂养，哺乳姿势应该正确，乳头咬法也应该正确。可以说妈妈的乳房出现的大部分问题是错误的乳头咬法导致的，可见正确咬住乳头的重要性。哺乳时妈妈应该学习的最重要的技术就是让孩子咬乳头。为了正确咬住乳头，抱孩子的姿势也应该舒适。让我们来了解一下哺乳姿势和乳头咬法。

哺乳姿势

• 良好的哺乳姿势和正确的乳头咬法很重要。让孩子一开始学习良好的哺乳姿势非常重要。初期哺乳时出现的问题大部分与不良的哺乳姿势有关。认真了解母乳哺乳姿势，前两周内纠正错误姿势，对养成舒适的哺乳习惯非常重要。

• 妈妈和孩子的位置。为有效吸吮乳汁，孩子和妈妈的姿势很重要。通常妈妈需要采取舒适的姿势，孩子也应该采取能够舒适喝奶的姿势。如果姿势不舒服，就很难长时间哺乳。基本要素就是要充分抬高孩子使其位于妈妈乳房的高度。并且抱孩子时要让孩子身体的前部分向着妈妈的乳头。此时，孩子的耳朵、肩膀和臀部形成一条直线。孩子的肚子也要对着妈妈的肚子，如果孩子肚子向天，只有脖子转向妈妈，这样是不行的。孩子头部的位置应与妈妈乳头位置的高度基本一致或略低，这样孩子才能进行有效吸吮。应采用这种姿势哺乳。另外需要注意的一点是，应该摆好孩子的位置并把乳头塞进孩子的口中，而不是妈妈

两侧哺乳和单侧哺乳

哺乳最好一侧充分吸吮15分钟以后，换另一侧也吸吮15分钟。一侧乳头充分吸吮以后不想再喝或喝的过程中因饱腹感而睡着时，可以拍嗝或换尿布或者使孩子略感凉爽，以使孩子也能够吸吮另一侧乳头。哺乳初期，像这样进行两侧哺乳能够促进乳汁形成，所以非常重要。尤其像韩国这种情况，出生以后马上哺乳有一定难度，只喂食母乳也有难度，所以为了能够正常哺乳要比一般情况需要更多的吸吮刺激。这种情况下，两侧哺乳更有利于成功进行母乳喂养。实际上两侧哺乳的孩子似乎也更能适应母乳喂养。经过数周两侧哺乳以后，乳汁得到充分分泌，即使用单侧乳汁也能满足孩子的情况下，也可以只进行单侧哺乳。

孩子只吸吮单侧乳房时，促使其吸吮另一侧乳房的方法

· 孩子饿时，让其先吸吮不常吃的一侧乳头。

· 一侧乳汁分泌不多时，孩子可能不愿意吸吮，妈妈应该消除紧张，放松休息。如果继续担心孩子不愿意吸吮，会使乳汁分泌得越来越少，使孩子更加不愿吸吮。乳汁不多的一侧乳房应该进行柔和的按摩给予刺激，孩子吃完以后可以用手或吸奶器把剩下的奶水挤出来。这样做既可以充分喂饱孩子，又可以防止乳汁分泌量减少。

· 孩子犯困或睡觉时，让其吸吮不常吸吮的一侧乳头。

· 也可以改变哺乳姿势。

舌系带短的孩子

如果孩子的舌系带很短，会造成母乳哺乳困难，实行舌系带过短剪开术可以起到帮助作用。现在有很多儿科可以进行舌系带过短剪开术。舌系带手术以后由于舌头运动和唾液的关系，几乎不会再次粘连。

摇篮式姿势

是最常用的哺乳姿势。它的优点是，由于孩子的头靠在妈妈的手肘附近，用的力气最少。

交叉摇篮式姿势

对于咬住乳头有困难的孩子是一个很好的姿势。由于妈妈的手托住了孩子的头部，可以用手进行相对灵活的移动，利于摆正姿势。

美式足球抓取姿势

对于剖腹产的妈妈这是一个很好的姿势。可以避免孩子的体重压在手术部位上，从而舒舒服服地进行哺乳。

躺卧式姿势

对于疲劳的妈妈或剖腹产的妈妈是一个很好的姿势。躺着喂奶比较舒适。

倾斜身体让孩子来咬住乳头。并且也不可以为了咬住乳头而扭到孩子的头部或身体。如果抓住孩子头部的上端，推孩子的头部以让他咬住乳头，孩子可能会不愿吸吮而往后顶头。如果在哺乳过程中孩子滑下来变动了位置而不舒服，则应重新摆正位置。灵活使用枕头和椅子对摆正孩子和妈妈的位置非常重要。相比在地板上喂奶，妈妈坐在有靠背的椅子上，脚踩脚垫使膝盖稍微抬高，这样哺乳会比较舒服。应该采用舒适的姿势喂奶。您说坐在地板上喂奶更舒服？那么您也可以这样做。让妈妈和孩子用最舒服的姿势进行哺乳是最好不过的。

咬住乳头

咬住乳房的姿势对孩子有效吸吮非常重要。如果咬住乳房不正确会造成乳头疼痛或破裂。咬住乳房时不能只咬住乳头，应该让孩子满口深咬。

· 咬乳头时应该托住乳房。乳房大的妈妈其乳房会因重力而略微下垂，这样孩子就很难咬住。妈妈应该用手托住乳房的下侧，使孩子能够容易咬住乳头（拇指放在孩子鼻子的方向，另外四个手指放在孩子下巴的方向从而托住乳房的姿势）。这时手指必须位于乳晕的后侧。

• 要引诱孩子。孩子闻到妈妈的奶香会寻找奶头，用手托住乳房以后用乳头稍稍碰一下孩子的嘴唇，孩子就会把嘴张开。如果孩子把嘴张得像打哈欠一样大，就快速把乳头塞进嘴巴深处。如果用乳头碰孩子的嘴唇也不张嘴的话，就再次用乳头触碰孩子的下嘴唇并用手略微向下拉孩子的下巴，妈妈自己也张开嘴代替发出"啊"的声音。那么，孩子也会跟着张开嘴，这时就可以让孩子咬住乳头。

• 乳头应该咬得深一些。乳头应该咬得足够深，牙龈应该超过乳头咬住乳晕才行。为此，应该在孩子充分张大嘴后快速把乳头放进嘴巴深处。嘴巴只张开一点点时，不可以把乳头塞进去。孩子的嘴充分咬住奶头时，从侧面来看，孩子的上下嘴唇张开呈140度以上，下嘴唇内侧略显外翻贴在妈妈的乳房上。孩子的下巴压到乳房，鼻子略微碰到乳房上方。即使鼻子碰到乳房，孩子基本上也能进行呼吸。如果孩子呼吸困难，不应该用手按住鼻子碰到的部位，而应该把孩子的臀部拉近妈妈的一侧，利用杠杆原理使鼻子与乳房略微分开。如果充分咬住乳房，孩子的舌头会盖过牙龈向前伸出，位于妈妈乳房的下侧。并且，不应该咬住乳房的正中间，而是更多地咬住乳房的下方，使乳头朝向上颚，这才是正确的乳头咬法。如果孩子正确咬住乳头，妈妈乳头附近的

什么是喷乳反射

孩子吸吮母乳时，刺激会传入大脑增加催产素的分泌，它会随着血液流进乳房，引起乳腺的收缩，使乳汁从乳房中喷射出来。这也叫做let-down reflex或喷乳反射，母乳哺乳在这一点上就与用奶瓶喝奶有着极大的不同。孩子的吸吮是引起喷乳反射的最重要刺激，刚开始即使孩子吸吮也需要几分钟才能引起喷乳反射，但出生2~3周以后喷出反射会非常灵验，孩子想喝奶时只要一哭，奶水就会分泌出来。刚开始母乳分泌不多时，孩子总是很心急地不停地吸吮，好不容易才咽下一口，但喷出反射强烈以后，一次吞咽的奶量会增加，喝奶就能慢慢地变得有规律。受到压力、乳房疼痛、出现淤块、酗烟、酗酒或摄入大量咖啡因时喷出反射就会失效。冰敷或冷敷能抑制喷出反射。在静处放松心情，热敷和轻柔的按摩，孩子吸吮，脑海浮现孩子吸吮母乳的画面，这些都能够帮助出现喷乳反射。

把乳头从孩子嘴里拿下来

孩子吃饱以后会自行松开乳头或睡着。肚子饥饿时喝奶是一种正常的哺乳，孩子熟悉了这个过程以后，在喝饱时就会自行停止吸吮。在哺乳过程中出现应该停止喝奶的情况时，用洗干净的手指从嘴角伸进嘴里，防止孩子咬住乳头，然后把孩子从乳头上分开来。向下拉下巴也是其中一种方法。要把正在喝奶的孩子从乳头上直接分开来，由于孩子还咬着乳头，应该引起注意。如果孩子还咬着乳头，就会非常痛。

231

乳头咬法

孩子的嘴充分咬住乳头时，从侧面来看，孩子的上下嘴唇张开呈140度以上，下嘴唇内侧略显外翻贴在妈妈的乳房上。孩子的下巴压到乳房，鼻子略微碰到乳房上方。

最起码母乳喂养到周岁

母乳最好喂到两周岁。韩国儿科协会的正式意见是至少应该哺乳到周岁，如果孩子过了两周岁还想喝母乳，就应该进行哺乳。世界卫生组织建议至少哺乳到两周岁。过去很多人以为过了六个月乳房就没有奶了而会要求断奶，但这是一个极大的错误。母乳吃到什么时候好呢？母乳吃到周岁是基本要求，并且无论多少都可以再继续喝。请各位加油！最起码母乳喂养到周岁。Everybody once more!哺乳到周岁是最基本的，并且多多益善。

乳晕上边应该比下边看到得更多。没有咬正确而感到疼痛时，应该把孩子和乳头分开，并重新试一次。如果能够正确咬住乳头，算是过了一道哺乳的难关。

· 如果乳头咬得不够深。如果乳房咬得不够深，只是咬住了乳头，孩子的牙龈碰到乳头就会容易伤到乳头，乳头也会被牙龈压到而使乳汁不易流出。并且，舌头也不能通过有效运动将奶头吸入嘴内，很难吸吮乳汁。乳头应该咬得深才行。

出生后不能马上吸吮母乳的情况（早产儿）

出生后不能马上哺乳的情况，只限于像早产儿这样由于医学上的原因而被医生判定不能吸吮母乳的这种情形。近来，有些妈妈由于不愿直接哺乳而把奶水挤出来放进奶瓶后再喂，这与放弃哺乳没什么两样。如果分娩以后由于医学上的原因不能马上哺乳，应该把奶水挤出来。即使不能喂孩子喝母乳，可以促进乳汁形成，以后哺乳时乳汁也能容易吸出。可以的话，要尽快挤奶，至少要在6小时以内把奶水挤出。每3小时左右挤一次奶最合适，一天保证最少6次。当然没有必要非要在睡觉时也起来挤奶，但晚上挤奶也像给孩子哺乳一样可以促进乳汁分泌。甜甜的乳汁胀满乳房时会感到不适，那么晚上也应该挤奶，这样才不致出现淤块而受苦。相比一次挤奶时间过久，两侧同时挤奶15分钟以上，并且次数增加到6次以上会有效果。要充分挤奶直到饱胀的乳房再次变得柔软为止，这一点很重要。如果乳汁分泌得少，晚上挤奶也能帮助分泌更多母乳。

母乳量不足？

· 怎么知道母乳不够？孩子喝奶以后会因为饱腹感而睡2~4小时。但喝完奶以后不睡觉或睡了也总是醒来，这就可能是母乳不足造成的。出生后2~3周以后，到了哺乳的时间或者只是想到要喂奶，乳房就会感到刺痛或者有奶水流出来，这就是母乳分泌够多的证据。确认母乳是否不足的方法有两个。

· 数尿布。首先最容易知道的方法是数尿布。1~2日内一天换2~3块小便尿布和1~2块大便尿布是正常的。3~4日开始一般要换4~5块小便尿布和2块大便尿布。如果是吃母乳的孩子5~7日时一天至少小便6次以上，大便3~4次，否则应该去看儿科咨询母乳是否充足。3~4日以后孩子一天尿湿不到2块尿布时，有必要接受儿科医生的检查以确认是否脱水。小便时一次应该达到30~60毫升，才能认为是一次小解，大便至少要和5毛硬币大小一样，才能算作是一次大解。

· 称体重。确认母乳是否不足最重要的方法是称体重。一周称一两次，如果比其他孩子增重得少，就应该怀疑母乳量是否不足。出生后2~4日内孩子的体重会略有下降，出生后4~5日时如果母乳充足能使孩子吃饱，每天会增加体重15~30克以上。很多胃口好的孩子出生后一周时会比刚出生时体重增加100克以上。体重比出生时下降7%以上时，属于体重下降过多，应该确认是否母乳不足或孩子食欲不佳。因母乳不足

吃饱的孩子是怎样的

出生后几天里体重下降，但很快又开始增加。这时体重减轻幅度控制在7%以内。

大便

· 出生1~2日时一天排便1~2次，这时的大便呈黑色柏油状。

· 出生3~4日时一天排便2次以上，这时的大便开始从绿色变为黄色。

· 出生5~7日时大便呈黄色，一天至少排便3~4次。

· 母乳分泌充足时会有一个月每次哺乳时总是排便。

小便

· 1~2日内小便2~3次，5~7日开始会尿湿尿布6张以上，尿布尿湿的颜色是无色或略显黄色。

· 哺乳后至下一次哺乳前，孩子显得满足并幸福。

· 24小时内至少哺乳8~12次。

233

吃奶粉的孩子长得更
好，这话并不符合实际
情况。但满6个月开始添
加辅食，吃母乳的孩子随
着辅食量的增加母乳量会减
少，但吃奶粉的孩子即使
食量增加，奶粉量也不见得减
少。所以添加辅食的后半期，短
时间内吃奶粉的孩子比吃母乳的孩
子会增加更多的体重。但过了这段
时期，吃母乳的孩子会长得更结实。
吃奶粉的孩子暂时体重增长得更多并不
意味着长得更结实，很多专家认为这也
是一种肥胖现象。

吃母乳的孩子应该补充的营养

· 维生素D。纯母乳喂养的孩子头几天开始需
要400IU的维生素D。具体请咨询儿科医生。

· 铁元素。出生后1个月开始每天按照1千克体重2
毫克铁的比例进行补充。满6个月开始食用富含铁的
固体食物。

· 维生素B_{12}。如果妈妈是彻底的素食主义者就会缺少
维生素B_{12}，为了纯母乳喂养的孩子，妈妈有必要服用包
含维生素B_{12}在内的一些综合性维生素剂。

儿科医生有话说

母乳喂养的孩子大便要比奶粉喂养的孩子的大便稀。第一次看
到吃母乳孩子大便的人或是没有养育过孩子的新手妈妈，看到稀
稀的大便会以为是腹泻，但实际上这绝不是腹泻。有些人以为是
奶水稀导致的腹泻，会好心劝告家长给孩子断奶，但这是个错误
认识。就算大便稀，只要孩子没有其他异常，就可以继续喂母乳。不
存在所谓的水状母乳。

导致孩子体重不增长时，应该马上咨询儿科医生，学习增加母
乳的方法。

母乳喂养的孩子的大便

· 母乳喂养的孩子大便较稀。吃母乳的孩
子的大便比吃奶粉的孩子的大便稀。这不是因为妈
妈喝了很多果汁或水而使孩子的大便变稀。但如
果迄今为止孩子还没有拉过稀，却突然大便变稀
时，应该多多关注，仔细观察。如果是非常稀
的绿色大便，有必要确认一下是否喂母乳时
每次只喂一点但又吃得太过频繁，从而造成
只吃到了前奶。

· 母乳进食量减少时也可能不
排便。吃母乳的新生儿大便一天可能
超过10次，3～4周以后大便形状开始
出现变化。满6周以后，就算一周不
排便也可以泰然安心。小孩子的
排便与吃的东西有密切的关系，
所以有时吃的奶量减少时也可
能不排便。这时就要好好估
算一下孩子所吃的量，如
果没有其他问题，即使孩
子几天不排便也可以置之不理。不要因为孩子几天不排便就随便进行灌
肠。

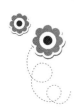

不存在因黄疸而断奶的情况

努力挤奶并保存!

即使喂奶粉也请用杯子!

即使怀疑是母乳性黄疸,如果持续三周以上就有必要接受检查!

出生后5日以内出现的黄疸可能是因为母乳喝得少,这种情况下不可以断奶,反而应该增加哺乳的量。为增加母乳哺乳量,应该更加多地吸吮乳头,晚上也应进行哺乳。如果黄疸不是母乳造成的,那就更没有必要断奶了。

出生5天以后出现的黄疸可能是母乳引起的,但仍可以继续哺乳。但黄疸指数很高的情况下,为了确认引起黄疸的原因是否为母乳,有时会在48小时内暂停哺乳。不是断奶,只是暂停。

此时还有一个需要注意的事项。在无法哺乳期间,不可以使用奶瓶喂奶粉。如果这个时期使用奶瓶,可能会产生乳头混淆症,可能出现以后不愿吸吮乳头的状况。应该使用杯子、勺子或者其他喂奶辅助

孩子排绿色大便,没问题吗

吃奶粉的孩子如果排绿色大便,只要大便含水分不多就没什么问题。但如果是母乳喂养的孩子,吃得太频繁并没有充分吸空乳房的情况下,吃到了很多碳水化合物状态的前奶,就会加快肠道运动,排出含有很多水分的绿色大便。问题在于如果喝太多前奶就会导致喝不到富含脂肪的后奶,而如果脂肪不足会影响成长和发育。哺乳时应该充分吸吮,努力让孩子完全吸空一侧乳房,喝到富含脂肪的后奶。

母乳喂养和腹泻

即使腹泻也应该继续哺乳。在非常严重的肠炎急性期也可以暂时喂食电解质溶液,度过急性期以后应该马上恢复正常哺乳。因腹泻而一时导致乳糖不耐症时,也建议继续哺乳。

母乳喂养和黄疸(正常足月儿的情况)

如果母乳喂养的新生儿出生后5天以内出现黄疸,尽管黄疸不是母乳本身造成的,在极少数黄疸严重的情况下也会暂时停止哺乳。另外出生一周以后出现严重黄疸并推测母乳是诱因时,也会暂时停止哺乳,此时妈妈必须了解以下注意事项。

1.不是断奶是暂停,如果不是极特殊的情况,满48小时后就可以开始重新哺乳。

2.暂停哺乳期间应该努力挤奶。如果不挤奶,哪怕只是一天不吸吮,母乳也会减少,很多时候往往导致无法继续哺乳。一天应该6~8次,每次15分钟用吸奶器或手挤奶。

3.暂停哺乳期间喂食奶粉,这时不要使用奶瓶而应该使用杯子。使用奶瓶会出现乳头混淆症,重新哺乳时可能出现孩子不愿吸吮妈妈乳头的现象。

4.为确定是否能够再次哺乳,应该咨询儿科医生。

儿科医生有话说

如果因母乳黄疸被医生劝告暂停哺乳时,为了能够再次哺乳,最好向医生咨询使用特殊奶粉。理由有如下几点:①能加快黄疸好转;②由于特殊奶粉极其无味,所以黄疸好转以后再次给孩子哺乳时,孩子会非常愿意喝母乳;③特殊奶粉价格会比一般奶粉贵,孩子黄疸好转以后,能够减少妈妈无意识中继续喂奶粉。所以我建议暂停哺乳期间需要喝奶粉时选择特殊奶粉。

一定要喝牛初乳吗

工具，以防止乳头混淆症。

近来，因无法哺乳而万分心痛的妈妈们常常会把牛初乳混在奶粉中喂给孩子喝。但我并不建议这样做。由于牛和人的免疫系统不一样，并不会因为喝了牛的免疫成分而使孩子少得病。您确定孩子喝了牛初乳以后真的能少得病吗？如果是这样的话，那么孩子也许就不会"哇哇"哭而是"哞哞"叫了吧？

母乳喂养会容易出现贫血吗

不会。母乳中的铁元素虽然少却能更好地吸收。贫血的问题并不在于是母乳还是奶粉，而在于母乳哺乳过程中4~6个月开始添加的辅食是否很好地补充了铁元素。越是吃母乳的孩子，越是要在最迟6个月时添加富含铁的肉类食物，这一点很重要。遗传性过敏皮炎患儿也应该在满6个月时起添加辅食以补铁。作为参考，以下是美国儿科协会关于补铁的建议事项。

1.母乳喂养的足月儿从4个月开始到能够吃肉类等含铁丰富的辅食时为止，应该依照1千克体重1毫克铁的比例进行补铁。并且母乳喂养的早产儿从出生1个月开始到能够吃肉类等含铁丰富的辅食时为止，应该依照1千克体重2毫克铁的比例进行补铁。

2.足月并出生时体重正常且母乳喂养的孩子如果满6个月时没有开始添加富含铁的固体辅食，那么每天应该依照1千克体重1毫克铁的比例喂服含铁剂。

职场妈妈的母乳喂养

母乳喂养喂的是妈妈的爱。重回职场的妈妈也可以母乳喂养孩子，孩子有喝母乳的权利。首先请确认在职场是否有条件挤出奶水并保存以喂给孩子喝。如果不可能，也不必有太多的负罪感。这种情况下请喂食奶粉。

为了能够在职场挤奶以进行母乳喂养，就应该在上班之前明确要母乳喂养的目标，这一点很重要。至少应该在4~6周内只喂母乳，以使母乳充分分泌。平时应该提前练习使用吸奶器。可以的话，准备性能良好的电动吸奶器，最好是准备能够两侧同时吸奶的机器。上班前几天开始，应该在上班期间能够挤奶的时间段进行挤奶，并配合上班之前和下班以后的时间进行哺乳练习。另外，工作时间长的情况下，要树立至少间隔3小时挤奶的计划，并提前开始尝试。最好间隔不要超过4个小时。如果早期就决定要重返职场，在产后4~6周开始就应该练习使用奶瓶或杯子喝母乳。如果无法在职场挤奶，那么早上上班前和下班后及睡觉前一天进行3次哺乳，对孩子也是好的。

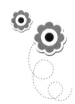

236

吸奶器的使用

上班以后使用吸奶器能够有效挤奶。如果想在上班的同时进行母乳喂养，就必须了解吸奶器使用的相关内容。

• 电动吸奶器。奶水并不只能用手挤，也可以用电动吸奶器来吸，这种机器可以买也可以借。电动吸奶器能更有效地挤奶。最好使用两侧同时吸的电动吸奶器。

• 有单侧挤奶的吸奶器和两侧同时挤奶的吸奶器。一次两侧同时挤奶的吸奶器可以节省时间，并能更有效地挤奶，而且能有效刺激母乳的形成。一般一次使用10～15分钟，如果使用单侧吸奶器至少需要20～30分钟，但如果使用双侧吸奶器就可以节省一半的时间。上班以后需要在短时间内挤奶的妈妈为了节约时间，使用双侧同时进行的吸奶器会比单侧要好。

• 使用吸奶器时，如果不想失败。因母乳不足而使用吸奶器却最终失败的妈妈常说一句话："就算挤也不怎么出来，就放弃了。"这是必然的。如果为了促使形成乳汁而挤奶，当然挤不出来。尽管挤不出乳汁，但只要挤，乳房就会向妈妈的大脑发出乳汁不足的信号："乳汁不足，完毕！"大脑接到信号后回复："明白，完毕！"并向妈妈的乳房发出制造更多乳汁的信号，这样就能形成更多的乳汁。像这样通过挤奶制造出更多乳汁，并不是一蹴而就的，需要数日，时间长的话

母乳的保存

常温保存
• 25摄氏度：4小时。
• 放有冰块的冰袋：15摄氏度，24小时。

冷藏保存
• 基本的母乳保存是冷藏保存。冷藏能比冷冻更好地保存母乳中的免疫成分。
• 4摄氏度：新挤出的母乳密封存以后最好在24小时内食用。冷藏可以保存8天，但为了安全起见，72小时以后最好扔掉。
• 冰冻后又化开的母乳：4摄氏度，24小时。

冷冻保存
• 在不分冷藏冷冻的普通小型冰箱内可以保存2～4周。
• 冷藏冷冻分开的冰箱里可以保存3～4个月。
• 在恒温零下19度的冷库可以保存6个月以上。
• 但冷冻会导致母乳中的脂肪慢慢分解，如果没有特殊原因，最好在3个月内食用。

解冻后母乳的样子

母乳解冻后，脂肪成分会上浮，出现分层，应该搅拌均匀以后再给孩子喝。母乳会根据妈妈所吃食物的不同而颜色略有不同，有时会有一点酸溜溜的或者像肥皂气味一样的奇怪味道。正确保存的话，只要孩子喜欢喝就不会有问题。

母乳的冷冻保存

母乳可以长期保存，为此有必要进行冷冻保存。保存母乳的器具应该完全灭菌，并尽可能密封保存。可以使用玻璃容器和塑料制成的冷冻专用容器。不建议使用奶瓶或包装过其他东西的塑料桶。不可以使用冰块槽冷冻母乳。装母乳时不要装得太满，要考虑到结冰时体积会有所增加，要留一些空余。装母乳的容器不可以漏气，应该密封。已经结冰的母乳中不能掺入刚挤出的奶水。但每次少量挤出来的奶水可以先保存在0～15摄氏度的冷藏柜里，然后在24小时内把这些挤出的奶水混合到同一个容器里。每个装母乳的容器上要注明日期和名字，并从时间久的开始食用。这次刚挤的母乳要放在冰箱的最里面，可以的话，把时间久的换到最前面的位置。最好一次按60～120毫升分开来冷冻。

正确解冻冷冻母乳非常重要

· 在冷藏柜放置12小时。

· 放在室内。注意不被污染，不放置过久。有些妈妈也会使用闹钟。

· 浸在37摄氏度以下的温水中。刚开始浸在冷水中，等温度稍微上升以后，再放进温水。

· 可以在微波炉中解冻。

· 解冻过一次的母乳不可以再冷冻。在冷藏柜里解冻的母乳如果未经加热，可以在冷藏中保存24小时时。

· 吃剩的母乳不可以再冷藏保存。

需要一个月之久。使用吸奶器时如果压力过大，挤奶时会感到疼痛，并且会破坏乳房组织，应该引起注意。奶水还没出来时，要用轻微的压力挤奶，奶水开始流出来时可以再增加压力。挤奶不是一两天就能实现的，不要因为挤不出奶而轻易放弃。

手动挤奶

首先，挤奶和处理挤出的奶水时，必须认真洗手并清洁所有相关的器具。用手挤奶既简单又容易。乳汁分泌最有效的情况就是孩子吮吸。妈妈挤奶时也应该像孩子吮吸乳汁时一样进行挤奶。妈妈用手挤奶时可以用单手挤奶，用拇指和食指抓住乳头偏向外侧的部位，并采取使手指感觉到靠在胸口的姿势。并用手指在与胸口垂直的方向上加力。用这种方式反复围绕乳房挤压就能完全清空乳汁。还有一个方法是把拇指放在妈妈的乳房上面，剩下的手指并拢以后放在乳房的下面。此时，手指的位置不能抓住乳头和乳晕。并且向乳房加压时，应该在与胸口垂直的方向上施加压力。然后在原位置转动手指挤压乳晕。

如果要求用手挤奶，很多妈妈会挤完一侧奶水以后再挤另一侧。每次挤奶时应该两侧交替挤。首先，一侧挤奶3～5分钟后另一侧接

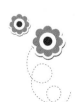

着挤相同的时间，像这样交替进行挤奶。这样挤一次奶需要20～30分钟。如果使用两侧同时进行的吸奶器，能减少一半的时间，会比较方便。用手挤奶不会感到疼痛。如果用手挤奶时感到疼痛，很可能是由于挤奶的姿势不正确。如果是初乳，用手挤会比用吸奶器容易。

孩子不愿用奶瓶时

如果给母乳喂养的孩子用奶瓶，孩子可能不愿意喝。这时可以让除妈妈之外的其他人尝试喂奶瓶。孩子喝奶时会一起享受乳汁的美味和喝奶的氛围。哪怕奶瓶中装的是母乳，如果妈妈抱着孩子喂食，孩子无论如何都会想吸吮乳头。这之后妈妈可以尝试采取与平时不一样的哺乳姿势。把孩子往前抱，妈妈的右手抬起孩子的大腿，使孩子的背靠在妈妈身上坐着。然后左手拿奶瓶让孩子吸吮。如果和妈妈是同一个方向，看向前方坐着吸奶瓶，由于这个姿势和哺乳时的姿势不一样，所以孩子不会想到吸吮乳头，因此也会愿意喝奶瓶。根据奶嘴的不同，孩子的口味也可能不同。所以请多试几种形状的奶嘴。有些小家伙喜欢长嘴型的奶嘴，所以最好也试一下。

母乳即使吃到两周岁也没有关系

母乳喂养的妈妈们中，相当多一部分想在孩子周岁以后继续哺乳。有些人认为母乳应该自然断奶，所以孩子过了两周岁以后仍继续哺乳。过了两周岁以后还继续哺乳当然更好。但如果想长期进行哺乳，应该从8个月开始好好教育孩子节制。否则，哺乳到两周岁很容易导致孩子从固执变成老顽固。并且对于孩子的成长，只用母乳无法充分供应铁等营养元素，所以应该让孩子摄入肉类、蔬菜等固体食物，这一点非常重要。

吃母乳的孩子也必须添加辅食

吃营养充分的母乳的孩子从出生后6个月开始也必须添加辅食。母乳中的铁虽然容易吸收，但量却不足，如果只喝母乳就无法给孩子补充必要的铁元素。所以6个月时应该喂孩子吃含有肉类和蔬菜的辅食。有些人为预防贫血，也主张6个月开始断奶并喂奶粉，但这样是不对的。虽然奶粉中含铁丰富这是事实，但肉类和蔬菜中所含的铁是最好的。再加上肉类中富含孩子成长和免疫所必需的锌和动物蛋白，所以每天进食肉类非常重要。

此外，妈妈还应该知道的事项

什么是快速生长期

孩子的生长速度往往会不同。孩子的生长期中有急速生长期和活动增加期，当然就会突然需要更多的热量。为填补更多热量的需求，有时孩子的母乳需求量会突然增加。这时期，孩子吃完奶后又会想吃，即使妈妈很努力地喂奶也好像不够似的，孩子依然肚子饿。这种情况，很多妈妈会怀疑是不是母乳不够而喂孩子喝奶粉，我们并不希望这样做。这种时期容易出现在2～3周，6周和3个月，这时妈妈应该充分摄入营养，补充水分，并充分休息，经过几天更加努力地喂奶，母乳量的供应就能得到增加。如果孩子很努力地吃，就要很努力地喂，如果孩子吃饱喝足以后仍然总想喝也可以再喂。这样做以后，可以在几天内形成孩子所需要的足够多的母乳来满足孩子的食量。急速生长期结束以后，孩子吃的量会渐渐变少，母乳的供应也会相应减少。如果这种食欲剧增的现象持续3～4天以上而不消失的话，就应该对此问题及孩子体重增加问题向儿科医生咨询。满6个月时及其他食欲剧增期内，只用母乳无法满足孩子的食欲，孩子开始对辅食产生兴趣。这时父母就要做好添加辅食的准备。这时候起，孩子的食物从单纯母乳喂养期进入固体食物添加期，到周岁时孩子从辅食中获得的热量比例也变得更高。吃母乳的孩子随着辅食量增加，母乳量多少都会减少。

如果想要充分分泌乳汁

吃一些能够促进乳汁分泌的特别的食物基本上没多大意义。均衡摄入饭、蔬菜、肉类、水果、牛奶等这五类食物是最好的。水的话，口渴时喝饱就足够了。形成1000毫升母乳需要800千卡的热量。怀孕过程中预先储存的脂肪可以充当300千卡，剩下的500千卡需要妈妈吃比平时更多的食物来补充。没有所谓的能制造出更优母乳的特别食物。均衡摄入营养全面的食物才是最重要的。并且，产后为了身材苗条而过度减肥等同于抢夺了孩子的食物。请不要忘了，相比减肥，适当饮食和母乳喂养反而能更有效地使妈妈的身材变美。

恢复母乳喂养

中断过母乳喂养的妈妈也可以恢复哺乳。断奶没多久或孩子月龄在3个月以下时，恢复哺乳的可能性较高。这种情况下，尽管不能完全进行纯母乳喂养，但可以获得母乳喂养的多种好处，所以如果是由于不可避免的原因而断奶的情况下建议恢复母乳喂养。基本要求就是多多吸吮。一天吸吮8～10次以上，晚上也要吸吮2次以上。使用两侧同时挤奶的吸奶器对恢复哺乳有着非常重要的作用。不足的就用奶粉代替，这时可以使用辅助喂奶的工具。必要时也可以服用处方药，在

240

积极尝试其他能够刺激母乳恢复的方法但遭到失败以后，可以按照医生的处方使用药物。

孩子突然不愿喝母乳

有时候，3～8个月的孩子喝母乳喝得好端端的突然就不愿意喝了。这种情况下，很多父母会以为母乳不合孩子的口味或孩子不再想喝母乳了，但一岁以前的孩子不会主动停止喝母乳。这种情况下为了正常哺乳应该更加努力。这与妈妈的月经或暴食或者肥皂香味的改变有关联，如果妈妈的压力大也会导致奶水味道发生变化。特别是一侧乳房发生乳腺炎时，母乳的味道也会略微变咸，孩子可能不愿意喝。极少数的情况可能会与乳腺癌有关，所以孩子突然持续抗拒吸吮一侧乳汁时，为安全起见，应该向医生咨询。孩子患上中耳炎或鹅口疮或开始长牙或鼻塞时，也会不愿意喝奶。孩子受到外界惊吓后也会拒绝哺乳。查明原因，并为哺乳做出努力，几天之内就能好转。首先最重要的是努力哺乳。保持环境安静，尽量在没有他人只有和孩子两个人的状态下进行哺乳。如果这样也不行，可以挤出奶水暂时用杯子喂食。当吸吮不充足时，孩子就会再次想要吸吮乳头。不能因为不愿吸吮母乳而使用奶瓶，这样会使情况更加恶化，应引起注意。多抱一抱，多哄一哄，一起洗澡，也能有所帮助。孩子不愿吸吮乳头时，如果不用吸奶器把奶水挤出来，母乳量就会减少，可能会出现无法再次哺乳的情况。

并不是所有的妈妈都能进行纯母乳喂养

就像不是所有的女性都能怀孕一样，并不是所有的妈妈都能进行纯母乳喂养。由于过度强调母乳的重要性使得妈妈们很想只进行纯母乳喂养，但实在是没有奶水时，可能会因奶量不足而使孩子陷入重度危险。养育孩子的时候，尽管质很重要，但量也很重要。出现如下情况时应该向儿科医生咨询补充奶粉的方案：由于母乳不多导致孩子一直很饿，即使孩子喝奶以后验血也被查出有低血糖，出现严重脱水，出奶水较迟（迟于出生后5天以上），导致体重减少7%以上，出生2周后仍未能恢复到出生时体重，母乳供应充足但却像吃不饱似的，母乳量仍旧严重不足等情况。

混合喂养不好吗

母乳是孩子最好的食物。出现无法进行纯母乳喂养的情况时，请采取混合喂养。有时会出现明明母乳很少但却固执于纯母乳喂养，造成孩子出现营养不足等情况。混合喂养确实不如纯母乳喂养，但却优于纯奶粉喂养。有些妈妈认为趁着混合喂养的时机干脆断奶并只喂奶粉会更好，但这种想法是错误的。

**哺乳中的妈妈需
要吃药时**
哺乳中的妈妈所吃的
药物会通过乳汁进入孩
子的身体，所以必须告诉
医生自己正在哺乳，再接
受医生的处方。也不可以随
便服用综合性感冒药。不过，
感冒药中有很多药物即使哺乳中
的妈妈也可以服用，只要正确按
照医生的处方服用，就不会对孩子
造成什么问题。所以生病时，没必要
因为正在哺乳而不肯吃药白白受苦。另
外含激素成分的避孕药中，有些是哺乳
期妈妈所不能吃的，新手妈妈们应注意。

哺乳期妈妈不能碰的食物

· 咖啡、绿茶、红茶、巧克力、可可。喝太
多含有咖啡因的饮料，咖啡因会通过母乳进入孩子的体
内，孩子会吵闹或不愿睡觉。一天喝两杯咖啡不会引
起大的问题，但新生儿哺乳期时妈妈最好不要喝咖
啡。含有咖啡因成分的综合性感冒药也会对孩子
造成问题。

· 酒。偶尔喝一两杯啤酒或红酒也没有
关系，但如果喝很多酒以后喂奶，会影响孩
子。喝了250毫升红酒或350毫升啤酒的情况下，请至少2小时以后再哺
乳。如果喝了更多的酒，当然就需要更长的间隔时间不能哺乳。喝酒会
减少母乳的分泌，使哺乳变得困难，如果反复在饮酒后喂奶，可能会影
响孩子大脑发育，请切记。

· 烟。在孩子旁边抽烟等同于孩子抽烟。即使在没有孩子的地方
抽烟，通过母乳分泌出来的尼古丁或焦油也会对孩子造成伤害，正在养
育孩子的妈妈最好戒烟。抽烟之后请不要马上哺乳。但即使是吸烟妈妈
的母乳，也要远远好于奶粉。有一点值得家长注意，香烟会减少母乳的
分泌。

哺乳期妈妈乳房异常

· 严重肿胀的乳汁淤积。孩子出生以后几天里不能正常吸奶
的情况下，会出现胀奶致使乳房变大并紧绷。情况严重时，淤块会导致
乳房极度疼痛并且使孩子无法咬住乳头。这种情况下，可以在哺乳前稍
微挤出一点奶水，使乳房变软后再进行哺乳。多数乳汁淤积会在哺乳时

得到好转，两侧乳房应该均匀哺乳。乳房按摩是通过从乳房外侧向乳头方向推动以挤出奶水，必须将手洗干净，并擦干净胸部。如果出现乳腺炎，为减少喂奶时的疼痛，可以同时进行冷敷。

• 乳头破裂的情况。哺乳姿势不正确的情况下孩子咬住乳头，会使乳头破裂。如果想用破裂的乳头继续母乳喂养，会很痛也会流血，虽然吸吮乳头时会比较辛苦，但也应尽量哺乳。非常疼的情况下，可以中断几天，但这时应该使用吸奶器把乳汁挤出来。哺乳以后，要用清水冲洗乳头并弄干，防止孩子的唾液残留在乳头上，情况严重时有必要接受母乳相关专门医生的治疗并涂抹药膏。

• 乳房出现炎症的乳腺炎。乳腺炎是由于细菌进入妈妈乳房而引起的，一般多见于单侧乳房。患上乳腺炎，会出现全身发热，浑身无力，炎症部位会肿胀疼痛。细菌通过破裂的乳头入侵并导致炎症时，会堵住母乳的通道致使乳汁淤积而出现疼痛。如果患上乳腺炎，应该马上接受医生的治疗，用抗生素治疗。患上乳腺炎时，经常吸吮乳头对治疗乳腺炎非常重要。如果孩子吸吮时非常疼痛，首先喂孩子喝没有感染的一侧乳头，等乳汁畅通以后马上改喂感染的一侧，这样就能减轻痛感。有些妈妈认为孩子吸奶时吃到抗生素不好，所以症状稍有减轻时只要忍得住，就会停止用药中断治疗，但这种情况会有复发的危险，必须坚持服药直到医生说停为止。

产妇喝海带汤一周不要超过两碗

最近韩国的甲状腺问题十分突出。不管查明的最终原因是什么，首先要确保与甲状腺相关的碘摄入不能过量。建议一周不要超过两碗海带汤。

增加母乳的方法

母乳不足时仅凭努力吸吮乳头往往远远不够。当然，为增加母乳，充分多次并用足够多的时间吸吮乳头是最基本的。并且在哺乳后半期，如果听不到孩子吸奶后吞咽的声音，应该按压乳房喂奶使奶水完全吸空，这点非常重要。如果这样做了，还是不能增加奶量，应该咨询母乳专业的儿科医生或医疗人士。使用吸奶器很重要，必须使用两侧同时吸奶的医疗级电动吸奶器，应使用10分钟以上，以挤出充分哺乳后仍未能吸出的奶水。应该借用优质吸奶器，哺乳辅助器也能有所帮助。这样都不能增加奶水的情况下，也可以开具增加母乳的处方药。

哺乳期妈妈想知道的事情

哺乳期妈妈因长智齿或蛀牙而需要服用药物时，应该事先告诉医生自己正在哺乳。通常这种情况下牙科医生会开具哺乳期也可服用的药物。大部分的感冒药，即使哺乳期的妈妈服用也不会有关系，但感冒药中缓解鼻腔充血的药物会减少母乳量，所以开药时必须咨询医生。正在哺乳的妈妈可以烫发。

乙肝患者是否可以母乳喂养

妈妈患有肝炎时，无论是活动性的还是非活动性的，只要孩子出生以后正常接种过HBV抗体和乙肝疫苗，就不会因为喝母乳而增加患乙肝风险。众所周知，HBV抗体是将已形成的免疫性成分注入孩子的身体，可以在乙肝疫苗发生效果之前充分保护孩子。需要注意的是，出生后1个月和6个月接种乙肝疫苗以后，请务必牢记9个月时必须进行抗体检查，以确认是否已经形成抗体。（HbeAg是阳性还是阴性，对哺乳没有影响。）

乳头念珠菌感染

哺乳以后会变得更疼的疾病并不多见。如果乳头没有什么伤口，但哺乳时感到疼痛并且哺乳以后更加疼痛的情况下，多数情况是念珠菌感染。严重时，晚上睡觉会出现穿透乳房一般的剧痛，导致无法入睡。这种情况一定要警惕念珠菌感染，应该接受熟知母乳知识的儿科医生或产科医生的治疗。涂抹或服用抗真菌药剂，并且无论孩子口腔有否症状，必须同时进行治疗。接到处方为外涂药剂时，应该轻轻地冲洗干净乳头并用干毛巾擦拭干净以后，在孩子嘴能够碰到的部位进行充分涂抹，下一次哺乳时不要擦掉而是直接进行哺乳。即使只是单侧疼痛，也应该两侧都涂药。

断奶须知

不要服用断奶药物。慢慢减少喂奶能够减少奶水分泌。可以使用减少喂奶次数或挤奶量或者延长时间间隔这些方法，无论使用哪种方法都应该缓缓进行。比如，减少一次哺乳，应该给妈妈和孩子3～4天的时间适应再减少下一次。如果不这样做，可能造成逆效应，出现难以断奶的情况。3～4天的适应时间，较好地适应以后再减少哺乳会出现胀奶。

这时如果让孩子吸吮或都挤掉的话，奶水就不会减少。如果因感到胀奶而挤奶时，不要完全挤空，只要消除胀奶感和不舒适感就行。如果乳房有余留乳汁，乳房就会向大脑发送不再需要乳汁的信号，大脑慢慢减少乳汁的形成。在妈妈的乳房上贴卷心菜叶可以帮助断奶。先把卷心菜叶放进冰箱变凉，然后在叶子中间穿一个小孔，只从小孔中露出乳头贴在乳房黑色部位上。但不建议使用断奶药物。

母乳喂养，请知悉如下事项

· 哺乳期也能进行感冒治疗。但感冒药必须按医生处方服用。哺乳期可以接种所有疫苗。

•凹陷型乳头也能哺乳。因为孩子咬的不是乳头而是乳晕，所以乳头凹陷并不会造成无法喂奶。乳头凹陷时会比普通乳头难以咬住，所以哪怕孩子只喝过一次奶瓶都会容易不愿吸吮乳头。如果是凹陷乳头，从新生儿时期开始就只让孩子吸吮母乳，这一点很重要。没有必要在产前努力矫正凹陷乳头。

•剖腹产妈妈也能哺乳。如果是剖腹产，妈妈在清醒以后就可以开始哺乳。这时妈妈还比较累，所以哺乳会有困难，妇产科应该给予充分的照顾。请提前学习防止手术部位疼痛的哺乳方法。

•早产儿也可以母乳喂养。早产儿也应尽可能接受母乳喂养，使头脑聪明。母乳中富含孩子头脑发育所需的DHA成分。

•双胞胎也能母乳喂养。母乳是喂多少就能有多少。如果有两个孩子吸吮，母乳就能按两倍分泌。即使是双胞胎，只要努力哺乳，也不会有母乳不足的情况。

•新生儿也能用杯子喂奶。如果需要辅喂奶粉，最好使用杯子或勺子，而不是奶瓶。像这样妈妈用杯子或勺子喂过一次以后会感到很神奇。但不能像大人一样一次喝很多的量。应该少量慢慢喂食。

•哺乳时会有一定程度的针刺般的痛感，但一般1~2周以后就会好转。这是正常现象，所以请不要担心。但如果痛得厉害，安全起见应该接受医生的治疗。严重时也会需要使用泰诺林之类的镇痛剂。

•哺乳期可以减肥。但不希望过度减肥，至少分娩后头2个月不可以特意减肥。这之后可以每月慢慢地减重2千克。

•哺乳时妈妈应该充分喝水。但没必要硬喝，口渴时喝足水就足够了。

•哺乳期妈妈不可以随便喝中药。中药成分会通过母乳分泌出来，所以不建议哺乳期妈妈喝中药。

•遗传性过敏症皮炎患儿的哺乳。当然是哺乳更重要。但哺乳期妈妈最好避免食用花生、坚果类食物，如果儿科医生要求避免摄入牛奶和鸡蛋，最好也不要吃。

· 即使过了6个月，母乳的营养成分也不会减少。母乳是孩子最好的食物，即使过了周岁对于孩子母乳也依然比奶粉更好。周岁以后母乳的优点依然持续。

· 母乳喂养并不会使孩子容易患上贫血。出生后6个月为止，母乳中包含了孩子所需的所有营养，满6个月开始应该制作富含铁的肉类和绿色蔬菜的辅食。并不是喝奶粉就能减少患贫血。重要的是要喂食富含铁的辅食。

· 即使有黄疸也应继续哺乳。尤其是出生后5天以内有黄疸时，应该更加努力更加频繁地哺乳。5天以后出现黄疸时，极少数情况会停止哺乳1~2天，但这并不是断奶。暂停哺乳期间应该用吸奶器努力挤奶，以便于再次哺乳。

· 即使妈妈患上感冒也应该哺乳。妈妈患上感冒时，感冒病毒就已经传染给孩子了。这时如果因担心传染感冒而不喂奶的话，孩子无法通过妈妈的乳汁得到免疫成分，反而会更容易患上感冒。妈妈患上感冒时更应该哺乳。

· 即使患肠炎腹泻，也不能断奶。患肠炎的情况下哺乳对孩子更加有利。不能因为腹泻而断奶。

· 即使哺乳时孩子大便过稀，次数过于频繁，也不能断奶而改喂奶粉。没有所谓的水状母乳。如果孩子不完全吸空一侧乳房，总是一点一点喝奶的话，就无法喝到脂肪丰富的后奶，总是少量地喝奶，会使大便次数频繁并且很稀。这种问题，只要喂奶时吸空一侧乳房基本就能解决。

· 即使怀孕也能哺乳。哺乳期突然怀上二胎时，如果老大想喝奶就应该继续哺乳。但如果有流产史、出血、子宫疼痛或妈妈体重不增加时，哺乳会存在问题，应该咨询医生。

· 不要随便使用断奶药物。断奶的原则是慢慢减少孩子的哺乳量以实现断奶。不建议使用一种叫做甲磺酸溴隐亭片的药物，但如果

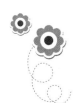

246

已经使用了，还想哺乳的话也可以马上进行喂奶。在已经服用甲磺酸溴隐亭片的状态下继续哺乳也不会有关系。

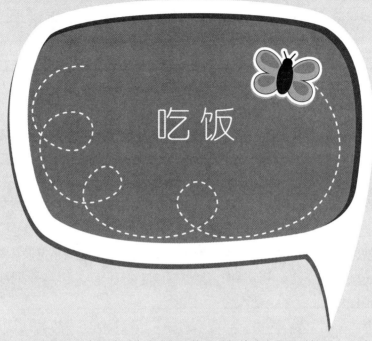

吃饭

· 孩子不吃饭时，请确认孩子体重增长的速度是否过快于出生时的速度。这种时候被认为是孩子在自行调整体重。

· 有些孩子不爱吃饭。请家长把饭菜做得可口美味。吃饭时间超过30~40分钟时，如果孩子不想吃，就请果断地收拾起碗筷。即使孩子不爱吃饭，也要少给孩子吃零食。不可以因为孩子不吃饭而让他吃饱零食。如果下一次吃饭时，孩子喊饿，那就给孩子再多吃点饭。最好的方法是要让孩子明确认识到，如果吃饭时间不吃饭，那么到下一次吃饭前为止，即使肚子饿也没有饭吃。不过这需要一定时间。有些妈妈对此感到不满，因为饿了孩子几天也依然不吃饭，其实如果孩子感到旁边会有人给他东西吃就会这样不肯吃饭。如果肚子饿了，肯定会吃。如果出现虚脱，请咨询儿科医生。

· 选择孩子食物的是父母，吃多少则由孩子决定。

· 不要因为孩子吃得少而追着孩子求他多吃点，或者孩子不吃饭而给孩子吃巧克力或糖。也不要因为孩子吃饭少而增加零食的量。以前粮食匮乏，跟那时相比现在真的算是吃得很饱了。

不要过早开始吃饭

· 最好过周岁以后让孩子吃饭。儿科医生要求周岁以后再吃饭，但有些父母会因为孩子还不到周岁就已经会吃饭而感到高兴。实际上这一点都不值得高兴。出生后7个月左右的孩子吃饭时多数一次不能吃到一大勺或两勺以上，即使出生后9个月10个月，也只能吃到两勺为止。至少权威的儿科医生这样认为。一次吃不到两勺以上并且也无法再增加食量，再过段时间连粥、饭、小菜都不吃了，这种情况很常见。孩子周岁以前喂饭，刚开始好像能够慢慢地吃得很好，但以后也可能添加辅食失败。

· 虽然每个孩子都有个性，但最好按照一般方法实行。隔壁家的孩子6个月开始就能吃饭，并不能保证我家孩子也一样能吃得很好。孩子不是机器人，每个孩子都有其个性。有些孩子9个月就只吃饭，有些孩子两周岁了还只喝牛奶，这真不好说。尊重孩子的个性很重要，但应该在不损害孩子健康的范围内发展孩子的个性。尽管如此，多数孩子还是能在妈妈的努力下用普遍性的育儿法很好地成长。如果孩子饭也吃得香，母乳或奶粉也喝得足，消化也好，小菜也摄入均匀，那么就算是出生9个月的孩子，也没必要非要戒掉吃饭。如果孩子现在饭也吃得好，量也在逐渐增加，那就可以喂他吃米糊，以及均衡摄入肉类、蔬菜和其他小菜。

各种吃饭有问题的孩子

周岁前后开始父母应该努力教孩子养成正确的饮食习惯。如果孩子饮食习惯不良或不愿意吃或有不合妈妈心意的地方，就应该明确指出来。孩子可以通过妈妈的表情知道自己做得好与不好。需要注意的一点是，不能为了纠正孩子的饮食习惯，而和他约定只要肯吃饭就在饭后给他好吃的零食或给他买想要的东西。如果家长只是骗骗孩子就更加不行，不要在吃饭这件事上和孩子做交易。应该让孩子从小就知道，不行的事就不能做。如果想着等孩子以后长大点再教，就晚了。三岁习得的恶习会一直持续到八十岁。

· 孩子不愿意吃饭。其他孩子干干脆脆吃完一碗以后还要再吃，而让人担心出现肥胖，但我家孩子无论给他做什么好吃的都不愿意吃。当孩子长时间不肯吃饭时，应该思考如下几个问题。首先要确认下孩子的体重是否在正常增长。实际上很多情况是孩子其实吃得很好，只是不如隔壁家孩子吃得那么多，所以相对感觉吃少了。每个人吃的量都不同。如果孩子真的不愿意吃，就要确认一下是否生病了。患有贫血之类的疾病时，就会没有食欲。平时进行适当运动对增加食欲也有很重要的作用。只待在房间会因缺少运动导致食欲下降。家里满是一些令精神兴奋的趣味玩具远远不够，应该合理节制。孩子热衷于玩耍时，往往会不知道肚子饿。对于不爱吃饭的孩子，家长也不要过于强求。"孩子们，吃饭啦。"说这么一句就足够了。如果不到饭桌前来，那就自顾自吃完并结束就餐就行。孩子不爱吃饭，家长也不要为了让他多吃点，而把饭盛得满满的。应该给他盛他能吃的量，不然的话，孩子可能被吓到而不愿吃了。

· 孩子一边玩一边吃饭。吃一勺饭，整个房间跑着玩一圈，再吃一勺饭，电视看上好一会，妈妈得叫上数十遍才回到饭桌前。应该从小禁止孩子边玩边吃，边看电视边吃饭。应该从小教会孩子吃饭要在饭桌前并要遵守餐桌规矩。孩子从小开始吃饭时，妈妈也要有吃饭的样子。妈妈如果吃饭时看电视，孩子当然也会在吃饭时看电视。把孩子放在饭桌前，喂孩子吃一勺，自己干一会儿活，再喂孩子吃一勺，再干活，如果妈妈这样照顾孩子，孩子当然也会在吃饭时学得这样那样地动来动去。如果孩子在吃饭时急于玩耍而离开饭桌，应该马上收拾饭桌。就算孩子耍赖要边玩边吃，只要妈妈态度坚决，基本上都能纠正过来。

·孩子吃饭时间过久。有些孩子嘴里放进一勺饭，就要慢吞吞地嚼上10分钟。有些孩子就算花一小时也吃不完一碗饭。这样的话，妈妈一整天都会纠缠在孩子吃饭这件事上。如果孩子漫无边际地要吃上很久，家长应该有意识地慢慢缩短他的吃饭时间，直到限制在30分钟以内。如果决定限制孩子吃饭时间，就要明确告诉孩子，并且所有家庭成员态度一致。如果养成吃饭时间久的习惯，就会很难改变。小时候被强硬要求吃饭的孩子，多数会出现这种习惯。食物是要自己吃的，而不是喂的。

·孩子偏食。近来偏食的孩子很多。给孩子挑选食物的机会，孩子就只会挑自己喜欢吃的。孩子偏食时，应该思考一下是不是妈妈也只做孩子喜欢的食物给他吃。每个人的爱好都不一样。孩子也是如此。有些妈妈还会误解，说孩子偏食，不吃妈妈精心制作的食物。但孩子喜欢的食物和妈妈喜欢的食物往往并不一致。这时应该用其他烹饪方法烹制孩子的食物。多数的孩子就算出现严重偏食，只要妈妈不总是做某一种特定食物，而是均衡多种食材的话，一般时间长了孩子也会均衡摄入自己需要的营养。孩子偏食时，家长不必过于担心。孩子如果肚子饿了自己就会吃。

·孩子只爱吃甜食。有些孩子只吃糖不吃饭。如果孩子喜欢吃甜食，家里就不要存放甜食。家里摆满了甜食，其他人吃得很享受，却唯独不给孩子吃，这才是一种酷刑。但我们不可能永远不给孩子吃甜食。孩子想吃时给他吃一点，也没有关系。但对于那些过于偏爱甜食的孩子，家长应该坚决地说"没有"。

·孩子把饭拌在汤里才吃。我们不建议把饭拌在汤里吃。首先，如果把饭拌在汤里，唾液的消化酶就不能发挥作用。并且把饭拌在汤里吃的话，不仅孩子，其他人也不会好好咀嚼。咀嚼是非常重要的消化运动之一，也是消化的第一步。不仅如此，把饭拌在汤里吃的孩子往往不爱吃菜，导致孩子不能均衡摄入营养，这是显而易见的。把饭拌在汤里吃会容易吞咽，吃起来会方便，所以吃顺口以后就很难改变这个习惯。即使是为了让孩子练习咀嚼块状食物，也不要把饭拌在汤里吃。咀嚼是促使孩子头脑发育的重要刺激之一。可是您说孩子还没长几颗牙齿？这其实没什么关系。没有牙齿可以用牙床。

如果想要孩子好好吃饭

• 应该养成良好的饮食习惯。孩子好好吃饭，虽然不是什么特别的事，但对有些妈妈来说却是一个切切实实的愿望。如果想让孩子好好吃饭，应该从开始吃饭时起就养成良好的饮食习惯。为此，要让孩子心里感觉到吃饭是一件比任何事都高兴的事情。吃饭时间不仅仅是吃饭的时间，也是家人聚在一起分享一天的情感并互相给予肯定的时间，也是孩子们通过父母的交谈间接了解社会的重要时间。应该让孩子感觉到吃饭时间是一个比看电视更有意思的时间。如果妈妈或爸爸不享受吃饭时间，孩子当然也不会享受吃饭时间。

• 不可以强硬要求孩子吃饭。周岁以后的孩子如果吃饭吃得好，很多孩子一餐能吃半碗饭。但这是平均数值，并不是一定要按照这样吃的意思。多数孩子的食欲并不稳定。有时候没有其他问题的情况下也会突然减少食量，体重也不增加。这种情况下，妈妈就会不知道该怎么办而强硬地喂孩子吃饭，孩子感受不到吃饭的乐趣，只留下"吃饭是被强迫又难受的事情"这样一个印象。不自觉吃饭的孩子，如果强制喂食，基本就不会好好吃饭。另外，如果因为孩子不好好吃饭而增加零食量，孩子的食量自然会更少。如果没有其他异常，就做一些孩子喜欢的食物，多给孩子一些时间耐心等待。绝对不能强制要求孩子吃饭或打骂孩子。有些人会说怎么会这样做呢，但确实偶有这样的妈妈。多数孩子只要肚子饿，就会吃得很好。

如果孩子想要自己独立吃饭

· 周岁以后孩子的饮食习惯取决于妈妈。孩子过周岁以后，应该努力让他养成良好的饮食习惯。这个时期，孩子会要求自己吃饭，但与之相反，往往存在一个很大的问题，自己独立吃饭的技术还不足，身体和心理还不能配合。所以会把食物弄得到处都是，或者扔掉勺子，或者用手抓食物。当然，这一切都是正常的发育过程，妈妈不能因为孩子洒出了食物或用手抓着吃而责骂孩子或自己喂孩子吃，这样孩子会变得缩手缩脚，应该引起注意。一般可以让孩子在出生8个月到12个月期间练习用勺子。但如果妈妈不训练孩子，可能过了两周岁也依然不会用勺子。这段时期练习得好的孩子，到15~18个月时就能独立使用勺子吃饭，从这时开始就不要再喂孩子，而是帮助孩子独立进食。

· 如果孩子想要自己独立吃饭。正确使用勺子进食的孩子比使用奶瓶进食的孩子具有更好的饮食习惯并较少偏食。必须使用勺子来添加辅食。如果把辅食放进奶瓶喂食，孩子会容易呛到，也会吃得过多而造成肥胖。最好在7~8个月时给孩子吃能够用手抓着吃的食物，8个月左右开始练习使用勺子。就算洒出来也要让孩子练习独立吃饭，这样到周岁左右就能独立吃饭。如果出生后18个月也没正常进行过独立用勺吃饭的练习，那么孩子就只会一直张着嘴要求喂给他吃。孩子独立吃饭时，如果妈妈想让孩子吃得再快一点而喂食的话，孩子的"饭是喂着吃的"这种想法就会更加根深蒂固。家长应该培养孩子独立吃饭的习惯，让孩子感到独立吃饭是一件快乐的事情。为了让孩子学会独立吃饭，应该从6个月开始使用杯子，8个月开始拿勺子，让孩子感受到自己选择食物吃的乐趣。

如果周岁的孩子还不会咀嚼

不正常添加辅食，主要喂食液体食物的话，常常容易发生这种问题。尤其是把辅食或新鲜食物放进奶瓶再喂食的孩子，很多都不会咀嚼。只有通过练习才会咀嚼。并且这种练习需要几个月的时间。舒舒服服吃惯了液体食物的孩子要独立熟悉咀嚼这项新技能并非一件易事。到了某个时期，需要妈妈在一定程度上对孩子进行强调，才能使其掌握新技能。最晚到10个月时，如果还没有练习咀嚼块状食物，往往就会出现拒绝吃块状食物的情况，家长应该予以注意。

一定要喂孩子吃早饭

• 不吃早饭会对成长不利。以前人们都有吃饱早饭的习惯。但近来很多孩子不吃早饭或者只吃一丁点儿早饭。虽有多种理由，但认为不吃早饭有利于健康的想法是绝对错误的，对于正在生长发育的孩子更是不应如此。孩子一天需要很多能量。经过一晚上没吃任何东西以后，如果连早饭也不吃就开始一天生活的话，就会出现多种问题。从医学方面来看，很多专家的意见也是不希望早晨饿肚子。如果早晨饿肚子，就不能正常提供生长期孩子所需的营养，身体就会虚脱。孩子需要能量，但由于没有进食，为了生长需要就会使用身体中储藏的能量，所以正在生长发育期的孩子如果不吃早饭或午饭，会对生长造成不良影响。

• 不吃早饭会阻碍大脑活动。大脑活动需要很多能量。心脏把血液输送到全身，需要很多能量，但大脑要使用接近大脑所需三倍的能量。不吃早饭而产生空腹感时，大脑就会受到刺激，导致身体出现生理性不适。但吃饭以后血糖会上升，上升的血糖会稳定下丘脑的食欲中枢，从而在生理上稳定我们的身体。大脑活动所需的能量基本来自糖分，吃饱早饭有助于孩子在幼儿园或学校学习。

• 不吃早饭会对胃造成不好的影响。很多人只要一顿不吃就会感到胃部刺痛。孩子的胃再怎么强壮，如果总是挨饿遭罪，也会出状况的。并且我们身体激素中的肾上腺皮质激素只有吃饭才能得到分

**过多食用鲜牛奶
会出现贫血**

牛奶是补铁的代表性食物。所以，如果喝很多牛奶就会无法摄入其他含铁的食物，从而导致贫血。并且牛奶也会妨碍人体对铁的吸收，所以不建议在喝补铁剂时喝牛奶。市面上有卖一种"铁元素强化奶"，以补充普通牛奶所缺的铁成分，由于铁元素的加强和吸收是两个不同的问题，所以不要认为只喝铁元素强化奶就可以补铁。补铁固然重要，但也要考虑到其他营养，均衡摄入食物。过多食用牛奶也是一种偏食。

泌，饿肚子会使激素分泌不规律，扰乱人体的节奏。

• 早饭从生活规律的层面上讲也很重要。对于孩子们来说，早饭在充当食物之外还有其他的意义。早饭不规律会造成一天的生活不规律。孩子和大人不一样，要在不规律的生活中找到正确的生活方式，会非常困难。

• 吃早饭在家庭教育层面上也非常重要。由于现在多数都是小家庭，孩子们几乎没机会和长辈一起吃饭。很多家庭爸爸妈妈因为工作无法跟孩子一起吃晚饭。早上早早起床，所有家人聚在一起吃早饭，可以一起聊天也可以学习餐桌礼仪。有些孩子会在饭馆里蹦蹦跳跳地玩耍，就是因为在家里没有学习好餐桌礼仪。孩子的餐桌礼仪应该由父母教育。教会孩子正确的礼仪就像要给孩子充分的爱一样重要。

周岁的孩子可以吃这些吗

最应该避免的食物是泡菜、大酱、咸鱼干之类很咸的食物。如果吃得咸，成年以后容易患高血压。最好不要给孩子口香糖。如果妈妈爱嚼口香糖，孩子会感到好奇，这时如果给孩子一两次的话，就会形成习惯，孩子也会喜欢吃口香糖。但月龄段的孩子常常不会嚼口香糖，而是咽下去。不管是吞咽还是咀嚼，都不要给孩子吃口香糖。从多个方面看，小孩吃口香糖都没有好处。另外，冰激凌之类的冷食稍微给一点没有关系，但吃得过多会造成消化负担，应该注意。如果吃巧克力或糖之类的甜食，孩子会不愿吃辅食，应该等孩子大一点以后再给。从山上汲取下来的矿泉水必须煮沸并放凉以后再喂给孩子喝。如果矿泉水被细菌污染，虽然大人喝不会引起什么问题，但可能造成孩子发热和腹痛。

维生素的话，如果妈妈一定想喂也可以喂，但并不是非吃不可的。有些妈妈以为橘子皮富含维生素C就煮了喂给孩子吃，但现在的橘子皮上残存有很多农药，反而会造成伤害。另外相比于其他，不要喂孩子吃坚果类的花生、核桃、松子等。吃坚果时会呛到，如果进入气管就会有危险。这种孩子并不少见，尤其花生是被儿科医生视为爆炸物一样危险的食物。另外，我也不建议吃补药之类的东西。因为吃补药的韩国孩子相比于不吃补药的外国孩子也不见得更加健壮。

给孩子喝煮沸的水

给幼儿喝的水，无论是哪种水都应该煮沸并放凉以后再喂。有些人认为矿泉水好并特意喂给孩子喝，但我并不这样认为。日前看过一篇报道，相当数量的矿泉水品质都不值得相信。事实上并没有证据显示矿泉水绝对安全。我曾经也喝一个大公司生产的矿泉水，但后来就改换喝其他品牌的了，原因是水桶里有苔藓。这是水桶再回收利用后消毒不严格造成的。可以设想如果水受到轻微污染，我们也无从得知。喝煮沸过的水比喝矿泉水安全。当然，如果是正常生产的干净的水，也没有理由不喝，但我建议至少不要给孩子直接喝。

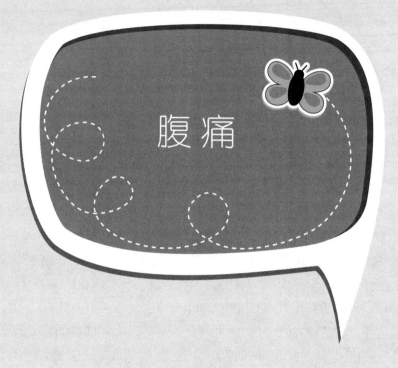

腹痛

·腹痛时不可以随意吃药。腹痛时最好去医院看医生。孩子突然喊肚子痛，没办法去医院，能先吃点药吗？如果疼痛不剧烈的话，可以先不采取措施，观察一下。有可能自己痊愈。如果特别疼，就不要吃药，马上去急诊室。如果喂孩子吃药，有可能干扰诊断，延误病情。

·如果吃了药，暂时不疼了，有可能耽误身体将有害物质排出体外，日后更危险。甚至孩子长大后，会患慢性肠道疾病。

孩子肚子疼时，不能随便给孩子吃药

　　肚子疼、头疼、腿疼是孩子最常见的三大疼痛。肚子疼有可能是由很多原因引起的。一般情况下，肚子疼的时候即使不对孩子采取特别的措施，过段时间后，病情也会好转。但是有的时候，如果不马上对孩子采取措施，会非常危险，这是需要家长注意的。绝大部分家长带肚子疼的孩子去医院看儿科之前，一般都会给孩子吃点什么。孩子如果肚子疼，无论家里有什么药，家长都会给孩子吃，想方设法让孩子不疼，实在不行了才带孩子上医院。但是需要注意的是随便给肚子疼的孩子吃药反而可能会伤害孩子。儿科医生会告诉家长小孩发烧时应该吃什么药，但不会告诉家长小孩肚子疼时该吃什么药。肚子疼并不是病，只是一种症状，是告诉人们肚子可能生病了的一种信号。不知道原因只是消除信号的话，很难找到肚子疼的原因。当然，如果肚子只是稍微有点疼，但孩子依然能吃能玩的话，再观察观察也无妨。如果疼痛加剧，那就要去看医生了。在去医院之前也不能给孩子吃止痛药。去医院前给药孩子吃，孩子吃了以后疼痛缓解了，看医生的时候医生就很难诊断出真正的病因。如果延误了诊断，也可能会错过合适的治疗时机。

孩子经常肚子疼

　　· 如果是慢性腹痛，需要医生诊断后才能知道病因。慢性腹痛是指近3个月之内有三次以上腹部剧烈疼痛。慢性腹痛有部分病因是由于压力太大，也有很大一部分不知道病因，需要到儿科去检查才知道。有时候慢性腹痛是胃里的幽门螺旋杆菌所引起的。如果放任不

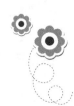

管，日后可能会变成大病，因此需要早发现早治疗。如果孩子出现慢性腹痛的症状，应该马上去儿科检查。一般情况下，儿科医生会把患有慢性腹痛的孩子转移到大医院接受检查。

• 有很多孩子经常说肚子疼，但又没有什么异样。上幼儿园的孩子经常会说肚子疼，上小学的孩子经常会说头疼。虽然孩子经常这么说，但不要因为孩子装病就打骂孩子，偶尔也会真的出现问题，这时候家长应该好好观察。如果孩子比平时更疼，或者出现什么其他异样，一定要送去儿科给医生检查。医生检查后如果没有什么问题，家长可以学以前的大人，哄孩子说自己的手是神手，摸了肚子以后肚子就不会疼了，然后轻轻抚摸孩子的肚子。

如果是肠炎或者肠套叠引起的肚子疼

• 孩子得了肠炎拉肚子时，不能随便给孩子吃止泻药。孩子突然说肚子疼，上吐下泻时，很可能是得了肠炎。如果孩子得了肠炎，先在家给孩子喂食电解质溶液，如果还没有好转，那么应该送去儿科给医生检查。如果孩子的大便里有血，有可能是细菌性肠炎，这时候应该要更加小心。如果旅行时孩子肚子疼，上吐下泻，很有可能是食物中毒或是由大肠杆菌引起的肠炎。拉肚子是身体将有害菌排出体外的自然反应，不能随便给孩子吃止泻药。如果吃了止泻药，不拉肚子了，体内就无法排出有害细菌，孩子的症状有可能会更加严重。

• 肠套叠要早发现早治疗。如果肚子剧烈疼痛了一两分钟后不疼了，之后疼痛又反复发作的话，很有可能是肠套叠。肠套叠引起肚子疼时，孩子经常会蜷缩着腿贴着肚子，然后一直哭，过一段时间之后会排出带血的大便，之后有可能还会排出番茄酱一样的大便。

如果肠套叠没有早发现早治疗，肠道会破裂，所以应该马上送去急救。一般幼儿患肠套叠的较多，但有时也会有小学生患肠套叠。

· 不满一岁的孩子肚子疼。

· 孩子肚子疼使劲哭或者腿贴着肚子哭。

· 孩子喊肚子疼持续3小时以上。

· 孩子喊肚子疼，哭1～2分钟又安静10～20分钟，反复这样，排出的大便里有血。

· 孩子说肚子疼，并吐出泛绿色的黄水。

· 孩子疼得都不敢把手放到肚子上。

· 遭受事故或者敲打肚子后，孩子觉得腹部剧烈疼痛。

· 孩子腹部疼痛，疼痛部位在腹股沟附近、睾丸附近或者下腹右侧。

· 呕吐或者拉肚子后过了3小时，腹部依旧疼痛。

· 以前腹部做过手术的孩子说肚子疼。

· 孩子吃了奇怪的东西后肚子疼。

· 肚子剧烈疼痛，却不知道是什么原因。

阑尾炎引起的肚子疼

· 儿童阑尾炎较难诊断。剧烈疼痛持续3小时以上，孩子弯曲腿，不让摸肚子，并伴有发烧的话，有可能是阑尾炎。阑尾炎引起肚子疼时，孩子无法行走。即使能行走，大部分孩子走路时也只是低着头慢吞吞地走。成人一般是右侧下腹疼痛，但小孩子一般先是肚脐周围痛，然后疼痛加剧，同时右侧下腹也开始痛起来，甚至有时候根本就不知道是哪个地方痛，所以阑尾炎初期很难诊断。

· 如果怀疑是阑尾炎，不要给孩子喂食任何东西，马上送医院。如果得了阑尾炎，首先会肚子疼，几个小时后可能会呕吐。如果先吐后肚子疼的话，患热伤风的可能性比较大。很多时候孩子在阑尾炎初期会有些许的疼痛，但不知道具体是哪里疼。这种情况下，很多家长会先给孩子吃肚子疼时常吃的肠道药。其实孩子肚子越痛，家长越不应该给孩子乱吃药。如果给孩子吃了药，腹痛止住了，就算阑尾破了也可能不知道。如果怀疑孩子得了阑尾炎，包括水在内什么都不要给孩子喝，应该马上送去儿科给医生检查。

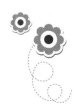

尿道感染、疝气等引起的肚子疼

• 如果孩子肚子疼，小便时也疼，那很有可能是尿道感染。孩子说肚子疼，不停地冒汗，小便时也疼，而且小便次数频繁，排出的小便有异味，突然尿床，这时候孩子可能是尿道感染。尿道感染是排尿的尿道感染了炎症。孩子如果得了尿道感染，可能会伴有尿道畸形，或者使小便逆流的膀胱输尿管反流症，这会严重伤肾。虽然这种情况非常罕见，但还是有可能发生。所以治疗尿道感染之后，有时候也要做超声波放射检查。虽然吃一两天药

压力大也会引起肚子疼

孩子平时没有任何异常，能吃能玩，看起来很正常。这时候孩子说肚子疼的话，很有可能是压力大引起的，也可能是心理作用引起的。不过一般来说压力大引起肚子疼的情况比装病的情况更多。压力大引起肚子疼时，病因应该归于心理问题，这和装病不同的是孩子是真的肚子疼。这时候最好应该细心观察孩子所处的环境，并帮孩子放松压力。

病情就会好转，但一定要谨遵医嘱，等医生说可以不用再吃药了再给孩子停药。如果任意中断治疗，虽然表面看起来病情好转了，但是病情很有可能会再次复发，会损伤肾脏。关于尿道感染，详细内容可以参考本书的《泌尿生殖器官》篇。

• 肚子疼的同时，腹股沟和睾丸也肿了时，可能是疝气。如果肿胀的部位没有消肿，疼痛加剧的话，应该马上送去急救。疝气的部位缠绕的话，可能导致肠道腐烂，可能出现严重的问题。

治疗感冒的过程中肚子疼

• 孩子在感冒时肚子疼，首先应该送医院检查。感冒时肚子疼的孩子还是比较常见的。孩子的感冒和大人不同，因为孩子的感冒不只是呼吸器官的问题，很多时候也同时是肠道的问题。在韩国，发烧时肚子疼的这种症状也叫"积食"；在美国这种症状叫肠胃型感冒。这时候，妈妈很难判断到底是孩子本身的问题引起肚子疼还是只是单纯的感冒，因为有的孩子感冒的同时也会得阑尾炎或者肠炎而引起肚子疼。因此孩子肚子疼时，最好先接受医生的检查。孩子疼得紧紧抓着肚

子时，就算几小时前医生刚刚检查过并且说没事，也最好再去医院检查一下。

• 家长不要没经过检查，仅仅凭症状就给孩子用药。孩子肚子疼时，如果孩子不是特别痛苦的话，可以给孩子吃些粥，或者给孩子多喝点水。但是很多妈妈见到孩子肚子疼都会先给孩子吃止疼药。如果没有经过医生检查，只是看孩子肚子疼就随便给孩子吃药，这种行为并不恰当。孩子感冒并肚子疼时，同时也要考虑到其他的可能性，这对孩子的安全也是非常重要的。

便秘引起的肚子疼

排便次数少，肚子疼，肚子又胀又硬时，可能是便秘。不过孩子由于便秘引起肚子疼的情况并不多见。如果便秘引起肚子疼，帮助孩子顺利排便是最重要的。给吃辅食的孩子多喂点水、蔬菜和水果，香蕉等水果会引起便秘，最好不要给孩子喂食。过了周岁的孩子如果是以牛奶为主食的话，便秘严重会让肚子更疼；过了周岁的孩子如果以米饭为主食，一般一天喂两杯左右的牛奶比较好，最多不要超过三杯。有关便秘，详细内容可以参考本书的《便秘和灌肠》篇。

婴儿肠绞痛引起的肚子疼

• 婴儿肠绞痛引起肚子疼时，时间就是最好的药。婴儿腹疼也叫肠绞痛，婴儿出现这种病状的情况较多，它的特征是孩子哭得喘不过气来。一般患肠绞痛时，孩子脸色发红，喘不过气，出冷汗，使

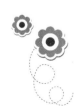

劲哭。孩子夜里哭时，也没法送孩子去儿科诊治，家长往往非常头疼。特别是1～2个月的婴儿哭起来，家长根本不知道该怎么办。大概4个月后，婴儿肠绞痛就会消失，除了等待，也没有其他更好的办法。

•婴儿肠绞痛发作时，父母在家如何应对。如果医生诊断是腹疾，那应该舒舒服服地照顾好孩子。可以抱抱孩子，并轻轻地摇摇孩子。孩子肚子里进了空气的话会更痛苦，奶瓶里冲好奶粉，摇一摇，然后把奶瓶立起来，让空气向上排出，给孩子喂奶时，可以稍稍把奶瓶立起来，这样可以让孩子少吸入空气。孩子喝完母乳或者牛奶后，让孩子打嗝，并给孩子创造一个安静的环境，家庭要和睦。避免吃孩子和妈妈都过敏的食物，不要给孩子喂太多奶，也不要喂得太少，这对孩子都会有些帮助。另外，妈妈心情放松才能让孩子舒服，这点也不要忘记。有关婴儿腹疾，详细内容可以参考本书《孩子晚上哭时》篇婴儿肠绞痛的部分。

孩子积食时

•现代医学里没有"积食"这种病。发烧的时候手脚冰凉的情况非常常见。孩子肚子疼、又发烧又吐、不吃东西、手脚冰凉、不时打哈欠，人们通常把这叫做"积食"。但是现代医学里没有"积食"这种病。孩子积食去做检查，可能会出现咽炎、猩红热、中耳炎、脑膜炎、肠炎等病。尤其是婴幼儿患急性咽炎时，会引起很多消化器官的问题，也会肚子疼。

•孩子手脚冰凉时，不要随便扎破手指脚趾，要去医院检查。积食这一说法是过去人们无法区分多种病症时使用的。但是不管医生怎么解释，也会有人说医生怎么连积食都不懂，所以有些医生干脆就解释为积食，然后按照检查结果给孩子治疗。家长因为孩子积食，扎破孩子手脚的话，肯定会流出黑色的血液。其实现在马上割开妈妈的手，也会流出黑红色的静脉血。可以说到现在为止，我都没有见过积食的孩子。不要因为手脚冰凉就随便扎破孩子的手脚，应该先给孩子吃退烧药，如果吃了以后孩子还没有退烧，有必要的话，仔细阅读退烧药的注意事项后，给孩子服用最大剂量，再送孩子去医院检查。脑膜炎、肠伤寒、食物中毒等病也可能会出现这些症状，应该特别注意。

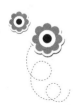

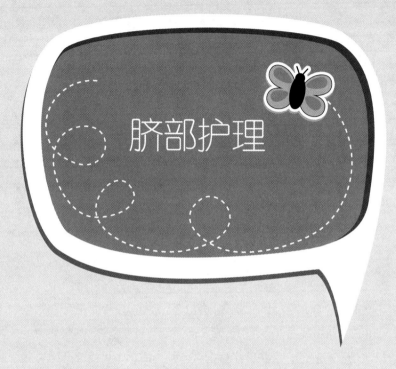

脐部护理

・脐带是孩子在妈妈肚子里的时候连接妈妈的一条生命带，孩子出生后，脐带的功能就消失了。脐带剪掉后留下的残端，仔细清洗干净、擦干后，会自动脱落。

・如果脐带残端脱落得较晚，或者脐部出水、流血、有异味的话，首先应该带孩子去医院检查。尤其是脐部长肉的话，这时不要放任不管，应该马上去医院检查。

脐带残端会自动脱落，请不要人为处理

·孩子出生以后就不再需要脐带了。脐带是孩子在妈妈肚子里的时候吸收营养和排出废物的通道，是孩子的生命带。但是孩子出生以后，就不再需要脐带了。所以孩子出生以后，医生会给脐带两头打结，然后用消毒过的刀或者剪刀把脐带中间部分剪掉。以前也会用瓷器碎片剪脐带，由于瓷器碎片没有消毒，孩子很容易患破伤风。不过现在一般都是在医院生孩子，医院都会用消毒的工具来剪脐带，孩子就不会患破伤风了。

·脐带残端10天左右会自动脱落。新生儿的脐带残端剪掉后不会马上愈合，要过10～20天才会愈合。脐带剪掉后，擦干脐带残端，过了10天后脐带残端就会变黑变硬，然后就会自动脱落。需要注意的是，如果脐带没有脱落，家长硬生生把脐带扯掉的话，可能会产生炎症。在家的时候，就算需要一定的时间，也要等孩子的脐带残端自动脱落。过了3～4周脐带残端还没有脱落，或者肚脐周围有异味，或者肚脐出水、流血的话，应该送孩子去医院。脐带残端脱落的地方流了少许血时，先把血擦干，然后观察看看。如果血流不止，应该要送去医院检查。

请家长这样给孩子脐部消毒

·给孩子洗澡后应该擦干脐部的水。让还没有脱落的脐带残端保持干燥是非常重要的。洗澡的时候脐部可以进水，但是孩子洗完澡后，不要马上就把孩子包起来，应该要先擦干脐部的水，让脐部保持干燥。

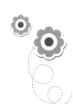

·让脐部保持干燥是非常重要的。等到脐带残端完全脱落为止，保持脐部的干燥是非常重要的。最近专家建议不要使用酒精等消毒剂，只是擦干脐部的水分，让脐部保持干燥。不过也有的专家建议要用酒精消毒。我个人不建议使用酒精消毒，让肚脐保持干燥最重要。给孩子换尿布或者给孩子洗澡时，用纱布擦干脐部的水。脐部和肚子连接的部位和皮肤是重叠着的，如果脐部弄湿了，轻轻按压周围的皮肤，把那部分皮肤也擦干，这对脐部保持干燥也是有帮助的。脐部有炎症的话，应该先去儿科给医生检查，然后再治疗。如果炎症特别严重，肚脐里出水，或者长出肉芽肿的小块，又或者是流血的话，应该要马上送去医院检查治疗。在医院时，会有妈妈看到医生给孩子的脐部消毒时把肚脐掀开而感到惊讶，把肚脐掀开也不会出什么问题，妈妈们可以不用担心这点。另外，把肚脐长时间暴露在空气中也是很好的，所以给孩子穿戴纸尿裤时，不要穿到肚脐以上比较好。如果孩子的脐带残端还没有脱落，最好不要把孩子泡在浴盆里洗澡。

新生儿的脐部出水时

·一般来说脐部出水时把水擦干就可以了。脐带残端要过10～20天才自动愈合，这段时间内，脐部可能会出水或者流血。因为新生儿的脐部流出的水含有丰富的蛋白质和营养，很容易滋生细菌，也可能会有炎症化脓。不过并不是脐部出了水就一定是有炎症。脐部出水时，先把水擦干，实在不行的话，再把孩子送到医院给医生检查。

·脐部只是流脓水的话不要用纱布把肚脐盖住，脐部有炎症时要用纱布把肚脐盖住。脐部周围变红，或者脐部出水且有异味，这时候最好送孩子去医院。不要在家用碘伏给脐部消毒，因为妈妈很难准确判断孩子的情况。如果没有炎症，只是脐部出水，可以在家擦干孩子脐部的水，但不要用纱布盖住脐部，把脐部露出来比较好。

但是如果脐部有炎症，送孩子去医院治疗时，不要把盖住脐部的纱布撕掉，因为外部的细菌可能会进到肚脐里。

肚脐里凸起的肉——肉芽肿

有的孩子脐带残端脱落后脐部仍然出水，这有可能是肚脐里有炎症，也有可能是肚脐里长肉了。肚脐里长出的凸起的肉叫肉芽肿。肉芽肿不严重时，让它保持干燥，它慢慢会自动脱落。肉芽肿长得较大且凸起时，儿科医生会把硝酸熬成溶液，然后用硝酸溶液去除肉芽肿。如果严重的话，医生可能会做手术把它切除，其实也就是一个小手术，孩子不会感到很疼。此外有关肚脐疝气，详细内容可以参考本书的"泌尿生殖器"篇。

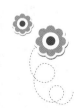

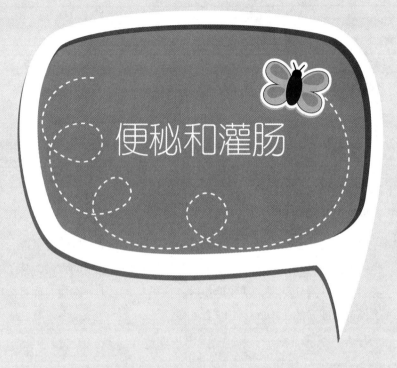

便秘和灌肠

- 如果孩子便秘，家长应该仔细观察孩子的饮食。孩子要吃得好才通便，尤其是过了断奶期的孩子应该要多吃蔬菜。

- 满周岁的孩子喝多了牛奶容易便秘。酸奶和香蕉并不是能够治疗便秘的食物。

- 如果孩子便秘，不要犹豫，马上去向儿科医生咨询。咨询应该给孩子吃什么固然很重要，咨询怎么治疗孩子的便秘也非常重要。

- 不要随便给孩子灌肠，但是如果不得不给孩子灌肠时，家长也不要害怕。孩子长时间便秘时，一般需要灌肠，不过也有在治疗初期就需要灌肠的情况。

- 满周岁的孩子便秘严重，孩子很怕排便，这时候想单纯靠调节饮食治疗便秘几乎是不可能的，一定要送孩子去儿科检查治疗。

便秘的原因和症状

　　排便困难，并且排便时脸色发红，这并不是便秘。很久没有排便或者排出的便很硬，这种情况才是便秘，当然也有可能这两种症状同时出现。便秘说起来好像很轻巧，但是一般便秘持续的时间都比较长，看着孩子这么痛苦，父母心里一定也很难受。孩子便秘时，妈妈的心情就好像自己也得了便秘一样，非常痛苦。孩子便秘的话，排便时可能会疼，也可能排便的时间很长。由于便秘时肚子里都是硬硬的大便，孩子有可能会稀便。换句话说，便秘严重时，孩子几天才排一次便，而且排出的大便都是硬硬的，中间还可能会稀便。

为什么会便秘

　　• 未满两周岁的孩子很容易便秘，没有什么特别的理由。孩子便秘时也有可能会有其他的病，有可能是孩子得了感冒或者其他什么病而导致食欲下降、吃不好而引起便秘。一般来说孩子便秘和孩子的饮食有着非常密切的关系。把块状食物给孩子吃，孩子才会排便顺利，但是在韩国，家长给孩子喝太多牛奶而引起孩子便秘的情况很多。满一岁的孩子便秘的话，应该少给孩子喝牛奶，多给孩子吃蔬菜和水果。

　　• 如果孩子吃的食物里纤维素不足，很容易引起便秘。儿科医生开玩笑说："大便要挤才排得出来。"如果吃得太多，大便肯定会被挤出来。大便到了一定的大小，肠肯定会把大便挤出来。我相信大家也都明白忍大便是件多么痛苦的事情。孩子如果没有其他的病，好好吃东西的话，就算求神拜佛喊着"让孩子便秘吧"，孩子也不会便秘。那么一味让孩子多吃，孩子就能排便顺利吗？也不完全是这样。只是多喝水的话，也不会排便。把块状食物给孩子吃的话，比较容易排便。块状食物指的就是纤维素多的食物。草食动物只吃富含纤维素的草，所以它们从来都不会便秘。满周岁的孩子便秘一般来说都是喝了太多的牛奶，而牛奶里基本不含纤维素。我建议给满周岁的孩子每天喝500毫升左右的牛奶。

· 水分不足会引起便秘。便秘是指大便很硬。如果我们人体内水分不足，人体为了减少水分的流失就会减少大便的量，为了减少通过大便排出的水分，人体就会重新吸收大便里的水分，因此排出的大便就会很硬。婴幼儿需要的水分很多，但是婴幼儿不会因为渴自己找水喝，所以也可能会因为水分不足导致便秘。母乳喂养的婴儿不需要再单独给他们喂水，但是奶粉喂养的婴儿很容易会因为水分不足导致便秘。

· 忍大便会导致便秘。有的孩子只愿意在家里大便，在陌生的地方不愿意大便，旅行的时候，几天都忍着不大便。这种情况反复发生的话很容易引起便秘，而且有时候会由于便秘肛门破裂出血，这时候排便的话会非常疼，孩子就更不愿意排便，等实在忍不住了才会排便。忍大便的时间越长，大便就会越硬，也会越大，情况会更加严重。

· 勉强孩子自己大小便可能会引起便秘。孩子还没有完全做好准备，妈妈就勉强让孩子自己大小便的话，在心理上孩子可能会觉得压力大，觉得排便很痛苦，这种情况也可能会引起便秘。

· 孩子生病可能会引起便秘。孩子生病了，需要摄入更多的水分，而且可能会食欲不振，吃的东西很少，这样，容易引起便秘的几个条件都具备了，孩子就很容易便秘。有的妈妈认为孩子在接受治疗时吃的药会导致孩子便秘，就给孩子停药，其实药物引起便秘的情况并不多见。另外，孩子压力大也可能会引起便秘，这有可能是因为压力大的孩子吃得少，也有可能是压力大影响了肠的蠕动，因为肠的蠕动很容易受到人的心情影响。

年龄对便秘也有影响

说到孩子的便秘，首先应该知道，孩子排便时，非常用力，满脸通红，皱着眉头，手脚乱蹬，不停地哼哼，这些一般都是正常的现象。你可以认为是孩子排便时，还不知道怎么用力，所以在脸上也用力，手脚也用力。而且孩子的肛门还很小，一般排便时要很用力才能排出来。这其实没有什么问题，一般来说等孩子大了情况就会好转。有的妈妈看到孩子3天都没有排便，就认为孩子得了便秘，非常难受。其实婴幼儿没有其他大问题的话，一周没有排便也不会有什么事。有时候婴幼儿会一次性排出很多大便，纸尿裤都装不下，妈妈还会觉得神奇，小孩子怎么会有那么多大便。

婴幼儿的便秘

· 婴幼儿一周只排便一次。妈妈经常会拿自己的孩子和周围的孩子作比较，别人家的孩子一天排三四次便，觉得自己的孩子也要这样才是正常的。但是有的孩子一天排三四次便，也有的孩子一星期才排一次便，这都是正常的。如果孩子能吃能喝能玩，心情也很好，可以多观察观察。如果孩子过了5天左右还是没有排便，妈妈不放心的话，可以带孩子去医院检查一下，但不要因为孩子两三天没有排便就给孩子灌肠。

· 婴幼儿便秘的话，首先应该看看孩子有没有其他的疾

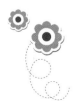

病。特别是出生4周以内母乳喂养的孩子，如果一天排便次数不超过1次，那应该咨询一下医生，是不是喂食的母乳量太少。出生6周以上的孩子几天不排便也是正常的。甲状腺功能不好的孩子可能会有严重的便秘，所以如果孩子持续便秘的话，应该送孩子去医院检查。

· 奶粉喂养的孩子便秘时应该多喝水。孩子便秘，很多情况下都是孩子摄入的水分太少引起的，所以便秘时，最好给孩子多喝点水，也可以看情况多用点水冲奶粉给孩子喝。偶尔儿科医生也会让妈妈奶粉冲浓一点给孩子喝，不过这种情况很少发生。孩子便秘就给孩子灌肠，或者给未满6个月的孩子喂果汁，这些做法都是不可取的。如果孩子的小便很黄，小便次数少，那么首先应该确认孩子摄入的水分是否足够。

母乳喂养的孩子便秘

出生5天且母乳喂养的孩子一般一天排便3～4次，等孩子长到6周的时候，母乳里面的酪蛋白成分增加，排便的次数就可能会减少，甚至有时候几天都不排便，如果孩子能吃能玩，心情也不错，那基本上可以判断没有什么大问题。

4个月以内奶粉喂养的孩子便秘

先给孩子多喝点水，陪孩子好好玩，如果还是不行，在奶粉里加一匙（5克）糖，冲泡给孩子喝，但是不能用蜂蜜取代糖，不能给1岁以前的孩子喝蜂蜜。孩子哭闹或者不舒服的话，可以在奶粉里加1/2匙或1匙左右红糖浆或者糖冲给孩子喝，一天4次，喝2～4天。

开始吃辅食的孩子便秘

· 多给孩子吃富含纤维素的蔬菜和水果。孩子到了一定的年龄，就开始吃辅食了，妈妈应该根据孩子的年龄不同给孩子吃不同的辅食。4～6个月的孩子的辅食主要是粥，可以在粥里添加一些纤维素丰富的蔬菜，而且可以给孩子吃一些水果。要让孩子的肚子变大，那就应该给孩子吃相应多的食物，这样肠道才会把便挤出来，孩子就会更容易排便，因为大便要有一定的大小，肠道才会把大便挤出来。有时候医生会劝妈妈增加孩子的食物量，多给孩子吃些富含纤维素的蔬菜和水果。有的妈妈明明给孩子吃得很少，可自己觉得给孩子吃的已经够多了。妈妈一定要参照育儿书来衡量应该给孩子吃多少辅食。辅食里面一定要含有给肠道提供纤维素的蔬菜。

·给孩子喝水或果汁对缓解便秘有帮助。出生6个月后，可以给孩子喝水和果汁。比起榨的果汁，把水果整个搅烂或者捣碎给孩子吃比较好。吃辅食的孩子可能会由于水分摄取不足引起便秘，应该给这些孩子多喝水。特别是纯母乳喂养的孩子在吃辅食初期会便秘，这是由于孩子第一次接触这些食物，肠道还不知道应该怎么处理这些食物，这些食物长期滞留在肠道内，大便就会变得干硬。这时候在60毫升水里冲一匙糖给孩子喝，或者给孩子喝些果汁，对缓解便秘会有帮助。6～12个月的孩子便秘严重的话，可以给孩子吃些稀释的苹果汁或西梅汁，或者是西梅捣成泥给孩子吃。在美国会把大米粥换成燕麦粥，这样对缓解便秘也是有效果的，大米粥反而可能会引起便秘。杏泥对缓解便秘也能起到作用，或者给孩子喝1/4～1/2杯梨汁，这样也能通便。西梅汁或者西梅干在大型超市和网上都可以买到。

满周岁的孩子便秘

·牛奶喝多了容易便秘。牛奶里含有的纤维素很少，满周岁的孩子如果牛奶喝得比较多，其他的食物就吃得少，当然会容易便秘。事实上来我们医院儿科治疗便秘的孩子中，最常见的便秘类型就是牛奶喝多了引起的便秘，这种类型的便秘治疗起来并不容易。孩子满了周岁，就应该让孩子戒掉奶瓶和奶粉，把奶粉换成鲜牛奶，每天给孩子喂2杯左右的鲜牛奶，并且以饭菜为主食给孩子吃。牛奶里含有的纤维素很少，牛奶喝多引起的便秘，只能通过少喝牛奶多吃饭菜的方式来治疗。给喝水少的孩子多喝些水和果汁对治疗便秘也是有效果的。

·为了缓解孩子的便秘而给孩子喝酸奶是不可取的。孩子牛奶喝多了引起便秘，为了缓解孩子的便秘，家长就会给孩子喝酸奶，这种做法是不可取的。其实酸奶也会引起孩子便秘。酸奶里添加了

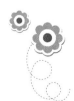

很多糖，孩子喝了酸奶后，刚开始看起来好像是对缓解便秘很有效果，但是孩子喝了酸奶以后，就吃不下其他的食物了，这也就减少了纤维素的摄取，可能会使便秘加重。有的孩子断了奶粉后会便秘，这时候有的妈妈会重新给孩子喂奶粉，但是为了防止孩子便秘就让孩子继续喝奶粉是不行的。断了奶粉开始给孩子吃饭的时候，应该给孩子补充和喝奶粉时一样多的水分，所以最好给孩子多喝点水。如果不多给喝水，孩子会因为水分不足而引起便秘。不过比补充水分更重要的是给孩子多吃些蔬菜和各种各样的小菜。

太早让孩子自己大小便引起的便秘

• 太早让孩子自己大小便会引起便秘。现在很流行超前教育，在孩子自己大小便这方面也不例外。别人家的孩子满周岁了就会自己大小便了，可是自己家孩子都过了15个月了，不管怎么教，还是不会自己大小便，家长这时候都会很伤心。但是最好是等孩子满18个月以后再让他自己大小便，孩子24个月的时候让他自己大小便也不迟。如果太早让孩子自己大小便，孩子可能会觉得压力很大，这也会引起便秘。

• 非常严重且持续时间长的便秘光靠吃富含纤维素的食物是无法缓解的。便秘严重且持续时间长时，大便会很大而且干硬，排便时会很痛，或者肛门会裂开，每次排便都会感觉非常疼痛。这种情况下孩子可能会怕排便时痛，就忍着不排便。这时候不要太勉强孩子排便，可以让孩子坐浴，放松肛门的肌肉；为了排出肚子里干硬的大便，也可以给孩子灌肠；为了纠正孩子怕痛忍着不排便的不良习惯，可以长时间给孩子吃些能使大便变软的药物；或者也可以让孩子多吃些富含纤维素的食物。那些使大便变软的药物长时间服用也是没有问题的，等孩子不再忍着不排便，能够自己轻松排便的时候可以慢慢减少药物用量。如果孩子因为一次便秘肛门裂开流血就不肯排便时，最好马上就送去医院治疗。

孩子便秘时，妈妈应该知道的事

孩子便秘是非常常见的，每个带孩子的妈妈肯定最少经历过一次。孩子便秘虽然很常见，可是孩子的便秘治疗起来却不是那么容易。孩子便秘的话，周围的人会七嘴八舌地传授各种秘方，让孩子吃这个吃那个，说吃了这些便秘很快就会好，就算便秘了一个月吃了这些一天就能好之类的。实际上妈妈也会给孩子吃这些偏方，然后对孩子没效果的话，又换另一种偏方给孩子吃。其实就算去医院医生也不能马上治愈孩子的便秘。那么应该怎么做才能治好孩子的便秘呢？我觉得妈妈首先应该清楚下面这些。

治便秘没有特效药

· 肠胃调理药不能治愈便秘。孩子便秘的话，妈妈一般最先想到的是给孩子吃药，最常用的就是调理肠道的药，韩国的妈妈们可以把各种肠胃调理药的名字一一背出来。其实每种肠胃调理药的效用都不一样，如果一定要给孩子服用肠胃调理药，最好先去医院让医生开处方，服用医生开的处方药是最好的。一般来说肠胃调理药不会对孩子的身体造成损伤，对孩子的身体也没有坏处，但有些肠胃调理药起不了什么作用。如果妈妈觉得不安心，别人家的小孩都吃这种药，就我们家的孩子不吃，那可以给孩子吃，但是绝对不要过量服用。能使大便变稀的药对治疗便秘也有效果，但是这种药也可能会加重便秘，医生没有开处方的话，妈妈不要随便给孩子吃这种药。

• 没有能治好所有便秘的特效药。不管产生便秘的原因是什么，妈妈在家首先应该做好自己能做的事。孩子富含纤维素的食物吃得少引起便秘时，妈妈首先应该给孩子多吃富含纤维素的食物，如果还是不行，再送孩子去医院看看有没有什么问题。妈妈的爱心、正确的知识和时间是治疗便秘最好的方法。

便秘时一定要多摄入纤维素

• 便秘时，要特别注意孩子的辅食。孩子便秘时，一定要在辅食里面添加能给人体提供纤维素的各种蔬菜。有的妈妈说自己听从了建议给孩子吃了很多的蔬菜和水果，可孩子的便秘还是很严重。这时候妈妈应该想想自己是不是给孩子吃了很多土豆之类的蔬菜，而不是绿叶蔬菜，又或者只是把水果榨汁给孩子喝。果汁里基本不含纤维素，对治疗便秘也没有什么效果。水果最好整个给孩子吃，或者是搅碎后给孩子吃。

• 如果给孩子吃了很多水果，孩子还是便秘，怎么办？出生6个月以后就可以给孩子喝果汁了，但是比起果汁，把水果整个给孩子吃，或者搅碎后给孩子吃，效果更好。很多妈妈听说蔬菜和水果对治疗便秘很有效果，就用榨汁机榨汁给孩子喝。如果孩子便秘，尽可能不要用榨汁机榨汁给孩子喝，因为榨汁机会把纤维素都过滤掉。而且市场上卖的果汁也不是把水果搅碎，而是压榨而成的。给孩子吃了很多水果，孩子还是便秘，指的就是这种情况。孩子出生4~6个月时，就可以用粥做辅食，粥里面必须有富含纤维素的绿叶蔬菜。孩子长到6~7个月，就可以适当增加辅食的分量，这段时期如果不增加辅食的量，孩子容易便秘。6个月的孩子一餐可以给他吃50毫升以上的含有蔬菜和肉的辅食，一天可以吃两三顿；9个月的孩子一餐可以给他吃120毫升以上的辅食，一天

便秘时不应该吃的食物

牛奶、冰淇淋、酸奶、奶酪、煮的胡萝卜、柿子、香蕉、南瓜、苹果酱等食物会使孩子的大便变得更硬，在孩子的便秘没好之前，最好不要给孩子吃这些东西。不过香蕉汁既不会引起便秘，对治疗便秘也没有什么效果。有的妈妈认为给孩子多吃饭孩子就不会便秘，其实大米饭是会引起便秘的。要给孩子吃各种菜，菜里面含有的纤维素对预防便秘很有效果。

可以吃三顿，也可以再吃两顿加餐。比起蔬菜汁，我建议直接给孩子吃蔬菜。

• 比起蔬菜和水果里的纤维素，摄取谷物里的纤维素更为重要。纤维素要发挥作用需要很多水，稍微大一点的孩子喝水多，排出的小便也多，纤维素就可以充分发挥自己的作用，就能减少便秘的发生。如果再适当做些运动，还能加强肠道的蠕动。儿科医生建议每天摄入的纤维素含量是孩子的年龄加上5克，举个例子，如果孩子是8岁，那么8+5=13，孩子每天应该摄入13克的纤维素。儿科医生建议孩子每天摄入的纤维素含量最多不要超过35克。

• 可以减少便秘发生的食物。富含纤维素的水果和蔬菜有西梅、杏、梨、桃子、大豆、豌豆、菠菜、葡萄干、西蓝花、卷心菜、爆米花（四岁以上的孩子才可以吃），还有用全麦制作的早餐麦片和面包。有些处理食物的方法也可能会引发便秘，这点也要特别注意。苹果里含有丰富的纤维素和山梨糖醇，对治疗便秘非常有效，但是如果把苹果榨汁，只给孩子喝苹果汁的话，这对治疗便秘没有任何帮助。而且如果把苹果煮熟后做成苹果泥给孩子吃，或者做成苹果酱给孩子吃，这反而会引起孩子便秘，给拉肚子的孩子吃苹果酱是有效果的。我也不建议在便秘时给孩子吃香蕉。在国外，很多医生会建议在孩子便秘时给他们吃西梅。在国外孩子便秘时，一般最先给孩子吃西梅，西梅里含有能使大便变稀的靛红，西梅里的纤维素含量也比其他水果高3～6倍，同时西梅里还含有对治疗便秘非常重要的一种成分——山梨酸醇，山梨酸醇不会被肠道吸收，能使大便变稀。苹果汁和梨汁里也含有大量的纤维素和山梨酸醇，对治疗便秘也是非常有效的。

• 要了解便秘，并及时治疗便秘。有的孩子是因为吃太多香蕉而引起便秘，妈妈听说多吃水果可以治疗便秘，觉得香蕉也是水果，就给孩子吃了很多香蕉。每天不吃饭只吃四根不熟的香蕉，怎么会不便秘呢？不管是什么水果，都让孩子多吃，这是不可取的。也有的妈妈听说酸奶可以治疗便秘，给每天要喝1000毫升牛奶的孩子喝两三杯酸奶，刚开始看起来好像孩子的便秘好点了，但过段时间，便秘反而会变严重。因为喝了那么多酸奶，孩子就会少吃相应量的其他食物，也就减少了纤维素的摄取。如果孩子便秘且牛奶喝得比较多，不要再给孩子吃其他乳制品，最好也少给孩子喝牛奶。

肛门裂开并且出血

孩子便秘严重的话，大便就会非常干硬，排便的时候肛门就会裂开，会非常疼，孩子怕疼忍着不排便的话，便秘就会更加严重。这时候一般排出的便都会带着血，也有时候是排便后血一滴一滴流出。这时候可以让孩子坐浴，也可以用止痛药和灌肠药。孩子便秘严重且持续时间长，排便时肛门裂开，感觉疼痛，孩子怕疼忍着不排便，这时候单纯靠多吃富含纤维素的食物是无法治愈便秘的，妈妈应该积极主动给孩子治疗便秘。这时候一定要带孩子去医院治疗。要坚持让孩子坐浴，也可以给孩子灌肠，坚持给孩子吃能使大便变稀的药，改掉孩子怕痛忍着不排便的不良习惯。坐浴是帮助裂开的肛门恢复的一种很重要的方法，最好每天让孩子坐浴4～5次，每次10分钟以上。有专家建议在坐浴时最好在一盆水里加2勺小苏打，也有的妈妈在孩子想排便时，为了减轻孩子的疼痛，用温水浸泡孩子的屁股，使孩子能够更顺利地排便，这种做法也是非常好的。肛门裂开流血的话，一定要带孩子去医院检查，因为也有可能是别的原因引起便秘，所以最好亲自带孩子去医院检查确认。

不要在家随便给孩子灌肠

· 灌肠是儿科医生经过深思熟虑才会采取的一种方法。说到便秘就会想到灌肠，灌肠是治疗便秘时用的最普遍的一种方法，尤其是孩子得了慢性便秘时，肚子里都是干硬的大便，这时候灌肠是去除孩子肚子里干硬的大便的一种非常有效的方法。但是有的妈妈看到孩子几天都没有排便，就在家给孩子灌肠，这种做法是非常不恰当的，因为如果不根据引起便秘的原因对症下药，只是一味给孩子灌肠，孩子会对灌肠产生依赖性，以后恐怕不灌肠孩子就排不出便。而且如果总是给孩子灌肠，也会对孩子的肛门造成损伤，这样的话，孩子怕排便时肛门疼就忍着不排便，便秘反而会更加严重。

· 婴幼儿便秘时，刺激肛门也是一种比较好的方法。刺激肛门很简单，在棉签上涂上婴儿油，放入孩子的肛门里1厘米左右，轻轻转动棉签，就能刺激肛门。但是千万不要在水银体温计上涂上婴儿油去刺激孩子的肛门，如果体温计破裂的话，会出大事。如果刺激了孩子的肛门，孩子还是不排便，可以在30分钟或者1小时以后再试一次。也可以把纸巾卷成尖尖的样子，轻轻刺激一下肛门再抽出。还有种方法是用小指，剪齐小指的手指甲，把指甲打磨平，以免挠伤孩子，然后在小指上涂上婴儿油，用小指在孩子的肛门周围轻轻地按摩几下，放松肛门的肌肉，然后再慢慢进入肛门内大概1厘米，然后抽出，反复三四次。如果孩子还是不排便，30分钟或者1小时以后再试一次。这时候要小心不要伤到孩子，如果没有信心，就不要尝试这种做法。

· 灌肠时需要注意的地方。不得不给孩子灌肠时，根据儿科医生的处方，去药店买灌肠器和灌肠药，然后根据说明给孩子灌肠。灌肠药的主要成分是甘油，一般来说1岁以下的孩子每次使用5毫升左右，1～5岁的孩子10毫升，6～11岁的孩子20毫升，大于11岁的孩子每次大概用30毫升。灌肠药太凉的话，可能会刺激到孩子，所以首先应该用手捂热灌肠药，使药的温度接近人体的温度。另外，肛门周围如果涂了太多婴儿油，放灌肠器进去的时候，可能会损伤孩子的肛门，这时候要特别注意。放灌肠药的时候注意不要让空气进入肛门，要慢慢放灌肠药，千万不要放过量的灌肠药。放完灌肠药后最好先堵住肛门一会儿，如果不堵住肛门，灌肠药可能会流出来，那就什么效果都没有。虽然是老生常谈了，但还是要说，放了灌肠药后孩子就会排便，所以要做好接孩子排出的大便的准备，有的妈妈给孩子灌肠时特别上心，但孩子排便时却突然慌张了。有的妈妈是第一次带孩子，很怕自己给孩子灌肠，会跑去医院让医生给孩子灌肠。虽然在家里灌肠比较方便，但是如果有必要的话医院也会给孩子灌肠。

如下情况需要给孩子灌肠

便秘持续时间较长，孩子肚子里全是干硬的大便，或者由于便秘，肛门裂开，孩子排便时感觉疼痛，这两种情况下，需要给孩子灌肠。这时候，请到医院拿到医生的处方后再给孩子灌肠。

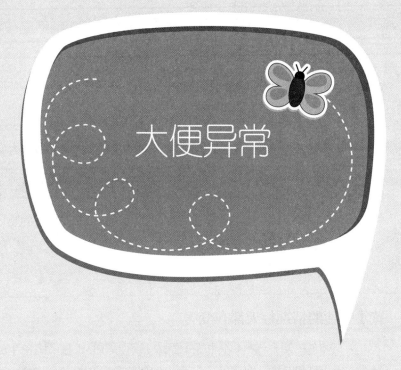

大便异常

· 孩子大便异常时，应该把孩子的大便带去医院给医生检查。孩子排绿便是很常见的，如果孩子只是排出绿便，没有其他异样，一般来说都没有什么问题。

· 母乳喂养的孩子排出的大便很稀。如果因为孩子的大便稀就觉得奶水稀，给孩子断母乳的话是不可取的。如果孩子的大便里有血或者脓状物质，一定要送孩子去医院检查。这种情况一般都是细菌性疾病。

· 孩子开始吃辅食时，大便出现异常的情况较多。隔段时间给孩子的辅食里添加一些新的食物，看看是什么引起大便异常。

孩子的大便有什么特征

孩子能否正常排便经常会困扰家长，如果是稍微大点的孩子大便出现异常，我们可以参考成人的情况做出判断，但是婴幼儿排便的习惯、排出的大便的样子和成人相差太大，我们很难区分什么样的大便是正常的。特别是绿便、母乳喂养的孩子的稀便，以及婴幼儿的便秘问题，很多妈妈对它们的认识都不正确。

孩子排便的情况每天都在变

· 我们无法断言什么样的便才是正常的。孩子刚出生的时候排出的便是黑黑的，过了几天后排出的便是带绿色的黄色大便，过了几天后又排出黄色的大便。孩子排出的便和成人的不同，会根据饮食、身体状态和月龄的变化而变化，我们无法断言什么样的便才是正常的。有的妈妈看孩子排出的便不黄，样子也不好看，就认为孩子的大便不正常，孩子不是成人的缩小版，当然不会和成人排出一样的便。

· 每个孩子排便的次数也各不相同。根据饮食不同，排便次数也不同，孩子一天大概排便1～5次，也有的孩子一周只排1次便，这两种情况都是正常的。一般来说，母乳喂养的孩子每天大概排便4～5次，多的话一天排10次便的情况也是有可能发生的。和母乳喂养不同，奶粉喂养的孩子排便次数相对较少，但这也不是绝对的。千万不要忘了，每个孩子都有自己的个性。孩子排便的情况也是每天都在变，原来孩子一天排一次便，现在突然一天要排便3次，或者4～5天才排便1次，这都是正常的。

母乳喂养的孩子排出的便

· 母乳喂养的孩子排出的便比奶粉喂养的孩子排出的便更稀。很多人会认为孩子排出的便也和成人排出的便一样，是有形状的。而且现在纯母乳喂养的孩子比较少，别人家的孩子是吃奶粉长大的，妈妈看到别人家孩子排出的便都是有形状的，就认为正常情况下孩子排出的便都应该是那样的，事实上母乳喂养的孩子排出的便肯定要比奶粉喂养的孩子排出的便更稀。正常情况下，母乳喂养的孩子一天要排便三四次以上。孩子排出的便水分较多，有时候会完全弄湿纸尿裤，有时候也会有气泡，这些情况都是很常见的。有的妈妈是第一次见母乳喂养的孩子排出的便，也有的妈妈是第一次带小孩，看到孩子排出的便是这样的，会认为是孩子拉肚子了，其实这都是正常的现象。不过很多妈妈还是分不清楚，不知道孩子排出的便很稀是否正常，这时候可以把孩子的便带去医院给医生检查，听从医生的建议。

· 婴幼儿的大便和孩子吃东西的量有密切关系。并不是说母乳喂养的孩子排出的便就一定是稀的。母乳喂养的孩子可能一天排便3～4次，出生6周以后的孩子有可能一周都不排一次便，这都是正常的。婴幼儿的大便和吃的东西有密切的关系，有的孩子吃的母乳变少时，排便的量也会变少。妈妈要仔细观察，仔细估摸孩子吃东西的量，如果孩子几天不排便，也没有什么异常，这时候不妨观察看看。

· 并不是说母乳喂养的孩子排出的便就一定是稀的。母乳喂养的孩子排出的便也会像奶粉喂养的孩子排出的便一样有形状，所以不要因为母乳喂养的孩子排出的便不稀，孩子几天没排便，就随便给

奶粉喂养的孩子排出的便

奶粉喂养的孩子排出的便虽然也很稀，但是一般来说都具备一定的形状，大便的颜色一般是浅黄色或是浅褐色，虽然不像成人的大便一样形状完好，但是妈妈们也不用担心。有的妈妈看到孩子排出绿便，就来问我是不是要给孩子换奶粉。其实就算换了奶粉，绿便也不会变成金黄色的便。

孩子灌肠。母乳喂养后，孩子不哭闹，睡得好，体重也在持续增加的话，最好继续给孩子喂母乳。母乳喂养的孩子的大便可能是黄色、绿色或者棕色，所以如果孩子排出绿色的大便，也不要担心。另外，给孩子吃辅食前，孩子的大便基本都是没有什么气味的。

我们来了解一下绿便吧

我问过很多孩子才出生一个月，就带孩子来医院的妈妈，很多妈妈都在给孩子吃奇应丸，我问她们原因，她们都是回答说"孩子排出的大便是绿色的"。有的孩子在打卡介苗之前，排出的便很黄，但是打了卡介苗后，排出的便是绿色的，妈妈就会非常吃惊。绿便并不是像妈妈们说的那样大便是绿色的，绿便会带点草绿色、艾灰色。孩子没有什么问题的时候也可能会排绿便，很多妈妈都认为孩子的大便和大人的一样应该是黄色的，她们看到孩子排绿便会非常吃惊，然后就会问奶奶或者别人家孩子的妈妈，然后就会明白这是"黄色大便"。

• 绿便是如何形成的？孩子摄取的食物经过食道、胃到十二指肠，和肝脏分泌的胆汁混合，就会变成绿色，这些东西又经过小肠、大肠，颜色就会变成黄色。有的食物消化时肝脏需要分泌较多的胆汁，食物里也就掺入了更多的绿色色素，如果肠道蠕动加快，这些食物就会快速通过肠道，那么孩子就会排出绿便。

• 绿便不是病，只是一种症状。很多情况下孩子都会排绿便，比如说，细菌性肠炎和病毒性肠炎能增加肠道蠕动，孩子如果得了这两种病，就会排绿便；孩子对牛奶过敏而导致肠道蠕动加快；孩子压力大或者兴奋；孩子摄入的某些食物消化时肝脏需要分泌较多的胆汁；食物的色素影响大便等等，这些情况下孩子都会排绿便，除此之外就算没有什么异常，孩子也会排绿便，导致孩子排绿便的情况有很多种。孩子的肠道也是有感情的，肠道的蠕动会随着心情起伏，孩子兴奋或者压力大时，肠道蠕动就会变得不规则，蠕动会加快，也就是说孩子可能会排绿便。奶粉喂养的孩子没有其他异样时也会排绿便，一般来说这都不是什么大问题。母乳喂养的孩子排出的便总是很稀，这可能是前奶后奶不均衡所致。

孩子排出的便有异样时

很多妈妈觉得孩子排出的便有异样，带孩子来医院，我问她们为什么觉得孩子的便有异样，她们中很多都回答说，孩子之前排出的便不是这样的，而且别人家的孩子排出的便也不是这样的。孩子并不是机器生产出来的，就算同一个妈妈生出来的孩子，头胎和二胎生出来的孩子也不一样，更何况是别人家的孩子，就更不可能和自家的孩子一样了。并不是说一定要排便多少次，排出的便是什么样才算是正常的。可能对这个孩子来说，排出这种便是正常的，对那个孩子来说，排出这种便就是不正常的。所以判断孩子排便是否正常，除了要看排出的便的样子，也要考虑到孩子的状况。

· 对于奶粉喂养的孩子，比起排出的大便的颜色，妈妈更应该注意排便的内容。孩子排绿便是否正常和孩子排出黄色的大便是否正常这两个问题都是一样的。就算孩子排出的便是黄色的，如果排出的便很稀，或者说排出的便的样子突然变了，妈妈也需要多加注意。如果孩子一天排便一次，且排出的便很黏湿，颜色是深艾灰色，也很臭，这也没什么大问题。孩子能吃能玩心情好的话，妈妈也不用太担心。孩子排出的便可能会发出酸味。

· 绿便也不都是正常的。奶粉喂养的孩子排绿便，一般来说是正常的。但是如果孩子排便和平常不一样，或者说排出的便的样子突然变了，那妈妈们就要引起注意了。如果孩子有异样，而且排出的便突然变成了绿色，妈妈也不要随便给孩子吃药，应该先带孩子去医院看看孩子有没有得其他什么病。如果孩子感冒了，刚开始时可能会排绿便；如果孩子得了肠炎，排绿便的次数会增多，且排出的便里水很多，有时候便里还会有脓状物质和血；如果孩子发烧也会排绿便，孩子还会哭闹、食欲不振。孩子出现这些症状时，一定要带孩子去医院检查治疗，不过这些情况一般只会持续1～2周。有的妈妈看到孩子排绿便，就随便给孩子吃药，这是不可取的。有的妈妈给孩子吃奇应丸、牛黄清心丸，甚至给孩子吃洛哌丁胺糖浆，儿科医生并不主张这种做法。

母乳喂养的孩子排绿
便也可能会有问题。给
孩子喂母乳时，刚开始挤
出来的前奶的成分和后挤
出来的后奶的成分不一样，
前奶的碳水化合物较多，后奶
的脂肪较多。如果孩子吸奶吸
得不多，只吸一点点，那孩子摄
入的主要是碳水化合物，摄入的碳
水化合物多，孩子就会经常排便，
且排出的便会很稀，也可能会排绿
便。这种情况下孩子排绿便是没什么问
题的，但是孩子没有摄入后奶的脂肪，而
脂肪对孩子的头脑发育非常重要，孩子摄
入的脂肪不足会让孩子变笨。母乳喂养的孩
子排绿便的话，应该让孩子把奶吸干净，前奶
和后奶都要让孩子喝到。

· 孩子对牛奶过敏会增加肠道蠕动，此时也可能会排绿便。这种情况下孩子可能会长时间腹泻，也有可能会呕吐。如果孩子有这些症状，应该带孩子去医院检查，这时候医生一般都会给推荐一些特殊奶粉。除此之外，食物的色素对大便也会有影响，孩子也可能会排绿便，这种情况导致的绿便可以通过食物的颜色观察到；有些食物消化时肝脏需要分泌较多胆汁，这种情况引起的绿便一般都是短时性的，可以不用太担心。

很多妈妈对孩子的便秘认识有误

婴幼儿本来一天排一次便，突然4～5天都不排便，这种情况也是时有发生。这时候妈妈很容易会断定孩子得了便秘，但是婴幼儿如果没有其他异样，也可能会一星期都不排便。不过如果孩子真的4～5天都没有排便，还是去医院问问医生比较好，不要随便在家给孩子吃通便的药，也不要随便给孩子灌肠。新生儿排便时还不知道怎么用力，所以排便时可能用力用得全身都涨红。而且婴幼儿的肛门还比较小，所以排便的时候会很难受。就算孩子排便的时候很痛苦，如果孩子没有其他的异样，能吃能玩，那也不算便秘。孩子慢慢学会怎么在排便时用力的话，就不会在排便时全身都用力了。

孩子大便的特征和大便异常

有的孩子排便时全身都用力，脸色涨红，但是纸尿裤上的大便也不怎么干硬。如果孩子平时能吃能玩，大便也没有什么异样，妈妈们可以

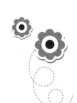

不用担心。有的孩子不仅大便的时候，小便的时候也全身用力，这种情况也是，如果孩子没有其他异样，妈妈们不用那么担心。但是如果孩子的大便干硬，或者大便里有脓状物质或血，这是孩子得病了的信号，这时候妈妈应该带孩子去医院检查。带孩子去医院检查的时候，妈妈最好带上孩子的大便。

大便里有脓状物质或血——脓便

脓便，也叫黏液性大便，是指大便里有脓状物质或血，一般是腹泻拉出的大便里有黏黏的脓状物质，如果出现这种情况，孩子很有可能是肠炎。当然也有可能是其他的原因，不过一般来说孩子排脓便时，得肠炎的可能性比较大。孩子排脓便，但是孩子的状况不算太差时，可以先观察观察。如果孩子已经开始吃辅食了，并且孩子的辅食里添加了新的食物，那应该先让孩子停止吃新添加的食物；如果孩子喝果汁比较多，那也应该让孩子少喝果汁。不过最保险的方法还是把孩子的大便带去给医生检查。有的妈妈会问是不是鼻涕和痰混到大便里了，实际上鼻涕和痰经过胃时，会被消化掉，不可能会混入大便里。

大便里有血——血便

有时候孩子排出的大便里会有血，一般来说血的量不多，这时候妈妈可能会以为是痢疾。如果大便里有血，医生也会很紧张，因为大便里有血的病都不是简单的病。如果孩子的大便里有血，妈妈最好把孩子送去医院给医生检查，这时候一定要把纸尿裤带上。

· 细菌性肠炎。孩子如果得了肠炎，排出的便里面不仅有血，还会有像鼻涕一样的脓状物质，孩子排便的次数和大便里的水分也会增多。排出这种便的孩子一般会发烧，会非常痛苦，看起来就像是得了肠

孩子吃了西瓜后
排出的便会看起
来像血

每年夏天都会有一些妈
妈吃惊地带着纸尿裤跑
来医院，那是因为孩子吃
了西瓜后排出的便里带有西
瓜，看起来就像血一样。血过
一段时间后就会变黑，但是西
瓜过段时间后也不变色，还是跟
原来一样鲜红，妈妈们就很容易被
吓到。

炎。有的孩子得了细菌性肠炎，要连续吃上十几天的药。如果孩子诊断结果显示为疑似细菌性肠炎，就算治疗中途孩子出现好转，没有医生的指示，千万不要给孩子停药。

· 肛门裂开。由于便秘等引起孩子肛门裂开的话，孩子排出的便里会带有鲜血，一般都是排完便后，血一滴一滴掉下来，不过有时候血是在排便中途粘在大便上和便一起排出来。孩子的大便里有血时，一般孩子拉出的大便也比较干硬，妈妈可以想想这几天孩子排出的大便是不是都是硬硬的，或者说孩子排便的时候是不是比较痛苦。如果是的话，给孩子坐浴比较好，用温水给孩子坐浴，一天4～5次，一次10分钟以上。如果孩子便秘，那么也要治疗孩子的便秘。如果孩子的肛门裂开流血，那应该送孩子去医院检查治疗。

· 肠道出血。肠道大出血的情况并不常见，肠道大出血时，在血的颜色变黑之前，鲜血会通过肛门流出，这时候从肛门流出的血比肛门裂开时流出的血更多。如果怀疑孩子肠道出血，这种情况非常紧急，就算是大晚上也要把孩子的大便带去医院给医生检查。

· 肠套叠。如果孩子排出的血便像番茄酱一样比较黏稠，颜色红得比较均匀，孩子有1～2分钟哭得非常厉害，安静10～20分钟，又大哭1～2分钟，又安静10～20分钟，反复这样的话，孩子可能是得了肠套叠。这时候不管是因为孩子排血便，还是因为孩子哭得太厉害，就算是大晚上也要带孩子去急诊。

孩子大便的各种形状

· 孩子的大便里有白色奶瓣状的东西。孩子的大便里有像白豆腐一样的白色奶瓣状的东西，这一般是母乳或者奶粉里的乳脂凝固

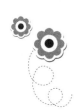

所成的，奶奶们一般把这种便叫做"未消化的大便"，认为这是孩子没消化好排出的便。不过不能因为孩子的便里有白色花蕾状的东西，就认为孩子消化不良，因为正常的孩子也可能排出有白色奶瓣状东西的大便。就算孩子排出的便里带有白色奶瓣状的东西，如果孩子能吃能玩，没有什么异样，那也不要太担心。有时候孩子得了肠炎或者孩子肠道蠕动不怎么好，排出的便里也可能会有白色奶瓣状的东西，因为如果孩子的肠道蠕动加快，奶粉在肠道停留的时间就会变短，奶粉吸收不完全就会被排出。需要注意的是，不要看到孩子的大便里有白色奶瓣状的东西，就随便给孩子服用胃肠药。如果怀疑孩子生病了，应该带孩子去医院检查。有的妈妈看到孩子的大便里有白色奶瓣状的东西，就给孩子吃腹泻时吃的特殊奶粉，或者是过敏时吃的特殊奶粉，这种做法也是不可取的。

·孩子排出的便里有没消化完全的辅食。不时会有妈妈来医院询问，吃辅食的孩子的大便里有胡萝卜，这是不是不正常。其实这种情况下，如果孩子没有什么异样，妈妈完全可以不用担心。如果妈妈还是不放心，可以把胡萝卜煮烂，然后捣碎给孩子吃。不只是胡萝卜，玉米、紫菜，还有水果皮都可能出现在孩子的大便里。

·孩子排出的便黏黏的，像黏土一样。如果大便里没有脓状物质，只是黏稠的话，这也没什么问题。有的孩子的大便会紧紧地粘在纸尿裤上，这时候孩子有可能会有异样，妈妈需要仔细观察孩子的情况。如果孩子能吃能玩，心情也不错，就算大便有异样，也可以先观察观察。

·孩子的大便发出腐烂的臭味。有的孩子在检查室大便时，非常臭，好像发出了生化警报似的。一般来说孩子大便很臭是没什么问题的，不过有时候孩子的大便很臭是因为消化不良。如果只是大便的气味难闻，孩子没有其他异常，能吃能玩，那也不需要太过担心，可以先观察观察。有的妈妈担心孩子的肠道是不是都腐烂了，如果妈妈不放心，最好还是带孩子去医院检查。

· 孩子排出的便像羊的大便一样很硬。孩子便秘的话，排出的便就会像羊的大便一样，很硬。有的孩子的大便又干硬又粗，还会使肛门裂开。排这种便的孩子一般是吃得太少或者吃的食物里所含的纤维素太少。奶粉喂养的孩子如果不经常排便，且排出的大便比较干硬，可以给孩子多喝点水，然后在奶粉里加点糖冲泡给孩子喝。详细的内容可以参考本书"便秘和灌肠"篇。等孩子到了吃辅食的年龄，最好给孩子多吃些蔬菜和水果。不过如果孩子排出的便又干又硬，且持续了较长时间，最好还是送孩子去医院检查，看看到底是什么问题。

· 孩子排出的便像炸酱面一样很黑。孩子排出这种便，一般来说是胃或者十二指肠这些上游消化器官出血导致的，和泛绿色的艾灰色大便不一样，这时候孩子排出的大便像炸酱面一样是黑色的。孩子出现这种情况，一定要带孩子去医院检查，看看到底是什么原因，这时候也要把孩子的纸尿裤带上。不过有的时候，就算孩子排出的大便像炸酱面一样黑也没问题，比如说孩子贫血，正在吃含有铁成分的药，那么孩子排出的便可能是黑色的，这并不是说孩子生病了，所以妈妈可以不用担心。有时候吃了黑色的食物大便也有可能变成黑色，所以如果孩子排出的大便不是艾灰色，而是像炸酱面一样的黑色，一定要把孩子的大便带去给儿科医生检查，看看孩子有没有什么问题。

· 孩子排出的便像淘米水一样灰灰的。如果孩子得了霍乱或者假性霍乱（肠炎），会腹泻，且排出的便像淘米水一样灰灰的。妈妈不要听到霍乱就担心，在韩国几乎不可能发生霍乱，就算孩子得了霍乱，拉肚子，马上送孩子去医院就行了，不会有什么大问题，成问题的是假性霍乱。假性霍乱是由轮状病毒引起的肠炎，类似霍乱，所以被称为假性霍乱。假性霍乱的症状和霍乱相似，如果没有其他问题，孩子会慢慢好转。妈妈看到孩子腹泻严重，肯定会马上送孩子去医院，所以就算妈妈对孩子大便的形状不敏感也不要紧。

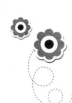

· 孩子排出的大便颜色泛白。这种大便指的不是白色奶瓣状又软又滑的那种大便，而是大便本身泛白色。对于新生儿来说，排白色的大便也不是什么问题。我们在前面说明了大便变黄的原因，如果胆汁没有混到大便里，大便就会变成白色。如果孩子排出的便是白色的，妈妈应该要怀疑，孩子是不是得了什么堵塞胆管的病。

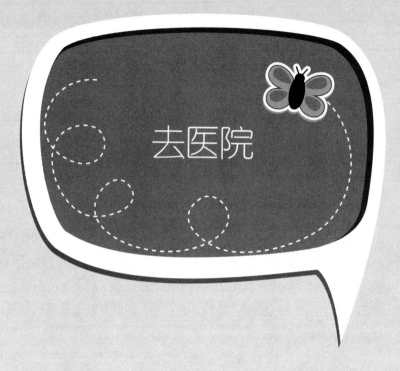

去医院

· 孩子出生了，一定要就近找好一家医院。卡介苗等疫苗并不是一定要在孩子出生的医院接种。

· 并不是大医院就一定能更好地治疗孩子的病。如果孩子在社区医院就诊，需要住院或者检查时，社区医院的医生会把孩子转到大医院去。不要看孩子的感冒一直不好，就送孩子去好几家医院就诊。

· 儿童感冒、鼻炎和中耳炎的治疗是儿科医生的专长。有的妈妈认为孩子流鼻涕时一定要送孩子去五官科治疗，这种认识是错误的。

· 带孩子去儿科接种疫苗时，一定要向儿科医生咨询育儿经验。

到底要不要去医院

• 在育儿方面，妈妈总是和各种传统观念在作斗争。书上的知识和婆婆从经验中获得的知识相反时，妈妈们就会陷入巨大的矛盾之中。养到七八个月时婆婆的育儿观念有值得肯定的地方，但也有比较荒唐的地方。尤其是养大这么多孩子的婆婆觉得就算放任孩子不管，孩子也能健康成长。媳妇看到孩子病了要送孩子去医院，有的婆婆就会固执地说："送孩子去什么医院啊，你看看我，养大了七个孩子，从来没有送孩子去过医院，孩子不都照样长得好好的。"事实上也有很多妈妈是背着婆婆带孩子来我们医院看病的。孩子得了严重的支气管炎，婆婆却说之前自己用民间偏方治好了她儿子，也就是孩子爸爸的肺炎，不让妈妈带孩子去医院。

• 单凭症状就草率断定孩子的病因是不可取的。病本来就有很多的特征，所以不能草率断定一种病的病因。就算是相同的症状，引发这些症状的病也有很多种。就算是同一种病，有的人一天就能好，有的人2个月才能好，有的人所有药都吃遍了也没好，一停药就马上好了，医生还以为是奇迹发生了，对于这种特殊情况，医生也在努力寻找一种合理的解释。有的人听别人说有种民间偏方很有效，就给孩子用这种偏方，突然有一天孩子的病好了，他就到处宣扬这种民间偏方多么有效。很少有国家像韩国一样，各种民间偏方、秘方和万灵丹盛行。韩国人的平均寿命在世界上排名50位，40～50岁男性的死亡率居世界首位。当然以前的东西也有正确的，但是在儿科领域，以前的很多经验做法都是比较危险的，比如，孩子上吐下泻时，不给孩子吃饭；孩子发烧时，给孩子加衣服；孩子出麻疹时，给孩子吃生蝲蛄汁，并且给孩子盖厚被

298

子；孩子烧伤时，在烧伤的地方给孩子涂大酱，这些错误的行动都非常危险。孩子生病了，最重要的是马上送孩子去医院检查。

检查、诊断和治疗找医生，配药找药师

• 一定要经过医生检查后才能决定给孩子用什么药。虽然现在医药分家了，但是在药店里没有经过医生的检查就给病人开药的情况还是很普遍的。不久前还能随便购买的药，现在变成专门药品，在药店里买不到了，但是很多人荒唐地买一些自己都不知道是什么的中药给孩子吃。一定要医生检查过后才能决定什么样的病该吃什么样的药，因为有的时候虽然症状一样，检查结果不同的话，用的药也会不一样。就算是个小感冒，如果没有正确治疗，也有可能一生都留下后遗症。

• 药的种类和用法医生决定后都会开处方。我们平常都说"开药找药师，检查找医生"，这句话很容易引起人们误解，更准确的说法是"检查、诊断和开处方找医生，配药找药师"。人们很容易误解配药，所谓的配药是指药师根据医生的处方，配好药，并把药包好。药的种类和用法医生决定后会写在处方笺上，检查得了什么病、应该用什么药，这些都是医生的职责。

• 医生检查后，根据原则给孩子治疗是最好的。有的妈妈听说打一种一针20000韩元（约合人民币115元）的针，连打3次，孩子的感冒很快就能好，于是就找赤脚医生给孩子打那种针。的确是有打完后感冒马上就能好的针，激素或者丙球蛋白之类的药可以让感冒马上就好，不过这种药有很大的副作用，如果不是特殊的情况，医生一般不用这种药，就算要用，用药时也会非常小心。用这种药治疗感冒是捡了芝麻丢了西瓜，得不偿失。治疗孩子的病并没有什么捷径，医生检查后根据原则接受治疗是最好的方法。相信有人能比儿科医生更快治好儿童感冒、鼻炎、过敏，这种想法本来就很奇怪。

孩子到几岁为止就不能去看儿科了

看儿科的年龄限制是孩子肉体及精神上的成长都停止的时候，很多国家规定儿科的限制年龄为21周岁，韩国各家医院的儿科各不相同，一般儿科的限制年龄都是在18~21岁。孩子的病随着年龄不同会呈现出比较大的差别，就算是同样的病，孩子年龄不一样，病的表现形式也可能完全不同，所以儿科和内科要区分开。我们把儿科的限制年龄看成是21岁就可以了，不过很多大医院里，区分内科和儿科的年龄有所不同，如果有疑问的话，可以到医院的挂号处去询问。

孩子的成长发育和育儿问题本来就是儿科的专长

儿科医生诊断治疗的内容有两种，一种是治愈生病的孩子，另一种是帮助孩子健康成长。在治疗感冒方面，儿科医生和内科医生几乎没有什么差别，但是如果孩子同时有其他的问题，相比内科医生，儿科医生懂得更多，也能更好地去解决问题。而且孩子的成长发育和育儿问题本来就是儿科的专长，内科和儿科在这方面的区别就大了，比如，一般的医生都对精神上的病有一定的了解，但是如果要治疗精神病，除了精神科医生，其他的医生都没有信心能治好，孩子的成长发育和育儿问题也是一样。孩子感冒去看儿科的话，如果孩子有什么发育障碍或者是成长状况不良好等其他异常，医生也能马上发现，并且能马上处理。所以我建议妈妈们要定好一家儿科，然后经常带孩子去儿科看看。

一开始就去大医院难道不是更好吗

· 有人觉得社区医院的医生只会让病情更严重。很多妈妈经常会听别人说，孩子得了感冒在社区医院治疗，可是感冒越发严重，送去大医院检查，竟然是肺炎，差点就出大事了。听了这些话，很多妈妈都会苦恼，社区医院的医生连孩子得了肺炎都不知道，如果听信了他们，岂不是会让孩子的病情更加严重。其实在治疗感冒时，有时会引起并发症，不管孩子去社区医院还是去大医院，感冒引起并发症的概率都是一样的。简单来说，就算一开始就送孩子去大医院治感冒，感冒变成支气管炎或者肺炎的概率也不会变小。

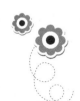

• 一开始就去大医院有可能会给孩子带来麻烦。就算医生非常用心治疗，也无法避免并发症的发生。并发症有时候在治疗快结束时才被发现，有时候在治疗中途被发现，不管医生怎么用心治疗，都很难避免并发症的发生。既然是这样，为什么还要治疗呢？即使是这样，也还是要治疗。简单来说，如果不治疗感冒，并发症的发病率是100%，但是如果感冒治好了的话，并发症的发病率就会降到20%左右。如果孩子在治疗的途中有必要转到大医院，社区医院的医生一定会把孩子转到大医院治疗，这点不用担心。我倒是建议，除了一些特大疾病，比起大医院，还是去社区医院治疗比较好。一开始就去大医院治疗可能会给孩子带来损伤，带免疫力弱的孩子去人多的大医院，孩子很容易受到细菌感染，而且去大医院的病人本来就多，妈妈没法仔细听医生详细说明孩子的病情，也没法详细询问有关育儿方面的东西。我也不建议父母带孩子大老远去孩子出生的医院接种疫苗。

人少的儿科比较好

• 相比名气大的儿科，医生说明详细的儿科比较好。大部分妈妈一说到儿科，就会想到拥挤的综合医院的儿科或者是名气大的儿科，可是去这些地方的话，基本很难询问到有关育儿的知识。仔细看看的话，周边有很多人少的儿科。比起大医院或者名气大的儿科，医生的说明很详细的儿科比较好。更好的药，更好的儿科，适合我们家孩子的儿科，这些都是迷信。比起这些，医生的说明很详细，医生非常理解孩子的儿科更好。

• 先弄清楚医院什么时候人比较少，再带孩子去医院。妈妈们一般都会在特定的时间段涌进医院，因为一个妈妈在这个时间段内有空，另一个妈妈也可能是在这个时间段有空。可是如果病人很多，不管医生多有耐心，也不可能给每个妈妈都详细说明育儿的相关问题。

善意的唠叨

如果妈妈做好准备要听医生的长篇大论，那么医生也不得不多说一些。可是，如果妈妈自己都不想听医生的说明，什么准备都不做，那么医生肯定也只是简单地说几句。妈妈在去医院之前，一定要把想问的东西写下来，然后打听清楚儿科什么时候人比较少，在人少的时候去，可以多问医生一些问题。

去医院之前先给医院打个电话，或者第一次去医院的时候搞清楚医院什么时候人比较少，然后在医院人少的时候去医院，这样就能多听听医生的说明。还有就是尽量避开午休前和下班前这段时间，因为那段时间去的话，医生会想赶在午休或者下班前结束诊治，所以如果没有特殊原因，最好避开午休前和下班前的这段时间。

不要考验医生

· 对医生隐瞒孩子的病情是非常不明智的。如果这家医院的医生说孩子的病不太乐观，很多妈妈就会去另一家医院确认一下，这时候妈妈会故意隐瞒孩子去前一家医院检查时得出的诊断。想听听这家医院的医生是怎么说的，其实妈妈们就是想看看前一家医院的医生是不是诊断错误。之前有个孩子被诊断为中耳炎，医生告诉孩子的妈妈要连续给孩子吃十几天的药，并配合医生的治疗。但是妈妈带着孩子来了两次之后就再也没来了，过段时间后又来了医院，医生问她，为什么不接着给孩子治疗呢，那位妈妈回答说，她去其他医院看，医生告诉她孩子并没有什么异样，她就没有再给孩子吃药了。医生又问她，你去另一家医院看病的时候，告诉医生说孩子目前正在治疗中耳炎了吗？妈妈说她没有跟另一家医院的医生说这些，只是告诉医生说孩子感冒了，也让医生看了看孩子的耳朵。像中耳炎这类的病，要连续吃药十几天以上，病才能痊愈。吃了几天药，症状暂时消了，孩子看起来也没什么毛病，这时候带孩子去其他医院诊治，其他医院的医生根本发现不了孩子患了中耳炎。妈妈觉得不放心，带孩子去其他医院诊治这种做法无可厚非，但是妈妈不能隐瞒前一家医院的医生给孩子做出的诊断，也不能隐瞒孩子在前一家医院做过什么治疗。因为如果孩子已经开始治疗了，换一家医院，医生可能会诊断不出，或者会错误诊断孩子的病情。

• 医生要详细了解孩子的症状，才能准确诊断出孩子的病情。医生经常会问妈妈："孩子哪里不舒服呢？"有的妈妈就会反问医生："这个不是医生您应该清楚的吗？我怎么会知道呢？"这些妈妈大概认为不管孩子得了什么病医生都会查出来。但是医生要详细了解孩子的症状，才能准确诊断出孩子的病情。一直陪伴在孩子身边的妈妈比谁都更了解孩子的症状。医生先听妈妈详细说明孩子的症状，然后诊察他觉得有问题的部位，根据诊察结果，有必要的话还会给孩子做检查，之后才能对孩子的病做出最终的诊断。

孩子生病了，带孩子去医院之前，妈妈首先应该仔细观察孩子的症状。孩子如果有什么奇特的症状，也要先了解清楚后再带孩子去医院。有的妈妈带孩子来医院，但根本说不清楚孩子哪里不舒服，医生碰到这种情况会很为难。如果妈妈没有时间，不得不让别人带孩子去医院，一定要详细告诉那个人孩子的症状，或者把孩子的症状写下来。

去医院前把想问的问题记下来

• 去儿科，妈妈还可以了解育儿知识。儿科不只能给孩子治病，在儿科妈妈还可以了解到比较全面的育儿知识。妈妈带小孩的过程中有什么不明白的，可以去儿科咨询医生。治疗和育儿都是儿科医生的重要职责。很多妈妈都会出现这种情况，在家的时候有很多想问的，可到了医院就全忘了。妈妈们如果有什么不明白的，可以及时在本子上记录下来，去医院时最好带上记录问题的本子。孩子在半夜还要喝牛奶，这对牙齿是不是不好；孩子好像有斜视，眼睛会不会有什么问题；该不该让孩子用学步车；酸奶应该等到孩子多大的时候才能给孩子吃；怎么做辅食给孩子吃；孩子说话很晚，会不会有什么问题；孩子不太会走路，有没有异常；什么时候让孩子自己大小便；孩子的发育是否正常；孩子的体重增加是否正常等等，可以问的问题非常多。

• 问医生问题时，最好出示一些客观证据。绝大部分儿科医生都不会讨厌妈妈问他们育儿的问题，不过妈妈们应该要抓住要点提问。如果问题很模糊，医生也很难给出准确答案。比如说，不要简单告诉医生"孩子不怎么吃东西"，最好详细给医生解释："三天前孩子得了感冒，原来孩子每天要喝800毫升牛奶，现在一天500毫升都喝不了。"另外，给儿科医生出示一些比较客观的证据非常有必要。孩子排便异常，应该把孩子的便带去医院；孩子的纸尿裤上有红红的东西，应该把纸尿裤带去医院；孩子持续低烧，可以把孩子这几天的体温画成图表，把图表带去医院。

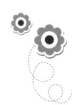

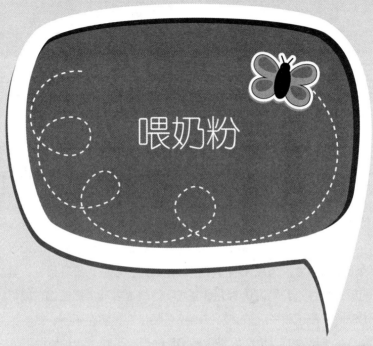

喂奶粉

· 奶粉没有母乳好。至少要等到孩子满周岁了，再给孩子断母乳。如果没办法母乳喂养孩子，那就应该给孩子喂奶粉。最好用白开水冲奶粉。很多妈妈会比较各种奶粉，想挑好一点的奶粉给孩子喝。其实奶粉都差不多，我认为喝哪种奶粉都可以，并不是说一定要喝哪种特定的奶粉孩子才能更好地成长。

· 奶粉和辅食不一样。即使孩子在吃辅食，孩子周岁之前，也一定要给他喂奶粉或母乳，这对孩子的头脑发育非常重要。不能随便给孩子喝特殊奶粉，一定要儿科医生开处方后才能给孩子喝，至于什么时候开始喝也要咨询医生。

· 孩子出生6个月后，就可以开始试着让孩子用杯子喝母乳或者奶粉；孩子出生9个月后，完全可以让孩子用杯子喝母乳或奶粉；孩子满周岁后，最好不要让孩子用奶瓶喝奶粉，可以给孩子喝鲜牛奶（市场上销售的杀菌处理过的牛奶）。母乳喂到孩子两岁也没问题。没有必要为了让孩子摄入铁质，就给孩子喝奶粉到两周岁，铁质最好通过肉和蔬菜摄取。

· 孩子满了两周岁，可以逐渐换成低脂牛奶。

妈妈一定要知道的关于奶粉的常识

母乳是孩子最好的食物。母乳喂养至少要喂到孩子一周岁，孩子满了两周岁，如果他还想喝母乳，也可以继续给孩子喝母乳。尽量不要把母乳和奶粉混着喂给孩子吃，除非妈妈的母乳不够，不得不给孩子喝奶粉。有的妈妈听医生说母乳比奶粉好，就认为奶粉不好。奶粉经过人们数十年的努力，为最大程度接近母乳而研发制成，母乳最好，其次就是奶粉。也有的妈妈误认为大豆制成的饮料或者油茶面比奶粉要好，这是不对的。孩子周岁之前，最好给孩子喂母乳，实在不行，就给孩子喂奶粉。孩子周岁前，用鲜牛奶代替奶粉喂给孩子喝，这种做法不可取。

奶粉可以用大麦茶冲泡吗

·冲奶粉最好用白开水。奶粉应该用白开水冲泡，我不主张用大麦茶冲奶粉。韩国最开始引进奶粉的时候，水因性传染病非常多，为了让人们用热水冲奶粉，医生曾建议用大麦茶冲奶粉。但是现在人们都用白开水冲奶粉，也就没必要用大麦茶冲奶粉了。给孩子喝大麦茶能促进消化这种说法是无稽之谈。冲泡奶粉时也可以用自来水烧开后放凉，水烧1分钟就够了，如果怕水不卫生，可以把水烧5分钟左右。

·用白开水冲奶粉的理由。有人用各种各样的水来冲奶粉，玉竹茶、决明子茶、绿茶、鳀鱼汤、牛骨汤、灵芝水，等等，我不建议用这些水来冲泡奶粉，有以下几个原因，第一，用这些水冲奶粉给不到四个月的孩子喝，孩子可能会过敏；第二，有些茶里面含有咖啡因；第

306

三，鳀鱼汤和昆布汤味道比较重，也比较咸，孩子喝了之后可能会不怎么吃辅食。有的妈妈为了给孩子补钙，就用牛骨汤、鳀鱼汤或者昆布汤冲奶粉，其实奶粉里含量最多的就是钙，妈妈们完全不用担心孩子缺钙。以前韩国没有奶牛，所以需要另外给孩子补钙，牛骨汤和鳀鱼汤就是很好的补钙食品。不过现在孩子喝的奶粉里就含有充足的钙，不需要另外再给孩子补钙。奶粉虽然比不上母乳，但奶粉里含有孩子生长所需的各种营养成分。奶粉制作时就考虑到是用白开水冲泡，所以妈妈们根本没有必要考虑是否还需要往奶粉里添加其他的东西，也不要在奶粉里添加维生素或其他营养物质。生活在农村的妈妈可能会用井水冲奶粉，需要注意的是农药里的氮可能会污染井水，如果用含氮量高的井水冲奶粉给新生儿吃，孩子可能会得手足发绀症。用井水冲奶粉给孩子喝之前，一定要先检查井水的水质。

韩国母乳喂养理事会推荐的正确冲泡婴幼儿配方奶粉的方法

对孩子来说，母乳是最好的食物，但是由于种种原因，用婴幼儿配方奶粉代替母乳给孩子喝的情况也不少。为了孩子的健康，妈妈们应该要了解怎样正确冲泡奶粉。众所周知，配方奶粉并不是无菌的，里面可能会感染阪崎肠杆菌或是沙门氏菌，出生时体重较轻的新生儿、早产儿和出生未满4周的孩子最有可能感染。冲奶粉的时候随时都可能被细菌感染，所以在冲泡奶粉时要注意杀菌后再冲泡，然后把奶粉放凉，给孩子喂奶粉的过程中注意不要感染到新的细菌。

①冲泡奶粉之前，用干净的手帕擦干净桌子；用温水和肥皂洗干净手，洗手时间要在15秒以上，特别要注意把手指甲里面也清洗干净。

②冲泡奶粉需要用到的所有工具一定要用肥皂水涮干净，然后最好用开水消毒。

③70摄氏度以上的水就可以杀菌，所以尽量用70摄氏度以上的水冲奶粉。

④虽然比较麻烦，但每次给孩子喂奶粉的时候都要重新冲泡。（细菌在室温下最容易滋生，在冰箱里也能够存活，所以冲好的奶粉放置的时间越长，感染细菌的可能性就越大，孩子喝了这样的奶粉，得病的危险性也就越高。）

⑤奶瓶清洗晾干后，往里面倒入适量的水。舀奶粉的小勺子和计量的小棒子也要消毒后再使用。

⑥按照奶粉罐上标示的水和奶粉的比例冲泡好奶粉后，一定要把奶粉罐的盖子盖好，轻轻地摇一摇奶瓶，等奶粉完全溶化。

⑦冲泡好奶粉后，用流动的水冲奶瓶，让奶粉凉一凉，注意不要让水冲到奶瓶盖子，这样可以防止凉水带来污染。

⑧喂奶前，先挤一点奶在手腕内侧，试试奶的温度是否合适。

⑨不要觉得喝剩下的奶扔了可惜，就一直放着，等孩子要喝的时候又给孩子喝。喝剩下的奶一定要扔掉。

⑩外出时也不要事先冲好奶粉带出去，准备好热水，再用干净的容器装好孩子一次要喝的奶粉，等孩子要喝奶时，再给孩子冲奶粉。要不就给孩子喝奶灭菌液体奶粉（灭菌液体奶粉是奶粉调好后，为了杀菌将奶粉热处理过后密封保存，不打开盖子可以保存一段时间）。

新生儿的免疫功能较弱，妈妈们都希望孩子出生后可以一直喝最安全的母乳，但是不得已的情况下，要按照上面所说的方法冲泡奶粉给孩子喝，这样可以预防细菌感染。

未满两周岁的孩
子喝奶粉的次数
和量

有的父母会因为孩子喝
奶的量和奶粉罐上标明的
建议摄入量不符，就非常
担心。在现实生活中，我没
见过多少孩子喝奶时会严格
按照奶粉罐上的建议摄入量。
一般来说，正常吃辅食且体重正
常的孩子喝奶的量会比奶粉罐上标
明的要少一些。孩子到底应该喝多
少奶，这个问题并没有统一的标准答
案。未满6个月的孩子每天至少要喝600
毫升，6个月到1岁的孩子每天至少要喝
500~600毫升。

一天应该给孩子喂多少奶粉呢

给孩子喂多少奶粉定一个标准没有太大的意义，自
己家的孩子并不一定会按照标准量来喝奶。按照孩子的
月龄给孩子喂适量的奶虽说也不错，但是最好孩子想
喝多少就喝多少，想什么时候喝就什么时候喝。孩
子两个月后，胃的容量增加，半夜喝奶的量可能
会减少，还可能会3~4个小时都不喝奶。等孩子
长到3~4个月，孩子半夜哭闹的时候，可以不
给孩子喂奶哄他睡觉。未满两岁的孩子应该
喝多少奶可以参考左侧的内容，但是这些数值都是平均数值，并不是自
己家的孩子就一定要按照这个标准来喝。孩子不是一个模子刻出来的，
喝奶的量也都不一样。

奶粉先冲好放着可以吗

奶粉里含有丰富的脂肪和蛋白质，很容易变质，所以奶粉冲好之后
最好马上喝掉。奶粉即使在室温下放置一个小时，也很容易变质。实在
不得已的情况下，也可以先把奶粉冲好，然后放到冰箱里，等孩子要喝
的时候再给孩子喝。杀菌后冲泡的奶粉可以在冰箱内放置48小时，孩子
要喝奶粉时，应该把冰箱里冲好的奶粉用温水热一下再给孩子喝，但我
不建议用微波炉加热。哪怕孩子只是嘴巴沾了沾奶，也不要把剩下的奶
留着，更不要放到冰箱里。液体奶粉开封后可以在冰箱里保存48小时；
冲泡奶粉的水可以在冰箱里保存48小时，在室温下只能保存几个小时。
如果要事先冲泡奶粉，一定要仔细给奶瓶消毒，然后用白开水冲泡，奶
粉冲好后马上密封奶瓶，以防细菌感染。

对孩子来说，什么样的奶粉才是好奶粉

·**几种奶粉混着喝，还是只喝一种奶粉？**
有的妈妈不知道该给孩子喝哪种奶粉，就干脆把几种
奶粉混着给孩子喝。你是不是诧异怎么会有这样的妈
妈，但这在现实生活中的确存在。孩子出生后到周
岁前这段时间，应该给孩子喝加强铁质的配方奶粉。
配方奶粉是为了让牛奶更容易被孩子吸收而加工制成的，里面添加了铁
质和各种维生素，为最大程度接近母乳，奶粉的成分也和母乳基本相
似。所以不管孩子喝哪个品牌的奶粉，都不会对孩子的成长有太大的影
响。不过奶粉还是没有母乳好，没有办法母乳喂养不得不给孩子喝奶粉
时，最好只给孩子喝一种奶粉。几种奶粉混在一起冲泡比单纯冲泡一种
奶粉所需要的时间更长，感染细菌的可能性也会增大。我也不建议把羊
奶奶粉和豆奶粉混到普通奶粉里冲给孩子喝。

·**最新款的奶粉肯定更好吧？** 有很多妈妈看到奶粉新产品的
广告，就想给孩子换奶粉。最近几十年，奶粉的确是变好了，但我并不
认为新出的奶粉和现在喝的奶粉有什么显著的差异。如果孩子第一次喝
奶粉，可以给他喝最新款的奶粉；如果孩子一直在喝某种奶粉，我不认
为换新产品给孩子喝会更好。有的孩子换了奶粉后很不适应。

·**给孩子换奶粉时。**一般来说，妈妈会一直给孩子喝孩子出生
时喝的奶粉，因为孩子的消化功能还不够发达，换了奶粉后孩子可能会
拉肚子。如果没有特别的理由，没有必要给孩子换奶粉，各个品牌奶粉
的差别只在于加工方法的不同。如果给孩子换了奶粉后，孩子没有出现
什么异样，换了也无妨。很多妈妈在给孩子换奶粉时，考虑到孩子需要
一个过渡期，于是在过渡期内一点点调节奶粉的量。事实上不用考虑过
渡期，一下子换掉也没问题。

**冲奶粉时水和奶
粉的最佳比例是
多少**

每种奶粉冲泡时需要用
水的量也不一样，需要用
多少水，一般在奶粉罐上
都会写明。冲泡20毫升奶粉
意味着水和奶粉混合后的量达
到20毫升。妈妈们最好按照奶粉
罐上标明的比例冲泡奶粉。

奶粉一定要分段给孩子喝吗

现在很多奶粉根据孩子的成长过程分为好几段，其实没有必要分段给孩子喝，分段奶粉只是根据孩子的月龄，添加了不同的成分。差一两个月差别不会太大。有的妈妈觉得自己的孩子体重较轻，就给孩子喝高一段的奶粉，这也没必要。

开封后的奶粉一定要在一个月内喝完

奶粉开封后要在一个月内喝完。而且奶粉不能放冰箱保存，应该放在阴凉的地方保存。存放时一定要盖好盖子，以防虫子进去。不能把奶粉放在湿气重的地方保存。舀奶粉的勺子一定要用奶粉罐里自带的勺子，勺子很容易受污染，一定要和奶粉分开存放，并且要消毒后再使用。

• 奶粉和羊奶奶粉。很多妈妈认为羊奶奶粉比普通奶粉贵，也肯定比普通奶粉好。不过儿科医生还是建议周岁前的孩子如果无法母乳喂养，最好还是喝牛奶制成的普通奶粉，我从没遇到过儿科医生推荐孩子喝羊奶奶粉。有一种说法说羊奶奶粉和母乳非常接近，孩子不容易过敏，但儿科医生从来都没有这么说过。可能儿科医生也还不完全了解羊奶奶粉的优点，但为了保险起见，最好还是给孩子喝母乳或者普通奶粉。

进口奶粉比国产奶粉更好吗

• 奶粉大都差不多，只不过在含量上会有些差别。有的妈妈误认为进口的奶粉比国产的奶粉好得多，认为孩子喝了进口奶粉个子会长得更高，也会更聪明。甚至有的妈妈误认为进口奶粉比母乳还好，给孩子断了母乳，让孩子喝进口奶粉。这简直是太不可思议了。奶粉其实都差不多，只不过在含量上会有些许的差别，不管给孩子喝哪种奶粉，都差不了太多。

• 给孩子喝成长期奶粉也很好。成长期奶粉里含钙量高，可能是由于这个原因，有的妈妈就误认为孩子喝了成长期奶粉个子会长得更高。市面上销售的奶粉里充分含有孩子成长所需的钙，虽然成长期奶粉和普通奶粉在钙的含量上有些许的差别，但这点差别意义不大。成长期奶粉里含有牛磺酸，可能也是由于这个原因，有的妈妈误认为孩子喝了成长期奶粉就会更聪明。在美国，孩子从出生到周岁一直都喝同一种奶粉。在韩国尽管也会根据月龄安排不同的奶粉，但这也不是严格遵守的。只是周岁前喂母乳非常重要，当不能母乳喂养的时候，一定要喂孩

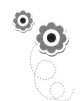

子明确标明"奶粉"的产品。我不建议给未满周岁的孩子喂任何非"奶粉"的产品来代替母乳。

可以用杯子喂孩子喝奶粉吗

如果我告诉妈妈们6个月以后就可以用杯子给孩子喝奶了，70%的妈妈肯定会反问我："怎么可以用杯子给孩子喝奶？" 其实孩子出生6个月后，就可以试着用杯子装一点水或者奶喂给孩子喝；孩子出生9个月后，最好正式开始让孩子练习用杯子喝奶。刚开始肯定很难，但是如果错过了这段时期，孩子习惯了奶瓶，就更不会用杯子喝奶了。为了让孩子在周岁的时候戒掉奶瓶，应该早点让孩子学会用杯子。孩子要学会正确使用杯子大概需要练习6个月。等孩子过了周岁再让孩子戒掉奶瓶也行，但是一直吸惯了奶瓶的孩子不会一满周岁就喊着"妈妈我现在想戒掉奶瓶"，然后就再也不用奶瓶了。有的妈妈不喜欢孩子用杯子喝奶的时候奶流得到处都是，但孩子要经常练习用杯子喝奶才会做得更好。孩子不管怎么练习都练不好，那也没办法，但最晚不要超过一岁半就要让孩子戒掉奶瓶。

喝冷奶，孩子的肠道不会变得更好

有的妈妈相信给孩子喝冷奶，孩子的肠道会变得更好。给孩子喝冷奶对妈妈来说是方便了，但这对孩子可没有任何帮助。冲奶粉时，最好

妈妈们不要过于注重牛磺酸

孩子出生一个月后，人体内就开始合成牛磺酸，孩子出生6个月后，不用另外摄入牛磺酸，孩子体内合成的牛磺酸已经足够了。牛磺酸能帮助孩子的视力形成和头脑发育。有的成长期奶粉里不添加牛磺酸，但韩国的婴幼儿奶粉里添加了牛磺酸。给孩子喂奶粉的时候，妈妈们完全没有必要看重牛磺酸。

用体温或者常温的水来冲泡。需要注意出生1～2个月的孩子喝了冷奶，体温可能会下降。孩子如果得了感冒或者呼吸器官疾病，不要给孩子喝冷奶，否则孩子的病情会加重。

喝剩下的奶不能给孩子喝吗

孩子用奶瓶喝了一定量的奶之后，奶瓶里的气压就会降低，奶瓶里就会发出咕噜声，空气就会被吸进奶瓶里，同时孩子嘴里的细菌和口水也会被吸到奶瓶里，被吸进的口水里含有的消化酶会慢慢分解奶瓶里的奶，从而使奶变质，奶也很容易坏掉，同时被吸进去的细菌也能使变质的奶更快变坏。如果不跟妈妈们解释说明这个道理，妈妈们就会觉得把喝剩下的奶扔了怪可惜的，然后把喝剩下的奶放到冰箱，等孩子要喝的时候再拿出来给孩子喝。千万不要犹豫，一定要把孩子喝剩下的奶扔掉，要不然妈妈就自己把孩子喝剩下的奶喝掉。很多专家认为喝剩下的奶放置超过一小时就开始变质了。

奶粉冲泡得稀一点给孩子喝可以预防腹泻吗

对孩子来说，没有比母乳更好的食物，奶粉只是为了最大限度接近母乳而研制的，所以奶粉的浓度也是以母乳为标准制定的。一般来说，如果奶粉冲得太稀，那么孩子的营养就可能不够，而且孩子可能会因为味道淡就不喜欢喝。相反，如果奶粉冲得太浓，孩子可能会不消化，也可能会肥胖。孩子急性肠炎初期腹泻很严重时，可以暂时不给孩子喝奶粉，给孩子喝一些电解质溶液，但也不能持续太久，最长不要超过半天，之后就可以按正常浓度冲泡奶粉给孩子喝，这也有助于肠道恢复。肠炎后妈妈担心孩子还会腹泻，就把奶粉冲得很稀，奶粉冲得很稀给孩子喝反而会减缓肠道恢复，孩子会更痛苦。不过也有说法认为如果奶粉冲得太浓，孩子就不会腹泻，肠胃也会变结实，我不同意这种说法，因为按正常浓度冲奶粉给孩子喝孩子也会这样。

特殊奶粉就特别好吗

· 特殊奶粉并不是治疗腹泻的奶粉。孩子腹泻脱水多，应该用电解质溶液代替奶粉喂给孩子喝，不过半天之内就要给孩子喝奶粉。如果孩子持续腹泻，可以给孩子喝一种叫腹泻奶粉的特殊奶粉。这种奶粉只是孩子腹泻时喝的奶粉，并不是治疗腹泻的奶粉。有的妈妈期待孩子喝了这种奶粉腹泻就会好转，这种想法很不明智。孩子腹泻时喝的特殊奶粉只是特殊加工的奶粉，不会伤害孩子的肠道，同时能给孩子提供足够的营养。这种奶粉只是孩子腹泻时喝，除此之外并没有其他功效。但有的妈妈看到孩子腹泻时喝了特殊奶粉后好了很多，怕之后给孩子喝回普通奶粉孩子又会腹泻，就一直给孩子喝特殊奶粉。事实上孩子喝了腹泻时喝的特殊奶粉或者牛奶过敏时喝的特殊奶粉，排出的便会变好，可是特殊奶粉根据需要经过了特殊加工，添加了所需的东西，去掉了不需要的东西，一定要医生开处方后才能给孩子喝这种奶粉。孩子所吃的食物对孩子的成长有着非常重要的影响，不要只是因为排便好了，就一直给孩子喝特殊奶粉，这反而可能会损伤孩子的健康。

· 谨遵医嘱，必要时才给孩子喝特殊奶粉。有的妈妈看到孩子经常腹泻，连续好几个月都给孩子喝特殊奶粉，怕换回普通奶粉后，孩子还会腹泻，一直不敢给孩子喝普通奶粉。必要时才能给孩子喝腹泻时喝的特殊奶粉或者牛奶过敏时喝的特殊奶粉，没有必要的话，应该马上给孩子换回普通奶粉。而且一定要咨询医生以后才能给孩子喝特殊奶粉，孩子病情好转后，还要咨询医生应该什么时候停止给孩子喝特有的妈妈想给孩子喝进口奶粉，我认为奶粉都差不多，并不是说喝了进口奶粉的孩子就会长得更高。外国奶牛也不一定比国内的奶牛好。但是如果孩子出生一个月后要移民去美国，妈妈怕去了美国之后再给孩子换奶粉不太好，我也不会阻拦她们给孩子喝美国产的奶粉。很多妈妈认为外国的奶粉更好，本来自己的孩子喝国产奶粉喝得好好的，妈妈一定要给孩子换成进口奶粉，这种做法我不是很提倡。如果孩子一开始喝的是美国产的奶粉，那可以一直喝下去。不是说哪种好或者不好的问题，我只是不建议中途给孩子换奶粉。

殊奶粉。孩子得了肠炎，乳糖不耐受，如果不是特殊情况，也不要给孩子喝特殊奶粉。不要随便给孩子换奶粉。特殊奶粉要喝很容易，要戒就很难。孩子不腹泻时，应该根据医生的处方慢慢给孩子换回普通奶粉。如果孩子不腹泻了，还一直给孩子喝特殊奶粉，这对孩子没有益处。

豆奶粉难道不是比奶粉更好吗

· 对孩子来说，最好的食物是母乳，其次是奶粉。周围有很多妈妈说要用含有植物蛋白的豆奶代替奶粉给孩子喝。儿科医生一直强调说母乳比奶粉好，妈妈们就认为奶粉不好，但其实除了母乳之外，还是奶粉最好。奶粉经过数十年研制而成，是为最大程度接近母乳而研发的优秀产品，里面含有婴幼儿所需的9种蛋白质。奶粉不用价钱便宜的大豆，而是用很贵的牛奶制作，自有它的道理。对未满周岁的孩子来说，比起豆奶还是喝奶粉比较好。如果孩子实在不想喝奶粉，给孩子喝豆奶也没有什么大问题，不过这种情况下一定要让孩子吃辅食。另外，奶粉和豆奶粉不应该混在一起冲给孩子喝，最好是分开喝。

· 奶粉比豆奶好。孩子成长需要蛋白质，牛奶和肉这类动物性食品里含有儿童成长所需的9种蛋白质。所以，对孩子来说，比起用含有植物性蛋白的大豆制成的豆奶粉，用含有动物性蛋白的牛奶制成的奶粉更好。此外，相较于豆奶粉，儿童更容易吸收奶粉中所含的钙和矿物质。早产儿需要摄入更多的矿物质，所以一定要给早产儿喝奶粉而不是豆奶粉。有的父母是素食者，一定要给孩子吃素食，他们会用豆奶粉代替奶粉给孩子喝。喝豆奶粉也不是不行，只是对于孩子来说，奶粉比豆奶粉好。

• 有的时候不得不给孩子喝豆奶粉。以前，孩子腹泻后容易产生乳糖不耐受，妈妈马上就会换不含乳糖的豆奶粉给孩子喝。不过现在即使孩子腹泻后乳糖不耐受，如果不是特殊情况，也不要换豆奶粉给孩子喝，一定要医生开处方后才能给孩子换成豆奶粉。此外，孩子对牛奶过敏时也可以换豆奶粉给孩子喝，不过对牛奶过敏的孩子一般对大豆也过敏，HA奶粉也是用牛奶制成的，所以不一定要给孩子喝豆奶粉。不过有些情况下不得不给孩子喝用大豆制成的特殊奶粉。比如，孩子体内没有分解乳糖的酶，孩子喝了牛奶后腹泻；还有部分先天性代谢异常的孩子。这种情况下，医生开处方后也可以用大豆制成的特殊奶粉代替奶粉给孩子喝。最近，有研究表明喝豆奶粉的孩子发生特应性或者过敏现象的概率并不比普通孩子小。对孩子来说，最好的食物是母乳，其次是奶粉。

母乳最好，奶粉也不错，豆奶呢

孩子到了喝奶粉的月龄，这时候没必要一定要给孩子喝豆奶。有的妈妈怕孩子过敏，就给孩子喝豆奶。但是美国儿科学会也建议不能母乳喂养孩子时，应该给孩子喝奶粉，如果不是特殊情况，还是应该给孩子喝牛奶制成的奶粉，而不是大豆制成的豆奶粉。对孩子来说，母乳是最好的食物，其次是奶粉。如果儿科医生建议让孩子喝豆奶，那就可以给孩子喝。不过豆奶和豆奶粉不一样。

可以在奶粉里添加市场上销售的辅食吗

妈妈自己做的辅食肯定比市场上销售的辅食更好。有的广告说得好像妈妈在家自己给孩子做辅食会导致孩子营养不均衡。妈妈们可以多参考参考育儿书，多花点心思，就根本不用担心孩子营养不均衡。如果没有条件在家里做，只能买给孩子吃，那也最好不要和奶粉混着或者用奶瓶给孩子吃。奶粉和辅食混着吃，孩子可能会感觉不到食物的味道，很可能会挑食。而且因为辅食比奶粉好吃，把奶粉和辅食混在奶瓶里给孩子喝，孩子吃习惯了，可能会抗拒喝奶粉，只想吃辅食，这样孩子就摄入不了奶粉里所含的营养物质。另外，用奶瓶给孩子吃辅食，孩子很容易发胖。辅食的确可以给孩子很多孩子不愿意吃饭，这些孩子大都是由于牛奶喝多了。孩子吃辅食、牛奶、奶粉都吃饱了，当然就不会想吃饭了。把辅食换成固体食物，很重要的一个原因就是液体食物比固体食物的体积更大，会给孩子的胃带来较大的负担。相较于以饭为主食的孩子，以牛奶为主食的孩子胃里的食物较多。孩子经常呕吐大都是由于牛奶喝太多了。

提供所需的营养，与此同时，锻炼孩子吃固体食物也很重要。连辅食都用奶瓶喂给孩子吃，那孩子咀嚼食物的机会就变得更少。而且用奶瓶喂辅食给孩子吃，孩子以后就更难戒掉奶瓶了。如果没有条件，不得不买辅食给孩子吃，不要把辅食放到奶瓶里给孩子吃，最好把辅食弄得稠一些，让孩子用勺子舀着吃。

满周岁的孩子应该喝奶粉还是鲜牛奶

妈妈们普遍认为奶粉的营养价值比鲜牛奶更高，所以觉得继续给孩子喝奶粉比较好。那么成人为什么不喝营养价值高的奶粉，而喝鲜牛奶呢？单纯比较营养价值，奶粉的营养价值的确比鲜牛奶要高。但是满周岁的孩子不再以奶粉或者鲜牛奶为主食，满周岁的孩子最好要平衡摄入米饭、肉类、蔬菜，并且每天喝500毫升左右牛奶。孩子吃的绿叶蔬菜和肉里含有充足的铁质，也就不需要喝添加了铁质的奶粉，可以换鲜牛奶给孩子喝。不过如果孩子不好好吃肉和蔬菜，就不能用鲜牛奶代替奶粉给孩子喝。首先应该保证孩子每天摄入足量的蔬菜和肉，然后才能把奶粉换成鲜牛奶给孩子喝。奶粉喝得时间长也不会出什么问题。

鲜牛奶和奶粉有什么不同

· 孩子从出生到满12个月这段时间，应该喝母乳或者奶粉。鲜牛奶并没有对奶牛身上挤出来的奶进行加工，只是对奶进行了消毒；为了让新生儿更容易吸收，奶粉经过了加工，添加了婴幼儿所需的各种营养成分。未满周岁的孩子肠道比较脆弱，应该喝母乳或者奶粉。未满周岁的孩子可能会对鲜牛奶过敏，喝了鲜牛奶可能会不消化、不吸收，导致呕吐或者腹泻。

奶粉和鲜牛奶的差别

- 孩子满周岁后再给他们喝鲜牛奶。鲜牛奶很容易引起过敏，婴幼儿喝了鲜牛奶也可能会引起肠道出血，鲜牛奶喝多了也容易引起贫血，所以最好等孩子满周岁后再给他们喝鲜牛奶。孩子满周岁后，不管喝奶粉还是鲜牛奶都没有问题。不过奶粉是根据婴幼儿量身研制的产品，满了周岁的孩子完全可以消化吸收鲜牛奶，没必要非得让孩子喝奶粉，而且奶粉冲泡起来也比较麻烦。如果孩子能好好吃饭，不给孩子喝鲜牛奶或是奶粉也可以，妈妈们没有必要纠结于给孩子喝鲜牛奶还是奶粉的问题。如果孩子满了周岁，但是不怎么吃饭，这时候还是给孩子喝奶粉比较好。如果孩子喝了鲜牛奶便秘或者腹泻，那还是给孩子喝奶粉比较好。

> 婴幼儿的肠道功能还不发达，还不能消化母乳以外的食物。奶粉是为最大程度接近母乳，用小牛喝的牛奶加工而成的，再添加了一些母乳中含有的营养物质。换句话说，奶粉是为了让婴幼儿的肠道更好地消化吸收，用奶牛挤出的奶加工而成，里面还添加了少量的维生素和其他婴幼儿所需的营养物质，很容易用水冲开。而鲜牛奶只是对挤出的奶进行杀菌消毒，仍旧保留了牛奶的营养物质，非常新鲜。市场上销售的奶粉虽然不能完全给孩子提供生长所需的铁质，也能补充一部分。奶粉广告也是以近似母乳为噱头来宣传，可是不管广告怎么宣传，也不会说"奶粉比母乳好"。

孩子满了周岁就可以喝鲜牛奶

- 孩子满了周岁就可以喝鲜牛奶。牛奶喝多了不好。如果孩子一直都是喝奶粉，满周岁后，可以换普通牛奶给孩子喝，每天喝400~500毫升比较合适。比起儿童牛奶，我还是推荐给孩子喝普通牛奶，我不建议给孩子喝豆奶。给孩子喝鲜牛奶的前提是保证孩子摄入足量的富含铁质的肉类和绿色蔬菜。满周岁后，牛奶只是给孩子补充钙和蛋白质的辅助食品，孩子不能以牛奶为主食。一般来说，我建议满了周岁的孩子喝鲜牛奶，满了两周岁的孩子喝脂肪含量较少的低脂牛奶或者脱脂牛奶。不过如果孩子满了周岁，却没有摄取足够的富含铁质的肉

儿科医生的建议

孩子满周岁后，最好不要再以牛奶为主食。孩子18个月前，都可以继续喝奶粉，但是孩子满18个月后，如果没有特别的原因，最好用鲜牛奶代替奶粉作为辅助食品给孩子喝。如果孩子可以喝鲜牛奶，也会好好吃辅食，那我不建议孩子满18个月后还继续喝奶粉。如果孩子母乳喂养到两岁，那最好不过，这时候没有必要换牛奶给孩子喝。

类和蔬菜，那最好还是给孩子喝奶粉。喝奶粉只不过是权宜之计，还是要努力让孩子主食吃固体食物。孩子满18个月时，最好还是要多吃肉类，把奶粉换成鲜牛奶。母乳喂养到孩子两岁就更好了。母乳喂养的孩子满了周岁也可以不用喝鲜牛奶。孩子满了周岁，不管是奶粉还是鲜牛奶，最好不要用奶瓶，而是用杯子给孩子喝。如果孩子满了周岁仍然用奶瓶喝奶，妈妈要尽快将奶瓶换成杯子，然后增加牛奶的量，孩子14个月以前，最好要让孩子戒掉奶瓶。孩子1岁到1岁半的时候还用奶瓶，那孩子很可能会抗拒吃固体食物。

孩子满两周岁后要换低脂牛奶喝

孩子两岁以前不要限制孩子摄入脂肪，因为脂肪是大脑发育的必需营养物质。孩子满周岁后，为了预防孩子肥胖，可以慢慢减少脂肪的摄入量。牛奶中含有较多对人体不好的饱和脂肪酸，就像喂孩子吃肉时，妈妈要把含油多的肉挑出来一样，妈妈也要把牛奶中的油去掉一些再给孩子吃，换句话说就是换低脂奶或者脱脂牛奶给孩子喝。不要把牛奶分为儿童牛奶和成人牛奶，而是分为普通牛奶和低脂奶，孩子满了两周岁，就要慢慢把普通牛奶换成低脂奶给孩子喝。不仅仅是对肥胖的孩子，对普通的孩子也要这么做。不过如果孩子体重不达标，也可以继续给孩子喝普通牛奶。

· 低温杀菌奶和高温杀菌奶有什么差别？根据杀菌方法不同，牛奶可以分为以下几种，在62.5摄氏度下杀菌30分钟左右的低温杀菌奶，在72～75摄氏度下杀菌15秒左右的高温杀菌奶，还有在135摄氏度下杀菌5秒左右的超高温杀菌奶。牛奶等级的不同，杀菌的方法也不同。如果挤出的鲜奶1毫升里检出的细菌数量不足10万，那就可以采用低温杀菌。低温杀菌奶使用的是高级牛奶，不破坏乳酸菌，只会流失一定量的脂肪，是很好的牛奶。不过也会产生各种问题，比如生产过程中准确把握时间的问题，流通过程中牛奶变质的问题等。如果解决了这些问题，低温杀菌奶就会变得更好。不管是低温杀菌奶还是高温杀菌奶，鲜牛奶的主要成分都差不多，妈妈们也没有必要太苦恼究竟哪种牛奶比较好。需要注意最好等孩子满周岁后，每天给孩子喝500毫升左右的新鲜牛奶。

牛奶喝得多，孩子长得更高?

我们经常会说牛奶是最佳食品，但其实这种说法并不准确。牛奶原本是给小牛吃的东西，对小牛来说牛奶是最佳食品，但对孩子来说牛奶就不是最佳食品了。很多人都误认为多喝牛奶有助于长高。牛奶里含有骨骼生长所需的钙和蛋白质，的确有助于孩子成长。但是骨头并不仅仅是由钙和蛋白质构成。孩子要充分摄取磷等无机物和其他必需营养物质，骨骼才会更强壮，孩子也能长得更高。妈妈们认为牛奶有助于孩子成长发育，就给孩子喝过多的牛奶，这样孩子就吃不下其他东西，反而会给孩子的成长带来不利的影响。最好什么东西都要吃、适量吃。牛奶也要适当喝一些，满周岁的孩子每天喝400～500毫升，就可以保证摄入成长所需的钙。

关于奶瓶

奶嘴洞多大比较合适？把奶瓶倒过来，如果水以每秒一滴的速度流出来，这样的奶嘴洞大小比较合适。水和奶粉的浓度不一样，喝水和喝奶粉时可以使用不同的奶嘴。孩子使用的奶嘴也有很多种，样子、材料和洞的大小也有很多种，但每种都有各自的特点。妈妈在挑选奶嘴时要注意，孩子月龄不同，吸奶嘴的力气也不同，所以要根据孩子吸奶嘴的力气来选择奶嘴洞的大小。随着孩子慢慢长大，孩子吃东西的量也会增加，每次吃的量也会增加，所以要及时更换奶嘴。有的妈妈不管孩子的月龄，孩子长大了依旧用新

哪种鲜牛奶比较好

每次说到给孩子喝鲜牛奶，很多妈妈都会想到专门给孩子喝的儿童奶或是高钙奶，可是儿科医生却不这么想。如果不是特殊情况，儿科医生会推荐孩子喝不添加任何东西的普通牛奶。

牛奶里含量最多的就是钙，没有必要再给孩子喝添加钙的高钙奶。高钙奶喝多了也只是画蛇添足。如果孩子喜欢喝香蕉牛奶，可以把香蕉搅碎了加到牛奶里，我觉得这比喝香蕉味牛奶更加营养。我不建议孩子喝儿童奶，喝成人喝的普通牛奶就可以。

哪种奶嘴适合自己的孩子

奶瓶上面标示的"几个月用"只是适用于一般的孩子，并不是自己的孩子就一定要用这种。如果给孩子换了更大月份孩子用的奶嘴，孩子喝奶时奶总是流出，孩子总会呛着，那么暂时还不能用更大月份孩子用的奶嘴，因为孩子吞咽东西的能力还不足，每次吞咽的量比奶瓶里流出的量还少，这时候应该选择更小月份孩子用的奶嘴。如果给孩子换了奶嘴，孩子喝奶时还是有奶流出，还是会呛着，那应该送孩子去儿科看看有没有其他什么问题。一般来说，过段时间后，孩子吞咽的量会增加，喝得也会更多，如果没有其他问题，可以继续使用之前用的奶嘴一段时间后，再给孩子换奶嘴。

生儿时期的奶嘴，这样孩子吸奶的时候会很烦，这对孩子也不好。

家长需要一直对奶瓶消毒到什么时候

· 婴幼儿的奶瓶应该要彻底消毒。婴幼儿的免疫力很弱，尽可能彻底给孩子使用的容器消毒。有的妈妈认为，不消毒才可以培养孩子的免疫力，这种想法非常荒唐。孩子的确是要适当暴露在有菌的外部环境中，不过孩子吮吸手指吸入的细菌和呼吸时吸入口中的细菌就足以营造这种环境。

· 孩子满4个月后，就没必要那么彻底给奶瓶消毒了。孩子出生5~6个月，就会用手乱摸各种东西，也会吮吸手指，这时候没必要这么认真给奶瓶消毒了。从医学的角度来看，孩子满4个月后，就没必要那么彻底给奶瓶消毒了。不过奶瓶在使用期间还是应该保持洁净。牛奶很容易变质，奶瓶作为盛装牛奶的容器，不是很好清洗，特别是奶嘴部分。即使孩子满了5~6个月，到孩子戒掉奶瓶为止，最好定期煮一煮奶瓶，给奶瓶消消毒。

· 装了喝剩下的奶的奶瓶一定要煮一煮消毒。喝剩下的奶要马上扔掉。喝剩下的奶放在奶瓶里，过段时间后，奶瓶里就会滋生细菌，用普通的清洗方法并不能杀死细菌。而且喝剩下的奶很容易变质，如果奶瓶装了喝剩下的奶，一定要煮过消毒。晚上给孩子喂奶时，经常会给孩子喝剩下的奶，这种情况一定要引起注意，奶瓶即使不能马上消毒，也一定要马上清洗干净。不要想着以后再洗，就把奶瓶放着，这样喝剩下的奶会干硬变成锅巴那样的东西。这时候可以先把奶瓶泡一泡，把奶瓶洗干净后，用开水消毒。奶瓶消毒后也要注意保管。

奶瓶和环境激素

·最近在奶瓶中检测出环境激素，这十分令人震惊。有关环境激素（外因性干扰生物体内分泌）的争论非常激烈，环境激素能使男性的生殖能力下降。不久前某大学的实验结果表明，奶瓶这类塑料制品里检测出了环境激素，这结果非常令人震惊。不过现在还没有研究出应该如何应对环境激素，也没有披露环境激素的实际情况。在婴幼儿的奶瓶里竟然也检测出环境激素，实在令人痛心。

·怎样才能尽可能保护孩子不暴露在环境激素中。韩国国立环境研究院提出了尽可能在日常生活中不接触环境激素的几种简单方法，比如，多吃蔬菜、水果和谷物类食物，少吃肉类食物；不能用塑料或者保鲜膜装食物放到微波炉里加热；水果和蔬菜一定要用流动的水清洗干净，尽量削皮吃；尽量不要用一次性餐具等。还有要戒烟，烟会产生二噁英；尽量少用杀虫剂。除此之外，尽量不要在住房附近的院子或者地里洒农药，也要注意不要让孩子的嘴碰触到检测出环境激素的塑料制品。

·玻璃奶瓶比塑料奶瓶好。现在几乎不可能不让孩子触碰奶瓶。这也不行那也不行，真是很难办。想到要给孩子用奶瓶，就会想起环境激素，可是除了奶瓶也没有更好的工具可以给孩子用，即使有，也不能保证对孩子安全。这种问题要怎么解决还有待观察，现在也只能按照原有的方法去做。不用塑料奶瓶，用玻璃奶瓶；不用微波炉，用开水给奶瓶消毒，这样做还能放心一点。不过目前为止还没有出现过什么大问题，所以也不用太担心。如果是母乳喂养，那就不用担心这些问题了。从各方面来说，母乳都是孩子最好的食物。

牛奶对身体好

有人说不要喝牛奶，人们就很容易误认为这些人非常了解健康知识。牛奶对健康非常有好处。科学研究也已经表明牛奶对健康有好处。众所周知，喝牛奶可以使骨骼更强壮，而且喝牛奶的人不容易得心脏病、二型糖尿病，甚至高血压。

牛奶应该喝多少

未满4岁为500毫升左右。

4～9岁为600毫升左右。

9岁以后为700毫升左右。

父母们也可以每天喝700毫升左右的牛奶，换句话说，每天最好喝3杯左右牛奶。2岁以后，包括成人，最好喝低脂或者脱脂牛奶，这对预防成人病非常有好处。

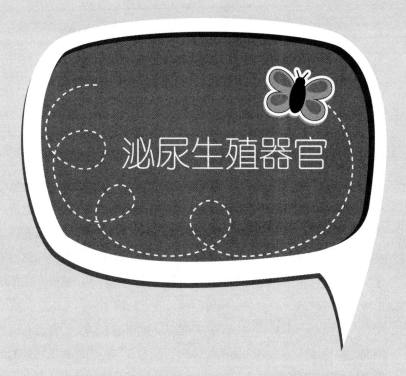

泌尿生殖器官

• 尿路感染在孩子中很常见。孩子发高烧，小便频繁，小便时疼痛，这时候最好带孩子去看儿科医生。尿路感染一定要用抗生素治疗，儿科医生说可以停止治疗了，才能停止给孩子吃抗生素。绝对不能随意中断治疗。

• 治疗尿路感染后一定要带孩子去检查。孩子得了尿路感染，有可能是肾脏畸形或是小便倒流，这两种情况虽然罕见，但也偶有发生。早期发现还有可能治愈，如果放任不管，肾脏很有可能会坏掉，到时候后悔也来不及。千万不要忘记，比起治疗尿路感染，治疗后的检查更加重要。

• 小孩腹股沟疝气一定要做手术。

尿路感染在孩子中很常见

孩子突然频繁小便，要注意孩子是否得了尿路感染

·孩子得了尿路感染，会频繁小便。孩子得了尿路感染，根据尿路感染的位置不同，表现出来的症状也不同，可能会出现肚子疼、下腹部疼痛、发烧等症状。稍微大一点的孩子小便时可能会疼，或者小便完不久又想小便，也可能小便一点一点排出来。慢性尿路感染的症状不明显，很多都是在检查尿液时偶然发现的。尿路感染一定要检查尿液后才能确诊，确诊后一般要吃10天以上的抗生素。

·尿路感染是怎么得的？婴幼儿的肾脏和膀胱、肾脏和尿道之间的距离比成人短，对细菌病原体的抵抗力较弱，引起肾盂肾炎的细菌通过输尿管—膀胱—尿道扩散，就会导致尿路感染。肾盂肾炎是细菌、病毒或其他病原体侵入肾脏所引起的炎症。得了感冒、重感冒、败血症，或者身体其他部位有炎症时，细菌会随着血流侵入肾脏，也会引起肾盂肾炎。

·在细菌被完全杀死之前，要坚持治疗尿路感染。只要连续吃几天抗生素，就能轻易消除孩子尿路感染的症状，即使之前孩子发烧很严重，也会马上好转。可是妈妈们不能看到孩子病情好转就认为病全好了。在细菌被完全杀死之前，一定要坚持治疗尿路感染，要谨遵医嘱，医生说可以停止治疗了，才可以给孩子中断治疗。另外，并不是尿路感染治愈了就意味着所有的治疗都结束了。患尿路感染的孩子有可能会有膀胱畸形或是膀胱输尿管逆流症等并发症，这种情况虽然罕见，但还是偶有发生，所以即使治疗结束了也一定要带孩子去检查。有的妈

妈辛辛苦苦带孩子检查后，检查结果显示正常，妈妈们就很不满，觉得白检查了。虽然大部分孩子的检查结果都正常，但是偶尔会有一些孩子的检查结果异常，这些孩子如果没有被检查出来，以后会留下很严重的后遗症，哪怕是白费力气，也还是要带孩子去检查。膀胱畸形或膀胱输尿管逆流症早发现早治疗就不成问题，严重时才需要做手术。如果这些病没有被检查出来，以后会对肾脏造成无法恢复的损伤。

· 孩子得了尿路感染，一定要检查是否有小便反流。肾脏产出的尿液经过输尿管输送到膀胱，并在膀胱内储存，储存到一定量后，就会通过尿道排出体外。正常情况下小便只会排出体外，但是如果得了膀胱输尿管反流症，小便可能不仅仅会排出体外，也会向肾脏反流。如果放任不管，尿路感染可能会复发，也可能会对肾脏造成严重损伤。因此，如果孩子得了尿路感染，一定要通过超声波检查、放射性检查，或是核磁共振检查确认是否有小便逆流。小便逆流是膀胱内的输尿管太短所引起，根据严重程度不同分为5个级别。1~2级可以用药物治疗，3级药物治疗和手术治疗都可以，4~5级一定要做手术。通过手术移植尿道到膀胱内的肌肉下，让尿道变长，使小便不再反流。

这样可以减少尿路感染的发生

· 洗腹股沟时要小心。经常用香皂清洗腹股沟可能会刺激皮肤，而且会把保护人体的细菌洗掉，杂菌就很容易滋生，容易导致尿路感染。尤其是青春期之前的女孩，她们的生殖器比较脆弱，很容易出问题，稍不留意就会刺激到尿道，然后就会持续发生和尿路感染类似的症状。因此洗澡时，不要让女孩泡在香皂水里，要洗干净身上的香皂，洗澡的时间也不要超过15分钟，洗澡后一定要让孩子小便。有的妈妈每天会用碘伏给孩子的生殖器消毒好几次，这样做绝对不行，这会刺激生殖器，很容易引起阴道炎等炎症。

· 不要忍小便。不管有什么急事，如果孩子想小便，一定要先给孩子小便。即使在路上开着车，如果孩子想小便，也要利用移动式坐便器让孩子小便，或者把车停在附近的厕所边让孩子小便，不要让孩子忍小便。另外，每隔3~4小时就要让孩子小便。平时最好让孩子多喝水，多排尿，这样膀胱就会经常被清洗，细菌也不容易滋生。孩子小便的颜色很黄，小便次数少，那应该给孩子多喝水。

· 不要给孩子穿太紧的衣服。裙子比太紧的裤子更好。要给孩子穿棉质宽松内裤，不要给孩子穿丝袜，即使丝袜是棉质的，也不要给孩子穿。孩子睡觉的时候最好给孩子换上宽松的睡衣，可以脱掉内裤。

· 要经常给孩子洗手。如果孩子的手经常触碰下体，那一定要经常给孩子洗手。如果用脏手摸下身，很容易细菌感染。

· 要让女孩练习从前往后擦屁股。女孩从后往前擦屁股，很容易把大便里的细菌带到尿道，从而引起尿路感染。要让孩子多喝水，这样就不会便秘，孩子便秘的话要马上送孩子去医院检查。不要太早让孩子自己大小便。

孩子常见的泌尿生殖器异常

摸不到新生儿的睾丸

· 早产儿的阴囊里没有睾丸很常见。正常来说，男孩子的睾丸应该是在阴囊里。孩子还在妈妈肚子里的时候，睾丸在孩子的肚子里，等孩子出生之后，睾丸就会下降到阴囊里。有的孩子出生之后睾丸没有下降到阴囊里，还留在孩子的肚子里，或者下降到腹股沟附近。睾丸在孩子出生之后都会下降到阴囊里，但早产儿未足月就出生了，所以睾丸不在阴囊的情况很常见。正常足月出生的孩子约有3%睾丸不在阴囊里，这3%新生儿中大部分在出生6个月内睾丸就会下降到阴囊里，过了6个月，睾丸就不太可能会自己下降到阴囊里了。

• 孩子出生6个月后，睾丸还没有下降到阴囊里，应该送孩子去医院检查。孩子出生6个月后，睾丸还没有下降到阴囊里，那基本上睾丸就不可能会自己下降到阴囊里了，这时候一定要去咨询医生。一般来说需要动手术，具体还是要外科医生或是泌尿科医生做出判断。孩子出生1年以后，睾丸还是不在阴囊里，如果不接受治疗，等孩子长到30～40岁，睾丸会一直停留在肚子里，很容易得癌症。如果睾丸在肚子里超过一年，或者一个睾丸在阴囊，一个睾丸在肚子里，睾丸本身的功能就会消失。如果在肚子里的那个睾丸不下降到阴囊里，那就需要做手术。

龟头红肿疼痛

龟头红肿疼痛，孩子总是会揪龟头，那孩子可能得了龟头包皮炎。晚上孩子龟头红肿疼痛时，可以给孩子吃泰诺林糖浆之类的药。如果孩子突然疼痛加剧，排尿困难，那应该马上送孩子去急诊。如果症状加剧，炎症反复，孩子非常痛苦，那还需要采取其他的措施，不过也没必要太过担心。如果没有泰诺林，也可以用布洛芬糖浆；如果没有布洛芬糖浆，也可以用栓剂。到了第二天早上，一定要送孩子去医院检查。一般来说没有其他问题都会好转，但有的时候如果不治疗，炎症会更严重。如果病因是皮肤炎，那可能不会发展为尿道炎，但也不能抱着侥幸

睾丸积水，阴囊水肿

睾丸积水也叫阴囊积水，通常被称为阴囊水肿，阴囊水肿有很多种类型。小孩有阴囊水肿，可以不用手术治疗，不过也有需要做手术的情况。大部分情况下，婴幼儿阴囊水肿在一年内会自行痊愈，没有必要做手术，但还是要专家检查过后才能确定是否需要做手术。如果新生儿阴囊水肿持续了一年以上，一般都是跟疝气有关，应该要手术治疗。有的妈妈会要求医生用针刺破睾丸，把水排出，这种方法不到万不得已千万不能用。阴囊水肿的手术比较简单，手术后即可完全治愈。

的心理，还是应该去医院检查。纸尿裤更换不及时也可能会使龟头溃烂，这时候也要带孩子去医院检查治疗，并每天用低刺激的香皂清洗龟头并擦干。如果还是没有好转，孩子还是疼痛、排尿困难，可以在浴缸里放满温水，温水足够浸泡到孩子的龟头，然后让孩子在浴缸里玩30分钟到1个小时，这样可以减轻孩子的疼痛，孩子也会在浴缸里排尿。

腹股沟部位股起来的疝气

· 疝气是人体的部分器官脱离了原来的位置。疝气也叫"脱肠"，婴幼儿常见的疝气主要有脐疝和腹股沟斜疝，问题比较大的是腹股沟斜疝。很多情况下，疝气就算不治疗，脱离的部位也会回到原位，因此有的妈妈看到孩子得了疝气，认为过段时间就会好转，也就不给孩子治疗。婴幼儿的疝气越早手术治疗越好。

· 腹股沟斜疝是指小肠脱出到阴囊。孩子还在妈妈肚子里的时候，睾丸在孩子的腹腔，孩子出生后三个月左右，睾丸会经过鼠蹊管下降到阴囊里。正常情况下，睾丸移动到阴囊后，鼠蹊管就会堵住。如果鼠蹊管未能完全堵住，小肠也有时会脱出到阴囊里，这就是腹股沟斜疝。腹部压力大时，比如哭泣、深呼吸、大笑时，很容易导致腹股沟斜疝。孩子如果得了腹股沟斜疝，睾丸或者腹股沟部位会经常红肿。疝气部位摸起来感觉柔软，按压时会自行回纳，孩子不会感觉疼痛。疝气部位的大小也会变动。

· 孩子得了腹股沟斜疝要尽快手术。尤其是新生儿，疝气部位的肠子很容易扭在一起，应该尽快给孩子做手术。未满周岁的孩子得了疝气也要尽快做手术，不过满周岁的孩子得了疝气，如果没有其他

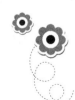

症状，可以先观察观察孩子的状态，选择合适的时机做手术。如果是早产儿（体重不满2500克），或是孩子的健康状况不太好，或者孩子有其他的疾病，可以推迟做手术。

· 一样的病在孩子和大人身上可能会出现不同的病症。嵌场是在狭小的空间里发生扭转的症状。如果发生嵌顿，肠道内血流无法通过，会给肠道带来不可逆性损伤。如果疝气部位不变小，孩子持续哭闹，应该马上送孩子去急诊。不过阴囊肿胀也不一定是疝气，有可能是阴囊水肿或是其他疾病，最好送孩子去医院给医生检查。发生疝气时，一定要谨遵医生的指示。有的妈妈认为成人疝气时可以用小儿疝气带治疗，孩子不做手术也可治愈，坚持不让孩子做手术。成人和孩子不一样，即使是一样的病，在成人和孩子身上也可能表现出完全不同的病症，治疗方法也会不同，腹股沟疝气也不例外。

一定要做包茎手术吗

· 包茎手术不是必须要做的。包茎是指包皮包裹着男孩子的性器官，包茎手术是除去包皮的手术。有的妈妈会问医生是不是一定要给孩子做包茎手术。如果孩子的包茎不影响排尿，那也不是一定要做包茎手术。对于要不要做包茎手术这个问题，医生的态度也各有不同。如果不是非做不可，做和不做都各有利弊。做包茎手术对减少尿路感染和减少包皮肿瘤的发生有轻微的效果，但是包茎手术的副作用也很多，孩子的压力也会很大。

· 最近比较倾向于不让新生儿做包茎手术。主张要做包茎手术的医生中对于新生儿是否要做包茎手术也存在不同意见。之前比较流行孩子刚出生就做包茎手术，但最近几乎没有人给孩子做包茎手术。儿科医生也不会一定要孩子做包茎手术。如果一定要做包茎手术，要打麻醉，这样手术时就不会疼。

没有做包茎手术的孩子应该怎么保护龟头

有的妈妈给孩子洗澡，擦洗孩子的性器官时，会用力向后翻起包皮，这种做法不可取。如果孩子没有做包茎手术，不要用力向后翻起孩子的包皮，否则包皮会受伤或者引发炎症。如果孩子没有做包茎手术，孩子的龟头产生炎症，一般来说是受霉菌感染。龟头产生炎症时，龟头会红肿、疼痛或者溃烂、发痒。这时候一定要送孩子去儿科检查，用抗真菌软膏治疗。细菌感染也可能会引起类似的症状，这种情况用抗生素治疗即可。如果孩子经常用手摸性器官，最好经常给孩子洗手，也要经常清洗孩子的性器官。

• 一定要做包茎手术的情况。很多情况下，做包茎手术并不是医学上需要，而是受文化和宗教影响。大多数医生还是认为普通人没必要非得做包茎手术。从医学角度来说，做包茎手术有一定的好处。有的孩子小时候包皮不能向后翻，但长大后一般来说都可以向后翻，所以不需要太过担心。但是如果因为包茎孩子排尿困难，包皮屡发龟头包皮炎，包皮过短阴茎无法生长时，应该要给孩子做包茎手术。

• 以前在军队一定要做包茎手术的原因。以前军队没有完善的洗澡设备，如果要打仗，就更不可能讲究卫生了，尤其是要挖战壕打仗时，军人们要在战壕里坚持生活好几个月。如果不做包茎手术，细菌很容易进入龟头包皮的内侧，引发炎症。所以在军队会强制军人做包茎手术。包茎手术不一定要做，不过军队一般都要求做，所以也可以等孩子大了再给孩子做包茎手术。

女孩子阴道里流出分泌物时

有的妈妈带女儿一起来儿科，然后叫女儿先出去一会，让女儿暂时回避后，才小心翼翼地开始询问医生。妈妈看到女儿的阴道里流出分泌物，总是担心害怕女儿得了什么奇怪的病。如果是新生儿的阴道里流出分泌物，妈妈会更担心。有人把婴幼儿阴道流出的分泌物叫做白带，白带也分正常和不正常两种情况。

• 阴道里流出分泌物，这种情况是否常见？十分常见。孩子成长过程中至少会得一两次阴道炎，所以生了女儿的父母都看过孩子阴道里流出分泌物。即使是正常的孩子，阴道也会流出分泌物，所以孩

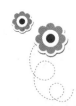

子阴道流出分泌物这种现象十分常见。

·孩子阴道里经常流出分泌物的原因。孩子的阴道和成人的不同，没有受到雌激素的刺激，因此比较脆弱。此外，成人的阴道内部维持酸性的环境，阴道内部有能够抑制细菌繁殖的有益菌，然而孩子阴道内部并没有有益菌，阴道内部的环境也是中性的。因此孩子的阴道内部细菌比较容易繁殖，也容易流出分泌物。女孩子的生理构造上，肛门和阴道之间的距离较短，大便里的细菌很容易进入阴道。用脏手挠性器官，并且具有一定防御功能的阴毛还没有长出来，这都会很容易让细菌进入阴道。

新生女婴阴道出血时

出生不久的女婴阴道里流出类似血的分泌物，这种情况虽然罕见，也偶有发生。这是由于孩子还在妈妈肚子里的时候吸收了雌激素，孩子出生后，雌激素消失所引起的，并不是什么大问题。不过也要考虑是否有其他可能性，孩子有外伤或是得了其他可能引起出血的疾病也会出现类似的症状，为了保险起见，还是应该送孩子去医院。

·如果孩子阴道里流出分泌物，最好先送去医院给医生检查，尽可能带上沾有分泌物的内裤。如果阴道里不仅仅流出分泌物，还有血，那一定要把沾有分泌物和血的内裤带去给医生。

·阴道里流出分泌物的原因有很多种。孩子阴道里流出分泌物的原因有很多种，可能由细菌、异物或是霉菌引起。当然，正常情况下阴道里也有可能流出分泌物，因此要对症下药。

·可以带孩子去儿科，也可以去妇科。妇产科包括妇科和产科，产科负责接生，妇科负责治疗女性各种疾病。女孩子阴道流出分泌物涉及妇产科和儿科，不过一般情况下还是会先带孩子去儿科。检查结果如果超出了儿科的职责范围，那最好还是带孩子去妇科检查治疗，这时候儿科医生一般会告知。

·不要随便给孩子吃药。孩子阴道里流出分泌物时，很多妈妈会先去药店给孩子买药吃，吃了药还不好，才带孩子去医院。如果没有医生的处方，随便给孩子吃药，白带可能会更严重。要注意不要随便给孩子吃药，给孩子吃药前应该先带孩子去看医生。

·注意事项

过于频繁使用香皂给孩子清洗阴道，很容易引发炎症。

孩子的阴道黏膜比较脆弱，残留在衣服上的洗衣粉、有刺激性的香皂、有颜色的纸巾可能会引起"非特异性外阴部阴道炎"。非特异性是指不是由细菌引起的炎症。

孩子穿的内裤、裤子太紧，外阴部湿气加大，很容易滋生霉菌。要给孩子穿棉质内裤和宽松的裤子。如果孩子流汗较多，要经常给孩子更换内裤。

擦屁股时，要用纸巾从前往后擦，这样可以减少大便引起的阴道炎的发生。

要经常给孩子洗手，不要让孩子经常摸性器官。

如果孩子经常患阴道炎，要仔细观察孩子是否有自慰行为。如果有，不要让孩子用脏手自慰，但不要阻止孩子自慰。

正常情况下，新生儿或是孩子初潮开始前，阴道里会流出分泌物，流出的分泌物呈白色透明状，没有气味。即使是这样，也最好把沾有分泌物的衣物带去给医生检查，确认是否正常。

不要看到病情好转，就中途随便给孩子停药。有的病虽然症状消失了，但还是要坚持吃药，这样才不会复发。

孩子常见的小便异常

孩子小便频繁

孩子比成人的小便次数频繁，但有的孩子小便特别频繁。很多妈妈不认为孩子小便量少且次数频繁是什么大问题，觉得孩子只是小便不畅，去药店买各种药给孩子吃，孩子情况好一点后，就完全把这件事给忘了。妈妈们还是要多加注意，因为有的情况并不是那么简单。

·孩子小便次数频繁，首先可以看看孩子心理上是否有压力。如果孩子没有其他病症，心理压力大时，也可能会频繁小便，这些孩子看电视时或者跟朋友一起玩时，就会忘记要小便。太早让孩子自己大小便，孩子压力大，也会频繁小便。还有的孩子为了引起父母的注意，会频繁小便，听到孩子撒娇说"妈妈我想尿尿"，哪个父母会不关心呢？一般来说，孩子小便频繁的原因主要是这两种，过段时间后孩子自然会正常，不会有什么问题。

• 糖尿病或者便秘等其他原因也可能引起小便频繁。孩子有糖尿病或者尿崩症也会频繁小便，且小便量也多。而且孩子有慢性肾功能障碍也会频繁小便，且一般会伴随有高血压。孩子便秘严重，膀胱受到压迫，也会频繁小便。服用了抗组胺剂感冒药也会频繁小便。除此之外，喝了碳酸饮料、柑橘类饮料、含咖啡因的饮料会刺激尿道，也会频繁小便。孩子频繁小便，带孩子去看医生的时候，最好详细告知医生孩子的情况。

• 孩子频繁小便，首先应该带孩子去医院检查。有的父母看到别人家的孩子频繁小便，就会传授各种秘方，说孩子应该吃这个，吃了马上就会好，妈妈们可千万别轻信这些话。尤其是孩子得了尿路感染的时候，太盲目听信很容易出大事。即使是名医，如果不检查，也无法确定孩子是否有尿路感染，更无法确定孩子是否有尿路反流。孩子频繁小便，首先应该带孩子去医院看看是否有尿路感染。如果检查结果显示孩子的确是有尿路感染，那一定要了解得尿路感染的原因，还要确认是否有其他并发症。如果家人得过尿路感染，那么孩子尿道畸形的可能性较高，应该要引起注意。如果检查了孩子并没有什么异常，那可以从孩子心理上去寻找频繁小便的原因。

孩子不经常小便

孩子比成人的小便次数频繁，可有的孩子不经常小便。如果孩子比平时小便的次数要少，那妈妈们应该引起注意。孩子摄取的水分主要通

尿液里有异味

孩子的尿液里有异味时，妈妈们应该先仔细闻闻到底是什么气味。尿液的气味很有特点，身体状况不好或者得病时，尿液里会有特别的气味。尿液的气味非常特别，而且非常难闻时，最好孩子小便后，马上把孩子的尿液带去儿科给医生检查。如果孩子得了特定的疾病，尿液可能会发出水果或是鼠尿的气味。

过尿液排出，孩子不经常小便，可能是孩子摄取的水分不足，也可能是孩子出汗多、腹泻，水分流失较多。如果孩子没有水肿，也没有其他异常，水分摄取不足而导致小便次数少，要多给孩子喝水。如果孩子还是不怎么小便，并且有其他异常，那应该带孩子去咨询医生。不管什么原因，太长时间不排尿肾脏会出问题。孩子不经常排尿，妈妈们要引起注意。如果孩子得了肠炎，连续8小时以上都没有小便，最好马上送孩子去医院检查。

尿液里的泡沫非常多

清水摇一摇不会起泡，在清水里加入肥皂或者鸡蛋再摇，就会起泡。尿液里泡沫多是因为体内的各种废物混到尿液里了。尿液起泡是正常现象，但如果泡沫太多，那就有点不正常了，应该带孩子去医院检查。如果孩子有糖尿或是蛋白尿，那么尿液里会混杂很多异物，异物的量越多，尿液就越容易起泡。虽然带孩子去检查，检查结果大部分都正常，但偶尔还是会有异常，就权当是给孩子做一次定期检查，检查确认过后自己也安心。

纸尿裤被染成红色，是血吗

• 尿液里混有尿酸，大部分情况下纸尿裤都会被染成红色，不过这都是正常现象。妈妈经常会问儿科医生孩子的尿液里有血应该怎么办。尤其是新生儿小便后的纸尿裤经常会被染红，而且界限明显，还带一点粉红色，有时候用手摸还可以感觉到有粉末状的东西。一般来说，纸尿裤被染红是由于尿液太浓或是由于尿液里有尿酸。尿酸是人体内的DNA分解后产生的物质，随尿液排出。尿酸和尿液一起排出时，纸尿裤会被染成红色，这是正常现象。尿酸是人体内正常产生的物质，随孩子的尿液排出，孩子的纸尿裤就会被染成红色。这种情况可能只会出现一两次，也可能会在一段时间内持续出现。尿酸和血不同，纸尿裤被染红之后基本不会变色。妈妈们经常把尿酸误认为是血，以为孩子尿液里有血。如果只是因为尿酸染红纸尿裤，妈妈们不用太过担心，这时候可以给母乳喂养的孩子多喝点母乳，给奶粉喂养的孩子多喝点水。

尿液里有白色沉淀物

尿液里含有多种有机物，温度下降时，有机物会变成固体，尿液里就会出现白色沉淀物。尿路感染和其他原因也可能会导致尿液里出现白色沉淀物，出现这种症状时，最好带孩子去医院检查。孩子如果得了尿路感染，治疗尿路感染本身就是个大问题，治疗结束后还可能会出现其他问题，所以妈妈们要慎重对待。即使孩子没有什么问题，也最好定期给孩子做尿检，随时把握孩子的健康状况。

· 血尿是指尿液里有血，孩子尿血时，妈妈们要多加注意，要带孩子去医院接受治疗。妈妈们最担心的，同时儿科医生也最紧张的就是纸尿裤被尿液里的血染红。尿液里有血，有可能是尿路感染，或是尿道结石，也可能是肾脏有问题。另外，凝血功能障碍或是尿道有外伤，也可能使尿液里有血。有的情况下血随尿排出，但人们用肉眼很难看到，这种情况被称为潜血，如果没有蛋白尿，一般来说也没有什么大问题。

· 纸尿裤被染红，一定要拿去给医生检查。纸尿裤被染红，最常见的原因是尿酸随尿液排出，不过还是要把纸尿裤带去给医生检查，确认到底是血还是尿酸。把纸尿裤装进塑料袋带去医院即可。别人家的孩子也有同样的状况，但是并没有送去医院治疗，过段时间后就变好了，又或是别人家的孩子虽然送去了医院检查，可是医生说没有任何问题，有的妈妈听说了这些，也不带自己的孩子去医院，这种做法不可取。事实上医生用肉眼也无法区分是血（尤其是混在尿液里的血）还是尿酸，所以一定要去医院给孩子做尿常规检查。尿液里有血虽不是什么常见现象，但也不罕见。

孩子的尿液很黄

· 尿液很黄大都是由于水分不足。孩子的尿液有点黄是正常现象，但是如果尿液的黄色较深，那要考虑下孩子摄入的水分是否足够。天气炎热时孩子出汗多、小便黄，这很常见。母乳喂养的孩子即使流汗多也可以不用再另外喝水，母乳就能给孩子提供充足的水分；奶粉喂养的孩子则需要另外补充水分。如果孩子的小便很黄，那首先应该看看孩子的小便量是否减少了。如果孩子的身体没有水肿，只是小便量减少，那就是孩子摄入的水分不足，应该多给孩子补充水分。孩子摄入的水分增加，小便量也会增加，小便的颜色也会变浅。

· 孩子摄入了足够的水分，小便依然很黄。孩子摄入了足够多的水分，小便次数也较多，但小便还是很黄，这时候最好带孩子去医院检查。一般来说孩子都不会有什么问题，但偶尔也会出问题。有的妈妈只是轻描淡写地说孩子的小便颜色很深，但其实有时候孩子的小便里都出血了。孩子出现这种情况，一定要带孩子去医院检查，如果有问题，要及时采取相应的措施。如果孩子的小便总是很黄，那就算是白跑一趟医院，也要带孩子去医院看看。

小便里混杂很多磷和蛋白

· 小便里混有磷，那孩子可能会得佝偻病。磷是人体骨骼形成和细胞构成的必需成分，血液里的磷浓度过高时，人体就会通过肾脏一起排出磷和尿液。如果由于人体异常，磷无法被吸收就随尿液排出体外，那会对骨骼产生影响，人也可能会得佝偻病。如果孩子有这种情况，那最好给孩子喝母乳，不要给孩子喝奶粉，因为母乳里含有的磷比奶粉中的少。如果孩子吃的食物中含有充足的蛋白质和钙，那么每天给孩子摄取一定量的磷也无妨。

· 尿液里含有蛋白，孩子可能有肾病综合征。肾病综合征是指蛋白随尿液排出，血液里的蛋白浓度下降到正常值以下，肾小球受到损伤，无法正常产生尿液。肾病综合征会使人体内产生各种生化学变化，人体会由于低蛋白血症产生浮肿，且血液中的脂肪浓度会比正常值高。一般来说肾病综合征预后良好，也有的时候需要连续吃几年药。得了肾病综合征需要注意会比平常更容易患上感冒等病毒性呼吸器官传染病或者细菌性传染病。如果尿蛋白的同时尿血，那要特别引起注意，这很有可能是肾脏本身出了问题。

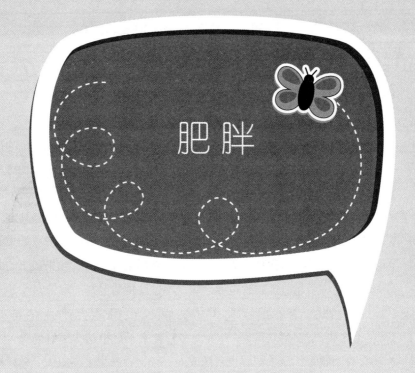

肥胖

· 婴幼儿本来就胖乎乎的，不过如果孩子过于肥胖还是要引起注意。年幼时肥胖会增加脂肪细胞的数量，等长大成人也很难瘦下来。

· 有种说法说小时候胖，长大后会瘦，这种说法并不正确。以前的孩子喝母乳长得胖胖的，等长大后吃得少，所以就瘦下来了。现在吃的东西太多了，孩子不可能会自己瘦下来。

· 周岁时肥胖的小孩50%以上长大后也会肥胖，两周岁时肥胖的小孩80%以上长大后也会肥胖。

· 孩子饿的时候才给孩子吃东西。很多孩子肥胖是因为妈妈一听到孩子哭就给孩子喂母乳或者奶粉。另外，用奶瓶装辅食给孩子吃也是导致孩子肥胖的一个重要原因。应该让孩子用勺子吃辅食。

· 如果妈妈们想了解孩子的胖瘦程度，可以参考本书最后的"儿童身高体重标准表"。

孩子好像有些肥胖

· 孩子的体重超出同龄人的平均体重20%就是肥胖。一般来说肥胖是指同一年龄同一性别的孩子100名之中体重排名前5位的孩子。简单来说，如果孩子的体重比同一年龄同一性别的孩子的平均体重重20%，那就有可能是肥胖。

· 肥胖的原因大都是由于摄入过多热量。孩子肥胖基本不是由于疾病引起，大都是由于摄入的热量大于运动消耗的热量。如果觉得孩子肥胖，那应该送孩子去儿科检查，然后治疗肥胖。如果孩子的肥胖是由于疾病引起，那同时也要治病，不过这种情况并不常见。

· 肥胖的孩子很容易得成人病，也可能会产生精神问题。很多妈妈都觉得，孩子身上肉多看起来不是挺结实挺好的吗，怎么还会有问题呢？孩子肥胖也会像成人一样，容易患上高血压、糖尿病等各种成人病。而且有一个最大的问题是，处于青春期的孩子对自己的外貌很敏感，孩子对自己的身材没有自信，精神上可能会受到很大压力。父母认为孩子健康就行没什么大不了，可孩子却可能会觉得这个问题非常严重。有的孩子因为周围的朋友总是嘲笑自己胖，非常苦恼，这些孩子一般都没有自信，经常陷入自卑的情绪之中。如果孩子的这种状况非常严重，那不仅仅要接受儿科的治疗，还要接受精神科的治疗。

年幼时肥胖，长大了会瘦下来吗

· 根本不会。孩子的肥胖和成人的肥胖不一样。孩子肥胖脂肪细胞数量会增加，成人肥胖脂肪细胞数量不会增加，增加的只是脂肪细胞

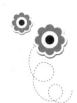

的体积。

• 年幼时肥胖，长大后也容易长胖。孩子小时候有点胖，长大后大都会瘦一些。但是小时候太胖，长大后即使瘦下来了，脂肪细胞的数量也不会减少，脂肪细胞数量不变，即使长大后瘦下来了，增加的脂肪细胞也会像一颗定时炸弹，不知道什么时候就爆炸了，那时候体重就会噌噌往上蹿。孩子的脂肪细胞数量增加，还哭喊着要吃含脂肪的食物，就很容易长胖，长胖了也很难瘦下来。比起孩子长胖，更严重的问题是怕孩子养成暴饮暴食的习惯，这种习惯一旦养成就很难改掉。

• 不想让孩子太胖。一般来说一周岁以前的孩子都会有些胖，孩子正是长身体的时候，不用担心肥胖的问题。1~3周岁的孩子活动量增加，体重也增加，需要摄入适量的营养，如果这时候孩子还在继续长胖，最好改善下孩子的饮食习惯。吃米饭多，摄入的碳水化合物量也多，也很容易长胖，因此孩子满2周岁后，尽量给孩子吃低碳水化合物、低脂、高蛋白的食物。孩子2岁前正是头脑发育的时期，需要摄入足量的脂肪，所以一定要保证孩子摄取足够的脂肪，不要让孩子吃低脂食品。

为了预防肥胖需要注意以下几点

1.不要让孩子边看电视边吃东西。边看电视边吃东西，精力全都集中在电视上，根本察觉不到自己已经吃饱了，不知不觉就吃了很多东西，很容易长胖。

2.看电视不要看太久，玩游戏也不要玩太久，要多运动。

3.不要孩子一哭就给孩子喝奶。孩子不饿就不要给孩子喝奶。

4.不要用奶瓶装辅食给孩子吃，否则很容易长胖。

5.不要给孩子吃太多零食。尽量不要给孩子吃饼干和甜食等零食。

6.很多妈妈喜欢胖乎乎的孩子，长得胖并不代表健康。

7.不要看到孩子剩饭，就骂孩子。在提供饮食的学校，学校给每个孩子的食物量都是一样的，有的孩子吃不完剩饭，就会被骂，这很不合理。学校应该多站在孩子的角度上多替孩子考虑，让孩子能吃多少就盛多少，食量小的孩子可以少盛一点。

8.不要为了减肥不吃饭。特别是很多人不吃早餐，这会产生很多问题。

治疗肥胖时一定要遵守的事项

• 要减少食量，但要平衡摄入多种食物。孩子还是长身体的时候，就算吃得少，也要平衡摄入身体所需的各种营养。因此要减少孩子的食量，但要让孩子平衡摄入多种食物。尽量不要让孩子吃快餐、喝碳酸饮料。最好让孩子多吃蔬菜，尽可能在米饭里加入一些粗粮给孩子吃。饭要嚼烂，吃饭不要吃得太快，要慢慢吃。

• 不要随便减肥。一下子运动太剧烈，很容易肚子饿，反而会吃得更多，更容易长胖。为了减肥饿肚子也不行。治疗孩子肥胖并不是让孩子减肥，而是维持孩子现有的体重，随着孩子长大，自然会瘦下来。

• 可以在生活中做些简单的运动。现在住在套房里的人越来越多，孩子的运动量也越来越少了。随着网络游戏的流行，孩子基本不怎么运动，大部分时间都用来玩游戏，很容易肥胖。孩子肥胖首先就要增加孩子的运动量。可以专门让孩子去做些运动，不然让孩子在生活

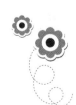

中做些简单的运动也可以，比如上下楼梯、去附近走走。我听说有位妈妈住在15层，她每天都不坐电梯，和孩子一起爬楼梯。

• 要考虑到孩子的心理。现在的孩子对自己的身材比较敏感，很多孩子不仅仅很在意自己的身材，也很在意朋友的身材。孩子如果被嘲笑说胖，就会很容易陷入自卑的情绪中，也会被朋友们孤立，会觉得非常孤独。妈妈们要细心观察孩子们是否有这些心理，要经常鼓励孩子，帮助孩子树立信心。不要跟孩子说"身材有什么好担心的"，要帮助孩子树立自信。

减肥时需要注意以下几点

最近人们非常关注身材，都追求纤瘦的身材，很害怕长胖。处于青春期的孩子更是对身材非常敏感，一听到朋友们说"你长胖了"，就会很受打击，然后就开始减肥。很多孩子长得不胖，只是怕会长胖，也在减肥。

• 减肥时不要只吃一种食物。以蔬菜为主的饮食并不适合处于成长期的孩子。人体成长的过程中不仅仅需要热量，还需要各种维生素和矿物质。减肥的人都知道胆固醇对减肥不利，但胆固醇却是人体必需的成分，孩子在长身体的时候过度抑制胆固醇的摄入，很容易会出问题。最近有一种减肥法非常流行，这种减肥方法要求人们不吃饭和面食，只吃肉类。使用这种方法，刚开始的确可以减肥，可是如果持续时间太长，或者是中途放弃，就很容易反弹。持续使用这种方法减肥，会造成营养不均衡，而且肉类吃太多，也会增大患成人病的几率。减肥药有副作用，没有医生的处方，最好不要吃减肥

人们减肥主要是通
过少吃多运动。孩子
正处于长身体的时候，
如果孩子需要减肥，那最
好让孩子养成良好的饮食
习惯，充分摄取成长所需的
蛋白质，减少碳水化合物和脂
肪的摄入。如果孩子减肥过度，
摄取的营养不足，那很有可能个
子长不高。要减肥，运动量一定要
够大，可以规律地做些轻运动，比如
说骑自行车、爬楼梯和慢跑。偶尔心
血来潮做几次运动量大的运动不是一种
很好的减肥方法。

药。最不可取的是为了少吃东西不正常吃饭。可以少食多餐，每顿吃少一点，每天吃三顿正餐和两顿加餐。

·孩子减肥时也需要父母的帮助。肥胖和家里的饮食习惯有很大的关系，从这个方面来说，肥胖也可以算是一种遗传，因此孩子想要减肥，就要动员家里人一起减。肥胖是慢性病，减肥瘦下来了，过了几年，大部分人的体重还是会增加，因此，要把减肥当做一项长期的事业，坚持下去。

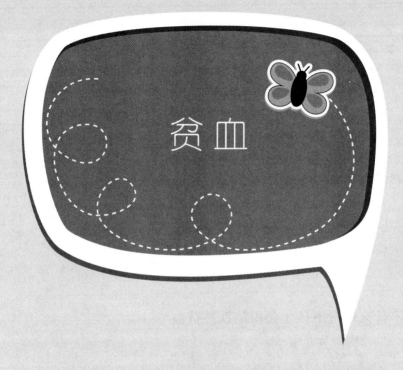

贫血

• 孩子出生六个月后，需要补充铁质。为给孩子补充铁质，需要给孩子吃辅食。孩子满6个月后，可以在辅食里添加肉类和蔬菜给孩子吃。孩子满周岁后，最好每天喝500毫升左右的牛奶，主食以饭菜、肉类和蔬菜为主。

• 为了给孩子补充铁质，很多妈妈让孩子喝奶粉喝到两岁，其实不一定非要这么做。孩子正常吃饭，过了周岁就不用给孩子喝奶粉了，可以换鲜牛奶给孩子喝。有的妈妈觉得孩子好像贫血，就给孩子吃含铁质的药物，我不建议这么做。如果妈妈们觉得孩子好像得了贫血，应该先送孩子去医院检查治疗，必要时再给孩子吃含铁质的药物。

贫血的原因和治疗

　　正常出生的孩子在妈妈肚子里的时候已经吸收了可维持6个月生长的铁质，孩子出生6个月后，从妈妈肚子里吸收的铁质已经用完了，需要吃辅食另外补充铁质。母乳中的铁质只占到每天必需摄入量的5%，因此孩子满6个月后，单靠母乳并不能给孩子提供充足的铁质。孩子摄入的铁质不足，血液较稀，容易患贫血，这就是缺铁性贫血。

什么情况下孩子会得缺铁性贫血

　　• 孩子出生6个月后通过辅食摄入的铁质不足。孩子得缺铁性贫血大多是由于这种原因。孩子成长很快，出生3～4个月的体重已经是出生时的两倍了，体重增加意味着血液也增加了。孩子出生6个月后，之前在妈妈肚子里吸收的铁质已经差不多都用完了，但只要从辅食里补充足够的铁质，也不会得缺铁性贫血。但很多妈妈都不好好做辅食给孩子吃，因此有很多孩子都患有缺铁性贫血。尤其是在韩国，很多妈妈不给母乳喂养的孩子吃肉，等孩子到9个月大的时候，贫血已经很严重了。就算是母乳喂养，也要给孩子吃辅食。

　　• 早产儿容易贫血。孩子在妈妈肚子里的时候通过脐带吸收了足够的铁质。即使妈妈贫血，怀孕到40周的时候，孩子也能吸收到足够的铁质。然而怀孕不到37周就出生的早产儿并没有从妈妈肚子里吸收到足够的铁质，因此出生6个月内很容易得缺铁性贫血。而且早产儿的红细胞寿命短，因此更容易贫血。但也不要因为孩子是早产儿就过于担心。可以算好孩子在医院出生的日子，提前给孩子补充适量的维生素或者铁质。

如何知道孩子是否贫血

· 如果孩子贫血，会出现下列症状。有的孩子贫血没有明显的症状，但大部分孩子贫血时会出现脸色苍白、不吃饭、哭闹厉害、容易疲惫等症状。严重贫血的孩子还会出现气短、脉搏跳动快等症状，也可能会吃不下东西、没有力气、精神不振，还可能会吃土或者冰块，即得了异食症。孩子严重贫血时很容易得病，也会阻碍孩子成长，孩子也可能会变笨。很多妈妈在孩子严重贫血时才发现孩子有贫血的症状。

· 通过血液检查可以知道孩子是否有缺铁性贫血。现在在检查肝炎抗体时，也会一起检查贫血。检查出贫血的孩子比想象的要多，我这做医生的也很吃惊。根据调查显示，有10%以上的孩子有贫血的症状。而在我们儿科检查出的人数更多。

· 缺铁性贫血难以用肉眼判断。很多妈妈会问，孩子眼底较黑、脸色苍白，是不是贫血。用肉眼很难判断孩子是否贫血，尤其是缺铁性贫血，一定要检查过后才可以判断。现在有很多方法可以检查孩子是否患有贫血，简单的有用针刺破孩子手指尖，取血液检查。或者正规采血，检查CBC和铁蛋白，这样可以更准确判断是否贫血，很多医生也比较推荐这种方法。

治疗贫血要养成良好的饮食习惯

· 不要喝太多牛奶。孩子满了周岁且患有缺铁性贫血，每天最好只喝500毫升左右牛奶。不要喝太多牛奶，理由有如下三点。第一，牛奶会阻碍含铁质药物的吸收；第二，牛奶含铁量少，牛奶喝多了，孩

请家长谨记

食物中的含铁量虽然重要，孩子能否吸收也很重要。比如说蛋黄里含有的铁质很多，但未满周岁的孩子并不能完全吸收蛋黄里的铁质。比起奶粉中的铁质，孩子更容易吸收母乳中的铁质，所以单单比较食物中的含铁量没有太大的意义。不管食物的营养有多高，如果不能被人体消化吸收，那也只不过是镜中花水中月。为给孩子补充铁质，要做辅食给孩子吃，孩子6～7个月左右，要在辅食里添加肉和蔬菜给孩子吃。

子就会相应地少吃一些含铁量高的食物；第三，如果孩子对牛奶过敏，喝多了牛奶反而会造成铁质流失。

· 要多吃含铁量高的食物。含铁量高的食物首推肉类，其他的还有绿色蔬菜、蜂蜜、牡蛎、蛤蜊、紫菜、海裙菜、海白菜、葡萄干、艾蒿、大豆、菜豆、紫苏叶等。家长需要注意给孩子选贝类最好挑选长在干净水域的贝类，而海带含有大量的碘，摄入要有节制。治疗贫血后，也不要忘记坚持给孩子吃含铁质丰富的食物。

· 妈妈可以检查下自家的饮食有没有问题。如果头胎生的孩子患有缺铁性贫血，那么二胎生的孩子也很有可能贫血，这是因为家里的饮食里含铁量高的食物不多，孩子摄取的铁质少。妈妈们可以检查下自己家的饮食有没有什么问题。

· 孩子千万不要偏食，要饮食均衡。牛奶中所含的铁质不易被人体吸收，而肉类中的铁容易被人体吸收。鸡蛋黄中富含的铁，孩子两周岁前不易被吸收。因此，家长不要想用鸡蛋黄帮孩子补铁。也不能因为肉类中含有铁，且易被吸收，就只喂孩子肉。蔬菜中含有维生素C和钙可以帮助身体吸收铁。所以应该均衡肉和蔬菜的摄入。如果孩子贫血，就不能机械地坚持营养均衡，而要适当增加含铁多的食物。此外贫血的原因不只是缺铁，所以家长怀疑孩子贫血，就应该带孩子去医院。

与补铁相关的知识

牛奶可以保障铁元素的供给吗

· 牛奶是含铁量匮乏的典型食物。很多妈妈认为牛奶是全营养的食物，但事实并非如此。牛奶不仅妨碍身体对铁元素的吸收，并且其本身是含铁量匮乏的典型食物。满周岁的孩子如果喝牛奶过多，会增加贫血的风险。如果孩子不吃其他食物，只喝牛奶，会引起贫血，也会引起脑损伤。不仅如此，一些孩子对牛奶蛋白质过敏，造成肠道出血，导致铁流失。

不可以！母乳中铁的含量不比市面上卖的奶粉含量低。而且母乳中的铁比奶粉中的铁更适宜孩子吸收。母乳是母体为孩子准备的食物，就铁元素的吸收来说，母乳更适合孩子的体质。没有必要为了"含铁更多"的奶粉广告，而中断母乳。孩子缺铁多见于添加辅食时，出生后六个月左右。建议母乳喂养的同时增加含铁高的辅食。母乳最少应该喂到周岁。

· "用加铁牛奶来补铁"的观点是错误的。用加铁牛奶补铁的想法，干脆不要有。因为牛奶含铁量和孩子身体对铁的吸收是两码事。喝牛奶多，相应地摄入含铁食物的量就会减少，进而无法满足孩子必需的铁。不仅如此，除铁以外的其他营养不足该怎么办呢？家长不要忘了，喝牛奶过多也是偏食。

· 加铁奶粉也无法完全保障铁的供给。如果用奶粉代替牛奶可以吗？与牛奶一样，不要奢望只凭加铁奶粉就能解决问题。断奶期如果孩子饮食状态不正确，无论如何增加加铁奶粉的量，都不能避免贫血。孩子常见的缺铁性贫血，是由于饮食中铁的摄入量不足，所以家长应该在喂孩子补铁剂的同时增加饮食中含铁食物的量。

· 为了预防贫血，应该多吃含铁食物，而不是牛奶。"多喝鲜牛奶会贫血"，这种说法是正确的。虽然过了周岁的孩子可以喝鲜牛奶，但每天的量不要超过500毫升。喝牛奶过多会影响其他食物的摄入，当然会引起贫血。有些人认为为了预防贫血，要多喝奶粉，这种观点也是错误的。原本奶粉就是孩子不能吃固体食物前的过渡食物。孩子在断奶阶段时满周岁就可以添加大人的食物了。满周岁的孩子喝牛奶，而非奶粉，同时均衡摄入含铁食物，可以有效预防贫血。如果孩子不吃食物，只喝牛奶，可以暂时喂奶粉。遇到这种情况要尽快让孩子均衡摄入食物，并将奶粉换回鲜牛奶。满周岁后，停止辅食，逐渐开始吃大人的饭菜。如果膳食均衡，就能获得足够的铁。这样才是最佳的补铁

服用补铁剂一定要注意的事项

一定不要过量服用补铁剂。这样并不会加快治愈贫血。相反，只会产生副作用。另外，不要随意给贫血的孩子服用补铁剂。因为贫血原因不同，治疗也会不同，所以一定要检查贫血的原因。而且，给孩子服用补铁剂之后，如果症状没有减轻，要去医院确认是否有别的病因。

办法。如果因为喝牛奶太多而贫血，比起奶粉，其他含铁丰富的食物更好。

请不要随便给孩子喂食补铁剂

· 请这样给孩子喂食补铁剂。如果孩子贫血，必须根据医生的处方喂药，最好是喂液体补铁剂，如果没有液体补铁剂，可以把药片磨碎，用橙汁送服，橙汁富含维生素C，有助于铁的吸收。最好不要用牛奶代替水来送服补铁剂，因为牛奶会妨碍铁的吸收。另外，妨碍铁吸收的饮料还有咖啡、红茶、绿茶等。补铁剂在两餐之间吃有助于吸收。

· 即使症状减轻也要继续喂6~8周。开始吃补铁剂之后，一周之内贫血症状就会改善，但还要继续吃6~8周，通常吃3个月就可以了。一般我们身体里储藏着一定量的铁，但是贫血的孩子身体里的铁已经被消耗殆尽了。吃补铁剂补充到身体的正常含量需要6~8周。有的妈妈看孩子脸色还很苍白，继续给孩子吃药，但是除特殊原因之外，服用的时间最好不要超过6个月。另外，没有医生处方千万不要随意给孩子用药。补铁剂不能随意长时间服用。

· 补铁剂有以下副作用。服用补铁剂时经常会产生腹泻、大便发黑、腹痛、呕吐等症状。如果给孩子吃液体补铁剂，有时会出现牙齿表面的牙釉质发黑的情况。遇到这种情况，可以给孩子服用药片补铁剂或者用吸管服用。也可以在服用补铁剂之后，用含有烘焙苏打的牙膏刷牙。而且，牙齿的染色情况在停止服用补铁剂之后一段时间内就会缓解，大便发黑的情况也大可不必担心。

· 如果怀疑有副作用，请这样做。药的副作用通常与药的用量有密切关系，所以如果减少补铁剂的用量或者把服用时间改为饭后，几天之内，副作用就会消失。换句话说，减少补铁剂的用量或者将服用时间由两餐之间调整为饭后，吸收的铁的量就会减少，相应的副作用也会减轻。怀疑有副作用的时候请先跟儿科医生商量。

· 过量服用补铁剂会很危险。大部分补铁剂如果被太阳直射，效果会下降，所以一定要放在干燥阴凉的地方。而且，补铁剂是一种比想象中更危险的药，所以一定要放在孩子触摸不到的地方。有的孩子觉得好吃而过量服用，也有孩子瞒着妈妈乱吃结果中毒。最常见的药物中毒就是补铁剂中毒。过量服用会很危险。万一孩子过量服用补铁剂，一定要马上去看儿科医生，如果是晚上，要去大医院的急诊室。

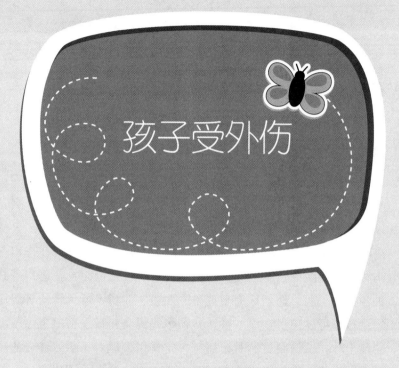

孩子受外伤

　·如果受伤，接受医生的治疗会比在家里治疗减少疤痕。裂开的伤口必须在4小时之内接受治疗，这样才能避免感染；需要缝合的伤口最晚在12小时之内必须缝合。

　·有的人为了止血，会在伤口部位涂凡士林之类的药，这样反而会妨碍伤口愈合。

　·不能用酒精对伤口消毒之后再去医院。伤口在酒精消毒之后有可能出现难以缝合的情况。

　·被虫子咬伤时，如果出现变红发炎的症状，最好是接受医生的治疗。

孩子被尖锐物体刺伤或割伤时

家长不要在伤口上涂任何东西

· 在伤口部位涂药会增加治疗难度。孩子有时会被刀刺伤或割伤。如果伤口较轻，只要注意止血，伤口会自动愈合。但是伤口较严重时，妈妈会匆忙地给孩子止血，在伤口上撒药粉或者抹上很厚一层抗生剂，然后去医院。这样会增加治疗难度。在伤口上抹药然后去医院的还是比较好的情况，有的家长甚至会在伤口上抹各种各样的东西。他们认为土豆粉、面粉、淀粉、鱿鱼骨粉等厨房用的材料都可以用于止血。甚至有很多妈妈会在孩子伤口上涂很厚一层凡士林。这样做虽然对止血有一定作用，但对于需要缝合的伤口来说，反而会阻碍伤口愈合。如果伤口需要缝合，不要用止血药，最好是用干净的纱布或者手绢按压伤口来止血，然后去医院。这样才会减少疤痕。

· 裂开的伤口原则上要包扎。如果伤口需要缝合，尽量在4小时之内缝合，这样才会减少发炎的可能性，最晚要在12小时内采取措施。否则会影响伤口愈合。如果附近有医院，要先按压伤口处止血，然后马上去医院。如果离医院远而且伤口不干净，要用肥皂清洗一下伤口，然后马上去医院。有的妈妈会用嘴吸伤口上不干净的地方，这样会把嘴里的细菌传到伤口上，使伤口化脓，最后留下伤疤，最好不要这样做。

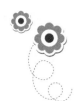

如何减轻伤口留下的疤痕

· 小伤口最好也要去医院。如果因为伤口小而在家里治疗，可能会因为治疗失误而发炎进而留下疤痕。如果伤口部位比较显眼或者流血，最好去医院接受检查，用干净的消毒药消毒，用纱布包扎。而且根据需要吃一些消炎药或者抗生剂，可以减少炎症的发生。有很多人在受伤时不当回事，以后出现问题或者留下严重疤痕时，才后悔没有早点去医院。特别是脸上等地方的伤口，因为伤口小而不接受治疗进而留下伤疤是最遗憾的。即使伤口很小最好也要去医院接受治疗。通常伤口在1厘米以上都要缝合，最近新开发出一种创可贴，可以不用缝合，直接贴在伤口上，当伤口不太大时，医生会建议用这种创可贴。但是通常情况下，外伤大部分都会用线缝合。

如果被生锈的钉子扎伤，即使再小的伤口，也要接受医生的治疗。特别是没有接种破伤风疫苗的孩子，一定要带着预防接种卡去医院，在接受伤口治疗的同时，要接种破伤风疫苗。作为参考，遇到以下两种情况时，通常在接种破伤风疫苗的同时，要注射免疫球蛋白：一种是孩子伤口很干净，但是十年左右没有接种过破伤风疫苗；另一种是伤口不干净，而且五年内没有接种过破伤风疫苗。

· 凡士林会妨碍伤口消毒和愈合。有很多人会在孩子伤口上涂很厚一层凡士林，然后去医院。在伤口上涂凡士林，虽然对止血有一定的作用，但是对于需要缝合的伤口来说，会妨碍伤口的愈合。即使伤口不干净，也不要随意涂消毒药，要用清水或盐水仔细清洗之后，用干净的纱布包扎，然后接受医生的治疗。如果伤口比较深，不要随意涂药，用干净的纱布或小手绢按压伤口来止血，然后尽快去医院。即使在深夜也要去急诊室。不要在家里草率地止血，这样反而会妨碍治疗。在孩子受伤比较严重时，有人会在家里用酒精消毒，这样会变得更难以治疗。如果在伤口上涂酒精，不仅孩子会很疼，而且还会损坏伤口部位的组织或者使愈合减缓。有人甚至用白酒给伤口消毒，应该避免这样的情况。

· 不要揭痂。不要揭伤口愈合时结的痂。在伤口长新肉时会痒，孩子们经常会想把痂揭掉。但是如果揭掉痂，本来不会留疤的伤口也会留疤。所以不要揭痂，顺其自然。

• 不要解绷带。伤口如果用绷带包着，孩子们会比较烦闷，经常想要用嘴咬或者用手解开。另外有的老奶奶会觉得伤口包扎会发炎，经常把绷带解开。但是在医院消毒之后包扎的伤口，在去医院之前不要解开。因为随便解开容易导致细菌入侵。

• 要注意不要让伤口晒到太阳。伤口部位如果有长时间的太阳直射，会跟烧伤一样变黑。如果因为这样而留疤，孩子会觉得丢人，所以妈妈要提前注意。孩子外出时，如果伤口在脸上，最好戴帽檐宽大的帽子，如果伤口在四肢上，则最好涂上防晒霜，然后穿上长袖上衣和长裤。

• 如果瘢痕严重，可以考虑整容。如果伤口瘢痕严重很难看，不妨考虑整容。因为孩子可能会因为瘢痕而意志消沉，进而影响正常的人际交流。整容要在孩子长大后做。因为如果在成长之前整容，伤口部位有可能会长，从而使费心做的整容变得没有任何效果。

被蚊虫叮咬的伤口

被蚊虫叮咬时

有的孩子特别容易被蚊虫叮咬。虽然很少有因为被蚊虫叮咬而出现问题的，但有时会引起过敏反应，或者被特别的虫子叮咬之后会出现问题。通常被蚊子叮咬的情况比较多，但仅仅看叮咬的痕迹很难识别究竟是被哪种虫子叮咬的。

• 用手抓被叮咬的部位会发炎。被蚊虫叮咬后，如果没有发炎或者过敏，会暂时出现瘙痒症状。但如果因为痒而用手挠被叮咬的部位，指甲里的细菌容易使被叮咬部位发炎。夏天还会出现化脓红肿等严重现象。所以要把孩子的指甲剪短，并把被叮咬部位和手都洗干净。如果被叮咬部位有发炎现象也不是因为孩子免疫力低下。当然也有孩子因为免疫力低下而容易化脓，但这种情况并不多见。如果被叮咬部位出现轻微红肿并开始消退，那么大可不必担心；但如果被叮咬部位红肿变硬并伴有热辣感，一定要去医院接受治疗。特别是被叮咬部位出现水泡或者化脓出水，一定要去医院。医院会给开减轻瘙痒或消炎的药。在家可以冷敷以减轻瘙痒。

· 不要轻视被蚊虫叮咬。我所在的儿科，一年内总有些孩子因为被蚊虫叮咬需要做刮脓手术。因为被蚊虫叮咬之后没有在意而使伤口化脓恶化，导致需要动小手术。伤口发炎时，最好马上去看儿科。不要觉得被蚊虫叮咬是小事，觉得没有必要。因为儿科并不只是治疗孩子的病，还要确认孩子的状态是否正常。夏天特别注意不要被蚊虫叮咬。最好给孩子撑蚊帐。

被蜜蜂蜇伤或被蚂蚁咬伤时

· 如果被蜜蜂蜇伤，最好去医院。如果被蜜蜂蜇伤，而且离医院近，最好去医院。虽然被蜜蜂蜇伤并不是什么大事，但有时会很难受，所以不要在家涂一些大酱或者勉强坚持。被蜜蜂蜇伤时，有毒的蜂刺经常会留在皮肤上。要仔细擦干净被蜇到的地方，毒刺还留在皮肤上时，要拔出来，毒刺不要用手拔，因为可能会再次被毒刺蜇到，要用镊子或者锋利的刀小心地清除。被蜜蜂蜇伤时，孩子有可能会出现过敏反应，所以如果是蜇伤严重或者以前有过类似经历的孩子，一定要带他去

**不要在被蚊虫叮
咬部位涂唾液**

有很多人把唾液当作
药来用。当孩子的伤口
部位出现瘙痒或者红肿
时，大人常常在伤口部位
涂上唾液。涂上唾液确实会
减轻瘙痒。用水涂也会减轻瘙
痒。因为水分蒸发时会带走热
量，使伤口变清凉，这跟冷敷效
果一样。但是，嘴是我们身体上病
菌最多的部位。所以唾液也会含有
很多病菌。一不小心就会给娇弱的孩
子传染上病菌，所以不要在孩子伤口上
涂唾液。

用驱虫药

如果是容易被蚊虫叮咬的孩子，去蚊虫多的地
方时，最好预先涂一些含有避蚊胺成分的药。

医院。

· 被蚂蚁咬伤时。孩子被蚂蚁咬伤时，可能会痒得
很难受。 如果用手挠被咬部位，指甲里的细菌会通过挠出
的伤口进入皮肤，从而导致伤口化脓。为防止伤口化脓，
要仔细清洗孩子的被咬部位，同时剪短孩子的指甲，并
经常给孩子洗手。如果被咬部位出现瘙痒，涂一些类
固醇软膏，会有助于缓解症状。

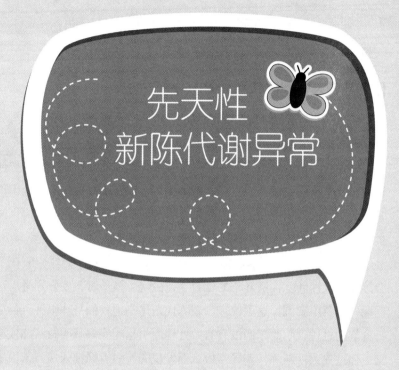

先天性
新陈代谢异常

· 一定要做先天性新陈代谢异常检查。有的孩子在这项检查中检查出甲状腺功能异常。这种情况下，进行早期治疗，就不会出现大问题。

· 特别是甲状腺功能低下症，发现越晚，治疗越晚，孩子的大脑受损就会越严重。等到出现相应症状时，再怀疑是甲状腺功能低下症，就已经错过最佳治疗时间了。出生后一周左右要进行检查，在出现问题的早期进行治疗，可以有效防止严重疾病的发生。

什么是先天性新陈代谢异常

· 对于先天性新陈代谢异常疾病，早期发现很重要。先天性新陈代谢异常是由于身体必需的各种酶或激素出现先天性异常而引起的疾病。主要危害是导致大脑出现智障或者损坏肝脏和肾脏。放任不管会导致严重后遗症，一生都会被困扰，所以要及时检查出疾病出现的原因，然后进行相应的治疗。如果诊断出早期新陈代谢异常，可以进行食疗或激素治疗，从而使孩子过上正常人或者接近正常人的生活。

· 怎样做先天性新陈代谢异常检查？最近大部分的孩子都会接受先天性新陈代谢异常的检查。在医院生孩子时，要好好考虑这个问题，注意不要漏掉这项检查。新陈代谢是指把我们身体里各种物质进行分解的过程，吃的东西没有有效处理而引起的疾病就叫做新陈代谢异常。通过先天性新陈代谢异常检查而发现的疾病有枫糖尿病、苯丙酮尿症、组氨酸血症、丰乳糖血症、高胱胺酸尿症、甲状腺功能低下症等。甲状腺功能低下症，是指身体的甲状腺激素分泌过少而引起的疾病。先天性新陈代谢异常检查如果是空腹进行，会有误差，所以不要一出生就检查。先给孩子喂几天母乳或奶粉，然后在脚后跟部位进行抽血检查。通常在对孩子进行充分的哺乳之后，一周左右可以进行这项检查。

去哪里进行先天性新陈代谢异常检查

据了解，大部分妇产科都会对孩子进行先天性新陈代谢异常的检查。如果想接受检查，首先要跟待产医院的医生确认是否有这项检查，然后再请求医生进行检查。这样即使医院要依靠别的机构进行检查，也

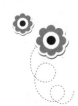

会告诉你检查结果。通常，当地的保健所也会以成本价或者免费给孩子进行先天性新陈代谢异常检查。如果想减少费用进行这项检查，请在产前提前咨询当地的保健所。去社区儿科进行结核病预防接种（出生后0~4周）时，因为是第一次去，所以很难对产后一周左右的孩子进行先天性新陈代谢异常检查。但是如果我们也像美国一样开始实施产后一周内去儿科进行定期检查和母乳咨询，那么这项检查也就方便了。

如果没有做先天性新陈代谢异常检查会怎么样

医生在努力对带着新生儿来医院的妈妈说明这项先天性新陈代谢异常检查时，在旁边听着的另一位妈妈脸色变得越来越严肃，满脸担忧地问："我的孩子都三岁了，当时没有做这项检查怎么办？"许多大一点的孩子如果一直在健康成长，就不用担心刚出生时没有给孩子进行这项检查了。这是针对新生儿的一项检查，所以如果孩子在健康成长，就没有必要再做了。对于先天性新陈代谢异常而引起的疾病，如果孩子大了，通常医生会诊断出来，所以，如果现在给孩子做检查的医生没有特别说明，那么大可不必担心。

这还怎么敢要孩子

提起先天性新陈代谢异常的疾病，一些妈妈不敢再要二胎了。生第一个孩子的时候什么都不知道，等到了解的东西慢慢多了之后，就更害怕要二胎了。其实不用这么担心。韩国每年出生的新生儿有40多万名，除了先天性甲状腺功能低下症之外，患有先天性新陈代谢异常疾病的只有200名左右，非常稀少。跟这个相比，每年因交通事故而导致死亡的人超过1万名，所以大可不用担心。

什么是甲状腺功能低下症

· 甲状腺激素对于成长和智力发育非常重要。提起甲状腺，人们应该会经常听到。甲状腺是位于人体咽喉部位前后的呈H字形的非常小的内分泌腺，具有调节身体新陈代谢的作用。甲状腺激素包括原甲状腺激素和促甲状腺素两种。原激素起到激素的作用，促甲状腺素是在甲状腺激素分泌不足时给予刺激，使其快速分泌的激素。特别是甲状腺激素作为人体最重要的激素之一，对孩子的成长和智力发育非常重要。甲状腺激素分泌不足时，会得甲状腺低下症；甲状腺激素分泌过多时，会得甲亢。孩子的甲状腺出现问题之时，就是甲状腺功能低下之时。据统计，每4500～7000名孩子中，会有1名患有先天性甲状腺功能低下症。患有这种病的孩子将无法健康成长，智力也会下降，也会妨碍头盖骨的发育。

· 如果孩子被检查出患有甲状腺功能低下症。一定要尽快给孩子喂甲状腺素，这是一种合成性甲状腺激素制剂。如果孩子的身体完全无法分泌甲状腺激素，那么，孩子一生都要服用这种药，服用此药时，要定期去医院，而且每年要去医院接受几次检查。根据医生的指示调节药的用量，能够使孩子过上相对安定的生活。

甲状腺功能低下症的主要症状和治疗方法

· 如果患有此病，孩子睡眠质量不好，智力也会迅速下降。如果患有甲状腺功能低下症，新生儿生理性黄疸久病不愈，嘴部张开，舌头外露，呈发呆表情。而且孩子头顶的囟门呈开启状态，头发粗糙，易得疝气和便秘。孩子长不大，个子矮，智力低下。这种病不能

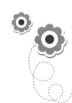

用别的方法治疗。有的妈妈给孩子喂食所谓包治百病的药，结果反而使孩子智力更加低下。所以，这种病必须根据儿科医生的指示进行长期治疗。

·等到发现病症再治疗，为时已晚。如果等到发现先天性甲状腺功能低下症的症状，然后才开始治疗，就已经错过最佳的治疗时间了。如果不能提前发现并接受治疗，孩子将无法顺利成长，智力也会迅速下降。如果出生后三个月开始治疗，平均智商在89；如果在出生后3~6个月开始治疗，平均智商在70；而如果7个月以后才开始治疗，智商会在54左右，所以早期治疗非常重要。为了此病的早期诊断，最近韩国在试行对新生儿进行甲状腺功能的检查。当然这项检查会跟其他新陈代谢异常的检查一起进行。

如果发现甲状舌管囊肿，必须手术完全摘除

上文提到甲状腺，顺便说明一下甲状舌管囊肿。甲状舌囊肿是出现在喉部中央部位的水袋样的东西。多数情况下，甲状舌管囊肿是由感冒等引起发炎，进而导致出水的孔穿透喉部皮肤而出现囊肿。有时会等到儿童时期才能发现。出现水肿不是妈妈的错，也不是孩子的错。首先，如果发现甲状舌管囊肿，要接受医生检查，必要时，必须动手术摘除。如果不能完全把里面的囊肿也清除，很有可能会复发。甲状舌管囊肿跟舌甲状腺很难区分，所以动手术时，一定要进行甲状舌管囊肿的检查。如果把舌甲状腺当作甲状腺囊肿摘除掉，那么孩子一生都要吃甲状腺激素药，所以一定要仔细询问给孩子进行检查的医生。

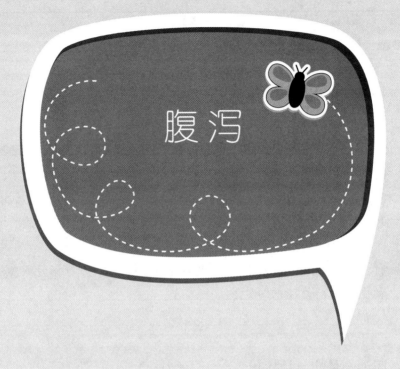

腹泻

· 腹泻可以帮助排出肠道里对人体有害的物质。所以腹泻时，不能随意服用止泻药。特别是因细菌引起的腹泻，如果不把有害物质排出体外，会有害健康。

· 腹泻时，不要让孩子筋疲力尽。孩子如果8小时以上没有小便，一定要马上去儿科看医生。

· 孩子腹泻严重时，要给孩子喂食电解质溶液。不建议用电离子饮料代替电解质溶液喂给孩子。最好在家中常备电解质溶液，以备孩子在夜里腹泻严重时服用。

· 即使是腹泻，最晚也要在6个小时之内给孩子按照原来的饮食喂养，这点很重要。一般不建议一直给孩子喂一些稀粥或冲一些稀的奶粉喝。

· 如果腹泻严重必须服药，不要在家喂药，最好去急诊室接受医生检查，然后吃药。不能因为孩子腹泻就断奶。

· 如果孩子经常得肠炎，给孩子喂一些锌制剂会有效预防肠炎。

腹泻的原因和症状

　　孩子最容易得的疾病是感冒和腹泻。其实在养育孩子时，只要不得这两种病，孩子一般不会生病。事实上，随着空气污染的日渐严重，得感冒的患者一直在增加；与之不同的是，得肠炎的患者却因为生活质量的提高而大大减少。但是，肠炎依旧是感冒之后的第二大常见病。与感冒不同，肠炎是很多妈妈容易产生误会的病，也是使妈妈们感到惊慌的病，因为现在的治疗方法和传统方法不同。关于腹泻，了解几项必需的事项会有助于消除这种误会。

腹泻不是病，是症状

　　腹泻是指与正常的排便不同，排便次数增加，且水分增加的现象。腹泻本身不是病，是指病的症状。这意味着，要想治疗腹泻，就要找出引起腹泻的原因。如果出现腹泻症状，大便次数会增加，大便中的水分会增加，量也增加，气味也变得难闻。通常吃母乳的孩子比吃奶粉的孩子的大便要稀薄，而且这种情况比较多见。所以不要因为孩子大便稀薄就认为是腹泻。如果孩子平时的大便就很稀薄，那么就要好好区分是不是腹泻。与之相对应，如果孩子平时大便比较硬，且2～3天排一次，突然大便水分增加，且一天一次，这种情况，一定要考虑到可能是肠道的状态改变导致了大便状态的改变。

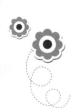

一百次说明不如给医生看一次尿布

· 去医院时，要带着沾屎的尿不湿。很多妈妈带着腹泻的孩子去医院，针对孩子的大便进行冗长的说明。但作为儿科医生，与其听妈妈们长达10分钟的说明，不如看一眼孩子的大便。很多妈妈怕医生会讨厌尿布这样的脏东西，所以故意不带去。但是，如果是比较稳重的儿科医生，在看见孩子的大便时，都不会因此而脸色阴沉。在儿科，带着粘有孩子大便的尿不湿去，这种情况一点也不反常。只是，检查完之后请把尿不湿带回家，不要扔在儿科的垃圾桶里，因为这样会把疾病传染给别的孩子。

· 绝对禁止在家私自诊断。几天前，一位妈妈因为孩子的腹泻连续去了两个月的医院。治疗几天，没有好转，就转去别的医院的儿科，结果来到我们医院。在以前去过的儿科里，也有医生要看孩子的大便，但是那位妈妈不喜欢带着脏兮兮的尿布去，所以都没带。我叮嘱了几次要看尿布，结果带来一看，孩子并没有腹泻。妈妈没有注意孩子的正常大便，所以以为孩子腹泻。

· 如果用药过多，只会产生副作用。我们能理解上面例子里那位妈妈的心情。如果真有问题，当医生问起孩子的大便时，因为想要孩子快点好起来，有的妈妈会把孩子的症状说得很严重。可能觉得多给孩子服点药，就会好得更快。妈妈们都希望孩子尽快康复，虽然不是不理解这种心情，但对于医生来说，如果不按照真实情况说明，会很危险。用药过量，并不会使孩子更快地康复。如果腹泻药服用过多，反而可能会产生副作用。

引起腹泻的原因多种多样

· 引起腹泻的原因非常多。如果把腹泻原因分类，可以分为急性感染性腹泻和其他原因引起的腹泻两种。急性感染性腹泻包括病毒性腹泻、细菌性腹泻、寄生虫引起的腹泻；其他原因引起的腹泻包括使用抗生素引起的腹泻、肠外感染引起的腹泻、食物性腹泻、营养不良性腹泻、过敏性腹泻、免疫缺乏性腹泻、中毒性腹泻等。腹泻的原因如此多，所以妈妈们很难查清楚腹泻的原因。

• 有可能只有妈妈知道孩子腹泻的原因。当孩子喝了不新鲜的牛奶而引起腹泻，如果妈妈不仔细观察，医生会很难发现腹泻的原因。现在，腹泻的原因也跟以往有很大的不同。以前没有冰箱，卫生条件不好时，由于食物中毒或者痢疾、大肠杆菌等水因性传染病而引起腹泻的情况比较多。最近流行的诺罗病毒性肠炎和轮状病毒性肠炎都是由病毒引起的腹泻。由牛奶过敏引起的腹泻也很常见。

• 如果腹泻，先去儿科接受检查。妈妈们必须要知道的是，妈妈们认为的腹泻原因有可能跟医生诊断的原因不同。一些妈妈认为孩子喝牛奶会腹泻，也不跟医生商量，就给孩子喝特殊奶粉。但是如果接受检查，有可能发现不是因为牛奶过敏，而是因为感冒。有些妈妈自己断定孩子腹泻的原因，然后开始治疗。但我建议最好是先接受儿科医生的诊断。

腹泻时伴随的症状

• 腹泻时的症状是诊断时的重要信息。腹泻是肠道出现问题的一个信号。腹泻时，为了判断孩子的状态，要好好观察孩子的其他症状。腹泻时伴随的症状不仅是妈妈决定是否需要带孩子去医院的重要依据，也是儿科医生下诊断的重要依据。所以去儿科看医生时，最好带着孩子大便的尿布去。观察大便时，如果大便里有很多鼻涕状物质，有可能是肠炎；如果大便里有血，很可能是细菌性肠炎。如果孩子大便出

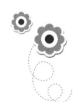

血，没精神，每间隔10～20分钟就会哭，有可能是肠道扭转。大便在马桶里漂浮，并且孩子伴随有严重腹痛和呕吐等症状，也是发现腹泻原因的重要线索。下面我来介绍腹泻时经常出现的脓便和血便。

不要随意下诊断

在临床中有很多情况是妈妈自己诊断，然后给孩子治疗，没有效果才来医院。虽然人们容易误以为腹泻是人成长过程中的常见疾病，没有什么大不了。但是在以前，常有因为腹泻引发危险情况的案例。出现腹泻时，如果不好好治疗，无论是以前还是现在，孩子都会很痛苦。

• 大便内伴有鼻涕状物质的脓便。腹泻时经常会出现大便里伴有鼻涕状物质。这种情况下，儿科医生判断孩子很有可能得了细菌性肠炎。当然，也有可能是别的原因。例如，有可能是孩子没有适应辅食而导致的脓便。即使是这样，也一定要确认孩子是不是得了细菌性肠炎。有点搞笑的是，也有妈妈会问是不是鼻涕或者痰没有消化，直接排出来了。鼻涕或痰经过胃时，要经历消化的过程，所以基本不存在吞掉的鼻涕或者痰原封不动从大便中排出来的情况。

• 大便中伴有血的血便。如果大便中有血，医生就会紧张。因为大便中带血的情况都不是简单的病。由细菌引起的疾病就是如此，如痢疾肠炎。肠炎出现血便时，大多会伴随着丘疹。当然，大便次数和大便中的水分也会增加。这样的孩子，妈妈们乍一看，也像是得了肠炎。并且，孩子发烧，会很痛苦。这种情况下，患细菌性肠炎的可能性更大。提到血便，再说两点。如果孩子大便出血，没有精神，并且每隔10～20分钟要哭1～2分钟，就要怀疑是不是肠叠套。在出现血便之前，孩子哭得很厉害，可能因此而去医院。如果在夏天，也有妈妈会受到惊吓，急忙带着孩子的大便尿布赶去医院。孩子如果吃了西瓜，然后排出的大便里也有西瓜时，更像有血。血经过一段时间，会变成灰黑色，但西瓜不会变色。所以妈妈看见会吓一跳。一年内可能会发生几次上述情况。不管怎样，孩子出现血便时，最好是接受儿科医生的诊疗。

什么时候必须去医院

在儿科接到的电话中，最常见的情况是："我的孩子出现了怎样怎样的症状，需要去医院吗？"有时看着好像是腹泻，但是因为没有经验，不知道病情严不严重，不知道是否需去医院。这种情况下，最好是带着孩子的大便尿布去医院。去儿科不只是为了治疗孩子的病，因为还有可能是去确认一下孩子是不是病得很严重，或者正常不正常。孩子如果出现腹泻严重、脓便、腹泻物呈黑色、严重腹痛、高烧不退、没有精神、没有力气、即使摇晃也不清醒、对周围事物没有兴趣、因腹泻导致8小时以上没有排便、大便次数严重减少等症状时，一定要带孩子去医院。因为孩子很可能病得很严重。如果孩子很没有精神，且没有大便，即使是深夜，也要马上去急诊室。孩子因为身体小，腹泻稍加重就会出现脱水，所以，孩子腹泻严重时，一定要接受医生的诊疗。

孩子腹泻时一定要知道的事

引起腹泻的各种病，都有相应的特殊的治疗方法。细菌性肠炎要用抗生剂；如果牛奶过敏引起腹泻，要喝一些特殊的奶粉。但是，这是儿科医生该干的事，妈妈应该关心的是孩子腹泻时一定要知道的一般性对策。

最重要的是补充水分

·孩子如果腹泻，首先要考虑补充水分。如果腹泻，身体

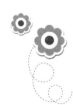

中的水分会流失。虽然引起急性腹泻的疾病要根据原因进行治疗，但最重要的是要防止孩子脱水。妈妈们必须知道防止脱水的方法。防止脱水的方法分为止泻的方法和补充水分的方法两种。以前，人们都是用阻止腹泻的方法来解决脱水。但是腹泻是要把肠道内的有害物质排出体外，所以不要一味地止泻，这样会使肠道的有害物质无法排出，从而导致孩子病情加重，或者发生更危险的事。即使是孩子腹泻，只要补充充足的水分，至少不会立刻出现严重问题。所以孩子腹泻时，请先考虑给孩子补充水分。

· 葡萄糖电解质溶液是重要且安全的治疗手段。电解质溶液是养育孩子的家庭里一定要有的常备药，请不要忘记。电解质溶液为腹泻的孩子提供水分和营养。孩子腹泻时，葡萄糖或盐分容易被肠道吸收，所以儿科医生一般会先给腹泻的孩子喂一些葡萄糖电解质溶液，然后再针对原因进行治疗。这样可以补充基本的盐分和热量。如果孩子在夜里突然腹泻，又无法去医院或者买不到电解质溶液，虽然可以自己在家做电解质溶液，但是最好还是去买。如果实在买不到电解质溶液，也可以用非常稀的米汤或水，加上四分之一小勺盐和一汤匙糖，做成溶液喂孩子。如果这个也不吃或者夜里很急的情况下，虽然不提倡，但是作为最后的手段，可以用宝矿力水特饮料和水以1:1的比例混合，降低糖的浓度之后，加一点盐，然后喂孩子。电解质溶液是养育孩子时的常备药。

吃母乳的孩子发生腹泻时

有人认为，如果孩子腹泻，就得断奶，这是非常错误的说法。吃母乳的孩子如果有轻度腹泻，可以继续给孩子喂奶。如果孩子腹泻严重，要根据儿科医生的处方给孩子补充损失的电解质。最晚也要在6小时之内恢复正常饮食。正在断奶的孩子，如果腹泻严重，要补充损失的电解质，而且最晚要在6小时之内恢复正常饮食。请不要只给孩子喂稀粥；

小心宝矿力饮料

周围有很多妈妈平
时会用宝矿力饮料代
替水喂孩子。但是简单
地说，宝矿力饮料是一种
糖分含量较高的盐水，所
以不建议用这种饮料代替水
或奶粉来喂孩子。作为参考，
美国儿科医生们建议，腹泻时，
不要给孩子喂食电解质的饮料。

不要给孩子喂油腻或者凉的食物；也不要喂太甜的果汁。如果吃糖分高的食物，会加重孩子腹泻。因为母乳是最适合孩子身体的食物，所以是孩子腹泻时的最佳食物。一般不会出现孩子腹泻时必须断奶的情况。孩子必须断奶，改喂特殊奶粉的情况非常少见。

请提前准备好电解质溶液

电解质溶液要作为常备药储备。通常
无需处方在药店直接能买到。提前准备
一些这样的药，这样在孩子腹泻时，心里
会比较踏实。

喝奶粉或鲜牛奶的孩子发生腹泻时

· 特殊奶粉不是治疗腹泻的奶粉。孩子腹泻严重时，要补充损失的电解质，而且最晚要在6小时之内恢复原来的饮食。一般来说，腹泻奶粉要依照儿科医生的处方服用。即使孩子出现腹泻，一般也可以吃原来吃的母乳或奶粉。腹泻奶粉是腹泻时吃的奶粉，而不是治疗腹泻的奶粉。所以特殊奶粉要根据儿科医生处方服用，如果不再需要，就要马上恢复原来的饮食。

· 不要随便给孩子喂特殊奶粉。如果需要给孩子喂特殊奶粉，必须要接受医生的检查，然后按照医生的指示进行。孩子病情好转时，要跟医生商量断奶的时间。有的妈妈在孩子腹泻时一直喂特殊奶粉，这是盲目的行为。孩子腹泻时吃的奶粉是经过特殊加工的，不会损害肠道运动，又能补充营养。也就是说，孩子腹泻时可以吃的奶粉。通常情况下，即使孩子腹泻，也可以按照原来的饮食喂养。

如果孩子腹泻，无法进食或严重脱水时

· 不要随便给孩子打点滴。治疗腹泻时，有的孩子能够进食，但也有孩子无法进食或者脱水严重需要及时补充水分。这时，一般会给孩子进行静脉注射。如果给孩子打点滴，孩子腹泻会更快好转或者

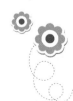

减少并发症，但严格来说，这种说法是不正确的。这种注射只有在孩子无法进食或者脱水严重时使用，并且要先经过儿科医生的处方。有的孩子能够正常进食，妈妈却要求进行注射。但是，这种注射跟放了糖的盐水没什么两样。当孩子腹泻严重导致无法进食，进而出现脱水现象时，医生会给孩子进行静脉注射，但是对能够正常进食的孩子，则没有必要。因为对于能够正常进食的孩子来说，世界上最好的静脉注射也不如一碗肉汤。

· 给孩子进行静脉注射并没有想象中的简单。孩子的精神压力可能比妈妈想象中的更大。有时，一些妈妈在孩子脱水严重，必须进行静脉注射时，要求注射最好的药。这个可以理解。但也有人要求给孩子注射最贵的药。静脉注射时的药水，是根据用途分类的。最贵的不一定是最好的。事实上，对于由肠炎引起的脱水症状，最好的而且常用的药水，属于最便宜的一种。再加上最近跟以前不同，口服的葡萄糖–电解质溶液对治疗腹泻很有疗效，所以接受静脉注射的情况也大大减少了。

止泻药有可能使病情恶化

· 不能随意给腹泻的孩子吃止泻药。腹泻会使肠道运动加快，肠道水分增多，使身体内的有害物质更快地排出体外。所以如果只为了止泻而吃止泻药，会使有害物质无法排出体外，有可能会导致病情突然恶化，也有可能导致肠道慢性损伤，以后会更痛苦。特别是如果孩子大便中有黏液或者带血，不要在家里提前服用止泻药。因为判断错误，孩子就会很危险。世上没有特效药，可以治疗所有腹泻。请家长一定要铭记：止泻药不是治疗腹泻的药。

· 比起快速止泻，根治更重要。家长还需要注意，有的妈妈自己给孩子喂止泻药，然后再去医院。这种药有可能会导致肠炎恶化。如果没有医生的处方，一定不要随意用药。当然，如果医生经过检查，认为需要服用这种药，那么当然要遵照医嘱。而且有时会需要止泻药。但是最近，医生不会纠结于尽快止泻。孩子如果没有大问题，最好让腹泻症状随着针对腹泻原因进行的根本治疗而自然停止。

即使孩子腹泻，也不要让孩子挨饿

· 腹泻的孩子在接受治疗的同时，也要进食。如果孩子腹泻严重，有的妈妈会不让孩子进食。因为只给孩子喝水也会腹泻，所以有的妈妈会一两天不给孩子喂东西，导致孩子筋疲力尽。事实上，以前孩子腹泻时，都会不让孩子进食。80年代以前，孩子腹泻时，医生都会让孩子饿着。因为吃的东西少了，腹泻就会减少，所以孩子不吃饭，腹泻现象肯定能减轻。但是最近，腹泻的孩子都在进食的同时，接受治疗。如果不是严重的急性腹泻，一般都可以进食。如果孩子腹泻严重，请给孩子补充电解质溶液。而且最晚要在6小时之内恢复正常饮食。只要不是油腻的或者太甜的食物，一般没有特别的限制。肉也可以吃。给孩子喂一些没有熟透的香蕉、熟的胡萝卜或黄色的南瓜等辅食也会有助于康复。与很多人的想象所不同的是，腹泻时，比起饮食限制，依照原来的饮食喂孩子，会使腹泻更快地康复。同时，要防止成长期的孩子因为腹泻，不能正常饮食而影响正常成长发育。

· 如果孩子因腹泻挨饿，有可能会导致无法正常成长。有时孩子在吃上文例子中的食物时也会引起腹泻。理由如下：孩子在进食时，食道和肠道一起运动，这是孩子身体构造的特性。在孩子肠道已经产生腹泻的状态下，如果继续进食，食道和肠道会一起运动，把原来导致腹泻的有害物质排出体外。并不是把继续进食的食物排出体外。虽

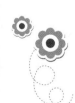

374

然大人在经过长期的进食训练之后，能达到食道和肠道各自运动，所以不必担心，但孩子接受的训练少，所以继续进食，食物会马上通过腹泻排出体外。如果食物本身不会使腹泻恶化，那么比起让孩子饿着接受治疗，给孩子喂食的同时接受治疗会更科学。如果医生说可以继续进食，那么即使孩子还在腹泻也要喂东西。孩子挨饿时间过长，会妨碍正常成长，所以一定要慎重对待。但如果医生说孩子饿着比较好，那就不要给孩子进食。这种情况也会出现。

此外，妈妈们要留心的事

· 仔细洗手，仔细清理马桶。引起孩子腹泻的病毒或细菌通常是由嘴进入身体，从而导致孩子生病的。从嘴进入的途径虽然有很多，但医生觉得最常见的是手上的细菌经过嘴进入身体。所以如果孩子腹泻，一定要仔细给孩子洗手，同时，要仔细清理马桶。因为马桶上残留的细微的大便也可能通过别的孩子的手进入嘴里，从而导致生病。如果是很多孩子在一起生活的地方，比起布料的尿布，使用不易渗漏的纸质尿布也可以有效减少肠炎传染。而且，仔细擦地板也是减少肠炎传染的有效方法。

· 勤换衣服。孩子的衣物如果沾上了由肠炎引起的腹泻物，一定马上跟其他孩子的衣物分开洗。为了彻底洗干净衣服，最好放一些细菌消毒剂。接触过腹泻孩子的妈妈也要仔细洗手。特别是给孩子换了尿布之后，要用肥皂仔细洗手，因为肠炎病菌有可能会通过妈妈的手传染。

· 注意孩子的屁股。腹泻的孩子，屁股容易溃烂。有的妈妈可

如果腹泻停止，要立刻恢复正常饮食

孩子如果还小，正处在断奶的初期时，则没有必要勉强喂孩子辅食，但如果孩子腹泻停止，要马上恢复正常饮食。辅食能给孩子补充母乳或奶粉所没有的营养，而且孩子正处在练习进食固体食物的重要阶段，所以恢复正常饮食非常重要。如果孩子病情好转，请小心地恢复孩子的正常饮食。如果在喂食辅食期间，孩子持续腹泻，但儿科医生仍然建议继续喂食，那么就请按照儿科医生的话去做。最近，一般情况下，只要过了腹泻的急性期，就可以恢复正常饮食。因为这有助于孩子恢复健康。如果孩子之前的饮食中有肉，最好尽快恢复饮食。但是，不要给孩子喂食凉的、油腻的或者像果汁之类太甜的食物。

有的妈妈在孩子得尿布斑疹时在斑疹部位上抹药膏和粉，使孩子的屁股看起来比较清爽。但是如果给孩子擦干净屁股，抹上药膏，然后马上给孩子拍上粉，那么药膏和粉会混合成浆糊，使皮肤不能正常呼吸，妈妈们应防止发生这种情况。

锌制剂和肠炎
世界卫生组织和联合国儿童基金组织建议，给在肠炎高发地区生活的孩子们喂锌制剂。在预防肠炎方面，吃锌制剂会有助于减少肠炎发生频率。另外，给孩子吃锌制剂也有助于孩子成长。如果为了孩子健康想给孩子吃药，建议给孩子吃锌制剂和维生素D。如果非要选一样，维生素D是首选，锌制剂是第二选项。

能只注意孩子的腹泻病情，而忽视了孩子的屁股，导致孩子屁股变红。孩子屁股上沾上大便时，妈妈如果经常用纸巾擦，孩子可能会因为疼痛而大哭。屁股溃烂会比想象的更能带给孩子疼痛。如果孩子斑疹严重，一定要保持孩子屁股干爽，经常给孩子换尿布。如果腹泻严重导致屁股溃烂而接受医生治疗，医生一定会这样叮嘱。有的妈妈在儿科给孩子接受肠炎治疗的同时，在另外的药店买治疗孩子屁股溃烂的药，没有必要这样做。在儿科，医生会给孩子一起治疗。而且，尿布斑疹有很多种。在孩子屁股或者生殖器官部位生的斑疹跟腹股沟部位生的斑疹，发病原因有可能不同，治疗也可能完全不一样。所以孩子出现尿布斑疹时，最好让医生判断，接受治疗。

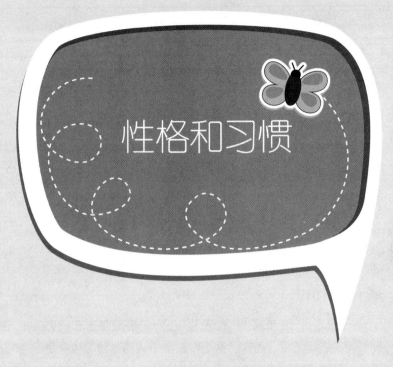

性格和习惯

• 三岁看老。孩子必须从小就好好教育。如果以后再想改变，会很困难。孩子6个月之前，就要让他知道不能为所欲为。而且，从8个月时开始，要明确地让孩子知道。

• 孩子在3～4岁时，在一定程度上能够自制。在这之前，父母要好好管教孩子，这对孩子的将来有帮助。比如说，如果妈妈不让孩子开电视，孩子能把这件事完成到什么程度。

• 要让孩子知道要赖得不到任何东西。最好不要让孩子长期喝奶，如果孩子喝奶时间超过18个月，那么孩子性格容易变得固执，如果超过2周岁还在喝奶，孩子可能会因为玩笑话，影响性格发展。

孩子们的性格非常多样

　　孩子们的性格形成，先天成分虽然也起重要作用，但更重要的是后天环境的影响。有的人觉得性格是天生的，没有办法改变，只能放弃。与这种想法不同的是，经常倾听孩子的话语，观察孩子的行动，站在孩子的立场去理解孩子，可以让孩子更容易地习得人际交往的法则。

孩子严重怕生

　　• 怕生是孩子聪明的表现之一。有的孩子在看见陌生人时，会很惊慌甚至哭泣。通常，这是根据孩子认知能力发达程度产生的自然现象。是孩子聪明的表现之一。但是，有的孩子怕生很严重，使父母很苦恼。孩子认生通常会在7～8个月时比较严重，这是因为孩子的精神方面在成长的过程中产生区别熟人和生人的能力。如果孩子到了一岁半认生还很严重，就需要妈妈的努力，帮助孩子去适应。虽然孩子需要独立意识，但也需要一个经常依靠的人。孩子接触陌生事物时，首先会感到害怕，但如果妈妈在旁边，孩子会很安心。同时，孩子会经历对陌生事物好奇进而熟悉的一连串心理适应过程。

　　• 减轻孩子怕生的方法。减轻孩子怕生人的好方法是不要惊吓孩子，给孩子时间来熟悉陌生事物。我在就诊时，对于严重怕生人的孩子，首先，不要看他，先跟妈妈对话，等孩子慢慢熟悉之后再跟孩子对视，自然地进行对话。这样孩子就不会太害怕。陌生人第一次出现在孩子面前时，如果慢慢从周围接近孩子，会更容易。大人不先接近孩子，等到孩子因为好奇而主动接近，这也是不错的策略。如果孩子周围有很多朋友，也会减轻孩子的怕生人状况。而且，家长平时要避免孩子受到惊吓。如果孩子平时经常与人见面，怕生人的情况就会好转。经验是孩子最好的预防方法，也是治疗方法。孩子怕生的程度不尽相同，但除了特殊情况之外，到一定年龄都会自然消失，所以不必过于担心。

即使孩子跟其他孩子不合群，非常内向，但如果不是特殊情况，一段时间之后就会自动好转。如果妈妈过于担心孩子的怕生人的状况，孩子也会感受到妈妈的反应，这样会加剧孩子的不安，进而使情况恶化。如果因为孩子比较消极，妈妈就什么都替孩子做，那么孩子就无法学会自己做事。有的妈妈因为孩子比较害羞消极，就想努力让他跟积极的人交朋友，但是，这样反而有可能会使孩子更气馁，家长一定要多加注意。

孩子过于害羞

如果孩子过于内向消极，看上去有点傻，也不要责骂或者吓唬孩子。孩子只有在鼓励的环境中成长，以后才会更自信。为了让孩子更容易接近别人，要让孩子从小知道父母是他们永远坚实的依靠。孩子如果从小就相信妈妈很会照看自己，这样的孩子更容易与别人接近。使内向孩子拥有自信的方法是，让孩子慢慢地感受，这比吓唬他更有效。如果经常吓唬孩子或者使孩子感到不安，孩子会更害羞。平时让孩子周围多一些朋友，也是减少害羞的好方法。对孩子来说，经验是最重要的。孩子如果经常跟人见面，情况就会慢慢好转。但是，在孩子非常害羞而且怕生人严重时，要仔细考虑一下，是不是孩子在面对陌生人时，妈妈没有给予孩子充分的安全感。如果妈妈给予了孩子值得信赖的安全感，那么孩子就有勇气去面对新鲜事物。所以平时要给孩子充分的爱，使孩子产生安全感和信赖感。

孩子多动散漫

·孩子如果过分安静，反而要怀疑是不是有什么不正常。孩子在一周岁之后，会自然地开始学走路，这时候孩子非常好动，所以有的妈妈会担心孩子精力不集中、散漫。但是精神不集中也是孩子正常的成长过程。孩子正在接触无数的新鲜事物，如果这时候专注于一种事物，会无法学习其他的东西。满两周岁的孩子能够产生兴趣并且集中精力的时间大约是5分钟；满四岁的孩子大约是15分钟；满六岁的孩子大约是20分钟。孩子过分安静，反而要怀疑孩子是不是有什么异常。即使孩子表现得散漫，且忙着玩，随着时间的流逝，也会学到集中精力的方法，所以家长不用过分担心。

· 下述情况中，孩子会变得更散漫。如果不想使孩子更散漫，要注意以下几点。如果从小教孩子过多的东西，孩子有可能会变得更散漫。有的父母给孩子报太多的辅导班，这样的父母需要克制一下培养孩子的欲望。给孩子太多玩具也会使孩子变得散漫，周围环境太杂乱或者太具有吸引力都会使孩子难以集中精力。最近，听说含有咖啡因的饮料和快餐中的一些添加物也会使孩子更散漫，所以家长要尽可能在家给孩子做饭吃。

· 家长要避免因为孩子散漫而事事干涉，动辄斥责。使散漫的孩子过上有规律的生活是最重要的。父母最好也要跟孩子一起养成早睡早起的习惯，平心静气地开始一天的生活。精力过剩的孩子最好让他多运动。睡觉之前，给孩子读一些有趣的童话书，也会提高孩子的注意力。如果上述方法家长都试过了，孩子依然很散漫，最好每天最少拿出15分钟时间跟孩子一起玩，观察孩子的行动，然后准确地告诉孩子应该改正的地方。不要因为要改正的地方很多而想要一下子全改正，一次改正一两个，然后让孩子必须遵守。如果因为想改正孩子的散漫性格而事事干涉，动辄责骂，会使孩子产生反抗心理，因此一定要避免。矫正孩子行为的最好方法不是责骂，而是鼓励好的行为。有的父母以孩子原来就爱动为借口，看着孩子在公共场所喧闹也不管，这是不可以的。小孩子也有必须遵守和学习的东西。父母有责任教会孩子礼仪，把孩子培养成可以跟别人一起生活的健康的社会人。

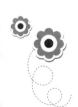

孩子性格倔强

· 孩子动不动就发脾气。孩子在3～4个月时开始出现固执的脾气，两三岁时固执达到顶峰，所以有"三岁讨人嫌"的说法。动不动就说"不行""不要"，这个时期的孩子，自己不会做的也想自己做，妈妈如果不让做，就固执地一定要试一下。但是这样的固执，是孩子在成长为独立的人格的过程中，展现自我的一种方式，家长要从积极的方面去看待。

· 适当干预，但不要过度管制。但是，孩子们的固执家长不能全盘接受。因为孩子无法区分自己想做的事是不是正确的，所以父母要适当地干涉。不管孩子怎么固执，不行就是不行。但是，最好仔细揣摩孩子的心理，让孩子理解父母为什么这样做。但也不能过度强制孩子做不喜欢的事或者不让孩子做自己喜欢的事。

· 孩子控制不了自己的脾气，甚至出现"愤怒发作"和"呼吸停止发作"的症状。有的孩子在无法做自己想做的事时，会大吵大闹，在地上打滚，不管不顾地哭闹，甚至躺在地上，把头往地上撞。这种情况称为"愤怒发作"。一般周岁到四岁的孩子中经常出现。自己不能随心所欲，又无力改变，孩子无法接受这种情况时，一般会出现上述症状。严重时，孩子突然停止哭闹，呼吸也突然停止，吓坏妈妈，这种情况称为"呼吸停止发作"。呼吸停止发作经过30秒左右，会恢复正常。孩子控制不了自己的脾气，非常生气时，会出现这种现象。这种时候家长到底该怎么做呢？

· 要教孩子什么事该做，什么事不该做。如果孩子很固执，妈妈会很苦恼，而且通常会因为孩子的固执而无可奈何，只能任其

有的妈妈每天把对不起挂在嘴边。在给孩子注射疫苗时，有的妈妈也一直在跟孩子说对不起，我不理解这有什么可对不起的。家长长期有这样的行为会使孩子觉得妈妈真的做错了什么。像预防接种之类的孩子必须要接受的事，妈妈要平静地告诉孩子去接受。可能有的妈妈会觉得做得不如别人好，而觉得对不起孩子，但对孩子来说，那句话意味着完全不同的意思。

为所欲为。例如，在超市，有的孩子为了让妈妈给自己买想要的东西，会在很多人面前哭闹甚至打滚，这时候妈妈会觉得很丢人，而赶紧答应孩子。那么下次，孩子如果再有想要的东西，就会选择令妈妈难堪的方式，继续哭闹打滚。孩子正是因为知道了妈妈的弱点才一直耍脾气的。可见孩子有多聪明。对待经常耍脾气的孩子，父母的态度至关重要。家长要告诉孩子什么事该做，什么事不该做。有的父母为了摆脱那一瞬间而营造可以让孩子为所欲为的氛围，比起这个，帮助孩子理解这一状况，对孩子未来的发展会更好。

· 孩子性格的形成过程中，后天环境比先天因素更重要。对待非常固执的孩子，妈妈必须注意这一点，那就是不能按照妈妈的框架来制约孩子的行为。在家里，如果妈妈这也不让做那也不让做，会诱发孩子的逆反心理，导致孩子更固执。家长需要站在孩子的立场去理解孩子。而且，对于在地上打滚或者用头撞地板的孩子，最好采取漠不关心的态度。有的妈妈会担心孩子失去个性，但是放任不管反而会使性格扭曲。性格的形成过程中，后天环境比先天因素更重要。孩子耍脾气时，家长不要无可奈何，更不能任其为所欲为，父母有责任引领孩子往正确的方向成长。

孩子有严重的攻击倾向

· 扔东西的孩子有较强的攻击倾向。攻击性如果发展正确，会在社会生活中成为健康的好胜心；但是如果朝负面方向发展，就会出现具有反抗性恶意性的行为。孩子的攻击性在满2～4周岁时会经常出现。男孩比女孩的攻击性倾向多4倍。这个时期的孩子们，即使是正常的情况下，也会出现较严重的攻击倾向。

· 对待有攻击性倾向的孩子，应注意以下几点。对待有攻击性倾向的孩子，最重要的一点是，要让孩子确定父母是爱他们的。

如果孩子相信自己被父母所爱，那么孩子性格就不会扭曲。但是，不能对孩子的行为全盘接受，当然也要教孩子懂得节制。孩子如果扔东西，要坚决地告诉他这样做是不对的。但也绝对不能体罚孩子。一边说着不能有暴力行为，一边反而打孩子，这在孩子的立场，连正当的体罚都不能理解。不要忘了父母的行为是孩子最好的榜样。而且，最好平时多倾听孩子，并与其交流。一句温暖的话语，往往比昂贵的礼物更能得到孩子的感激。最好使孩子自己认识到自己行为的错误。

这种时候，孩子会变得具有攻击性

孩子出现攻击性倾向，是因为父母过度保护，或者从来不接受孩子的要求，这样，孩子的情感成长会出现障碍，不能自然成熟。孩子内心出现不安并且得不到及时解决时，就会用扔东西等行为表达出来。最初，一般是以父母为发泄对象。但是如果这时候没有及时改正，在以后的成长过程中，发泄对象会向朋友或者其他人扩大，也会增加解决问题的难度。

孩子好胜心强

· 过度的好胜心不仅伤害自己，也可能伤害别人。有的孩子特别想赢，而且爱逞强，以自我为中心。这样的孩子大多是在家人的溺爱中成长起来的，而且多数是由于父母总是称赞孩子，故意输给孩子，从而助长了孩子的气势。有的孩子即使是做游戏，也要一争到底，直到自己获胜才肯罢休，这样的性格容易受到朋友们的排挤。从某种程度上讲，好胜心是人生的重要财富。尤其是在残酷的现实社会中，要想在激烈的竞争中存活，就要有欲望比别人做得好。但是好胜心过强，不仅对自己，也有可能对别人有害。

· 建议家长通过体育运动教会孩子控制感情。父母一般都希望能把孩子过度的好胜心往好的方向转化。体育运动就是一个很好的途径。最好是让孩子一起学习适当的活动和游戏规则。孩子会从体育运动中学到重在参与的道理。如果孩子输了就发火，控制不住自己的情绪，而父母又因此对孩子发火或者说以后不跟你玩之类的话，就有可能伤孩子的心，对此家长一定要注意。最好是父母在平时跟孩子玩游戏时，教孩子怎样在输了的情况下控制情绪，而且家长要好好反省一下，孩子讨厌输，是不是因为我们自己就是这样的。换句话说，有很多父母，一边教育孩子努力的过程比输赢更重要，另一边却不能忍受自己的孩子输给别人的孩子。有赢必有输，这是必然的。

孩子容易恐惧

· 3～5岁的孩子，心里会产生很多想象，并因此产生恐惧。孩子们害怕的东西有很多。孩子会被不起眼的事物吓到。事实上，恐惧对孩子来说很重要。因为想要培养孩子在预想不到的危险中保护自己的慎重感，就要先学会对未知事物产生恐惧。孩子们在看到陌生人时，会怕生，进而向妈妈发出请求保护的信号；在学会走路时，孩子会害怕妈妈在自己睡觉的时候走掉；开心地到处跑的孩子，如果不害怕跟妈妈走散，那么孤儿院会因为迷路儿童过多而满员。3～5岁时的孩子，因为在一定程度上熟悉了自己所看到的事物，所以不怎么害怕，但内心会有各种想象，并因此产生恐惧。如果孩子问："爸爸，人死了的话会很痛吗？"对于问这样严肃问题的孩子来讲，死亡已经成为现实性问题，虽然在玩的时候会很快忘掉。孩子因为害怕而哭泣时，最好要询问孩子因为什么而害怕，了解一下原因。对父母来说，有必要练习以孩子的视角看事物。"那有什么好怕的呀"，这样的话说一百遍也没有用。对于处于恐惧中的孩子来说，父母无心的一句话，不仅不会使孩子消除恐惧，而且还有可能带给孩子不被理解的委屈。

· 家长要有意识站在孩子的立场理解孩子，跟孩子一起去做，这样的态度很重要。没有必要在孩子说害怕时，马上去解决这个问题。有时，孩子在走路时，看见车也会躲在妈妈身后。这种时候，对汽车适当的害怕会有助于孩子的安全。孩子害怕狗、蛇或者虫子等情况，也会随着时间而自然解决。不管孩子的害怕在大人看来有多么无知，也要自然地接受，并且站在孩子的立场去理解孩子，跟孩子一起战胜恐惧，这种态度非常重要。孩子有父母的陪伴，会更容易战胜恐惧，从而独立行动。

使孩子克服恐惧的方法

使孩子克服恐惧的最佳方法就是让孩子以不害怕的程度慢慢接触，慢慢适应。学习游泳的初期，孩子会害怕下水。原因之一就是担心在游泳时会窒息。妈妈可以试一下跟孩子一起在洗漱间，捧起水把脸放进去拿出来，如此反复，练习呼吸。孩子如果在跟着妈妈做以上动作的过程中渐渐懂得要领，就可能会喜欢上游泳。

孩子对某些物品过于偏爱

• 在分离不安时期，孩子如果得不到爱，会加重对物品的喜爱。有的孩子喜欢去发现自己喜爱的东西。不管去哪里，都要带着自己喜欢的熊娃娃；从小盖的被子，即使变得破破烂烂，如果不盖，就睡不着。最近，我们周围经常看见类似这样的现象，产生这种现象的原因之一就是传统的在怀里养育孩子的方式发生了变化。孩子们在6～12个月时，一会儿也不想跟妈妈分开的这种分离不安会加强。如果在这一时期，孩子没有从妈妈那里得到自己想要的充分的爱和关心，就会希望从周围的东西中寻找能够代替妈妈的一件物品。被子或手绢、熊娃娃等，能使孩子感受到妈妈的温暖怀抱，孩子们从这些物品中寻找内心的安定。当然，这只是程度上的差异，对于大部分孩子来说，这种行为是孩子自然出现的现象之一。一些专家也说过，孩子的这种行为是正常发育的过程。但是，值得注意的是，如果孩子这种行为的程度过于严重，会随着年龄的增长而日益严重。

• 责骂孩子或抢走物品可能会使状态恶化。对物品的喜爱通常会随着时间而减轻。在孩子感受到别人的关心和爱时，也会关心别人，对物品的喜爱就会慢慢减轻。最好多给孩子一次拥抱，一次表扬，多一些交流，使孩子的内心感到安宁。有的父母因为孩子对物品过度喜爱，而担心对孩子的爱不够，因而产生愧疚感，这是没有必要的。如果孩子喜爱物品，这时候需要父母给孩子多一些爱，而父母只要把这个当作一个信号就可以了。勉强夺走或者清理掉孩子喜爱的物品，反而会产对物品过度喜爱，并不是随时间自动减轻的。孩子对某些物品过度喜爱，对他人不感兴趣，说话也比较晚，而且反复进行同一个动作。这种情况下，为了确认是不是自闭症，最好去医院跟医生咨询一下。如果孩子不仅是单纯的喜欢熊娃娃，而且一定要保持同一个状态才能安心，那么父母就要好好关心一下孩子的行为了。不要试图用好吃的去交换熊娃娃，不要试图用交易的方式解决问题。用物质的补偿来阻止孩子的不恰当行为，并不能从根本上解决问题。即使见效缓慢，也要给孩子足够的爱和关心，这才是解决问题以及帮助孩子健康成长的捷径。

生反效果。家长要注意避免给孩子更多的压力，使状态恶化。

孩子过分爱干净

· 孩子过分爱干净，也是父母的过错。在外边玩耍时，身上会变脏或者沾上尘土，有的孩子讨厌这样。别的孩子玩得很开心，而自己老是去拍打身上的尘土，因此无法尽情玩耍。这种性格，不仅在游乐园，在家里也是如此。孩子如果从小生活得很干净，以后就忍受不了脏东西。如果妈妈给大便完的孩子擦好几次屁股；嘴角上沾有一点东西，也要马上擦掉；衣服上沾有一点脏东西，也要马上给孩子换掉。这样环境里长大的孩子不可能不爱干净。而且，每当孩子的玩具比较散乱时，妈妈总是会一一整理好，在这样的环境中成长的孩子，不会让朋友碰自己的玩具。

· 孩子如果交朋友，会改变这种过度爱干净的性格。过度干净的孩子，也要适应适当脏乱一点的生活。虽然干净的生活很重要，但是人不可能总是那么干净。为了保持干净的状态而放弃有趣的游戏，这不正常。但是，如果孩子交了朋友，这种过度爱干净的性格也会改变。孩子并不是玻璃橱窗里的人体模型，所以，玩耍的孩子，衣服不可能一直是干净的。衣服上有污渍，也需要再穿一段时间。即使污渍扩大，在孩子自己发现并要求换衣服之前，妈妈也可以装作不知道而放任不管。但是并不建议妈妈为了改正孩子的毛病，故意给孩子穿很脏的衣服。要尊重孩子最起码的自尊心。

· 有的孩子强迫自己干净。上小学的孩子里，有的孩子强迫自己爱干净。如果身上弄脏了，细菌会进入身体，容易生病，这是在

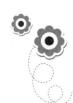

学校里学到的。俗话说，智者多忧，所以有的孩子就担心身体会进细菌，反复不停地洗手。这时，不要责骂孩子使其改正，或者给予过分的关心。最好用别的有趣的事情来转移孩子的注意力。有的父母有洁癖，这样会影响孩子，这种情况下，父母要先改正。孩子在成长过程中，性格也会发生变化。调节孩子性格的这种变化，也是父母应该做的事。

孩子的习惯，取决于父母

小孩子的习惯和脾性大部分是教育的问题。当然会有一些不受教的孩子，但是大部分孩子还是受着小时候所接受的教育的影响。孩子们起初对自己的行动的意义并不清楚。即使自身做错了，如果周围没有人说不的话，他就会觉得这么做是可以的。如果觉得孩子的行为是错误的，妈妈应该明确并始终一致地用表情和行动来告诉孩子那样做不可以，以及那样做的危害。如果孩子为了逃避一时的责备，开始反抗，孩子的表现可能会越来越糟。但是不可以做的事情无论如何都应该阻止。虽然会有不同程度的抵抗，但最重要的是家长要坚定明白地告诉孩子错误的原因。

孩子一直要求家长抱着

· 过度地抱孩子并不利于孩子的心理发育。以前我们国家育儿的普遍观念就是如果不多抱孩子，会造成孩子情感缺失。所以只要孩子一哭就会去抱着或者背着。孩子三个月前多拥抱对安抚孩子的情绪等很多方面是有益的。但是最近有观点认为，对大孩子并不是只有无条件的拥抱才能表示对他的爱，并帮助他的情绪发育。过多的爱反而会妨碍孩子懂得节制，并且有形成坏习惯的危险。实际上两个月龄的孩子就能清楚地意识到"如果哭的话妈妈就会抱我"。出生三个月以内的孩子会因为生理问题哭闹，因此我们不反对这一时期多拥抱孩子。

· 有必要让孩子哭一次。我会在必要的情况下果断让孩子哭一次，出生后四个月开始家长只需适量地抱孩子。神奇的是孩子们能立刻察觉到爸爸妈妈现在不想抱我了。大部分的孩子到了能用自己的力气到达各处的时期自然会减少要抱的次数，但是即使到了这个时期，你把在怀里的孩子放下的时候孩子依然可能会大哭。那在这种情况下有两个选择，一个是继续抱孩子，另一个是让孩子哭。这个时候家长不要担心，让孩子哭吧。当然哭的时候让孩子哭，平时还是要适当地抱孩子，应该让孩子感觉到你的爱和你对他的珍惜。并且平常抱孩子的时候父母应该真心地用身体去表达对孩子的爱。但是一定不要忘记抱孩子和让孩子哭都要适量。

耍赖的孩子

· 孩子耍赖是因为能得到利益。有些孩子事情稍微不顺自己心意就会又哭又闹地发脾气，严重的甚至都停止呼吸，眼前一片漆黑而晕过去。而对待这样的孩子，妈妈的态度有时很令人心焦和惋惜。妈妈们一定要明白孩子们之所以哭闹耍赖是因为他们认为这样做能得到利益。有的孩子本来好好地玩，但是来客人或者是去了人多的地方时就会耍赖，在地上打滚。怎么办呢？这时候应该怎么对待孩子呢？您是不是会给孩子买好吃的或者是答应以后给他买漂亮的礼物呢？是否有过虽然拒绝了孩子的要求，但是看到他哭闹的样子就又答应了的经历呢？

· 孩子耍赖打滚时家长最好的态度就是漠视不理。我会让在诊室里打滚耍赖的孩子的妈妈走开，不要去管孩子。就算是哭得很凶的孩子也很怕妈妈会开门出去，于是哭声戛然而止，马上起来跟着妈妈往外走。孩子很聪明！当知道了哭也没人理睬后会马上停止哭闹。根

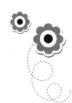

据父母的态度，孩子会分辨哪些是可以做的事哪些是不可以做的事。如果孩子认识到即使打滚闹脾气也得不到任何好处，而是对自己有损失的话，那么就算他再想打滚哭闹也不会这样的。孩子耍赖打滚时最好的态度就是漠视。要明确地告诉孩子，不可以做的事就算再怎么哭闹也是不可以的。但是对待孩子很难一味地节制。家长要在一定程度上满足他的需要。但是，不可以把孩子想要的所有东西都买给他。尽可能给孩子选择符合他的年龄，并且有教育意义又有乐趣的事情。

孩子大声叫喊

· 孩子咿呀学语时可能会频繁地叫喊。新生儿在一个半月左右，会开始发出不是哭声的声音。这时哭的声音会拉长并开始咿呀学语。一般出生后6～9个月间是孩子咿呀学语最频繁的阶段，这个时候，孩子有自信能自己发出声音，也会用更大的声音来叫喊以至于嗓子都哑了。当然，不管孩子怎样叫喊也不会损伤声带或是产生痰液，所以不用担心。妈妈要正常地看待孩子咿呀学语——学习说话的第一阶段。要积极地刺激孩子，慢慢地从简单的发音教起，然后教给他正确的单词。就算孩子的发音不正确，但作为鼓励也要报以他笑容和称赞。

· 基本无需担心孩子叫喊。孩子会因为各种各样的原因叫喊。在语言体系形成之前，孩子叫喊既是一种与外界交流的方式，也是熟悉音感的过程。这是在孩子成长过程中出现的正常的行为，因此不必过多地担心。相反，作为对音感的熟悉过程，这时与孩子一起大声地唱歌是对孩子有益的。但是应该教育孩子在公共场所不应大声叫喊。

· 父母偶尔与孩子一起大声歌唱也是很好的事情。一方面孩子虽然因为压力等因素想要喊叫，但是出于害怕被大人训斥而不

孩子叫喊时这样做

两三岁的孩子有时会大声地叫喊。在家里的话不会产生什么大问题，但是在像地铁站这样的公共场所里，如果孩子大声叫喊的话，会让妈妈很慌张。通常孩子在公共场所叫喊，父母由于惊慌，会用更大的声音责备孩子。但是孩子想以叫喊的方式引起父母的关注，于是更加放肆地叫喊。在孩子第一次叫喊时，父母应该用坚决但是低沉的声音告诉孩子要安静。请不要表露出过多的关心，和往常一样就好。父母对孩子的叫喊没有表露出特别的关心时，孩子就会明白父母不喜欢那样的行为，于是就会停止这样的举动。

敢这样做。这时，选择一个合适的场所，父母可以偶尔与孩子一起大声地唱歌或者是喊叫。这样做既有利于缓解孩子的压力，也有利于孩子的口语训练。另外，孩子出现抽风等危险的症状时也会喊叫。这时不是由于喜欢高兴而喊叫，而是无意识发出的猝不及防的惊叫。这种情况要带孩子去医院，确定孩子的状况。

孩子哼哼唧唧

· 对于这样的孩子来说，哭是表达自己的语言。孩子在饿的时候会哭，闹心的时候会哭，尿布潮湿的时候也会哭。

即使孩子不分青红皂白一个劲地哭，但在过了周岁时，也一定是在像生气、疼痛、害怕的情况下才会哭。三岁左右的孩子有能忍住自己想做的事的能力，所以不会平白无故地哭。在年龄大的孩子中也会有闹心地哭后还会一整天哼哼唧唧的孩子。有过住院经历的孩子，会保留着痛苦的记忆，即使在儿科附近，也会因害怕而哭泣。这时父母要哄孩子并仔仔细细地说明情况。孩子在缺乏关爱时会哭，这时一定要给予孩子更多的爱。

· 不能让孩子把哭作为要挟的手段。孩子因闹心而哭时，要准确地了解哭的原因。依赖心很强的孩子闯祸后，为了推卸责任会哭；有强烈欲望的孩子为了得到自己想要的东西也会哭。如果孩子哭闹不是出于合理的理由，那请采取漠视的态度，既不要生气也不要哄劝。不能让孩子把哭作为要挟的手段。但是也不能放任孩子哭闹不止。暂且装作若无其事，过后再询问孩子当时为什么要哭闹。

· 过度地压抑哭泣会导致孩子厌恶哭泣。哭泣也是孩子一种表达思想的方式。不光是孩子，对大人来说，作为一种思想表达方式

390

也常常会哭。过度地压抑哭泣会导致孩子厌恶哭泣。这是比孩子哼哼唧唧还要悲伤的事。孩子采用怎样的方式来实现自己的要求取决于父母一贯性的态度。父母要坚定地确定育儿原则和理念，并将确定的方针坚定不移地贯彻下去。

孩子磕碰到头

· 脑袋磕撞后也很少会出现脑部损伤的情况。有些孩子总会故意地撞头。大概在6个月到2周岁期间，孩子常常会这样做，但是最晚过了2周岁之后，这种行为基本就会自动消失。在大多数情况下，孩子不会磕撞得很厉害，并且磕撞几次后就会停下来。但是严重时也会出现淤血和受伤。通常孩子自己把头撞疼流血或淤青时也不会哭。幸运的是，即使用力地磕撞头部，也很少会使脑部受损伤。但是最好在孩子经常发生碰撞的地方垫一块海绵，更甚者可以给孩子戴一个头盔，以应对突发状况。

· 在孩子第一次头部受撞时，家长一定要认真对待。孩子得不到自己想要的东西或欲求得不到满足时，常常会撞头部，妈妈第一次面对这样的情况时，由于惊慌地担心孩子会受伤，便马上满足孩子的要求。但这种通过撞头就能得到好处的事情频繁发生的话，孩子在每当有想要的东西时，不会用语言告诉妈妈，而是直接哭闹或者是撞头。妈妈越不理睬，孩子就会越用力地磕撞，因为孩子深信妈妈一定会满足自己要求的。

· 要引导孩子转移注意力。当孩子经常地磕撞头部时要引导孩子转移注意力。例如，当孩子吵着要拿房间的某个东西而磕撞脑袋时，可以抱着孩子去其他房间，用其他物品引起他的注意力。或者抱着孩子去外面散步也可以。要使孩子感受到不同的乐趣而忘了撞头的念头。但是说得容易做起来难。最重要的是要认真耐心地观察孩子的举动。当然在平时也要做到更加关爱孩子，与孩子保持亲密的接触。同时，父母给孩子展现温馨融洽的家庭关系也会使孩子减少磕撞头部的行为。孩子在感到幸福时就不会磕撞脑袋了。

孩子不懂规矩

· 从小培养教育孩子要为他人着想。在餐厅会看到边跑边叫的孩子。虽然遭到了周围人的白眼，但孩子的父母仍若无其事。即使在旁边悄悄告诉孩子安静点，孩子也不会听，反而让你更生气。没有一个父母想让自己的孩子没礼貌，但是想要把孩子培养成懂礼守节的孩子，就要在琐碎的事情上花心思。小孩子没有辨别能力，自己能做什么不能做什么是根据父母的反应进行分辨的。甚至不到4个月的孩子都能明白妈妈的眼神。所谓旧习难改，父母从小就要对孩子实行礼节教育。从小教育孩子要为他人着想，只有这样才能在孩子内心种下道德的种子。

· 首先父母要有坚定的礼节观念。当孩子的行为违反礼节而父母或周围人不加以制止的话，这种行为对于孩子来说就会变成一种理所应当的事。孩子并非个人能培养好的，因此当别人的孩子犯了错误时，也要及时指出，并且受到指责的孩子的父母也要懂得接受。父母首先要明白什么是正确的行为，这样才会把孩子培养成懂礼貌的人。对于在满不在乎的父母身边长大的孩子来说，一定会认为在餐厅跑闹是件很正常的事。礼节，并不是在必要之外对孩子的一种束缚。礼节既不给别人带来困扰，又能使人际关系变得舒服和谐，而最终使自己受益。习惯一旦形成就很难改变，所以父母要努力培养孩子从小就做一个懂礼节的孩子。

· 父母也要努力践行礼节。要先确定孩子平时应该遵守的礼

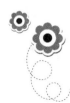

392

节，然后对孩子进行反复的教导，同时也要经常给孩子说明为什么要这样做。但是只让小孩子遵守礼节是件很困难的事。大人在孩子面前也要努力践行礼节。请铭记孩子从不懂礼节的父母身上是学不到礼节的。孩子的教育如出一辙。当孩子犯错父母只知大声斥责的话，那孩子也学不到好的礼节。明确地告诉孩子什么是符合礼节的行为并且应该怎么去实践，不断地给孩子赞美和鼓励，直到他做好，这是培养懂礼的孩子的途径。良好的举止和端正的礼节是社会生活的基本能力。对孩子的过分溺爱会造成孩子不懂礼貌，并且以后会很难适应社会生活。孩子的错误归咎于父母，这句话也是有点道理的。

父母要践行端正礼节的规则

孩子在餐厅乱跑时，如果父母仅仅斥责孩子不要乱跑是起不到任何作用的。要使孩子领悟到为什么这样做不可以，以及耐心充分地告诉孩子应该如何做。由于孩子总是学习父母的行为方式，因此父母要用实际行动给孩子做示范。与注入式的教育相比，视听教学更有效果，因此避免用话语使孩子明白见到大人要打招呼，而是平时见到邻里时，父母要首先打招呼，这样孩子也会耳濡目染地跟着做。对待家里的爷爷奶奶，父母要谦恭孝顺，这样孩子也会做到孝顺有礼。

孩子爱咬东西

·孩子第一次咬东西时父母要表现出明确的态度。随着孩子的成长，咬东西也有不同的含义。通常1~2岁的小孩咬东西是很正常的事，这是孩子长牙的阶段，咬东西是因为牙齿发痒。并且咬东西对孩子来说也是熟悉感官的过程。虽然不提倡，但是对孩子来说，用手触摸新奇的东西，咬一遍周围的事物都是新的经历。同时，对于还不会说话的孩子来说，咬东西是一种表现自我的方法，也是想得到妈妈关注的途径。这时父母采取坚决的态度的话孩子就会停止咬东西。

·如果孩子咬东西形成习惯，父母不能放任不管。即使是一两岁的孩子，习惯性地经常咬东西也会产生问题。孩子第一次咬东西时不知道这是不恰当的，可以说既是与人交流也是在玩耍，或者是为了引起关注的行为。问题是虽然父母告诉孩子咬东西是不对的，不能这样做，但是仍然放任孩子不管。孩子从妈妈那里了解到自己的行为是

孩子爱咬被子

有的孩子很爱咬被子。这时如果把被子拿走，孩子就会哭闹。而且如果为了干净给孩子换一条被子的话，可能会使孩子睡不着。这种情况通常属于一种习惯性行为障碍，随着时间流逝，会渐渐变好。可以认为这是正常成长过程中的一个阶段。这种行为通常发生在孩子犯困或不开心时，孤独或无聊时，或者当产生紧张或不安的情绪时。这时如果强制拿走被子或是斥骂孩子，会给孩子造成更大的压力，使状况更加恶化。对待这样的孩子，父母要给予更多的关心和爱，以及周到的照顾，不使孩子感到无聊和寂寞。并且，不使孩子咬到脏的被子，父母要经常换洗，如果孩子比较执着，可以干脆买条新的，悄悄地换掉孩子的被子。但像毯子很少能买到一模一样的。由于孩子对面积的概念还比较模糊，因此父母可以将一条毯子分成两半，在孩子拿着其中一半时，就先清洗另一半。一般随着孩子的成长，咬被子的习惯会渐渐改掉，如果情况严重时，也可以到儿科接受医生的诊疗。

否正确。如果妈妈说"啊，不可以"，孩子就会明白这是绝对不可以的行为。对于一次都没触摸过滚烫东西而烫伤的孩子来说怎么使他明白呢？当孩子想靠近滚烫的东西，妈妈说"啊，不可以"，这时，孩子从妈妈的表情和情绪就可以判断出绝对不可以靠近。就像触摸滚烫物体时那样，当孩子咬东西时，妈妈要表现出坚决的态度，这样孩子就会知道是不可以咬东西的。孩子力气不足咬东西时很可爱，但是当孩子力气渐渐变大，用力地咬东西时，即使被斥责，也不容易改掉这个习惯。因此，父母一定要表现出一贯强制性和坚决的态度。

• 大孩子咬东西一半以上是父母的责任。有的孩子把小区内所有的小孩都咬到留下牙齿印，这种情况一半以上是父母的责任。尤其当同龄孩子们聚在一起时，咬别人的行为会马上蔓延开来，可能会互相咬对方，这样更难纠正这种行为。要明确地告诉第一个咬人的孩子不可以这样做。孩子起初不明白自己行为的意义，即使自己做错了，但周围没有人纠正的话也会认为这是对的。举个例子，我的孩子曾经在国外的亲戚家住过一段时间，并在那上过幼儿园，有一次被幼儿园的一个孩子咬了。当时幼儿园老师的态度很明确，把那个孩子和他的妈妈一起叫到幼儿园，警告家长和孩子，如果再发生咬人的事情，就会告知警察，甚至都签字盖章了。从那以后那个孩子当然没有再咬过别的孩子。通常用话语不能很好地表达自己欲求的孩子会经常咬人，这时父母要细心地观察孩子的要求，在孩子咬人之前实现他的要求。妈妈要用面部表情和行动一贯性明确地告诉孩子咬人是不对的行为，并且被咬的人会很疼。有时会有这样的妈妈，孩子们互咬后，会质问其大人为什么孩子要这样做，这样的态度很令人尴尬和困惑。

为了改掉孩子咬人的习惯，父母也咬孩子是不可以的

有时为了改掉孩子咬人的习惯，妈妈也会咬孩子，绝对不可以使用这样的方法。认为咬孩子时孩子会感到疼，这样就不会咬别人了，其实这等于是告诉孩子咬人也是可以的。请再一次铭记，孩子会模仿妈妈的行为。

孩子反抗

• 孩子的反抗行为是成长过程中的一种独立宣言。经常会听到"无理由的反抗"这样的话。在培养孩子的过程中，有时会切实地感受到这句话就是我的孩子的写照。孩子在一两岁时会不停地说"讨厌，不要"，并开始表达自己的主张。在两三岁时，孩子会形成自我意识，认为自己是独立的个人，也会越来越固

不可以咬乙肝病毒携带者

尤其当孩子是乙肝病毒携带者时，在咬人时会将病毒传染给别人，因此绝对不可以让孩子咬人。

执，并且不愿顺从父母。在沟通交流比较顺畅的五六岁时，对父母说的每句话都会顶嘴，这让父母很生气无语。但这种行为算是孩子表达自己想法，体现自己存在感的一种独立宣言。到了青春期的话又会使父母伤脑筋，但孩子的成长只有经历过这些阶段才能成为大人。

• 孩子反抗时，请不要生气或训斥。孩子的反抗是身体和机能也在发展的证据，请不要带着傲慢的想法无条件地对孩子生气或者大声地斥责。在不给别人带来较大困扰的范围内，父母要在一定程度上容许孩子反抗。反抗的孩子总会让父母很疲惫。句句话和大人顶嘴，也会挑着不做父母要求的事。有时也会故意推延甚至做出与父母要求完全相反的事。但是父母要明白，每个父母都会在孩子的成长过程中经受这些行为。这时要避免生气、责打或大声斥责孩子。

• 对待进入逆反期的孩子请这样做。孩子进入逆反期后，父母要使孩子感受到平时父母是很关爱孩子的，并且对于适当的要求要马上满足。同时也可以根据孩子的年龄和特性制定相应的规则，在孩子违反规则时，一定要给他适当的惩罚。请将孩子的反抗视为孩子为了

孩子在这种情况下会反抗

孩子的反抗和父母的态度有密切的关系。无限地满足孩子的要求，或者相反地对孩子过于严格都会导致孩子产生更大的反抗心理。当父母没有一贯性地管制孩子的行为，神经质地对待时，孩子就会反抗。当然除了孩子格外地固执或有突出的艺术感受性之外，当疼痛或心情不好时也会反抗，甚至会违背父母的指示而故意让父母生气。当孩子处于反抗期时，不要期待孩子会无条件地顺从，而要更多地尊重孩子的感情。父母也要为孩子制造动机，使孩子真心地喜欢上做一件事。

塑造自我的挣扎和努力。父母要打开耳朵倾听孩子的心声，睁开双眼观看孩子的行为，常常站在孩子的角度思考，理解孩子，这样孩子才能获得飞向更远天地的力量。

孩子说谎

· 一味严厉地整治孩子不是好办法。一开始孩子并不知道自己在说谎。3～4岁学说话的孩子在说话时经常会夹杂着自己的想象，使人分不清楚说的话是否是真实的。可能也会为了自己的利益而说谎，但大多数情况是非蓄意说谎的。甚至为了引起别人的关注会编造出曾经去过美国或者看到了某个交通事故等谎话。父母会出于"旧习难改"的考虑，因此在一开始就严厉地批评孩子，但是儿童心理学家认为这种方式并不可行，相反地这可能会给孩子的心理造成伤害。但是父母有必要告诉孩子，当他说着与现实不一样的话时，父母是不会被他的话骗到的。

· 想要成为合格的父母，要给予孩子悉心的关怀。玩具刚买了还不到两天就不见了，而在孩子房间的角落里发现藏着摔坏的玩具，这时父母问孩子是谁弄坏玩具的，孩子会怎么回答呢？可能孩子会为了隐藏自己的错误而说别的话。孩子过了六岁后，随着头脑不断发育，已经会故意说谎了。因此常常会为了避免挨骂而推卸责任。看到自己心爱的玩具不到几天就损坏了，孩子也很难受，但是面对父母的追究，孩子很难堂堂正正地承认"是我弄坏的"。尤其孩子认为没有人看到自己损坏时，肯定会回答"不是我弄坏的"。如果父母不追究的话，那孩子下次就会肆无忌惮地编造更大的谎言。熬夜把摔坏的玩具修好，第二天如果告诉孩子"到你房间看时，发现你的玩具已经损坏了。于是

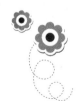

妈妈和爸爸一起修好了，下次玩具再损坏时，你要告诉爸爸，和爸爸一起修玩具也会很有趣的"，这样的话孩子就没有机会说谎了。要想成为更好的父母，就要更加努力地悉心照顾孩子。

孩子偷东西

• 孩子对所属没有明确的概念，因此会常常碰别人的东西。三四岁的孩子常常会将别人的东西据为己有。这个年龄段的孩子对所属没有明确的概念，因此很难区分自己的东西和别人的东西。当想要这个东西时就会认为它是我的。因此当幼儿园或是朋友们拥有的物品中有自己想要的东西时，就会经常带回家。当第一次看到孩子这样时父母会很惊讶。有的父母会责备孩子"你才几岁就偷东西"，或者说些"你真是没希望了""你是想做小偷吗"等伤害孩子心理的话。孩子拿东西回家只是因为不知道它是别人的，与偷窃是完全不同意义的行为。但是也不能表现出就拿这么点东西，幼儿园也不会受什么损害这样不以为然的态度。父母应该循循善诱地告诉孩子拿别人的东西回家是不对的行为，不可以再做这样的事。并且要当着孩子的面，打电话告诉幼儿园的老师第二天会把东西放回去。第二天将带回来的东西放到孩子的书包里，然后等孩子下午放学回家后确认是否东西已经放回学校。

• 平时有必要好好管理孩子的物品。为了使孩子不拿别人的东西，从孩子两岁左右开始，要让孩子形成区分各自物品的习惯。并且平时要好好管理孩子的物品。因为当孩子拿回很小的物品而不纠正他时，下次就会拿回来更大的东西。当然别人或是家里之外的东西是不能

偷来的东西还回去

不管怎么劝说，让孩子把自己眼馋的东西还给主人不是件痛快乐意的事。让孩子还回去时，孩子会问"为什么"，或者会插话说"我没有那个东西"。但是父母此时一定不能心软。不管孩子找什么理由，要告诉孩子不可以就是不可以。也不可以作为"交易"，答应孩子将东西还回去后会给他买更好的。要明确地告诉孩子把东西还回去是因为拿走别人的东西是不对的，而不是因为这样做可以得到更好的。孩子拿别人东西，也可能是想使他人难堪，或是想引起别人注意等其他理由，这时父母要与孩子进行交流，耐心了解孩子的动机。

孩子不会整理整顿时要这样

整理要从日常生活中很简单的东西开始。把自己用过的杯子放到洗涤槽这样的小事也可以。整理玩具时，一开始只整理好一两个玩具，然后慢慢地能将所有的玩具放归原位。但是不能因为要整理，就限制孩子玩耍。可以在一天中确定一个时间，使孩子有能自己整理的机会。

无条件地都往回拿的。像朋友送的礼物，在幼儿园自己制作的物品，在百货店里拿到的画着美丽图画的传单这些东西是可以带回家的。父母要教给孩子在不属于自己的物品中区分哪些是可以拿的，哪些是不可以拿的，告诉孩子在不清楚是否能拿时要先问大人，得到大人的许可后才能拿。

孩子把家里弄得一片狼藉

· 努力培养孩子养成整理玩具的习惯。孩子不进行整理的理由有很多。没看过父母整理的孩子根本不知道应该进行整理。或者父母已经整理得很干净时，孩子就觉得没有必要再整理了，这样也会造成孩子对整理家务无动于衷。想让孩子从小形成勤整理的习惯而过于吹毛求疵，相反会使孩子反感而不利于养成好的习惯。还不如确定好孩子玩玩具的空间。如果孩子有单独房间的话，最好确定在孩子的房间里。要从一开始就培养孩子整理自己玩具的习惯。虽然小孩子整理起来比较费劲，但是也要教育孩子整理自己力所能及的部分。从小养成整理玩具的习惯是终生整理整顿习惯的基础。

· 父母一直代替孩子整理的话，孩子永远不能形成爱整理的习惯。孩子到了应该整理的年龄但不好好做的时候，父母可以批评孩子。孩子也应该为自己的错误负责。但是不要打孩子。孩子弄得太乱导致全部整理不完的情况下，可以拿走一部分玩具，不让孩子玩。或者在一定时间内整理不完的话，在睡觉之前不给他读书，以此作为一种惩罚。相反，孩子整理得好时要多给予孩子赞赏表扬。这样孩子更来了兴致，会更加勤快地整理。因为孩子还小，或者孩子还得上学这样的理由，父母总是代替孩子整理的话，孩子永远也形成不了勤整理的好习惯。请铭记要让孩子明白自己的事情要自己负责自己做，这也是父母的义务。

孩子爱打妈妈

· 孩子打父母的习惯是从小萌芽的。孩子会一直打他总爱打的人。有很多孩子只会打妈妈，而绝不会打爸爸。简单来说孩子只会打看起来好惹的人。已经在孩子面前失去权威的父母，即使很严厉地斥责孩子，对孩子来说也是好欺负的父母。父母绝对不能在孩子面前失去权威。请牢记家里的主人是父母而不是孩子。为了避免孩子打父母，在孩子第一次动手时，父母要严厉坚定地看着孩子，用表情告诉孩子怎么能做出违背天伦的荒唐举动呢，然后严厉地告诉孩子不可以打父母。父母第一次不能压制孩子的气焰的话，下次还会被孩子打。第一次被孩子打时，不会很疼，可能只是按摩的水准，但是时间一长，就会变成刺骨的疼。爱打父母的习惯就是这样从小养成的。旧习难改。不想以后被孩子用力疼痛地打的话，就要从小制止他打人。

· 不能用打孩子的方式逼孩子改正习惯。如果孩子认识不到打妈妈是不对的行为的话，长大后也会一直打妈妈。最初孩子的手像小的帆板一样，但是长大后，就会变得很凶狠。日后孩子在挥拳抡臂中妈妈也可能被打成淤血。有人说暴力是代代相传的。在每天看着爸妈打架，或爸爸总是打妈妈的家庭中成长的孩子，长大后极可能会打妈妈或妻子。在看电视或电影时，应该避免孩子看到暴力性的画面。孩子会效仿自己看过或经历过的行为。经常挨打的孩子很可能会带有暴力倾向，因此不能用打孩子的方式改正孩子的习惯。要循循善诱地教导孩子，使孩子自己领悟。妈妈控制不住情绪而发火也是不好的。孩子看到妈妈生气斥责自己后，虽然会停止自己的举动，但是并不理解自己为什么被骂，而妈妈又为什么生气。孩子使用暴力也可能是因为他有挫折感，因此要尽早尽快地帮助孩子解决问题，不使孩子产生暴力性的行为。

改正孩子习惯时请这样

十次赞美，一次惩罚

· 赞美也需要技巧。在称赞时，一定要融入恰当的表情和诚意。称赞孩子要马上就事称赞，如果过后再表扬孩子的话，孩子不知道理由所在。表扬孩子时，与其每次都对孩子说做得好，不如灵活地使用各种表情，并且与结果相比，要更注重过程。对孩子努力做的事进行表扬时，要表露出对这件事的兴趣。与不着边际的表扬相比，要具体地称赞孩子在家什么做得很好，偶尔在外人面前表扬孩子更有效果。并且对孩子微笑，拥抱孩子，揉揉孩子的脸颊，或者抚摸他的头，这对孩子来说是在再好不过的表扬了。

· 在表扬孩子的同时，给予一点小奖赏。当孩子做出正确的行为时，可以在称赞的同时，将孩子喜欢的东西作为奖赏买给他。每做一件值得表扬的事就给一张纸签，当纸签收集到一定数量时，就将孩子想要的东西买给他，这样孩子就会怀着努力得到奖赏的希望，提高自己的热情。但是表扬时也要注意以下几点。表扬是对孩子努力做一件事的过程的表扬，而非对好的结果的表扬。如果只是表扬出色的结果，那孩子很可能会放弃那些看起来不会做好的事。还有，当孩子做了值得表扬的事时再称赞孩子。对微不足道的小事也都表扬的话，那表扬本身就变成了一种负担。

家长批评孩子时请这样

· 要把握合适的度，虽然做起来很难。不管大人还是小孩，没有一个人愿意受到批评。但是不能因为担心孩子会受到伤害，

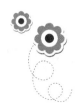

"这样也行，那样也行"地接受一切。一般妈妈对过了7个月的孩子可以果断地要求他应该做的事。一般孩子月龄越大，自我意识越强烈，想做的事也随之增加，也会变得很固执。这些父母都接受的话，当孩子不顺心时就会形成不停地纠缠或耍赖的坏习惯，到那时就很难纠正孩子的习惯了。但是也不能不分时候地批评孩子。要把握好中庸的度，但实际做起来并不像说话那样简单。

人都喜欢被表扬。得到父母表扬的孩子，会高兴地想着怎么做能使父母更加高兴，也会明白什么是好的行为。我们都知道，经常受到表扬的孩子比经常被批评的孩子性格更温和，更健康地成长。但是也不能不分时候地表扬孩子。孩子做对时要表扬，做错时要明确地告诉孩子做错了。在孩子成长的过程中，像需要表扬一样，也需要被指出错误。

• 批评孩子请注意以下几点。批评是为了帮助纠正孩子的错误，学习正确行为的方法。在孩子成长过程中，有时会不得不批评孩子，这时批评的方式也很重要。在批评孩子之前，先要判断当时的情况下是否必须批评孩子。有时，父母过分地制约孩子，当孩子违背自己的框架时，就会认为孩子做错了而批评孩子。坦白说，这样批评孩子是妈妈太烦细了，这样做并不可取。同时在批评孩子时，应该让孩子知道确实是自己做错了。例如当孩子做错时，连带孩子之前犯的各种错误一起批评，或者等过段时间再批评孩子的话，孩子会不理解自己做错了什么，爸爸妈妈为什么要批评自己。尤其要注意，如果连同孩子失误犯的错误也一起批评时，可能会导致孩子的性格缩手缩脚和胆小怕事。

尽量不打孩子

许多心理学家不提倡打不满两岁的孩子。但是很多妈妈认为，孩子到了两岁左右已经能明白大人的意思，打孩子就能让自己认识到自己的错误并改正。这种想法对了一半。批评责打孩子时，孩子即使认识到错误也会变得很害怕。但是责打孩子并不能使孩子学习到什么是正确的行为。也就是说孩子由于害怕会减少那样的行为，但绝没有做出正确的行为。尽量不要打还不到两岁的孩子。孩子做错时可以批评他。但是请不要打孩子。就算打孩子和批评他时，也一定要告诉孩子理由以及什么

批评孩子的要点

批评孩子时，最重
要的是此时此刻，用
简洁的话使孩子听懂
批评。孩子感觉到奇怪
的氛围而停止错误的行为
时，要表扬孩子，这样才能
使孩子做出正确的行为。同
时请铭记父母要用积极的行为
给孩子做示范，这是最基本的要
点。

是更好的做法。当孩子即使做对很小的一件事时，也要表扬孩子，按着妈妈希望的方向培养孩子的习惯。

必须打孩子时请注意以下几点

· 尽量不使用棍棒。父母应该不断地劝服孩子并给孩子做示范。父母一边开车一边无意识地说脏话，一边告诉孩子不许说脏话，这是不可以的。孩子说脏话就打孩子，但父母却毫无控制地说脏话，这样会使孩子的价值观产生混乱。

· 弄不好的话孩子也可能从打自己的父母身上看到自己的未来。与孩子棍棒相对时，有可能使孩子变得有暴力倾向，应该有教育性地打孩子。不要出于控制不住生气的情绪而打孩子，母亲应该铭记这一点。

· 要明确孩子挨打的原因。有一些妈妈，在孩子做错时，会先让孩子把手伸出来，埋怨孩子说："不是不让你做吗？"孩子做错时，要尽可能地规劝，晓之以理，即使错误很严重，也要在打孩子之前，详细地告诉孩子为什么打他。这也是压制妈妈情绪的一个重要的方法。

· 针对做错的事打孩子。过后再打孩子的话，孩子会产生不必要的不安感，也可能从心里无法接受挨打的理由。

· 不可频繁地打孩子。太频繁的话，孩子会形成慢性习惯，打孩子的效果也就降低了。

· 可以接受孩子道歉后再打孩子。可以充分地给孩子承认错误的机会。

· 要安全地，在短时间内使孩子感到稍微疼痛即可。虽然不可以暴力，但是如果仅是做做样子，不给孩子疼痛感觉的话，那体

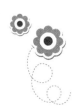

罚的意义也就褪色了。但绝对不可以让孩子受伤。

·打孩子时最好采用一定的方式和确定一定的部位。

·在孩子挨打后要轻柔地拍压孩子，使孩子体会到父母在打自己时也很心疼。要留心注意不要让孩子认为父母是因为讨厌自己而打自己的。

·不要轻视责打。请记住孩子做了应该挨打的事，也有父母平时教育不当的责任。请带着这也是责打自己的想法责打孩子。

适当的称赞很重要

·赞美不要滥用。平时经常被夸奖的孩子，他会一直都很听话。每天只是受批评和挨打长大的孩子，日后即使被狠狠地责打也不会听话。但是只有当孩子做了值得表扬的事时再夸奖他，琐碎的事情是理所应当的。泛滥地夸奖孩子的话，可能会使孩子不去做得不到夸奖的事。

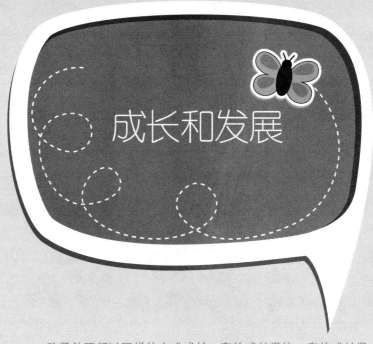

成长和发展

· 孩子并不都以同样的方式成长。有的成长得快，有的成长得慢。排除病态的情况，最好放任孩子自由地成长。但是并不是所有的孩子都会健康地成长。

· 孩子刚生下时体重很轻，于是过度地给孩子增加体重，这样会加大孩子长大后发生成人病的危险。这样的孩子在上小学之前与其他孩子的体重保持一致即可。

· 我推荐孩子以本书最后的世界卫生组织做出的成长曲线为标准。此曲线被世界100多个国家所采纳，美国也正式宣布从2010年9月开始，2岁以下的孩子以此成长曲线为标准。

· 实行婴幼儿体检。实行了在孩子出生后4个月，9个月，18个月，30个月，42个月，54个月和66个月的七次体检，孩子健康时，可以在儿科预约后前去看访。体检的费用由政府负担。

· 若孩子出现脑源性麻痹的情况，要在初期发现并进行治愈，这样孩子就能幸福地生活下去。父母要熟知孩子各个年龄段的正常的发育范围，超出正常范围时，首先要到儿科接受医生的诊察。最好固定选择一家儿科医院，持续地进行接种以及进行育儿和发展的咨询。

在各个月龄阶段孩子的正常成长模式

父母在培养孩子时，会特别在意孩子的饭量和体重。孩子不好好吃饭时，儿科医生总说没关系，但是父母会很担心孩子是否能健康地成长。人是多样化的，因此不会以相同的特性成长。同样加一升汽油，有的车可以行驶20千米，而有的车只能行驶5千米，人也同理，有的孩子即使很能吃也还是很瘦，而有的孩子只吃一点就会发胖。在没有异常的情况下，孩子想吃时就让孩子吃。不要刻意让孩子多吃或少吃。如果孩子饭量小，而体重照样增长，也没有产生什么问题时，父母不必过度担心和焦虑。但是当孩子异常地一个劲地哭闹或是倒头就睡时，父母应该马上联系儿科医生。预防接种卡和本书中最后的世界卫生组织发育曲线是医生引以为据的重要函数。父母可将孩子的体重与此函数进行对比。

四周大的孩子

· 手倒翻着并握着拳头，仰着头。注射卡介苗感到疼时，可以稍微抬起头。

· 会对滚动的物体或声音做出反应，在听着父母对话的过程中，语言系统在发展。懂得了疼痛的感觉。并且也能感知温度，当洗澡水冷或烫时会不停地哭，对房间的温度也很敏感。

· 不会说话但会发出短促的尖叫。哭是孩子的一种交流方式，孩子的欲求不同，哭的方式也不同。妈妈用心理解的话就能马上明白孩子的意思。

·抱着孩子时，孩子会安静下来。孩子从出生开始就会对父母的行为作出反应。大人会认为小孩什么都不懂，但小孩出乎大人意料地能很好地觉察父母的情绪。

1～2个月大的孩子

·虽然能抬起头，但脖子支撑不住。到了3～4个月时才能支撑住脖子。有时也会独自挣扎着乱动身体。

·手能自如地活动，并会把手伸进喜欢的地方。孩子基本都喜欢把手伸进嘴里。

·会一直盯着自己想去的地方。在孩子面前摇晃玩具的话，他会抬起头盯着。孩子看不到远的地方。妈妈对孩子微笑的话，孩子也会对妈妈微笑。

·清醒的时间会渐渐变长。在妈妈的努力之下，孩子会慢慢明白，应该白天玩而晚上应该睡觉。

·会流汗。这个时期孩子会冒冷汗，这让很多妈妈很担心。如果孩子流汗较多，应该给孩子经常洗澡和勤换衣服。

2～3个月大的孩子

·与头部相比，胸部会较快发展。孩子的身体虽然有了力量，但是还不能很好地支撑住。

·到3个月大时，听到妈妈的声音会转过头，会眺望有声音的地方。会跟着滚动的物品移动眼睛。

·手可以握起来，也可以仔细地看手。这个月龄段的孩子都会去抓手能碰到的东西，这是很正常的事。虽然孩子的力气不大，但最好让孩

一个月大的孩子没有产生抓握反射时

这个月龄段的孩子不管手碰到了什么都会去抓，这是很普通的事。这种情况叫做抓握反射，新生儿的手掌接触到手指时，孩子会用力地握紧手中的东西。由于孩子用力较大，当轻轻地拉孩子时，孩子的整个身体都会摇摇晃晃起来。如果孩子的力气不大不能抓稳时，最好接受儿科医生的诊察。

半夜喂奶到何时为止

孩子满6个月后，大多数可以睡得很安稳，不用喂奶。但是在那之前，要好好地对孩子进行睡眠教育，白天充分地给孩子喂奶，使孩子晚上不觉得饿，这样吃母乳的孩子晚上睡觉的时间会渐渐变长。孩子满2个月后，妈妈要教给孩子晚上自己躺下睡觉，而不是一边喂奶一边打发孩子睡觉，如果孩子不是因为饿而醒来的话，请不要马上给孩子喂奶，要让孩子通过自己的努力再次入眠。

子练习握东西。有的孩子会用力地吮吸手指。

·晚上可以给孩子喂一次奶。晚上如果孩子不吃的话可以不用叫醒他。从现在开始应该慢慢地告诉孩子晚上的作用。即晚上是应该睡觉的时间。

·哭是一种交流方式，当孩子的欲求不同时，哭的方式也不同。这时孩子也会咿呀学语，但此时说的话是没有意义的。有的父母喜欢认为孩子是在说"爸爸"，其实并不是。

·偶尔会受到惊吓。有时会被开关门的声音吓到，手脚或下巴瑟瑟颤抖。大便呈绿色，这时请不要随意让孩子吃任何药。

·这个月龄段的孩子，体重平均每天增加30克左右，头部周长一个月生长2厘米左右。在前3个月间，身高一般会增长9~10厘米。想要了解孩子是否健康地成长，虽然可以比较孩子的体重是否正常，但是观察孩子成长的速度是否正常更重要。孩子从出生起虽然体重较轻，但生长的速度正常的话就没有问题。即如果孩子出生时，体重在一百个人中是第十，随着孩子的成长，一直保持着百人中第十的位置，就代表孩子在正常健康地成长。

·在育儿手册中收录了孩子正常范围的成长图表。周期性地将孩子的体重标注在上面，能清楚简单地知道孩子的成长是否正常。

·给孩子称体重时一定要使用正确的体重计。不同的体重计会产生误差，因此最好一直使用同一个体重计。请父母养成每次去儿科时称孩子体重的习惯。

4~5个月大的孩子

·由于孩子能安稳地支持住身体，翻倒时，头部能90度地旋转抬头，同时身体稍微地活动并开始翻转。

·眼睛能注视着滚动的物体，也会动手去抓玩具。也能抓住别人给他的东西。

·会微笑，放声地笑，也会因为害怕而哭。发觉在陌生的环境中时，由于害怕一个人独处，会喜欢和别人一起玩。

·吃饭和睡觉的时间变得相对有规律。此时父母要教育孩子区分白天和晚上，孩子就会慢慢明白和熟知。晚上睡觉，白天吃饭和玩耍。

6～8个月大的孩子

·可以坐，但背还比较弯曲。孩子被抱起时会蹦蹦跳跳的，此时也能自己翻身了。

·一只手握着的玩具会转移到另一只手上。紧紧地抓住玩具不放手，也会挥动手中的玩具。会把自己的脚放到嘴里。

·会解读爸爸和妈妈的面部表情，也能分辨生人。孩子会发出"爸""妈"的音和多音节的词，这时是孩子开始学习说话的时期。

·这时不可以断母乳。但要开始考虑辅食。父母应该尝试用杯子喂孩子果汁。最好半夜停止喂奶，如果妈妈努力就可以做到。

·开始长出白色的牙齿。长牙时牙龈会很痒，会流很多口水，这时也可借助牙齿发育器。如果孩子晚上咬着奶瓶睡觉的话会使牙齿糜烂。首先即使长出一颗牙齿也有可能糜烂，因此要认真地为孩子刷牙。请父母不要将牙膏挤到牙刷上给孩子刷牙，而是用柔软的纱布给孩子刷牙。

·能够解读爸爸或妈妈的面部表情，也能分辨生人。

·如果孩子能坐起来的话也可以使用学步车。但是使用学步车并不代表孩子会较早地学会走路。孩子不喜欢的话请不要强迫孩子使用学步车。

五个月大的孩子如果不能支撑住头部的话

孩子的运动神经从头部开始发展，然后遍及全身，在出生后三个月左右，孩子会开始垂直地抬起头。这时让孩子躺下，抓住孩子的手向上拉他的身体时，孩子的头不会掉下去，会与身体保持直线地被向上拉起来。但是当四个月左右大时，孩子的脖子才会很安稳地挺直。此时，孩子身体翻倒，会抬起胸部和头部，观察周围。如果孩子到三个月大时头依然经常向后低垂或者五个月大时脖子还不能安稳地挺直的话，应该接受儿科医生的诊察。

9～11个月大的孩子

·会自己坐，自己爬，也会抓着东西站起来。会找到被藏起来的玩具，也会抓着两个玩具互相碰撞使之发出声音。能做细小的动作，也能用大拇指和食指夹住小的物体。

·基本能清楚地使用和发出"妈妈"和"爸爸"的声音，也会模仿别人的说话声。会对"拍手掌"产生反应，叫名字或绰号时也会产生反应。

·会自己抓着奶瓶或饼干吃。也喜欢把抓着的玩具扔到地上。父母如果喜欢自己的行为的话，孩子就会开心地反复地做。渐渐地会形成自己的主张和观念，也会努力吸引别人的关注。

·会区分喜欢和讨厌的东西。对于喜欢的事会更喜欢做，吃东西时会更倾向于自己喜欢的食物。但是不要责备批评孩子，使孩子勉强做某些事或形成某些习惯。

·孩子带有稍微的机动性，加之好奇心强，缺乏判断力，所以经常会引起安全事故。眼睛能看到手能捏住的东西都会放进嘴里。药、烟、化妆品等各种各样的东西都会放进嘴里。父母要把孩子不能吃的东西放在他碰不到的地方。孩子在无知的情况下会碰触危险或滚烫的东西而引起安全事故，这个时期，父母要格外地留心，避免这些事故的发生。

一岁大的孩子

·周岁之前的孩子称为婴儿，过了周岁后，孩子会摆脱婴儿的状态，开始逐渐地发觉自我。每个孩子发育的程度不同，因此即使孩子发

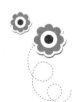

育较慢，也不用过多地担心。因为所有的孩子并不会一模一样地成长。

·过了周岁，如果妈妈和孩子都愿意的话，可以随意地喂孩子母乳。即使过了两周岁，母乳也是孩子最好的食物。即使喂孩子母乳，也请记住饭菜才是孩子的主食。

一般，孩子4个月大时，双腿产生了能支撑整个身体的力量，可以独自站立，即使站立的时间很短。当然最好不要让孩子长时间地站立。孩子想要依靠自己的力量站立和行走的话，腿和腰部的肌肉必须发育到一定程度，通常，孩子9～10个月大时能紧握住外界物体站起来，过了周岁后，可以在不依靠外界的前提下自己站起来。如果孩子过了10个月仍不能抓住物体站起来的话，建议父母接受儿科医生的诊察。

·婴儿期时，孩子只能吃液体的食物，现在孩子可以吃与大人一样的食物了。从现在开始，牛奶已不是孩子的主食，最好停止用奶瓶。让孩子用杯子喝牛奶，将大人吃的食物去掉调味料，清淡地让孩子吃。

·孩子可以独立站立一段时间，父母抓住一只手时也可以行走。孩子关心的领域拓宽，不断地扩展到手能碰到的地方，也可以用大拇指和食指准确地抓住物体。

·此时能准确地说出"妈妈"。会说的单词平均有3个。穿衣服时会配合父母。并且会稍微减少认生的程度，加大对他人的关心，记忆力也会增强，看到认识的人会很高兴。

·睡眠时间减少，生活越来越有规律。一般最好让孩子有规律性地晚上睡9～12个小时，白天睡1～3个小时。

·过了周岁后，要正式地培养孩子正确的习惯。教育孩子做应该做的，断绝应该断绝的。否则的话，孩子会满足于现状，吃东西时，也只会选择自己喜欢的，吃起来舒服的食物。孩子过了周岁后，最好停止给孩子母乳及禁止使用奶瓶。此时牛奶应该是副食而非主食。作为副食，当然最好选用鲜牛奶。一天只需2～3杯（500～750毫升）即可！

·从现在开始，妈妈应该帮助孩子独立吃饭。只有现在努力，孩子以后才能独立好好地吃饭。父母需注意，帮助孩子独立吃东西，要以能使孩子体会到吃饭的乐趣为出发点，切勿强迫孩子。

·应该让孩子学习如何和别人一起生活和玩耍，而不是总是待在家

不用刻意教孩子说话，孩子自己就能学会

只要大人常在孩子身边对话，时间久了，孩子都能学会说话。请家长在孩子很小的时候就常在他身边对话。家长的对话内容越丰富，对孩子主管语言和视力的大脑部位的刺激就越强烈。周岁前是孩子语言发育最关键的时期，这段时期内应让孩子每周有41小时的对话，相当于每天5～6小时。这对孩子的语言发育是很有必要的。经常听大人对话的孩子通常在周岁左右就可以叫爸爸妈妈了。

善意的建议

要让孩子明确地区分玩和吃东西的时间。当孩子吃饭但注意力集中在别处时，请妈妈不要强迫孩子吃饭。这时可以果断地撤掉饭菜。孩子起初会哭闹耍赖，但渐渐地就会适应。要让孩子领悟到，过了吃饭和加餐时间后就没有东西可吃。

里。父母请勿为了自己方便照看孩子，而让孩子只在家里玩或者不许孩子淘气。妈妈应该让孩子学会自由和恰当的节制。

· 只有过了18个月时孩子才会区分大小便。请不要过早地教育孩子区分大小便。千万不要将自己的孩子和邻居家孩子作比较。

15个月大的孩子

· 孩子的舌头可自由弯曲和伸直，能独立行走，可以爬着上阶梯，也可以用脚踢球。会拿着水彩笔模仿画线。能使用羹匙和筷子，可以堆砌两个立方体，也可以将小碎片装进瓶子里。

· 能恰当使用3～5个单词，说出身体部位的名称。词汇使用量达到19个左右，同时语速开始加快。

· 能用手指指出或发出声音表达自己想要的东西。虽然知道自己尿裤子了，但还分不清楚大小便。不要强迫孩子进行区分。

· 能自己走路，可以说此时妈妈能轻松些，但孩子感兴趣的范围比只会爬的时候扩大了很多，行动速度也加快，因此容易发生安全事故。但是不能因为有危险而无条件地抑制孩子或者只想让孩子文静娴雅地静静玩耍。这个时期，父母应该帮助孩子走进与孩子自身脱离的外部世界。此时要让孩子经常与外界接触，使孩子对各种各样的事物产生兴趣。

· 在儿科也能看到，很多这个月龄段的孩子喜欢推着椅子走。这个阶段，孩子喜欢推拉着东西走来走去。

18个月大的孩子

·18个月大的孩子自己走得很顺畅。拉住孩子的一只手时孩子可以上下楼梯，也会轻轻地跳。

·会堆砌3个左右的立方体，也会用水彩笔在纸上涂鸦。会说自己的名字和几个单词，也会模仿看图说话。词汇使用量平均达到了22个。

·喜欢在外面玩耍。喜欢自己做事和探索新事物。对每件事情都有兴趣，都想加入。清楚地知道每件物品在家里的摆放地点，所以常会翻找出来，也会打开抽屉。

·会要求自己穿衣、吃饭和洗漱，也会经常耍脾气，妈妈让孩子自己做的同时要在旁边给孩子帮助。孩子也需要积累自己能做好事情的经验。

·如果现在还吸吮奶瓶或安抚奶嘴的话，应该渐渐地停止这种行为。

·这个时期，应该以固体食物为主。但不是孩子自动形成这样的习惯的，而是妈妈应该有意识让孩子以固体主食为主。

·尽管会流洒出来，但可以自己吃饭，尿裤子时也会告诉妈妈。带着自己喜欢的玩具到处玩耍。

·从现在开始要渐渐地学会区分大小便，孩子不能很好地区分，需要妈妈细心的指导。孩子自己使用马桶时，一定要表扬孩子。

两岁大的孩子

·即使过了两周岁，也可以一直吃母乳。孩子喝牛奶的情况下，若均衡地吃东西，体重正常增长的话，可以渐渐将牛奶换成低脂牛奶。孩子的食物口味要清淡。

·蹦跳的时候不会摔倒。能用力踢较大的球，也能自己上下楼梯。

四岁的孩子发音奇怪
有可能是由于舌头短，
口腔或声带异常，中枢神
经发育不良造成的，除此
之外神经肌肉不协调等原因
也会引起发音奇怪。有时孩子
也会由于中耳炎或水进入耳朵
等原因，出现发音异常。当然尽
管发音异常，但交流无障碍时，脑
和耳朵的发育是不会出现问题的。对
于脑源性麻痹的情况，由于妈妈和儿
科医生在这个年龄段已经发现了异常，
因此可不必过多地担心。有时孩子会故意
撒娇或开玩笑，把音发得不正确，此时妈
妈如果觉得有趣而模仿孩子发音的话，孩子
就会错失矫正发音的大好机会，长此以往孩子
的发音就会一直不正确。四岁的孩子如果发音不
正确，可能会被幼儿园的同学取笑，更晚的话，
在学校也会产生问题，所以最好接受医生的诊察，
积极地咨询。也可能需要进行发音矫正。

· 会模仿画水平线和圆。能自己推倒书柜。能穿珠子，也能把小盒子放到大盒子里。

· 能用三个单词拼成一句话，会使用单词的复数形式。能给父母简单地跑腿。看图能说出3～5个名字，词汇使用量平均达到272个。

· 能自如地使用勺子，换衣服时也能很好地配合，但是就像孩子三岁由于话多而招人讨厌一样，两周岁时有很强的凡事都想固执地自己做的倾向。

三岁大的孩子

· 可以骑三轮自行车，单腿可以站立一段时间。可以两只脚交替地上楼梯。这时白天可不用给孩子垫尿布。

· 可以堆砌9～10个立方体。能画出圆和十字，也能对自己画的画进行说明。可以独立地穿鞋袜，也可以系上和解开扣子。也会自己洗手。

· 能说出自己的姓和名，数数能数到三。词汇使用量平均达896个。渐渐也能说出完整的话。话语会带有抽象性，此时父母不要认为是谎话，可以把它看成一种创造。孩子会开心地仔细聆听家人说话，自己的表达力也会提高。父母不要抑制孩子的好奇心和想象力，而应该认识到这是使孩子的想象力外露的阶段并不断鼓励孩子。

· 可以进行交流，并熟习社会性。喜欢和别的孩子开心地玩耍，耍赖或顽固的哭闹会减少。但是会更加喜怒无常。

四岁大的孩子

·单腿可以站立4～8分钟，也可以单脚跳。即使生疏拙笨，也能用剪刀做手工。

·能画出四角形，画人物时能画出两部分以上。能正确区分一两种颜色。

·能独立刷牙和洗漱，用毛巾擦手和脸。也可以独立穿衣服。

·数数能数到4，能表达自己的想法。会给自己做的物品起名字。词汇使用量平均达1540个。

·现在孩子向社会又迈进了一步。能在幼儿园和同学友好快乐地玩耍，能交流自己的思想。在集体生活中常会发生口角，也会受到各种压力。容易得病，易患呼吸器官疾病。

用脚尖行走

没有别的异常，但刚开始走路的孩子常常会暂时地用脚尖走路。如果孩子不是暂时而是一直用脚尖走路的话，需要接受儿科医生的诊察。因为这种情况可能是由自闭症或脑源性麻痹造成的。

五岁大的孩子

·能跳远和跳绳，能用双脚交换地跑。

·画画时能画出有头、躯体和腰部的人体，看着东西数数时能准确地数到10。能清楚地认识四种基本色，不懂的单词会问。词汇使用量平均达2072个。

·胆小但易冲动，有冒险心理，喜欢和朋友玩竞争性的游戏。对外部世界的关心增加，也能很好地脱离妈妈。请父母提前让孩子注意危险。

·现在能理解集体生活的规则。也能玩有细部规则的游戏。父母要有耐心地引导暂时还不适应集体生活的孩子。

·对性别的概念越来越清楚。要注意父母常给孩子制定"因为你是男孩""因为你是女孩"的行动规则，孩子会强化对自己性别的行动方式。

·培养孩子养成早睡早起的习惯。有的孩子，需让父母花很大力

孩子几时开始游泳较好呢

日前，某奶粉公司的广告中出现孩子游泳的画面，一时间早期游泳蔚然成风。但是儿科医生建议孩子四岁之前最好不要游泳。最早也在孩子五岁左右时教孩子游泳。孩子通过游泳，能和水更亲近，但是更多地会受伤。喝了被污染的水会患病，过多地喝水，还会招致电解质异常。游泳池的水被大肠杆菌感染，孩子患病几率会增加。有的妈妈让会游泳的孩子和小朋友们在泳池玩，有些情况下不能让孩子们在泳池玩耍，很危险。教会孩子游泳很重要。但家长需注意水中的危险，因为孩子不知道在水中如何吸气。仅仅在数十厘米的水中孩子也可能被淹死。

五岁大的孩子可以独立灵活地穿衣服和脱衣服。

这时应该让孩子自己的事情自己做。但是在幼儿园能整齐地整理自己玩过的玩具的孩子，在家里什么都不想整理。因为在家很放松，这时不要严厉地批评孩子，而要稍平静地容忍孩子。因为他现在还小。

气去哄才会睡着，父母认为是无关紧要的即可。为了纠正睡前要赖的孩子的习惯，如果父母责骂批评的话，反而会事与愿违。

六岁大的孩子

· 闭上双眼，可以双脚交换走路和站立。能照样画出看到的菱形物体，也能运算5以下的加减法。可以画出有双手、脸和脖子，并且穿着衣服的人。

· 词汇使用量达到2562个。这时可以说出语法正确的句子。数数能数到30，能区分左右。

担心孩子是否健康地成长

不到5个月大的孩子，不会翻身并不是问题。通常孩子到了6个月大才会翻身。加之每个孩子的成长阶段有所不同，即使发育较晚也不用过度地担心。发育阶段也可能会重叠出现，也可能会跨越性地出现。孩子的运动神经遵循从头到脚的发展顺序，平均的发展阶段可参考一旁的表格。但每个孩子都有自己的特性和发育模式，即使晚于所处年龄段应有的发育，也不用担心会落后于人。当然发育速度快于平均程度的孩子也不代表智力更高。通常当低于平均值20%~25%时，最好接受儿科医生的诊察。例如，孩子满3个月大时还不能展开紧握的拳头，满5个月大时还不能支撑住头部，7~8个月时不能顺利地翻身，9个月时还不能自己坐，14~15个月时还不能走路，18个月时不能说出有意义的单词，这些情况下应该接受儿科医生的诊察。

什么叫正常的运动发育模式

• 孩子的发育过程有几个阶段，有时会跳跃。没有天生就会走路的孩子。过了周岁时，孩子会从不会活动向走路的阶段发育。孩子的发育有几个过程。其中即使孩子跳跃了一个阶段也没有问题。就如首尔向釜山行驶的火车，在中途大田站不停站而直接到达釜山一样，孩子还不会爬就已经会跳时，不会爬就不再是问题。一般孩子的运动神经从上到下发育。即头部先发育，其次腿部渐渐产生力量，开始走路。运动的发育不是仅增强肌肉的力量，神经的发育也需同步，此时需要时间，即使由于父母的欲望而勉强无理地锻炼孩子，也不代表孩子的发育会快于别的孩子。运动的发育和神经的发育有着密切的关系，因此若运动发育迟缓时，可以判断孩子的神经发育有问题。

• 不能顺利添加辅食，发育也会迟缓。同时孩子的运动发育的另一个特点是先发展大的运动然后是小的运动。即先会用手掌抓东西，熟练之后才会使用手指。这种发育有很大的个体差异，即使在兄弟间也有很大差异。也和周围环境有着密切的关系。因此出生后6个月时，不能顺利添加辅食的孩子比能顺利添加辅食的孩子发育较慢。这里提到的添加辅食指的是用勺子喝粥。

• 发育较快或较慢不会影响孩子的成长。和别的孩子相比发育较慢时无需担忧。也有的父母担心自己的孩子发育过快，运动发育是以孩子自身发育特点为基础的，即使发育较快也不会产生问题。但是请注意，孩子发育较快并不代表智力较高，不要因此而让孩子过早接受早期教育。同样，在没有患特殊疾病的情况下，即使孩子的发育较慢，也请耐心等待，孩子可能是大器晚成。但是孩子发育较晚可能是因为脑源性麻痹和肌肉患病，因此要和儿科医生联系。小孩会出现原始性的反射行为，在出生后4个月时，会转向较高级的行为模式。简而言之，从无意识的反射行为会转向孩子自身可调节的行为。孩子一直保持反射行为，会进一步产生问题，医生在进行预防接种时也会留心这种情况。

孩子各个月龄的运动神经发育特点

1个月	注视	8个月	爬行
2个月	微笑	9个月	躺卧并独立坐起
3个月	转头	10个月	握紧物体站立
4个月	挺直脖子	11个月	握紧物体走路
5个月	抓紧物体	12个月	独立站立
6个月	翻身	14个月	独立走路
7个月	独立坐		

翻身

· 每个孩子在发育阶段会逐渐产生差异。有的孩子3个月大时就绞尽脑汁地想翻身而让妈妈心急如焚，有的孩子5个月大时也看不到翻身的迹象而让妈妈担心。孩子的手、胳膊和腰等全身肌肉有所发育时才能翻身。孩子2个月大时，能躺着玩自己的双手，4个月大时能用手抓眼前的东西并放进嘴里。但此时右手抓右侧的东西，左手抓左侧的东西。再大一些，可以伸出左手抓右侧的东西，此时可稍微移动身体重心。当身体重心可自由移动时，孩子就能翻身了。孩子4~6个月大时，才可在躺着的状态下翻身，趴着翻身较难，一般在6个月大时才能做到。当然这个数值毕竟只是平均值，妈妈应该耐心等待，让孩子自己翻身。妈妈虽然想让孩子快点翻身或发育，但是无能为力。有父母认为翻滚孩子的身体有助于孩子快点学会翻身，但事实并非如此。

·6个月大仍不会翻身。这时最好先接受儿科医生的诊察。尽管检查后大多数孩子都正常，但偶尔也有出现异常的孩子。这些症状中，有的可以接受治疗，以使日后孩子成长不出现问题。因此即使可能白跑一趟，也有必要到儿科接受医生的诊察，以确定孩子无异常。

每个孩子的爬行时期存在差异

一般孩子7～8个月大时，身体所有器官会适当地发育，此时孩子的双手和双脚能充分地支撑身体，可以自如地爬来爬去。但是每个孩子的爬行时期存在差异。此时发育一直正常良好的孩子和体重较轻的孩子会更早地开始爬，总是想抓东西的活泼的孩子也会更早地开始爬。除此之外，孩子的爬行与脑神经、肌肉、骨骼发育以及体重等多个要素相关。有的孩子不经历爬行的阶段，直接从坐发展到走路，并且伸手想抓东西，所以即使孩子不经历爬行的阶段也不用过度地担心。作为参考，孩子在过了10～11个月大时才会玩锥锥（逗小孩玩时，用右手食指做锥左手掌的动作）和扮笑脸的游戏。

请了解脑源性麻痹

脑源性麻痹的诱因很多，有20%完全不知何因。当孩子出现以下症状时，要首先和儿科医生联系。当然也可能正常。即父母要提前进行确定。

·2个月大时，看着妈妈不笑。

·过了3个月大时，不能展开握着的拳头。

·4～5个月大时，脖子挺不直，或者不会将握着的东西放到嘴里。

·7个月大不会坐。

·腿部有力量，经常踮脚。

·翻身时不能自如地支撑住身体，或像圆木一样滚动。

当出现这些症状时，请先咨询儿科医生。

请家长注意

请勿将会翻身的小孩独自放在大人的床上和沙发上。在过早地会翻身的孩子中，有的孩子会像圆木一样硬生生僵直地翻身，这样的孩子一定要接受儿科医生的诊察。

孩子什么时候会自己坐起来

由于脑协调调动我们身体不计其数的骨头和肌肉的工作，人才能坐起来。因此只有当所有的机能都充分地发育到能支撑身体坐起来时，孩子才能坐起来。有的妈妈让还不到一个月大的孩子站在床上，支垫着枕

孩子百天能伸腿

孩子过了百天后，肌肉有了松紧度，自然腿部会有了力量或者会踢动。很多孩子被抱着站立时，腿部会产生力量，这就证明了负责肌肉松紧度发育的脑干的发育健康正常。当然若孩子的头部过直地抬起，或腿过度地伸直，不会浑身乱动和自如地弯曲的话，应该要怀疑是否出现了中枢性运动障碍，使得一部分脑的机能损坏以致引起了不正常的反应。当孩子兴奋地伸直腿时，妈妈也要为之感到高兴。

头想让孩子坐下。但是还不到一个月的孩子，骨头松软，身体的内脏器官还没开始适当地发育，长时间地让孩子坐或背着孩子走动不利于孩子的身体健康。还不到一个月的孩子由于头部不能自然挺直，因此让孩子坐比躺着更困难。可以让孩子短时间内坐着，但是要避免长时间地坐。若孩子的床可以调节角度的话，可以调节得稍微高点。但要避免角度太高。

· 4个月大的孩子。在别人的帮助下可以勉强坐起来。但自身肌肉的力量还不足以支撑整个身体。

· 5个月大的孩子。一定程度上可以承担身体的重量。虽然不能独立坐起来，但在别人的帮助和撑扶下可以坐起来。

· 6个月大的孩子。在别人的撑扶下可以坐一段时间。但是这个时期很少有孩子可以依靠自身的力量支撑身体坐起来。

· 7个月大的孩子。发育较快的孩子可以不依靠别人的帮助坐起来。成长很快吧。但是很难完全地支撑整个身体的重量。

· 8个月大的孩子。在一定程度上学会如何坐了。正式地开始学爬行，以便以后学习走路。

过早地走路会产生问题吗

有的父母认为，过早地走路会给孩子腰部带来问题或使腿弯折。较早地走路家长会感到苦闷，较晚地走路也会感到苦闷。每个孩子都有自己特有的成长节奏，到相应的时期孩子就会坐、爬、站立和走路。在没有特殊异常的情况下，孩子的成长自然而然地遵循自身的成长节奏。孩子只有当腿和腰部的肌肉发育到一定阶段时才会独立地站立和走路。反

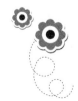

过来说，会走路的孩子在一定程度上可以依靠自身的力量支撑住腰部。因此能依靠自身力量走路的孩子即使较早地开始走路，腰部也不会产生问题。真正的问题是父母由于想让孩子早点学会走路，而迫使现在还不能依靠自身力量行走的孩子练习走路，或者强求刚开始会走路的孩子过多地行走。和想要学习走路的孩子一起玩耍，启迪孩子学会走路有很多优点，例如可以轻而易举地去自己想去的地方，以此让孩子带着兴趣学习新的事物。在学步初期，若孩子对走路的方法感到生疏，父母应该给予帮助。

孩子是左撇子会怎么样

·孩子五岁左右，会确定使用哪只手更自然。当孩子到了能用手活动的时期，会确定左手和右手中更多地使用哪只手。但是即使一开始较多地使用左手，也不代表孩子是左撇子。有的孩子过了周岁就会表露出自己的习性和动向，而有很多孩子到了两三岁也表露不出来。大体上在五岁时，孩子会确定使用哪只手更自然。

·强制培养孩子使用右手，可能导致发育障碍。尽管现在有所改变，但还是有很多父母竭力地阻止孩子使用左手。世界上大多数人使用右手，使用左手确实吃力和不适。因此当孩子使用左手时，妈妈有意无意地产生反感情绪，并强制改变孩子的习惯，让孩子使用右手。并且在孩子对使用哪只手更自然舒服未知的状态下，妈妈竭力让孩子用右手吃饭和握笔，同样是不对的。不要强制地培养孩子使用右手。我的二女儿更习惯用左手，任其自然发展就好。即使左撇子又怎么样呢？只要孩子健康壮实地成长即可。

"妈妈，我是左撇子。"这是老二智允在幼儿园知道了自己和同学使用不同的手后，回来对我们说的话。智允小时候就用左手。我们不是

请家长注意

左撇子大部分是天生的。父母要注意，如果孩子天生是左撇子，而强制纠正孩子使用右手，有时可能会导致孩子在说话、阅读、写作等多方面的发展中产生障碍。即强迫天生是左撇子的孩子使用右手的话，可能会导致孩子说话口吃。

很在乎，但看到的人每次都会说"智允用左手啊"，虽然每次都回答："使用左手有什么不可以？"但有时也会担心孩子日后是否会产生不适。

直到最近，家里的老人才接受了智允是左撇子的事实，但起初，看到她使用左手时很不舒服。智允在奶奶家生活期间，虽然奶奶很努力地让她使用右手，但智允还是固执地使用左手。右手握着勺子时会马上将勺子转移到左手，蜡笔也会从右手换到左手，一直反复地这样做。

如果强迫天生就是左撇子的孩子使用右手的话，可能会导致孩子说话口吃，当我们向老人说明了这一点后，智允才能毫无顾忌和阻拦地使用左手。世界上大多数人使用右手，使用左手确实觉得吃力和稍有限制。棒球中基本没有左手手套，剪刀也是右手使用更简单舒服。并且看到别人用左手写字时总觉得别扭……总之，我们也希望智允能使用右手。但是事情并非如我们所愿，这能有什么办法。

使用左手是天生的，这句话是正确的。至少智允是这样。小时候把手伸进嘴里时也是左手先伸进去。即使奶奶阻止，也依然不变。当然经过努力是可以让孩子使用右手的。因为在我朋友们的孩子中，有4个孩子使用左手，其中有两个孩子在父母持续的努力之下最终开始使用右手。但是如果强制地矫正孩子的话，可能导致孩子口吃，也可能影响孩子的写作和学习，因此对智允，我们任其发展。

由于父母想让孩子使用右手而努力地纠正孩子的习惯，导致孩子产生压力，使得左撇子的孩子比右撇子的孩子更易产生学习障碍和说话口吃的问题。左撇子的孩子不必自卑，也不要感到害羞和惭愧。在使用左手的孩子中，有的孩子能写出像正版倒映在镜子中一样的整齐漂亮的字，当然此时要咨询专家。左撇子的孩子在某些特定的行为下也会使用右手，智允在用剪刀剪纸和开门时使用右手。有人说艺术家之中很多人都是左撇子，因此喜欢美术的智允也在开心欢畅地设想着自己的未来。

422

至今还有很多人会责骂或捉弄左撇子，其实不应该这样做。现在我们的社会也应该对左撇子的人持宽宏容纳的态度。

语言能力发展

• 孩子出生一个半月后开始咿呀学语。孩子出生一个半月后，会发出除了哭声的其他声音。此时，孩子的哭声拉长，开始咿呀学语。孩子在6～9个月的时期内，会频繁地咿呀学语，声音的长度也变长，此时孩子自信能独立发声，会用更大的声音叫喊，直至嗓音嘶哑。随着孩子的成长和学会说话，这种咿呀学语自然会减少。孩子过度地咿呀学语会导致嗓音嘶哑，此时父母要避免房间过于干燥。并且当周围环境嘈杂时，孩子会用更大的声音喊叫，因此妈妈也要轻轻地说话。平时多给孩子读童话书，或经常和孩子聊天，会非常有利于孩子的语言系统发展。

• 对练习说话的孩子来说，妈妈的眼神和表情很重要。即使父母不刻意地教习孩子说话，孩子自己也会受到启迪。对语言茅塞顿开的过程是神奇的。首先，孩子听到爸爸和妈妈说的话语，产生兴趣，之后通过反复使用的话语了解单词的意思，将这些单词先用自己的方式进行表达，最后形成大人式的语言。父母不要错以为孩子较别的孩子说话早代表孩子的智力高。并且不断地重复教习孩子某些语言也不代表孩子的语言系统发展会更好。练习说话的孩子需要妈妈看自己的眼神、表情以及关心和热情。孩子会通过与自己面对面的妈妈的话语学习说话。父母需注意，孩子学习说话的过程中，有时话语含糊不清，此时若父母出于有趣而模仿孩子说话的话，会给孩子的语言学习带来障碍。外语熟练的父母也可以在家使用两种语言交流，这样有利于孩子大脑发育。

各个年龄段使用单词的适当数量

在孩子成长的过程中，使用的单词数量持续大量增长。根据研究显示，孩子使用的单词数量如下表所示。一般来说，孩子因受到周围环境的刺激不同，语言的发展程度也不尽相同。孩子语言的发展是一种教育的产物，若父母及时满足孩子的好奇心，良好地引导孩子走向外界，能加速孩子的语言发展。

年龄	8个月	10个月	1岁	1岁零3个月	1岁零6个月	2岁	3岁	4岁	5岁	6岁
单词数量	0	1	3	9	22	272	896	1540	2072	2562

孩子说话较晚

·孩子从爸爸妈妈的对话中了解话语的意思并进行学习。孩子一周岁时，可以说"妈妈"等单个词语，两周岁时可以说"妈妈，水"等两个单词合成的话语，三周岁时可以说"妈妈，给我水"等三个单词组成的话语。孩子从爸爸妈妈的对话中学习并熟练说话。当孩子试图表达一句话时，尽管起初孩子不理解话语的意思，但父母也要不断重复地教给孩子正确的语句，这样孩子能更快地学习说话。用话语解释孩子的行动，例如"喝牛奶吧""牛奶真好喝"等，也可以让孩子更快地熟悉语言。若父母对孩子报以鼓励的微笑，为孩子鼓掌加油的话，孩子会更加兴致勃勃地学习说话。

·语言发展迟缓有各种原因。大多数都属于正常情况，但环境因素、智力障碍、听力障碍、发育性语言障碍或其他罕见疾病可能导致孩子语言发展迟缓。也可能导致孩子不仅不能说话，甚至不能进行语言交流和情感交流。这种情况下孩子可能有自闭症或智力障碍。若耳朵有问题或听力有障碍，会使得孩子对周围的声音无强烈反应，语言表达也会有障碍。但是最近经常出现这样的现象，家里只有妈妈和孩子，由

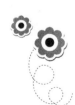

于缺乏大人之间的对话，使得孩子的语言表达产生问题。简而言之，好比自己独自生活在无人岛上，因此不能正常地学习语言。此外，舌头短或兔唇等嘴部构造异常的孩子，发音存在问题，也会使正常的语言交流变得困难。

孩子说话口吃

· 想要表达的内容很多，但词汇量不足也会导致孩子说话口吃。2～3岁间，孩子学习说话的量骤然增加，一直到5岁为止，这段时间孩子很容易说话口吃。说话口吃与孩子的智商无太大关系。不同于父母的忧虑，说话口吃的孩子意识不到自己说话口吃。与语言相比，思想发展的速度更快，有时孩子很难用语言表达清楚闪现在头脑中的众多想法。或者会出现虽然话到嘴边，但是很难表达的情况。总之，由于孩子想表达很多内容，但是用词能力不足，一时心急便会说话口吃。这种情况一般都会慢慢变好。但如果父母因为孩子口吃而打断孩子说话，自己代替孩子表达或指出孩子的错误的话，可能使孩子害怕说话，最终加重孩子的口吃。

· 除此之外，导致孩子说话口吃的原因有很多。除上述原因之外，孩子内心焦急或兴奋时，想马上表达自己的想法而导致口吃，在疼痛或疲惫时也会导致说话口吃。即使努力地指导孩子说话，或过多地干涉孩子说话，也还是会出现口吃的情况。此外，强制让使用左手的孩子无条件使用右手时，孩子由于产生压力，会导致说话口吃，更甚者，故意模仿口吃者说话渐渐地自己也会变得说话口吃。口吃是语言发展过程中的一种自然现象，父母请勿对此反应过于敏感。但是过了2～3个月，孩子仍然说话口吃或对话有障碍，此时父母应该格外留心。

若孩子说话非常晚，不可就此放任

孩子若能较好地听得懂话，和朋友相处也很融洽，即使到两周岁不会说话也没有问题。但是由于语言表达能力差，产生焦急不耐烦的情绪，可能导致孩子神经质。并且说话太晚的话，很难与同学们相处，而使孩子变得消极。即使没有别的问题，但如果出现以下情况，父母最好让孩子接受检查，即孩子如果到了两周岁仍不会说"爸爸""妈妈"等带有意义的话，两岁半时无法将两个单词连成句或听不懂话，到了三周岁不能说出完整的句子等情况。

• 孩子说话口吃时请这样做。首先即使孩子说话口吃，也不要在意。切勿将孩子口吃当做话题。并且家里人说话时要平静、缓慢并清晰明确。若强制孩子正常说话或勉强孩子纠正的话，可能导致孩子口吃更严重，口吃时间更长。应该仔细倾听孩子说话，给孩子充分的时间表达自己的想法。并且要舒服自然地对待孩子，以避免让孩子产生压力，可以给孩子读书或和孩子一起唱歌。

但是并不是所有口吃的孩子都会随着时间渐渐好转。口吃持续6个月以上，或对自己说话口吃反应过度地敏感，或说话时极度紧张而使得双眼紧闭或脸部抽搐，当孩子出现这些情况时，要与医生交流商议。

了解孩子的身高

近来长腿莫名地成了大人小孩都理想的个子高、双腿修长的体形。以前个高不受大家喜欢，但是最近无论谁都想变成长腿。以前主要是男孩子的妈妈较担心，但现在无论男孩子女孩子，身高都非常受关注。甚至有的妈妈，自己的孩子并不矮，也会关心是否有诀窍能让孩子长得更高。虽然可能是开玩笑，但仍可隐隐窥见妈妈想让孩子个头更高的心情。最近孩子们对自己的身高非常敏感，即使别人是无心之语，但听到评论自己身高矮的话后，可能会茶饭不思，也会悄悄询问儿科医生长个子的诀窍。身高矮会使孩子的心也畏缩退却。现在一起来了解孩子的身高问题吧。

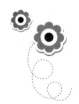

多数情况下孩子的身高遗传自父母

身高是天生的，但是若孩子在成长过程中营养不良的话，也会影响身高发育。孩子的身高遗传了父母各三分之一，还有三分之一来自环境的影响。父母个高的话，孩子很可能也个高，父母个矮的话，孩子很可能也个矮。爸爸小时候个矮，但日后长高的情况下，孩子即使现在个矮，日后也会长高。

• 从医学角度看孩子个子矮。孩子个矮的话会让很多妈妈苦闷。即使较自己孩子个矮的孩子比比皆是，但父母也熟视无睹，只关注个子更高的孩子。从医学角度看，追究到同月龄、同性别的100名孩子比较时，若孩子的身高在个矮行列的前三名，此时可认为孩子个矮。并且若一年中，孩子的身高增长不到4厘米，即有可能不会长成高个子。

• 导致个子矮的多种因素。正如前文所说，孩子个矮常见的原因是父母个矮。将遗传自父母而个矮的情况称为家族性低身长。有的孩子发育晚，虽然小时候个矮，但日后也会长成高个子。这种情况称为体质性成长延缓，这种情况下，父母也可能小时候身高较矮。当然也可能有后天性因素。小时候营养不良，饮食不足，也会导致成人后身高较矮。患有内分泌疾病等慢性疾病的孩子，带有心理压力或受到虐待的孩子同样无法健康充分地成长。此外，生长激素不足或患有类似先天性卵巢发育不全症等先天性疾病的孩子，身高也无法正常发育。先天性卵巢发育不全症指的是身高矮，青春期性功能发育不全的先天性女性疾病，大约每2500名女性中有1名会患有此类疾病。

不同月龄段身高增长速度

0~3个月	9~10厘米
3~6个月	5~6厘米
6~9个月	3~4厘米
9~12个月	3厘米

不同年龄段身高增长速度

出生后1年	1.5倍
出生后5年	2倍
出生后10年	2.5倍
出生后15年	3倍

如何知晓孩子是否健康正常地长高

　　判断孩子是否健康正常地长高，应该确认孩子是否以一定比率成长。若孩子以一定速度成长的话，即使目前个子较矮，父母也不用担心。当孩子的成长模式与育儿手册中的发育曲线相近时，可认为孩子在健康正常地成长。但若出现孩子原本在70%的前列，仅过了一个月，则变成平均50%的数值的情况，这可能是产生了某些异常的问题。父母也可以在图表上预测孩子的身高或体重。因生长激素不足而个矮的孩子，大多数在出生时成长正常，但是1岁前后开始表露个矮的迹象，4~6岁时会清楚分明地表现出个矮，因此父母要持续地关注孩子的身高变化。有时父母的拖延导致错过孩子正确的成长时机，大多数情况下若初期父母没有采取相应的措施的话，日后很难补救。

个矮的孩子怎么办

　　·要在哪里接受怎样的检查？若认为孩子过于个矮的话，社

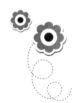

区儿科医生会建议带孩子去大医院。孩子在大医院通常会住院2～3天，接受身高检查、肝功能检查、甲状腺机能检查，此外还会检查骨骼的年龄，也会注射各种刺激剂进行激素检查。必须接受激素治疗的孩子一定要进行心理学检查和乳钵检查，只有通过一系列的检查，把握孩子整体的成长状况后，才可确定对孩子使用生长激素。

• 早发现很重要。若错过最佳时期，延误治疗时间，待到骨骼发育完全的话，即使给孩子注射生长激素，身高也很难再长高。尽可能在10岁之前为孩子治疗，即使时间推迟，也应该在男孩子13岁、女孩子12岁之前治疗。在缺乏生长激素、染色体异常导致先天性卵巢发育不全症、慢性肾功能不全等三种情况下，注射生长激素，会起到促进身高增长的作用。

有增高注射剂吗

身高注射剂一般指的是注射激素。利用基因工程学，将人体的生长激素的合成物注射给因生长激素不足而个矮的孩子，会产生惊人的效果。但是由于其他因素而导致孩子个矮的情况下，即使注射此剂，也毫无效用。

• 缺乏生长激素有多常见？ 100个同龄孩子中选出身高最矮的前三名，每十名这样的孩子中至少有一名生长激素不足。这些孩子接受注射生长激素的治疗后会看到显著效果。

• 注射激素并非是让个子长高的秘诀。经常会有父母来儿科时，对给孩子注射生长激素抱有过高的期待，但是往往失望而归。此注射只适用于因激素不足而导致个矮的孩子，并且孩子越小加之长期性地注射，成长效果才越显著。在孩子10岁之前进行生长激素注射较为有利，至少要注射2～3年，最少也要注射6个月，这样才能产生效果。持续进行注射并非代表身高持续增长，而是只有持续到骨骺融合时期——

促进身高增长的注射剂，可以安心让孩子接受吗

众所周知，生长激素注射是采用了基因工程学而合成的与人体生长激素一样的物质，迄今为止，基本没有产生较大的副作用。但是可能会伴随有身体暂时臃肿、痛症、甲状腺功能低下、糖尿、骨关节脱臼等症状，因此父母要周期性地在医生的治疗和检查下给孩子注射生长激素。再次强调，切勿在家随意给孩子注射生长激素。若初期有副作用而家长没有发觉的话，日后会面临更加严重的问题。

女生14～15岁，男生16～17岁为止，才能见效。若骨骺的成长阀门关闭后，即使明知孩子缺乏生长激素，也无法进行生长激素的治疗。加之此注射价格高昂。虽然注射量和注射期间因孩子的体重和年龄不同而不尽相同，但一年期间，基本要花费一千多万元，对于普通的家庭来说价格不菲。

若孩子被诊断为患有先天性卵巢发育不全症或慢性心脏病，即使医疗保险可以报销一部分治疗费用，但依然杯水车薪。

· 注射并不容易。抱有一心想要长高的念头，虽然有的孩子可以忍受并坚持几年的注射，但对于害怕打针的孩子来说并非易事。

四肢来回注射，若父母学会了注射的方法，也可在家给孩子注射。主要在孩子睡前30分钟进行注射。费用高昂是一方面，但有的孩子也会无法忍受而中途停止。但是为了孩子的未来，父母最好做出决断。

· 不管怎么说注射成长激素都会让孩子长高吧？生长激素注射原本只适用于缺乏生长激素的孩子。但是即使自己的孩子身高矮并非因缺乏生长激素，父母也坚持让孩子注射生长激素，而医生也会这样做。因为尽管是家族性矮身高，但注射生长激素后身高也会出现增长。但这种情况下，增高效果只是在最初会显现，过后增长速度便不再明显。只是提前增长了以后要增长的高度，成年后的身高依然没有大变化。如果父母会看到孩子身高的明显变化，强烈希望继续，且没有经济负担的话，也会有医生给孩子注射生长激素。关于这点，至今没有设立明确的医学判断标准。但是对于体质性矮的孩子，即使努力地注射生长激素也毫无作用。

· 没有别的办法吗？有很多人询问是否有增长身高的秘诀，很遗憾，的确没有这样的秘方。最佳方法即是吃好，睡好，并且适当地运动。

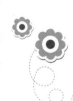

430

对于身高增长来说，饮食习惯很重要

近来孩子们的平均身高在不断增长。最重要的原因是孩子们的饮食营养丰富。若营养不足，即使想长高也因缺乏基础因素而无能为力。使身高不断增长的最重要的因素即是正确的饮食习惯。

• 饮食均衡。若想身高顺利增长，在成长期应该均衡摄入营养。有的父母认为素食利于孩子的身体健康，因此坚持素食主义，但这样做会影响孩子健康成长。在饮食上，可以采取米饭或面包、土豆等碳水化合物占50%～60%，肉类或鱼类、奶类等蛋白质占20%～30%的比例。并且可以搭配食用水果和蔬菜，以满足维生素的摄取和促进肠运动。同时最好避免让孩子食用过咸或过辣的食物。

• 要多补充钙。身高增长需先令骨骼得到发育，钙为骨骼的主要成分，因此应该让孩子多食用含钙丰富的食物。若孩子出现钙缺乏，会使骨骼无法健康发育或容易骨折。富含钙质的食品有牛奶、奶酪、冰淇淋、酸奶等乳制品以及鳀鱼、银鱼脯等鱼类。海带等海藻类由于富含碘，因此不适于让孩子为补钙而食用。

• 一日三餐饮食规律。最近有很多学生不吃早饭。不吃早饭不仅会降低学习效率，也会影响孩子的身高增长。吃饭断顿会导致营养不良，同时由于将饭食集中于一顿，极易导致孩子肥胖。

• 避免食用快餐。汉堡、炸鸡、方便面等孩子喜欢的食物，营养成分含量低而热量高，不利于孩子的身高增长。并且过多的盐分会影响钙吸收。有的孩子非常喜欢饮用电解质饮料，由于这些饮料中含有过多的糖分和盐分，因此不利于身高增长。尽可能让孩子避免食用快餐，若在万不得已的情况下，要配以牛奶和水果沙拉一起食用，以尽量补充快餐中缺乏的营养。

• 避免食物过咸。处于成长期的孩子一定要避免养成食用过咸食物的习惯。咸的食物不仅会诱发孩子患高血压等成人病，也会剥夺骨骼发育所必需的钙质，从而影响孩子的身高增长。但是口味较重的人很难食用清淡的食物。即使不能一次全部食用清淡食物，也要努力渐渐地调整口味，使食物变得越来越清淡。食用泡菜时除去作料，最好避免食用鱼虾酱和明太鱼子酱等咸的酱料。

• 避免食用含蔗糖或碳酸饮料。有很多孩子无法抵抗甜食的诱惑。巧克力或糖果等甜食虽然含有高热量，但基本不含营养成分，因此不利于孩子的身高增长。加之过度地食用甜食后，孩子就无法认真乖乖地吃饭。同时蔗糖不仅会妨碍钙质流向骨骼，甚至会溶解存在于骨骼和牙齿之间的钙。尤其碳酸饮料不仅含有糖分，而且还富含阻止钙质作用的磷酸成分，从而极大地影响孩子的成长。请尽可能避免让孩子食用碳酸饮料或蔗糖。

适当的运动会促进身高增长

适当的运动会刺激骨骼的发育，从而促进身高增长。让孩子一天运动1小时左右，达到流汗的程度，这样脑下垂体会受到刺激而促进成长激素大量分泌，从而促进身高健康增长。并且适当的运动可以促进食欲及身体的血液循环。游泳、排球、慢跑、乒乓球、羽毛球等简单且强度小的运动有利于身体发育。也可选择足球和篮球。若时间不允许，也可以选择做徒手体操或跳绳等运动。伸展体操有利于促进身高增长已是广为人知的常识。伸展体操，顾名思义即是拉伸身体，其中包括坐着笔直地舒展身体、俯卧伸展手臂、仰卧抬腿等运动。吊单杠也是伸展体操的一种。而马拉松和橄榄球等过于激烈的运动，以及举重等运动则不会促进身高增长。

生活习惯对促进身高增长有重要影响

早睡早起以及高质量的睡眠有利于促进身高增长。若睡眠质量低下，睡觉不安稳会使得成长激素分泌量减少，进而影响成长活动。在固定时间睡觉和起床，会延长成长激素的分泌时间，从而极大地促进身高增长。同时需要有适当的运动和刺激以促进身高增长。提拿或推压过重的物体，这种超重的负荷对身体的成长阀门形成压迫，从而不利于身体成长。要避免长时间站立或走路，同时注意身体要形成并保持正确的姿势。但是即使尝试了各种有利于促进身高增长的方法，孩子仍然个矮，怎么办呢？此时父母应该抛弃让孩子长高的想法。即使孩子个矮，父母也应该培育孩子的心灵，发掘孩子的能力及潜力，为培养优秀出色的孩子不断努力。父母首先要对孩子的身高问题持乐观的态度。

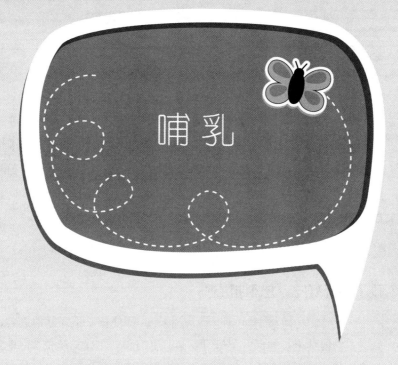

哺乳

　　·孩子饿时给孩子喂奶，供给孩子需要的量即可。正确严格地遵守时间和掌握量的分配不是一件易事。尤其有些妈妈，即使孩子在哭，也为了严格遵守时间而不给孩子喂奶，使得孩子即使很饿也不会哭泣。长此以往，会导致孩子饮食不正常而影响成长。

　　·给孩子哺乳时，若一次性供给了充分的母乳，会使哺乳的时间间隔自动拉长。新生儿初期，大多数情况下，孩子只吃一点便会睡觉。此时有必要叫醒孩子，充分地给孩子喂奶。哺乳的时间若完全听从于孩子，放任孩子吃奶的频率高但每次食用量少的话，会导致哺乳习惯毫无章法，一片凌乱。对于母乳喂养的孩子来说，若只吃前奶，会因前奶后奶不均衡而影响成长。

关于哺乳的必备常识

给孩子哺乳时，不必过多地束缚于标准量和时间的限制。标准量实在没有太大意义。孩子吃奶并不需要严格按照标准量。喂孩子奶粉时，虽然根据孩子的月龄大小供给适宜的量即可，但是也并非必须如此，在孩子想吃的任何时间喂，并且充分满足孩子想吃的量也无大碍。

孩子不好好吃，您很担心吗

· 若体重持续增长则无需过虑。即使孩子不好好地进食，但体重正常持续增长的话，父母可不必过度担心。建议父母经常性地测量孩子的体重，并与本书附录的《2006年世界卫生组织儿童成长基准表》进行比较。孩子保持一定的速度成长，并且与《2006年世界卫生组织儿童成长基准表》保持一致的话，即可充分证明孩子在健康成长。若孩子的体重无法正常增长的话，父母首先要联系儿科医生，以确认孩子是否产生其他问题。

· 若孩子拒绝奶瓶的话，请用杯子。有时孩子会因讨厌使用奶瓶而拒绝吃奶粉，此时没必要一定要用奶瓶喂孩子进食。最坏的情况，孩子出生后6个月左右，即可用杯子进食。若孩子一看奶瓶便不舒服，产生抗拒感，父母也可尝试在奶瓶的奶嘴涂抹糖水，以减轻孩子的厌恶。若这样做孩子仍抗拒，此时父母要用勺子慢慢喂孩子进食。为了在孩子过了周岁后，可以顺利停用奶瓶，在孩子出生后6个月开始，就应使孩子明白，奶粉不只是存在于奶瓶中，也存在于杯子中。为此，父

436

母可以偶尔让孩子看到杯子中的奶粉，孩子出生后9个月开始，应该正式地训练孩子使用杯子吃奶粉，即使这时孩子会将奶粉四处流洒。对于因讨厌奶瓶而拒绝食用奶粉的孩子，个人建议可以将这一训练提前。对于不喜欢吃奶粉的孩子来说，妈妈更要注意留心孩子的辅食。孩子5～6个月大时，仅奶粉已无法满足孩子必需的营养，此时一定要逐渐地给孩子增添别的食物。

孩子使劲并长时间地吃奶

常常有孩子在吃母乳或奶粉时，会使劲地一个劲地吃。孩子使劲指的是给身体力量并扭曲身体。严重时，孩子过度用力以致整个身体都泛红。孩子为什么会使劲呢？大多数情况下，孩子使劲无特殊原因。并且孩子在大便时，由于还不知道身体如何用力，所以在大便或小便时，会全身用力。当孩子严重过度地使劲时，父母可以带孩子接受儿科医生的诊察，在孩子接受预防接种时将相关情况告知医生，接受医生的诊察即可。为什么要告知医生呢？当脑部出现异常时，孩子也会表现出貌似全身都在用力的状态，尽管这种情况很罕见。此外当孩子神经出现异常时，也会表现出似乎全身都在使劲用力的状态。但是若孩子无其他异常，父母可不必过于担心孩子使劲。

孩子可以平躺着吃奶粉吗

孩子不可平躺着吃奶粉有以下几种理由。消化不良，容易胀气以及容易使孩子噎呛。加之对于孩子来说，连接耳朵和鼻子的器官阀门尚未完全发育，因此耳朵内容易进入异物。因此当孩子平躺着喝奶粉时，稍有不慎，奶粉会进入到耳膜内，并容易引起中耳炎。并且平躺着喝奶粉的孩子稍长大后，自己也会拿着奶瓶吃奶，长此下去，孩子会固执地使

所谓"能哭的孩子
有奶吃"，当孩子哭
闹时，许多妈妈会给孩
子食物来哄孩子。但是
孩子哭闹并不只代表孩子
肚子饿。当孩子哭闹不是由
于肚子饿时，父母通过食物让
孩子停止哭泣，这并非正确的
做法。出生后前几周内，让孩子
过度超量地进食，会破坏孩子的饮
食习惯。不仅如此，还会导致孩子肥
胖，并且产生呕吐或作呕等消化不良
的问题，从而影响孩子健康成长。当孩
子充分地吃饱后还想吸吮时，可以让孩子
吸吮干瘪的奶嘴。当然此时也可以让孩子吸
吮自己的手指。

用奶瓶，这样孩子在一周岁后也很难断掉奶瓶。总而言之，不论孩子食用母乳还是奶粉，都要抱着喂孩子。另外，抱着喂孩子也是一种疼爱的表现。

吃东西时，孩子经常会噎呛

进入气道的食物刺激气道时，就会产生呛咳。相比之下小孩子更易发生呛咳，通常当奶嘴的窟窿较大，妈妈一次涌出较多的奶水，或孩子慌慌张张地吃奶时容易呛咳。如果孩子呛咳严重，也有可能产生别的问题，因此最好接受儿科医生的诊察。当孩子发生呛咳就算打饱嗝，也仍然很难受。这种情况属于罕见情况，因此父母可以不必过度地担心。在时间允许的情况下，父母最好让孩子接受一次检查。

孩子吃奶后打嗝严重

打嗝指的是呼吸时身体的横膈膜突然移动而发出声音。孩子经常会打嗝，因此若无特殊异常问题，父母可不必过虑。出生后数个月期间，孩子们经常会打嗝，尤其给孩子喂奶后，孩子经常打嗝。孩子在吃奶时吸入空气，或者被冷风吹到，刚洗完澡后，抑或尿在尿布上后，都容易打嗝。还有一些原因未知的疾病也会引发打嗝。

· 孩子在哺乳后打嗝儿。孩子们打嗝，最常见的便是哺乳后胃膨胀的时候打嗝。哺乳后孩子打嗝的时候，一般在持续数分钟后能自行停止，如果孩子不会因此疲惫的话，大可不必忧心。如果孩子是母乳喂养的话，这时就再给他喂点母乳；如果是奶粉喂养的话，就给其稍微喝一些温水，这样就能很快地使孩子停止打嗝。

• 孩子在温度下降时打嗝儿。当孩子吹了冷风，喝了凉牛奶，或是洗澡之后，经常会出现打嗝儿。当然，虽然放任不管也能在一定时间后自行停止打嗝，但是如果能温暖地抱住孩子，喂其喝一些温水的话，就能更容易地让其停止打嗝。对于神经和肌肉尚未实现协调的婴儿来说，打嗝儿几乎是普遍会出现的反应。到目前为止，还没有发现有孩子是因为打嗝儿多而出现问题，打嗝儿是没有任何问题的，所以家长不必为此担心。

您的孩子过了9个月后仍无法自己握紧奶瓶？

若孩子自己拿着奶瓶吃奶的话，日后会很难停止使用奶瓶，因此建议父母不要让孩子自己拿着奶瓶吃奶。孩子过了一周岁后最好断掉奶瓶，因此从孩子6个月大开始，要让孩子练习用杯子喝奶粉。孩子9个月大时，辅食应该逐渐增加，因此父母要更留心和努力让孩子食用辅食，努力让孩子体会到依靠自己的手或勺子使用杯子吃东西的乐趣。

• 孩子生病时打嗝儿。当孩子是因为生病而打嗝儿的时候，妈妈们几乎没有必要思考这个问题。这时候，其他症状会比打嗝儿出现得更多。当患上狂犬病、肝部非常不好或者电解质异常的时候，也会出现打嗝儿反应，但孩子们不但几乎不会患上这些病，而且即便孩子出现打嗝儿反应，也不会有儿科医生会先怀疑孩子患上了这样的疾病。

孩子吃奶后帮孩子打饱嗝儿的原因

• 给孩子喂奶后，如果不让孩子打饱嗝儿的话，孩子容易呕吐。当孩子月龄还小的时候，即便孩子没有什么问题，也经常出现呕吐现象。因为孩子的胃部还处于尚未发育完全的状态，吸入空气的话，就容易出现呕吐反应。胃部的性状很像一个蓄水囊，有肌肉可以上下地收紧胃部，所以可以储存下食物。然而，年幼的孩子的这部分肌肉还没有发育完全，容易把食物向上抬升。尤其是，给孩子喂食奶粉后，如果不让其打饱嗝儿的话，孩子们就容易出现呕吐反应。哺乳后，在没有让孩子打饱嗝儿的状态下，让孩子躺下来的话，胃部的压力就会升高，进而位于胃部的空气就会上升到食道方向，这样的话，位于空气上面的奶粉就会被空气挤上来。这样就会出现呕吐反应。

喂孩子吃奶粉后，一定要帮助孩子打饱嗝儿

对于吃奶粉的孩子，一定要让其在吃奶后打饱嗝儿。有人会认为如果孩子偶尔吃母乳的话就没有必要让其打饱嗝儿，这是不对的。给孩子喂食母乳的时候，有时也需要帮助孩子打饱嗝儿。

· 给孩子喂食奶粉后，如果不让孩子打饱嗝儿的话，可能会出现呕吐反应。所谓饱嗝儿，就是指孩子把吃奶粉时一同咽下的空气再次经食道排出体外。把孩子竖立起来，使食物和空气分离，然后只让空气上升上来，这才是正确的催饱嗝儿的方法。如果不竖着让孩子打饱嗝儿的话，空气和食物就不会分离，空气和食物就会一起升到上面，出现呕吐现象。一般来讲，让孩子打饱嗝儿的方法是，妈妈在左侧肩膀上搭上一条纱布毛巾，竖着抱起孩子，让孩子的嘴贴在上面，然后上下抚摸孩子的背部，再轻轻地敲打，如此反复即可。对于母乳喂养的孩子来说，虽然不一定非要让他打饱嗝儿，但如果孩子总是出现呕吐反应，或者在哺乳过程中咽下很多空气的时候，帮助孩子打饱嗝儿也是有益的。

· 在喂奶的时候，为了防止孩子吸入空气，还需要考虑一件事情。哺乳时，孩子吸食奶粉或奶头的同时，有时会因吸入大量空气而引发呕吐。孩子们有时会因妈妈的大意而在吮吸奶瓶奶嘴的时候吞咽下奶瓶中的空气，吞咽下空气后，胃部压力会升高，奶粉会挤向压力较弱的部位，也就是肌肉比较不发达的胃部一侧，进而引发呕吐现象。如果想防止孩子吸入空气的话，不管是喂食母乳还是奶粉，略微倾斜地将其抱着，让孩子保持舒服的姿势吃奶，当喂孩子食用母乳时，要让孩子深深地含住奶头吮吸，当使用奶瓶的时候，要保持奶瓶充分地倾斜。

· 如果孩子在哺乳后总是呕吐的话，就需要咨询医生。而且，哺乳的氛围也是非常重要的。在安静、惬意的氛围中哺乳，才能让孩子专注吃奶。而且，并不建议让孩子平躺着吃奶。这样吃奶的话，容易呛住，而且如果突然呕吐的话，会多有不便。如果尝试了很多种办法后，孩子仍然总是呕吐的话，最好能与医生商量对策。当然，虽然大多数情况下孩子并没有什么问题，但因为当孩子胃不好或患有肠炎时也会出现这种情况，而且胃食道倒灌或十二指肠堵塞的话，也可能会出现这种情况。

请家长记住这些

在给孩子喂食奶粉后，一定要让其打饱嗝儿。如果不让孩子打饱嗝儿就使其平躺的话，孩子会不舒服，且容易呕吐，而且有时候还会引发腹痛。如果万一没有让孩子打饱嗝儿的话，最好不要立即让其平躺，而是让孩子坐一会儿。虽然喂食母乳的孩子在哺乳后很少出现呕吐现象，但仍然需要使其打饱嗝儿。有时候，孩子也会在打饱嗝儿的时候呕吐，在这种时候，喂孩子一半就给孩子拍嗝，再吃一半，然后再拍嗝。

孩子讨厌奶瓶

· 对于习惯吮吸妈妈奶头的孩子来说，如果突然吸吮奶瓶的话，孩子会抵触。虽然孩子吮吸妈妈奶头和吮吸奶瓶时，其嘴部肌肉活动类似，但因为妈妈的奶头和奶瓶的橡胶奶嘴形状多有不同，所以需要不同的技术。对于此前只吸吮妈妈奶头的孩子来说，如果突然让其使用奶瓶的话，会因出现混淆，而拒绝使用奶瓶。正是出于这种原因，当妈妈们预想到为了上班而需要让此前习惯于食用母乳的孩子食用奶粉时，至少需要留下一个月左右的缓冲时间，让孩子先练习一下，让其习惯于使用奶瓶。

· 开始混合哺乳的时候，对于拒绝使用奶瓶的孩子，家长可以这样应对。当孩子出生后还不满3个月时，在喂孩子食用母乳一段时间后，让其改为喝奶粉的话，也并非那么难。这个年龄段的孩子会随着时间流逝快速忘记以前的习惯，所以经常让其尝试的话，孩子就能很容易地开始用奶瓶喝奶粉。这时候，如果因为孩子不太喜欢用奶瓶喝奶粉，就让其每次都吮吸妈妈的奶头的话，结果就会使得孩子不再吮吸橡胶奶嘴。虽然狠下心来不管孩子是否哭闹都置之不理也是个办法，但当孩子饥饿的时候，先让孩子吮吸奶瓶的方法更有效果。有时候，有的孩子会非常固执地只吸吮妈妈的奶头，在这种情况下，绝不能强制喂孩子喝奶粉。需要借助时间来解决这一问题，更换一下奶嘴也是个不错的办法。这是因为，偶尔更换奶嘴，有的孩子会喜欢吮吸。更换奶嘴的时候，奶嘴太硬的话，孩子们会讨厌吮吸，所以事先进行多次蒸煮使奶嘴变软是个不错的办法。另外，橡胶奶嘴的洞存在异常的话，孩子们也

令人意外的是，很多
妈妈们不知道，孩子吃完
奶粉之后应当让其打嗝
儿。喂孩子吃奶粉后，如
果孩子多次"嗝~嗝~"地
呕吐，在用纱布手绢给他擦拭
后，会继续喂其吃奶，这会让
孩子很辛苦。只要打嗝儿没有打
断孩子吃奶的节奏，最好能在哺乳
过程中让其多次打嗝儿。尤其是，
如果孩子吃完后打嗝儿时呕吐的话，
有必要在其喝奶的过程中让其打嗝儿。
并不是只需要让孩子打一次嗝儿。

可能会讨厌使用奶瓶，所以一定要确认奶嘴的洞是否正常。还有一种方法是，先用勺子让孩子尝尝奶粉的味道，等孩子略微熟悉之后，再让其尝试使用奶瓶。还有一种方法是，在奶瓶橡胶奶嘴上抹上母乳，等孩子开始用嘴吸吮之后，再让其使用奶瓶。没有哪种方法是标准的哺乳方法。如果用尽了各种办法后，孩子仍然拒绝使用奶瓶的话，就只有耐心等待了。

夜间哺乳的问题

出生后四个月，最好不要晚上一醒来就直接喂奶

· 晚上睡得好，对妈妈孩子都有益。吃母乳一次就吃饱的孩子，吃奶间隔时间会慢慢变长。一次吃得越多，晚上醒来的次数就会越少。两个月大的孩子完全吃饱入睡，间隔时间是五个小时，四个月大是七个小时，六个月大是九到十个小时。这样的孩子如果白天也吃得好，体重就会正常增长，对孩子有益，妈妈晚上也能够得到充足的睡眠。这话说起来容易，做起来难。如果为了晚上多睡觉，把孩子饿哭也是不对的。肚子饿就应该吃。如果晚上睡不好，就增加每次的喂奶量，这样白天吃得多，晚上吃的就会慢慢减少，减少晚上饿醒的次数。万一母乳量不够，或者孩子体重没有正常增长的话，夜间哺乳则是必须的，此时可以向儿科医生咨询。

· 早期的睡眠教育很重要。满两月后，睡觉时不要喂着奶哄孩子睡觉。充分喂饱后让孩子躺下，让他养成自己入睡的习惯。哄睡觉的时候，让孩子吃饱后躺下，换上睡衣，给他讲故事，读书给他听，唱摇篮曲，然后放个小玩偶在孩子身边，抱抱他说晚安，最后盖好被子睡觉。这被称为"睡觉仪式"。每天重复一样的睡觉礼仪，以后给他换

睡衣、讲故事、读书听的时候，他就能自己入睡了。大约四个月大的时候，晚上醒来不要直接就喂奶，最好等孩子自己睡着。吃母乳的孩子通常晚上还是会吃一两次。睡眠教育持续满六个月的孩子，绝大多数可以晚上不吃东西，一觉睡到天亮。

晚上睡眠好是有益的

· 睡眠好对孩子的健康是很有益处的。比起晚上经常起来吃东西，白天吃饱晚上能睡个好觉，当然是最好的。如果吃母乳的孩子养成晚上吃奶睡觉的习惯，那孩子就有可能患龋齿。

· 睡眠好的孩子长得快。有句话说，晚上孩子长个快。正是说成长中的孩子如果晚上睡得好，就会头脑聪明，个子也长得快。因此，晚上不醒，保证充足的睡眠对孩子是非常重要的。有的孩子一天睡够12小时，白天吃得好，体重也正常增长，这样的话，不论对孩子还是妈妈都有益。

· 早期停止使用奶瓶比较困难。吃奶粉的孩子过周岁后，最好不再用奶瓶。但是夜里能用杯子代替奶瓶给孩子喂奶的情况很少。因此停止夜里喂奶，对尽早摆脱奶瓶有好处。

· 妈妈也要生活。妈妈有什么罪？妈妈晚上也要睡觉的。孩子又有什么罪呢？随着饭量增长，还要调整吃奶时间来保证睡眠。随着孩子的长大，晚上继续吃奶的话，孩子和妈妈都没法睡好。而因为睡眠不好，断奶的妈妈比比皆是。如果事先多做一些努力的话，母乳喂养也会更好些。

· 培养生活节奏。吃奶粉的孩子九个月大的时候一天吃三顿辅食四次奶粉。其中三顿奶粉跟辅食一起吃，最后一次奶粉最好在睡前喝。但是习惯了晚上吃奶的孩子要养成这种习惯比较困难。

· 肥胖问题。如果养成晚上醒来就吃的习惯的话，孩子会摄入过多的热量，容易引起肥胖。请家长注意。

关于夜间断奶的问答

孩子成长的过程非常多样化，因此并不是所有的情况都能从教科书上查到。在育儿过程中，妈妈有妈妈的作用，儿科医生也有他的作用。没有什么特别的秘诀。根据妈妈的意志和孩子的反应，方法各不相同。下面我们来看看妈妈们比较困惑的关于夜间哺乳的问题。

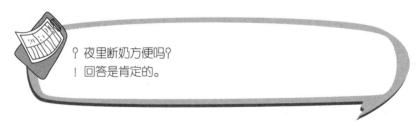

？吃母乳的孩子什么时候终止夜间哺乳比较好呢？
！关于这个问题没有硬性规定。

在正常情况下，如果晚上断奶后仍能保证睡眠，就没有问题。一般来说，吃奶粉的孩子四个月，吃母乳的孩子六个月后，只要晚上能够睡够9～10个小时，就可以顺利停止夜间哺乳。也有的孩子过完周岁，晚上还是要吃奶。这种情况下，如果孩子和母亲都没有感觉不适，那晚上继续吃奶也没有问题。

？夜里断奶方便吗？
！回答是肯定的。

夜里不用吃就睡，当然省事。

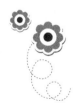

？孩子总是哭闹的话该怎么办呢？
！如果是因为肚子饿而哭，当然要给孩子吃。

但是如果不是因为饿而哭闹，给孩子吃东西的话，是不正确的。

？晚上停止哺乳，对孩子也好吗？
！孩子晚上不吃东西，能睡个好觉，对孩子当然有益。

？孩子晚上不吃奶粉的话，不会饿坏吗？
！如果孩子是饿醒的话，当然要喂吃的。

如果白天吃得好，体重也能正常增长的话，通常四个月大的宝宝能睡7个小时，六个月大的孩子能睡9～10个小时。这个不是一蹴而就的，可以慢慢地让孩子白天多吃，晚上睡觉。

？一定要把晚上吃奶的习惯戒掉吗？
！不是的。

我们大家有时候也会晚上起来吃点东西，谁都会有。但是，不管怎么说，夜里吃饭总归是不正常的。

？在我家，爸爸是不会让孩子哭的。
！那就没办法了。

如果不能说服爸爸的话，那就再等等，实在不行就得晚上继续给孩子喂奶了。

？晚上醒来不给孩子喂奶粉，而是给他喝水。
！停止晚上喂奶后，应尽量减少给孩子喂水的次数。

否则，会养成晚上醒来喝水的习惯。

？我家孩子已经八个月大了，可是晚上断奶还是很困难，可以晚点再断吗？
！如果孩子晚上断奶很困难的话，那再喂一段时间也没有关系。

因为儿科医生在各个阶段推荐的年龄段都是平均年龄，所以有的孩子能做到，也有的不能。但是一般来说，过了推荐的年龄段再开始的话，孩子越大实施起来越困难。就拿摆脱奶瓶这件事来说，两岁大的孩子就比一岁的孩子实施起来困难得多。

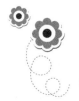

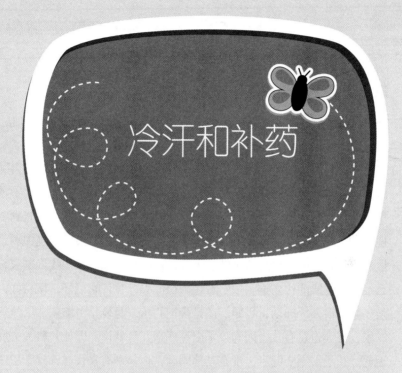

冷汗和补药

　　·孩子本身出汗就多。哺乳期的孩子可能会出很多汗，睡觉的时候甚至枕头都会浸湿。如果在街上随机采访，会有超过一半的人说孩子爱出汗。出汗并不代表身体虚弱或生病。又或者有的妈妈认为治疗感冒时孩子爱出汗，是因为感冒药药性太强的缘故。事实上并不是那样。

　　·有些妈妈主张出汗后要进补。但是儿科大夫建议如果没有别的状况，只是出很多汗的话不用担心。孩子本来就爱出汗，也包括爱出冷汗。儿科医生不同意儿童通过吃补药使身体健康起来的说法。

出冷汗是身体虚弱的表现吗

·在我们国家汗是健康的代名词。在诊室里治疗患者时，最常见的一个问题就是关于孩子虚弱吃鹿茸的问题。医生如果问家长："孩子看着很结实，为什么说身体虚弱呢？"相当一部分的妈妈会回答因为孩子出好多冷汗。并且还有很多妈妈说孩子出好多冷汗，是不是哪里有什么问题。也许妈妈们觉得出冷汗意味着身体虚弱，首先想到要吃鹿茸。实际上很多妈妈觉得儿童时期不吃鹿茸，身体会越来越虚弱，以后会受苦，所以觉得要从小就要进补，打好身体基础。在我们国家，汗已经成为健康的代名词。孩子看起来很健康，并且吃得好，玩得好，可是如果出很多汗的话，妈妈们还是会担心孩子身体是否虚弱。天气热的时候，每天也总有几个因为孩子出冷汗来儿科就诊。即使儿科大夫反复说明，孩子很结实健康，没有其他问题，但还是有家长在诊疗室里念叨"孩子都出了这么多汗"。

·医学角度看，绝大多数的出汗并无大碍。医学上，出很多汗首先是人身体正常的表现。此外天气热，室内温度高，穿得多，或者生病引起发烧，排汗系统紊乱，都有可能导致大量出汗。还有几种特殊疾病，比如先天性心脏病、甲状腺机能低下或结核类似的慢性消耗性疾病等，患这些疾病的话也会出很多汗。如果身体真的虚弱，或是患有其他疾病，儿科医生通过诊疗也可以发现。然而，就概率来讲，身体正常的概率占绝大多数。即使这样仍然有好多妈妈特别担心"我家孩子"出很多冷汗不好，连后脑勺都总是热热的。如果孩子出汗多，包括冷汗，就真的是体质虚弱吗？用一句话来概括，出冷汗并不意味着身体有问题。孩子并不是因为身体虚弱出汗，也不是感冒药药性过强而出汗。

448

很多妈妈因为孩子出汗来就诊，大部分儿科医生都会说是正常现象，所以不必太担心。

总体来讲孩子多汗正常

• 孩子们本来就多汗。人体有两万多个汗腺。我们的身体通过汗腺排出汗液来调节体温，并排除体内废物。每单位面积皮肤上的汗腺数量，孩子要多于大人，因此排出的汗液也相对大人较多。特别是汗腺聚集的额头、后脑勺、手心、脚心等地方，在吃饭或有些累的时候都会有大颗的汗珠。而且，孩子尚未发育完全，不会像大人那样很好地控制排汗。因此，无论是没有缘由地出很多汗，还是晚上睡觉的时候出汗把枕头浸湿，都只是因为孩子本身出汗多而已。

• 不用太担心，多汗是体质的问题。实际上，很多父母担心孩子出汗是体质虚弱的表现。即使有些孩子身形偏胖，爱出汗，父母还是觉得要给孩子进补。还有的父母认为孩子得感冒的时候，吃的感冒药药性太强而导致孩子流那么多汗。可是很多父母总是因为孩子多汗而担心，对此儿科大夫认为多数情况并没有那么严重。出汗多又不发烧，肉眼看不出其他异常，那一般是因为个人体质不同，不用过于担心。

有的情况下多汗的确是问题

• 有些疾病会伴有发烧症状，退烧会出很多汗。这种情况下，如果刚开始发烧时没精神，然后这种状态有所好转，那就要开始留意出汗问题了。用了退烧药会出汗，烧退下来后流出的汗液会留在皮肤上，变得更加潮湿。再有得了结核病会持续低烧，也会一直出冷汗，有的父母了解这个常识，孩子一出汗就担心是不是得了结核病。但孩子因为结核病而流汗多的情况是极为少见的，所以没必要一出冷汗就担心是结核病。

· 如果出汗的同时又持续低烧不退，一定要查明原因。遇到孩子出汗又持续低烧时，最重要的是要查明原因。得了先天性心脏病或类似甲亢这类疾病，会消耗孩子体力，也会出汗多。这样的孩子流汗异常多，呈现出病态，连呼吸都喘气，而且容易疲惫。佝偻病、低血糖、水银中毒、黄疸等引起的小儿麻痹、脑膜炎等光听名字就觉得很可怕，虽然这种后遗症很少见，也会出汗多，即使孩子真的得了这类病，出很多汗，也很难据此来确诊，倒是其他症状比较容易引起怀疑。另外，孩子胖也会多汗，但还是有父母觉得胖孩子出汗多是身体虚弱，要给他吃这吃那，实在让人哭笑不得。万一孩子得了糖尿病要注射胰岛素，突然出很多汗，那就要当心低血糖了，应立即采取措施。此时可以吃一两颗糖应急。总之，包括冷汗在内的大部分出汗都属于正常现象，即使有问题也可能是多种原因引起的，单纯认为出冷汗就等于体弱是不成立的。

由专家来做医学判断

我们国家的人对于医学的理解比较抽象。认为症状相同就是得了相同的疾病。这是一种把特殊经验普遍化的思维。人们更容易依赖于周边的人和自身的经验，而不是求助专家。出汗多了就是体虚，要吃点鹿茸；眼底黑，是肾虚，要吃点什么；头疼的话是血压高，可以怎么治疗；咳嗽是感冒了，用什么好；孩子发烧，手脚凉是体寒，吃什么好；咳嗽厉害会不会是结核病，吃什么好；什么对癌症有用；肝不好吃什么药；肚子疼时，怎么办；拉肚子时，怎样应对；不吃饭的话，可以吃些什么；吃什么能生男孩等，不胜枚举。曾经有个小区里有个孩子得了心脏病，出很多汗，妈妈们看到这个情况后，都担心自己的孩子出汗多是

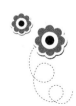

不是心脏也不好，于是都一窝蜂地聚集到儿科。因为每个人的情况都不一样，所以不能一概而论。应该由专家来下医学性的判断。

韩国人原本体质就弱吗

韩国人从小就吃很多补药，但并不比其他国家不吃补药的人健康。鹿茸是补药的代名词，它的世界产量中的很大一部分都被韩国人吃掉，但韩国人却不比其他国家的人均寿命长，抗病能力也并不强。如果说原本韩国人就比其他国家的弱，连鹿茸都不吃的话，会更早死去或者更不健康，那我无话可说。但是没有证据显示韩国人出生时就比其他国家的人弱。如果补药真的这么好，那古人不是应该比现代人更健康吗？

医学不能以中医和西医来区分

· 任何药在没有明确副作用前，是绝对不能使用的。医学是以经验为依据，统计经验使其普遍化后，能够适用于一般人的复杂的现代科学。但是我们传统的育儿方法和民间疗法中，有些经验并没有经过具体的科学论证。很多人认为中药绝对安全，毫无理论依据地完全照搬。但我并不这么认为。所有的药用植物都有一定的副作用。中医师也说不能用错药。一定要清楚药的副作用，并且在没有被证实前，绝对不能使用。我们在医院拿的药都是定量的，这样医生可以预测到它的副作用。并且医生针对患者的状况，开出正确的处方，基本不会产生多大副作用。如果有谁能拿出合理的资料，证实吃鹿茸的孩子比不吃鹿茸的孩子要健壮，那我明天就给我的孩子吃鹿茸。

· 医学不能以传统医学与现代医学来权衡。不论是西医还是中医，只要效果经过系统的认证，没有理由不用。儿科医生用的处方药经过了现代医学统计认证。对于中药，只要有明确的数据显示它的用量、副作用，我没理由拒绝。这是作为一个儿科医生，并且深爱两个孩子的爸爸的意见。

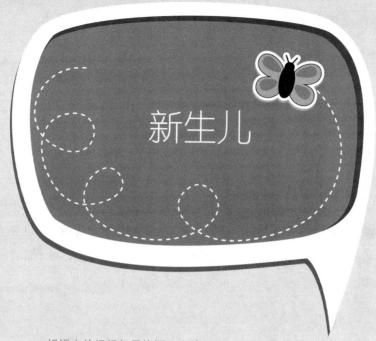

新生儿

· 妊娠中的妈妈如果饮酒，会给新生儿带来极大的危害。妊娠期间一杯酒都不能喝。

· 从妇产科出院后，就要给孩子用安全座椅。宝宝自己还不能支撑起头部，要防止宝宝的头部被晃动，这样会影响宝宝头部发育。

· 从很小的时候就开始在宝宝身边跟他说话，这对孩子的语言和思考能力的发育有很大帮助。一天保持跟孩子至少5个小时的对话，是培养聪明宝宝的捷径。

· 产后调养时选择24小时母子同室，可以培养跟孩子的感情，并且有利于孩子的头脑发育。没有特殊原因不要托付给新生儿室，晚上也要和妈妈一起睡。

· 产后调理时，吃海带汤最好不要超过一周两碗。这点也许出乎很多人的意料。

· 一周洗2~3次澡。但是如果孩子出汗多，身上脏了，每天洗也没关系。不要让孩子趴着睡觉，儿科医生不建议孩子惊醒后就给孩子吃奇应丸或清心丸。

· 给孩子吃母乳最重要。出生后四周内只喂母乳，才意味着母乳喂养成功。

妈妈要知道的关于新生儿的事

不论是谁看到孩子，都会微笑着称赞孩子的可爱。看着孩子自顾自咧嘴笑的样子，做父母的再苦再累，在这时也会觉得自己是世界上最幸福的人。同时也意识到，要想把宝宝培养得漂亮可爱，可不是件容易的事。

新生儿筛查

新生儿筛查针对的是出生后一个月以内的婴儿。出生后的一个月以内，是孩子最需要妈妈悉心照顾的特殊时期。孩子在医院出生后会接受新生儿筛查。出院的时候，如果医生没有说什么特别的话，就可以暂时对孩子的健康放心了。以下是医生们对新生儿进行的部分检查项目。

• 阿普加评分（Apgar score）。孩子出生后，最先确认的就是阿普加评分。检查孩子的心脏搏动数、呼吸状态、肌肉紧张度、鼻子对刺激的反应、皮肤颜色等，满分10分，以此来判断孩子的状态。分数越高越好，如果分数很低，医生会据此认为孩子异常。因此，如果没听到医生提起孩子阿普加评分或说孩子不健康，那说明孩子是健康的，不用担心。

• 通过肉眼和简单的方法来检查孩子的整体状况。一定要确认有没有手指和脚趾，是否都能弯曲和并拢，手脚的粗细是否一致，确认脸部外观有无异常。一定要确认额头以上没有骨头的头囟部位大小是否适当，观察耳朵的形状。触摸脖子看有没有硬块，看脖子有没有歪，骨关节有没有脱臼，观察肚子是不是特别硬，以及生殖器的外观是否正常，睾丸是否两个，大小是否一致，一定要确认肛门是不是通透。还要确认心脏能否听到杂音。

新生儿时要这样

·出生后早期，体重轻。经常说新生儿期就是"吃了睡，睡了吃"。通常一天能睡16～20个小时，因为此时的睡眠多为浅层睡眠，很容易醒。尽管很努力地吃东西，但是比起出生时，几天后的体重会减少约5%～7%。因为新生儿不是通过脐带，而是用自己的嘴直接摄取营养，而宝宝还不熟悉用嘴吃东西，所以吃得会比较少。再加上孩子出生后要排出胎便和小便，这些排泄物的量要比吃的量多，这也是体重减轻的原因之一。大约一周后就会恢复出生时的体重，并增长100克左右。出生两周后，如果不能恢复到出生时的体重或者每天体重增长不够20克的话，就应该接受儿科医生的诊治，看是因为哺乳问题，还是得了其他病。

·新生儿的呼吸比较快。新生儿在刚出生两周内，呼吸急促的情况很常见，随着孩子的长大，呼吸会逐渐平稳下来。新生儿是利用膈肌呼吸的，所以肚子会一上一下地做腹式呼吸，因为做腹式呼吸，所以原本就圆鼓鼓的小肚子看着更鼓了，父母们不必为此担心。新生儿的平均呼吸数是一分钟30～40次，在睡觉时测试最准确。孩子哭、玩，或兴奋的时候呼吸次数会达到一分钟60次。如果新生儿呼吸数持续超过一分钟60次，最好咨询下儿科医生。这有可能是呼吸系统异常的表现。

·新生儿比大人脉搏快。新生儿的心脏搏动比大人要快，这

孩子得了黄疸，就要断掉母乳吗

新生儿出生几天后，多数会出现黄疸。有人说，小孩本来就有黄疸，自己会好，但是并不是所有黄疸都会自行痊愈，所以最好去咨询儿科医生，确认下孩子黄疸的轻重。有人认为有黄疸了，就该停止母乳喂养，但实际上因为黄疸而中断母乳是不可取的。出生一周后会出现母乳性黄疸，这时需要暂时中止母乳喂养，但是孩子一旦好转就可以继续吃母乳，所以要把奶水先挤到杯子里，给孩子吃奶粉。不然，如果奶水没有排出，以后孩子可能就吸不出妈妈的奶，而很难再重新吃母乳了。有的妈妈因为孩子出黄疸，不去咨询儿科医生，而是询问生产时妇产科的医生，然后停止母乳喂养。真这样的话，是不科学的。没有必要因黄疸而断掉母乳。

跟体重有关。哺乳类的心脏搏动数跟体重成反比，体重越轻新陈代谢就越快。新生儿的心脏起搏数一般为一分钟120～180次。呼吸次数也跟心脏起搏数一样，在睡觉时测得最准。如果孩子大哭，脉搏也会随之变快。

· 新生儿通常体温偏高。因为新生儿体温调节功能还不发达，很容易受外部温度变化的影响。在暖和的房间里，把孩子用被子包得太紧会发烧，请家长一定注意。新生儿的正常体温是36.5～37.5摄氏度。但如果孩子平时体温37度，突然37.5度了，就认为是发烧了。想要知道孩子的正常体温，一天要测量多次才行，并且要在孩子安静的时候量才准。如果孩子大哭，测出来的体温偏高。未满三个月前，医生更鼓励使用肛门体温计来测量，而不是鼓膜体温计。使用肛门体温计测量的时候，把体温计末端抹上凡士林，慢慢地推进肛门1.2～2.5厘米即可。绝对不要强制性地使用蛮力插进去。测好拿出来后，要用手轻捏屁股几分钟。

· 新生儿的肾脏功能还不完全。刚出世的新生儿吃得少，所以几乎没有小便。只要让孩子继续吃奶，小便量就会慢慢增多。孩子如果小便是一滴一滴的，或者尿流像线一样很细，最好找大夫诊治一下。有时，尿布上会浸有红色的液体。大部分情况是尿酸的缘故，但最好拿着尿布去给儿科大夫看下，能帮助查明原因。

新生儿身体发育正常指标

	男孩平均数	女孩平均数
体重	3.40kg	3.30kg
身高	50.8cm	50.1cm
头围	34.6cm	34.1cm
胸围	33.4cm	33.1cm

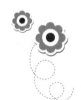

· 脐带会自行脱落。如果保持脐带干燥，大约一周到10天左右

就会变黑变硬，然后自行脱落。肚脐如果出脓水了，要擦干，如果还是不行就请带孩子接受儿科大夫的治疗。

· 新生儿最初会排出像膏药一样的又黑又黏的胎便。新生儿排出胎便几天后会排出呈黄绿色的过渡便，然后又会是黄色的大便。孩子的大便会根据不同年龄、吃的东西和身体状况而出现很大的差异，没办法说什么样的大便就能说明孩子是发育正常的。有时会像水豆腐那样稀稀的，有时大便的颜色又会像深深的艾叶那样。

· 新生儿既看不清也听不见。但是如果觉得刺眼了，孩子会闭上眼睛；接种卡介苗时，会疼得抬起头来。也能感觉到温度，洗澡水如果太凉，孩子会不停地哭。一开始听觉反应会比较迟钝，但一周后就会对大的声响有反应。味觉发育得较早，通常孩子吃过奶粉，就不再想吃母乳。因此，想给孩子吃母乳的妈妈最好从一开始就只喂母乳。

· 新生儿能感觉到妈妈的皮肤接触。新生儿对触觉很敏感，这是孩子和妈妈开始直接皮肤接触的纽带。新生儿不是没有感觉的。怀着爱孩子的心情稳稳地抱起孩子，宝宝的全身都能感受到。

· 新生儿还不能区分白天和晚上。大部分新生儿都会不停地反复吃睡，吃吃睡睡再醒。这样持续一个月左右，才能感觉出孩子真的是睡醒了。然而不是所有的孩子都睡觉多。有的孩子睡觉都不到普通孩子的一半，这让有些妈妈很苦恼。如果家长认为孩子睡觉太少，最好咨询下儿科医生，看看孩子有没有其他异常。

孩子哭是有原因的

新生儿应放在阳光充
足的房间，但不能让宝
宝躺在阳光直射的地方。
地面不能太硬，温度保持
20~22摄氏度左右（不能超
过25摄氏度），湿度维持在
50%~60%比较适当。有的父母
听说给孩子听音乐好就努力地给
孩子放音乐，但宝宝经过漫长的旅
程，好容易从妈妈的肚子里艰难地
来到外面的世界，已经很累了。孩子
这时还不能适应周边的环境，可能的话
尽量保持安静。

• 哭是新生儿表达意愿的唯一手段。对于没有能力构思出一定意义的语言的孩子来说，哭是唯一能表达意愿的手段，是宝宝告诉妈妈自己需要什么的信号。养育过多名孩子的父母，只要一听到孩子的哭声，就能马上知道孩子为什么哭。因为在不同情况下，孩子的哭声各有特点。重要的是妈妈要在孩子哭时做出正确的反应。有时孩子哭了，但妈妈想纠正这些坏习惯，就放任不管，可是孩子是不会理解妈妈的这种深层涵义的。孩子哭都是有理由的。妈妈最好多给予关心和耐心。

• 孩子哭时，家长应该这样哄。孩子哭的时候，最常见的哄孩子的办法就是抱抱他。当然，背背孩子，有规律地摇晃一下，或者抚摸孩子的全身，都会让孩子比较舒服，温暖的怀抱也可以让孩子停止哭泣。对一味大哭的孩子来说，最好的办法就是他最喜爱的妈妈在身边哄他逗他开心。孩子在吵闹的环境下更容易哭闹。关掉电视，音乐声不要调得太大，夫妻吵架也请到孩子看不见的地方，小声为好。特别注意要避免发出大的声响吓到孩子。孩子在特别亮或者冷和热的地方都会哭闹不止。尽可能维持舒适的环境。如果是吃奶粉的孩子，在孩子张嘴哭的时候，给他吸安抚奶嘴也行。但是在孩子肚子饿或是为了让妈妈舒服等没有必要的情况，就不要用了。另外，转移孩子注意力，也可以有效地让孩子停止哭泣。给孩子漂亮的玩偶和能发出簌簌声响的东西，或者摇晃摇铃吸引孩子的注意力，孩子就会停止哭闹。当然，无论做什么，最好的办法就是爸爸妈妈跟孩子一起玩，特别在新生儿时期，经常抱孩子对安抚孩子的情绪很有帮助。而且，新生儿即使哭，也不会流多少泪在脸上。

新生儿发烧时

• 给孩子包裹太厚，对很多方面都不好。我们国家传统的育儿方法是把孩子包裹得暖和点。把穿了衣服的孩子用毛巾包起来，然后再盖一层被子。产妇在产后调理时，也要让房间尽量热，还得盖好被子。妈妈产后要这样调理，而孩子如果在这么热的环境下，对很多方面都不利。孩子不像大人，自身不能很好地调节体温，特别是新生儿如果在暖和的地方还被包得严严实实，就很容易发烧。实际上，很多新生儿是因为包裹得太多而引起脱水。想要让孩子维持一定的体温，在穿着衣服的情况下，不要不停地用厚重的被子包孩子。房间里的温度在20～22摄氏度之间是最好的，在韩国不要超过25摄氏度。湿度为20%～60%之间比较适宜。一般来说，新生儿可以比大人多穿一层，但如果孩子看起来很热，给他像大孩子那样穿也没关系。最一般的状态是垫好尿布穿上内衣，外边罩个小衫，再穿个轻薄的外衣然后用毯子包起来。

• 不要把孩子包得太紧。胳膊的活动也是一种运动。适当的包裹固然是好，但是要避免包得过于厚重。特别在炎热的天气，给孩子包得太多不好。有人相信如果不把孩子的手包起来，孩子可以自己玩，长大会成为运动健将，其实不一定是那样。当然如果是因为可以任意挥动胳膊而经常惊醒的孩子的话，就应该包起胳膊。因为新生儿神经系统还不完善，不能用意识控制肢体。但这个没有绝对的标准。把孩子包起来就看不到孩子的整体状况，所以松开也可以。一般来说，淘气的孩子要包起来，老实的孩子可以解开。

• 新生儿如果发烧，儿科医生会很紧张。有时新生儿发烧会很危险，所以一定要接受儿科大夫的诊治。奇怪的是，虽然家长坚信新生儿发烧一般不会有什么问题，但超过一半的孩子妈妈会慌张地带孩

白色噪音

不是所有的噪音或杂音都会刺激婴儿。令人惊奇的是，隔壁房间里的洗衣机或吸尘器发出的反复且有规律的相对安静的杂音，有助于让孩子停止哭闹。这类声音被称为白色噪音，比起完全安静的环境，这种声音更能提高孩子的集中度。但是不要特意去录下这种白色噪音放给孩子听。最好是家人平常生活中制造出的适当声响。

子跑到儿科。新生儿发烧跟其他月龄的孩子发烧不同，具有完全不同的意义。有的妈妈养育过多名孩子，这些妈妈坚信新生儿经常发烧只要在家吃点药就好了，这种做法很不好。虽然多数情况下孩子都没什么异常，但也有严重的情况，甚至让儿科医生都很紧张。

• 通常新生儿发烧没有其他问题。孩子刚出生的时候，因为吃不好，妈妈也没有精神，摄取水分和母乳或奶粉不足，会引起轻微的脱水和"一日性发烧"，这属正常现象。给孩子喝些水，之后烧很快就会退下来。因为新生儿还不能很好地调节体温，所以除"新生儿一日烧"以外，也很容易发烧。正如前面所说，韩国的传统育儿习惯是把孩子盖着被子养。房间很热，还在床头开着电炉，再把孩子用被子一层层地卷起来，这样孩子的体温就会突然升高。这时要解开孩子的被子。但即使这样，肛门测量的温度也极少会超过38摄氏度，因此一旦孩子发烧超过38摄氏度，脸色看着发红，最好去咨询儿科医生。

• 新生儿发烧有时会很危险。现在开始说重点了。像前面所说的两种原因而导致孩子发烧的情况，大部分妈妈随着时间的积累都会慢慢总结出经验，知道孩子会好转。妈妈带孩子去儿科接受医生检查，拿到检查结果后，医生告诉说孩子没有问题，那妈妈下次就能事前预料到新生儿发烧没有大问题。但是新生儿发烧并不全都没问题。新生儿如果得了脑膜炎、尿道感染、肺炎、败血症、肠炎、上呼吸道感染等感染引起的疾病，早期并没有其他症状就只是发烧而已，这种情况虽然少见，但是的确存在。这类病如果早期得不到治疗会很危险，甚至会给孩子带来致命的伤害，因此如果新生儿发烧，最好找儿科大夫确诊一下。

• 发烧的时候不要给孩子吃完药再等等看。新生儿的腋窝温度如果超过37.2摄氏度就可以判断是发烧了，这时最好再测下肛门温度。给孩子补充水分或脱掉衣服后仍然持续发热的话，即使看起来没有其他异常，也应该立即去接受儿科医生的治疗。新生儿发烧有可能是一些致命性疾病的早期症状，在不能明确发烧的原因时，很多儿科医生都预想到最坏的情况进行治疗。有的妈妈会有这样的担心："给新生儿用药可以么？"但是像抗生素这样的药物在必要的时候一定要使用，只要使用得当，可以救命。新生儿如果发烧，即使有可能白跑一趟医院，也最好找儿科大夫诊治一下。

现在还不能背宝宝或者扛着孩子

有时会看到妈妈胸前抱着脑袋摇摇晃晃的新生儿，来儿科接种卡介苗。但是孩子还太小不能支撑起自己的脑袋，所以妈妈应尽量避免背着或是竖在前面晃晃荡荡地抱着孩子。只有等孩子能完全支撑起自己头部时，背孩子才是安全的。每个孩子都存在个体差异，多数情况下2～4个月左右，就可以背着了。当然为了让孩子的头能够支撑起来，可以利用头托儿，初期应尽量缩短背孩子的时间。带孩子到儿科接种卡介苗时，虽然会比较累，但最好是斜抱着孩子去。

一定要接种卡介苗

· 出生后四周内一定要给孩子接种卡介苗。原则上四周以内就要接种卡介苗。大部分新生儿出生时，妇产科会给一张接种卡片，上面写明需要何时接种。出院的时候，妇产科大夫如果没有特别的嘱咐，一定要在四周内带孩子去儿科接种卡介苗。不要超过四周，是四周以内。有时是妈妈忘了或者孩子生病了，四周内没能接种卡介苗。即使过了四周也要尽快给孩子注射。并不是说过了四周就不能接种了。接种卡介苗时，一定要提前确认医院的接种安排。因为很多儿科一周只有一天安排接种。

· 卡介苗接种延期的情况。皮肤炎如果很严重，接种就要延期。这是接种卡介苗延期中最常见的原因之一。此外，如果孩子严重营养不良，或者发烧及免疫机能低下，都应让儿科医生确认是否有必要延期接种。

· 尽管卡介苗有副作用，但也一定要注射。接种卡介苗的部位，过一个月后会化脓留下疤痕。也有少数人会在接种后淋巴腺肿

带孩子去接种疫苗时，一定要携带育儿手册

因为很多儿科都对卡介苗接种规定了固定时间，所以最好提前跟儿科联系，确认是星期几接种。妈妈没必要非带孩子走远路去出生的医院接种，去就近的医院接种就可以。接种时一定要带着育儿手册，做好接种记录。乙肝预防接种的疫苗种类有很多种，交换接种也不会影响效果，但即使换了医院，也不能更换育儿手册。

大或得结核病，极少数会结核菌扩散至全身，即使这样，也要忍受卡介苗的副作用，一定要接种。我国的结核病患者本来就多，如果不接种卡介苗，危害会更大。比起接种的副作用，如果不接种而得了结核病的后遗症则更可怕。家里没有结核病患者，也一定要接种卡介苗，接种后在预防接种卡上登记，并提前确认下次接种的日期。在娘家生产的妈妈，接种卡介苗后可能会回到自己家里，这样即使换了其他医院的儿科也最好要继续用同一张预防接种卡，我建议使用儿科协会制作的卡片，尽量不要用奶粉公司给的卡片。卡片要一直妥善保管。孩子去国外留学时，必须要有接种记录才行。妈妈带孩子去儿科接种的时候要带着育儿手册、接种卡和妈妈的医疗保险证，并且为了应对长时间的等待，最好要给吃奶粉的孩子准备一次量的奶粉，拿着尿布。卡介苗有普通卡介苗和留疤少的经皮卡介苗。至于到底用哪种，请与儿科大夫协商。普通卡介苗是免费的，经皮疫苗要贵一些。

怎样给新生儿洗澡

· 给新生儿一周洗几次澡合适？给刚出生的婴儿洗澡，要洗哪里？怎么洗？可不可以每天洗澡？这些对初为人母的妈妈来说，不是件容易的事。通常新生儿一周岁之前一周洗两三次澡就好。有的妈妈觉得孩子如果不每天洗澡身上会很脏，可是洗澡过于频繁，会导致孩子皮肤干燥。如果在出汗多的季节，每天用水冲洗也是可以的。

· 脐带脱落后才可以全身洗澡。一般新生儿出生1~2周后，脐带会完全脱落，在这之前，不要给孩子洗全身澡，最好用毛巾浸水擦拭孩子的身体。不要用肥皂给孩子洗脸，最好在肚脐全部愈合后，再把孩子泡到水里洗。

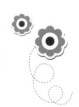

• 洗澡的益处。给孩子洗澡不仅清洁身体，而且孩子通过消耗能量能达到适当运动的效果。洗澡可以促进新陈代谢，让孩子睡眠好，有助于成长。并且，妈妈在给孩子洗澡的时候能够观察到孩子全身的各个部位。

• 洗澡时，按照从上到下的顺序洗。为了预防孩子洗澡后着凉，洗澡时要提前检查有没有准备好更换的衣服和浴巾等。洗澡时，最好按脸、头、上半身、腿、手的顺序，自上而下清洗。新生儿出生一个月以内最好用儿童专用皂，未满两个月，不要给孩子用儿童香波和沐浴露。只用儿童香皂就可以洗得很干净了。

• 洗澡时适宜的温度和时间。给新生儿洗澡时，室内要足够温暖，水温在35～38摄氏度之间为宜。妈妈很难准确地预测水温，所以最好用温度计测量。用温度计测量不合适的时候，用对温度比较敏感的身体部位，如手腕或胳膊肘放进水里，试下水温是否合适。给新生儿洗澡，5分钟比较适宜。洗澡时间最好选在室内温度最高的上午10点到下午14点之间，不必太受时间限制。因为如果孩子能区分白天和晚上的话，在傍晚洗澡反而有助于睡眠。吃完奶半小时后再洗澡对孩子各方面都好。孩子如果身体不舒服或是发高烧，最好推迟一天再洗。

• 洗澡后不必非用爽身粉。给新生儿洗完澡后，如果耳朵里进水，要用棉棒擦净耳后和耳廓。不要把棉棒伸进外耳道里。鼻子里的异物也用同样的方法擦掉。洗完澡没必要非得用爽身粉。想用的时候，妈妈不要直接撒在孩子的皮肤上，而最好是先把爽身粉倒到自己手上，然后再用手擦到宝宝身上。万一爽身粉进到孩子的呼吸系统会很危险。涂抹爽身粉的时候，最好只涂到能直接接触的皮肤上。

如果孩子每次洗澡都哭，妈妈会很累

孩子的记忆力通常超乎妈妈的想象。以前6个月大的孩子接种百白破疫苗时看到大夫的脸就哭，后来还没等看到医生的脸，一进诊疗室就会开始哭。不管是因为记得医生的脸，还是感受到了那里的气氛，不论怎样无疑都说明孩子是有记忆力的。

洗澡的时候，如果孩子有觉得烫或者感到疼等不好的记忆了，那么以后就会开始讨厌洗澡。这时候，妈妈的反应很重要。惊慌或是神经质的反应都不好。这时要重新再来一次，慢慢地让孩子跟水熟悉后，稍微洗下就好了。最好过几天再轻轻地把孩子泡在水里洗。要注意的一点是，孩子哭了说明他不喜欢洗澡。妈妈如果一味地强迫宝宝洗澡，会让宝宝认为洗澡是件不好的事。然后就会一点一点地更讨厌洗澡。即便孩子哭了，妈妈也要忍耐并且尽力营造愉快的洗澡氛围，让孩子觉得洗澡是件愉快的事。如果采取多种措施后，孩子还是讨厌洗澡继续哭的话，最好接受儿科医生的诊治，看孩子有无其他异常。

如何给新生儿剪手指甲和脚趾甲

· 最好在洗完澡后睡觉的时候剪。手指甲比脚趾甲长得快，一不小心孩子就会把自己的脸抓破受伤。新生儿的手指甲要定期修剪，一周两次左右，最好在安静明亮的地方给孩子仔细修剪。要在孩子洗完澡后睡觉的时候剪，因为洗完澡后指甲会变得很软，比较容易剪。新生儿的脚趾甲长得比较慢，一个月修剪一次就可以了。

· 请给孩子这样剪指甲。给孩子剪指甲时，不要剪成圆形或者刻意剪掉两边。剪成直线，两边也只要轻轻地剪下，然后好好打磨。给小孩子剪指甲的时候要水平剪，因为两边剪得太深容易引发炎症。

· 给新生儿剪指甲时一定要小心。有的妈妈会不小心剪掉孩子指甲根部的肉，妈妈如果没有自信能给孩子剪好指甲，最好跟爸爸一起。专家们建议，给大点的孩子剪指甲时，不要一下子剪得光秃秃的，

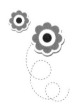

只要剪下一小段就行。那样才会减少对指甲的刺激。

善意的提醒

给孩子剪指甲时，要注意别让剪掉的指甲边角飞溅到孩子的衣服里面。如果家里还有大点的孩子，最好不要让他看到妈妈给小宝宝剪指甲的场面。因为大点的孩子会模仿大人给弟弟或妹妹剪指甲，而使弟弟或妹妹受伤。一定不要忘记孩子很容易模仿自己看到的事情。

家里有新生儿可以养宠物吗

· 新生儿的免疫力不足，所以很容易染上宠物身上的病菌。像现在的小家庭时代，对于独生子的孩子来说，宠物可以代替兄弟，还可以做朋友，起到丰富感情的作用。但是我本人不鼓励在有新生儿的家里养宠物。因为孩子们的免疫力不足，容易从宠物身上感染病菌，而染上像弓形虫等这种可怕的病，也可能引起病毒性或霉菌性的疾病。而且宠物的毛还可能引起孩子过敏，婴儿不论手抓到什么都往嘴里放，如果吃到宠物的毛，会很危险。

· 对未满六个月的孩子来说，宠物没有任何意义。虽然养宠物有很多好处，但宠物对未满6个月的孩子来说没有任何意义。孩子出生6个月后才能区分出动物，并开始留意动物的行动和发出的声音。过了周岁后，孩子开始跟宠物交流。从这时候开始，宠物对于孩子才是感觉情绪的纽带，孩子们和宠物一起就形成一个小社会，能够积累爱、嫉妒、对话等各种经验。但是对于不到六个月的宝宝来说，认知感尚不发达，宠物不会对这么小的孩子有很大帮助。

· 一定要养宠物的话，请注意这几点。因为现在很多家庭对宠物非常宠爱，就像自己家人一样，跟已经产生感情的宠物分开，不是那么容易的。实在没办法，只能把孩子和宠物都养在一个家里的时候，在孩子从妇产科出院回家以前，提前把孩子的尿布拿回家，让宠物先熟悉孩子的味道，给宠物好好洗个澡，然后仔细打理，防止宠物掉毛。最好别让宠物进小孩子的房间，特别注意绝对不能让孩子和宠物单独呆在同一个房间。且不说会妨碍到孩子睡觉，宠物还可能会被孩子意想不到的反应吓到而去咬孩子或抓伤孩子。此外，宠物有时会舔孩子的脸，因为孩子睡觉的地方比较暖和，宠物会躺到孩子旁边，万一压到孩子，可能会引起窒息。正因为上述原因，我不建议在新生儿的家中养身上长毛的宠物。我个人建议有院子的话把猫狗赶到院子，不要在屋子里养。特别是孩子如果容易感冒或是过敏体质的话，真的很不好。

哺乳后一定要帮孩子打饱嗝儿

　　孩子吃母乳或奶粉的时候会连空气一起吃进去。因为吃进去的空气比较轻，所以随着孩子姿势的变换，空气会通过食道从嘴巴利用打嗝排出来。胃里如果有食物，就容易被空气推着吐出来。吃奶后让孩子打饱嗝儿的目的就是把孩子竖着抱起来让食物和空气分离，然后只让空气通过嘴巴上来并被排出。让孩子打饱嗝儿时，在妈妈的左肩膀放一块纱布手帕，竖着抱起孩子，让孩子的嘴巴放在纱布手帕旁，帮孩子按摩背部，每隔一会儿轻轻拍打几下，如此反复进行。有的孩子边打嗝边吐，出现这种情况时，给孩子喂奶要把奶嘴更深入嘴巴一些，以减少吸进去的空气，最好喂完一半就让孩子打个饱嗝儿，然后再给吃剩下的，再让孩子打饱嗝儿。有人认为吃母乳的孩子就不用打嗝了，但是吃母乳的孩子如果吃完后吐了，最好也让孩子打饱嗝儿。孩子如果经常吐，当然要找儿科大夫治疗。

妈妈们的苦恼

孩子头上有软软的东西

　　在新生儿头上摸到软软的东西时，通常认为有两种情况，医学用语叫做产瘤和头部血肿。孩子从妈妈肚子里出来是从头部开始的，这时头

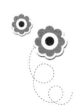

部会产生浮肿叫做产瘤。这个一般过2～3天就会消失。头部血肿是指出生时，头盖骨的骨膜出血，这个过几个月可能都还有。产瘤和头部血肿都没必要进行特别治疗。过段时间就会好。但问题是妈妈很难区分孩子头上出的到底是以上提及的两种中的哪一个。有一次一个孩子的头上创口出脓，都长了个大脓包，情况很严重，可他的妈妈却以为只是头部血肿。如果摸到孩子头上有什么东西，妈妈不要妄下结论，最好让儿科大夫给看下。

孩子的眼里总夹着眼屎

· 新生儿的泪腺比较狭窄，所以很容易长眼屎。新生儿的眼里经常有很多眼屎。眼泪大部分要通过泪腺流出，而孩子的泪腺又比较窄，所以容易出眼屎。但有时眼屎多会得结膜炎之类的疾病。原本眼泪从泪腺流出后，经过贯通内眼角和鼻子的细细的泪腺从鼻子流出。滴过眼药水的人都知道，滴完眼药后嘴里会觉得有苦味，这正是因为眼药通过泪腺流进鼻子然后进到嘴巴里了。新生儿通常泪腺很窄会出很多眼屎，这时按摩靠近眼睛的鼻子外围，一天两三次左右，基本上两三个月以后就好了。但是如果眼屎多到把眼睛都糊上了，最好直接找大夫治疗。泪腺会随着孩子的长大慢慢变粗些。

· 孩子因为眼屎多引发的疾病很多。孩子如果眼屎多，一般不用太去管也没关系，但是极少数的情况下，如果早期没有得到治疗甚至会失明。但可惜的是仅仅依靠妈妈的医学知识不可能区分出那到底是不是眼病，是否需要接受治疗。所以最安全的办法是咨询下儿科医生。诊断结果出来后，是过阵子就会自己好，还是观察看看要不要去眼科或大医院，儿科医生会就此采取适当的措施。儿科大夫的职责之一就是协调处理。孩子一旦有什么问题，请与儿科医生商议。

孩子脸上如果出现水泡或红色斑点

• 遗传性皮肤炎一般不会长水泡。孩子的脸上，特别在额头、脸袋、鼻梁上会长一些小水泡。有的孩子比较严重会长得比较多。新生儿大部分在脸上长的水泡是"粟丘疹"。对于这类皮肤疾病，没有专家的诊察就随意诊断或者用药，对孩子很不好。妈妈们会担心粟丘疹不那么容易好，其实如果就那样放着不管，几周之内就会消失，所以几乎不用接受特别的治疗。但，不要随意涂抹药膏。

• 脸和后脑的红色斑点过一段时间就会消失。有时孩子的眼睑或额头还有后脑上会有像红点的东西。有的孩子的红斑点大得让人看着就不寒而栗。孩子脸上如果有这种斑点，妈妈会很担心，怕它会一直留在孩子脸上，其实不用太担心，可以在带孩子接种疫苗的时候向医生咨询一下。

孩子呼吸的时候会发出咕噜咕噜的声响

• 支气管发育成熟后，这种声音就会消失。新生儿的气管比较窄，支气管也很娇嫩，受压迫会变瘪。再加上气管和食道是贴着的，食道里进去食物的话，使原本就柔嫩的气管受到挤压，直径会变得更窄。空气要通过这个狭窄的气管就会发出呼呼的声响。并且痰液常会从气管出来进到食道里，痰液如果在气管里，会让气管变得更加狭窄，而发出类似口哨的声音。新生儿时期，孩子的气管原本就比较柔嫩，但有的孩子会更严重些。一般来说，呼吸的时候气管不至于瘪掉，但有的孩子气管相对更加娇嫩，每次呼吸气管都会瘪，所以会发出咕咕的声音。吃母乳或奶粉的时候，发出的声响会更大。但一年以后，气管逐渐发育成熟，就会自己好转。

• 有时会因为病理性原因而呼呼作响。最常见的例子就是孩子得了感冒等呼吸道疾患时，痰量增多，呼吸窘迫的话，吸进的空气量就会增加，那么孩子狭窄的气管就会通过更多的空气，那样咕噜的声音自然就会更大。有时因为硬硬的鼻屎堵住了鼻子，也会发出咕噜的声音。这时要用棉棒把硬鼻屎擦掉，如果鼻屎太硬弄不出来，可以往里面滴一两滴生理盐水使其溶化，然后再清理。孩子如果没有其他异常，只是发出咕噜声，可以不去管它，但是为了以防万一，还是带孩子去医院确认下比较好。因为只有根据诊断结果才知道到底有没有异常。如果之前诊治的时候，医生说是正常的，但是呼噜的声音一直有，而且看起来跟其他时候不一样，就应该再去儿科重新接受诊治。

屁股凹陷的骨关节脱臼在早期发现很重要

• 孩子两腿后的褶皱位置如果不一样，请向医生咨询。屁股凹陷是一种骨关节脱臼症，会影响孩子成长，这是一种先天性的骨关节脱臼。这种病在出生的时候很难被发现，一般到孩子开始走路的时候才会被发现。严重时，孩子双腿长度不一样。走起路来，后屁股看起来很别扭，撇腿，屁股后面的皮肤皱纹左右不对称，脚掌贴地站立时，膝盖的高度不一致，如果有以上情况，就可以怀疑是关节脱臼。

• 出生后六个月内发现的话，90%以上的孩子接受治疗

预防骨关节脱臼
以前人们认为骨关节脱臼是先天的。但最近一段时间，因为骨关节没有正常发育而骨折的情况越来越多。为了减少孩子骨折，妈妈给孩子裹包被的时候，一定不要包孩子的屁股，垫尿布的时候也要把腿分开再戴，背孩子的时候也要小心地把孩子双腿分开，这对预防骨关节脱臼很重要。

都会好转。这种先天性的骨关节脱臼，如果在孩子出生后六个月内被发现，不用手术只要给孩子戴上辅助器具，90%以上的孩子都可以治愈。但有时辅助器不起作用时，那就要麻醉后用手抓住大腿把关节掰回正常位置，在骨关节恢复到正常位置之后，要绑束缚带约4～6个月左右。如果像这样的物理治疗不起作用，就得做手术了，但是治疗得越晚，手术的规模越大，而且会有很严重的后遗症。

孩子的身体发出像骨折一样的声音

有相当多的父母因为听到孩子的身体发出类似骨折的声音而吓一跳，急忙去找儿科大夫。孩子骨头的韧性很好，他们的运动范围会比大人大得多，骨关节的活动也是如此。如果孩子的关节像大人一样硬，那很多孩子穿衣服都会骨折。孩子身上发出的骨头声响一般是正常的。如果孩子看着不疼，也没有其他异常，父母没必有太担心。除了骨头发出异常响声，孩子的关节活动异常，或者孩子看起来比较痛苦，屁股和腿连接的关节处有异常，父母最好直接找医生给孩子诊疗。

新生儿败血症是很可怕的病

• 一旦怀疑孩子得了败血症，一定要马上治疗。实际生活中，有些新生儿只是发烧，没有别的异常，看着很好，但医生说可能是败血症需要入院。如果是这样的话，请按医生的要求住院。新生儿得了败血症发烧，或有其他的症状，而妈妈不知道的情况有很多。新生儿败血症会危及生命，如果不能采取紧急治疗会很危险，所以一旦怀疑，就马上治疗然后再等待确认结果。这在医学上是允许的。因为如果等待败血症确诊以后，可能生命都会有危险。所以一旦怀疑孩子有败血症，就要马上开始治疗，然后根据诊断意见和检查结果来判断是否要继续治疗。

• 败血症的治疗经过很难用肉眼分辨出来。大多数新生儿得败血症的原因并不明了。败血症原本就是有多种表现形式的病种，非常严重时会危及生命，轻的情况下，只要吃点药就会自己好。对于败血症的治疗，一定要听给孩子治疗的儿科医生的意见。在治疗败血症时，有的父母一看孩子状态很好就急着让孩子出院，但是败血症的轻重多数很难用眼看出来。

• 败血症的治疗时间根据孩子的状态和细菌的种类各不相同。这个问题只有给孩子治疗的儿科大夫能回答。最少要用10～14天的抗菌药物，根据需要还要接受2～3周以上的治疗。治疗后的结果，病原菌的种类和恢复程度会各不相同，但后遗症都一样。如果治疗得好，孩子可能没有任何问题，所以父母不要过于担心，积极配合治疗就好。

新生儿如果突然几天都没有大便

吃母乳的孩子大便比较频繁。但是吃奶粉的孩子可能突然几天都没有大便。这时妈妈们仿佛自己得了便秘一样，心情会很焦躁，但孩子通常还是吃得好玩得好。这个时候因为孩子的屁股还没发育好，不经常大便的话，最好在奶粉里加点白糖给孩子喝，或者给孩子喝水，补充水分。但是不要用蜂蜜代替白糖。如果孩子几天没有大便，却没有别的异常，父母也不要随便那样放着不管。如果吃母乳的新生儿也几天没有大

孩子大便的时候，非常用力，全身都通红

小孩子在小便或大便的时候不知道怎么使劲，所以多数会全身都使劲儿。脸会变红，有些孩子甚至全身通红。这种情况随着时间的推移，孩子自己慢慢掌握方法后会逐渐好起来。但是如果孩子每天大便都很长时间，并且全身用力的话，父母最好带孩子去找儿科医生检查一下。因为有时需要把肛门扩张一下。

不要害怕失败

刚刚出生的婴儿只知道哭、吃和睡觉。父母为了让孩子熟练新的技能，需要付出很大心血。坐、爬、站等任何事都不可能一次成功。只有经过反复失败，才能尝到成功的喜悦。孩子失败后，大人常会去帮他。如果经常受到帮助，以后再学东西时，孩子就很难尝到成功的喜悦。两岁以前，孩子自己独立做成一件事情成功后的喜悦，在孩子潜意识里会留下很深的印象，会成为以后生活中努力克服逆境的根基。孩子学新技能的时候，父母应该在孩子通过自己的努力后，再给孩子适当的帮助。要给孩子机会。在孩子很累或烦躁的时候，在不让孩子看到的情况下，悄悄地帮他一把，这点很重要。从坐、立、走路等本能性的技术中获得成就感，并逐渐学习使用杯子和勺子。

便，一定要确认下是不是母乳不够了。

肚脐外凸

肚脐外凸是肚脐末端的肠子里面的肉外翻形成的。只出来一点肚脐，在孩子哭的时候会鼓出很大。虽然看着很吓人，但是通常情况下，如果没有别的问题，在孩子满两岁前就会自己好。如果诊断结果出来后医生说就那样放着没说其他的话，那父母就不用担心了。时间是最好的药。肚脐外凸严重时，里面的肉会翻出来，跟出来的小肠缠在一起，这种几率很小，所以不用过于担心。随着孩子长大，肚脐如果没有自己缩短，可能要做手术，在孩子3～5岁的时候可以咨询医生是否可以手术。但是需要做手术的情况很少见。孩子肚脐外凸的话，偶尔有妈妈在孩子的肚脐上贴一个铜钱。但这种治疗完全没有任何帮助。加上铜钱长时间接触肚脐，用胶布贴着或者用布包裹的话，很容易发炎，请家长小心。这种治疗完全没有效果。

孩子的阴道流血

极少数新生儿的阴道会排出像血一样的分泌物，这是在胎内的时候，受到了母体激素的影响，在出生后就会消失。但是要想到还有其他

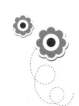

472

的可能性。如果没有外伤，有其他出血性疾病的话也会出血，这时最好拿着孩子的尿布给儿科医生确诊一下。通常如果是黏性分泌物，一般不会有什么问题。当然这时拿着尿布去询问医生，确认有无异常是最稳妥的。

让孩子头脑聪明的方法

所有刺激对孩子的头脑发育都有影响。妈妈的爱和关心是孩子头脑发育中最重要的要素。孩子通过哭泣来发出信号，如果妈妈对信号快速做出反应，孩子就会聪明。简单讲，如果孩子饿了妈妈就给孩子吃，如果孩子哭了就过去抱抱他，孩子笑了妈妈也跟他一起笑，孩子咿呀学语，妈妈给予亲切的答复，孩子拉了或尿了妈妈马上给孩子换掉的话，我们的孩子就会变聪明。从小就学母语的孩子会比较聪明，大人们在孩子身边的对话一天不少于5个小时，这点很重要。吃母乳长大的孩子IQ会足足高出10。晚上睡得好也有利于头脑发育。孩子小的时候要摄取足够的营养，特别要注意对铁元素的补充。孩子一定不能缺铁，否则对大脑不好。最近有奇怪的广播说给孩子吃牛奶和肉不好，有的妈妈听到后居然给还没过周岁的宝宝断了奶粉，每顿只拿谷物充饥。一岁以前如果不正常摄取母乳或奶粉和肉的话，头脑发育所必需的铁和脂肪严重不足，不仅会变瘦，智力也会受影响。

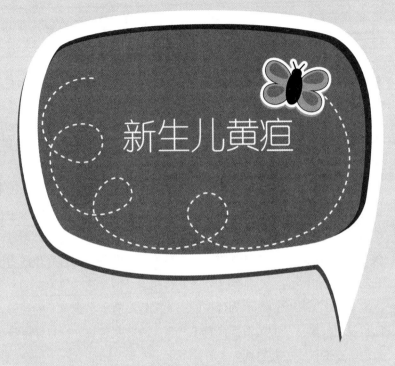

新生儿黄疸

· 新生儿如果看起来像有黄疸，妈妈最好带孩子去医院，请儿科医生诊断。因为对黄疸程度的判断具有强烈的主观性，新手妈妈没有经验，不容易判断孩子黄疸是否严重。

· 一般来说吃母乳的孩子在出生后一周内出现黄疸，要再给孩子多吃些母乳；如果出生一周后出现黄疸，就要暂时中断一下母乳。

· 不能因为黄疸而随意给孩子断掉母乳。如果怀疑孩子是母乳性黄疸，可以暂时中断母乳48小时，这时要尽量挤出乳汁并用杯子给孩子喂奶粉。没有必要因为非母乳性黄疸，而给孩子完全停止母乳喂养。

孩子原本就都会有黄疸吗

很多妈妈看到刚出生的小宝宝皮肤会变成黄色，眼球也是黄色，严重的甚至全身泛黄。有的妈妈认为孩子们都会有黄疸，但是并不是所有孩子生黄疸都会自己好转，而不出现其他问题。如果孩子有黄疸并且发烧超过38摄氏度，体温下降身体发冷，或是吃得少了，看起来没有精神，好像筋疲力尽的样子，这时妈妈要马上带孩子去看儿科医生接受诊治。新生儿出生后24小时内出现黄疸或是妈妈觉得孩子黄疸严重的时候，出生一周后黄疸逐渐加重，或者黄疸持续两周后没有好转或者出生一周后开始出现黄疸，都有必要去儿科门诊。但是这种理论性的言论其实没有什么实用价值。因为现在的妈妈多数没有太多带孩子的经验，所以也没法分辨孩子的黄疸到底有多严重。因此我建议，一旦怀疑孩子有黄疸，就带孩子去儿科找大夫看一下。

新生儿黄疸除了医生以外，普通人很难区分

· 妈妈很难分辨孩子黄疸的严重程度。妈妈们有时会问，孩子黄疸严重到什么程度需要到医院去。但因为妈妈很难判断孩子的黄疸是何种程度，所以妈妈们如果看着孩子像是有黄疸了，就带孩子去儿科让医生看一下。有个妈妈因为邻居来家里玩，看到孩子的黄疸吓了一跳，这才带孩子来医院，但孩子的黄疸指数已经高达20了，需要到大医院急救室做交换输血，把身体里的血液全部换掉，直到那时孩子的妈妈才知道黄疸竟这么严重。也有的妈妈认为是因为包着孩子的布和被子是黄色的，由于光线映照，显得孩子身上发黄，甚至有的妈妈觉得孩子的

肤色本来就是那样黄黄的，一点都不担心。

孩子为什么会生黄疸呢

黄疸是孩子体内的一种叫胆红素的色素增多而导致皮肤变成黄色的现象。胆红素是血液中的一种成分，由红细胞破裂而产生，这个原本就是红细胞的正常生理现象。这个叫胆红素的色素经过肝脏后，通过大便排出，但由于多种原因，孩子体内的胆红素会残留过多，这样就出现了黄疸。儿科医生对黄疸很上心，是因为黄疸非常严重时甚至会把大脑都染成黄色，这会对孩子的大脑造成致命性的损伤。

·即使孩子只是有一点点黄疸，也应该接受医生的诊治。大多数妈妈通过观察孩子的症状而推测孩子的身体状况。通过观察症状能直接大体了解孩子是得了哪种病。但是如果没能正确地了解清楚，会引起许多误会。必须准确掌握相关症状的知识，才能正确判断孩子的状况。新生儿黄疸也一样，妈妈对于这种病没有太多了解，所以很难做出判断。因为新生儿黄疸只有医生才能准确区分，因此孩子一旦出现黄疸，最好到就近的儿科接受诊察。

新生儿正常情况下都会得黄疸

·新生儿黄疸多数是生理性的。从出生满一天开始到一周时间内，孩子多数会出现生理性黄疸。这时新生儿的红细胞比较脆弱很容易破碎，因此导致生成过多的胆红素。原本人体制造出的胆红素可以通过肝脏清除，但是新生儿的肝功能尚未发育完全，因此不能很好地去除胆红素，胆红素被排出体外的机能较弱，因此新生儿正常情况下都会出现黄疸。

·新生儿黄疸如果没有其他问题，不用治疗会自愈。生理性黄疸在出生后3天左右会最为严重，过一周到十天左右就会自行好转。生理性黄疸基本上不需要特别的治疗都会康复。新生儿黄疸大部分都是这样的，因此很多老一辈人说小孩子本来就有黄疸，不去管它就会自己好转。但是请妈妈们注意，并非所有的黄疸无需治疗都会自行好转。

不用过于担心母乳性黄疸

· 出生五天之前的黄疸，多数是因为母乳喂养不足。孩子因为吃母乳而产生的黄疸被称为母乳性黄疸，为什么会因为母乳而产生黄疸，目前原因尚不明确。母乳性黄疸是说吃母乳的孩子产生的黄疸。这类黄疸即使看着严重也没有多大关系。孩子出生五天内，妈妈给孩子喂的母乳较少会出现黄疸，这时建议妈妈给孩子多吃母乳，勤吃母乳。最好间隔一个半到两个小时就给孩子喂一次母乳。只要是吃完奶过了四个小时，孩子即使睡着了，也要把他弄醒再喂一次。这样孩子吃的母乳量增多，大便也就增多了，那么引起黄疸生成的胆红素就会随着大便被大量排出体外。

· 为了确认孩子是否是母乳性黄疸，可以暂时中止母乳喂养。如果在保证孩子吃到足够多母乳的情况下，黄疸依然不退，那么为了确认一下黄疸是不是因为母乳引起的，我们可以中断母乳24～48小时看看。这时如果就那么断掉母乳，等以后想要再给孩子喂奶的时候奶水可能就出不来了，所以即使不给孩子喂奶的这段时间，也要尽量把奶水挤出来。当然，如果是母乳性黄疸，断奶后，黄疸就会好转。这时黄疸也可能会持续一段时间，但是只要确诊是母乳性黄疸，就没必要担心了。有黄疸，也没有必要完全断掉母乳。如果暂时断奶后黄疸好转，确定是母乳性黄疸后，可以给孩子继续吃母乳。万一暂停母乳后，孩子的黄疸并没有好转，那说明不是母乳的问题，这时就更没有必要给孩子断掉母乳了。

得黄疸有时会很危险

· 母乳喂养中出现的黄疸也有可能有危险。有人会觉得，孩子在吃母乳的时候得的黄疸都没有关系。妈妈们觉得是这样的，都比较放心，但是有时黄疸会很严重。那么黄疸数值达到多少才是危险的呢？妈妈们常会问这样的问题。然而，黄疸的危险数值并没有划分得特别清楚，根据妊娠周数和孩子出生后天数的不同，危险指数也会有所不同。妊娠35周后出生的健康的孩子，在出生48小时时，黄疸指数未满8.5属于低危险群，11以上是中度危险群，如果超过13就是高危险范围了。还有出生72小时后，如果黄疸指数超过17就是高度危险了，无论出生后多久，孩子处于哪个成长时期，黄疸指数只要超过20就应判断为严重黄疸。黄疸严重时，为了诊断和治疗的目的，要中断母乳1~2天。判断黄疸是否严重，不能单纯只考虑数值，还应综合考虑孩子的精神状态，是否是早产儿，有无伴随其他症状，情况都各不相同，所以孩子如果得了黄疸，一定要找儿科医生诊疗，必要的时候要做一下检查和治疗。黄疸数值超过12的时候，为了确认黄疸的原因，有必要做追加检查。因为母乳哺育的原因而引起的黄疸一般都不会有什么问题，但是如果母乳喂养过程中同时伴有病理性黄疸，就可能会很严重。并且孩子得黄疸的时候，多数情况下都不需要中断母乳，但是不要忘记一定要通过检查，确认引发黄疸的原因。如果是早产儿，即使黄疸数值低也有可能很危险，这点请家长一定注意。

· 病理性黄疸可能会引发智力障碍或小儿麻痹。如果怀疑孩子是病理性黄疸，一定要带孩子去大医院检查。如果稍有不慎，胆红素进入到大脑，则会引发叫做核黄疸的可怕疾病，它会引起智力障碍、脑膜炎等病症甚至会导致孩子死亡。如果孩子黄疸持续两周不退，大便呈灰白色，就应该怀疑是胆道管闭锁，要找医生诊断一下。得黄疸的孩子如果发烧，不爱吃饭，没有精神，可能是败血症等严重的疾病，要直接带孩子去医院。家长不要认为孩子的黄疸无需治疗都会自己好转。最重要的是查明原因，明确黄疸的严重程度。

· 有黄疸的孩子可以用特殊荧光灯做治疗。为了降低孩子的黄疸指数，可以用一种特殊的荧光灯给孩子治疗。这种荧光灯跟普通荧光灯的波长不同，家长不要认为家里天花板上挂的荧光灯也可以做这种治疗。这种特殊荧光灯可以代替阳光散发出的射线，但是出生不到6个月的孩子是不可以直接受到光线直射的，所以家长也不要以为可以把孩子直接抱到阳光底下做光线治疗。有种叫苯巴比妥的药也可以用于降低黄疸指数，但是因为它的药效需要很长时间才能表现出来，现在临床上已经很少在用了。

大孩子得黄疸，有可能是肝炎引起的

并不是只有新生儿才会得黄疸。大一些的孩子如果突然生出黄疸，没有食欲，看起来比较疲惫，大便溏稀且小便偏黄，就要怀疑是不是得了肝炎，这种情况应该接受儿科医生的诊治。有时吃橘子、胡萝卜和西红柿多的孩子没有黄疸，全身也会变黄。这种症状是因为吃橘子吃多了。这跟得黄疸的差别就是，得黄疸的孩子眼睛的白色部分会变黄，而吃橘子或其他果蔬的情况眼白是不会变黄的。

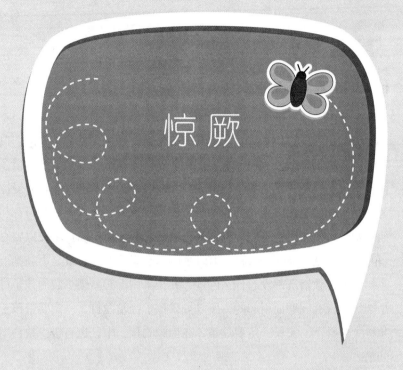

惊厥

　　·从接种卡介苗时开始，孩子们就很容易受惊。有的妈妈只要孩子一受到惊吓就给孩子吃像奇应丸之类的药，小儿科的医生并不建议给孩子用类似的药。

　　·大多数情况下，孩子惊厥并无大碍。孩子没有问题，就没有必要吃药。极少数惊厥的孩子可能会有问题，但如果这时给孩子吃了镇压惊厥的药，就会延缓诊断，耽误病情。特别是清心丸，医生也不建议给正常的宝宝喂食这种药。

孩子们本来就很容易受惊

• 很多妈妈一看孩子受惊了，就给孩子吃奇应丸，这是不对的。开始很健康的宝宝在出生一个月开始就会很容易受惊，很多时候还会排出草绿色大便。老人们常说这是"孩子的耳朵灵"。很多妈妈看到孩子惊厥，就给孩子找奇应丸吃，但是孩子本来就很容易受惊。为什么这样说呢，因为孩子的神经还处于发育不完全状态，对声音和其他的刺激做出的反应不能控制，都会过激一些。严重的孩子，只要有一点儿声音，就会被吓一大跳。有时手脚都会哆嗦发抖，或是下颚都跟着颤抖，但多数情况都没有什么问题，家长不用担心。极少数的孩子可能是神经系统有问题而引起的，所以如果孩子经常发抖，一定要带孩子找儿科大夫看下。家长一定要注意，在惊厥的孩子中，也有极少数会出现问题。

• 儿科医生不鼓励给孩子喂奇应丸或清心丸。孩子如果受惊或是拉绿色大便，很多妈妈都会给孩子吃奇应丸，但多数情况都没有吃的必要。到目前为止，我都没有看到经过国际认可的关于奇应丸功效的可靠数据。儿科医生认为给孩子用药要慎重。如果没有可靠数据，并且用这种药对症状没有显著的治疗效果，那我认为干脆不用这种药。还有，如果用了这种药对治疗并没有保障，反而被认为会延缓治疗，那么作为儿科医生当然没有理由提倡用这种药。是否遵循鼓励事项，是由孩子的监护人来判断的。下面关于奇应丸和清心丸的文字，基于儿科医生所了解的知识范围，可供家长参考。

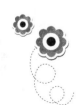

儿科医生从不鼓励家长给孩子吃奇应丸

· 孩子身体发抖或是受惊的时候，不建议给孩子吃奇应丸。孩子受惊多数情况都是暂时性的，一般情况都不会有问题。既然没有其他问题，当然没有必要给孩子吃类似奇应丸或是清心丸这样的药。虽然少见，但当孩子真的有问题时，医生认为在没有被诊察的情况下任意给孩子用药很不好。孩子全身发抖或受惊的时候，要查明原因，如果提前吃了奇应丸，孩子就会很正常，看不出其他异常，这样会影响早期的诊断，可能会延误最佳治疗时机。曾经有个妈妈带孩子来我们医院，说孩子总是受惊，每天给孩子吃两颗奇应丸。但是在诊察中发现孩子是抽搐。这个孩子是因为暂时性钙缺乏而导致的持续抽搐，可孩子妈妈却以为孩子只是容易惊厥而已。孩子惊厥是正常的，不是病。单纯因为惊厥而接受治疗，没有任何意义。如果在孩子看起来真有什么异常的时候，给他吃药去压制症状，还不如带孩子去儿科确认下到底有没有问题。没有异常就不要吃药，如果有异常就要查明原因，然后接受正确的治疗。

· 孩子拉绿色大便，医生不提倡给孩子吃奇应丸。很多孩子会排出绿色大便。孩子如果拉绿色大便，妈妈们多数会认为孩子是吓着了，就给孩子吃奇应丸或清心丸。但孩子拉绿色大便，多数没什么问题。我的大儿子9个月大的时候拉绿色大便，但身体一切正常。有时孩子过于兴奋，或是肠道有问题也会出现绿色大便。但因为大便是绿色而来儿科诊所看病的孩子中，多数都没有任何异常。如果有问题，也要查明原因接受治疗，而不是盲目地给孩子吃奇应丸。

· 孩子抽搐时，连水都不能喝。大约每100个孩子中有3个左右会经历一次发热性抽搐。但是如果孩子突然抽搐，妈妈脑海中首先想到的就是给孩子吃奇应丸和清心丸，实际上好多孩子抽搐，是在吃了奇应丸才被送来医院。可是，在孩子毫无意识的状态下喂食，稍有不慎就会引起吸入性肺炎，有时甚至会引起窒息。孩子抽搐的时候，绝对不要

一定要给孩子吃奇应丸吗

孩子拉绿色的大便，抽搐时，不睡觉，甚至身体看着虚弱时，很多妈妈会把奇应丸当做补药，一天给孩子吃几颗。问一下来儿科给孩子接种卡介苗的妈妈们，总会因为各种理由而给孩子吃奇应丸或清心丸。这都归咎于妈妈们不了解孩子的生理特征。孩子原本就容易受惊，拉绿色大便。因为惊吓而排出绿色大便，多数都不会有问题，只有极少数会有事。出现问题的时候，如果没有医生的诊断就给孩子吃药，会掩盖发病症状，看不出孩子的异常，这会影响早期诊断。儿科医生建议不要随意给孩子用药。

给他吃任何东西。水也不行。特别是有镇静作用的药，一定不要给孩子吃，因为这样会妨碍医生观察孩子的真正病症，做出正确的诊断。

· 孩子如果哭闹，不提倡吃奇应丸。孩子哭闹的原因有很多种。孩子感冒会烦躁，治疗感冒过程中，得中耳炎也会哭闹，有时没有任何理由也会哭。在不知道原因时，不可以给孩子随意用药。有的妈妈甚至会因为孩子不睡觉而给孩子吃奇应丸，这是我最不愿看到的。

· 不要把补药给孩子当药吃。有的妈妈，即使孩子没有异常，身体健康，也会一天给孩子吃两三颗清心丸或奇应丸。因为她们相信给孩子吃奇应丸，会让孩子发育得比较好。给健康的孩子吃药会让孩子变得更结实，这完全是无稽之谈。不管是什么种类的药，如果可以不吃，就最好不要吃。实际上，不只是儿科医生，中医也并不提倡给没有病的孩子吃清心丸或奇应丸。

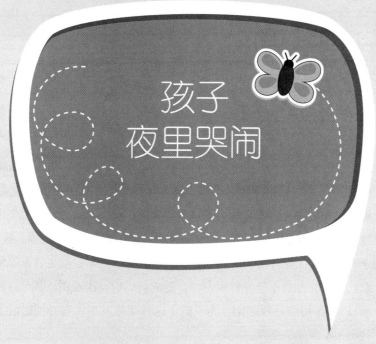

孩子
夜里哭闹

· 刚出生的孩子无法分清白天和晚上。 1~2个月左右时，要教孩子晚上睡觉。从孩子出生后6周开始，在晚上孩子睡觉时，不要让孩子养成咬着奶头或者抱着喂奶的习惯。孩子必须学习独自入睡。孩子满4个月左右时，不要一看见孩子醒了就喂奶，必须让孩子学会独自重新入睡。如果睡眠教育做得好，那么即使是吃母乳的孩子，从满6个月左右开始，也可以不用半夜喂奶，安稳睡一整夜了。

· 让孩子早睡觉。 建议晚上8~9点钟就让孩子睡觉。

· 必须好好了解睡眠规律。 孩子一晚上会经历几次深度睡眠和浅度睡眠。由深度睡眠转入浅度睡眠时，孩子会进入半清醒状态，开始哭闹。这时，为了让孩子重新进入深度睡眠，最好不要有所反应。

· 8个月时，很多孩子半夜不吃奶也可以安稳睡一整晚。这是因为此前接受过良好的睡眠教育。早睡早起有益于孩子生长发育。如果想让孩子早睡早起，爸爸妈妈也要一起早睡早起。如果父母和孩子一起看电视看到很晚才睡的话，就很难要求孩子养成良好的睡眠习惯。

孩子习惯白天晚上颠倒

　　有的孩子白天一直睡觉，到了晚上妈妈要睡觉时，孩子眼睛瞪得圆溜溜的，缠着妈妈跟他一起玩。这对于白天做了一整天家务之后要睡觉的妈妈们来说，确实是个苦差事。确实，对于一天睡18～22个小时的孩子来说，期待他能分清白天和晚上，这本身就是强人所难。孩子在1个月大时，无法分清白天和黑夜，所以这时候经常会发生昼夜颠倒的现象。这时，如果不能好好纠正，会造成妈妈也昼夜颠倒，甚至导致孩子到1周岁都持续昼夜颠倒。为了防止这种现象发生，有必要提前了解一些哄孩子睡觉的要领。

孩子昼夜不分

　　孩子在妈妈肚子里的时候，是在黑暗的环境里，也不用嘴吃饭而是通过脐带获得营养，所以孩子没有白天和黑夜的概念。孩子如果是吃饱了，环境很安静，周围很温暖，而且尿布不湿的话，就感觉不到区分白天和黑夜的必要性。但是，孩子不可能永远作为新生儿去生活。在出生后，就要慢慢学习白天玩耍吃饭，晚上睡觉。新生儿在晚上很容易醒，这对于昼夜不分的孩子来说很正常。对孩子来说，肚子饿了就吃饭，肚子饱了就玩，这个时间就是白天，玩累了，困了，要睡觉，这个时间就是晚上。孩子大约在6周左右就要开始学习晚上睡觉。从这时起，妈妈就可以按照自己的意愿教孩子在晚上睡觉。为了让孩子区分昼夜，最重要的是要在白天喂孩子并且陪孩子玩，晚上哄着睡觉。这个过程也许要花很长时间。

孩子昼夜颠倒

很多妈妈因为孩子晚上哭闹不睡觉而熬夜，白天孩子睡觉时也一起睡，从而导致昼夜完全颠倒。这种情况，妈妈真的很难独自解决这个问题。昼夜颠倒时，要减少晚上的喂奶量，即使喂孩子，也尽量在不把孩子完全弄醒的情况下喂；白天陪孩子玩，慢慢等待孩子的转变。即使非常努力地去做，也有可能会需要几个月的时间。如果不想因为这个而受苦，就要提前教孩子昼夜的区别。2～3个月开始，慢慢教孩子区分昼夜。如果白天多喂孩子一点奶，让孩子多玩会儿，晚上孩子睡的时间就会更长一点。满4个月左右时，孩子就能明确区分昼夜，养成作息的规律了。也就是说，妈妈从那时候可以更轻松一点。

如果晚上想好好哄孩子

拉长进食的间隔时间，减少孩子晚上的喂奶量

· 多喂孩子吃饭，延长喂奶的间隔时间，这点很重要。如果从新生儿时开始，喂一次奶就可以喂足，这样就会产生吃饭间隔。如果一次吃太少，次数太频繁，有可能要给孩子喂母乳时只吃到前奶，吃不到后奶。也有可能刚吃完接着就饿了，使得孩子晚上也不能长时间睡。有的父母因为喂孩子太频繁而让孩子饿着，然后一次喂很多。我们并不建议这么做。增加孩子一餐的进食量需要时间，所以必须慢慢增加。进食好的孩子通常晚上睡得好。

· 孩子2个月时，晚上也要进食。随着年龄的增长，之前随

从6周时开始，就要对孩子进行睡眠教育

睡眠是一种教育。如果不从小教孩子睡觉的规则，孩子的睡眠习惯就会杂乱无章。令人惊讶的是睡眠教育要从孩子6周时开始，到3~4个月时，就要养成良好的睡眠习惯。孩子6周左右时，晚上哄孩子睡觉时，不要让孩子含着奶头，也不要抱着孩子，要开始教孩子平躺着睡觉。这时候，重要的是要让孩子养成睡眠意识。具体做法是：把孩子喂饱，然后平放在床上，换上衣服，跟孩子说话、唱歌、念书，最后说着晚安，亲亲孩子，然后关上灯。刚开始这么做可能会有些困难，但是每天如此反复，那么用不了多久，孩子有了睡眠意识，就会知道这时候该睡了。很多父母觉得自己孩子没有进行睡眠教育也睡得挺好的，有必要非得进行睡眠教育吗？需要对孩子进行睡眠教育的时间是孩子4个月大时，这时候的很多孩子即使不进行睡眠教育也会睡得很好。但是，这时候如果缺失睡眠教育，孩子在4~5个月时会生成记忆力，会经常在晚上醒来，特别6个月大时，半夜醒来的概率更大，使父母操心。所以即使孩子睡得很好，也要在4个月之前进行睡眠教育，这点非常重要。

时都要进食的孩子，晚上睡觉的时间也会慢慢变长。孩子2个月左右时，吃完饭可以连续睡5个小时。如果这时孩子的体重正常，那么就没有必要在孩子晚上熟睡时叫醒去喂奶。

· 孩子4个月时，晚上可以连续睡7个小时。快的话，在孩子3个月时就可以连续6~8个小时不吃饭。但是，孩子如果进行过良好的睡眠教育，那么一般4个月时，可以连续睡7小时；6个月时，可以连续睡9~10个小时。有的孩子即使在6个月时，晚上也要经常喂奶。如果孩子晚上睡得好，体重正常增加，也爱吃饭，这是最好不过的了。特别是妈妈如果有出去工作的计划，那就更要注意提前准备，在晚上少喂孩子。边工作还打算喂孩子母乳，下这样的决定就已经很困难了，如果再加上晚上因为孩子而睡不好，工作时犯困，结果导致不得不断掉母乳，那该有多委屈啊。

· 如果晚上减少喂奶，孩子会更容易入睡。孩子可以长时间不吃饭而安稳睡觉和因为晚上不喂奶而熟睡略有差异。孩子如果进食良好，并且体重平稳增长，那么最好减少晚上喂奶的次数和量。如果孩子可以做到不吃奶却能安稳睡觉，却有晚上吃奶的习惯，孩子有可能到了一定的时间就会被饿醒。孩子晚上饿醒了哭时，就要喂奶。这时，不要把孩子完全弄醒再喂奶，建议把灯光调暗一点，动作轻柔。如果孩子经常想吃奶，那么就要确认是不是每次喂得太少。而对于吃母乳的孩子的情况，一定要确认是不是只喝前奶。孩子晚上容易醒，并不一定是因为肚子饿。如果不是因为肚子饿而醒的，就不要喂孩子，最好用别的方法哄孩子睡觉。如果只要孩子一醒，就给孩子喂奶哄孩子睡觉，那么孩子就会把吃饭和睡觉联系起来，有可能会发生不吃饭就不睡觉的情况。

    •2个月时，可以减少晚上喂奶。孩子出生6周时，可以分清昼夜；2个月左右，白天比晚上会吃得多一些。少数孩子从4个月开始，就可以不吃饭持续睡觉，通常情况需要孩子到6个月大时，晚上才可以不吃奶连续睡觉。如果孩子吃饭正常，体重增长也正常，那么从孩子8个月时开始，晚上就不要给孩子喂奶，这对孩子和妈妈都好。晚上中断喂奶需要循序渐进，而且不要勉强。如果妈妈觉得没关系的话，完全可以把晚上喂奶持续到1周岁。但是无论什么情况，都要避免孩子因为夜里中断喂奶而饿肚子。

睡眠教育和中断半夜喂奶是两码事

如果告诉妈妈：在孩子6周时，就开始进行睡眠教育，4个月时，就要养成良好的睡眠习惯，很多妈妈就会误认为要中断半夜喂奶。但是，睡眠教育是教孩子在醒的时候要这样入睡，跟晚上喂不喂奶没什么关系。因为睡眠教育虽然要在满4个月时就要完成，但是对于半夜喂奶、喂母乳的情况，4~6个月时，晚上喂一两次很正常。晚上哄睡得浅的孩子入睡时，最好动作轻柔，同时慢慢减少晚上喂奶。

不可以在孩子睡觉时喂奶

    •很多时候，妈妈的喂奶方式是错误的。孩子晚上睡不着觉的原因之一就是边睡觉边吃奶或者吃着奶入睡。虽然新生儿有可能不会这样，但孩子如果几个月了，那么吃饭对孩子来说就成为一种习惯。习惯的影响力很大，所以要努力教孩子养成良好的饮食习惯。有些孩子会不管白天晚上，只要睡觉就想吃。这种情况大多数是由于妈妈们喂奶方式错误引起的。孩子在长大的同时，在没有其他异常的情况下，有时会突然出现暂时性的厌食。这时，妈妈通常会很着急，想让孩子多吃一点而在睡觉时也让孩子含着奶头。清醒的时候不怎么吃饭的孩子，在睡觉时如果含着奶头，会无意识地吮吸。之前不爱吃饭的孩子开始吃饭了，这多少令妈妈们放心一些。但是，这样的孩子醒了肚子也不饿，所以在醒了之后就不爱吃饭。刚开始时，妈妈们觉得不管什么时候，只要能吃点就很欣慰。但是，孩子从不挑食开始逐渐倾向于只在晚上吃饭，

不要让孩子喝着奶入睡

孩子6周时，最好避免让孩子含着奶头或者抱着哄孩子入睡。孩子睡觉时，最重要的是让孩子学习在清醒的状态下躺下独自睡觉。不提倡的睡觉方法就不要教孩子。比如，抱着哄孩子入睡，吃着入睡，看着电视入睡等等。虽然这很不容易，但最好先从晚上入睡时开始。进行得顺利的话，也要练习半夜醒来时，独自重新入睡。最后，让孩子练习白天也独自入睡。

白天即使想吃饭也是在睡午觉时想吃，这时妈妈们就该担心出问题了。

· 只在孩子醒着的时候喂奶，孩子躺下时，即使正喂着也要停止。必须改掉孩子只在睡觉时吃饭的习惯。请在孩子醒着时喂奶，如果躺下了，就要暂时停止喂奶。孩子不是随心所欲地长大，而是妈妈养大的。把睡觉的地方和吃饭的地方分开，这也是一种方法。有的妈妈在孩子躺着时，让孩子含着奶瓶。这样的话，容易养成睡觉时吃饭的习惯，而且容易得中耳炎，所以最好不要在睡觉时喂孩子。

如果想让孩子停止哭泣，就要马上哄着睡觉

孩子在4个月左右时，晚上哭闹也不要立即有所反应，最好给孩子几分钟时间使其自然入睡。而且，不要在躺着时拍孩子，也不要跟孩子一起玩。要让孩子认识到晚上是无聊且令人厌烦的。但是在孩子哭得厉害时，家长要有所反应，想要让孩子停止哭闹，可以马上哄孩子入睡。如果孩子一直哭闹持续十分钟以上，可以哄一下，等待孩子入睡。这时，妈妈坚决的态度很重要。如果孩子看到妈妈在旁边，眼神里满是着急的神色，那么孩子绝对不会停止哭闹。这时，重要的是先要确认孩子是不是得了中耳炎，或者饿了，或者被什么东西吓到了。为了孩子能安稳地睡觉，最好在睡觉时给孩子制定一定的形式。唱一首摇篮曲，念一段故事，然后说"晚安"，这样就可以了。

跟父母在同一个房间里睡觉通常不是好事

有的人觉得孩子和父母睡一起会更好。但是，有时孩子不适应跟父母一起睡觉的房间环境，这时最好独自睡一个房间。父母如果看电视看到很晚，孩子就不适合跟父母在一个房间里睡。而且，如果哥哥或姐姐晚上吵闹到很晚，孩子也无法睡觉。如果爸爸在房间里抽烟，那么这对于孩子来说是最糟糕的睡眠环境。如果在孩子的睡眠时间里父母不睡觉，孩子也只能晚睡。在单纯地纠结跟父母一起睡比较好，还是独自睡比较好的问题之前，最好先考虑一下睡眠环境是不是适合孩子。另外，如果妈妈和孩子在一个房间睡，虽然能更方便照顾孩子，但也有缺点，就是孩子会产生依赖性，晚上会更容易醒。孩子晚上醒了如果看见妈妈在，肯定会哭得更大声。而且，如果孩子哭，心软的妈妈就会多抱几次，如此反复就会养成晚上持续醒来的习惯。

晚上睡觉时间延长一点，白天睡觉时间缩短一点

跟孩子玩耍时，要把房间弄得明亮一些。这样做是为了让孩子在脑子里记住只有光线明亮时才能玩耍。虽然新生儿也可以持续睡5小时左右，但是孩子如果白天睡觉时间长，晚上睡觉时间就会变短，所以如果孩子白天睡觉超过3个小时，最好把孩子叫醒。要养成晚上多睡觉，白天少睡觉的习惯。特别是1周岁之后，不要让孩子白天睡觉超过两个小时。上午睡觉的习惯最好要在孩子18~24个月时停止，下午睡觉的习惯最好要在孩子3~6岁时停止。当然这也因人而异。如果孩子白天太困，就要让孩子晚上多睡觉，即使这样，孩子还是犯困的话，那就只能让孩子白天睡觉了。

要教会孩子独自入睡

·孩子在6周时，就要练习独自入睡。孩子要养成独自睡觉的习惯。孩子因为睡眠浅，可能会被窸窸窣窣的声音吵醒，但是只有经历过独自入睡的孩子才能在醒来时独自重新入睡。但有的妈妈有抱着孩子哄着睡觉的习惯，所以，这样的孩子如果半夜醒来，就无法独自入睡，而去找妈妈。碰到妈妈的手时，就跟妈妈一起玩，这样的话，孩子就不容易重新入睡。要教会孩子养成良好的睡眠习惯。如果在孩子从深度睡眠转入浅度睡眠时，即使孩子哭闹翻滚，也耐心等待孩子重新进入深度睡眠，这样孩子就会学会独自入睡的方法。孩子睡觉的习惯当然也是妈妈教出来的。

· 孩子苦恼时，也可以抱着哄，但是……开始对孩子进行睡眠教育时，父母的态度非常重要。妈妈如果不慌不忙地让孩子躺下，并对其进行睡眠教育，孩子也会很容易接受。如果孩子看见妈妈苦恼的眼神，肯定会哭得更严重。当然，在睡眠教育初期，如果让孩子躺在床上，孩子可能会哭。这时，减缓节奏，等待孩子独自入睡，这是很重要的。如果孩子哭得厉害，可以抱抱孩子。但是，这时也要在孩子完全停止哭泣之前重新让孩子躺床上进行睡眠教育。那么孩子就会学习到这样一个道理：即使哭泣也要躺下睡觉。这是妈妈主导型的育儿方式。如果孩子哭了就马上抱起来哄，即使完全停止哭泣了也要再抱一会儿，这样，孩子就会学到这样的道理：哭的时候妈妈会抱。这样一来，睡眠教育会越来越难。这是孩子主导型育儿方式。养孩子的是父母，如果从接受睡眠教育开始时就被孩子牵着走，那么妈妈养孩子会变得非常困难。不仅是睡眠教育，在生活中制定一定的规则，让孩子在规则内享受幸福的生活，这是养孩子的一种简便方法。

解决孩子分离焦虑的问题

· 如果决定与孩子分开睡觉，就要在孩子6个月之前实施。吃母乳的孩子最好是跟妈妈一起睡。只有这样，孩子才能在想喝奶时能顺利喝到奶。如果孩子在晚上能好好睡觉，那么就可以让孩子单独睡。每个国家的养孩子的方法都有所不同，在哄孩子的方法这方面有较大的差异。在西方国家，人们近乎冷漠地让孩子单独睡，而在韩国，孩子在长大之前，很多都是在妈妈怀里入睡的。如果在孩子早期让孩子单独入睡，孩子就会有很强的独立性。而另一方面，把孩子带在身边的时间越长，孩子接受妈妈的爱就会越多。在这两种优点面前，很多父母会很纠结。孩子小时虽然需要牵着妈妈的手，但在4个月左右时，孩子

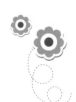

不再牵着妈妈的手也可以，可以从这时开始进行单独的睡眠教育。孩子从6个月左右开始，如果跟妈妈分开会焦虑不安，1周岁时变严重，2周岁时慢慢消失。所以，如果决定从小就单独哄孩子入睡，在孩子6个月前，最好就要进行单独的睡眠教育。如果不行，那最好在2周岁之前跟妈妈一起睡。

· 对于产生分离焦虑的孩子，请这样做。对于产生了分离焦虑的孩子，也可以准备一个能跟孩子一起睡觉的玩具。这个问题不解决，孩子就会担心在睡觉时妈妈会去哪里，因而睡不好觉，或者刚睡着就醒了，然后哭着找妈妈。孩子如果突然缠着妈妈，不想跟妈妈分开，这就是分离焦虑。这时，晚上在孩子哭时，要使孩子能够马上确认妈妈在身边，使孩子安心。但是，要在短时间内让孩子看见妈妈，然后重新哄孩子入睡。而且，白天不要让孩子感到不安。对于有分离焦虑的孩子来说，妈妈一定不要对孩子说谎，然后就走开。

· 在哄孩子独自睡觉的问题上，父母的态度很重要。哄小孩子单独入睡时，最好提前教孩子单独入睡的方法。而且，父母的行动要具有一贯性，这很重要。让孩子躺在床上，跟孩子说晚安，然后一定要离开房间。这样孩子就会习惯单独入睡，刚开始的几分钟可能会哭闹。如果孩子哭闹超过5分钟，妈妈要重新回房间拍着孩子哄着入睡，但不要抱着哄孩子。如果这样也继续哭的话，可以稍微等一下再进去哄一下，反复这样做就可以。

孩子晚上突然哭闹时

孩子半夜哭闹的原因多种多样

· 没有其他异常的情况下，孩子突然哭闹时。首先要确认孩子是不是肚子饿了。最近，很多年轻妈妈看到育儿书上写着：每3个小时喂多少。然后即使孩子哭了也只看手表，时间到了才喂。

喂孩子奶粉的原则是：当孩子饿时，孩子想喝多少喂多少。书上说的数值只是平均值，并不是所有孩子都严格符合平均值的量。

· 下一步，要查看孩子尿布。有的孩子只要尿布有一点不舒服就受不了，如果尿布湿了会哭，直到妈妈给换尿布为止。即使尿布换了不长时间也要确认一下尿布是不是湿了。如果尿布没有任何问题，孩子哭的话，就把孩子的衣服脱掉，确认一下身上有没有异物。有时用普通的别针，而不是安全别针，孩子会被扎到。有时孩子会因为衣服里有玩具而不舒服，或者因为粘在衣服上的饭粒变硬而不舒服。另外，有的妈妈不知道要把尿布的防水外罩的尼龙粘扣带解开，而用粗糙的一面去接触孩子的身体，那么抱孩子的时候，孩子可能会因为疼而哭。

· 孩子可能是因为疼痛而哭。孩子感冒了会不停地哭，这时，孩子喜欢让妈妈抱着或者背着，更喜欢出去。如果孩子的肠道绞痛，会哭5分钟，安静1小时，如此反复，并排出番茄酱样的大便。这时，一定要去看儿科。

婴儿百日哭

· 新生儿经常没有理由地哭闹。有的妈妈刚开始时有点难过，以后就会生气，说虽然是自己孩子，但是一眼也不想看。也有心软的妈妈在婴儿房整晚跟孩子一起哭，第二天肿着眼睛去看儿科。这种情况大部分是因为婴儿产痛。

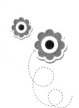

• 婴儿产痛的特征是孩子哭得呼吸困难。因为得了婴儿产痛而哭的孩子，一般会从下午6点开始到晚上10点之间哭得很厉害。有的孩子持续哭泣3个多小时，也有的孩子会哭一整晚。因为婴儿产痛而哭的孩子哄不好，即使哄也只是消停几分钟，又开始哭泣。用尽吃奶的劲，哭得脸发红，弯着腿，攥着拳头，肚子一直在使劲儿。有的孩子哭的时候，会一个劲儿地放屁。孩子哭得特别厉害，并且哭着哭着累了，就呼呼睡着了。不哭的时候，孩子心情很好，看不出来哪里不舒服，而且没有任何异常。也不是因为饿才哭的，胃口好，也爱玩。如果孩子在几个小时之内能停止哭泣，欢快地玩而没有任何异常的话，一般不用过于担心。

• 婴儿产痛的确切原因至今未明。对于婴儿产痛的原因，有人认为是孩子的消化系统不够成熟造成的。但婴儿产痛的准确原因至今还未发现。有的妈妈不知道孩子是因为婴儿产痛而哭，以为孩子是吸进了过多的空气，硬是要让孩子打嗝，让孩子半起半坐。其实没有必要这么做。只是，如果吸入的气体过多，对孩子身体不好，所以平时要认真给孩子拍嗝。孩子的肚子发硬是因为孩子在哭时，肚子用力。不管是吃母乳还是吃奶粉，都有可能会得婴儿产痛。有婴儿产痛的孩子，对刺激会很敏感。周围有的人会说：孩子如果有婴儿产痛，性格会很不好。婴儿产痛和孩子的性格没有任何关系，而且也不是因为父母没有好好照顾孩子而导致孩子出现婴儿产痛。

• 婴儿产痛在孩子4个月时，基本消失。每5名孩子中大约有1名会得婴儿产痛，一般会从孩子出生后2~4周时出现。之后慢慢变严重，6周时孩子一天有3个小时以上会哭。但这时大约为顶点，孩子哭的时间会慢慢变短，2个月时开始好转，3个月时，孩子一天只哭一两个小时。婴儿产痛最长不超过出生后4个月。

孩子因为婴儿产痛而难受时

如果孩子确诊为婴儿产痛，一定先让孩子舒服

孩子如果因为婴儿产痛而哭的话，要抱着轻微摇晃。除了抱着之外，也可以抚摸或者摇晃或者背着。另外，也可以用摇椅或者儿童用的摇床。也可以在房间内用婴儿车推着或者背着出去。

没有专门治疗婴儿产痛的特别方法。时间是婴儿产痛的解药。但是，如果使用下面的方法，即使无法消除婴儿产痛，至少也可以减少孩子哭泣。

• 首先，要确认一下孩子的哭闹是不是因为婴儿产痛。首先应该做的就是送孩子去医院，让儿科医生检查确认一下孩子的哭闹是不是因为婴儿产痛。父母一定不要自己诊断。婴儿产痛是指没有别的疾病的状态，要确认孩子是否有其他疾病，要接受儿科医生的检查才能确定。有几种疾病的症状与婴儿产痛类似，这类疾病中，有的疾病如果不尽快治疗的话会有危险。而且，患有婴儿产痛的孩子，如果哭得很厉害，或者伴随有其他症状时，最好去儿科接受医生的检查。

• 如果确诊孩子有婴儿产痛，一定要使孩子舒服。孩子如果哭，就抱着轻微摇晃。喂奶粉时，如果肚子里进气体孩子会更痛苦，所以在冲奶粉时摇晃的奶瓶，要先放一会儿，使气泡上浮之后再喂孩子喝。而且，喂奶的姿势最好身体稍微挺直一些。喂完之后，最好让孩子朝右侧躺。只有这样，胃里消化的奶粉才能更容易地进入肠道，而且减少呕吐。孩子如果仰躺着入睡，呕吐物会堵塞气管；如果趴着入睡，可能会诱发孩子猝死综合征。

• 最好断掉诱发婴儿产痛的食物。如果喂孩子母乳，那么妈妈最好不要吃会对孩子产生刺激而诱发婴儿产痛的食物。如果妈妈坚持几天不吃这类食物，孩子随之好转，就可以找出原因了。特别是乳制品，有必要暂停一周时间。咖啡因是婴儿产痛的主要原因，咖啡或饮料甚至综合感冒药里含有的咖啡因可能会导致孩子出现婴儿产痛。另外，妈妈如果吃洋葱或者卷心菜等，也可能会导致孩子出现婴儿产痛。如果喂孩子奶粉出现婴儿产痛，要跟儿科医生咨询，暂时换成别的种类的奶粉。

• 孩子哭时，积极地哄一下会好一点。最好经常抱抱孩

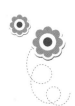

子，抚摸、摇晃、背着孩子等。另外，用摇椅或者儿童用的摇床也可以，在房间内用婴儿车推着或者背着出去也可以。有的孩子晚上哭得像要窒息，但坐车很舒服，当用车把孩子送去急诊室时，孩子又乐呵呵地笑了。其实，孩子如果坐车，会缓解婴儿产痛的症状，在国外，也会利用这点制作与坐车类似的工具来治疗孩子的婴儿产痛。

3～4个月的孩子晚上哭时

· 很多孩子因为婴儿产痛而哭。新生儿晚上大哭，多数情况是因为婴儿产痛。出生后4个月时，婴儿产痛症状会基本消失。婴儿产痛经常会被当作腹痛。孩子脸色会变得乌青，像要窒息的样子，出冷汗，肚子用力同时伴随大哭。晚上孩子哭时，没有别的对策，只能等。如果孩子被确诊患有婴儿产痛，要尽量使孩子舒服。

· 晚上喂奶时，不要把孩子完全弄醒。孩子6个月之前，经常会在晚上喂奶，这时要保持周围安静。开一个小台灯，尽量短时间内喂到孩子不再哭闹即可，然后马上哄着入睡。喂奶的时间间隔最好也要长一些。喂奶之后，如果逗孩子玩，孩子会逐渐形成习惯，每到晚上就会醒，然后想玩。适应快的孩子在4个月大时，晚上就可以不用喂奶了。如果孩子晚上不喝奶一直睡觉，那么半夜醒来的概率就会下降。

注意！如果摇晃孩子太厉害，会有危险

儿科医生警告说：出生不到6个月的孩子，如果摇晃得太严重，会对孩子的大脑和视神经产生损伤。

· 有什么危险？如果摇晃孩子太严重，会对大脑产生致命的损伤。而且，即使不是致命的损伤，也有可能会使眼睛周围充血从而导致失明，或者使大脑受损，导致四肢无法正常活动，或导致精神障碍，或惊风，无法说话，无法正常学习。

· 什么情况下会很危险？前后或左右方向，使头部倾斜的摇晃，会导致大脑损伤。摇晃时，大脑容易损伤的年龄段是出生后2～4个月左右，如果过度摇晃5岁以下的孩子有可能使孩子大脑产生损伤。有的人会将此错误理解为抱着孩子摇晃就会使孩子的大脑受损，从而过于担心。是否会对孩子大脑产生影响，取决于摇晃的力度。适当的摇晃孩子不会有任何问题。但是，如果因为觉得孩子可爱，抱着孩子时，突然使劲摇晃头部或者前后左右使劲摇晃，那样会很危险。在抱着孩子时尽量不要嬉闹。孩子的身体很娇弱。

· 安全座椅最重要。事实上，使劲摇晃孩子，大部分父母会觉得很吃力。但是，如果坐车时，突然刹车的话，头部就会一下子前倾下去。如果安装了儿童安全座椅，固定住了脖子，会有效阻止头部突然前倾。而如果家长怀抱着孩子坐车，出现紧急刹车，孩子的头部可能会严重前倾，导致出现危险。带新生儿坐车时一定不要忘记使用儿童安全座椅。

· 请营造令人愉快的环境。孩子对周围的环境很敏感，所以，即使周围有一点冷、热，或者嘈杂，就容易醒。如果家里还有其他容易醒的小孩子，最好不要在一个房间睡。因为一个孩子醒了哭的话，其他的孩子也会被吵醒跟着哭。如果爸爸回家很晚，孩子睡着后，爸爸再看电视的话，会妨碍孩子睡眠。有的人会给孩子听一些安静的音乐，但对孩子来说，这也是噪音，如果孩子难以入睡，最好把音乐关掉。

· 如果孩子生病，晚上会经常哭闹。如果出现尿布湿疹、严重胎热、感冒、肠炎、中耳炎等疾病时，孩子晚上会无法入睡。如果孩子睡觉时鼻孔堵塞，最好用加湿器增加空气中的湿度。如果鼻塞过于严重，最好去买儿科出售的吸鼻器，疏通一下孩子被堵塞的鼻子，但是我不建议经常帮孩子吸鼻涕。

4～6个月的孩子晚上哭时

· 建议晚上减少喂奶量。这个年龄的孩子，晚上不睡觉经常醒，大多是因为晚上吃奶。如果每次晚上醒来都要喂奶，孩子会把吃饭和睡觉联系起来，有可能会为了吃饭而醒。如果孩子不是因为饿而醒，我们不建议家长为了容易哄孩子睡觉，而给孩子喂奶。如果孩子吃奶粉，虽然在4个月之前，即使中断夜里喂奶也可以睡10个小时以上，但吃母乳的孩子在4～5个月时，晚上也会吃一两次奶。建议这时慢慢减少晚上的喂奶量。6个月左右开始喂辅食时，最好让孩子练习晚上9～10个小时不吃东西持续睡觉。

· 孩子需要适当哭泣。这个年龄的孩子很有眼力见儿。如果每

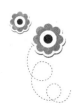

次孩子哭时，妈妈都带着着急的表情抱孩子，这时开始，孩子就会因为想让妈妈抱而耍赖似地哭。对于孩子哭时，到底要不要抱，每个儿科医生的意见有可能都不一样。妈妈们都会选择抱孩子。但是值得注意的是，孩子处于浅度睡眠阶段时，父母如果抱着孩子或者喂奶入睡，会打乱孩子进入深度睡眠的节奏，把孩子吵醒。这个年龄的孩子，不会因为爱哭而脾气变坏或者出现问题。即使孩子哭也不要马上抱，如果持续大哭，就抱一下孩子，但要有意识地逐渐减少时间和次数。

• 孩子会因为各种各样的疾病而痛苦地大哭。如果孩子患上感冒，有可能晚上会哭。如果孩子鼻子堵塞，最好用加湿器增加一下空气的湿度。如果鼻塞严重，可以往孩子的鼻子里滴一两滴生理盐水，或者去儿童用品店买胶皮吸鼻器给孩子吸一两次鼻涕。但不建议经常这样做。另外，孩子3～4个月之前，有可能会因为尿布湿疹、严重胎热、肠炎、中耳炎等各种疾病而导致无法入睡。如果孩子得了肠道绞痛等严重的病时，孩子的哭喊会很凄厉。孩子也可能会因为吃得过多或者喂奶粉时吞进了太多的空气而不舒服。孩子晚上突然开始哭时，要努力弄清楚原因。如果妈妈不知道原因，需要去看儿科，但大部分情况没有异常。所以多数儿科医生会开这样的处方：等一下看看吧。因为医生无法因为轻微的不适而用药或者下诊断。有时，孩子长牙时，也有可能晚上无法入睡，但是究竟是不是因为这个，连儿科医生也不能下断言，只能说可能性很大。

如果孩子晚上经常哭

孩子如果晚上经常哭，最好去一趟儿科检查一下孩子的状态，然后采取相应的措施。要确认一下是不是哪里不舒服，或者有没有未发现的疾病。孩子即使病得很厉害，在白天因为容易被周围的事物吸引转移注意力，或者哭时妈妈马上就会抱，所以不爱哭。但到了晚上，独自躺着时，身体有一点不舒服也会格外敏感，所以会经常哭闹不休。

儿科医生的建议

快的话从6周开始，孩子就能逐渐区分昼夜。如果习惯了晚上喂奶粉，孩子就会学会晚上必须进食。如果晚上习惯了玩耍，就会觉得晚上应该玩耍。很明显这样妈妈会受累。所以，家长要抛弃晚上孩子醒了就要喂奶来哄睡的想法。孩子醒了哭时，不要马上开灯，刚开始10～20分钟左右，最好拍着哄孩子入睡。如果孩子继续哭，可以喂奶粉，但一定要记住，要慢慢减少喂奶量，以后换成水，然后再慢慢断掉。如果做不到，那么晚上就得一直喂。所有的事都不要过于勉强。

孩子在4～6个月时也会有压力

如果家里环境杂乱，或者爸妈争吵，或者朝孩子吼叫，孩子都会产生压力，无法正常入睡。对待这样的孩子尽量让其在白天舒服一些，睡觉之前，给孩子一个温暖的拥抱。

499

8个月的孩子晚上哭时

·由于REM睡眠，孩子很难入睡，翻来覆去。这个时期的孩子不容易入睡，经常会翻来覆去地睡不着。孩子跟大人不同的是，孩子的REM睡眠，也就是一般的浅睡眠，会比大人多约两倍。睡觉时容易醒，身子翻来覆去。但是，这种情况也有很多原因。特别是孩子晚上突然哭时，一定要确认一下有没有别的问题。这个年龄段的孩子，如果不能跟父母长时间待在一起，分离焦虑就会加重。而且，也有可能得中耳炎。

·如果孩子突然连续几天一直哭，却一直找不到原因。这时最好接受儿科医生的检查。如果检查没有任何异常，可以稍微冷落一下孩子。晚上睡觉之前不要让孩子看电视，睡之前只抱一次。随着时间流逝，即使不知道原因，通常这样一直哭的情况也会慢慢变好。但是如果孩子有夜惊症，那么即使过了很久孩子依然会哭。

9~12个月的孩子的睡眠烦恼

到了这个年龄，孩子们就会形成一定的睡眠模式。要让孩子养成早睡早起的习惯。有的妈妈诉苦说孩子睡得很晚。爸爸妈妈都凌晨一点睡觉，如果跟孩子一起玩，孩子也就只能晚睡了。

·营造可以使孩子睡觉的氛围很重要。给上了床的孩子穿上睡衣，就能营造出睡觉的氛围。在孩子入睡之前，给孩子看画，或者让孩子抱着娃娃，或给孩子唱摇篮曲，或拍着孩子的背等，遵循一定的形式，孩子就可以安心睡觉。单独哄孩子睡觉时，最好不要刺激孩子的分离焦虑，把房门稍微开一点，好让孩子感觉到父母的动静。

·这个年龄的孩子，晚上一般可以不进食而睡得很好。

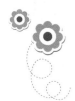

生长激素在深度睡眠时分泌旺盛，深度睡眠对孩子的成长很重要。有的孩子每天晚上都会醒，然后大哭，最常见的原因是孩子晚上要喝牛奶。孩子晚上经常醒，多数是父母的责任。不要忘了这样一个事实：孩子的饮食习惯一般是妈妈给养成的。晚上经常给孩子奶瓶，孩子晚上就会被饿醒。虽然之前已经说过几次，但仍然需要强调，处于这个时期的孩子晚上不进食更好。

15个月的孩子的睡眠烦恼

· 孩子15个月时，更要注意睡眠环境。没有什么比孩子好好睡觉更能体现孝心了。但是，这个并不像说的那么容易。据说，这个年龄的孩子中，有20%左右会在晚上醒一次。一般从15个月开始，孩子在睡觉方面会出现很多问题。这个时期开始学步，会产生很多好奇心，想要独立却不想离开妈妈。所以很多孩子在睡着时，如果妈妈不在旁边，孩子醒来就会发脾气。因而，要更加注意孩子的睡眠环境。房间内布置得冷清一点，睡觉之前不要让孩子看电视。因为电视中出现的刺激性场面会在眼前一个劲地晃动。2周岁之前，最好不要让孩子看电视。孩子睡觉之前，最好抱一下孩子或者让孩子抱着喜欢的布娃娃或玩具睡觉。如果孩子每次醒来都要喂牛奶或水，那么从现在开始一定要断掉。

· 孩子刚睡醒时，不要立即有所反应。当然，如果一直在哭，肯定要哄一下孩子，但如果孩子醒了也不哭也不难受，就可以放任不管。大部分孩子，睡着醒来了，如果周围的人都在睡觉，那么孩子也会重新入睡。慢慢孩子会认识到"啊，这样醒了妈妈也不哄我啊"，并习惯这样的状况。通过这样的过程，孩子能学会晚上要睡觉。白天如果睡太多，晚上有可能会睡不着，所以白天不要让孩子睡太多，多陪孩子玩。如果活动量大，晚上就会睡得更好。

· 一定要检查一下孩子哪里不舒服。很多妈妈因为孩子不睡觉而带孩子去儿科咨询，她们中很多人不知道孩子是因为得了中耳炎或其他疾病而哭闹。如果孩子没有任何异常，而且不管怎么努力都不行，就只能认为我的孩子原来就这样。对于没有任何理由的睡眠问题，时间是最好的药。

被噩梦惊醒的孩子出现异常症状的夜惊症

· 夜惊症通常发生在5～7岁时。有些孩子没有任何问题安稳地长到这个年纪，晚上正睡着觉，突然起来大哭，喊叫，认不出父母，眼睛瞪得很大，出冷汗，心脏怦怦直跳，在房间里打转或者来回走动，然后会突然无声地倒下继续睡。父母见到这样的场面都会吓一跳。谁看到也会觉得不正常。如果这种状况反复发生，父母可能会怀疑孩子是不是出现精神异常。但事实上，这样的症状不是精神异常而是夜惊症的典型症状。夜惊症顾名思义是说做噩梦被吓到，做出一些行动。这种状况相对比较常见，概率为1%～5%，一般是在睡觉后一个半小时左右发生。多见于5～7岁的孩子，当然其他年龄段的孩子身上也会出现。严重时，孩子有可能醒了之后跑出去，但也不用过于担心，好好看着孩子。出现夜惊症症状的孩子不管怎么哄都会一直哭，但几分钟后，会自动停止哭泣，重新入睡。第二天什么也不记得，这也是夜惊症的特征之一。

· 夜惊症不是精神病，不要过于担心。如果没有发生其他异常问题，随着时间流逝，会慢慢好转。最好不要跟孩子说起晚上起来的事，不要斥责孩子，父母也没有必要因为孩子出现异常而自责。如果情况严重，并持续时间较长，一定要接受医生的治疗。当然，也

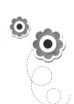

有伴随其他病症的情况，需要根据实际情况服药。夜惊症跟精神病不一样，家长不要过于担心。如果家长因为这个而苦恼，建议咨询医生。

如果孩子睡眠过多

·有些孩子睡眠过好。从某方面看，这是很令人省心的事，但从另一方面看，又令人担忧。孩子体重如果正常增长，那还没什么问题，但如果孩子体重无法正常增长，就更令人担心。有的妈妈因为孩子很乖而很自豪。孩子不哭不闹，吃完了就睡，挺省心。如果听到这样的话，儿科医生反而会感到不安。孩子们确实睡眠挺多，但该玩的时候也得玩。

·如果孩子的睡眠时间突然比平时增加很多，一定要咨询儿科医生。对待哭闹的孩子，妈妈有时一天喂孩子几次镇静剂，让孩子睡觉的时间延长。这个绝对不允许，不能因为孩子不睡觉而故意给孩子吃药使孩子入睡。如果突然叫醒感冒的孩子，依然跟没醒一样，那么一定要去儿科接受治疗。用于治疗感冒的药中，有种药叫抗组胺剂，孩子如果服用了这种药，睡眠时间会增多。有时感冒过后，孩子会突然没有精神，睡眠时间增加。持续高烧的孩子，在没有别的问题时，睡眠时间也可能会突然增加，但如果无缘无故睡眠时间突然增加，一定要咨询儿科医生。

睡眠习惯比较危险的孩子

有的妈妈因为孩子的睡眠习惯不好，就在房间里做一个矮的小房间或者在床上使用很粗的腰带把孩子绑起来，以限制孩子的行动半径，这样的方法并不值得提倡。孩子睡着时，各种各样的妙计都能使得出。有的孩子在整个床上翻转，也有的孩子180度旋转，朝前朝后打滚。孩子睡着时，这样那样乱动是很自然的事，放任不管也不会有任何问题。对于蹬被子的孩子来说，请给孩子穿上睡衣。去商店买也可以，用爸爸的衣服改制也可以。如果房间温度适宜，只给孩子穿保温的衣服也没有问题。只要不让孩子着凉。

与哄孩子有关的疑问

? 需要另外的小夜灯吗?
! 没有必要这样做。

孩子们因为有浅度睡眠，所以经常醒。当孩子半夜醒来时，如果房间太黑，可能会把孩子吓哭。这时，如果开一个朦胧的照明灯，会有所帮助。通常1岁到1岁半的孩子会讨厌黑暗，而且很多孩子特别害怕黑暗。这种情况下，就需要一个小夜灯。但是，对于睡得挺好的孩子来说，没有必要非得开小夜灯。

? 把孩子放在大人床上哄着睡觉也可以吗?
! 太柔软的床对孩子并不好。

没有特别理由说小孩子不能在大人的床上睡。但是，小孩子的骨头或内脏器官还处于不固定的状态，所以不管是床或者其他的地方，太柔软的地方都对孩子不好。另外，最近的调查研究表明，如果给孩子盖柔软的被子，孩子呼出的气体聚集在被子里，里面的二氧化碳会对孩子产生不好的影响。让孩子躺下时，把孩子身体的一部分不规则地压在下面也对孩子的身体不好。而且，如果孩子自己能翻身，即使不是柔软的床，也最好不要把孩子放在床上哄着睡觉。因为一眨眼工夫，孩子有可能会滚落到床底下去了。作为参考，不建议给新生儿使用枕头。

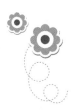

？孩子总是不睡觉，家长很担心。

！如果孩子不好好睡觉也不好好吃饭，就要多费心。

　　孩子好像一整天都在睡觉。特别是新生儿，好像除了吃饭，基本上就是睡觉。孩子在4周时，醒着的时间开始慢慢增加。小孩子相对大人来说，会有浅度睡眠，所以一点声音或刺激都会容易被吵醒。如果觉得孩子睡得太少，最好先去儿科咨询一下医生。虽然大部分都没有什么异常，但也有少数情况因为身体出现异常而睡眠减少。特别是不爱吃饭也不爱睡觉的孩子，家长一定要多费心。睡觉太少或太多都是问题，都会令人担心。这时，如果孩子不爱吃饭只睡觉，最好去儿科跟医生咨询一下。作为参考，各年龄段平均睡眠时间如下表。但是，不要忘记这个数值只是平均数值。每个孩子的睡眠时间都不一样，每个孩子的状况不一样，睡眠时间也会不一样，并不是超出这个范围就一定有问题。

年龄	新生儿	婴儿	2岁	5～6岁	10岁	青春期
睡眠时间（小时）	19～22	15～18	13	12	10	8～9

？把孩子放在摇床上或秋千上哄着睡觉怎么样？

！不提倡这样做。

　　虽然严重的晃动会损伤孩子的大脑，但摇床那种程度的摇晃不会出现问题。但是，在这样的床上睡觉不利于孩子养成好的睡眠习惯，所以不值得提倡。在秋千上哄着睡觉的方法也是这样，以后孩子会养成不摇不睡的习惯，所以也不值得提倡。如果无法从婴儿时期开始就养成好的习惯，以后妈妈会受很多罪。

？我的孩子总是抱着才不哭，有什么好的方法吗？
！孩子小时候请好好抱着。以后大一点就要学习单独玩耍。

以前，在我们国家，每当孩子哭时，奶奶或妈妈就会抱着或背着哄。如果不抱孩子，就会觉得孩子缺乏宠爱，这就是我们国家普遍的育儿思想。但是，随着心理学的不断发展，人们发现，多抱孩子，是给孩子更多的爱，但对孩子的情绪发育并没有帮助。所有东西都需要中庸。过多的爱可能会妨碍孩子学习节制，还有使习惯变坏的危险。在国外，孩子3个月左右时，妈妈经常抱。但从4~5个月开始，就需要学习自己独自玩耍。实际上，4~5个月的孩子如果每次哭时妈妈都抱，孩子就会明确认识到只要自己哭妈妈就会抱。在国外，孩子不到3个月时，因为有婴儿产痛，抱孩子基本没有异议。我自己的经验是：两个孩子从4个月大开始，适当地抱。孩子们很神奇地会发现父母马上就不会再抱自己了。这样养大的孩子，到了自己能到处乱爬的年龄时，吵着要妈妈抱的情况就会减少。当然，有的孩子到了这个时期，也会一放下就大哭。如果孩子一直嚷着要妈妈抱，我建议干脆让孩子哭。但是，在平时，一定要多抱孩子，让孩子知道父母很疼爱他，父母也要通过这样的行为，用身体的实际行动真心地去爱孩子。但是不要忘了适度。

？没有使孩子好好睡觉的妙招吗？
！很遗憾，没有。

如果孩子不好好睡觉，父母会很担心。我很理解那种焦急的心情，但是很遗憾，没有使孩子好好睡觉的妙方。孩子不好好睡觉，如果对孩子来说是正常的，那父母必须要适应。如果不正常，就要另外采取相应的措施。单纯地哄孩子睡觉很容易，给孩子吃点安眠药或者镇静剂等，孩子就会很快入睡，但这绝对不是好方法。我们在发生问题时，通常会只费心消除外在的症状。但是，比起外在的症状，发现引起这些症状的原因更重要。如果出现异常，就进行治疗，如果不能治疗，就要学习适应的方法。

如果只消除外在的症状，那么有可能在病情恶化之前无法准确诊断。如果孩子不好好睡觉，最好去儿科确认一下孩子哪不舒服，有没有未发现的疾病。这时，需要注意的是，如果不能对医生准确地描述孩子的问题，医生就无法准确掌握孩子的真实状况。准确的诊断需要妈妈对孩子症状的深入观察。掌握孩子的状态，如果有问题就治疗，如果正常，就只能这样。

♀ 孩子只想侧着睡。
! 即使孩子不耐烦，也要经常把孩子的头转到另一边。

孩子在3个月时，就会出现偏好。有的孩子只用左手或者右手，使得妈妈很担心。这个时期的孩子头可以自由转动，所以有的孩子会突然把头转到自己喜欢的方向睡。这时，如果孩子总是朝一边睡，孩子的头部有可能会偏斜。即使孩子会不耐烦，为了两侧对称，也要经常把孩子的头转到另一边。白天醒着时，让孩子躺着休息，注意调整孩子头部的方向。偏斜的头部一般会在9个月左右慢慢开始好转，2周岁左右，孩子的头部会在一定程度上恢复到原来的样子。但是，也有的孩子头部还是有一点偏斜，所以妈妈一定要留意矫正孩子的睡姿。另外，虽然很少见，但当孩子的颈部肌肉和骨骼出现异常或者出现血管增生时，孩子会喜欢朝一边侧躺。如果孩子总是朝一边侧躺而使头部偏斜，最好去看一下儿科，确认一下是否有其他异常。

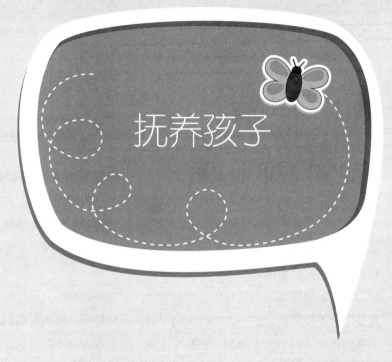

抚养孩子

　　·时机到了该开始的就要开始，该结束的就要结束。如果错过时机，可能会付出几倍的努力才能补救。孩子不是一个模子刻出来的，必然存在个体差异，我们没有办法给出固定的标准。有些事情即使知道也做不到，这种情况固然无奈，但有些事情是不知道，才没做到，这就令人遗憾了。

　　·不要给孩子搞特殊。生活中很多家长非常希望孩子出类拔萃，可结果却事与愿违。育儿理念不断发展，妈妈们也需要学习。特别是断奶期，有些知识妈妈不了解可能会影响孩子。很多知识与妈妈知道的常识不同。

　　·帮孩子养成规律的生活习惯非常重要。在规定的框架内，让孩子自由成长，同时也减少了带孩子的工作量。

　　·不可一味地溺爱孩子。爱与节制同样重要，成就与挫折也同样重要。人一生要经历各种事情，家长要有意识地从小教育孩子去面对。

育儿要从产前开始

胎教很重要

孩子要在妈妈肚子里生活10个月才出生。刚开始只是一个小小的细胞，但在出生之前，胎儿会在妈妈的肚子里发育出完整的身体，并掌握人类基本的生存技能。虽然还没有发育完全，但这时的胎儿眼睛能看得见，耳朵也能听得见了。为了让孩子在妈妈肚子里快点长大，妊娠中的妈妈有一些注意事项。

首先妈妈要知道酒精对孩子的大脑会产生极坏的影响，因此哪怕只是备孕也不能喝酒，这一点需妈妈们牢记。研究显示，严重时妈妈只喝一杯酒都会对孩子产生影响。胎教很重要。但是专家并不相信给孩子听特定的音乐会对孩子成长产生更好的作用。最好的胎教是父母愉快的生活。避免情绪急躁，父母平稳愉快的生活，这才是最好的胎教。

请提前接受产前教育

妈妈最好提前接受产前教育。如果妈妈提前接受母乳喂养教育和学习照看新生儿的办法，是再好不过的事了。去妇产科生孩子之前一定要买好婴儿安全座椅，在去医院分娩的时候一定要带着。因为新生儿们还不能够自己支撑起头和腰，所以从妇产科出院的时候一定要把孩子放在安全座椅里，脸朝后固定好。

妈妈一定要知道，生完孩子有可能得产后忧郁症。可爱的宝宝出生

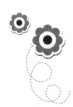

了，可是妈妈会突然觉得自己的人生好像结束了一样，变得很伤感，这时丈夫不经意的一句话可能就会突然让产妇心里不是滋味，眼泪一下子就涌出来了。有约一半的产妇生完孩子后，会因为激素的变化而忽然变得很忧郁。新妈妈如果事先知道，就不会过于慌张，也比较容易克服产后忧郁症。家人的一句温暖的话语或是丈夫买来的一束花和对妻子的关心照顾，都能帮助产妇从忧郁的心情中尽快解脱出来。产后忧郁症不只是妈妈的问题。妈妈要适当地解读孩子的需要和欲求，照顾孩子有助于孩子智力发育，所以为了避免对孩子的头脑发育产生不好的影响，最好提前了解如何应对产后抑郁症。不过绝大多数产妇是可以自己克服的，所以不必过于担心。

产后一定要24小时母子同室

女人生完孩子要产后护理，俗称坐月子。坐月子时一定要事先知道的是如果没有特别的医学性原因，第一个月一定要让妈妈和孩子24小时母子同室。不要以为在孩子睡觉的4~5个小时里，托付给别人没有关系。如果认为孩子叫唤着要吃奶的时候，马上给孩子喂奶就可以了，这种想法是不对的。我们不提倡由护理员去代劳。不管有什么其他的事情，也无论委托给谁照顾，孩子一定要24小时紧紧跟妈妈在一起，孩子醒着的时候妈妈也醒着，孩子睡觉妈妈也要关灯一起睡。有的妈妈在孩子睡着后，开始上网或者聊微信，这样妈妈就没有休息时间了，因此会变得越来越累。虽说我知道妈妈这段时间很累，但是孩子会比妈妈累上好几倍。孩子在妈妈的肚子里在完全被保护的状态下生活了10个月，然后突然就来到了这个世界上，对孩子来说不在妈妈的怀里，哪怕在新生儿室里只待几个小时，孩子都会觉得非常惊慌。父母在孩子出生后想要看看自己的孩子需要什么，这是与生俱来的本能。所以很多育儿书上说，父母要相信自己。从最初的24小时开始，妈妈会照看孩子，出于本能给出反应，这才是对的。如果每天让孩子在新生儿室待几个小时，虽然时间短，但妈妈和孩子之间的重要信号关系和信赖关系就会受到影响。

坐月子不只是让产妇恢复到正常模式，还转变为育儿模式

有人认为产后护理的两周，是为了让妈妈恢复身体的休息时间，但这个时候应该考虑到更多方面。产后调理的两周不是妈妈从产后恢复到以前没生孩子的正常时期，而是让妈妈转换到产后育儿模式的过渡期。孩子出生后，妈妈为了能适应抚养孩子，要24小时跟孩子黏在一起。这样母子一直在一起，妈妈会慢慢适应，2～3周后对照顾孩子也会更轻松些。这点，全世界很多普通妈妈都没有什么特别的问题。因为无论养育第几个孩子，在生完孩子后马上跟孩子全天同处一室，过2～3周妈妈都能调整到育儿模式。妈妈在坐月子的时候，不要总躺着，跟孩子待在一起，妈妈要亲自照顾宝宝。抱着孩子喂奶，换尿布，给孩子洗澡换衣服，这样不仅对妈妈的身体恢复有益，还能逐渐适应照看孩子的状态。如果在前两周，每天都把孩子放在育儿室几个小时，在这样两周的时间里虽然妈妈会比较舒服，但是两周以后妈妈要自己独自照看孩子时，就免不了手忙脚乱。

孩子也要适应产后调理期

父母和孩子24小时在一起，对孩子做出恰当的反应可以引导孩子做出正确的反应，并学习适应，这一点非常重要。每天虽然就几个小时，把孩子放在一个人要同时看护几个宝宝的新生儿看护室里，这样就会导致孩子对问题很难做出正确的反应。孩子出生时就具备向人要求自己需求的能力了。出生后表达需求的时候，妈妈在旁边直接做出反应的话，会加强孩子对这种欲求的表现。首先，我们拿孩子如何表示肚子饿来举

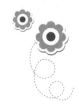

个例子吧。孩子如果肚子饿了，想吃东西，这时候，如果妈妈马上给孩子喂奶，那以后孩子只要一肚子饿，就会强化这种表达肚子饿的方式。但如果在孩子表示出想吃东西的意思时，妈妈没有给他吃，而是哭了才给孩子吃，那么从下次开始孩子就会不想吃，而且很容易在肚子饿的时候，就直接哭着要东西吃了。这种情况如果持续两周，好容易接受宝宝的新妈妈都不知道什么时候孩子肚子饿，并会为此陷入苦恼中。这样，孩子哭的时候，就很难区分出到底是因为肚子饿得哭，还是累了才哭。知道孩子肚子饿，是照顾孩子中最简单的事情，如果这都很难理解的话，那想要了解孩子的其他感情真的会很难。为了能正确理解孩子，在产后调理的时候，妈妈24小时跟孩子在一起是非常重要的。

孩子和育儿方式

• 孩子们一出生就有着无限的潜力。刚出生的孩子看起来好像什么都不会做，但是不到一年，就能够叫"妈妈、爸爸"并开始走路了。但是拥有着无限潜在力的孩子们，也要在成长发育过程中受到父母合理的照顾，才能有机会正确发挥这些潜力。

• 想要把孩子抚养好，不是件容易的事。很多父母以为孩子会根据育儿方式的不同而发生很大变化，但却发现再怎么努力也很难比其他人抚养得更好。实际上，相同性格的孩子并不会因为育儿方式的不同而有太大差异。通常父母只要对抚养孩子付出真心，那孩子也不会跟其他孩子有太大差异，也会茁壮成长，因为孩子本来就有着惊人的适应能力。

• 不好的环境可能对孩子产生很大的影响。在育儿中，比起好的环境，孩子更容易受到坏的环境的影响。特别是如果孩子生活在缺失或虐待的环境，可能会被夺去像其他孩子们一样正常成长的机会。

请爱孩子

孩子们需要感受着爱长大。在父母呵护下长大的孩子，长大后会更有爱心。并且孩子会为了不失去父母的爱，会更听父母的话。请在孩子小时候就常跟孩子说爱他，多抱孩子。没对孩子表现出来的爱，对孩子来说不算是爱。父母不要觉得孩子不懂我的心意而觉得心里不是滋味儿。因为孩子的头脑还没发育到能感受到父母内心的程度。孩子懂得了什么是爱以后，出于本能常常会担心，这珍贵的爱会不会失去呢？所以会随时想要去确认。为了给孩子问题的答案，请父母敞开心扉，直接表达对孩子的爱就好。用语言对孩子说爱，用行动给予孩子爱，父母对他的爱都要做给孩子看，孩子这样成长才会确认父母对自己的爱。这样感受到父母坚定的爱的孩子才能从根本上健康稳定地成长，以后也会成为更有自尊感的孩子。一旦孩子确定父母对自己的爱了，即使受到父母的责备，也能正确对待，这点请父母记住。

这就和人们的关系一样。有可能一整天相处得都很和睦，却因为一句话没说对就打起来了，关系一下子变得很糟。对此我们不仅仅视为家庭问题，如果对孩子发火或者有家庭暴力行为的话，国家也有明文规定制止。

•适合孩子的抚养方式最重要。家长不要过于急迫地想让孩子更好地成长。孩子的成长就像树木一样。整天守在树旁边并不会让树长得更快，每天都统计树木成长的点点滴滴，是没有用的。过度的关心，反而可能对孩子的成长起反作用。就好比种树一样，重要的是父母要了解孩子的本性，然后让孩子沿着适合自己的正确的道路健康成长。

•养育方针的一贯性也很重要。在教育孩子的时候，妈妈和爸爸要事先统一意见。如果妈妈认为不可以的事情，爸爸却对孩子说可以的话，孩子们会觉得处在爸爸和妈妈之间好像走钢丝一样。对待某件事情，妈妈说不行，那爸爸和奶奶也一定要说不可以。对养育孩子的意见事先统一，不仅仅是个具有严肃意义的事，而且可以宽容孩子到什么程度，父母最好也提前商议好。特别是关于孩子的睡眠习惯和生活习性的养成等方面，父母要采取一贯性态度，这点很重要。

依恋的形成

要怎样才能让孩子形成依恋呢

•什么是依恋。孩子出生后，一个人是没办法生活的。在孩子

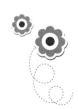

小的时候，什么都不会做，这时要依靠照顾他的人来生活。为此，孩子会出于本能无条件地跟随照顾自己的人，并会对他产生感情上强烈的依赖感。这就是依恋。

· 让孩子形成正确的依恋。依恋是孩子为了得到父母的照顾，而自然产生的。父母在孩子小的时候，对孩子的基本需要和要求做出适当的给予，孩子就会如父母所希望的那样形成稳定正确的依恋。所以重要的是，父母在孩子肚子饿的时候要给孩子吃东西，困了要哄孩子睡觉，大小便后不舒服时要及时给孩子更换尿布等，对孩子这些肉体上的需要，一定要尽量满足。不仅如此，如果父母24小时都陪在孩子身边，会让孩子感到很温暖，对孩子发出的轻微的信号——做出反应，跟孩子玩，累了就抱抱他等，满足孩子这种精神层面的要求也非常重要。父母照顾孩子，孩子通过这种照顾，就形成了对父母的依恋，通过这种依恋，孩子才能清楚地意识到，这样的世界才是能够生活的地方。

· 依恋影响孩子的前半生。小时候和父母产生适当强烈的依恋，对孩子以后的情感发育和在社会的发展都有着至关重要的作用。因为让孩子形成正确的依恋，会对孩子以后步入社会后跟其他人建立关系起到重要作用，所以父母应该多花些心思。

请当做五个孩子来养

最近比较流行依恋育儿，有的父母就觉得只要是孩子要的东西就要全部给他。那么以前养育5个孩子的时候也像现在这样实行依恋育儿能行吗？甚至有的父母只顾照看孩子，在家里连夫妻间的基本对话都几乎没有了。因此很难得到孩子的依恋。以前的主妇做饭，洗衣服，刷碗，做各种家务，根本没时间像现在一样，跟孩子纠缠。即使这样孩子也还是自己成长得很好。虽然父母对孩子的爱和依恋真的很重要，但不要把所有精力都倾注到孩子身上。我在和父母讨论育儿的时候，会让妈妈当做自己有5个孩子来养育。拿出两份的精力用在爱孩子和关心孩子上，剩下的三份用以维持夫妻的生活幸福，让孩子看到父母生活得幸福，他才会幸福地成长。

依恋多样化

· 父母的依恋也很重要。不只孩子产生依恋，父母也会产生依恋。但是父母对孩子的依恋，并不是只要孩子出生了，就会自动产生的。从孩子小的时候就照顾他爱他，多跟孩子在一起，这样才能让孩子

挫折也很重要

很多孩子都有依恋问题。因此有很多专家强调依恋的重要性。简单来说，好比修理汽车的人自然会对常出故障的零件特别费心。但是比起修汽车的人，父母更像是生产汽车的人。做汽车的人只做总出问题的零件能行吗，还是做出完全没问题的零件更重要呢？对孩子来说依恋非常重要。但是，人生不是只靠着依恋就能生活下去的。越爱越要节制，越成功越要有挫折。从小懂得这些的孩子，才能正确地走出自己的人生。父母在小的时候，也会常常受到自己父母的一些无理要求，常听到"哎呀，别吵了"这样的话。听到这种话，没有谁会觉得受挫折。但是现在的孩子只要从父母那里听到一句拒绝的话，就闹翻天了。从来都没遭遇拒绝的人当然受不了一点点的拒绝。爱和节制，成功和挫折，这些都是人生，从小就教孩子要拥有这样的人生，才是正确的育儿。

产生正确强烈的依恋。

· 依恋不是只对一个人产生的。孩子小的时候，父母多花时间陪孩子的话，孩子不仅会对妈妈，也会对爸爸产生依恋，更容易对几个人产生人际关系。

· 无论谁照顾孩子都会产生依恋。小孩子对照顾自己的人产生依恋，是理所当然的事情。在孩子还不能区分谁是妈妈的时候，每天照顾他的人，就是孩子感到依恋的对象。有时候，在双职工父母的家庭中，父母每天上班，孩子会更喜欢照看自己的保姆，这让父母很嫉妒。请父母不要为此过于伤心。孩子小时候会喜欢照顾自己的人，但总有一天会更想念父母，更喜欢妈妈的。比起整天照顾自己的阿姨，如果小孩子更喜欢晚上才回来的妈妈的话，这才是有问题的。出现这种情况时，比起妈妈的伟大胜利，真正有意义的事情是，要确认一下是什么原因让孩子和保姆之间没能形成正常的依恋关系。

依恋不是全部

最近，很多父母越来越关心依恋，认为好像给孩子全部想要的东西才是最好的育儿方式，这是很不好的。爱和过度保护是两回事。那么像以前养育七八个孩子的家庭，如果像现在的妈妈们那样，没办法倾其所有把所有的都给孩子的话，对于那个时期的孩子们，依恋严重不足，是会出大问题的。可实际则不然。如果父母只一味地爱孩子，这样成长起来的孩子往往没礼貌，甚至都不知道感激父母。

依恋，真的很重要！但是对于孩子来说不是只有依恋才重要。孩子在学校要学的科目很多，语文、数学、英语、科学、历史等，但只是单一地强调依恋抚养孩子，那就好比只让孩子努力学习所有学科中最重要的一个学科，而不学其他科目一样。适当的依恋是在孩子的成长过程中，信赖父母，信赖邻居，信赖社会并相信他人，为了能让自己得到更好的发展所必需的东西。但是，要能和人生其他部分和谐，才是适当的依恋。家庭中对孩子的依恋不可以没有限制，而是有一定的节制的爱，这才是真正的依恋。

孩子的发育

出生以后，孩子几乎什么都不会。即使这样，一年以后，孩子就能叫"妈妈、爸爸"了。发育到两周岁后，孩子就想要挣扎着摆脱妈妈的怀抱了。孩子三岁，准确地说，满两周岁的时候，孩子们就能左右自己的行为了。父母了解两岁的孩子能独立完成什么固然重要，但是更重要的是，要了解以后孩子能做什么，并为此打好基础。并且在这个时期要怎样正确养育孩子也很重要。体魄、智力、情感、语言、社会交往等，父母不妨把这个时期孩子经历和得到的所有事情看作今后立足于社会的基础。

为了让孩子能正常发育

孩子的发育是分阶段进行的，父母如果在每个阶段都给孩子必要的机会，那他就能自己积累经验取得那个阶段的成功，然后向更高一阶迈进。

为了孩子能更好地成长，最重要的是，在孩子发育的各个阶段，只要是孩子感兴趣的事，父母要尽量提供条件让孩子亲身经历，并通过练习后对那个阶段达到完全精通的地步。那么在孩子发育到下一阶段的时候，就会以之前阶段的经验和体会为基础，更容易地渡过下面一个阶梯，同时体会得更充分。这时，父母没有必要为应该教给孩子什么而担心，并且这也不是父母能代劳的事情。但是父母要对孩子的发育给予适当的关心，正确的反应，引导孩子语言表达，并让孩子看到父母与人交往，让孩子有机会跟其他人交往。这样随着时间的流逝，孩子就会自然地过渡到下一个发育阶段。孩子受到长辈的关心，适当地积累了经验，并靠自己的力量培养了相应的能力，这样既培养了孩子独自生存的能力，也增长了孩子自己做事的自信心。如果在孩子的发育阶段，家长没能给孩子机会，自己体验一下解决问题，那孩子就不会对这个技能熟练运用。当然，等孩子进入下一个发育阶段的时候，孩子也可以解决遇到的问题。但是解决问题的时候，不会很熟练。简单来说，虽然通过了，但就产生了满分通过和70分通过的差异。

无法加快发育

很多家长会问怎样才能让孩子发育得快些。可惜没有办法能加快孩子的发育速度。并且万幸的是，没有理由要让孩子的发育加快。孩子的发育，是根据自己出生时既定的生物节奏进行的，因此有的孩子发育快，有的孩子会慢。但是，等孩子大些再看，会发现曾经发育快的孩子跟发育慢的，结果都一样长大了。所以说不论是匆匆走过，还是曾经龟缩不前然后又大步走来，都差不多。重要的不是让孩子快点发育，而是在发育阶段中积累更丰富的经验。

对孩子发育最重要的是适当的经验

就是说给孩子机会去经历事情最重要。孩子出生的时候，真的什么都不懂。但只要一年的时间，就会叫"妈妈、爸爸"，像其他人一样慢慢长大了。这都是看到听到才学会的东西。直到有一天让父母开心的是，孩子叫"妈妈、爸爸"了，这是因为孩子总听大人们说话，自身大脑中的语言中枢得到发育，就学会了说话。交朋友也是因为看到父母对待他人的方法而学会的。孩子们很善于跟着学。孩子看到的所有事情，都会全身心地投入，并模仿出来。但是孩子们通过单纯的模仿后，掌握了语言，会创造出自己的东西。因为语言不仅是单纯的听和说，还会产生思考能力。看到人与人交往，不是只学习单纯地跟朋友玩，还要学习读懂他人想法的方法，以及学习和其他人产生同感。在小时候被父母充分给予这种机会的孩子，在这方面会得到正确发育。再说一次，对于孩子来说最重要的是从小时候开始，孩子周围的大人们要多对话，用语言跟孩子多沟通，多让孩子看到家长跟其他人交往，给孩子提供与人交往的机会。

语言发育

母语教育很重要

　　语言是区分人和动物最大的区别。人类利用语言相互对话、思考、学习。因为语言已经作为高层次思考的基础，超越了单纯的说话，所以让孩子小时候形成正确的语言发育比什么都重要。简单来说，就是语言不能得到正确发育的孩子，可能在今后无论怎样努力听课，都很难正确理解，无论怎样努力学习，成绩都不会太好。

语言是通过怎样的过程习得的呢

　　·孩子学习说话是自然而然的过程。在以前，没有父母教孩子说话。但是，孩子长到一定时期，就会叫妈妈、爸爸。虽然父母从没教过，但孩子听妈妈爸爸或家里人说话，就自己学会了说话。

•请父母在孩子身边多说话。这是很重要的。有人会觉得孩子知道什么啊，但是令人吃惊的是，从新生儿开始，不对，应该说从还在妈妈肚子里的时候开始，孩子就能听到妈妈爸爸说的话了。为了孩子的语言发育，家长们应该从新生儿时期就开始在孩子旁边多说话。一周至少也要保持41小时以上，换句话说，一天要花5～6个小时诱导孩子说话，这样孩子就能自己学说话了。没有什么人特别教给他，孩子只要听到父母的日常对话，就会在头脑里不断积累，大脑的语言中枢得到发育，就会在脑子里形成语言。这样形成的语言，会在孩子周岁的时候从嘴巴里发出"妈妈"和"爸爸"的声音。

•多样化的对话对孩子更好。不是说非要跟谁一起说话。小的时候听的对话越多，越多样化，孩子就越会说话，大脑中的语言领域会得到更好的发育，头脑也会变得更聪明。语言发育几乎可以说是本能的，但可以发育到何种程度就要看经验的多少了。如果父母的语言交流明显不足，孩子出生时的语言能力就不能得到正确发挥，语言能力就可能显出明显的不足。特别是想要把语言能力发育得更好就很难。

语言教育，这个确实非常重要

•对孩子来说最重要的是听大人们说话。最近，很多家庭都是妈妈白天自己在家看孩子，爸爸要很晚下班。那么孩子听大人对话的时间就很难保障，所以即使在国内生活也不能很好地学会自己的母语，这样听起来荒唐的事现实生活中却比比皆是。妈妈跟孩子多说话，对孩子的语言发育有一定的帮助。但是妈妈跟孩子说的话，和大人们之间的对话运用的单词不一样，涉及范围比较狭窄，句子之间的连接性也不够，只是没有对答的普通的讲故事而已。这种语言和大人们之间的直

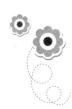

接对话有着很大差异。为了让孩子正确地学习语言，头脑中的语言领域得到好的发育，并通过语言熟悉正常的思考，父母要让孩子从小听多样重复的话，真的很重要。换句话说，在孩子身边，听着大人们喧哗的声音，在某一天，孩子就会突然自己学会说"妈妈"了，这对父母来说是最幸福的事了。当然大人在孩子身边多对话，从新生儿时期开始就不仅只是围绕着妈妈和孩子周边，而是对所有的事都用语言给孩子说明，每当孩子发出的嗯啊声和非语言的表现，妈妈立刻给出反应，这些细节对孩子的语言发育都非常重要。这其中对语言发育最重要的还是大人在孩子身边的对话。

不要对孩子说敬语

语言是有社会意义的。敬语的使用原则是社会地位低的人对社会地位高的人用。孩子在学习语言的时候，也要一起学习它的社会意义。孩子如果看到大人对比自己地位高的人使用敬语，孩子就会学。这就是教孩子社会语言的方法。并且有时候社会地位高的人也对社会地位低的人使用敬语，这是因为相互不认识或者关系不亲密的原因。父母和孩子是最亲密的关系，为了教给孩子敬语而对他们用敬语，并不是真正的社会语言教育。在需要用敬语的时候，父母教给孩子如何使用，孩子能从这种日常生活中自己体会到。请相信孩子。这点如果没做好，孩子会容易误认为自己的地位比父母高。

• 和孩子说话时。父母和孩子说话时，最好说一些符合孩子语言水平的话。比起孩子的说话水平，理解水平会更高些，所以重要的是能达到孩子可以理解的水平就可以。没必要让孩子去学高于自己理解水平的话。虽然不能理解父母说的所有话语，但是可以靠自己理解的片段勾勒出整个画面，孩子就是有这种天赋。

• 可以通过听收音机来代替吗？学说话并不只是单纯的听而已。即使父母给孩子听英语广播，孩子也不可能自己学会英语。语言是只有直接听到人们的对话才能学会的。听人说话，用眼睛观察人们的动作和嘴形等肢体语言，感觉到对方的反应等，综合所有这些，才能学会语言。当然如果是整天听人们说话的孩子，给他听收音机的话，可以熟悉正确发音，对孩子是有帮助的。但是如果只有妈妈和孩子两个人生活，本来对话就少，妈妈又为了教孩子说话而给他听收音机的话，反而会起反作用。

有助于语言发展的小窍门儿

　　父母不要忘记在孩子身边让孩子多听大人之间的对话是最重要的。孩子在新生儿时期什么都不会，只能发出咿呀声，可没过几个月就能逐步把之前发出的咿呀声转变成自己的语言来表达意愿了。这个时期，父母最好把孩子的咿呀声视为语言，并给出一定的反应。尽量对孩子周围的事物给予说明，最好是叫出东西的名称。孩子周岁就会喊"妈妈、爸爸"了，词汇量也会逐渐增长。在这个时期，孩子的大脑中会浮现出很多想法，但是却只能说出一个单词来表达。说出一句"车"的孩子，他话里要表达的意思不仅仅只是汽车，还有很多自己没法一起表达出的含义。妈妈如果听到孩子这样说，就要想到孩子想表达的其实是"小汽车，小汽车跑得快，和汽车一样快，爸爸早上也坐汽车上班了，我们也去坐坐看"，但是因为自己还不会造成句子表现出来，而只能以此来代替。孩子的话会从只能说一两个单词到慢慢多起来，等他1岁6个月时，就能说50个单词了，并能把两个词连接起来。从这个时期开始，孩子的词汇量会突然增多，出现一个语言爆发期。为了每天教给孩子新的不一样的多样化的话语，父母最好给孩子读漫画书并在家里人一起吃饭时多跟孩子说话。

说话早的孩子VS说话晚的孩子

　　• 有些孩子说话可能比较晚。当然也有的孩子说话早。但说话晚的孩子如果没有特别的问题，是可以跟上其他孩子的，大部分不会产生很大的差距。而且说话晚的孩子，多数只是说话晚一些，孩子是能听懂别人说话的，多数没有其他问题。想要孩子说话说得好，不仅是语言发育，说话时与发音相关的肌肉和控制牙齿的神经系统也要同时发育成熟才行。有时性格上比较消极的孩子，即使没有其他问题也有可能说话比较晚。这种孩子虽然说话的时期晚，一旦话匣子打开，马上就能赶

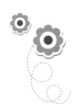

上其他说话较早的孩子。

· 语言表达不足是很严重的问题。因为每个孩子开始说话的时期不同，所以有的孩子会晚些。而且孩子能熟练说话的时期也不一样。但是在说话晚的孩子中，最严重的情况是语言表达不足而引起的说话晚。这种情况不仅是因为早期语言发育不好，还有可能是孩子通过语言思考的能力和认知能力的问题，请家长一定特别注意。给孩子提供更好的环境，不会对孩子产生太大的区别。但是如果产生过多的缺失，就有可能会产生很严重的问题。孩子到4岁时，因为智力先发育，如果没听到很多母语，有可能影响语言发育，但是只要能听懂，多数孩子都没有其他别的问题。并且孩子会利用发达的智力，来照着学说自己知道的话，所以看起来好像都说得很好。但是，这样过于抄袭性地学习语言和听对话，与通过自己思考说出来还是存在很大差异。

教孩子说外语

· 父母的母语不同时。父母中如果有一个人的母语是英语，那当然要同时教孩子两种语言。但假如妈妈是韩国人，爸爸是美国人，爸爸的母语是英语，并且在我们国家生活的时候，只要爸爸说英语，妈妈说韩语就好了，这样孩子就同时学了两种语言。

· 应该确定一种语言教孩子。当使用某一种语言占绝大多数的时间的情况时，就要以这种语言为主。妈妈为了让孩子多听我们的语言，应该多让孩子跟小区里的大人见面，每天一起说话、玩。爸爸只要说英语，跟妈妈用英语对话，一有时间就让孩子看到爸爸跟朋友用英语对话就可以了。学说话并不是单纯地学习说话而已，因为对孩子的语言中枢发育很重要，所以，准确地教孩子一门语言比什么都重要。

·从初中时期开始学外语。如果家里没有人是以英语为母语的话，不建议家长给小孩子教英语。特别是白天只有妈妈和孩子两个人的时候，孩子听大人说话的机会已经很少了，对于都学不会母语的孩子，再教给他英语单词，让孩子听英语广播的话，这样可能会对他的思考力和创新力的发展产生不好的影响，这是不对的。小时候学外语比较好是对于父母中有一个人是外国人或者在外国生活的情况而言的，这点请家长记住。在我们国家生活的孩子，学习英语的最佳时期是初中，这一点专家们再三劝解，请各位父母谨记。

教导非常重要

·孩子满8个月后就可以开始教导。孩子满8个月后就要开始教导孩子。很多家长觉得孩子还太小，但不教导孩子，孩子之后就会不懂得克制。爱和克制，这是所有家长都要面临的一组矛盾。

·父母的权威很重要。不能让孩子认为他可以随心所欲。孩子也是社会的一个成员，不可能得到他想得到的所有东西，需要让孩子知道有比他更强大的存在。不仅是在社会，在家也是如此。从小孩子就要学会听父母的话，这也是孩子认可父母权威的开始。

·父母要马上纠正孩子的错误行为。孩子不管犯什么错，父母如果只是一味容忍，这反而会给孩子带来更大的问题。孩子通过对方的反应来认识自己的行为，如果父母对孩子的错误行为没有任何反应，那孩子就认识不到自己的错误行为。一定要教孩子公共礼仪。我在法国旅行时有件事让我印象非常深刻！孩子大喊着"妈妈"朝妈妈飞奔过去，妈妈的第一反应是用手指贴在嘴唇上"嘘"了一声，告诉孩子要安静，这种情况在韩国非常少见。

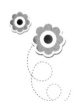

• 告诉孩子"不行"。有种说法说如果妨碍孩子的行动，孩子的大脑会萎缩。可是我没有见过哪位专家同意这种说法。就像开车一样，会停车非常重要。只有油门没有刹车的车一定会出事。3岁以前对孩子说"不行"会杀死孩子的脑细胞，这种说法非常荒唐。从小就要教导孩子什么事不可以做。

让孩子尽情玩耍，那也是学习

• 玩耍对孩子来说也是一种学习。孩子满周岁时，最好让孩子和同龄人一起玩。玩耍对孩子的身心成长非常重要。孩子通过玩耍得到满足感、锻炼身体、学习说话。让孩子玩玩具更有效果，孩子可以自己学习正确玩玩具的方法，通过各种尝试学习自己解决问题。和同伴一起玩，孩子可以学习合作、让步、妥协，可以培养孩子的社会性。孩子玩的时候也能感受到快乐、发泄烦恼，让心情得到平衡，培养更健全的人格。

• 孩子在玩耍中成长。孩子满周岁后，会觉得抓东西扔东西非常有趣，脚能碰触到的地方都是孩子的游乐场，手能碰触到的东西都是孩子的玩具。孩子满两周岁后，会开始喜欢模仿打扫、洗碗等妈妈做的家务事。孩子3岁时，会开始交朋友，和朋友一起玩闹。孩子5岁时，手工发育得很快，会开始动脑，和朋友一起玩。

• 根据孩子的性格，适当引导孩子玩些游戏。孩子喜欢的游戏种类很多，有的孩子喜欢模仿爸爸妈妈，有的孩子喜欢堆积木，有的孩子喜欢画画，孩子通过多种多样的游戏积累丰富的经验。如果孩子

13～18个月大的孩子喜欢的游戏

这段时期的孩子都喜欢独占自己的玩具，不想借给其他孩子，却又对其他孩子的玩具感兴趣。孩子还会记住之前做过的事情，有时还会模仿，比如用空杯子假装喝水，背着娃娃到处走，坐在汽车图片上嘴里发出"嘀嘀"的声音，或者在木板上摇摇晃晃地走像坐船一般。洗澡时，给孩子海绵、喷壶或者有洞的容器，孩子会玩得非常起劲。孩子也喜欢玩堆积木，然后又推倒搭好的积木。孩子这时候还懂得把放倒的图片摆正。

最好的玩伴是父母！
孩子没有办法去别的地方，也去不了其他地方，因此孩子玩游戏的过程中父母的角色非常重要。为了孩子的精神发育，父母要积极和孩子玩耍。不过孩子偶尔也需要自己独处的时间。孩子要练习独立，之后就算一个人也能玩。

幼儿时期为了培养孩子的触觉，要给孩子触摸多种材质。木头积木、硬硬的塑料汽车、柔软的布娃娃、手指形状的聚氨酯玩具等，最好给孩子准备多种材质的玩具。

按照孩子的年龄挑选玩具

有些玩具的教育效果高、对人体无害、质量也好，可是如果不适合孩子的年龄，那就没有任何用处。最好根据孩子的发育阶段给孩子挑选合适的玩具，激发孩子的兴趣。大多数玩具上都写有适用年龄，给孩子挑选玩具的时候可以适当参考。

对孩子来说，玩具就是学习的工具

孩子通过玩玩具学习周边的事物、缓解压力。对孩子来说，玩具就是学习工具，帮助孩子开发五感、运动技能和智力。因此，要根据孩子的年龄选择适合孩子的玩具，培养孩子各种感觉和技能，激发孩子的兴趣。

比较散漫、性格比较极端，父母可以引导孩子玩一些安静的游戏。如果孩子性格比较内向，父母可以引导孩子多和其他孩子一起玩。

• 要为孩子营造一个可以自由玩耍的环境。对孩子来说，玩耍非常重要。可惜的是，现实生活中孩子从小就要频繁奔波于各种补习班，被学习负担所压迫。我认为，最好的投资就是为孩子营造一个可以自由玩耍的环境。

男孩或者女孩玩和自己性别不符的游戏时

• 孩子玩性别转换的游戏长大后并不会出问题。孩子们一起玩过家家时，有的小男孩会想当妈妈，也有的小女孩想当爸爸。有的父母看到这种情况就担心长大后孩子会不会出问题，其实可以不必担心。孩子还处在幼儿期，玩游戏时也不像父母想的那样，孩子感觉不到很大的性别差异。虽然有细微的差异，但女孩喜欢玩男孩的游戏，男孩喜欢玩女性化的游戏，也不意味着长大后会有什么大问题，孩子可以体验多种游戏、多种角色，这反而能增强孩子的理解能力。孩子接触最多的人是妈妈，孩子都喜欢模仿自己看到的东西，所以即使是男孩，也会自然模仿妈妈的行动。

• 不要强制不让孩子模仿其他性别。幼儿的想象力非常丰富，喜欢模仿自己看到的东西。孩子喜欢玩过家家、买卖东西的游戏也是这个原因。等孩子上小学后，这种特性就会慢慢消失，因为这段时期孩子开始意识到自己是男孩或者女孩。因此，没有必要担心男孩玩女性化的游戏长大后也会女性化。有的男孩喜欢玩女性化的游戏，有的女孩喜欢玩男性化的游戏，大人们可能会取笑这些孩子，这会给孩子造成冲击，甚至孩子可能会觉得自己有罪。因此，不要随便取笑孩子，最好放任孩子自己玩。与其对喜欢玩过家家的男孩说"你是男孩子，应该玩战争游戏"，强制限制孩子的游戏范围，不如暗示引导孩子说："每天都当妈妈，这次试着当爸爸怎么样？"

给孩子读故事书

父母给孩子读故事书是对孩子未来最高明的投资。给孩子读喜欢的故事书，可以培养孩子的想象力。在故事中，孩子可以变成机器人，可以变成王子或者公主，也可以成为足球选手。读书不仅可以丰富想象力，还可以培养观察能力。父母从小就给孩子读故事书，孩子的词汇能力和理解能力都会得到大幅提升。多给孩子读几遍，孩子自然就会记住书里的句子，这对提高孩子的记忆力和语言能力也很有帮助。从书中得到的思想和想象力会成为孩子一生的精神食粮。

自行车是非常好的玩具

自行车能同时锻炼孩子的大肌肉和小肌肉，是很好的玩具。可以根据孩子的年龄，让孩子先从四个轮子的车练起，然后慢慢换成三个轮子的车，再换成带两个辅助轮的两轮自行车，最后让孩子自己踩着脚踏骑自行车。踩脚踏车不仅可以锻炼孩子的柔韧性，还可以锻炼脚脖子和膝盖的关节、四肢的肌肉和运动神经。

孩子骑自行车时一定要戴好安全装备

自行车比走路的速度快，摔倒或者碰撞时受伤可能会比较严重，因此，孩子骑自行车时一定要戴上头盔和保护带。

如何培养孩子读书的习惯

·要根据孩子的年龄选择合适的书籍。对孩子来说，书不是用来读的，只是一件玩具。孩子会去触摸书，也会咬书，也会在书上

睡前可以给孩子读故事书吗

不管孩子年龄多大，妈妈给孩子读故事书都非常好，我认为这对孩子成长也非常重要。晚上开一盏床头灯，营造一种适合睡觉的氛围，然后爸爸妈妈像讲故事一样给孩子读故事书，可以让孩子以平稳的心情入睡。给孩子读故事书的效果和睡前给孩子唱摇篮曲的效果一样。孩子光是听到妈妈讲故事的声音就会很高兴。

爸爸妈妈最好发出声音给孩子读书

图书是培养孩子想象力和创造力的基础，是培养孩子语言能力和认知能力的催化剂。孩子对书感兴趣时，父母应该引导加强孩子的兴趣。最好根据孩子的年龄，帮助孩子阅读不同种类的图书。总是在孩子周围放上书，给孩子看图书时，父母最好发出声音给孩子读书，这样，孩子会认为是在和父母一起玩耍，孩子得到了快乐就会喜欢上看书。

留下口水，讨厌时也会扔书。孩子周岁时，最好给孩子读那种一张大图下面带一两个单词的图书，就像玩玩具一样。孩子两岁左右，描绘日常生活的一些书籍比较好。孩子三岁左右，最好给孩子读些故事简介之类简单的书。孩子三岁左右，会经常问"这是什么"，这时候妈妈要非常有耐心地一一回答孩子那些枯燥的问题。孩子五六岁时，可以理解连贯性的故事书，也会对一些长的故事感兴趣。孩子会认字时，最好帮助孩子独立读书。

• 买几本好书，让孩子自己挑选阅读。强制孩子读父母挑选好的书并不可取。不如多买几本书，让孩子自己挑选阅读。在书架中发现自己喜欢的书也能提高孩子读书的兴趣。为了引起孩子的兴趣，等孩子快放学时，在书桌上或者床上放上几本打开的书，这也是提高孩子读书兴趣的一种好方法。

• 经常让孩子的周围有书。要让孩子养成读书的习惯，从小就要注意经常让孩子的周围有书，平时也要让孩子多看到父母读书的样子，这样孩子才会与书更亲近。最晚也要在三岁以前让孩子养成读书的习惯。"罗马不是一天建成的"，读书的习惯也是要经过这些阶段才能自然养成。

孩子对读书不感兴趣怎么办

• 要从小训练孩子读书。孩子一般在10个月大的时候开始对书感兴趣，不过这时候孩子认识不到书是用来读的，只是认为书是一件玩具。孩子19个月大的时候，会喜欢读图画书，不过不是所有孩子都

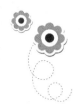

对读书感兴趣，也有的孩子不喜欢读书，尤其是从小没有被培养与书亲近的孩子，如果某天突然让这些孩子看图画书，大多数孩子都不愿意看。即使从现在开始也不晚，父母可以生动地给孩子讲解图画书，刚开始孩子可能会不感兴趣，过段时间后，孩子会渐渐对书中的图画或者色彩感兴趣。

孩子出生6个月之后就要给孩子看图画书

孩子通过书培养听、说、读和思考的能力。最近的研究比较注重让孩子满6个月之后就给孩子看图画书，这是为了培养孩子从小就与书亲近的习惯。美国儿童科学会也强调给孩子看书对孩子头脑发育非常重要。不过我不主张像韩国一样，买全集给孩子看。

• 这些图画书比较好。要让孩子对图书感兴趣，最好给孩子看如实描绘简单东西的图书，孩子在书里看到自己平时熟悉的东西或者自己感兴趣的东西，会感到很开心。图片上附有简单的单词，或者与单词相关的简单句子，这样的图画书也很好。有童谣或者儿童诗歌的图画书也很好，可以培养孩子的语

等孩子上小学后再教孩子认字

从小教孩子认字会阻碍孩子的想象力。教孩子认字最好的时期是等孩子上小学后。不过可惜的是，孩子上小学时，老师都会问"韩语字都学会了吧"，然后便不再教了。

感和感情。用有节奏的语言写的短诗歌或者色彩丰富的图片会给孩子带来快乐和幸福感。不过尽量不要选画有劣质的图片、色彩粗浅的图片、样子扭曲的图片的书，要选那些能让人感觉到美的图书，最好选图画大的书。

• 不要强制孩子读书。不要强制孩子长时间读书。孩子三岁前每次集中精力的时间不过三分钟，因此，最好分多次给孩子看同样的书，长时间给孩子看书是没有太大效果的，因为孩子的兴趣马上会转移到其他地方。如果孩子对书不感兴趣，强制孩子看书，这对两岁左右的孩子行不通，这时期的孩子本来就喜欢反抗，搞不好还会让孩子失去对知识的好奇心。孩子对书不感兴趣，也不要过于焦躁、灰心，要引导孩子对书产生兴趣。

看电视和儿童教育

智能手机应用也很危险

不要给两岁前的孩子看电视，即使是在房间里开着电视，对孩子的影响也不好。然而比电视更危险的是智能手机。千万不要让孩子玩手机，即使是教育节目，孩子玩手机时，画面会变动，这和电脑游戏差不多。小时候就给孩子玩手机应用，这和玩电脑游戏没什么两样，孩子可能会游戏中毒。孩子玩手机时，拿走孩子的手机孩子会哭，那孩子就已经游戏中毒了。千万要记住，对孩子来说，智能手机和电脑游戏一样，非常危险。

不要给未满两岁的孩子看电视，即使再好的教育节目，也会给孩子的头脑发育带来损伤。不要在未满两岁的孩子周围摆放电视。看着肥皂剧的妈妈一般都没法对孩子的行动做出及时的反应，这会阻碍孩子的头脑发育和情感养成。孩子满两周岁后，好的电视节目对孩子也有帮助。如果孩子满两周岁了，最好让孩子每天看1～2小时妈妈允许他们看的节目。

看电视也是一种经历，但是……

· 比起看电视获得的间接经历，直接经历更重要。通过电视和视频，我们可以间接接触我们体验不到的各种信息，这对儿童教育也很有帮助。但是，电视不存在相互沟通，只是单方面输出信息，因此，过度依赖电视会限制孩子获取信息和积累经验。对孩子来说，直接获得的经验更为重要。不管给孩子看多少英语书，如果周围没有会说英语的人，孩子也不可能自学英语。

· 电视节目好比食物，需要注重质和量。很多人把电视和视频比作食物，吃了变质的食物对人体不好，吃太多好的东西也会对人体不好。挑食也不好，不同年龄的人吃的东西也会不同。吃的粮食是食物，精神食粮是知识。孩子小时候看多了暴力场面，长大后很有可能对别人施暴。通过电视和视频获得间接经历很重要，但一定要注重电视节目的质和量。选择好的电视节目对孩子很有帮助，不好的节目反而会给孩子带来危害。

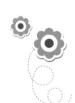

电视电磁辐射和近距离看电视

·离电视2米远，每天看电视时间不超过2小时。如果孩子每天看电视的时间不超过2小时，那没有必要担心电磁辐射的影响，也不会对视力带来什么影响。目前还没有完全确认电磁辐射的影响，但近距离看电视并不好。看电视时最好离电视1～2米远。最近玩电脑游戏的孩子很多，电脑显示屏也有电磁辐射，因此最好离电脑显示屏60厘米远。电脑产品越新，电磁辐射就越小，因此尽量选择新型电脑。而且越贵的电脑电磁辐射也越小。

·如果孩子突然靠近去看电视，应该检查一下孩子的视力和听力。虽说眼科医生认为近距离看电视不会损伤视力，但孩子长期近距离看电视也不好，最好每天看30分钟左右，离电视2米远。孩子的视力刚开始都不好，1岁左右视力能达到0.4左右，6岁时才能达到1.0。因此，在孩子视力形成的时期，要注意培养孩子正确看东西的习惯。近距离看电视、看书，或者躺着看书都不是好习惯。如果孩子总是近距离看电视，那一定要去检查孩子的视力和听力是否下降了。给孩子看的画面和游戏不要太绚烂，绚烂的游戏可能会使有痉挛隐患的孩子诱发痉挛。

请注意

年龄不同，孩子接受事物的时间也不同，和成人接受事物的时间也有差异。孩子如果看了太多画面转换较快的节目，就不容易集中精力，等稍大一点就会变得很散漫，这点需要注意。

怎样才能让孩子少看电视

要让孩子少看电视，首先父母应该少看电视。孩子一整天都在看电视，很多时候都是因为父母也一起看。因此，父母首先应该减少看电视的时间，孩子醒着的时候尽量不要看电视，这才是让孩子少看电视的捷径。周岁的孩子玩玩具比较好，不过通过电视获得的间接经历也很重要，可以适当挑选些适合孩子看的节目，每天给孩子看一个小时左右的电视。

不要什么节目都让孩子看

·节目好比食物，要精心挑选。该给孩子看什么样的节目，这和该给孩子吃什么一样，都很重要。奇怪的是，很多妈妈给孩子准备食物的时候，非常关注营养，却不关心电视和视频是否会给孩子带来好处或者坏处，电视和视频是获得精神食粮的方法。就像挑选食物一漫画和动画也要挑选后再给孩子看。很多父母不给孩子看暴力电影，但认为动画都是给孩子看的，不起一点疑心，却不知道动画里可能会有更具冲击性的画面，漫画里的暴力也是暴力。孩子根本不了解电视剧、广告和动画之间的差别，因此父母要挑选适合孩子看的节目，这对孩子非常重要。你是否和孩子一起看过孩子喜欢看的电视节目呢？父母至少要知道孩子喜欢看的节目中主人公的名字。

样，给孩子看的节目也要精心挑选。孩子学习自己看到听到的东西，不像大人，对现实的感知不强烈。有的孩子看到在天上飞翔的东西就从房子里跳下去，也就是因为孩子没有过滤，盲目吸收自己看到的东西。

• 妈妈应该先决定好孩子要看的电视节目。在选择节目方面，电视和视频有区别。妈妈很难在电视上提前了解节目相关信息，选择对孩子有益的节目，不过妈妈可以先选好对孩子有益的视频然后放给孩子看。国外有些少儿节目对孩子的成长有帮助，还会定期公布一些适合各年龄段孩子看的节目名称。韩国好像没有公认的适合孩子看的电视节目，因为我这个儿科医生也不了解。妈妈应该提前调查了解，然后决定哪些节目适合孩子看，不能什么都不考虑，就答应孩子让孩子看电视，要让孩子看指定的节目。

要教育孩子适当看电视

• 没有父母的允许，孩子不能随心所欲开电视。在韩国，大部分家庭里，孩子都可以随心所欲地看电视。但在很多国家，没有父母的允许，孩子不可以看电视。如果让孩子自己随心所欲看电视，也就意味着孩子看电视的时间变长，而且把电视节目的选择权也交给了孩子。不能让孩子想看什么节目就看什么节目，孩子问父母"我可以看电视吗"的时候，父母不能随便回答一句"可以"。孩子问"这个可以吃吗"的时候，父母会一一确认是否能吃，同样的，父母应该提前了解节目的内容再回复孩子是否能看。

• 要教育孩子在父母允许的时间段内看电视。有的孩子在凌晨缠着父母要看视频，这时候父母应该反思自己的教育是否出了问

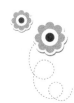

题。孩子喜欢看电视或者视频，是因为父母为他们营造了一个喜欢看电视和视频的环境。妈妈总是听从孩子的要求，即使孩子不再执着于看电视或视频，也肯定会执着于其他东西。要让孩子少看电视，首先父母要少看电视。不过大多数父母大概都无法遵守这点，因此才会觉得很难控制孩子少看电视。虽然比较困难，也要先决定好孩子要看的节目，然后保证孩子看电视时间不超过两小时。

孩子与家庭成员间的关系

孩子有了弟弟妹妹

· 父母要开导孩子，使孩子做好迎接新成员的心理准备。在儿科里偶尔会遇到此类状况：孩子拉扯着妈妈的腿，对抱着刚出生的婴儿的妈妈发脾气，纠缠着也让妈妈抱自己。还有的孩子在妈妈面前装作很喜欢自己的弟弟妹妹，但背后却醋意横生，因妒忌而动手打弟弟妹妹，因而被妈妈批评。自从有了弟弟妹妹，孩子便经常耍赖，同时产生嫉妒心和叛逆心，许多父母都为此苦恼愁闷。对孩子来说，有了弟弟妹妹尽管是件开心的事，但同时也意味着新成员的到来会夺走父母对自己的部分关爱。新成员的到来，不仅对父母来说很重要，对孩子来说也同样重要。因此父母需要事先开导孩子，帮助孩子做好心理准备以迎接弟弟妹妹。妈妈的肚子隆起后，父母要告诉孩子妈妈怀了小宝宝，并让孩子抚摸妈妈的肚子，同时多让孩子与其他孩子一起玩耍，带孩子去非独生子女家庭做客，让孩子明白家里并非只有爸爸妈妈和自己，还可以有弟弟或妹妹。父母也要逐渐给孩子预示，让孩子明白弟弟妹妹即将出生，并且也可提前告知孩子妈妈要去医院分娩。但即使如此，在新生儿出生后回家时，孩子等待的也是妈妈，而非已经到来的家庭新成员。

请注意

孩子在有了弟弟妹妹的同时在一定程度上也会展现出自我，父母需要了解此时孩子的发育状况。在此发育时期，孩子会耍赖也会变得固执。即此时孩子的性格转变并非是由新生儿的到来造成的。尽管孩子起初总是胡闹，但经过这个发育过程，孩子将变得更加成熟。而有的妈妈却将此时孩子在发育过程中自然而然出现的变化归结于弟弟妹妹的出现。因此妈妈需要事先充分学习了解孩子的成长过程，并正确地把握孩子的心理状况。

• 有了弟弟妹妹之后，孩子倍感压力。在有了弟弟妹妹之后，妈妈开始全力照顾他们，平时忙于工作难得一见的爸爸在下班后，也专注于照看弟弟，由此孩子便会产生嫉妒心。妈妈的怀抱前一秒还专属于自己，而现在却被一个称为弟弟妹妹的小家伙霸占着，使得自己没有了地位。并且即使想与弟弟亲近，妈妈也会因害怕传染给弟弟疾病而不让接近，同时也不能随心所欲地抚摸可爱的婴儿。当他们啼哭时，妈妈会直奔到他身边，由此孩子便怀着"那我也应该哭闹吧"的心情开始耍赖哭闹。即便如此，爸爸妈妈还是更加疼爱弟弟妹妹，于是孩子便会开始对新生儿产生厌恶情绪。

• 引导孩子自觉自愿地接受有了弟弟妹妹的事实。不管父母如何用甜言蜜语，努力想使孩子喜欢新成员，也基本无济于事。尽管弟弟妹妹很可爱，但当下孩子只是将其看作一个会夺走爸妈全部关爱的竞争者。因此父母需要让孩子自觉自愿地喜欢并接受刚到来的家庭新成员，过分地强迫只会适得其反。严重时甚至会造成孩子只在妈妈面前表现他很喜欢新弟弟妹妹。更甚者可能致使孩子带有负罪感。对于孩子来说，当妈妈忙于照顾弟弟妹妹时，需要一个如妈妈般重要的亲人，用关爱来照顾孩子。此时，这样的亲人大多为爸爸或奶奶。

• 爸爸应该代替妈妈给予孩子关爱。父母需要让孩子体会到因新生儿的到来，自己可享受很多益处。例如，偶尔会有新玩具，可以经常和爸爸一起玩，而且也能经常看到自己很喜欢的奶奶等，只有这样，孩子才不会总是嫉妒弟弟。特别地，爸爸此时应该代替妈妈给予孩子关爱，努力让孩子多交朋友。若将孩子只局限于家里，只会与弟弟争夺妈妈的关爱。切忌让孩子认为自己因弟弟妹妹的出现而受到伤害。

• 要引导孩子自然而然地喜欢上弟弟妹妹。父母不能以孩子无法理解的原因来解释为什么要疼爱弟弟妹妹。例如对孩子说"弟弟现在还小，因此需要爸爸妈妈照顾"等，如此不仅不易使孩子理解，甚至会招来孩子的反感。因为孩子认为"我也很小啊"。孩子年龄还小，想和弟弟拥有同等的一切。此时与其无条件拒绝孩子，不如小心翼翼地引导孩子，将"此时这个东西对你无用，不拥有它也可以"的想法传达给孩子。让孩子喜欢上新生儿是一件重要的事，但最重要的是有了弟弟之后，父母应努力站在孩子的立场体会孩子的心境。尽管实际并不容易，但妈妈可让孩子帮忙加热牛奶，弟弟啼哭时，可让孩子抱弟弟去哄逗。看到经自己哄逗便马上停止哭泣的弟弟，孩子也会感到兴奋，于是便会自然而然地喜欢上弟弟。

生下弟弟妹妹之后，父母对待孩子时需注意

千万不可让孩子动手打弟弟妹妹。并且父母不可因孩子打了弟弟妹妹而动手打孩子，这样孩子便会再次打弟弟妹妹，由此陷入恶性循环。同时请勿过分地在孩子面前强调其对弟弟妹妹的责任。有的妈妈平时总让孩子小心翼翼地照看新生弟弟妹妹，并常把对弟弟妹妹的责任等话挂于嘴边，以致压得孩子透不过气来。更甚者，当弟弟生病或犯错时，妈妈出于玩笑将此归责于孩子。妈妈无心的一句话——"你把感冒传染给了弟弟，所以弟弟才生病的"，会给孩子的心理带来创伤。对于孩子来说，最痛苦的事莫过于被自己最爱的人冤枉，由此受到委屈。

· 孩子因弟弟妹妹的出生而产生的烦恼会随时间消逝。长大后，孩子会将弟弟妹妹视为一起玩耍、一起打闹的对象，而非与自己争夺妈妈疼爱的对象。玩着玩着便会吵闹，互闹脾气，但随后又和好如初。孩子们吵架时，父母应尽量不加干预。因为在打斗、争吵与和解的过程中，孩子的脾性会不断磨合而达到和谐。父母请勿暴躁地制止孩子稍许不当的行为，这样会给孩子的心理造成阴影。

如何抚育独生子女

· 独生子女有依赖性和利己倾向。并非所有的独生子女都有情绪问题。但与非独生子女相比，独生子女较易出现问题，因此家中只有一个孩子时，父母的态度极为重要。与非独生子女相比，独生子女与同龄人融洽相处的机会较少，因而会倍感独孤，并过度地依赖妈妈。稍有不慎，会认为朋友只是竞争对手，对朋友带有过度的戒备心理。同时

**独生子女的问题
即为父母的问题**

孩子在成长中，因得到了父母及其他许多大人的关爱，因此性格上往往更开朗爽快。但同时也表现出不懂如何关怀他人的利己倾向。在一起玩耍时，有时只喜欢玩朋友的玩具，而不愿与朋友分享自己的玩具。通过此类孩子，会发现一个共同的问题。那便是父母都会为自己唯一的孩子担心，同时努力想将孩子培养得比别人更加优秀。简言之，问题并非出自独生子女本身，而是出自培育独生子女的父母。

由于父母关心过甚，自己亲自做事的机会也较少。一般独生子女有两种性格取向，依赖性强并且小心谨慎，或者极为固执并且不懂礼貌。

• 独生子女的父母应收起过度的期待和超额的关爱。孩子只有一个，因此要将孩子培养得比别人更加出色——父母首先应该抛弃这种观念，不要对孩子报以过分的期待，同时也要收起战战兢兢的担心，害怕孩子会生病会碰伤的过度保护心理，以及超额的关爱。请不要执着于一定要将孩子培育成一个完美的人。应营造环境，使得孩子能真正如孩子般成长。父母不可以因担心孩子受伤而不许其做某事，或因孩子不熟练而代替其做某事，或无条件满足孩子的条件。同时，父母应该制定生活框架，以使孩子能够一贯性地遵循。再者孩子没有体验过兄弟间的矛盾，因此父母要营造机会，令孩子与同龄人和谐融洽相处，提高其社会交际能力。有人说，越视孩子宝贵，越应严格地培养，因此父母要明确地告诉孩子哪些行为不可做。孩子的成长环境比天生的基质对其性格的养成更具影响力。父母需要正确地指引教育孩子，若父母都能铭记这点，便可不再有独生子女是否会产生情绪性问题的苦恼了。

孩子不想离开妈妈

• 15~24个月大时，孩子容易强烈地感到分离不安。在孩子成长过程中，某个时期会一直跟在妈妈后面。妈妈既要做家务，也需要外出工作，这时孩子便会使妈妈焦急烦闷。孩子具有机动力后开始喜欢跟着妈妈，在两岁左右最严重。并且多数孩子在出生后15~24个月大时，若离开妈妈，便会感到极大的不安。孩子对于离开妈妈而产生

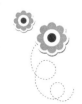

不安的现象叫作分离不安。当孩子感到分离不安时，会一直跟在妈妈后面，尤其当妈妈外出回来后，会害怕妈妈再次离开自己，于是更加紧贴在妈妈身边。这个阶段，孩子在独立心理强化的同时也会强烈地希望自己信任的人能够在身边。当与妈妈分开时便会倍感不安，因此不想与妈妈分开。此时，父母平时要通过表露情感以给予孩子信任感。

• 妈妈要给予孩子信任感，这真的非常重要。儿时的经历在孩子心中留下的深刻性超乎想象。许多妈妈认为小孩子什么都不懂，其实不然。从新生儿时期开始，孩子便与外界不断地交流和感应，2~3个月大时，已经可以有组织地体会到对于自己的行为妈妈会给予怎样的回应。孩子非常清楚地知道妈妈对自己抱有的心意以及对待自己的方式。因此当孩子不想与妈妈分开时，重要的是让孩子产生对于妈妈的信任感。妈妈要怀着爱意与孩子在一起，陪孩子一起玩耍，使孩子感到安心。必须外出时，要将孩子托付于孩子熟悉的人，或者在外出前几周，与要照看孩子的人一同照看孩子，当产生亲密感之后再将孩子托付于此人。离开时，避免磨磨蹭蹭，要以愉快的心情明确对孩子说"妈妈去市场了，再见"。请勿在孩子面前表现出当自己不在时，孩子该怎么办的不安情绪。孩子能完全地感受到妈妈的不安，因而也会更加不安。

• 妈妈要外出时不可欺骗孩子。我们夫妻在培育第一个孩子时，妻子使用了在孩子看不见的时候悄悄消失的做法。但是看到妈妈回来时，即使孩子在开心地玩耍，也会开始又哭又闹，耍脾气。在观察了一段时间后我提醒妻子，在外出时要正正当当地告诉孩子，不要令孩子不安。之后妻子照我所说转变了态度，孩子变好了很多。当然很多孩子并非如此。但是重要的是时机到来时不要错过，要做的事情果断去做，即使最后会失败。更为重要的是不可欺骗孩子。为了哄孩子不哭而告诉孩子妈妈哪儿都不去，让孩子安心，而后在孩子不注意时悄悄溜走，这样的做法会让孩子对妈妈产生不信任和不安，于是妈妈回家后孩子会更加紧紧地跟着妈妈。妈妈要铭记当孩子产生信任感时，独立意识也会随之增强。

喜欢妈妈还是喜欢爸爸

没有父母不问孩子"你喜欢妈妈，还是喜欢爸爸"这一问题。在听到"我喜欢妈妈"时，妈妈自然会情绪高涨，而爸爸却垂头丧气。当孩子迅速地加上"我也喜欢爸爸"时，会因孩子的才气机灵而满堂大笑。

· 孩子在某个阶段会更喜欢父母中与自己异性的一方。有许多孩子在父母双方中，更喜欢妈妈。但并非仅仅是因为与妈妈在一起的时间更多而喜欢妈妈。有时爸爸并未多做努力，但仍受孩子的喜欢。此时若静静地窥视孩子的内心，会发现其中是有原因的。一般来说，孩子小时候更加喜欢长时间与自己在一起的人。但到两三岁时，在一定程度上开始了解了性别差异，于是乎男孩子更喜欢妈妈，女孩子更喜欢爸爸。男孩子会想和妈妈结婚，并认为爸爸厌恶自己，有时也会将妈妈放在自己和爸爸之间，相信爸爸在和自己竞争。反之，有时女孩子代替妈妈，将事事都做得很好而得到了爸爸的喜爱，从而令妈妈感到恐慌。

· 夫妻之间需要保持和睦的关系。孩子对父母中与自己异性的一方带有好奇心是一件自然的事，一般情况下并不会引起问题。六七岁时，孩子会明白不管自己如何努力也不会成为妈妈或爸爸的对象。这种经历有可能成为孩子日后选择配偶的重要基准，因此此时父母应明智地加以处理。我们夫妇会经常将我们相爱的情感展现在孩子面前。父母关系和睦时，孩子对于父母中异性一方的好感将只存于记忆之中。但当父母关系不融洽时，孩子会找到空隙，对异性父母一方带有过度的同情心，从而导致问题发生。

· 避免父母中仅一方批评训斥孩子。即使与孩子同在一起的时间较少，孩子也仍喜欢爸爸，这不应都是好事。因为妈妈整天都在批评训斥自己，而在爸爸面前可以尽情地撒娇，因此孩子更喜欢只有在晚

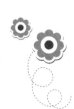

上才能回到家的爸爸。孩子自然更倾向于能无限满足自己要求的一方。如若这样，父母中便会有一方担当反面角色，从而不利于孩子的成长。孩子会更加喜欢父母中的一方是极其正常的事，但若因父母的问题而造成孩子如此，父母应立即加以纠正。如若不然，会影响孩子健康的人格形成以及学习培养和谐的人际关系。父母需铭记在快乐和睦的家庭中，孩子才能健康成长。

父母请勿在孩子面前吵架

有的妈妈偶尔会在孩子面前抱怨，结果会使孩子厌恶爸爸。即使为了孩子的精神健康，夫妻双方也应和睦相处，这一点极为重要。当夫妻间产生争论时，应在孩子看不到的地方进行，避免在孩子面前大声争吵。

孩子渴望爸爸的双手

• 尽可能妈妈与爸爸一起照看孩子。孩子在出生后不到6周便可区分父母与其他人，稍加时日，便可明确地区分爸爸和妈妈。爸爸和妈妈在喂孩子奶瓶和换尿布时手法不同，而孩子可明确地感知到这种差异。一般来说，爸爸陪孩子玩闹，会让孩子开心兴奋，与此相反，妈妈则使孩子安静舒适。较之妈妈，爸爸照顾孩子时粗枝大叶，声音大，行为更加激烈。被爸爸和妈妈一起照顾的孩子与只被妈妈照顾的孩子相比，"这只手强劲有力，是爸爸！""这只手细腻温柔，是妈妈！"诸如此类，孩子会学到多种多样的反应能力，从而极大地促进孩子的行为系统发育。当爸爸和妈妈一同在身边时，孩子更加开心，活动也更加频繁。父母双方都陪同孩子玩耍，对孩子来说具有同等的价值，是彼此互补的完整的方式。这也是在育儿方面父母双方都应参与的原因之一。

• 爸爸若想被孩子尊重与喜欢。若想成为一个优秀的爸爸，首先应该增加与孩子在一起的时间。当没有时间时，也需抽出哪怕很短的时间，在此时间段内集中精力尽情地陪孩子一同玩耍。爸爸若很晚回家后与电视为伴，周末时狠狠地补充失去的睡眠，这样便会使得孩子对自己产生敬畏和畏怯之心。同时爸爸需要维持自身的权威，但这种权威并非自动形成的。若爸爸平时的行为能符合模范做出表率，能合理地思考，做错时能诚实坦白，能慎重对待与孩子的约定，以此才能形成自身的权威。若爸爸因自己是大人便随意对待孩子，过度地生气发火，并且对家庭缺乏关爱，则难以让孩子发自内心地尊重自己。若孩子长大后能说出"我想成为和爸爸一样的人"时，代表该爸爸的人生是成功的。近来偶尔会听到有人说因家庭经济拮据而难以做一个好爸爸。但成为一个优秀的爸爸并非经济上的问题，留给子女的最丰富的遗产便是教育。其中家庭教育为重中之重。

职场妈妈对孩子的培养

· 更换月嫂时，注意慢慢让孩子对其熟悉。当妈妈忙于自己的事业时，请尽可能将孩子托付于一位能够长期照顾孩子的人。若在感受着分离不安的时期，突然更换月嫂时，孩子可能会受到极大的精神压力。但是情况所逼，需要更换月嫂时，妈妈需要注意一点，即孩子需要一定的时间以适应新环境。最好的方法便是预先从几周前开始，让现在的月嫂与新来的月嫂一同照顾孩子，以便使孩子对新的月嫂产生熟悉感。但是操作起来并非如此简单。在事态严峻时，妈妈可在周末运用此方法，与将来要照看孩子的月嫂一起照看几次孩子，让孩子熟悉新月嫂的面孔。

· 妈妈需要多与月嫂沟通交流，回家后也应多陪孩子玩耍。许多双职工家庭中，妈妈们往往单纯地认为月嫂只是自己不在时照看孩子的人，但月嫂的角色不仅限于此。因此妈妈要选择喜欢自己孩子，并有丰富经验，能够与孩子一起愉快地玩耍的月嫂，并要营造环境使得该月嫂能长期地照顾自己的孩子。妈妈要经常与月嫂沟通交流，彼

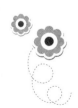

540

此交换关于育儿方式的意见。同时回家后，尽可能多地陪在孩子身边。拥抱孩子，多陪孩子一起玩耍，在与孩子一起成长的过程中，让孩子能够感知到妈妈对自己无限的关爱。拖着疲惫的身体从公司回到家后还需接着做家务，妈妈已倍感疲倦，因此有时会无暇照顾孩子，这种情况不利于孩子的成长。因此对于双职工家庭来说，丈夫的帮助是绝对必要的。

孩子交朋友时，父母需要注意的事项

交朋友指的是孩子在家庭以外建立人际关系。也可以说是孩子开始社会生活的第一步。若孩子儿时无法正常顺利地交朋友，在长大进入职场后，虽然能同别人共事，但可能无法与他人变得亲近。

良友是终生的老师

·周岁过后，让孩子每天都与同龄人玩耍。孩子在周岁后，可在家庭以外，学会与他人进行一对一的人际关系。当然这个阶段孩子既可一起玩耍，也可分开玩耍，称为并行玩耍。孩子两岁后，称作联合玩耍，可与他人一起玩耍。三岁后才懂得你和我一起协同玩耍。孩子周岁后开始与其他孩子一起玩耍时，需要很长时间来学习如何与他人一起玩耍。两岁后才可顺利地模仿父母及他人的行为。与此同时孩子们大多喜欢玩角色扮演游戏（如过家家，当爸爸妈妈，当医生等游戏），在玩角色扮演游戏的过程中，孩子与同龄朋友一起搭配，确定各自的角色，从而学会如何与朋友和谐共处。但这个阶段的孩子对于他人仍没有明确的概念，因此自我中心意识较为强烈，在游戏中可能会马上感到腻烦，也可能想独自霸占所有角色。此时妈妈应平静地劝慰孩子，并引导孩子学着考虑其他同伴的感受。当孩子表现出即便些许的具有社会和谐性行为时，妈妈也应给予赞扬和鼓励。

· 幼时多与人接触，才能学会如何交朋友。3～4岁时，在与同龄人一起玩游戏的过程中，孩子的社会性得到极大的促进和发展。孩子自身会意识到与朋友之间的水平关系的含义，而不是与父母或兄弟间的上下关系。在家中，孩子只单方向地得到大人的疼爱，但与朋友交往时，双方处于平等的地位。没有孩子从一开始便善于交朋友。因为玩具而遭到同伴一时的孤立，过于强调自己的主张而被同伴打，这种情况经常发生。父母可以培养孩子从小便多与他人接触，帮助孩子学会如何交朋友。父母若过分地保护孩子，会使孩子如独步将军般不去考虑他人感受，若在家里经常批评责备孩子，则可能使孩子在外面成为朋友们的出气筒。

· 培养孩子学会如何自主交朋友。大人也应参与孩子的社交，帮助孩子学会交友。在幸福和美、温情四溢的家庭中成长的孩子，交友时也会从容自如。但是应避免让孩子按照大人的衡量标准进行交友。有的父母在做出判断后会告诉孩子"可以和这个孩子一起玩儿，不要和那个孩子走一起"，但孩子并不看重朋友的容貌与家境等条件。若彼此有共同语言，便会一起分享玩具等物品，孩子只是想与喜欢自己的人一起玩耍。交友是人生中的重要课题，每个人都必定要经历与克服，因此应让孩子学会独自解决，并且大多数孩子都能顺利地适应。若父母视孩子为掌上明珠，每件事都为孩子安排好，孩子便会成为"依赖妈妈的乖孩子"。在孩子交友的过程中，父母做到偶尔为孩子创造能与朋友一起玩耍的机会，并且欢迎孩子的朋友来家里玩即可。孩子在父母羽翼下不过几年时间，而父母在这几年间，应该培养孩子学会自主交友。俗话说，良友是终生的老师。

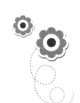

孩子被孤立

孩子的交友
一般来说，孩子1~2岁时会对同龄人产生特别的关注和兴趣，但真正与同龄人聊天或玩耍时，多半会茫然不知所措。这种现象是孩子此时的一种特征，此年龄段的孩子关于他人仍无明确概念，人际关系仍比较生疏。此年龄段的孩子会静静地看着对方，也会猛然推倒对方，拉扯对方的手或耳朵，这些都是想亲近对方的举动。此时，父母要避免在一旁过多看护，应让孩子之间自然地达到和睦相处。孩子不同的成长阶段，会有不同的游戏形式，因此父母不应强迫孩子与高年龄的孩子玩耍，并努力配合高年龄孩子。

•孩子被孤立时会丧失自信。孩子在成长中自然会交到许多朋友，但有的孩子并非如此，可能会被他人孤立排挤，甚至会受人欺凌。即使是小孩子，被孤立时同样会给心灵带来巨大的创伤。近来弱势的孩子经常遭到孤立排挤，被欺负。孩子被孤立和戏弄时，会彻底丧失自信，甚至会陷入自我厌恶中。

•当孩子被孤立时，父母要了解其中的原因。孩子被排挤时，父母应寻找出原因。有时问题出自孩子自身。若孩子因说话迟钝，理解力低下，或身体机能下降等原因造成无法与同龄人聊天或玩耍，则容易受到他人排挤。有时也因孩子的性格。若孩子过于自大，偏激固执，拒绝失败，具有攻击性，则不会被他人欢迎。同时若孩子过于消极，或喜欢享受与性格并不相符的孤独，也难以被他人喜欢。因此关键在于父母需要明白孩子因何受到排挤。

•若孩子因被孤立而感到痛苦，父母需要采取积极的措施。孩子每次遇到问题，父母都挺身而出，这并非好的做法。若孩子每次受到孤立和欺凌时，父母都挺身训斥，可能会令孩子遭到更严重的孤立。但也不可袖手旁观。在孩子们玩耍的地方，父母即使悄悄地待在远处，也会给孩子带来自信。当孩子拥有自信时，即使被他人排挤，也不会供他人取笑。若因孩子在这个小区被孤立而搬离到另一个小区，孩子仍会被那个小区的淘气鬼欺负。当孩子因此而感到痛苦时，父母需要与所有人开诚布公地交谈以解决此问题。老师和欺负自己孩子的小孩的父母同样应该了解此事并积极地解决。同时父母在确认孩子不被别人孤立欺凌的同时，也应留心注意自己的孩子是否对别人造成了伤害。

孩子对同龄人有畏怯心理

•为使孩子易相处，妈妈给予的信赖很必要。人类作为一种社会性动物，需要学会如何与他人和谐相处，但孩子的社会化并非是在某一天突然形成的，而是从出生起经日积月累发展而成的。让孩子自幼便坚信父母是自己坚实的依靠，以使孩子易与他人接触。从小便能感知到妈妈对自己极尽关心和爱护的孩子，易与他人接触。孩子需要某个人给予自己可随时依靠的信赖。面对陌生事物时，孩子首先会产生恐惧，若此时妈妈在身边，便会安心踏实，开始对新事物产生兴趣，并逐渐变得熟悉，由此经历一系列心理适应过程。

•妈妈要为孩子多制造与他人接触的机会。为使孩子克服腼腆，平时可让孩子多交朋友。为使孩子能经常与同龄人相处，妈妈可以邀请这些小孩来家里玩，为他们营造愉快相处的氛围。孩子需要的莫过于体验。在与他人相处的过程中，孩子会慢慢克服腼腆。在游戏中，可主要选择能由多人参与的角色扮演游戏，如过家家、医生游戏等。同时妈妈需多加反思，是否因在陌生人面前没能给予孩子充分的安全感，而导致孩子性格腼腆。当自己信赖的妈妈或监护人能给予充分的安全感时，孩子便会拥有勇气面对新事物。平时要充分流露出对孩子的疼爱之情，给予孩子安全感，以获得孩子的信赖。孩子在与朋友吵架竞争的过程中会学到许多，获得成长，此时妈妈大可不必担心，要帮助孩子学会与他人和谐相处。

孩子常自娱自乐

•若孩子喜欢独自玩耍，父母无需过多担忧。很多父母担忧孩子喜欢独自玩耍。但一般来说，孩子在两岁之前，经常一个人玩耍。细致地观察孩子的状态，当孩子即使独处时，仍会对他人产生兴趣，有时也将妈妈作为玩闹的对象，父母则无需担忧。如若不然，当孩子独处时既不玩闹，对同龄人的游戏也毫无兴致，对从面前经过的人也毫无反应，此时父母就需要转移孩子注意力，以努力引起孩子对其他事物的兴趣。这种情况下，父母可让孩子多与身边的人接触。对只喜欢待在家里，热衷于独自玩耍的孩子，父母应加以引导，让孩子接触外面的世界。可以采用散步、旅行、购物或到别人家做客等方式，也可让孩子多与附近的邻居、超市员工、牛奶送货员等人多接触，向他们展示孩子的可爱。

· 多数孩子三四岁时，会假想自己在同朋友玩耍。孩子三四岁时，经常独自玩耍并且会自言自语。这是因为孩子在不具有社会性的同时具有丰富的想象力，因此较于现实中的朋友，更喜欢与假想的朋友一起玩耍，模拟自己看到和听到的事物。作为交友的一种准备过程，通常孩子在三岁左右常与假想的朋友一起玩耍，四岁左右时会与实际的朋友交往。若孩子达到应当与实际朋友交往的年龄却仍经常独自玩耍时，妈妈必须及时给予帮助，使孩子尽早学会与现实中的朋友和谐相处。有的孩子一直沉浸于自己的假想世界，在假想世界中万事可随心所欲，但在实际交友时，因与自己的想象相差较多，因而会倍感吃力。此时妈妈应给予孩子安慰，帮助孩子走出困境，让孩子同朋友一起步入社会。

孩子只和比自己年长的同伴一起玩耍

许多孩子喜欢同比自己年龄大的孩子一起玩耍。孩子之间若相处融洽，相对来说，不管对方年龄小或大，都能一起玩耍，因此父母不必担忧。但是特别地，若孩子只想与年龄小的孩子，或年龄大的孩子，或大人一起玩耍的话，则存在些许问题。对孩子来说，同龄朋友是成长过程中一同学习社会性的伙伴，因此与同龄人和谐相处有利于孩子的成长。有的妈妈会认为同年龄大的孩子一同玩耍，有利于孩子的智力发育以及社会性的培养。但与年长的小孩相比，孩子的社会经验不足，在交往中可能无法得到平等对待，从而积聚不满。同时在与年长的小孩儿玩耍时，不可避免地会使孩子的心力超出可承受的范围，例如当大家一起跑去远处，而此地并非孩子能力所及，便可能引起种种危险，令父母担忧。此时妈妈可提醒年长的小孩，目前自己的孩子由于幼小而无法成为其真正的朋友，以有效地解决此类问题。若孩子的体力或智力水平高于同龄人水准，会认为与同龄人一起玩游戏寡然无味并心生厌倦，因此而招来同龄孩子的厌恶。这种情况下，父母可劝导孩子热心帮助同龄朋友或照顾弱小的朋友，若独自玩耍时也觉愉快有趣，也可放任孩子独自玩耍。

孩子只和比自己年幼的孩子一起玩耍

有的妈妈认为孩子和年龄小的同伴一起玩耍，会导致孩子能力低下，情感或社会性发育迟缓。但一般来说，孩子五岁左右时，会对照顾比自己年龄小的小孩儿产生浓厚的兴趣。把自己当成小孩儿的监护人，训诫小孩儿，行为举止也如大人一般，在自我炫耀的同时也会尽心地照顾小孩。孩子六岁时，随着炫耀心理不断凸显，有时会欺凌年龄小的孩子，如年长同伴视自己为发泄对象，也会把比自己年幼的小孩作为出气筒。此时妈妈需要细致具体地为孩子说明年幼小孩的心情与立场，并通

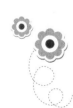

过引导教育，使孩子学会为年幼的小孩发挥亲切的领导力。同时父母可以让孩子帮助朋友做些小事，或选择时间在家里招待这些同龄朋友，以使孩子能与同龄人和谐相处。为避免因受哥哥姐姐欺负而使孩子在家里心情压抑，平时父母需用心帮助兄弟姐妹间和睦相处。

孩子只喜欢和大人玩耍

孩子只喜欢待在大人身边时，会造成万事都想依赖于大人的强烈倾向，同时缺乏机会与同龄人接触，从而难以拥有健康正常的童年生活。对于孩子来说，"游戏"如同"生活"般举足轻重，因此此时父母有必要对孩子的整体生活进行调整。为消除孩子的依赖，父母可适当表现出冷淡的态度，从而令孩子找寻适合自己的生活方式，也可在白天尽量对孩子不予理睬，晚饭过后再向孩子嬉笑言谈。同时父母可准备能使多人一起玩耍的玩具，为孩子制造可与其他小孩自然相处的机会。

孩子拒绝借给朋友玩具

· 孩子一两岁时，对借给他人物品仍无概念。孩子一两岁时，思维方式中没有照顾他人的想法，也未对"出借"这个词语形成明确的概念。对于孩子来说，"借出"无异于夺走自己的物品。此年龄段的孩子，拥有强烈的自我中心意识与占有欲，因此无法轻易理解借出的含义。这种情况下，若妈妈强制将孩子的玩具借与其他小孩，孩子自然会嚎啕大哭。当两个孩子互相争夺仅有的一个玩具时，妈妈需出面调解，想出一个即使只有一个玩具，也可使双方和睦相处的游戏，或将孩子的注意力转向其他游戏。孩子自然会沉浸于新的游戏之中。

· 要了解孩子们可共玩一个玩具的方法。当孩子们因一个玩具争论不休时，妈妈可引导孩子做别的游戏，例如，相对而坐互相接球，彼此互换洋娃娃等。此时无论采取何种游戏方式，需注意游戏的机会对于孩子都应是平等的。同时妈妈要抛开应更加亲切地对待别人家的小孩的想法。孩子的朋友到家里玩耍时，若妈妈因其是别人家的孩子，而带着热情与关心以客人之礼待之，会使孩子认为自己的妈妈被朋友霸占，因而更想独占玩具。妈妈以同等态度对待所有的孩子，有利于孩子间和睦相处。对于别人家的小孩来说，也不希望得到差别对待。

孩子与朋友玩耍时发生矛盾

男孩子只想和女孩子玩耍

若男孩子只想和女孩子玩耍时，父母可让自己的男孩子与性格开朗、落落大方的男孩儿进行一对一的相处，在一定程度上有利于培养孩子的社会性。通过先与一个男孩儿愉快地相处，双方逐渐变得亲密，此后便自然而然地也能同其他男孩子愉快地相处。平时家人也可饶有兴致地同孩子一起做具有男子汉气概的有趣的游戏。但是父母不必要因男孩子只喜欢与女孩子一起玩耍，或女孩子只喜欢与男孩子一起玩耍而过度担心。一般来说，孩子在小学二年级之前，选择玩伴时不分性别，不过是喜欢与情意相投的朋友一起玩耍而已。

·若孩子哭着回到家，妈妈不应生气或批评孩子。当孩子哭着从外面回到家后，许多父母会批评责骂孩子。父母因怜惜孩子，并厌恶将孩子惹哭的那个小孩，才对孩子发火，但这并非良好的态度。由于孩子此时喜欢以自我为中心，因此当孩子间出现冲突时，多数情况很难判断吵架双方孰对孰错。孩子经常会因一点小摩擦而啼哭，但哭闹后委屈随即消失，又能同朋友一起开心地玩耍。孩子与朋友打架并非出自恶意，因此当孩子与伙伴打闹后，父母应对孩子晓之以理，使孩子学会怀着宽容仁厚之心与朋友和解。同时在说和孩子和解时，要防止因孩子间的争斗而引发大人间争斗。

·孩子欺凌朋友或喜欢恶作剧。在家庭中受父母严加管教的孩子，到了三四岁时，会逐渐忽视不能反抗父母的想法，并且会大肆地欺凌幼小的伙伴。因此父母应以温暖的关爱之心对待孩子。同时孩子好动且精力旺盛，此时与把孩子关在家里相比，可寻找好的方法以使孩子的能量得到适当的发散。若父母发现孩子性格乖戾，喜欢恶作剧，经仔细观察后，应恰当地提醒孩子，以避免此类行为再次发生。但是需注意，不可日后再以此事教育孩子。如若看到孩子拆除朋友堆积的积木或欺凌朋友，应立即制止孩子的行为，并悉心教导孩子为何不可这样做。反之，若孩子对朋友友好和善时，应马上给予表扬赞许，父母应使孩子学习到何为坏行为，何为好行为。

·孩子轻视朋友时，应教导孩子学会发现他人的长处。有的孩子看到朋友失误后加以嘲笑或指责朋友的缺点，并神气自满地炫耀自己与他不同。孩子此举来源于想要炫耀自己的心理，拥有强烈竞争

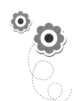

心理的孩子也经常如此。孩子轻视别人时，大多因自己能力较强，因此父母并不将孩子的此类行为视作问题，反而引以为豪。但是此类孩子基本不会对朋友伸以援手或掩饰朋友的失误，因而也会受到朋友的排挤。父母不应过分助长孩子的竞争心理与优越感。父母在肯定孩子优秀的同时，也要加以引导，使孩子拥有一双善于发现别人长处的眼睛。通过与邻家小孩或他人比较而激发孩子竞争的心理，过度的自卑感和优越感不利于孩子的健康成长。

• 孩子与朋友相处不融洽时。与朋友在一起，却只滞钝地呆坐一旁，或独自玩着自己特有的游戏而处境孤立的孩子，多数是由于常在家里与大人玩耍，而不知道该如何与朋友玩耍。这种情况下，父母首先可积极地帮助孩子与小区附近的孩子一起玩耍。父母不可随意限制孩子交朋友和玩游戏。父母需要努力提高孩子对朋友的兴趣，并激起孩子想同朋友一起玩耍的心情。可采取让孩子的朋友在家里留宿等方式，以提供孩子间可互相亲近的机会。

孩子在与朋友玩耍的过程中，与配对的伙伴不和谐时

孩子们玩耍时，人数不可为奇数，尽可能达到2人、4人等进行配对玩耍。当孩子与同组的伙伴不和谐时，父母可引导孩子另选伙伴或独自玩耍，以尽量避免朋友间发生冲突。同时为使孩子的经历丰富多样，父母可帮助孩子结交新友，或思索适合孩子的游戏，为孩子提供可独自玩耍的时间。孩子与朋友吵架分开或受到排挤时，应耐心安慰孩子，但是请勿过于唠叨或包庇自己的孩子。

送孩子到托儿所或幼儿园

双职工家庭的父母最常用的场所也许就是小区的托儿所了。但将孩子送到托儿所后没有任何一位妈妈能轻松舒畅地甩手离开。妈妈认为只有将孩子寄送于就近的托儿所才可安心，但尽管如此，与孩子分开后仍会莫名地忐忑不安——孩子在托儿所是否无恙？如果发生事故怎么办？与妈妈分开是否不利于孩子的精神发育？妈妈总有这般那般无尽的忧虑。将孩子送于幼儿园时也同样会牵肠挂肚——孩子是否能与其他同学

孩子打小报告时，需这样做

孩子向妈妈打小报告，大部分是出自想得到妈妈"真是好孩子"的肯定的心理。此时与立即告诫孩子"打小报告的话就是坏孩子"相比，应先表现出对孩子的行为颇有同感。同时孩子表现良好时，应及时给予赞扬，通过反复如此，孩子会因自己已得到父母的肯定而感到满足，长此以往便不会再打小报告。

和谐相处，在学校时是否像在家一般能分清大小便，是否会受伤等。诸如此类，妈妈难以得到片刻的安心。但是经过深思熟虑，将孩子寄送到可信赖的托儿所后，妈妈大可安心。

随着孩子步入全新的社会生活，妈妈需要关注的方向也相应有所变化，当孩子晚上从托儿所或幼儿园回到家后，应多与孩子沟通交流。

应该选择什么样的托儿所

妈妈选择托儿所之前需明确以下注意事项，之后可拜访托儿所的院长或教师，通过交流了解该托儿所的相关规章及运营状况后进行选择。

· 教师的态度如何。妈妈应着重了解该托儿所的教师是否能用心观察与照顾孩子，以及是否熟谙儿童教育。一般来说，托儿所均配备了具有一定资格的专业人员，建议妈妈应尽可能选择采取以一位教师照看五名儿童的方式的托儿所。

· 生活环境是否足够安全与清洁。对于孩子频繁活动的场所，最重要的莫过于安全。父母应用心留意在孩子活动范围内的插座是否被盖板严实地遮盖，危险物防护设施是否完善，通风与采光是否良好等。

· 是否订立有规律性的活动计划与学习课程。不可忽略，托儿所除负责照看孩子外，应同时兼顾学习与游戏。父母可确认该托儿所是否设定有符合孩子水准的学习课程，以及是否准备了在不同季节进行的不同活动。父母不要过度执着是否有精英教育课程，而应关注孩子能否在游戏中获得学习与成长。父母不可执迷于天才教育、精英教育的教育理念。

· 学校的饮食与点心是否充分地顾及孩子的营养所需。

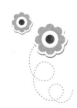

父母必须确认该学校是否在考虑到孩子的营养需求后制定有计划性的菜单。与提供速食食品的学校相比，自然应选择配制有天然食品的学校。

• 是否配备完善的游戏设施。父母应仔细观察该学校是否为孩子准备了可自由使用的室外游乐场等设施，或是否充足地配备有游戏机、玩具与书等物品。

• 该托儿所中的孩子们是否愉快地生活。现在父母需观察该托儿所中孩子们的表情与行为。若孩子们都心情愉快并充满活力，则可对该托儿所产生信赖感。除此之外，还可了解该托儿所是否配置有应对事故的安全装置，以及是否有火灾保险。

需了解

许多教育专家与儿科医生认为孩子在满三岁之前，妈妈应陪在孩子身边。三岁之后虽可继续与妈妈在一起，但此时应让孩子学会与同龄人和睦相处，促进孩子社会性发育。一般来说，孩子在游戏中会促进自身的社会性发展及脑部发育，因此上托儿所的孩子与不上托儿所的孩子相比，社会性与认知度发育更为迅速。这是由于通过与同伴相处，孩子会收获颇多。因此为给孩子提供如此条件，无论是双职工家庭，或妈妈一方全职在家，都应将孩子寄送至托儿所。选择托儿所时应当遵循就近原则。特别对于双职工夫妇来说，选择就近的托儿所，早上上班时顺路送孩子到托儿所，晚上下班时顺路接孩子回家，于父母于孩子都极为便利。若家庭情况较为困难，父母也可留孩子在身边共同生活。

将孩子寄送到托儿所之后，应这样做

• 将孩子寄送到托儿所之后，应完全信赖教师。此托儿所是妈妈通过全方位的观察与仔细考虑后做出的选择，因此可完全信任教师，将孩子放心地寄送到该托儿所。孩子会瞬间捕捉到妈妈微小的变化。面对第一次与妈妈分开，孩子本身就已极为恐慌，此时若妈妈不信任托儿所并表现得惴惴不安时，则会极大地加剧孩子的恐慌。一般来说，孩子需要一个月的时间才可完全适应托儿所的生活。起初孩子会倔强地不想与妈妈分开，会声嘶力竭地哭喊，也会发火闹脾气。这些行为均来自孩子认为妈妈会将自己抛弃在托儿所的恐惧。

• 孩子从托儿所回到家后，应尽可能多地陪在孩子身边。妈妈应设定阶段性的适应时间，以使孩子可以逐渐习惯托儿所的生活。起初，妈妈可选择只在上午将孩子寄送到托儿所，随后逐渐延

孩子也需要心理准备

孩子上幼儿园之前也需有心理准备，因此妈妈需提前给孩子耐心地说明。同时妈妈要首先确认孩子是否可在与妈妈分开的状态下生活。若孩子倍感煎熬与痛苦，则应尽量避免勉强孩子上幼儿园。特别地，当孩子过于轻声慢语或比其他孩子更加腼腆羞涩时，会需要更多的适应时间。

送孩子到英语幼儿园

近来许多父母会送孩子上英语幼儿园。但英语教育专家建议，若父母并非将英语作为母语经常使用，在小学之前，可不必送孩子上英语幼儿园。尤其在孩子尚未熟练使用本国语言之前，应避免让孩子学习英语。在幼儿园期间，通过不断听老师的话语，孩子开始思考，并尽情地表达自己的想法，只有这样，孩子的思维能力与创意能力才能得以提高。但是孩子在英语幼儿园时，由于不懂英语，因此听了老师说的英语后，也无法产生任何思想，除了"YES"或"NO"。为使英语能得到略微的提高，孩子付出的代价如此巨大。孩子在此数年间习得的英语水平，进入小学后仅用几个月便可全部掌握。语言应尽早从幼时开始学习，但这是对于母语而言的，并不适合于将英语作为外语学习的情况。那么孩子应从何时开始学英语呢？英语教育专家认为应在进入小学后开始学习。我本人也持相同看法。

长寄送的时间。尽管此时是对妈妈、孩子和教师最为困难的阶段，但出于为孩子着想，也应慢慢实行。由于白天与妈妈分开，因此当孩子晚上从托儿所回到家后，妈妈和爸爸应利用充足的时间与孩子在一起，使孩子能感受到来自父母深切的关爱。询问孩子白天是否有有趣的事情发生，同孩子愉快地分享各种各样的故事，久而久之孩子便会明白父母即使无法经常陪在自己身边，也仍然会深切地关怀与疼爱自己。同时妈妈在每天早晨送孩子到托儿所或晚上接孩子回家时，要形成与教师交流的习惯，即使有时对话较为简短。只有这样妈妈才能了解孩子在托儿所的表现情况，也可为教师进一步指导孩子提供借鉴与参考。

孩子上幼儿园之前，妈妈需做如此准备

孩子长大后会脱离妈妈的怀抱，开始进入幼儿园或学校。很久之前在我小的时候，孩子们只有在进入小学后，才开始学习识字。我在进入小学之前同样也目不识丁，仍记得"哥哥"这个单词是朋友教给我之后才学会的。但现在与当时已不可同日而语。如今在进入小学之前，需要进行充分的准备。当我从其他妈妈处得知最近学校不教习学生拼音时，便急急忙忙地给即将入学的长子补习拼音。孩子进入幼儿园和小学，意味着将脱离妈妈怀抱，初次尝试集体生活，因此有几件事需要让孩子提前做好准备与练习。

• 锻炼孩子自己的事情自己做。孩子进入幼儿园后，仍有许多事无法依靠自身完成。不过话说回来，若孩子能出色地完成所有的事情，便没有必要去幼儿园，若擅长独立做事，便无需对如何独立做事进行一步步地学习。进入幼儿园之前父母应教育孩子，即便无法独立做好所有的事情，也应有"自己的事情自己做"的责任感与自主意识，只有如此，孩子才能轻松地适应集体生活。由于一位幼儿园老师同时要照看多名儿童，因此难以给予孩子同妈妈般细致的照顾。同时进入幼儿园后，有的事情只能由孩子独立完成。需要独立上厕所，独立吃饭，独立清理。妈妈需提前锻炼孩子。

• 锻炼孩子与妈妈分开生活。进入幼儿园对孩子并非只有益处。对孩子来说，与妈妈一起度过的时间最为开心。孩子三四岁时，即便看不到妈妈，往往也不会产生心理压力，并可以顺利地适应幼儿园的生活。但妈妈与孩子的关系极为亲密时，起初会产生些许问题。妈妈若认为孩子与自

一名教师对应几名孩子为佳

由于掀起了初期教育的热潮，因此许多父母将幼儿园视为传授知识的教育机构。但幼儿园或保育园应是家庭关系的延伸。同时需强调，我们实行的教育应以将孩子培养为一名健全民主社会的一员为主旨。幼儿园便是孩子从家庭到社会的延伸。同时若一个班孩子的数量较多，必然会导致教育质量下降。由于不同的国家社会制度与经济水平不同，因此教师与儿童的比例基准也不尽相同。以下为美国小儿科学会公布的基准。

年龄	儿童、教师比例	儿童数量最高上限
0~12个月	3：1	6
13~30个月	4：1	8
31~35个月	5：1	10
3岁	7：1	14
4~5岁	8：1	16
6~8岁	10：1	20
9~12岁	12：1	24

将住家作为日托中心

包括自身子女在内，一名大人照看的孩子数量不应超过6名。

只有一名大人时，若被照看的孩子中有两岁以下的儿童，则孩子数量不应超过2名。

最大的问题在于月嫂出现问题，而难以找人替代。

己分开后难以随即适应幼儿园的生活，可以在进入幼儿园之前，将孩子寄托于朋友或亲戚家里，让孩子尝试离开妈妈。也可事先带孩子去幼儿园，进行实地了解同时拜访老师，并且让孩子参观校园。通过不断熟悉新环境，孩子便不再感到陌生。

• 愉快地送孩子到幼儿园。许多孩子第一天去幼儿园时，极度不愿与妈妈分开，此时妈妈需要表现出坚定果断的态度。若妈妈看到孩子啼哭后心生不忍，孩子便会对此有所察觉，从而更不利于孩子顺

利地适应幼儿园生活。妈妈即使心生怜惜，也应在孩子面前泰然自若。若孩子一时难以离开妈妈，妈妈也可将孩子送到幼儿园门口。但是未经老师要求，需避免一直将孩子送到教室门口。在孩子严重怕生或难以轻易适应幼儿园生活等特殊情况下，老师会请求妈妈的帮助。此时经历一定适应期后，可逐渐增加孩子独处的时间。当妈妈认为孩子可以在幼儿园独立生活时，应果断坚定并心情愉快地同孩子说再见。妈妈可在放学时到幼儿园接孩子，但此时要避免迟到。若孩子在放学时看不到妈妈到来，可能会极为惶恐不安。

· 将孩子送到幼儿园后，妈妈不应悄无声息地离开。若孩子与妈妈分开后感到极为不安和难过，妈妈可与老师进行洽谈，得到老师认同后，妈妈可在课堂旁听或延长时间陪在孩子身边。此时需注意，妈妈不可为了哄孩子，承诺会一直陪在他身边，然后伺机悄悄地离开。若妈妈反复在哄骗孩子后悄悄离开，会使孩子常常出神地望着教室外面，妈妈答应会一直在那里的地方。即便孩子的时间观念不明确，但妈妈若已承诺孩子某段时间内一定不会离开，便要遵守约定。此时孩子在一定程度上可听懂妈妈的话。同时孩子的自信心萌生于对父母和老师的信赖，因此父母不可令孩子心神不安。父母的行动越令孩子无法预测，便越会影响孩子的自信心。

幼儿园期间或幼儿园之外出现问题

· 孩子愈发地撒娇。进入幼儿园之后孩子会莫名地产生压力，并且会愈发撒娇，这是理所当然的。因为孩子因幼儿园生活倍感艰难，产生压力，所以希望得到妈妈给予的安慰。多数情况下，孩子此时的撒娇是具暂时性的，当对幼儿园生活逐渐熟悉之后便会有所改变。妈妈需淡然地对待。当孩子经常对妈妈撒娇时，妈妈不可批评孩子"你还是小孩子吗？不许这样"，也不可戏谑孩子，哪怕仅是玩笑，此类行为

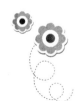

有可能使孩子的心理受到创伤。孩子因幼儿园生活感到吃力时，妈妈应给予孩子慰藉，可以用温暖的拥抱与贴心的话语安慰孩子。但若频繁地拥抱孩子，渐渐地，孩子便会愈发地撒娇。此现象被称为后退。为避免此现象的发生，妈妈要关注孩子在幼儿园的表现，使孩子安心，同时经常询问孩子在幼儿园的日常情况，与孩子一起分享幼儿园发生的趣事，从而帮助孩子尽快适应幼儿园生活。

· 有些事，需要父母出面解决。有人认为父母不应干涉孩子的事，但这种想法并不正确。父母的确不应对孩子的方方面面加以干涉，但应随时关注孩子的行为，有时也会出现需要父母积极应对的情况，当然并非意味着要让父母与对方争斗。父母应分析事件原因，之后讨论应对办法。例如，若孩子咬或者动手打其他小孩，父母应与老师商议，积极地处理。若孩子轻轻地咬了他人，父母不可追究责问孩子为何如此。当孩子重咬或者动手打其他小孩时，父母应该在孩子面前向受害的孩子打电话道歉，或向老师道歉。通过此种态度与方式，使孩子意识到自己的行为是错误的，并学会忏悔。同时也应向受害的孩子的父母赔礼道歉。

· 孩子有时会带他人的物品回家。若孩子拿回了幼儿园的物品，妈妈应向老师道歉并给予归还。妈妈无法直接归还时，需要打电话向老师确认孩子是否已将物品归还。特别地，若孩子因抢夺带回了其他小孩的物品，应务必将物品归还。小时偷针，大时偷金。但多数孩子起初意识不到自己的行为是错误的，因此无需给孩子施加负罪感，严厉明确地告诫孩子不可再犯即可。

孩子不愿去幼儿园

· 孩子不愿去幼儿园多数是由于分离不安。至今我对小时候因去幼儿园和上学而产生的心潮澎湃感仍记忆犹新。有的孩子像许多孩子进入幼儿园后在一段时间内会出现病痛。首先由于活动量增加，体力不支，因此孩子会感到疼痛；同时与众多孩子接触的过程中，也极易患上无免疫性的病症。当遇到水痘或手足口病等传染性疾病肆虐时，集体生活的孩子更为容易被传染。孩子上幼儿园后应接受流感疫苗接种，这样既能减少因生病造成的休假，也可防止将流感传染给其他孩子。也可提前接受水痘疫苗接种。同时因多数时间在充斥着灰尘的室内度过，孩子患有过敏时，更易患上呼吸器官疾病。孩子在适应幼儿园生活的过程中，病痛会逐渐减少，但与在家时相比，易产生并发症。为预防孩子频繁生病，应避免使孩子过于劳累，外出回家后给孩子勤洗手脚，同时让孩子勤刷牙。

我这般怀着愉快的心情期待上学，也有许多孩子厌恶上学。有的孩子初次上幼儿园时极不情愿，在吃完早饭愉快地玩耍时听到妈妈要送自己去幼儿园，便突然开始肚子疼或头疼。若此时妈妈允许可以在家休息，不用去幼儿园，孩子便立即恢复了活蹦乱跳的状态，在我们看来，孩子像是在装病。为以防万一在小儿科接受诊察后，多数情况下，孩子并无任何异常。但这完全不等同于装病。装病是指没有生病但仍说自己不舒服，而以上情况则是即便身体没有任何异常，但嫌恶上学的心情实际使孩子感到疼痛。当孩子脱离压力时，真正的疼痛也会消失。更甚者，孩子会借朋友好像会打自己，或老师好像讨厌自己等种种借口，逃避上幼儿园。此类孩子普遍是因"分离不安"而厌恶上学。

孩子出生6个月后开始怯生，并逐渐加剧，直至满3岁后，怯生心理有所好转，能较好地适应陌生环境。此时孩子在幼儿园可以同其他小孩融洽地相处，也可以脱离妈妈的保护。但当孩子过于与妈妈亲密而较少与他人接触沟通，或受到父母过度的保护时，当与妈妈经常分开而倍感不安时，上幼儿园对孩子来说将较为吃力。

• 上幼儿园之前，应锻炼孩子离开妈妈身边。上幼儿园意味着要与妈妈分开，因此孩子不愿去幼儿园，无法适应幼儿园生活，同时也可能难以交到朋友。有时也会哭闹不止。此时孩子若被妈妈强制留在幼儿园，起初会由反抗转为忧郁，但日后会对离别表现出漠然的态度，此种心理反应不利于孩子成长。为减少因分离不安带来的问题，孩子上幼儿园之前，妈妈应提前做好准备。增加孩子在游乐场与其他小孩一起玩耍的时间，同时可提前介绍孩子与小区内其他一同上幼儿园的小孩相识并熟悉。入学之前，也可带孩子参观学校，认

556

识老师。孩子对于常见的事物会渐渐熟悉。熟悉便是减少分离不安的捷径之路。

• 为减少分离不安，妈妈应充分信赖孩子。妈妈与孩子之间要萌生信赖感，以减少孩子因害怕与妈妈分开而产生的分离不安。妈妈把孩子留在幼儿园后离开时，若对孩子撒谎说会马上回来，会使孩子整天只望着窗外，等待并不会到来的妈妈，久而久之，孩子更加厌恶上幼儿园。将孩子留在幼儿园时，妈妈应明确地向孩子解释状况。

• 孩子也许因在幼儿园受到巨大的压力而厌恶上幼儿园。在幼儿园时，若被其他小孩欺凌，或被老师批评的次数较其他小孩多，便会经常成为孩子不想上幼儿园的借口。若妈妈发现之前喜欢上幼儿园的孩子逐渐产生嫌恶之情，应与老师商议，明确孩子因何嫌恶上幼儿园，并给予孩子帮助。

• 因为家比幼儿园有趣，所以孩子厌恶上幼儿园。若孩子领悟到在幼儿园期间自己会错过许多趣事，例如，自己喜欢的叔叔是否来过家里，妈妈是否给了弟弟美味的食物，其他人是否看了自己喜欢的漫画电影等，便会自然而然地嫌恶上学。孩子不在家期间，即使家里有趣事，父母也不可像故意气孩子一般告诉孩子。相反更应着重讲述家里平淡无奇的日常琐事。孩子通过幼儿园生活，正式与他人形成关系并开始社会生活。为使孩子顺利适应幼儿园生活，并与他人和谐相处，父母与孩子之间应产生信赖感，同时父母要善于体会孩子的心情。若孩子嫌恶上幼儿园，父母应再次站在孩子的立场，仔细思考其中原因。

• 代理养育（指将孩子委托于他人照顾）时的注意事项。选择代理养育时，父母应积极从旁协助，使月嫂与孩子之间形成情感附着关系。上班族妈妈在帮助月嫂与孩子间形成友好关系时，不可因孩子喜欢该月嫂而愤然和难受，也不可认为孩子与受托者之间形成的情感附着关系会疏远孩子与妈妈间的关系。月嫂因长时间照顾孩子，此时妈妈不可将其视为同自己竞争孩子的爱的对象。当然妈妈应尽量多陪孩子一起玩耍。当时间不充足时，需做到用心陪孩子玩耍。对于孩子来说，每天与妈妈在一起的时间最少应为一个小时以上。即使孩子6个月大时便开始接受月嫂的照顾，父母也应视孩子为家庭一员，树立孩子在家庭中的地位。与每周照看一次相比，应让月嫂每天都照顾孩子。当聘请不到值得信赖的月嫂时，可选择一周照顾孩子一次，但此时也应将孩子托付于值得信赖的奶奶。孩子需用关爱相待。幼时与月嫂的关系良好，日后也定能与父母形成良好的关系。

给双职工夫妇的建议

· 请增加同孩子在一起的时间。近来双职工夫妇不断增加。这既是一种社会现象，也是为了生存无可奈何的一种选择。但妈妈产后应尽量推迟复职，延长与孩子在一起的时间。请尽可能地利用产假。若必须尽快复职时，应选择代理养育。将孩子委托于奶奶、聘请月嫂或委托于保育中心等，关键应认真选择可细心照顾孩子的一方。同时孩子与月嫂之间会形成情感附着关系，当孩子更喜欢月嫂时，妈妈无需失落与担心。1~2年之后，若无特殊情况，相比月嫂孩子会更喜欢妈妈。需要担心的则是孩子虽长时间与月嫂在一起，却更喜欢妈妈。妈妈需要关心孩子与月嫂之间是否形成了良好的情感附着。

· 父母应当负责育儿相关事项。将孩子委托于他人照顾是指在父母不在家期间，使其代替父母照顾孩子。因此孩子即使由他人照顾，但育儿方面务必应由父母负责。许多双职工夫妇在意的情感附着实际并非代理养育中最大的问题所在。症结在于孩子的语言发育与建立人际关系。而语言发育的关键则是来自大人的对话。孩子一天应接收到5~6小时以上的对话，而通过独自照顾孩子的月嫂或保育中心很难实现。从幼时起，看到父母同他人愉悦地交流，孩子会体会到与他

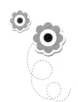

人见面是件愉快的事情，也不断学习应如何了解他人的心理。若孩子整天只与月嫂在家里，较少与他人接触，日后交友时则会产生许多困难。

·陪伴是父母能给予孩子的最重要物品。父母能给予孩子最重要的物品是与孩子在一起的时间。有的父母无法直接抚育孩子，于是假期时，会给孩子买昂贵的玩具，或带孩子到高级收费游乐场玩耍，但这些并非必需品。关掉电视，与家人畅聊，陪孩子一同玩耍！最重要的事情莫过于此。

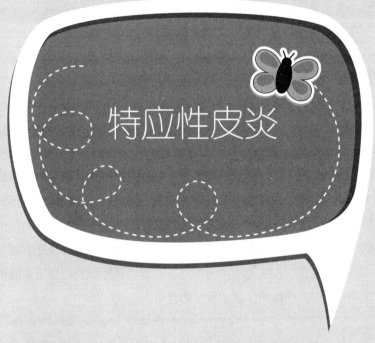

特应性皮炎

· 治疗特应性皮炎最重要的药物之一就是类固醇软膏。但必须按照医生的处方使用，妈妈不可以随意滥用。

· 如果不认真治疗特应性皮炎，今后会容易患上哮喘、过敏性鼻炎、过敏性结膜炎等过敏性疾病，所以认真治疗显得非常重要。

· 患了特应性皮炎皮肤为了保湿，泡澡很重要，可以一天一次，每次10～15分钟，用温水进行泡澡。泡澡以后3分钟内涂抹保湿剂，这一点很重要。保湿剂一天至少涂两次以上。

· 同时使用软膏和保湿剂的情况下，软膏应先于保湿剂涂抹，涂好软膏10分钟以后再涂保湿剂。

· 软膏挤出略长于一个手指关节的量，大约0.5克，把这个量称为1FTU。1岁孩子的使用量，脸部包括脖子在内1.5FTU，手臂包括手在内2FTU，胸部和腹部3FTU。

· 如今，对特应性皮炎患儿已不再有食物限制。家长尤其不要忘记多喂食肉类。

特应性皮炎是一种什么病

· **特应性皮炎能不能治好要看孩子的体质。** 特应性皮炎也叫胎热。这是一种很常见的疾病，会突然出现又突然消退并容易复发，如果不完全治愈往往会复发，是一种令人头疼的疾病。根据年龄的不同，特应性皮炎的症状也不同，可以分成三个时期：第一时期指的是出生后两个月开始到两岁为止的婴儿湿疹；第二时期指的是两岁开始到十岁为止的小儿湿疹；第三时期指的是青春期和成人时期出现的湿疹。特应性皮炎持续时间较长时，很多妈妈期望儿科医生能够快速有效治愈此病并不再复发。但实际上不可能存在这样的神医。特应性皮炎能不能治好不在于医生的医术，在于孩子的体质。

· **特应性皮炎的病因很难查明。** 小时候有特应性皮炎的孩子，长大的过程中常常会伴随哮喘或过敏性鼻炎，这些都是过敏性疾病。患上某种疾病，有时在不清楚病因的情况下也可以根治，大多数特应性皮炎都是在未能查明病因的情况下治疗的。未满周岁的孩子，食物引起特应性皮炎的情况要比想象的来得少，所以应该摒弃试图通过任意限制食物来治疗此病的想法。成长期的孩子只有正常饮食才能使头脑发育良好，使个子长得高，所以限制食物是最后的办法。但应该避免吃那些食用后会加重病情的食物，这时必须用相应的食物进行替换，使孩子不致缺少某类营养。尤其是肉类很重要。肉类一般不会引起特应性皮炎，如果摄入肉类量少，会影响大脑发育和长身体。尤其是母乳喂养的孩子，从6个月开始必须摄入富含铁的肉类。

· **患上特应性皮炎时会出现这些症状。** 发痒是特应性皮炎的特征，皮肤也会变得干燥粗糙，并变得红肿，严重时会流脓并结痂。

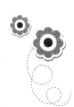

如果治不好，会非常痒，甚至无法入睡。而发痒时使劲抓挠会产生伤口或流血，细菌进入伤口部位出现炎症并导致肿痛。

· 特应性皮炎往往会反复发作。大约10%～20%的孩子都得过特应性皮炎。如果孩子的脸上或身上长了什么红色的东西，多数都是特应性皮炎，这对于孩子是一种非常常见的疾病。特应性皮炎往往会反复患病，经常要去医院。症状严重时看上去会很吓人，但并不会传染。

特应性皮炎能治愈吗

特应性皮炎的治疗有根本性治疗、暂时性治疗和辅助性治疗等。治疗特应性皮炎最重要的药是类固醇软膏。很多人只要一听说类固醇就会神经紧张感到害怕，但只要接受医生的诊治并按处方正确用药，类固醇软膏可以对治疗特应性皮炎起到非常大的帮助作用。类固醇软膏分为7个等级，强效类固醇软膏如果不谨慎地使用，就会造成问题。但儿科基本使用最弱的七级或六级类固醇软膏，这些药只要正确使用，就会相当安全并能有效发挥作用。很多人听说类固醇对身体不好，甚至连医生开的处方软膏也不敢涂，这样孩子也受苦，妈妈也辛苦，特应性皮炎也会越来越严重。如果不好好治疗，以后也更容易患上过敏性鼻炎和过敏性哮喘之类的疾病。

· 请去儿科治疗特应性皮炎。没有一种包治百病的灵丹妙药可以保证根治所有种类的特应性皮炎。不过特应性皮炎只要在儿科好好治疗都可以痊愈。其特征是经常复发，但不可以因为会复发而置之不理或使用未经验证的民间疗法治疗。治疗特应性皮炎，相比药物，生活规律显得更加重要。与其找所谓的名医折腾，还不如多打扫一遍家里卫生，对孩子的治疗会更有帮助。每次病情严重时都要及时治疗，如果

正确的软膏使用方法

· 使用类固醇软膏治疗特应性皮炎。这是最基本的治疗方法。

· 根据特应性皮炎的程度和部位，也可能需要使用不同种类的软膏。

· 尤其是脸部和臀部涂的软膏应该咨询儿科医生，慎重选择用药。

· 除特殊情况之外，一天涂抹软膏不超过两次。

· 软膏应该在洗澡以后涂抹。

· 最好涂软膏十分钟以后再涂保湿剂。

· 不要害怕使用医生开具的处方软膏。

· 不要随便买软膏涂抹。

有什么会引起特应性皮炎，就要避免，遵守这些注意事项，咨询施治医生进行治疗，并等待病情好转。孩子的特应性皮炎病情较轻时，有些人为了使孩子皮肤变得光滑而总是涂软膏，但病情轻微时有时也无需涂药。

· 根治方法是查找过敏源并予以清除。能发现过敏源（引起过敏的物质，特定的某种事物或家居尘螨、花粉等）的情况下，将其找到并清除就是根治的方法。但特应性皮炎很多情况都无法找到过敏源，即使找到了往往也不仅仅是这一个原因，所以刚开始使用类固醇软膏进行基本治疗以后，如果不见好转反变严重，就需要考虑这种治疗。球蛋白组织注射已经使用了数年，但使用的医生很少，效果也没有想象那样好。也可以使用酮替芬之类能够减轻过敏的药物。

· 只要正确使用，类固醇软膏是最好的治疗药物。只要合理用药，类固醇软膏对治疗特应性皮炎就有很大的帮助。使用糖皮质激素软膏时，使用哪种软膏，用多少量，必须咨询医生并遵医嘱。糖皮质激素软膏的使用一般每天不超过两次。洗澡以后再涂抹软膏效果会更好。激素软膏一天使用的次数不超过两次，尽可能涂得薄一些。特应性皮炎持续时间较长时，妈妈会变成半吊子医生，只要孩子症状稍有严重就会涂抹之前拿到的含有类固醇激素的软膏。但软膏的使用方法根据特应性皮炎产生的部位和严重程度会有所不同，所以病情复发时应该再次去看儿科医生，接受诊查以后再使用软膏。病情严重时为了减轻瘙痒，可以使用抗组胺剂。但状态非常严重时，有时也会暂时使用类固醇激素口服药，但这需要极其小心，使用时病情看上去很快好转，但停止使用激素时很容易马上严重复发，所以不常对孩子用药。甘草这类中药材含有类固醇，儿科医生的忧虑也来源于此。

· 防止皮肤干燥的辅助治疗方法。辅助治疗方法指的是为防止皮肤变得干燥而使用保湿剂。使用保湿剂面霜会比乳液更好。最好在洗澡后皮肤还很湿润的状态下使用，使用某种单一保湿剂会比把多种奇奇怪怪的东西混在一起用要好。廉价的凡士林也是很好的保湿剂。

特应性皮炎和泡澡

• 泡澡对治疗特应性皮炎非常重要。孩子患上特应性皮炎时，妈妈们最纠结的就是泡澡和洗澡。有这样那样多种说法，都请统统忘掉吧。患有特应性皮炎时，皮肤保湿比什么都来得更重要，没有一种保湿会比浸在水里的泡澡更好。请浸在水里。我不建议在水里放点奇奇怪怪的东西进去，只用清水泡澡。但浸到水里以后，如果置之不理皮肤又会变得干燥，所以为了

防止水分流失，应该在皮肤还湿润时涂抹保湿剂。泡澡最好一天1~2次，每次10~15分钟，浸泡到皮肤充分湿润，泡澡后3分钟内用棉毛巾轻轻擦干水珠，如果有开具的处方软膏就涂软膏，10分钟以后再充分涂抹保湿剂。浸在水里的理由是，除能保湿之外，还能清除黏在皮肤上的乱糟糟的东西和过敏性物质，也可以去除附着在皮肤上导致过敏不愈的细菌。能做到正确泡澡并认真涂抹保湿剂，就已经完成了对特应性皮炎一半的治疗。另外，我并没见过有哪一个儿科医生会建议使用软水器。

• 洗澡时动作轻柔，只将污物洗掉即可。请抛弃给孩子洗澡时搓澡的想法。用温水给孩子轻柔地洗澡，这与泡澡一样重要。洗澡不仅能将皮肤上的污垢洗掉，也能将过敏性物质和加重特应性皮炎的细菌清除掉，适当洗澡对促进特应性皮炎好转有着重要的作用。每周使用

适当泡澡对治疗特应性皮炎有帮助

仍然有人忌讳给特应性皮炎患儿洗澡，只是把毛巾弄湿以后擦擦腋下和腹股沟，但我不建议这样做。请放弃给孩子洗澡时搓澡的想法。使用香皂洗澡时最好一周2～3次。可以每天在装有温水的浴桶中泡澡，一次泡10～15分钟。浸在水里是治疗特应性皮炎最重要的方法。请使用温水，而不是凉水。

香皂洗澡2~3次即可。

· 使用香皂、油、面霜时，应该咨询儿科医生。特应性皮炎患儿使用香皂时，应该使用儿科建议的香皂。也可以使用儿科医生推荐的清洗剂。如果儿科医生没有特别建议或家长已经被市面上种种自卖自夸的肥皂搞懵时，使用多芬之类的香皂就可以。如果遇到自夸说是某种特殊香皂，或者自夸说只需使用某种香皂就可以完全治愈特应性皮炎的情况，您应该感到不对劲。如果这是真的，早就得了诺贝尔奖了，这难道不奇怪吗？不管是香皂还是面霜，刚开始应该在孩子的皮肤上试验性地稍微涂一点，确认没有异常反应以后再全身涂抹。如果更换香皂或面霜以后，特应性皮炎变得严重时，有必要咨询儿科医生以确认是不是不适合孩子的皮肤。绝对不要使用搓澡巾。吹风机也会对皮肤造成刺激，所以尽量不要使用，如果遇到非使用不可的情况时请快速完成。

时间是治疗特应性皮炎的良药！但是……

· 大部分特应性皮炎会随着时间好转。疾病当中有些能根治，有些只能是人体去适应疾病。病程漫长的特应性皮炎便是后者的代表性疾病。迄今为止还没有一种确切的根本性药物可以有效治愈所有种类的特应性皮炎。只要遵守基本注意事项，病情严重时及时咨询施治的儿科医生或皮肤科医生并接受诊治，大部分能随时间自行痊愈。婴儿期的特应性皮炎在2岁以前75%以上能完全消失，长到3～5岁时几乎完全康复。但如果不正确治疗，虽然特应性皮炎会消失，但今后很可能出现鼻炎或哮喘之类的疾病，所以及时接受儿科医生的治疗非常重要。

· 请及时去儿科治疗特应性皮炎。孩子患有特应性皮炎时，妈妈们务必牢记以下注意事项。最好及时去儿科治疗特应性皮炎。不要

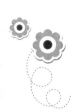

随便相信周围那些吃什么东西可以一次性治愈的话。如果有人告诉你某种特效药时，请想一想为什么制药公司不生产此药以赚大钱，而只是几个人在以秘方的形式出售。如果真没有什么副作用，对治疗也有卓越的疗效，此药的发明人早就拿了诺贝尔医学奖了。特应性皮炎只要认真治疗，大多数都不难治愈。如果复发，则再次治疗即可。看到有些人因为害怕类固醇软膏而胡乱治疗导致孩子受苦，真的很遗憾。

至少遵守这些事项

特应性皮炎不能只靠药物治疗。有一些需要在家常常遵守的基本守则，只有认真遵守才能尽快治愈使孩子少受痛苦。当然并不是说遵守所有这些注意事项就能使特应性皮炎痊愈。但如果不遵守会使症状加重，所以请务必遵守。这之后用药才能使治疗见效。

·不要喂食会引起过敏的食物。请母乳喂养。母乳喂养可以减少发生特应性皮炎，并且也必须添加辅食。患有特应性皮炎时，吃母乳的孩子从6个月开始，吃奶粉的孩子从4～6个月开始应该添加辅食。添加辅食初期，最好喂食米粥之类的单纯食物。不建议喂食均衡含有多种食物的罐装辅食或海鲜。我也不建议喂孩子吃生食。孩子患有特应性皮炎时也不要限制孩子，不必改吃和以前不一样的食物。在过去，虾、海鲜、贝壳类不能喂孩子，如今周岁前也可以喂食，豆腐或面粉也同样可以。并且草莓、西红柿、橙子等也可以在周岁以前食用。但由于这些食物容易引起过敏，所以应该仔细观察是否有异常反应，再添加到孩子的食物当中。哺乳期的妈妈在过去也有诸多限制的食物，但如今只要吃了以后孩子没有什么问题就不必刻意限制饮食。但吃了以后如果出现异常，应避免再次食用，这是基本注意事项。

特应性皮炎和母乳喂养

母乳喂养可以减少特应性皮炎的发生。但如果特应性皮炎非常严重，一直治疗也未见好转时，也可能是妈妈的饮食造成的，虽然这种案例不多，但确实存在。这时首先要做的不是中断哺乳，而是调节妈妈的饮食。但调节以后仍然一直很严重，此时需停止哺乳。建议此时根据儿科医生的处方喂食低过敏性特殊奶粉，而不是豆粉或羊奶粉。

患有特应性皮炎时适当的温度和湿度是多少

过热或过冷都不好。首先，如果流汗，孩子会更加痒。热天里应该打开电风扇或空调。并且冬天也应注意避免房间温度调得过高。凉爽可以减少瘙痒，用冷毛巾敷在发痒部位上可以减少孩子抓挠。过于干燥的空气也不好。只有湿度适当才不会使皮肤干涩。通常最好维持在50%～60%左右的湿度。如果湿度过高，其他条件会变差，应加以注意（作为参考，患有呼吸道疾病时会把湿度调得更高）。尤其是最容易引起过敏的家居尘螨喜欢高温高湿的环境。

• 穿纯棉衣物。有刺激性的毛衣或锦纶衣物会使皮肤更加瘙痒，应尽量避免穿着。洗涤时也应该充分漂洗，以完全去除肥皂残留。

• 保持家居环境清爽。特应性皮炎患儿常常伴随鼻炎或哮喘等其他过敏性疾病，应该保持家居环境清爽。家里有特应性皮炎患儿时，这是理所当然应该遵守的事项，但意外的是，很多人对此并不上心。家里不可以养鸟或狗、猫，也不可以晒花干。有些过敏性专家认为养有宠物的家庭，宠物换毛时无论多么认真地打扫，动物毛发引发的问题如果要完全消失至少需要3个月，所以孩子如果过敏需引起家长的注意。我们不能因此把宠物的毛发全部剃掉，就算能剃掉，它的唾液和汗珠也可能引发过敏，所以最好的办法是不要养宠物。就算孩子没有过敏，不能在公寓里养宠物也是一个常识。如果其他家庭有哮喘之类的过敏性患者，对他们也会造成伤害。打扫灰尘时不要抖或扫，应该用抹布，以避免灰尘飞扬。真空吸尘器也尽量使用装有高效微粒空气过滤器的优质产品。家里不要有霉菌或蟑螂，也不可以有地毯或扬灰的沙发。荞麦枕头或布熊玩偶等有毛的玩具可能成为隐患，家长也不要使用香水。枕头或玩具等无法经常洗涤时，应该一周两次晒太阳或用塑料袋包装起来放进冷冻室冷冻。

• 勤给孩子洗手。特应性皮炎患儿经常抓挠全身，容易出现炎症。应该把指甲剪短并勤加洗手。如果孩子抓得厉害，可以戴手套或穿长袖衣服，睡觉时可以把手宽松地固定在床上，避免孩子抓挠。如果把手绑住或戴上手套，孩子会感到压力致使特应性皮炎更加严重，应该加以注意。

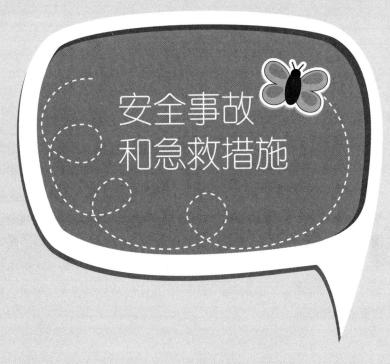

安全事故
和急救措施

· 不要等出现紧急状况时再来找这本书。这部分内容应在出现紧急状况之前就阅读。

· 必须阻止孩子做一些危险性的行为。即使孩子还不到6个月，对于危险也应进行明确警告。

· 家中有孩子，应事先做好安全检查。必须从孩子的视线高度进行检查。不要在地板上放置孩子会捡来吃的东西，会造成烧伤或烫伤的东西也要放在孩子的手能碰到的距离之外。不能让孩子玩药瓶，也不要让孩子单独在水桶旁玩耍。发生事故不知道如何处理时，应该马上联系医院儿科或120急救中心。

孩子吞咽异物时

　　出现紧急状况时，如果妈妈不知道该如何处理，情况又很紧急时，请先拨打120，家长会得到很大帮助。养育孩子的过程中会遇到很多安全事故。最危险的事故之一就是吞下异物卡在气管。由于孩子的喉咙小，大人容易吞咽的食物孩子却容易堵住喉咙，更小的孩子如果看到周围有小东西就会抓来塞进嘴里而堵住咽喉。容易堵住气管的东西有花生、纽扣、纸、戒指、石头（尤其是花盆里的）、饼干等，实际生活中这样的案例非常多。如果妈妈经历一次孩子被堵住气管无法呼吸，真的会折寿十年。

孩子们不管是什么东西都会往嘴里塞

　　·最重要的是不要把小东西放在孩子附近。如果孩子吞下去，会非常危险。医院儿科常见的案例有吞咽药物、烟蒂、维生素剂、香皂、皮鞋油、化妆品、硅胶、药瓶或海苔包装袋里的干燥剂等。这些东西往往会随手放在家里。平时意识不到把这些东西认真整理起来的必要性，一旦孩子把这些吞下去，妈妈就会惊慌和后悔。为防止意外，最重要的是要事先注意到并整理好。另外，吃花生、核桃等坚果类也容易呛到，应加以注意。由于坚果类不会融化，所以如果进入呼吸道会不容易排出，会在呼吸道内腐烂。

　　·如果孩子吞下了异物，应该先接受医生的诊查。如果物品体积小，还能够吞下去，但如果在一定体积以上，就会堵住喉咙，甚至还会进入呼吸道。如果能通过食道，几天后会经由肠道随粪便排泄出来，可以不必过于操心，为以防万一也可以查看孩子的便便进行确认。但由于吞下去的东西形状不规则，即使不堵住喉咙也可能会堵在胃里或肠道里，所以一旦孩子吞下异物，应该先去儿科就诊。如果这样也不放心，可以拍X光片，但如果孩子没什么异常，尽可能不要拍片。

· 如果突然呼吸急促，应警惕是否吞下了异物。吞下异物时，容易堵住咽喉或气管。好端端的孩子突然呼吸紧促时，应警惕是否吞下了异物。有时候孩子喉咙扎进了刺，后来去儿科治疗感冒时会被医生发现，但妈妈很难事先知道。

吞下异物突然呼吸急促时

孩子呼吸急促时妈妈应该保持冷静。如果妈妈惊慌失措，孩子会变得更加危险。孩子呼吸急促时会感到闷气，就会一直往里吸气，常常会把堵塞物吸到更里面。如果孩子呼吸急促，应该先看看嘴里面，如果能看到堵住的东西并能轻易取出时，应立即将其取出。但如果位置靠里，操作不当反而会更加深，应引起注意。孩子堵住气管时在家中采取应急措施的要领如下。

周岁以前的孩子呼吸急促时

· 把孩子抱到妈妈的手臂上，固定住头部和颈部，使孩子的身体向下倾斜60度。并用手掌在肩膀两侧肩胛骨（琵琶骨）之间快速用力拍打4下。

· 以上做法都不可行时可以使用腹部按压法，让孩子躺在坚硬的地板上，用双手手指按压胸口部位4次。

请观看视频确认

看视频学习急救法
是最可靠的。在网上
搜索海姆立克急救法就
可以观看相关视频。务
必提前观看确认，遇到危
险，它真的可以挽救孩子的
生命。

周岁以前的孩子吞下异物出现呼吸急促时

把孩子抱到妈妈的手臂上，固定住
头部和颈部，使孩子的身体向下倾斜
60度。并用手掌在肩膀两侧肩胛骨（琵
琶骨）之间快速用力拍打四下。

· 依然无法呼吸时，就采用抬起下巴舌头的方法，即用拇指和食指抓住下巴和舌头，使嘴张开，使舌头无法贴住呼吸道。这时如果看到异物，并能轻易取出的话，就要取出来。但绝对不可以硬取。

· 如果采用以上方法孩子还不能正常呼吸，应该实行人工呼吸并转移到急救室。

周岁以后的孩子呼吸急促时

· 把孩子放下平躺，把一只手掌放在肚脐和胸廓（包围胸部的骨骼）之间的正中位置，另一只手放在上面，按压腹部使腹部反弹上升。这叫作海姆立克急救法，但如果操作不当，会伤到孩子的肝脏或骨骼，所以动作应该轻柔。

· 如果还不能呼吸，就使用前面讲的抬起下巴舌头的方法。

· 如果这样也不能呼吸，就使用人工呼吸或腹部压迫法6～10次，并在人工呼吸的同时转移到急救室。

香烟是致命性的剧毒物

有些家庭会把装有烟蒂的烟灰缸随便放在孩子伸手能够到的地方，并且疏忽了香烟盒的保管，很多时候孩子常常拿来玩。香烟是一种比爸爸妈妈们想象的还要危险的东西。一支香烟通常含有15～20毫克的尼古丁，相当于孩子致死量的两倍。当然由于它会被肠道慢慢吸收，吃得多时也会呕吐出来，所以很少有致死的情况，但一旦孩子吃下去情况就很严重。如果出现反胃、呕吐、腹痛或兴奋，应该马上接受医生的诊查。稍微吃了一点并吐出来时，可以先观察，如果没事就不会有什么问题。但如果不清楚孩子吃了多少并且刚吃下没多久时，即使看上去没有问题，也应该马上赶往大医院的急救室。在家里的急救措施是多喂水。并且绝对不能因为呕吐而喂服肠胃药。香烟，从多个方面来讲对孩子都是件危险物品。应妥善保管，不可以放置在孩子伸手可及的地方。

儿科医生最害怕的食物是什么

孩子吃花生出问题的情况很多，花生是医生最害怕的食物。所以不建议喂孩子吃坚果类的食物。如果喂食，也不要在吃的过程中让孩子说话或逗孩子笑。以前有孩子在吃含有花生的饼干时，听到爷爷叫他而高兴地转过身来并欢笑时，花生进入肺部，导致一半肺部被切除。这是一个令人害怕的故事，但确实真实存在。请家长们注意。

孩子吞下体温计的汞时

· 食物含汞，非常危险。如果孩子吃了汞，妈妈的脑海中就会浮现重金属中毒的念头，变得非常惊慌。由于动物或植物中的汞很容易被人体吸收，所以会造成问题。并且吃下此类汞时，即使少量也会被人体吸收并堆积，引发汞中毒。所以食用生长在被汞污染水域的鱼类或贝壳时，应非常小心。

· 体温计中的金属汞危险性相对较小。水银温度计里的金属汞与食物中的汞不一样，并不容易被我们的身体吸收，即使吃下一支的量也不会有什么问题。但汞毕竟对身体不利，应引起注意，防止孩子吞下去。如果不小心吃了体温计的汞，体温计的碎玻璃反而是另一个更大的问题。

· 但是，汞气体非常非常危险。打破水银体温计时，汞在房间地板上滚来滚去会比吃进人体更加危险。有些孩子会拿在地板上滚动的汞玩，这应该被绝对禁止。在地板上滚动的汞受到暖气的热量或被阳光照到，很容易就会蒸发成气体，长期暴露在这种汞气体之中，汞会积聚在身体表面，造成汞中毒。仅仅一支体温计的汞量就可以在封闭的房间里引起汞中毒。

· 如果打破水银体温计，应该认真清扫。如果打破汞体温计，应该马上打开房门换气通风，以清除汞。应该用硬邦邦的纸张把掉在房间里的汞撮起来，确定家里的每一个角落都没有残留。箱子下面也要确认过并清除干净。如果汞掉在地毯或杯子上，别舍不得，应该统

孩子吃下体温计的水银

打破水银体温计时，把房间里的汞清除干净很重要。如果吃下体温计的汞，只有一次，倒不必那么担心。如果没有其他问题，对吃下汞的孩子也可以置之不理。作为参考，美国儿科学会建议为了安全现在开始不再使用水银体温计。

多吃营养剂也会有危险

令人意外的是，孩子滥吃会造成危险的东西竟是脂溶性维生素剂或补铁剂。也许您会觉得吃营养剂哪会有什么危险，但如果孩子随便拿来吃，就会因药物过多而造成危险，应引起注意。尤其是现在的营养剂味道好，很多时候孩子会想再多吃一点，但绝对不能给孩子吃规定以上的量。并且，孩子会趁妈妈不知道时偷偷拿药吃，所以不可以把散发着甜味的药物放在孩子能够到的地方。

不要把洗涤剂放在饮料瓶里保管

孩子们看到饮料瓶里装的东西，连味道都不尝一下就会一整瓶都喝光，说不定会有性命危险。有孩子的家庭绝对不能把不可食用的东西放在饮料瓶里保管。

统扔掉。即使用洗衣机清洗也绝对不行，而且也不要用洗衣机洗。汞会污染洗衣机。如果使用真空吸尘器，汞蒸汽会扩散到整个房间，务必三思。不能随便丢弃汞，但除垃圾桶之外没有其他可以特别扔弃的地方。这是个现实问题，很无奈。尽可能不要使用水银体温计。

吞下下列物品也有危险

•吞下汞电池。吞下去的汞电池如果滞留在体内，本身就会造成灼伤，被胃酸分解以后电池里面的东西流出时会造成肠道穿孔。所以汞电池绝对不能放在孩子伸手能够到的地方。孩子吞下汞电池以后，即使看上去安然无恙也应该马上赶往急救室。应该马上用内视镜把汞电池取出来，而不是等待它被排泄出来。有时候孩子拿汞电池玩耍时也会不小心塞进鼻孔里面，这种情况会导致化脓，不到一天时间就会腐蚀鼻骨造成穿孔。最近新推出的汞电池中，有些电池的危险性比较小。

•孩子吃下香皂或化妆品、洗衣粉等时。实际生活中有啃香皂吃的孩子也有吃洗衣粉的孩子。如果孩子吃下香皂，不要催吐，应该马上去医院。另外，很多化妆品中含有对孩子有毒的成分。有些孩子被漂亮的化妆品瓶子吸引而喝下一整瓶化妆品，所以应该妥善保管，防止孩子碰到。

•吞食其他危险的东西。蚊香中有些是用除虫菊和植物做成的，这是作用在神经上的剧毒物质。幼儿吸食大量蚊香会有危险，所以

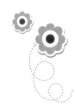

绝对不能让孩子碰到。此外，吃下硅胶防潮剂的孩子也不计其数。虽然不会马上有问题，但就像包装袋上写有不可食用的字样一样，不能让孩子吃。另外，有些东西体积小会进入鼻腔、耳朵、气管，比如塑料子弹等等，这些物体一旦进入体内就很难取出。除此之外，也不可以把气球、硬币、纽扣、小玩具碎块、签字笔盖帽等放在孩子周围。

吞下头发不会有问题

偶尔有孩子吃下头发以后，妈妈会问医生会不会得盲肠炎。吃下其他东西时妈妈会担心伤到胃或肠道，如果只吃下头发，多数妈妈又会担心盲肠炎。但如果只是吃了一点头发，基本上会在胃里消化掉，不会到达盲肠附近。吃下头发时大多数情况不会有问题，所以没必要担心。

吞下剧毒物后必须无条件催吐吗

吃下剧毒物时请拨打120，能够获得紧急情况的处理信息。过去吞下剧毒物时，很多都是服用催吐药进行催吐。但现在并不建议随便催吐。孩子吃下剧毒物时，首先应该搞清楚吃的是什么东西。如果吃下的是碱性很强的烧碱或者酸性很强的硫酸、盐酸、冰醋酸或者挥发油、石油等时，绝对不能催吐。操作不当会使食道或口腔再次遭受烧碱的灼伤。并且在催吐挥发油或石油时，弄不好会进入肺部造成损伤并有很高的中毒危险，所以绝对不能催吐。孩子吃下此类物质时应该马上赶往大医院急救室，并且必须把吃剩下的东西也带过去。

孩子从高处摔下时

从床上摔下的孩子

· 从床上摔下来，多数都没有问题，但是……孩子经常从床上摔下来，多数都不会有问题。如果没有其他异常，可以不必太担心，注意观察就行。如果额头肿起，可以用冷水或冰块冷敷20分钟。这

**摔下来以后应该
去急救室的情况**
·孩子从床上掉下来
以后唤不醒、失去意
识、意识模糊或不认识妈
妈。
·掉下来以后突然不会说
话、眼睛看不清楚或看东西时
重影等。
·出现痉挛、突然出现喷水似的
呕吐、呕吐三次以上。
·脖子疼、脖子或身体难以转动。
·孩子掉下来以后哭了十分钟以上依
然不停止，哭诉头痛厉害或越来越厉
害。
·孩子掉下来以后出现外伤需要处理伤口。

时如果孩子说头疼，不可以喂服奇应丸或清心丸、泰诺林之类的药物。通常大哭一顿以后孩子常常会睡一觉，如果没有其他问题，可以让孩子睡2个小时左右。这时妈妈应该守在孩子旁边认真观察。睡两小时以后叫醒孩子，有必要确认一下是否意识清醒、走路正常，或者是否有其他问题。如果孩子摔得厉害，可能会造成头部损伤，需要急救措施，两小时内只喂孩子喝水，不要喂食其他食物。

有时候当时看上去完好无损，但72小时内可能会慢慢出现问题，所以一旦出现异常情况，应该马上去儿科接受诊查。尤其是头部受到严重撞击出现外伤时，两天之内都应该仔细观察，睡之前确认一次是否有异常，睡四小时以后叫醒孩子再确认一次。虽然并不多见，但确实有孩子因为从床上掉下来导致头骨出现裂缝而住院。让已经会翻身的孩子独自躺在大人床上，真的是一件很危险的事情。

·孩子从床上掉下来时，不要随便喂药吃。孩子从床上摔下来摔得严重时，有些人会担心孩子吓到而会喂服奇应丸或清心丸等药物。但孩子摔得很厉害时，什么东西都不能喂，甚至连水都不行。孩子摔得很严重时如果喂服镇定作用的药物，会影响发现症状，所以绝对不能喂服。出现脑出血时，当然不能喂服药物，尤其出现缓慢型脑出血时，如果喂服奇应丸或清心丸会掩盖症状，造成诊断延迟导致孩子大脑损伤。如果妈妈感觉孩子有异常，最好马上去社区儿科请医生诊查。

摔下来也会有危险的情况

·跌落下来时周围不可以有危险物。从床上掉下来不怎么会有关系，偶尔有孩子会因攀爬书架而摔下来。这时，如果孩子和书或书架一起摔下来就会伤得很严重，应加以注意。如果孩子总是攀爬书架，那就干脆把书架固定到墙上。也有孩子爬到沙发靠背上玩耍时脚底打滑摔下来，应该事先把沙发周围又硬又尖的东西清理掉，这样即使孩子掉下来也能减少受伤。

•应特别小心玄关、阳台、楼梯。如果住的是两层楼房，不要让孩子独自靠近楼梯附近。有很多孩子因为从楼梯上摔下来而被送到医院。另外也有孩子被玄关的门槛绊倒而受伤，尤其是坐学步车出事故的情况特别多。不要让孩子靠近玄关，并且一定要关上玄关处的大门。如果门开着，孩子想自己去外面，就会非常危险。如果阳台上放了凳子，会吸引孩子踩到凳子上去拿东西，翻出阳台坠落到外面，所以如果家中存在这样的情况，请立刻清理掉凳子。如果是上下铺床，应该用布包住梯子，防止孩子爬上去，或者干脆把床拆掉也是一个办法。尽可能不要让7岁以下的孩子睡上铺。并且要随时检查安全台确认是否安全。

•在室内荡秋千时，应注意防止孩子掉下来。在室内玩秋千而撞到受伤的孩子也比想象的多。由于小孩子重心不稳，手力也不足，所以很容易在玩秋千时掉下来受伤。有的会出现脑震荡，也有摔断骨头或磕掉牙齿的。在让孩子荡秋千之前，必须确认秋千是否完全固定住。有些人会让孩子玩那种没有固定装置只是在房门两侧加压悬挂起来的秋千，但我们不建议这样玩。

不要在楼梯附近使用学步车

美国小儿科学会不建议使用学步车。孩子坐学步车以后行动加快，活动半径扩大，并且孩子手能够到的范围突然变高，很容易引起安全事故。尤其危险的就是从楼梯上滚下来。如果住在两层楼或公寓里，从玄关上滚下来，摔断鼻梁骨的孩子非常多。并且孩子会到梳妆台前拿来化妆品就吃，或者拉扯挂衣架，结果砸到孩子。如果伤到眼睛那就真的是出大事了。有时，也有孩子抓住桌布拉扯结果被热汤烫伤。如果使用学步车，孩子手能够到的范围会增加，会有很多之前根本想不到的地方，请家中务必谨慎对待。

受伤后必须去医院检查吗

从高处摔下来或出了交通事故导致孩子严重受伤时，应该马上把孩

请注意购物手推车

让孩子坐在大型超市的购物手推车上时，绝对不能东张西望。孩子可能会站起来而向后跌倒，或者孩子手抓着车篮时，被旁边经过的其他手推车挤到而受伤。这种事故发生得比想象的多，请家长注意。

子送到医院。如果孩子没有意识或者背部颈部疼痛，转移时应该特别注意。背部或颈部骨头受伤的伤员如果转移不当，会伤到脊柱，甚至造成终身残疾。如果感觉颈部或背部的骨头折断，那么先不要转移孩子，应该想办法按原样固定住孩子。最好用毯子或沙袋垫在身体两侧，防止移动。并且应该把孩子放在能够托起全身的担架或木板上进行转移。如果不知道该如何处理，就不要随便移动孩子，而是马上拨打120急救中心电话。如果直接背着背部或颈部受伤的孩子跑去医院，会是一件非常危险的事情。哪怕花点时间，用正确的方法将伤员转移至医院是减少致命性后遗症的关键做法。因为情况紧急而只顾着快速转移至医院，并不明智。

孩子流鼻血时

孩子流鼻血时，第一注意事项就是绝对不能惊慌失措。实际上从妈妈的角度讲，之前还好端端的孩子突然满脸血迹地出现在面前时当然会吓一跳，并且孩子晚上睡觉时如果流鼻血，枕头旁边就都是血迹，也会害怕孩子是不是有危险。但是绝对不能在孩子面前显示出惊慌的神情。如果妈妈慌乱，本来孩子就害怕自己流鼻血，看到妈妈的神情以后会更加害怕和不安。

为什么会流鼻血

流鼻血最常见的原因是孩子揉鼻子，而有些并无特别缘由。此外，如果患了感冒或过敏性鼻炎，鼻黏膜出现炎症，即使轻轻地擤鼻涕也会出现鼻血。尤其是有过敏的孩子因为鼻子发痒而总是揉挠，这时鼻腔内的黏膜会出现伤口，常常导致流鼻血。距离鼻孔较近的鼻子中心内壁处聚集了很多血管，这个位置孩子很容易用手揉到，所以容易流鼻血。孩子经常揉鼻子导致流鼻血时，如果看一下他的手指甲下面，经常能够看到里面有血迹。当然，应该常给这些孩子洗手。此外，用力擤鼻涕、撞到鼻子、异物进入鼻腔、高血压这些情况也容易流鼻血，再就是患有白血病或出血性疾病时也会流鼻血，但这种情况不多见。

流鼻血的原因
- 室内过于干燥
- 揉鼻子
- 用力擤鼻涕
- 撞到鼻子
- 因感冒使鼻黏膜出现炎症
- 异物进入鼻腔
- 患有白血病或出血性疾病
- 高血压
- 药物引起
- 其他

大多数流鼻血的情况无需特别处理

即使看上去孩子流了很多鼻血，但实际上大多数情况所流的鼻血量是极少的。如果是患有特殊疾病无法止血的情况就另当别论，但通常几乎没有孩子会因为流鼻血而处境危险。如果流很多鼻血，很多人会担心是否有白血病而来医院就医。但没有其他异常的情况下，仅因一次流鼻血而怀疑是否得了大毛病，是过于紧张了。如果经常流鼻血或不易止住，就应该去医院儿科确认是否有其他疾病。

流鼻血时该怎样治疗

流鼻血时在家中的治疗

·最重要的是妈妈不要慌张。如果妈妈慌张孩子自然会感到害怕。不要让孩子感到恐惧。

·流鼻血时不可以让孩子躺下。应该让孩子坐着或扶起来站立，头朝前略往下低，不使鼻血流向口腔。

·搓一条纸巾堵住鼻孔是经常使用的方法。虽然这个办法也可行，但如果轻轻堵住鼻孔会使鼻血都流向口腔，孩子会因为咽下鼻血有可能引发肠道障碍。所以有些医生也不建议使用此法。

流鼻血时去医院的治疗方法

· 难以止住鼻血时，用稀释的肾上腺素溶液堵在鼻孔处。

· 如果还不行，可以用抹了凡士林的纱布堵住。但此法不能随便在家使用，如果操作不当可能会拔不出来。

· 上面办法均不奏效时，可以采用专业药物或电烫激一下伤口。

· 虽然这种情况不多，但患有特殊疾病时，应该采取与疾病相应的措施。如果不易止血或总是流鼻血，必须接受医生的诊疗。

如果想不再流鼻血，应该怎么做

· 患上感冒时认真治疗，过于干燥时用加湿器维持适当的湿度，也可以在鼻腔滴点食盐水。

· 流过鼻血以后数小时内不要擤鼻涕，如果要擤也应注意不要用力。用力擤鼻涕会使止住的鼻血再次流出来。鼻屎多的时候，在擤鼻涕前可以在鼻腔滴入几滴温水或食盐水，过会儿再擤，这样也能有所帮助。

· 过度揉鼻子的孩子容易流鼻血。鼻血止住以后会结痂，孩子再次揉鼻子时又会导致流鼻血。这时应该告诉孩子不要揉鼻子，也可以咨询医生在鼻孔往里1~2厘米处涂抹凡士林或抗生素软膏，一天两次，防止结痂。另外，有过敏性鼻炎之类的疾病时，孩子会更容易揉鼻

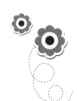

子，应该更加注意治疗。并且晚上睡觉时容易揉鼻子的孩子，应该剪短指甲，睡觉时在手上戴棉手套或棉袜子。在食指上贴个创可贴之类的东西也能有所帮助。

也要注意此类安全事故

不要把手插进门缝

有两个以上孩子的家庭，孩子们之间玩耍奔跑时，经常由于用力关门而使手指被门缝夹住。身体被夹住还算是幸运的，如果手指被夹住，可能会导致骨头折断甚至手指断掉，需要进行手术。如果手指受伤严重，什么都不要涂，用干净的纱布止血后，带着掉下来的手指头赶往大医院的急救室。我家第二个孩子就曾因手指严重受伤进行过抢救手术。幸运的是孩子的手现在几乎看不出来有什么不同，但想到受伤的那个手指时还是感到一阵后怕。钢琴也一样，用力关上琴盖时孩子的手也可能被夹住，在盖子上贴一块软木会比较安全。

被狗咬后的三个注意事项

近来养宠物的家庭越来越多，能常常遇到孩子被狗咬的情况。有小孩的家庭尽量不要养狗，如果养了，应该防止会对其他人造成危险的情况发生。由于孩子的行为无法预测，狗的行为更加无法预测，所以家长应该格外小心。并且对于把狗带去公共场所的行为，一定要谨慎。如果被狗咬到应注意以下三点。

- 狂犬病。咬过人的狗必须关十天以上以确认是不是疯狗。

小心再小心，小心澡堂

澡堂的地面很滑，孩子很容易摔倒。尤其是喜欢在澡堂里玩肥皂的孩子更加容易滑倒。我家最大的那个孩子曾经有一次晚上在澡堂摔倒，去急救室拍了X片。由于瓷砖地面非常滑，所以一定要穿拖鞋，并且尽可能在澡堂地板上铺防滑垫或防滑带。并且涂了香皂以后，在完全洗净肥皂水之前，不要让孩子在澡堂里跑来跑去。要关上浴室门，孩子进浴池时里面不能放太满的水。即使是在不到5cm深的水中，孩子也有可能被淹。另外，孩子还可能掉进马桶，所以一定要盖上马桶盖。如果孩子长大点会开马桶盖时，有些家庭会安装锁定装置，防止孩子打开马桶盖。洗衣机旁不要放置能够使孩子脚踩住往上爬的东西。因为这样有孩子倒扎进洗衣机桶里的危险。此外，也不要在孩子身旁放置装水的大容器或水桶等。

• 破伤风。可以这样认为，不仅仅狗，所有动物的嘴里都带有破伤风病菌。过去有这样的说法，被人咬过后会感染人毒而死，说的应该就是破伤风。如果孩子没有正常接种过破伤风疫苗，就必须对破伤风采取措施。

• 细菌感染。如果伤口被狗咬得很厉害，应该好好消毒缝合。多数情况下，被咬的伤口会因狗嘴里的细菌而容易化脓。被狗咬后，不可以点燃狗毛涂在伤口上或涂点其他奇怪的东西硬撑。

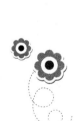

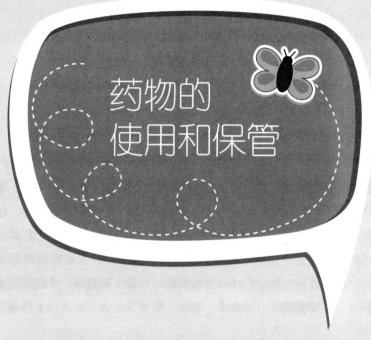

药物的
使用和保管

·从医院拿到的处方，要用手机拍下来以便日后确认。有时真的需要多要一张处方，因为等实际需要时却往往找不到了。拍下来能节约纸张，很环保。

·不可以在药店买综合性感冒药喂给不到两周岁的孩子吃。两岁以前使用感冒药时，要接受儿科医生的诊断，拿到安全的处方药才能使用。

·"药物问药剂师，治疗问医生"这句话并不确切。这句话应该换个说法"诊查诊断和处方问医生，制造药物问药剂师"。哪种病用哪种药用多少量，是由医生决定的。药剂师则根据医生的处方制造药物，并说明服药注意事项。

·孩子生病时，应该先接受儿科医生诊查并确认是什么病以后，再拿到医生开具的处方。药物放置较长时间以后不可以再喂服。以前拿的感冒药处方，这次即使病症相似也不可以随便喂服。从医院儿科拿到的处方药服用之后若有剩余，也请不要保管，而是直接扔掉。

·整瓶买来的药水开封以后可以放置一个月，从医院里拿到处方后做出来的药水可以使用一星期左右。

药，请准确了解并正确使用

　　药物应该在了解正确用法后再使用。按照合适的处方正规生产的药物，如果不按要求服用或使用方法错误，就不能充分发挥药效。首先要认真阅读药品包装上写明的事项，如果包装袋里面有服药说明，也要参考该说明。并且药量会因患者的年龄、体重、疾病的程度而都会有所不同，医生会决定。不可以随便增减药量或因有所好转而任意停止用药。药物只有在指定的时间里按照指示的量正确服用，才能收到正常的药效。如果服药后出现出疹、呕吐、眩晕等症状，应该马上咨询儿科医生。

请认真阅读药品包装上的处方说明

　　· 饭后30分钟指的是在饭后过了30分钟时再服用。饭后服用的优点是可以防止忘记服药。补铁剂等有胃肠障碍的药物有些也能在饭后服用。

　　· 饭前30分钟是指在饭前30分钟左右服用。饭前服用的药物中有增进食欲的药物或防止呕吐的药物等。

　　· 饭后2小时是指从饭后2小时开始到下次饭前30分钟为止的空腹期时服药。饭后2小时开始到下次饭前30分钟是食物基本消化出现空腹感的一段时间。如果是婴儿或幼儿，饭后饱腹状态下会不愿吃药，即使吃了也容易呕吐。

　　· 不受吃饭时间影响，每隔一定时间进行服药。这样指示的药物需要在体内维持一定的量。但如果叫醒睡梦中的孩子服药，孩子也不在状态，从多个方面看也不利，所以应该考虑孩子醒着的时间，再按照一定的时间间隔服药。比如每隔8小时，就可以按照早晨、下午、睡觉前等平均分隔时间进行服药。对2岁以上的孩子应该说明服药的重要性，争取孩子配合。

儿童药物的基本使用方法

• 喂服药水时。为了容易让婴幼儿吃下去，糖浆做得带有甜味，但如果孩子还是不肯吃时，可以让孩子把头往后仰，让糖浆从孩子的嘴里往里流进去，但注意不要流进气管。一次的服用量要用计量杯计量以后喂服，注意不要直接把药瓶放在嘴边喂服。如果是糖浆，孩子可能会因为甜而总是想喝，应该保存在孩子的手碰不到的地方（冰箱等）。药水和药粉不能事先混合在一起。吃之前再混合喂服不会有问题。

• 喂服药粉时。药粉可以放在少量的温水里融化后再喂，或者也可以混在糖水、果酱等里面喂。但未满周岁的孩子不可以喂食蜂蜜。如果是孩子，可以把药和好以后粘在妈妈洗干净的手指上，然后涂到孩子嘴里面，并马上喂孩子喝温水或果汁等，这也是一个好方法。除非特殊情况，最好不要把药混在奶粉里喂服。如果用奶粉泡药喝，孩子下一次可能会不愿喝奶粉。

服药时的注意事项

首先在喂药前，先确认现在想喂的药是不是这次刚从儿科拿到的处方药。有时候会有妈妈误把以前吃剩的药当作这次刚拿到的药物而喂给孩子吃，事后又来医院咨询会不会有关系。并且兄弟姐妹同时生病时，注意不要把拿到的处方药互相搞混。尽管会麻烦一点，但如果在盛放没有包装的药片的容器上做个标记，就可以避免把药弄混。并且服药时如果有特别注意事项，应该好好遵守。保存药物的注意事项也应该认真了解。另外需要注意的一点是，在没有医生特别指示的情况下，服药过程中不可以因为病情好转而随便减少药量或停止用药。应该按照药品包装上写明的药量和服用方法以及规定的时间进行服药。服药以后出现荨麻疹之类的出疹或呕吐、腹泻、眩晕等异常反应时，应该马上与儿科医生联系。

有药物过敏时应注意药粉

对特定药物有严重过敏的情况下，如果拿到的处方药是药粉，那么去药店配药时有几点需要注意。药粉是把药研磨成粉状，这时容易混入其他人在这之前刚磨过的药粉。大多数情况不会有什么大问题，但患有严重过敏时微量污染的药物也会造成危险，所以为安全起见，最好嘱咐药店在磨药时不要被其他的药粉所污染。

药只能在饭后吃吗

很多人相信必须饭后才能吃药。但这个常识并不完全正确。药物根据种类不同用法也各异。有些药物与饭前饭后毫无关系，也有些药与吃饭有关。并且有些药必须与吃饭间隔充分的时间，有些药会根据状态不同而变换间隔的时间。对于吃饭时间间隔很重要的药物，医院必须告知其使用方法。"请饭后服用。"如果拿到药时被这样告知就应该在饭后服用。

"请每隔8小时服用。"这句话的意思是让你每隔8小时服用一次药物，但不是每隔8小时吃饭并再服用药物。有些人深信药只能在饭后服用，如果看到药品包装上写着每6小时服用的字样，就会感到混乱而不知道该怎样吃药。不清楚的地方就要问。如果有疑问，无法用常识理解时，不要不吃药或多吃一顿饭，应该去医院咨询确认。

·喂服药丸、药片时。如果喂孩子吃药丸，即使吞咽以后也可能仍然留在嘴里面。这种情况应该把药丸放在舌头往里2/3处，这样孩子能够很好地吞咽下去。如果硬喂孩子吃药，可能会有窒息的危险，等孩子3～4岁时最好养成会吃药丸或胶囊的习惯。因为到了这个时期，一次所吃的药量就会增加。如果孩子吃药有困难，尽管可以磨碎了再喂，但由于有些药是因为太苦才特意做成药丸的，所以应该咨询儿科医生是否可以磨碎后再吃。

·使用鼻腔吸入式药物时。首先应该充分晃动药瓶。轻轻地擤一下鼻涕后，使头稍微往后仰，把喷雾器放入一侧鼻孔，并用手指堵住另一侧鼻孔。之后，按压喷雾器，同时迅速轻吸一口气，停顿2～3秒以后再用嘴轻轻呼气。另一侧鼻孔也用同样的方法吸入药物。吸入药物后15分钟内不要擤鼻涕。喷药时需要注意的是，不要对着鼻腔中间的内壁喷药，而应该朝上喷药。喷雾器应该洗涤后再使用。

·使用口腔吸入式药物时。首先打开药瓶盖以后充分晃动。之后进行慢慢呼气后马上把喷药器放进嘴里。用食指和拇指用力按压喷药器并迅速深呼吸，然后把喷药器从嘴里取出，屏住呼吸约10秒钟以后慢慢呼气。如果需要再吸入一次药物，则间隔1～2分钟以后重复上述方法。

·使用栓剂时。栓剂是为不会口服药物的婴幼儿生产的一种肛门用药。容易被胃液分解的药物或会引起胃肠障碍的药物也可以制作成栓剂的形式，所以一定要注意不要让孩子吃下去。使用栓剂时，要用洗净的手打开包装并取出药栓后，从前端较尖的那头开始塞进肛门深处并短暂按压（4～5秒左右）。只需使用1/2药物时，用刀斜向切开，用干净的手把药物尖尖的部分稍微弄圆滑些并捂热以后塞进肛门。栓剂不够硬时，可以连同包装一起放入冰箱，变硬以后再使用。孩子经常使用的栓剂有退烧剂，在无法喂服退烧口服药时使用。有些人塞过一次以后因为没有退热，也不空出时间间隔会再连续塞药，但栓剂使用一次以后至少要间隔4~6小时以后才能再使用。请认真阅读说明书。

如果出现惊风，就要吃奇应丸或清心丸吗

孩子的热惊风并不少见。孩子如果发热厉害，都可能出现热惊风。孩子出现惊风时，妈妈的脑海中最先想到的药物就是奇应丸和清心丸。并且一部分急性子妈妈也不知道是从哪里听说的，刺扎自己的手指以后挤几滴血让孩子吃下。但孩子惊风时绝对不能喂食任何东西。也不要喂水。在孩子没有意识的情况下，喂东西到孩子的嘴里，操作不当会进入气管引起吸入性肺炎，严重的还可能造成窒息。儿科医生尤其不建议喂服具有镇定作用的奇应丸或清心丸之类的药物，这样会妨碍后期做出正确诊断，即使有重病也可能无法发现。另外，有些妈妈害怕孩子惊风时咬到舌头而让孩子咬勺子，这个也同样不行。因为强行把嘴巴撬开可能会留下伤痕。

不可以随便使用退烧药

• 不可以对孩子随便使用阿司匹林。阿司匹林虽是很有效的退烧药，但可能引起一种叫作"瑞氏综合征"的可怕疾病，所以不可以作为孩子的退烧药使用。泰诺林或布洛芬虽然是相对安全的退烧药，但幼儿发烧时必须确认是否有其他病症，所以最好只是作为一种去儿科之前的

应该尽量不吃药才好吗

韩国人有这样一种倾向，认为西药是副作用的代名词，中药是相当安全的。对此，医生有很多话要讲。儿科医生对中药的安全性有着非常多的担忧。尤其是甘草之类被怀疑具有类固醇作用的成分，这种药物正是中药，所以无法认同中药安全这一观点。儿科医生在开具类固醇处方药物时慎之又慎，尤其是口服药只在不得不使用的情况下才开具处方，极其注意使用。但您说甘草是天然药物所以就安全？那么香烟也是天然成分，也应该是安全的吧？说成分天然就一定是安全的，这根本就不可能。西药只要定量使用是非常安全的。请把"尽量不吃药才好"改变成"正确使用药物对身体有益"这个观点吧。根据药物不同，有些药必须遵守吃药的时间和间隔，还有些药少吃一次都不行。药必须在拿到医生的诊断和处方以后才能使用，对药物有疑问时必须咨询看病的儿科医生。

临时性权宜用药。尤其是不到6个月的孩子出现发热或孩子发热超过39摄氏度时，应该尽可能马上赶往医院接受诊治。

· 使用退烧药不能超过规定药量。按照规定药量使用退烧药但仍不能退烧时，不可以因此而给孩子喂服超过处方所开的药量。即使是相当安全的药物，如果吃得过多也会对身体造成伤害。妈妈们常常出现的失误之一就是喂服退烧药以后又追加使用栓剂。有些人以为用药方式不同，所以一次同时使用也是安全的，但一次同时使用口服退烧药和栓剂实际上就是两倍用药，也是不对的。常常使用的退烧药是布洛芬和泰诺林，两种药都有栓剂和口服药两种形式。但这只是用药的形式不同罢了，使用超过规定量会对孩子有危险。如果吃了退烧药以后还依然发热，不要再喂药，而应该用温毛巾擦拭。

感冒药，不可以随便买来吃

药物必须按照诊治医生的要求使用。如果孩子咳嗽，很多妈妈会去药店买感冒药喂服，等到症状加重才会去儿科看病。并且还有些妈妈一直认为大多数儿科开的处方药药性很强，所以最好在家里先喂服药性弱的药水，如果症状加重再去儿科诊治。但如果认为药水比儿科医生开的药毒性小，更安全，那就大错特错了。儿科医生通过诊查，只会开具必需的药物处方。药物应该按照给孩子看病的儿科医生的意见进行使用。如果未经诊查就随便使用药物，会导致难以进行正确治疗。

· 感冒容易出现并发症，应该特别小心。感冒如果不严重，那么在空气良好的国家里可以置之不理也会自行痊愈。但在韩国这

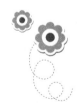

样大气污染严重和气温变化大的国家，容易因感冒引发多种并发症，所以要特别小心。并且，如果是小孩子，很多时候妈妈都难以分辨感冒是否严重。和妈妈们的预想不同的是，只有努力治疗幼儿感冒才不易出现并发症。如果吃得好玩得好，症状不严重，也可以观察一段时间，但这并非最佳方法。再说并不是去看儿科就一定会配药。孩子的状态没必要吃药时，医生当然不会开药。我认为如果孩子感冒，就应该接受儿科医生的诊查。妈妈认为孩子只是有点痰液而已，但到儿科就诊的这些孩子当中有些实际上得的是重感冒。孩子所得的疾病往往妈妈们并不能全部知道，对孩子的状态不清楚时，应该去儿科确认是否有问题。

喂孩子喝补铁剂好吗

　　孩子出生后4～6个月开始需要补铁。但用于治疗贫血的补铁量是预防目的补铁量的3～6倍。如果孩子出现食欲下降等贫血症状时，首先应该进行检查以确认孩子是否真的贫血。韩国有很多儿童患有贫血，应该定期进行检查以确认是否贫血。喂服贫血药物之前必须先进行检查，这是因为正常孩子服用治疗用的药量以后可能会出现副作用。作为预防贫血的目的，把补铁剂当作营养剂喂给孩子吃时，应该与治疗用药量不同，只喂服少量。预防用补铁量应为每1千克体重一天摄入量1～1.5毫克，治疗用补铁量则为4.5～6毫克。一般来说，儿童维生素中所含的铁只有少量，喂食维生素不会出现铁元素过量，所以不必担心。如果患有贫血，喂服补铁剂的时

请不要随便喂服综合性感冒药

不可以给孩子随便喂服感冒药。孩子咳嗽时，妈妈很难分辨是单纯性感冒引起的咳嗽还是哮喘引起的咳嗽。有哮喘或痰液严重时，如果随便喂服综合性感冒药会加重病情。在韩国禁止未满2岁的孩子、在美国禁止未满5岁的孩子在没有医生处方的情况下使用综合性感冒药。

不可以把抗生素作为感冒药使用

有些妈妈因为以前拿到的含有抗生素成分的药物，感觉效果不错，所以孩子稍有咳嗽就把以前吃剩的药拿来喂给孩子吃，但这样做是不科学的。抗生素只能用于有细菌感染的情况，必须有医生的处方才能使用，并且应该认识到一旦服用就要坚持一段时间。这种药当然不能随便使用。虽然所有的药物都这样，但尤其是抗生素，除必需情况之外都不能使用。在必需情况之外滥用抗生素会出现耐药性，以后需要用药时就会无药可用。抗生素绝对不是感冒药。但有些看上去类似感冒的病症，有时必须使用抗生素。有些妈妈从儿科拿到抗生素处方时，认为抗生素对身体不好而不喂抗生素改喂其他药物，这样是不对的。服用抗生素并不会使头脑变笨，也不会使免疫力下降。不可以滥用抗生素，但该使用时也一定要科学使用。

旅行时出现腹泻

旅行时出现腹泻，不可以服用止泻药。旅行时出现的腹泻可能是食物中毒，也可能是因为水质不同而导致肠道菌群变化所引起，这时如果服用止泻药会导致无法排除不好的细菌而更加遭罪受苦。即使是在旅途中生病也应该去看医生。去旅行时，除了带常备药，还应该带上医疗保险证。

间一般为3个月左右，症状好转以后应该再喂服6～8周左右。但不可以在没有咨询医生的情况下，按治疗用量喂服6个月以上。

腹痛时不可以随便喂服家庭常备药

孩子腹痛来儿科就诊时，几乎都已经在家里吃过某种药物了。但儿科医生建议孩子腹痛时不要随便喂服家庭常备药。腹痛不厉害时，不要喂服药物，可以置之不理也会好转，如果痛得厉害当然得去儿科就诊。因腹痛厉害而需要治疗的疾病当中，有些在刚开始只是轻微腹痛。稍有腹痛时，如果以为不是严重的疾病而喂服常备药，疼痛感会马上消失。但这种疾病实际上应该马上去儿科就诊，却因为吃了常备药肚子不再疼痛而延缓了就医的时间，结果导致病情更加发展。并且就算去了儿科，腹痛程度轻于疾病应有的症状，很难做出正确诊断。那么腹痛时该怎么办呢？如果痛得需要吃药时，哪怕是晚上也应该前往急救室。近来，居住在车程1小时以内没有医院地区的人口在韩国不到总人口的5%。急救室是24小时开放。

滴眼药水和耳药水时的注意事项

滴耳药水时

·用棉签棒把耳朵附近擦干净以后，头部歪向一侧使耳朵向上，按医生要求的量（一般2～3滴）滴入耳内。

·耳朵里滴入药水以后，使头部保持歪向一侧的姿势约2～5分钟不要移动，以免药水流出。

·凉凉的药水进入耳朵，可能会感到发晕，所以应该在使用前2～3

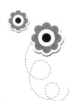

分钟用手握住药瓶，使药水温度接近体温。

滴眼药水时

· 首先应该把孩子的脸洗干净。

· 在脸蛋还湿漉漉的状态下，头向上仰起，睁开眼睛，把眼睑轻轻往下拉，形成一个能够使药水滴入的空间。

· 把眼药水瓶靠近眼睛，按要求的量滴入下眼睑内（没有要求时滴入1滴）。

· 要用手指按住内侧眼角约1分钟，以免药水流进泪腺。

· 眨一下眼睛，使眼药水均匀扩散至眼内。如果孩子不会眨眼睛，可以让孩子平躺以后在靠近鼻子的眼角处滴入一两滴眼药水，并帮助稍微移动一下眼睑。

· 必须先洗手再滴眼药水，防止眼药水瓶底端碰到眼睑或眼角。并且使用两种以上眼药水时应该间隔3分钟以上。

使用皮肤软膏时的注意事项

放置在家里使用的几种软膏，很少有妈妈能够正确了解其用途。孩子在外面玩耍摔倒时用的软膏，在孩子出现尿布疹时也一样使用，被虫子咬了以后也常常照样涂抹。但由于孩子的皮肤还很嫩，如果不按照皮肤病的种类正确使用软膏，可能会使状态更加恶化，这一点应该引起家长注意。

· 出现尿布疹时。在出汗多的夏天或穿好几套衣服的冬天，孩子容易出现尿布疹。因摩擦出现尿布疹时可以涂抹弱性类固醇软膏。但如果是被念珠菌感染，涂抹软膏反而会使症状恶化。这时应该马上去儿科就医开具处方。如果是霉菌引起的，腹股沟重叠部位会比臀部或生殖

儿科医生的建议

皮肤出现伤口时，不能不管三七二十一先涂抹软膏，最好应该先了解是否有其他能促使伤口愈合的办法，比如清洁皮肤等。孩子的皮肤娇嫩，容易出现皮肤病，但恢复的速度也快，所以只要好好处理也会很快痊愈。有些妈妈以为多涂软膏就会好得快而涂得很厚，但涂得过厚反而会阻止皮肤的呼吸，恶化症状，涂抹软膏时只需适量即可。另外，涂抹软膏时注意不要碰到眼睛或嘴角，为防止孩子因发痒而抓挠，应该剪短指甲或戴无指手套。

伤口！不可轻视。严重时会留下伤痕

孩子出现伤口以后，去医院就诊当然是最好的。不可以忘记这一点。如果是非常轻微的伤口，可以在家里用常备药治疗，这时应该洗净伤口部位，然后再涂抹含有抗生素成分的软膏。大概过一两天伤口就会愈合。如果伤口部位变红、孩子喊疼或变黄出现炎症等，应该马上去医院接受诊治。有些孩子因为只是在家里涂抹软膏，结果伤口恶化最终留下伤痕。即使伤口很小，如果涂软膏后出现异常或泥土进入皮肤或伤口部位受污染时也应该接受医生的诊治。

器部位更容易出现尿布疹。

• 出现伤口时。伤口流血时，原则上应该先用消毒纱布按住伤口部位进行止血，然后再涂软膏。如果伤口较大无法止血时，应该马上去就近的医院。轻微的伤口可以在结痂之前使用抗生素软膏，但如果使用时间过长会出现耐药性，应该引起注意。最好不要使用复合型软膏，如果在结痂前使用类固醇软膏，会使感染细菌繁殖得更加活跃，请不要使用。结痂以后，可以使用促进伤口愈合的软膏。

• 患皮炎时。由于孩子皮肤嫩，即使很小的刺激也会导致皮炎并容易复发，这是孩子皮炎的特征。患有严重特应性皮炎时，首先应用凉毛巾冷敷，减轻发痒症状以后再涂抹弱性类固醇软膏以弱化炎症。有些人认为成人用的类固醇软膏效果好而给孩子使用，但其实对孩子皮肤不好，请勿使用。并且身体各部位皮肤厚度都不尽相同，所以涂抹软膏时，相比一次涂很多的量把皮肤涂得白花花，还是把少量药膏充分涂匀会更好。长时间使用类固醇软膏会使皮肤变薄，毛细血管扩张，如果持续使用症状也不见好转，应该再去咨询开药的儿科医生。

• 被虫咬时。孩子被虫咬后发痒或被咬部位肿起时，应该涂抹弱性类固醇药物。涂抹混有酒精或乳液类型的东西时，会感到凉快而大大减轻发痒。如果涂了药也依然发痒时，可以用冰袋进行冷敷，减轻发痒的症状。被咬部位溃烂或流脓时就涂抗生素软膏，如果症状加重应该去医院。

有预防晕车的方法吗

• 孩子也会晕车。晕车与体质没关系。乘车路上孩子出现晕车时，妈妈会相当难办。这时如果因为无计可施而置之不理的话，孩子会非常遭罪。通过咨询医生，晕车也是可以预防的。并且即使孩子现在晕车厉害，随着长大会慢慢适应，所以不必过于担心。通过练习和经历，会有所好转。了解以下几点事项，在孩子晕车时能够有所帮助。

• 预防孩子晕车的药物。这种药在美国可以非处方购买，药名是乘晕宁。也有可以嚼着吃的药物。过去在韩国也能买到，但现在很难买到了。如果有机会去国外时也可以在当地购买，作为家庭常备用药。这种药应该在乘车或飞机前30～60分钟吃才有效果，不同年龄用量也不同，满2周岁的孩子间隔6～8个小时服用12.5～25毫克。需要注意的一点是，24小时内不可以服用超过75毫克的量。如果使用贴在耳朵后面的晕车药（如金玛特止晕贴，kimite patch），未满7岁的孩子不可以使用，出发前4小时就应该预先贴好。贴一次能够3天有效，3天以后使用时应该贴在另一侧的耳朵后面。如果孩子的手抓到这种药会不好，所以必须大人帮助贴上并洗干净手。给孩子使用金玛特止晕贴这种晕车药时，如果超过说明书上标明的用量，真的会出现奇怪的行为，应该加以注意。

• 为减轻晕车症状，必须遵守的基本守则。孩子晕车时，坐车前应该避免喂食东西。并且在行车时应该定期休息并经常打开窗户换气。坐在行驶中的汽车里面看车窗两旁，会加重晕车，所以使孩子向前方看也是减轻晕车的一种方法。2岁左右的孩子可以预知到自己坐车时又会呕吐，所以只要一坐车就会更容易呕吐。通过说一些鼓励的话来使孩子安心，也能对预防晕车有所帮助。在坐车途中，使孩子专注于其他事情也可以减轻晕车。妈妈可以跟孩子一起起劲地玩或给孩子讲喜欢听的故事。驾车时要避免急变速，尽量减少车左右摇动，匀速前行，这一点很重要。根据驾驶员的驾车能力，可能会加重晕车也可能会减轻晕车。另外还有一点很重要，如果孩子晕车呕吐时，应该马上把呕吐物清理掉，防止散发异味。此外，汽车坐垫擦干净，防止车内发出异味。因为如果车内发出异味，孩子会更容易呕吐。有些孩子坐大型车时不会晕车。并且长途旅行时，如果坐火车或者飞机，晕车症状也会减轻。

药物必须按照医生的处方吃够量

人体有克服疾病的自愈能力，有时不予处理也能好转，但如果想好好治疗，最好还是听取医生的建议。尤其是近来很多并不严重的疾病也会马上加重病情或出现并发症，所以必须接受医生的治疗，直到医生说不必再看时为止，这样才有利于孩子的健康。在吃药的过程中，不能因为孩子症状大幅好转而随便停止用药。药物必须坚持服用直到儿科医生说不用再吃为止。

不可以在没有医生指示的情况下随便用药

所有药物都要定量。因为过度用药会出现严重的副作用。在韩国，任何人都可以轻易买到药物，所以超过定量用药的情况也非常多。正确用药能够起到帮助作用，但错误用药却会变成毒物。在没有医生指示的情况下，请不要随便用药。如果用错药物对身体造成损害可能会影响一生。现在能方便地从药店买到的药品当中，有相当一部分在国外无法买到。有些人会说"在国外，超市里也能卖药"。当然是有卖的。但不会像我们国家一样，没有妈妈会随便买药给孩子吃。即使看上去没有任何问题的药物，如果随便使用也会对身体有害。哪怕是最安全的退烧药，如果过量使用也会对身体有害。

常备药就只是常备药

· 不能随便使用除退烧药之外的其他种类的药物。买药时只买需要的药物，并且不能随便使用。能买到的药并非意味着都能随便使用。儿科医生对孩子的常备用药一般都持否定意见。实际上，儿科医生认为一般情况下可以在没有医生处方的情况下买药来使用，不会产生问题的药物也仅限于泰诺林和布洛芬这一类药。除这种退烧药之外，不可以随便使用其他药物。就算可以使用退烧药，也不能因此而自己在家里治疗疾病。但在韩国，有很多人都想用常备药治疗疾病。很多时候只看症状并不能正确区分疾病，即使症状相同也常常可能使用完全不同的药物。只有正确诊断疾病才能开具正确的处方药进行治疗。

在开处方药之前请告知医生
· 孩子曾对药物或食物过敏或不能吃某些特定食物。
· 孩子对药物有特别偏好，比如只吃药丸或粉末状药物。
· 孩子以前吃药时出现过异常反应，比如吃感冒药以后闹得非常厉害或睡不着。
· 孩子同时患有其他疾病时。
· 孩子正在服用其他处方药或中药。

· 常备药只作为临时措施使用，不能用于治疗。配置常备药的目的是得小毛病时帮助恢复，病得厉害时作为到医院前的临时措施用药，并不是为了用于治疗疾病，这一点必须铭记。不能因为没时间去医院或贪图方便就未经诊断直接吃药。人人都希望自己的孩子吃更好的食物，接受更好的教育。医疗也一样。如果在医疗方面，选择更方便而不是更好的话，那就是还没有理解医疗的意义。

医学常识
有些人会把医院里开的药作为常备药使用，这是不对的。看上去症状和之前一样，很多妈妈就会把以前在医院开的药喂给孩子吃，这样做很不科学。症状相同并不代表病因也相同，即使是相同症状的疾病，根据诊查的结果，也可能使用其他药物。

· 购买常备药时需注意以下几点。必须仔细查看有效时间，购买以后必须在药品包装上用大字标明有效期。并且一次不要购买太多的量，只在必要的情况下购买少量进行使用。购买消毒药或纱布时，仔细查看注意事项并确认是否为消毒产品。尤其是消毒药，应该确认是单纯涂在伤口处，还是具有治疗炎症的消毒效果的药物。家里经常使用的红药水和会起泡沫的过氧化氢，在医院几乎不用。

不可以随便使用抗生素

· 会出现弱化病症或抗生素耐药性问题。尤其是孩子喉咙痛或经常小便时，如果随便使用抗生素，今后可能会出现非常严重的后遗症疾病。另外，虽然治疗孩子尿路感染之类的症状也很重要，但应该确认是否伴随有尿路畸形或反流等，以防止演变成慢性肾衰竭。随便使

忘记按时吃药时

如果想起来忘了给孩子吃药，就应该马上喂。基本上没有一种药物会因为吃得晚了一点或间隔时间长了一点而出现问题。并且，一天内需要服用的药量中如果有剩余，就要在睡前均匀分配喂服给孩子。需要注意的是，在喂药的过程中不可以因为想起之前忘喂了而把两次药量并成一次喂服。这时应该忽略忘吃的药，而把它推延至下一次进行合理分配。

用抗生素，会使症状消失，延误发现病因。

· 如果把抗生素作为常备药，今后可能会遭受巨大的伤害。喉咙痛且发烧时，随便喂服抗生素，如果是猩红热之类的由细菌引起的疾病，就会马上好转。但此类疾病需要坚持服用一段时间的抗生素，才能防止今后出现心脏或肾脏方面的致命性疾病。很多发达国家立法规定没有处方不能购买抗生素，也正是出于这个原因。虽然眼下治疗病症很方便，但今后可能遭受巨大的伤害，不可以把抗生素作为常备药使用。

喂药难，请家长尝试这样做

给孩子轻松喂药的七种方法

给孩子喂一次药，可能就像打了一仗。下面介绍几种喂孩子吃药的方法。但这只是一般性方法，并不是对所有孩子都一样适用。最重要的还是妈妈的耐心和努力。

· 不要强硬喂药。妈妈一定要牢记的就是不要强硬喂药。喂药时应该让孩子觉得所吃的是有趣又美味的东西。真的难以喂下去时，就要哄住孩子，把药混在好吃的东西里再给他，要多想几种办法来喂药。如果不是特别的药物，也可以尝试用糖或蜂蜜弄得甜一点再喂。但蜂蜜一定要过了周岁以后才能喂。并且把这些东西混进去的时候一定要在孩子看不到的地方进行，因为孩子看到以后会不愿意吃。一旦有过一次强硬喂药的经历以后，之后开始就会更加难喂。尤其是需要长期服用的药物，应该寻找容易喂服的方法，以减少妈妈和孩子的痛苦。

· 请想象成喂的是美味食物。喂孩子吃药时，妈妈的心态和氛围非常重要。不能让孩子觉得妈妈要喂自己不爱吃的东西。有时妈妈只是下个决心喂药，有些孩子都会哭。孩子看到妈妈的眼神就能预先明白。应该从妈妈开始创造这样一种感觉：喂孩子吃的是美食。有些孩子如果妈妈喂就不吃，爸爸喂却会吃，这种现象值得反思。

把药放在糖水中喂服也可以吗

多数药物是水溶性的，所以最好用白开水喂服。服药以后也应该充分喝水。如果和其他饮料一起喂食，会使药效变得过强或降低。当然，如果孩子不愿吃药，也可以混在糖水或冰激凌、牛奶、果汁等里面一起喂服，不过我个人并不建议这样做。但如果孩子不愿吃药，可以使用这种方法进行喂药。但有些药物不可以与牛奶、饮料等一起食用，如果用药说明有特别提示，就一定要遵守。

• 可以把药换成爱吃的形态。如果孩子不爱吃药粉，却爱吃药水或药丸，可以咨询医生是否有相应可代替的药水或药丸，这也是一个好办法。另外，糖浆中有些比较稠，这时可以加点水稀释一下，孩子也会爱喝。如果孩子讨厌糖浆的某种特殊香味，也可以多加点水。结核药物中有一种叫作异烟肼的药物，一般6个月以上才能服用，这种药物可以以药丸的形式放入9个月大的孩子的嘴里，会慢慢融化，但应注意不要卡住喉咙。长时间服用时应该想一个容易喂药的办法，以减少痛苦。

• 可以放在奶瓶里用奶粉冲泡。有时可以用奶粉泡了以后喂食，这时应该用少量奶粉冲泡。因为如果奶粉有剩余，药也就会有剩余。但使用此方法操作不当可能会使孩子不愿喝奶，应该加以注意。但周岁以后的孩子也可以用这个方法戒掉奶瓶。另外，如果孩子喜欢冰激凌，也可以把药混在冰激凌里。家长需要注意不能当着孩子的面把药掺进去。刚开始孩子可能不知道妈妈在做什么，但吃到嘴里发现味道异常时，下一次开始就会都吐出来。其实孩子什么都知道，只是妈妈以为孩子不知道罢了。

• 分开喂服。把药粉放在药水里冲泡来吃时，可以试一试把药粉和药水分开来喂。药粉可以用糖水或果汁冲泡以后喂服，但有些药不可以用果汁之类的东西冲泡，所以最好咨询医生。

• 分几次少量喂服。孩子难以一次把药吃完时可以花10分钟分几次少量喂服。尤其是吃药后经常呕吐的孩子，如果药物服用时间与吃饭时间没有关系，可以在饭前空腹状态下分几次少量喂服，也是一个好

因为病情不见好转而换医院吗

治疗过程中变换医院是一种伤害。如果不得已需要转院时，应该拿着现在正在看病的医院的处方，告诉新换医院的医生，这样才能保证治疗的连续性。如果不这样做，随便转换医院的话，新换医院的医生由于没有以前的治疗信息，只能重新开始对孩子进行治疗。这样的话，弄不好之前失败的用药又会再次被使用。在韩国，有很多这样的案例，治疗疾病时间一长就随便更换医院，但在国外一般都是一生只看一个医生。这其实是疾病持续的时间长，并不会因为更换医生而使疾病好转。请选离家较近的儿科坚持看病。

办法。另外吃药前1～3分钟喂一勺糖水以后再喂药，有些孩子也会减少呕吐。如果孩子把药都吐出来了，最好再重新喂一次。

· 沾在妈妈的手指上让孩子吸吮。给幼儿喂药时，妈妈可以把手洗干净把药沾在手指上让孩子吸吮。在此之前手应该彻底消毒。

需要强制给孩子喂药时

尽量哄孩子自己乖乖吃药，但实在不行，也只能强制喂药。如果强制喂药，从此喂药就会成为一场战争。但不能因为孩子不吃药而打孩子。这会给孩子留下心理阴影。一旦对吃药产生反感，下一次开始无论用什么办法都不会自愿吃药。重要的是要耐心哄劝，尽可能诱导孩子自觉服药。

· 最好爸爸妈妈两人一起喂药。首先爸爸妈妈当中一人抱住孩子，一只手抱住孩子的两个手臂，另一只手按住孩子的额头，使孩子不能动弹。另一个人用手张开孩子的嘴，用勺子把药放进嘴里并再喂一点水以后马上把嘴闭上。并且迅速把孩子的注意力转移到其他地方。这是妈妈们最常用的方法。如果是小孩子，也可以用被子包裹住使手脚不能动弹，然后抱起孩子稳住头部进行喂药。

· 也可以使用滴管或喂药器喂药。把药水和药粉混合以后，可以用滴管代替勺子把药送进孩子的嘴里。出牙的孩子可能会咬碎滴管，所以不可以使用玻璃制造的滴管。也可以使用喂药器使药物慢慢流进嘴里，但如果一次喂得过多可能有呛到的危险，应加以注意。

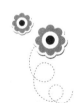

598

需要长期喂药时

只要不是妈妈随便在药店买的药，而是医院正确诊断以后开具的处方药，即使需要长期服用，也不必过于担心。需要长期服药时，妈妈们常见的问题如下。

• 长期服药岂不对孩子健康有害？医生开具处方时常常综合考虑药物的安全性和疾病的危险性。并且开具的处方药远比妈妈所认为的安全，所以不必过于担心。

• 长期服药头脑会变笨吗？出生时聪明的孩子不会因为长期服用儿科医生开具的处方药而使头脑变笨。目前开发出的药物还没有哪种能使头脑变笨。

• 不可以中断治疗吗？需要长期治疗的疾病应该坚持治疗直到医生说可以停止时为止，绝对不可以自行中断治疗。中断治疗才会引起耐药性。

请这样保管药物

保管药物时需要注意的一般事项

• 药物应该放在密封容器内，在干燥荫蔽常温处保存。药物不耐光照，所以无论是药丸还是药水通常都保存在褐色药瓶里。因为长期接受光照会减退药效，因此为了阻挡阳光，药瓶会做成深色不透光。每个药瓶上都写有保存方法，请一定阅读。

• 药，绝对不要因为舍不得而留着以后用。退烧糖浆作为

保存药品时的注意事项

·避开直射光线，尽可能保存在低湿阴凉处。

·中途不要更换其他容器。因为可能会出错。

·保存在孩子的手够不到的地方。

·药品包装上写有"冷藏保存"的字样时，请按指示保存。

·感冒药等所有糖浆药物开封后1个月有效。

常备药使用时，应该用90毫升的小包装保存。并且用过一次以后，应该在一个月内扔掉，不可以因为舍不得而留着用。另外，医生开具的处方药如果用剩下了，绝对不可以因为下一次出现类似症状而再次使用该药物。

·怕药坏掉而放进冰箱保存是不对的。一部分糖浆，尤其是布洛芬糖浆之类的药物，其成分并不是溶解在水里，而是浮在水面上，所以并不建议放进冰箱保存。如果放进冰箱保存会使药物成分结块引起沉淀，所以最好在常温下保存。其他药物也绝对不可以因想长期使用而用冷藏或冷冻方法保存。药物也像食物一样，不可以放了又吃、吃了又放。药物放置时间过长，不仅会变质，药效也会消失。特别是药粉或药丸，如果放进冰箱就会吸收湿气，容易变质。当然有些药物如头孢克洛或阿莫西林糖浆等必须冷藏保存。从药店买到药物时，一定要按照要求保存药物。并且药物中有些经过一定时间药效就会明显下降，所以必须确认药物的有效时间。

·不可以直接吸吮药瓶口。有些妈妈会让孩子直接吸吮药瓶口，药水一旦被唾液污染就会马上变质。绝对不可以直接吸吮。

·药物应放置在孩子的手够不到的地方。既然如此，最好就保存在能锁住的药箱里。药箱保存时请把药瓶中的棉花拿掉。堵在药瓶口的棉花会使药瓶充满湿气。最好把药物放在孩子不知道的地方。

保存布洛芬糖浆时的注意事项

布洛芬糖浆或泰诺林糖浆之类的药物，吃完以后应该盖好盖子，保存在没有直射光线的地方。这种药物并不是溶解在水中而是浮在水面上，服用之前最好晃动几下。那么在医院拿到的布洛芬糖浆处方药吃剩

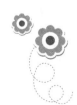

以后能够保存多久呢？您说要保存？药店按照处方配给您的糖浆并不是完全灭菌的，所以拿到后过1周就得扔掉。布洛芬糖浆之类的药物中没有防腐剂，长时间保存就会变质。并且也不能保存在冰箱里，就更加不能长时间保存了。各位吃剩可乐时，估计没有人会在冰箱里放几天后再吃。布洛芬糖浆之类的药物也一样。这次在医院拿到的药物或者晚上应急使用的布洛芬糖浆过一周以后就应该扔掉。不要有放置再吃的想法。如果用于晚上应急，可以用一个90ml的小包装装起来，不要打开，放置在药箱里，如果晚上孩子出现发热就可以应急使用。像这样买来的成品糖浆，如果有剩下，可以放置一个月。

糖浆的保存时间

从药店买的瓶装糖浆开封后：1个月。

从医院拿到处方后，在药店从糖浆桶里倒出来的糖浆，如果没有特殊说明：1周以内。

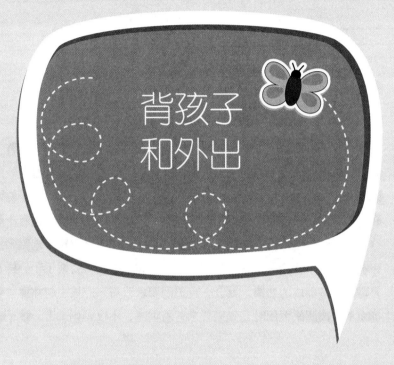

背孩子
和外出

· 请从新生儿时期开始使用儿童安全座椅。从产科出院时，必须让孩子使用儿童安全座椅。必须从小时候开始教育孩子养成使用儿童安全座椅的习惯。

· 带孩子坐车时必须使用儿童安全座椅，并乘坐后排座位。过去是把9千克以下和1岁以下的孩子面向后方固定安全座椅，但现在的指导意见已经改成尽可能到2岁为止使孩子朝向后方固定座位。

· 孩子可以立起头部时，就可以背了。一般要到3~4个月左右。不能正常立起头部但必须背时，应该好好托住头部。

· 外出时请注意阳光。出生后未满6个月的孩子要避免直射光线。如果过多暴露在紫外线中，以后会出现问题。超过6个月的孩子请使用防紫外线面霜。

我家孩子什么时候开始可以背着外出

　　背孩子可以帮助安定孩子的情绪。哭得过头的孩子只要家长背上就会立马止住哭声，光看这一点也能知道对孩子来说被家长背着是一件心情愉悦的事。另外，背着孩子有一个优点，就是妈妈在照顾孩子的同时又解放了双手。不过所有事物都是一个道理，如果背得太多也有不利。给予关爱固然是好，但背的时间一多，孩子通过自己爬行、走路来接触和学习更多事物的机会就减少了。就像有句话说的"背惯了"一样，如果背得太多而成为习惯，就会一直哭闹要求背着，应该引起注意。特别是晚上每次醒来哭闹时，如果要求背着哄睡，不仅妈妈辛苦，孩子也睡不好。

出生后2个月，背孩子应谨慎

　　·从孩子能立起头部时开始可以背了。虽然每个孩子都有不同，但如果孩子能够很好地立起头来，从出生后3～4个月开始就可以背着了。当然，如果孩子头立得好或使用头部托垫，也可以更早开始背。但出生未满2个月的孩子，内脏的位置还不稳定，并且也可能出现其他问题，所以尽量不要背孩子。背这个阶段的孩子时要使用宽点的背带，不要过紧，不要使腿弯曲而应该伸展开来。有时带孩子来儿科接种卡介苗或乙肝疫苗的妈妈当中，有些用肩带把不到4周的孩子摇摇晃晃地挂在胸前，这样做是不对的。就算不方便，也必须抱着孩子来医院。并且，出生不到1个月的孩子长时间外出时，应三思而行。如果不可避免要外出时，应该出去一会儿就马上回来。去儿科时也应该为孩子考虑，尽量选择上午人少的时候。

背孩子的要点

1.孩子能够自己支撑头部时。

2.背幼儿时使用宽背带。

3.不要绑得太紧，腿不要弯曲，应展开来。

4.背着睡着的孩子干活会使孩子的头东倒西歪而撞到，孩子睡着后应马上放下来。

5.喂奶后不要马上背。

6.背孩子过多会形成习惯，日后不背不行，家长受累，不建议每次用背这个方式来哄哭闹的孩子。

• 天气不好时谨慎外出，长时间外出时三思而行。出生后2个月的孩子如果在外面稍微被风吹到，虽然不会有什么大事，但天气不好时应该小心。刮风下雨或下雪的天气，没必要为了遵守接种日期而带孩子去医院。百白破疫苗之类的接种可以延迟几天也没关系。如果想带孩子出远门，孩子最少应满3～4个月。如果不是特别紧急的事项，家长应谨慎对待带孩子长时间外出。

出生后4个月，可以背着孩子外出

出生后3～4个月时，孩子可以在一定程度上把头立起来，可以背着走动。但如果孩子还不能支撑头部，即使使用头部托垫也应该加以注意。背孩子时要用较宽的背带，不要绑得过紧。并且背的时候要让脚伸展开来，这一点也很重要，但为了形成一字型腿而展开双腿背的话，容易出现髋关节脱臼，应该加以注意。喂食母乳或奶粉后马上背起来对孩子不利。如果妈妈背着睡着的孩子做家务，孩子的头部会东倒西歪，可能会撞到，所以孩子睡着时应该让他躺下来睡。如果有事没事经常背孩子，会变成习惯，严重的话，以后必须背着孩子过日子，应引起注意。

禁止未满6个月的孩子日光浴

• 请避免被阳光直射。如果孩子被紫外线过多照射，皮肤容易出现皱纹，以后也更容易患上白内障和皮肤癌。紫外线具有累积效应，随时都可以。因为得从产科回到家里去。但是也仅限于此。当然也不会有人把这种外出当成问题。但是在建议可以外出的年龄之前外出，也并不是一定会出现问题。医生建议可以外出的月龄指的是这时孩子外出时出现问题的概率会减少。孩子什么时候外出好，这在于父母的想法。如果情况紧急，随时都可以外出。

所以从幼时开始就应该防止紫外线照射。特别是孩子皮肤很嫩，应注意少被阳光照到。虽然常常强调日光浴，但一般认为未满6个月的孩子应避免阳光直射。美国小儿科学会反对让孩子进行日光浴。

• 现在医学界不建议新生儿进行日光浴。有些人认为为了活跃维生素D有必要进行日光浴。但现在已经不建议为合成维生素D而进行日光浴这种做法。小孩子皮肤还很嫩，如果经常暴露在紫外线中，会因为紫外线的累积效应，在年长时增加患上皮肤癌或白内障的危险。现在不再建议进行日光浴，而是建议去太阳底下时戴上帽子或涂防紫外线的面霜。现在建议用药物补充维生素D。出生几天以后开始每天喂服400IU。不仅是大龄儿童，成人也应补充维生素D，这对健康有利。很多专家认为，如果孩子太小，为防止呛到，应该喂服水溶性维生素D。

• 不要因为阴天而安心。阴天多云的天气会比较凉快，自己下车把孩子留在车内时，紫外线引发的温室效应会使车内的温度急剧上升，孩子可能会有窒息的危险，应引起注意。紫外线是可以穿透云层的。孩子外出时应穿着轻便又不易穿透紫外线的长袖、长裤和有帽檐的帽子。即使穿的是长款衣服，但如果衣服被水浸湿，就几乎不能防止紫外线，皮肤可能会被晒伤。一般6个月以后可以使用防紫外线面霜，6个月以前暴露在阳光底下时，应在脸和手部涂抹。也不要忘记使用太阳镜。

和孩子一起乘车旅行

如果不是什么特别重要的事情，长途旅行或专门游玩最好在孩子5~6个月以后再进行。当然如果有重要的事情可以随时坐车，也不会有什么大问题。长途旅行时最好每1小时休息10分钟。孩子长时间坐车会比较累。孩子只要一坐车，多数情况睡觉也会感到累。如果是足月儿，出生2周以后可以坐飞机，飞机起飞或着陆时由于气压差会引起耳朵不适，这时喂奶可以起到帮助作用。带未满周岁的孩子进行长途飞机旅行时，应该咨询航空公司是否可以预约能够挂婴儿摇篮的座位。

和孩子一起乘车旅行时的注意事项

• 应该让孩子坐在阳光照射不到的地方。坐车出门时应该让孩子坐在阳光照射不到的地方，必须准备遮阳棚和不透明的胶板等物品。由于孩子体温调节还不完善，长时间暴露在阳光下很容易导致体温上升。夏天应该清早出门，而不宜选择阳光灼热的中午。衣服穿得稍微宽松，露出的皮肤上涂抹防紫外线面霜，在直射光线下容易出现日射病，所以必须给孩子戴帽子。

• 准备充足的水。虽然不是长途距离，但堵车时在车内时间一长，孩子可能会口渴，应该准备充足的饮用水。碳酸饮料放在阳光直射的地方会有危险，应特别注意。为方便冲泡奶粉，应该另外装好一次所需的奶粉量，并预先准备好泡奶粉的水，然后再出门。最好也准备好给孩子洗屁屁的水。就算使用纸尿裤，如果能洗过之后再换新纸尿裤更卫生。此外还有很多这样那样需要用水的地方，所以应该准备足够的水再出门。

• 贴"车内有婴儿"标志。倡议在车上粘贴"车内有孩子"标签的运动，并且与贴有"车内有孩子"标签的车辆应保持更多的距离。因为撞到时容易伤到孩子。应认识到不仅"驾车新手"这个标志，"车内有孩子"这个标志也是必须的。

• 准备推车和玩具。带孩子驾车旅行时，带上推车可以减轻旅行劳累。并且预先准备好玩具以免孩子在车内无聊。孩子会把掉在地上的玩具塞进嘴里，所以玩具掉地以后应该擦干净，调整安全座椅的固定带以适合孩子的身型。特别是长途旅行时可以准备孩子喜欢的音乐放给他听，这也是一个好办法。

· 不可以让孩子独自留在车内。哪怕是一小会儿，也不可以自己离开座位，把孩子单独留在车内。因阳光照射产生的辐射热量会使车内温度迅速上升，可能造成孩子窒息。这被称为温室效应。并且稍大点的孩子如果拨弄车内的设备也可能出事故，一定不要把孩子留在车内自行离开。孩子坐车时，应该上儿童锁，以防孩子从里面把门打开。使用儿童锁时，后门只能从外面打开，能够减少孩子因玩闹出现事故。

· 行车过程中尽可能不喂奶。孩子吃了稍微有点变质的食物也容易出现腹泻，要常常注意食物的保存。特别是乳制品，天热时容易变质。吃过奶粉后孩子还想再吃，间隔时间不要超过30分钟。主要因为孩子喝过一次以后，空气和唾液会进入奶瓶，奶瓶中剩下的奶粉就很容易变质。天气暖和时，唾液中的消化酶会更快地分解奶粉，促使变质，这样孩子就容易出现腹泻。

· 调节车内和车外的温差，防止温差超过5摄氏度。大人常常只顾凉爽而把空调温度设定得很低，孩子在车内时应该有节制地使用空调。由于孩子调节体温的功能还不完善，如果温度过低容易患上空调病。车内和车外的温度差不应超过5摄氏度。并且使用空调时，应该准备湿毛巾以调节车内湿度防止过于干燥，也不要忘记经常开窗换气。

· 爸爸是孩子的榜样。有些人平时像个翩翩君子，但只要一开车性格就会变得暴躁。孩子会学大人的样。带孩子驾车时，更要注意言行。

· 有意识哄孩子睡觉。孩子坐车外出时会比较兴奋，比平时更想玩，孩子乘车时最好能多睡觉。要注意开车时不要把音响开得过大，避免把孩子吵醒。

• 应该带上医疗保险证，而不是常备药。很多人会问去旅行时应该带上哪些常备药。常备药带上布洛芬或泰诺林糖浆就足够了。另外要准备用于被虫咬时涂抹的药和晕车药。如果是夏天，最好准备驱蚊药。农村里也有医院。全国各地无论在哪里，如果孩子生病都应该马上去医院。去旅行时一定要带的是医疗保险证，而非常备药。切记。

• 务必使用儿童安全座椅。近来有车的家庭越来越多，但使用儿童安全座椅的人却不多。开车带孩子外出时，必须使用安全座椅。为了孩子的安全，儿童安全座椅是必需品。据说在美国的部分地区，孩子出生以后从医院出院时，如果车上没有儿童安全座椅就会不予出院。

孩子晕车时

如果孩子晕车，可以买一种叫作乘晕宁的药物喂给孩子吃，但如今在韩国已经很难买到了。也有一种贴在耳朵后面叫作金玛特的晕车贴，但这种药不能用于7岁以下的孩子。生姜也有预防晕车的效果，可以在出发前喂孩子熬好的生姜水或晒干的生姜切片。孩子晕车时应该定期休息，并且乘车前应避免进食。

一起来了解儿童安全座椅的正确使用方法吧

出现交通事故时，儿童安全座椅能有效保护孩子生命安全。最近韩国有很多家庭正在使用儿童安全座椅。但仍然有很多人在孩子乘车时没有使用或错误使用儿童安全座椅。下面是儿科医生建议的儿童安全座椅使用方法。请参考。

• 应该让孩子坐在后座上并使用儿童安全座椅。必须让孩子坐在汽车的后座并正确使用适合孩子年龄的安全座椅。让孩子坐安全座椅前应该确认座椅已经牢牢地固定在车上。有些妈妈是抱着孩子乘车的，但如果出现事故，孩子就会充当安全气囊的作用，遇到事故妈妈完好无损，而孩子受到严重创伤。另外少数情况是，有些妈妈会抱着孩子驾车，这种情况下哪怕极其轻微的碰撞事故也可能使孩子丧命。绝对不可以抱着孩子驾车。如果国外有这种父母的话，会被当成疯子。我和

儿童安全座椅使用要点

要让孩子坐在放置于后座的儿童安全座椅上。让孩子坐儿童安全座椅要看妈妈的决心。如果一开始不使用，以后就很难养成习惯。请从一开始就养成习惯。使孩子朝向后方将座椅固定在后座上，这一点很重要。只有这样才能在正面碰撞时更加安全。并且安全座椅要装有颈部保护台，安装在后座上会更安全，而不是前座。这时要注意的一点是，车的后置物架上不可以放置任何东西，包括纸巾盒。不仅会挡住驾驶员的视线，紧急刹车时置物架上的纸巾盒可能会成为伤害孩子的凶器。

安装儿童安全座椅时的注意事项

满两岁的孩子尽可能朝向后方固定安全座椅，必须把座椅固定在后座上。

家人一起出门旅行时，相比其他的东西，我最先准备的就是孩子的安全座椅。使用租车时也必须带上儿童安全座椅。即使短时出门去家附近的地方，也应该使用安全座椅。应该把使用安全座椅培养成习惯。

· 从孩子出生以后就应该开始使用安全座椅。孩子出生从医院出院时起就应该使用安全座椅。作为孩子出生准备的物品之一，应该预先购买好安全座椅。

· 安全座椅必须安装在后座上。有些妈妈因为孩子哭而把座椅安装在副驾座位上，安全座椅必须安装在后座上。必须从一开始就乘坐后面的座位。真的是没办法不得不安装在副驾上时，必须把副驾设置到最靠后的位置，尽量扩大前面的空间，然后再安装安全座椅。

· 必须好好固定。每次使用安全座椅时，应该摇一摇座椅以确认是否固定良好，孩子乘坐好以后应该再次调节安全带。孩子玩闹时可能会把固定安全座椅的后座安全带解掉。在这种情况下，如果出现急刹车，安全座椅就会翻倒反而使孩子受伤。尤其是有两个孩子时，应该再三嘱咐大点的孩子看好小的孩子，确保安全带系好，并随时确认安全座椅是否稳固。最近有些车内的安全带，出于大人方便，是一种不固定的能移动的松弛的安全带。这种安全带在车辆移动时会使安全座椅出现晃动的危险，应该在安全带上夹上夹子使座椅无法移动。

· 早产儿使用时应放平安全座椅。早产儿如果不平躺下来会出现呼吸困难，应该把安全座椅放平。并且由于孩子头部还不能支撑住，为了防止下巴抵住胸膛，应该把尿布卷起来垫在臀部。

· 使用安全座椅也是一种习惯。安全座椅必须从孩子小时候开始使用。如果孩子有过一次不坐安全座椅以后，下一次开始就会再也不愿坐安全座椅，如果孩子不坐安全座椅，就不要启动车辆。如果孩子哭而抱着他坐车的话，哪怕只有一次，孩子也会再也不愿坐安全座椅。必须养成孩子坐车以后先系安全带再启动车辆的习惯。

· 不要铺太多毯子。有些人使用安全座椅会铺很多毯子，但使用过多毯子会降低安全座椅的安全效果。身体深陷并紧贴在安全座椅里时，其安全效果最好。如果脖子左右晃动，应该使用支撑脖子的托垫。

· 注意清洁。应经常洗涤安全座椅，使用时间过久的座椅应不再使用。歪瘪或有破损的也不应使用。应尽量经常更换座椅套，沾上食物或呕吐物以后应马上清洗。孩子乘坐时应确认是否有其他东西掉在座椅上。

· 注意防止烫伤。热天里车内安全座椅的塑料或金属部位会被太阳烤热，孩子可能会被烫伤，应该加以注意。天热时应用毛巾等物覆盖在上面，孩子乘坐之前应用手摸一摸座椅的各个部位，以确认是否有晒热的地方。

· 尽可能买新品使用。安全座椅应尽量购买全新品使用，而不是旧货。如果是最近刚用过的，也可以接受，但一定要仔细检查以确认是否有破损的部位。绝对不能使用有裂缝或缺少部件的座椅。必须使用被公认机构认可的产品。购买安全座椅后应认真阅读说明书，并按照使用方法正确使用。

安全座椅有哪些种类

·婴儿座椅。韩国虽然用得不多，但确实有专门制造生产的婴儿用座椅，适合还不能支撑住身体的新生儿。新生儿的安全座椅必须面向车的后方进行固定，在正面碰撞或急刹车时能够保护孩子的颈部。稍大点的孩子如果使用婴儿用座椅，孩子的脚会撑到座位的靠背，头会露到座椅外面，出现事故时无法保障孩子的安全。稍大点的孩子应该使用幼儿安全座椅，到2岁时尽量朝向后方固定座椅。安全座椅必须安装在后座上，并且是没有安全气囊或侧边安全气囊的位置。有些人会把摇篮当作座椅使用，这是非常危险的。必须使用专门的安全座椅。

·18千克以下的孩子应使用可调节座椅。这是一种常见的座椅，用于18千克以下的孩子。婴儿也可以使用，但9千克以下婴儿使用时必须面向后方固定座椅。但对于新生儿来说空间太大，所以并不适合。尽量使用5点式而不是3点式，可以在事故中减轻冲击。所谓的5点式指的是有5个固定的点，3点式指的是像一般汽车里常见的搭在胸口和股骨头部位的安全带。

·18～27千克的孩子应使用辅助座椅。18～27千克的孩子使用没有靠背的辅助座椅（助推式座椅）。体重在18千克以下的孩子不可以使用辅助座椅。使用辅助座椅时需要注意的是，如果是3点式安全带，下方的安全带不能搭在腹部。下方的安全带必须搭在孩子股骨头部位，只有这样才能在出事故时不对腹部的肠道和肝脏产生损伤。并且横搭在胸口的上方安全带必须从肩膀和颈部之间搭过去。有些人怕出事故时勒到孩子的脖子，而把安全带从腋下搭过去，这是不正确的。我有一个认识的人，因为把安全带搭在腹部，结果出事故时造成肠道损伤而丧失了性命。如果使用错误，安全带也可能造成夺走生命的悲剧。

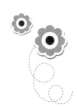

请这样使用安全带

·请养成系安全带的习惯。孩子们会模仿。从孩子能够独立坐时开始，应使用安全座椅，并面向前方，孩子体重达到27千克（大约5岁以后）以上时应该使用车里的安全带。当然，如果孩子不觉得累，可以使用辅助安全带，用得更久一些。如果孩子坐下来使用安全带时，上方的安全带经过孩子的脖子，那么需要继续使用辅助座椅。大人平时应该系安全带，特别是和孩子一起乘车时必须系上安全带。因为孩子最会模仿。安全带不要扭曲，应该舒展开来使用，这样才能在事故中较好地减轻冲击。并且系上安全带以后不要松弛，应该适当调节松紧。有些人坐车时会不耐烦每次调节长度，而使用夹子夹住，这样做会使安全带变松，发生事故时出现危险。所以请不要使用夹子。

·孩子的位置总是在后座。使用车内的安全带时，有安全气囊的前方座位会对幼儿产生危险，所以必须让孩子坐在后面。如果孩子想坐在副驾座位上，至少要12岁以上，孩子的脚能够充分踩到车内的地板。但这只是说可以，而不是建议这样做。孩子的位置总是在后座。

和孩子一起海外旅行

可以带孩子坐长途飞机旅行吗

出生后1个月的孩子坐飞机不会有任何问题。大部分妈妈可以带孩子出行，不会太辛苦。飞机起飞和着陆时，虽然稍微会有点气压差，但对孩子不会有什么影响，而且机舱内气压可调节，所以新生儿也可以乘飞机。但如果驾驶小型螺旋桨飞机，还是不适宜幼儿乘坐。因为不能很好地调节气压。另外坐飞机时可能出现晕机，这时可以在乘机前30~60分钟喂服乘晕宁。这个药现在在韩国很难买到了。换成贴在耳朵

带孩子出国时一定要带这些

1. 一定要带预防接种卡，最好提前确认是否有尚未接种的疫苗。
2. 如果孩子要去国外上幼儿园或者上学，一定要带上英文的预防接种确认书。
3. 提前确认是否有尚未接种的疫苗，一定要告诉医生孩子已经打过卡介苗了。一定要让孩子接种了肺炎链球菌疫苗之后再带孩子去美国，而且一定要接种十三价肺炎球菌疫苗。去美国之前也一定要接种轮状病毒疫苗。
4. 在美国，11岁以上的孩子基本上都会接种宫颈癌疫苗，还有百白破疫苗。
5. 建议带上退烧药之类的常用药。

后面的晕车贴也可以，但7岁以下的孩子不能使用。手碰过这个药物以后如果揉眼睛，可能会短时看不见，所以认真洗手很重要。生姜也能预防晕车。应该准备孩子在飞机上吃的食物，还有孩子玩的玩具之类的东西以防孩子无聊。长时间乘坐飞机时，孩子会有点累，但也不至于让人非常担心。作为参考再说一句，孩子容易出现感冒和腹泻，只要对这两种病加以注意，即使海外旅行，基本上也不会有什么问题。另外，在美国即使是外国人，车内有孩子时也必须使用儿童安全座椅，请家长注意。

去国外时，请务必带上这些东西

· 必须带上预防接种卡。如果计划去国外，应该从小时候开始彻底接种预防疫苗，并好好保管记录。和韩国不一样的是，由于国外对孩子的接种记录进行彻底管理，预防接种卡要一直保管好，去留学的时候也一定会用上。有时候医生会开玩笑让你在预防接种卡上贴一张大额支票，为的是让你好好保管。

· 孩子入学时一定要拿到预防接种卡。每个国家的要求不一样，有的国家要求大使馆指定医院出具的确认书。首尔地区的儿科医院一般都会备有英文证明模板，直接去儿科医院拿英文证明即可。证明一定要多复印几张，因为很多地方都需要。如果是在几家医院打的预防针，那可以把预防接种卡拿去其中任何一家医院，医院会出具证明。原则上没有预防接种记录，医院不能出具证明，但有时候医院也会给出具，韩国偶尔也会默许这种情况。

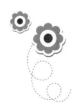

每个国家接种疫苗的时间都不一样

日本、英国和美国这三个国家的预防接种时间完全不一样，所以去这些国家时，一定要带上预防接种卡。韩国的预防接种时间和美国差不多，但有些种类的疫苗接种时间不一样，比如卡介苗、肺炎疫苗、轮状病毒疫苗、宫颈癌疫苗、水痘疫苗等。

·卡介苗。去美国看儿科之前，一定要告诉医生孩子已经在出生4周内接种了卡介苗。有的父母语言不通，也没有孩子的预防接种卡，而且孩子的结核反应检查结果呈阳性，吃了不少苦头，还花了钱。

·肝炎疫苗。现在在美国会接种乙肝疫苗。虽然接种时间和韩国有些不一样，但也没有什么大问题。

·肺炎疫苗。在美国一定要接种肺炎疫苗，韩国预计从2014年5月开始可以免费接种肺炎疫苗。韩国使用的疫苗主要有十价肺炎疫苗Synflorix和十三价肺炎球菌疫苗Prevenar 13，而美国使用的是Prevenar 13，在美国，这种疫苗一定要接种。

·轮状病毒疫苗。在美国，轮状病毒疫苗也是必须接种的疫苗之一。目前在韩国，这种疫苗并不是免费接种，我认为以后这种疫苗也应该要免费。出生率低是韩国整个国家的危机，而对那些生养孩子的父母来说，国家如果连这点钱也不愿意为他们付出，那也说不过去。在美国，给孩子接种疫苗的费用非常昂贵，有人开玩笑说，带孩子接种疫苗的时候，妈妈们要先吃一颗奇应丸。如果要在美国待很久，最好在韩国把该打的疫苗都打了，把接种记录带去美国，这样也能节省不少费用。

·水痘疫苗。美国基本上都是接种两次水痘疫苗，在韩国也是，如果不想得水痘，最好接种两次疫苗。

·宫颈癌疫苗。在美国，11～12岁的孩子一定要接种宫颈癌疫苗。男孩也要接种宫颈癌疫苗，男孩接种4价疫苗Gardasil。韩国也得到了接种许可。

出国旅行时怎么给孩子喂奶

如果出国时间较长，也不好带太多的奶粉。到国外给孩子换奶粉虽然也不会出什么大问题，但有的孩子会因为不适应新奶粉而腹泻，最好慢慢给孩子换掉。有的父母怕到了美国给孩子换了奶粉后，孩子腹泻，去医院也非常麻烦，在韩国的时候就买美国人常喝的雅培奶粉给孩子喝，提前让孩子适应。回韩国之后，也可以再换回韩国奶粉。

想多带点常用药可以吗

·**稍不注意病情加剧，可能会花掉很多钱。** 准备出国的人经常会问，国外的医疗费用那么贵，能不能在家自己给自己治病？他们也是想为了少去医院，多准备些常用药。服用常用药是否就能节省医药费呢？

这个问题值得考虑。吃药后，自己感觉好像病好了，但如果用药错误，病情就会加重，甚至还可能要住院。国外的住院费用完全超过韩国人的想象范围。在韩国，通常都是自己在家先吃点药，病情严重了才会去住院，住院也花不了太多钱。但是在美国，乱用药导致病情加剧住院，会花掉不少钱。

·**医疗费必须支付，我们没有选择。** 药要按指定剂量服用，不过比这更重要的是根据处方用药。如果病情严重，一定要去医院。如果还是像在韩国一样，自己在家先吃药，病情严重时再去医院，反而可能会吃更多苦头。如果要在国外长期生活，现在就要改变观念。在国外，一定要在生活费中单独留出医疗费用这一项，把医疗费用当作是必须支出的费用，可能就不那么心疼了。在韩国，即使医疗费很便宜，韩国人都非常心疼在医疗上的支出。而在国外，外国人认为医疗费用跟衣食住行费用一样重要，都是必须支出的费用。韩国人认为花钱看病是花冤枉钱，所以韩国人经常按自己的判断吃药。韩国的儿科医生一般只会推荐退烧药之类的常用药。乱用药可能会导致非常严重的后果，所以有些在韩国药店里可以轻易买到的药，在别的国家则有法律规定个人没有处方无法购买。韩国人经常说"药交给药师，诊疗交给医生"，其实这句话并不准确。用药时最重要的是"得了什么病、该吃什么药、如何服用、服用多久"，而这些都是由医生来诊断开处方，而药师只是根据医生的处方来配药，并告知服药时的

616

注意事项。所以最准确的说法应该是"诊查、诊断和开处方交给医生，配药交给药师"。

请记住这些

美国空气很好，在美国得了感冒之类的病，可以不去医院，吃药就能好。了解一些医学常识，在家也可以治些小病。发烧了就给孩子吃退烧药，咳嗽时打开加湿器或者在浴室里弄出蒸汽，让孩子坐在浴室的椅子上，孩子就会感觉好些。退烧药也没必要带太多，美国的超市就有卖。治流鼻涕的药在美国也能买到。韩国人最常带抗生素去美国，不过现在韩国也和美国一样，没有处方不能买抗生素。

出国旅行和疟疾

很多父母会担心去东南亚旅行时孩子会得疟疾。如果是去著名的旅游胜地或者大城市，根本没有必要担心疟疾。如果去丛林徒步旅行，那出国前在韩国国内就应该给孩子服用预防疟疾的药。每个地方的疟疾预防药物都不一样，所以服用前一定要去咨询儿科医生。

孩子
趴着睡觉

· 孩子周岁前不要让孩子趴着睡或者侧着睡。躺着睡可以减少幼儿突然死亡的几率，而让孩子趴着睡，孩子猝死的几率会增大。而且孩子趴着睡，不利于心脏和肠道健康。

· 趴着睡孩子的脸会变成瓜子脸，除此之外趴着睡没有任何好处。孩子醒了后，妈妈可以让孩子趴着玩，妈妈在边上看着。

· 为了减少孩子猝死的几率，不要让孩子趴着睡，不要在孩子面前抽烟，不要使用太软的被子和毯子，母乳喂养也可以减少婴儿猝死的几率。接种疫苗和孩子猝死没有任何关系。

儿科医生不建议让孩子趴着睡

· 人们常认为的让孩子趴着睡的优点并没有医学根据。现在的人们认为瓜子脸比有福气的圆脸更好看，所以很多妈妈都想让孩子趴着睡，还认为孩子趴着睡肠道会更健康，也不会那么容易吐，不会喘不过气来，不容易受惊吓，能更快长高。但是妈妈们认为的这些优点并没有医学根据，趴着睡对孩子没有什么帮助。

· 让孩子趴着睡会增加婴儿猝死的几率。近年来，儿科医生都不建议让孩子趴着睡。美国儿科协会主张孩子满12个月之前最好让孩子仰卧。医生不让孩子趴着睡主要是因为孩子趴着睡会增加孩子突然死亡的几率。另外，比一直让孩子趴着睡更危险的是一直躺着睡的孩子突然趴着睡，所以把孩子委托给别人带的时候要特别注意。

· 孩子周岁前不要让孩子趴着睡。孩子未满周岁时，身体的各项机能还不成熟，这时候让孩子趴着睡，会给孩子的心脏和呼吸器官带来负担，甚至会造成孩子突然死亡。根据一项调查显示，孩子趴着睡时，呼出的二氧化碳会在被子上停留一会儿，然后随着孩子的呼吸进入孩子的肺部，增加孩子突然死亡的几率。之前在国外，让孩子趴着睡这种做法非常普遍，但最近由于担心孩子突然死亡，都不主张让孩子趴着睡。有的妈妈之前带头胎的孩子去儿科医院时，医生说可以让孩子趴着睡，现在带二胎的孩子去医院时，医生又说不能让孩子趴着睡，这时候妈妈就会很疑惑，不知道究竟哪种说法正确。最新的育儿方法不主张让孩子趴着睡。儿科医生也建议如果没有特殊原因，不要让孩子趴着睡。

· 孩子趴着睡，脸可能会肿。孩子的皮肤组织有很多空隙，也很柔嫩，孩子趴着睡，脸部皮肤的皮下水分会聚集在底部，孩子脸可

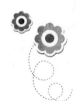

能会肿。不过一段时间后这种情况就会好转。脸部肿得太大的情况也偶有发生，可能会出问题，最好带孩子去医院检查。

· 不得不让孩子趴着睡的时候，不要让孩子用太软的床上用品。孩子趴着睡了一两个月已经成习惯了，再让孩子仰卧也不是件容易的事。不得不让孩子趴着睡的时候，妈妈要时不时观察孩子，平时也要锻炼孩子马上睡下，不要让孩子用太软的床上用品。太软的床上用品会压迫鼻子，使孩子呼吸不顺畅，或者孩子呼出的二氧化碳进入到床上用品之后又被孩子吸进体内。很多妈妈们都认为孩子要睡在很软的地方，孩子的皮肤很软很有弹性，让孩子在稍微硬一点的地方睡，孩子也不会觉得不舒服。

即使孩子有胃食管反流症也要让孩子仰卧

以前，如果孩子有胃食管反流症，为了减少孩子窒息的几率，认为应该让孩子趴着睡。但最近，有研究表明让孩子仰卧并不会增加孩子窒息的几率。除了儿科医生建议的特殊情况，即使孩子有胃食管反流症，也要让孩子仰卧。

孩子未满周岁，不要让孩子趴着睡

孩子趴着睡时，呼出的二氧化碳会残留在松软的被子里，然后又随孩子的呼吸进入肺部，会增加孩子猝死的几率。

想让孩子的头型变得更好看，怎么办

· 孩子趴着睡，头型的确会变得更好看。根据孩子睡觉姿势的不同，孩子的头型也会不一样，孩子趴着睡，头型的确会变得更好看。孩子的头型以后也可以矫正，但也有的孩子不能矫正，那就要从小让孩子睡各种姿势，矫正头型。有的妈妈非常害怕孩子猝死，不敢让孩子趴着睡，但又想让孩子的头型变得好看，也不是没有办法。

· 不一定要趴着睡孩子的头型才会变好看。孩子醒着的时候让孩子趴着就可以，不过我建议孩子趴着的时候，妈妈一定要在边上看着。有的妈妈觉得趴着有助于孩子成长发育，总是让孩子趴着玩，这种做法不可取。孩子清醒的时候的基本姿势还是平躺，这样可以看到妈妈的脸和四周的情况。如果孩子的头部形状严重扁平，或者歪斜，偶尔也可以让孩子侧卧。如果孩子的头部歪得很厉害，那妈妈要观察孩子

防止婴儿猝死的方法

1. 周岁前让孩子躺着睡。
2. 周岁前不要让孩子侧卧。
3. 不要使用太软的床上用品。
4. 妈妈可以和孩子睡一个房间，但不要和孩子睡同一张床。
5. 不要在孩子的床上放娃娃之类的软软的东西。
6. 母乳喂养。
7. 不要让房间温度过高。
8. 不要在孩子周围抽烟。
9. 妈妈怀孕时、刚生完孩子之后都不要喝酒。
10. 白天时不时让孩子趴着玩。
11. 孩子满月后不要怕给孩子用奶嘴。

是不是总会把头转向有声响的地方，如果是，那就让孩子向着有声响的方向躺着。如果孩子的头部歪得很厉害，最好还是带孩子去医院比较保险。虽然妈妈们能决定到底是让孩子趴着睡还是躺着睡，但儿科医生一般都不建议孩子趴着睡。

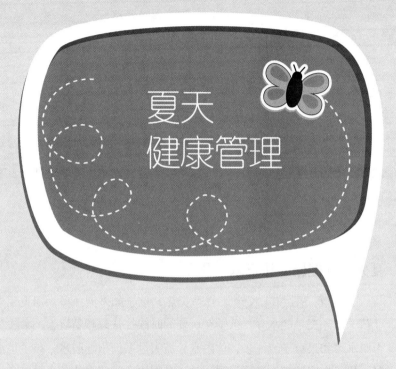

夏天
健康管理

· 去旅行时要注意安全，开车时一定要用儿童安全座椅，不要超速或者疲劳驾驶。

· 夏天天气炎热，湿气重，食物容易变质。注意不要给孩子吃变质的食物，孩子吃多了生冷的东西容易拉肚子。

· 夏天蚊子多，注意不要让孩子被蚊子咬到。孩子满周岁后一定要接种脑炎疫苗。最近三八线附近发生了疟疾，如果带孩子去那旅行回来后孩子持续发烧，一定要告诉医生。

· 夏天孩子容易长痱子，不要在痱子上涂痱子粉。

夏天该如何管理孩子的健康

夏天天气热，户外活动也比较多，梅雨季节湿气也比较重，这种环境对孩子的健康也有影响。记住以下几点会有助于在夏天管理孩子的健康。

夏天管理健康，注意以下几点

· 摄入充足的水分。夏季炎热，孩子如果流汗多，则更要注意让孩子摄入充足的水分。孩子在玩耍的时候往往只顾着玩，不会注意是否脱水。如果孩子流汗多，体内水分流失过多而引起脱水，孩子也很难受。妈妈们应该都知道夏天要让孩子多喝水。喝奶粉的孩子可能会需要更多水，如果孩子流汗过多，注意及时给孩子喂些水或者果汁。

· 注意饮食。有的孩子一直拿着一瓶牛奶或者酸奶，过一会儿喝一点，或者在口袋里放点吃的东西，吃一整天。吃剩的东西放到口袋里，过段时间后又拿起来吃。如果食物变质，孩子可能会拉肚子，所以，夏天最好不要让孩子拿着东西吃。食物沾上了孩子的口水很容易变质，尤其夏天炎热，更容易变质。不要让孩子喝剩下的奶粉，孩子的口水进入奶粉，奶粉很容易变质。也不要因为天气炎热就给孩子吃太多生冷的东西，孩子吃多了生冷的东西容易拉肚子。

· 防止家里湿气太重。湿气重容易滋生霉菌，因此夏天要注意不要让家里湿气太重。梅雨季节，住在地下室的父母们要注意经常通风换气，不要让霉菌滋生。霉菌滋生，霉菌的孢子也会到处乱飞，会对健康产生不良影响。如果房间里湿气太重，容易滋生病菌和尘螨，也会对健康造成不良影响。夏天，多给房间通风换气就能保持房间干燥。如果房间结构不好，通风不良，那也要使用风扇给房间通风换气。打开窗户和门，用风扇对着门外吹风。要定期用风扇吹一吹家里湿气重的地方。梅雨季节特别要注意不要让柜子后面长霉。

使用空调时需注意

　　家里有孩子也可以开空调。比起大夏天热得满身是汗，还是开空调比较好。只要能够正确使用空调，孩子不会出什么问题。使用空调时要注意以下几点。

　　·把室内外的温差控制在5摄氏度左右。使用空调时要注意不要把室内外的温差调得过大。温差过大人体内的调节功能会下降，就容易得所谓的空调病。尤其不断出入空调房和室外时，更容易得空调病。

　　·防止让房间太干燥。大家应该都知道空调机后面会出水，空气接触到空调的冷却板时，空气中的水分被夺走，空气就会变得干燥。空气太干燥对孩子也不好，如果孩子得了感冒，那更要注意。开了空调导致室内干燥，最好使用加湿器。一般来说室内湿度维持在50%~60%比较适合。使用加湿器时要注意每天换水，勤清洗，不要让细菌和霉菌滋生。不要使用加湿器杀菌剂。

　　·要经常通风换气。不要因为怕热风吹进来就把门关紧。空调开一个小时左右，之后就要稍微通通风换换气。

　　·要勤清洗过滤器。空调自身不会制造风，只是把空气冷却之后送风出来。空调中的过滤器会沾上空气中的灰尘和细菌，如果不清洗过滤器，空调里可能会滋生细菌、堆积灰尘，细菌和灰尘也会随着空气从空调中吹出来。因此要勤清洗过滤器。如果住的地方灰尘大，那每天成人直接对着风扇吹不会出什么问题，但是小孩直接对着风扇吹，体温可能会下降，从而导致气管里的纤毛功能减弱。纤毛就像电梯一样，把进入人体呼吸器官内的灰尘和不好的细菌排出去，如果纤毛的功能减弱，人们就很容易得感冒等呼吸气管疾病。而且，如果孩子的体温下降过多，就会有窒息的可能。因此，使用风扇时，要注意不要让风直接对着孩子吹。

都要清洗过滤器，家里灰尘少，也至少每周一次用清洁剂把过滤器清洗干净。抗菌过滤器或者生物过滤器也要清洗。如果家里灰尘大，空调的强风会吹起一些堆积的灰尘，这也需要留意。

· 不要让孩子对着空调风睡觉。不要让孩子对着空调或者电风扇吹着睡觉，否则孩子很容易感冒，体温也可能会下降，从而引起呼吸功能减弱，稍不注意可能会导致孩子窒息。不要让孩子直接对着空调吹，孩子睡觉的时候不要把空调温度调得过低。

可以给孩子用蚊香吗

· 给孩子用蚊香或者电蚊香时要注意。暂时还没有证据表明蚊香对孩子有害，但也不是说蚊香就100%安全。一般来说，蚊香或者电蚊香是由除虫菊提取物做成，除虫菊花里的毒性物质虽然对成人没有什么危害，但不一定对孩子也没有危害。孩子过敏时要谨慎使用电蚊香。

· 电蚊香开两小时就够了。很多妈妈会整夜开着电蚊香，我们建议电蚊香最好不要开超过两个小时。电蚊香开30分钟后，80%的药物成分都会发挥出来，两小时后，所有的药物成分都会发挥出来，就算开再久也没有用，只是浪费电而已。开电蚊香时要注意通风换气，可以把装有防蚊窗的窗户打开一点。喷杀蚊剂时也要注意通风换气。防蚊虫最好的方法是装上防蚊窗，用比较原始的苍蝇拍打蚊子。

· 用蚊香时一定要通风换气。很多妈妈关上门用蚊香或者电蚊香，因为她们认为在密闭的空间里使用蚊香或者电蚊香效果会更好。蚊香里面可能含有对人体有害的成分，因此点燃蚊香之后，一定要通风

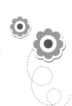

换气。关上门点蚊香，蚊香中杀虫成分的浓度过高可能会威胁到孩子的健康。

请使用防蚊液

招蚊子或者虫子的孩子或者父母去野外出行时，最好穿上长袖衣服，涂上防蚊液。最好使用含有DEET成分的防蚊液。如果去疟疾和登革热盛行的国家旅行，最好提前吃些预防疟疾的药物，并使用防蚊液。

• 蚊香要点在孩子接触不到的地方。孩子的好奇心很强，很容易对蚊香或电蚊香产生兴趣。妈妈稍不注意，孩子就可能把电蚊香放到嘴里，或者用手去碰点着的蚊香，孩子还可能被蚊香支架的尖端刺伤。因此蚊香要点在孩子接触不到的地方。

• 使用蚊香时要注意室内杀虫成分的浓度。一般在10~20平米左右的房间里点一个电蚊香就够了。杀虫剂也要达到一定的浓度才有效果。想要有效去除蚊虫，最好根据标示出的浓度使用。

旅行时需要注意

开车带孩子出去旅行时要注意以下几点

• 开车旅行时，要注意孩子的大小便问题。至少要等孩子3~4个月大的时候再带孩子出去旅行，如果不想太勉强，最好等孩子5~6个月大的时候再带孩子去旅行。开车出去的时候要注意开车的方向，让孩子坐在阳光晒不到的位置，一定要准备遮阳板之类的东西。要给孩子穿宽松的衣服。夏天阳光强烈，路上可能会堵车，最好早上出发。如果路上堵车，孩子可能会口渴，一定要准备好充足的饮料，还要准备好给孩子洗屁股的清水。旅途中孩子可能要大小便，短途旅行时可以给孩子用纸尿裤，但也要在洗完屁股之后给孩子穿纸尿裤。带孩子出去时最好也带上婴儿车，这样爸爸妈妈不会那么辛苦。另外还要带上孩子的玩具、给孩子吃的东西等。

• 开车出门时，一定要让孩子坐在儿童安全座椅上。孩子坐车时，一定要让孩子坐在车后座的儿童安全座椅上。未满两岁的孩子身体还没有发育好，最好把安全座椅放在车后座朝车尾的位置。孩子满两岁后，身体有了些力气，可以让孩子朝前坐。大人不要抱着孩子坐车。

· 开车旅行时，要确保孩子的安全。带孩子坐车时，为了防止孩子从车内打开车门，要开启中控门锁。不要在汽车后座的架子上放重物，也不要把孩子独自一人留在车里，因为如果受到阳光照射，车内温度会升高，孩子容易窒息。长途旅行时，要准备一些孩子平时喜欢听的音乐，这样旅途中孩子就不会无聊。

如果孩子被阳光晒伤

· 旅行前，最好提前让孩子的皮肤适应阳光。带孩子去山上、海边这些地方时，要注意不要让孩子被阳光灼伤。现在很多孩子都住在城市里，很少出去外面玩，而且城市里雾霾严重，孩子适应不了强烈的阳光。如果把孩子带去野外，孩子的鼻尖会变得通红。带孩子去旅行前，最好增加孩子晒太阳的时间，让孩子的皮肤适应阳光。

· 山上和海边的紫外线比城市里要强。带孩子去海边时，一定要给孩子穿上长袖衣服，并给孩子戴上帽子。沙滩会反射30%左右的紫外线，孩子的皮肤暴露在阳光下很容易被晒伤，露出的部位最好擦上防晒霜。孩子出生6个月后才能擦防晒霜。如果要游泳，最好给孩子擦防水防晒霜。

· 孩子的皮肤发红时，马上带孩子到阴凉处休息。夏天正午到3～4点时的紫外线最强烈，这段时间更要注意防紫外线。紫外线可以穿过云层，晴天和阴天都要注意防紫外线。很多孩子玩着的时候就算被晒伤了也感觉不到，尤其是在游泳时，水温较低，就算被晒伤了孩子也察觉不到，所以父母要定期检查孩子的皮肤，如果孩子的皮

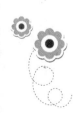

肤变红，要马上带孩子到阴凉处休息。如果孩子被晒伤的地方很疼，可以用毛巾沾凉水敷上，也可以用毛巾包两块冰块冷敷。

孩子被阳光晒伤时

孩子被晒伤，晚上觉得疼时，可以给孩子冷敷，或者给孩子吃泰诺林等止痛药。如果情况严重一定要带孩子去医院。如果晒伤部位起了水泡，要马上送孩子去医院。去旅行时要记得带上医保卡。

防晒霜的使用方法

· 不要让未满6个月的孩子晒日光浴。以前为了孩子的健康，建议让孩子多晒日光浴，但现在为了孩子的健康，不让孩子晒太多太阳。晒太多太阳，阳光中的紫外线会加速皮肤老化，以后孩子容易患皮肤癌或者白内障。紫外线具有累积效果，越多暴露在紫外线环境中，问题会越严重。随着现在人们的平均寿命延长，从小就要注意防紫外线。孩子的皮肤非常脆弱，紫外线对孩子皮肤的伤害也更严重，因此小时候不要让孩子过多暴露在紫外线环境中。孩子去野外时，最好戴上帽子和墨镜，并擦好防晒霜。孩子满6个月后才能使用防晒霜。现在也不主张多晒太阳补充维生素D。现在医生都建议成人和儿童每天补充400IU维生素D。孩子未满6个月最好避免让孩子晒太阳。

· 最好使用乳液型的防晒霜。紫外线分为加速皮肤老化的紫外线A和会晒伤皮肤的紫外线B，所以选购防晒霜时应该购买能同时隔离UV-A和UV-B的防晒霜。有报告指出粉质的防晒霜隔离紫外线的效果并不明显，最好使用乳液型的防晒霜。婴儿油并没有隔离紫外线的作用，要选择防晒指数合适的产品，通常 SPF15以上的防晒霜才能起到防护效果。如果待在阳光下1分钟后，皮肤会变红，涂上SPF15的防晒霜后，15分钟后皮肤才会变红。简单来说，擦上SPF15的防晒霜后，皮肤隔离紫外线的效果是平时的15倍。SPF指数在15~20左右就足够。

· 外出前30分钟要擦防晒霜。防晒霜要先在手背上擦一点，看是否会过敏，不过敏，再擦在脸上或者身上。防晒霜最好在出门前30

分钟在皮肤上均匀涂抹。皮肤暴露在阳光下时擦防晒霜，隔断紫外线的效果并不佳，即使擦了防晒霜也还是会被晒黑。游泳时最好擦上防水防晒霜，而且要每隔两小时补涂一次，这样才能更好隔离紫外线。

1. 不要使用开封超过一年的防晒霜。

2. 晒日光浴30分钟前就要擦好防晒霜。

3. 防晒霜要擦厚一点，用指尖分2～3次轻轻抹开，脸上有点白时就可以了。

4. 为了防止防晒霜被水洗掉，最好使用防水防晒霜。

5. 即使擦了防水防晒霜，从水里出来时或者流汗多时，要补涂防晒霜，而且每隔两小时要补涂一次。

6. 使用防晒指数（SPF）符合自身皮肤的防晒霜。

7. 回家后要把防晒霜卸干净。

戴墨镜不是为了要帅

• 一定要戴可以防紫外线的墨镜。最近很多孩子都会戴墨镜，墨镜在阳光强烈时可以保护眼睛，还可以让人看起来更帅气。紫外线对眼睛的刺激持续累积很有可能会引发白内障，因此外出时，尤其是去紫外线较强的野外时，最好戴上墨镜。墨镜隔离了阳光，视野会变暗，瞳孔也会扩大，如果戴的墨镜没有防紫外线功能，扩大的瞳孔可能会受到更多的紫外线照射，更容易损伤视力，以后更有可能得白内障。所以一定要戴有防紫外线功能的墨镜。

• 不要给孩子买便宜的塑料镜片的墨镜。有的父母给孩子买便宜的塑料镜片的墨镜，眼科专家认为这种塑料镜片会阻碍孩子的视力发育。孩子持续使用视野模糊的镜片，会对孩子的视力发育造成不良影响，因此专家推荐孩子使用玻璃镜片而不是塑料镜片。如果想给孩子戴眼镜，最好先去咨询眼科医生。

孩子玩水时需要注意以下几点

• 孩子可能会被阳光晒伤。每年夏天都有很多孩子由于玩水之后鼻尖和背上被阳光晒伤而疼痛来医院就诊。山上和海边的紫外线比城市里的强烈，在城市里长大的孩子的皮肤适应不了过强的紫外线，很

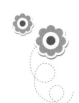

容易被晒伤。紫外线可以通过云层，即使在阴天还是可能会被晒伤。孩子在凉快的水中玩耍时，可能注意不到皮肤被晒红或者疼痛，所以父母要时不时观察孩子的皮肤。孩子入水前要给孩子擦防水防晒霜，孩子不玩水时要给孩子穿上长袖衣服、戴上帽子。如果孩子皮肤被晒伤晚上突然疼得哭起来，可以用冷水或者冰块冷敷伤处，或者给孩子吃泰诺林之类的止痛药。如果情况很严重，一定要带孩子去医院，也可以用毛巾裹好包装好的冰块敷在伤处。

如果孩子在野外被蜜蜂或者昆虫叮咬时

穿短袖去野外很容易被虫子咬。如果孩子被蜜蜂蛰了，首先要清洗被蛰的部位，然后除去蜜蜂的毒针。毒针上可能会残留毒素，要用镊子或者锋利的小刀小心除去毒针，否则毒针里的毒素很有可能会进入皮肤内。如果孩子被虫子咬了，要洗干净手和被咬的部位。孩子经常会挠被咬的部位，这样被咬的部位很容易被细菌感染产生炎症，因此孩子觉得痒想挠时，可以给孩子涂点药膏，这样就没那么痒。去虫子多的野外时，最好给孩子穿长袖衣服。如果被虫子咬的部位肿得厉害、有炎症，要送孩子去医院。孩子被虫子咬过之后不及时处理，导致被咬的部位化脓的情况在假期比比皆是。

• 孩子耳朵里进水时不要用棉签给孩子掏耳朵。孩子玩水后耳朵里进了水时，最好不要用棉签给孩子掏耳朵。棉签很容易弄伤泡过水的耳内肌肤，容易产生外耳道炎。耳朵内进水并不会引起中耳炎，耳朵内进的水过段时间后自己会变干或者流出，歪着头摇晃几下，或者用手绢尖部轻轻触碰耳内，耳朵内的水就很容易流出来。有的孩子游泳后的第二天耳朵会疼，这时候要马上带孩子去医院。

• 如果玩水后孩子的眼睛变红了，要马上带孩子去医院。每年夏天不少孩子都会染上流行性角膜炎、结膜炎之类的眼病，如果孩子游泳后眼睛变红了，最好马上带孩子去医院检查。如果只是给孩子滴点眼药水，孩子以后可能会出现并发症，损伤孩子的视力。孩子在沙滩上玩耍眼睛里进了东西时，要在眼睛上洒点盐水除去异物，或者用纱布粘掉异物。稍微大一点的孩子，可以让孩子在清水里睁眼。如果还不行，让孩子闭着眼不要转动眼珠，带孩子去医院，这种方法对眼睛的损伤最小。眼睛里进了东西时，孩子经常会用手去揉眼睛，如果眼睛里进了沙子之类的硬物质，揉眼睛会损伤眼睛，因此不要让孩子揉眼睛。

夏天容易得的病

夏天温度高湿气重，孩子很容易生病。我们一起来了解一下痱子和食物中毒这两种孩子比较容易得的病。除此之外，孩子还容易得斑疹、脓痂疹、肠炎、流行性结膜炎等。本书已对这些病做了详细的介绍，如果想了解这些病，可在本书中查找相应的章节。

痱子很常见，新手妈妈反而更容易处理不当

· 孩子流汗多容易长痱子。孩子流汗多，容易堵住汗腺的毛孔，导致汗液无法正常排出，就容易长出水泡一样的东西，这就是痱子。痱子一般长在流汗多的部位，额头和脖子上很容易长痱子，严重的话可能满背都是痱子。在韩国倾向于把孩子包得严严实实，因此不仅仅是夏天，冬天孩子也容易长痱子。有的痱子呈透明的水泡状，也有的会发炎变红。如果痱子变红了，最好带孩子去趟医院。

· 比起治疗，预防长痱子更重要。不要把孩子包得太严实，给孩子穿易吸汗的棉质宽松衣服，经常给孩子擦汗，不要在脖子上放毛巾之类的东西。比起治疗，预防长痱子更重要。天气炎热时，让孩子保持凉爽，经常用水清洗流汗多的地方，胖到肉重叠的孩子要注意控制体重，这样才不容易长痱子。肉重叠部分的痱子治疗起来并不容易。有的妈妈会在肉重叠部位放块手绢吸汗，这种方法并不可取。有很多孩子因为吸汗的手绢而导致情况恶化、皮肤发红。妈妈还要注意如果孩子小时候肥胖，长大后也可能一直都肥胖。肥胖对身体各方面都不好。

· 让孩子保持凉爽是治疗痱子最好的方法。孩子出汗多，可以勤给孩子洗澡，洗完澡后要擦干。要给孩子穿稍微宽松一点的棉质衣服，孩子流汗之后要马上擦掉。一般来说，采用以上措施即使不治疗，痱子也会慢慢好转。另外，我不建议在长痱子的地方涂痱子粉，

而且千万不要在涂了治疗痱子的药膏、油、乳液之后再擦痱子粉，否则那些部位会黏糊糊的，情况可能会更严重。

· 使用痱子粉时需注意。不一定要给孩子擦痱子粉。痱子粉可以减少孩子肉重叠部位的摩擦，保持孩子肌肤干爽。使用痱子粉时要注意以下几点。第一，孩子有皮肤病时最好不要给孩子用痱子粉，也就是说孩子患上长痱子、胎热等特应性皮肤炎或者斑疹时，最好不要给孩子擦痱子粉。痱子粉在粉状时才能维持其功效，此外还有一点需要注意，孩子长痱子严重时，可以涂点药膏、油或者乳液，但涂完之后不要在上面擦痱子粉，否则痱子粉和药膏黏在一起，情况可能会更严重。汗液和痱子粉黏在一起，皮肤就无法正常呼吸，时间长了细菌就容易滋生。妈妈可以摸一摸擦了痱子粉的部位，如果感觉粗糙，那很有可能痱子粉已经黏在皮肤上了，最好马上用清水清洗干净。使用痱子粉时还应该注意，痱子粉不仅会刺激皮肤，如果被孩子吸入呼吸器官，也会刺激呼吸器官，因此不要直接对着孩子的身体喷痱子粉，应该远离孩子，把痱子粉喷到妈妈手上，再小心地涂在孩子身体上。

梅雨季节孩子容易患上斑疹

梅雨季节湿气重，尿布不容易干，孩子流汗也多，孩子的屁股容易变湿，再加上天气炎热，容易滋生细菌，因此孩子很容易患上斑疹。如果孩子患上了斑疹，穿尿布部位的皮肤就会变红变粗糙，情况严重还可能会出水烂掉，更严重的会化脓。孩子的尿布一湿要马上换掉，这是预防斑疹最好的方法。尿布也好纸尿裤也好，穿久了孩子就容易患上斑疹。如果晚上没办法及时给孩子换尿布，最好给孩子穿上吸收力强的纸尿裤。如果孩子的屁股皮肤溃烂严重，保证每天至少有几个小时让孩子不穿尿布。

治疗痱子最有效的是盐水吗

有的妈妈不知道从哪听说盐水治疗痱子非常有效，就在孩子脆弱的皮肤上洒上盐水，甚至在长痱子的地方洒上盐水后就让盐水自然蒸发。但是盐水不仅会损伤孩子的皮肤，而且根本无法治疗痱子。如果盐水干了，孩子的皮肤上能看到盐，那对孩子的皮肤更不好。这就像在海里游泳之后，没能及时冲洗身体，让阳光晒干身上的盐水，我相信经历过的人都能理解。

夏季腹泻，食物中毒

· 孩子食物中毒后，会突然发烧、肚子疼、呕吐和腹泻。夏天食物很容易变质，孩子也很容易食物中毒，有时候一起吃饭

夏天拉肚子的三种类型

夏天天气炎热湿气重，病菌很容易滋生，孩子也容易拉肚子。夏天孩子拉肚子主要分为三种类型，第一种是吃了变质的食物而得肠炎，第二种是得了细菌或者病毒性肠炎，第三种是吃多了生冷食物消化系统出了问题引起拉肚子。

的人全部都会食物中毒。食物中毒分为两种，一种是细菌进入人体繁殖引起，另一种是变质食物产生毒素，人吃了含毒素的食物之后腹泻。有的妈妈认为变质了的食物煮熟后就能够杀菌，吃了也不会食物中毒。食物煮熟之后虽然可能把细菌全都杀死了，但是却无法除去已经产生的毒素，因此吃了煮熟的变质食物还是可能会食物中毒。

• **孩子食物中毒拉肚子时，不要随便给孩子吃止泻药。** 孩子食物中毒会发热、肚子疼、呕吐和腹泻。医生一般都会强调不要随便给孩子吃止泻药。孩子之所以会拉肚子是要将肠道内的坏细菌尽快排出。吃了变质的食物肚子疼、腹泻是细菌引起的，如果给孩子吃了止痛止泻的止泻药，坏细菌就无法排出人体外，孩子可能会更难受。如果孩子大晚上突然肚子疼并且腹泻，情况不严重时不要随便给孩子吃药，最好给孩子喝点水或者电解质溶液；情况严重就要送孩子去急诊。治疗时应当适当使用抗生素，如果孩子虚脱，就应该给孩子输液补充水分。

• **食物中毒还可能会引起细菌或者病毒性肠炎。** 食物中毒之后还可能引起细菌或者病毒性肠炎，最有代表性的例子就是"喝水拉肚子"。每个地区的大肠杆菌种类都不同，当地人吃完可能完全无碍，但去旅行的人吃完可能会拉肚子。拉肚子时也不要随便吃止泻药。旅行时拉肚子，情况不严重就忍忍，情况严重就得马上去医院。孩子去山里也不要让孩子随便喝山泉水。山泉水可能会被动物排泄物中的鼠疫杆菌污染，大人喝了可能没事，但免疫力低下的孩子喝了之后很容易发高烧、肚子疼。不要让孩子喝生的山泉水，尽可能煮沸放凉后让孩子饮用，尤其是冲泡奶粉时，不要使用生的山泉水。

• **轮状病毒引起的假性霍乱也是大问题。** 轮状病毒会引起假性霍乱，不过只要接种了疫苗都能预防这种疾病。得了轮状肠炎，孩子一般会发烧、呕吐、腹泻。孩子患病后容易脱水，所以妈妈需要注意给孩子补充水分。有的妈妈看孩子一吃就拉肚子，就不让孩子吃东西，这种方法不可取。孩子即使腹泻严重，最开始也要给孩子喝些电解质溶液，6小时内要恢复孩子的正常饮食，这样才能帮助治疗肠炎。预防假性霍乱最重要的是勤给孩子洗手洗脚。保育院之类集体抚养孩子的地方，一旦出现假性霍乱患者，换洗过拉肚子的孩子的尿布或者内衣后一定要洗手，这样才能防止假性霍乱扩散。使用不易漏的纸尿裤也能防止假性霍乱扩散。

• 孩子腹泻拉出的东西里有脓状物或者血时，孩子有可能是得了细菌性肠炎。孩子腹泻拉出的东西里有脓状物或者血时，那孩子很有可能是得了细菌性肠炎，这时候一定要送孩子去医院检查。如果孩子被诊断为细菌性肠炎，一定要根据医生的指示带孩子接受治疗，随意中断治疗可能引发严重问题。另外，不要因为夏天天气炎热就给孩子吃太多生冷食物，给孩子吃生冷食物时，最好隔段时间给孩子吃一些。只要多注意孩子的饮食，过段时间后病情自然会好转。

不要完全信任冰箱

预防食物中毒比治疗更重要，最重要的是不要吃变质的食物。很多人都觉得放在冰箱里的食物肯定不会坏，但其实冰箱无法阻止食物变质，只是减缓食物变质的速度。被污染的食物即使放进冰箱还是会变质。细菌在放进冰箱的头两天繁殖速度很慢，但两天后细菌习惯了低温，就会加速使食物变质。孩子吃不出食物的味道有变，所以孩子的食物一定要细心检查。有的孩子拿着一瓶牛奶或者酸奶吃一两个小时，沾染了孩子口水的食物很容易变质，因此夏天尽可能不要让孩子一直拿着东西吃。

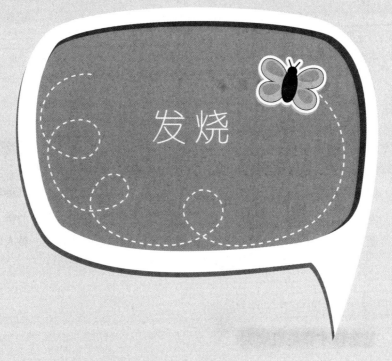

发烧

- 发烧对人体有益，适当发烧能帮助治病。不过对孩子来说，发烧太严重只会让孩子难受，严重时孩子还可能得热性痉挛。

- 孩子发烧严重时要给孩子吃退烧药，即使孩子吃了退烧药，也只能退1～1.5摄氏度。不要为了让孩子恢复正常体温就给孩子吃过多退烧药。

- 建议只给孩子吃一种退烧药，不要轮流给孩子吃布洛芬和泰诺林。

- 如果孩子吃了退烧药后烧还不退，可以在吃药30分钟后用30摄氏度的温水给孩子擦拭身体，这只是建议，不是一定要这么做。

- 不是退烧快病就好得快，孩子发烧时一定要量好孩子体温，然后带孩子去医院。

- 一般来说，肛门体温超过38摄氏度，口腔体温超过37.5摄氏度，腋下体温超过37.2摄氏度就是发烧。

关于发烧，你需要知道这些

抚养孩子的过程中，很多时候孩子都会突然发烧。孩子大半夜突然发高烧，妈妈们都会很慌张，不知道该怎么办。人体内出现异常，为了保护人体，人就会发烧，发烧不是病，是告诉我们身体里得了某种导致发烧的病。因此，准确说来，发烧对人体没有坏处，也有助于治病。一般来说，由于感冒导致发烧的情况比较常见，偶尔发烧也是一种人体得了大病的信号，因此孩子发烧需要特别注意。

怎么样才算是发烧呢

· 每个人的体温都略有差异。人是恒温动物，孩子的体温比成人高一点，每个人的体温也都不一样，一天中早上6点人的体温最低，下午6点人的体温最高，最多能相差1摄氏度。

· 正常的体温是多少摄氏度？孩子的正常平均体温是1岁以下37.5摄氏度，1～3岁37.2摄氏度，3～5岁37摄氏度，7岁后的孩子正常体温和成人差不多，为36.6～37摄氏度。越小的孩子体温比成人越高。最好从肛门测孩子的体温，在韩国一般都从腋下测体温。测腋下体温时，要把汗擦干，压住体温计3～5分钟才测得准。不要想着去医院测体温，要在家里先测孩子是否发烧。以肛门体温为基准，口腔体温低0.5摄氏度，腋下体温低1摄氏度，耳膜体温低0.5～1摄氏度。

· 多少摄氏度算发烧？年龄不同基准也有少许差异，一般来说，肛门体温超过38摄氏度，口腔体温超过37.5摄氏度，腋下体温超过

37.2摄氏度就可以判定为发烧。另外，体温突然上升也可以认为是发烧。如果想知道孩子是否发烧，最好平时就经常给孩子量体温并记录下来。

孩子发烧时请带孩子去医院检查

如果孩子发烧，但没有条件马上送孩子去医院，可以先给孩子吃退烧药，观察观察。但是如果孩子未满24个月，哪怕是打电话也要先咨询医生再给孩子吃退烧药。没有医生的诊断，不要给未满4个月的孩子吃退烧药。孩子发烧持续24小时以上，最好带孩子去医院检查。最好在发烧超过38摄氏度时给孩子吃退烧药，退烧药也只能降低1～1.5摄氏度。

发烧一定要马上送孩子去医院吗

未满3个月的孩子发烧，可能是由感冒引起，但也可能是由败血症、肺炎、脑膜炎等引起。未满3个月的孩子发烧时，病情可能会突然变得严重，没有儿科医生的诊断不要给孩子吃退烧药，要马上送孩子去医院检查。孩子的肛门体温超过39摄氏度，或者之前出现过痉挛、惊风时，最好马上送孩子去医院。孩子看起来很难受，不管怎么叫都叫不醒，或者没有意识，头非常疼，脖子很硬，这种情况也要马上送孩子去医院，这时候孩子可能得了脑膜炎或者其他重病。孩子突然无法咽口水，流口水时，很有可能是咽喉有问题。孩子的肛门体温超过40.5摄氏度（腋下体温超过39.5摄氏度）时，很有可能得了重病。这时候要马上送孩子去医院查清楚病因，并接受治疗。有的时候不采取任何措施烧也能消退，但如果发烧持续了一天以上，就算没有特别的症状，也最好送孩子去医院查清楚原因。孩子发烧时，不要不知所措、犹豫不决，送孩子去医院检查是最稳妥的做法。

孩子发烧多由感冒引起

孩子发烧一般多由感冒引起。喉咙痛、咳嗽、流鼻涕都是感冒的症状。然而热感冒却不是那么简单，有时候热感冒如果没有完全治愈，可能心脏和肾脏会出问题。有时候发烧不仅仅是由于感冒，还有可能由其

这些情况下要带孩子去急诊

· 未满3个月大的孩子发烧超过38摄氏度（肛门体温，腋下体温37.2摄氏度）。

· 出生3个月到6个月大的孩子发烧超过38.9摄氏度（腋下体温38摄氏度）。

· 满6个月的孩子发烧超过40摄氏度（腋下体温39摄氏度）。

· 孩子发烧、特别没有精神或者哭闹得厉害。

· 抚摸或者移动孩子时，孩子哭得更厉害。

· 发烧并伴有喉咙痛、耳朵疼、肚子疼或者排尿时疼痛。

· 发烧并伴有脱水症状，不爱喝水且小便量少。

· 发烧且伴有痉挛。

他病引起，最好带孩子去医院检查。根据情况可能需要抗生素治疗。使用抗生素时，一定要谨遵医嘱，医生说可以不用再吃药了再给孩子停药。

这些时候很容易知道发烧的原因

· 病痊愈之前一定要坚持治疗。发烧、肚子疼、腹泻，很有可能是肠炎；发烧且尿频、排尿疼痛，很有可能是尿路感染；发烧且耳朵疼痛，很有可能是中耳炎。如果明确知道病情，病痊愈之前一定要坚持治疗。孩子得了尿路感染可能会肚子疼，这时候不要给孩子吃抗生素或者止痛药，否则会影响医生诊断。治疗尿路感染虽然也很重要，但也要注意尽早发现是否有尿道反流或者肾脏畸形等并发症，发现了要尽早治疗，否则孩子长大之后可能会丧失肾脏功能。

· 孩子持续发烧5天以上，有可能是得了川崎病。可能有些妈妈听说过川崎病，孩子得了川崎病会持续发烧5天以上、淋巴腺肿大、眼睛和嘴唇发红、四肢长斑疹且肿大。因此如果孩子发烧持续5天以上，可能是得了川崎病，最好带孩子去医院检查。这种病虽然很多人都听说过，但并不常见，妈妈们也无须太过担心。即使没有患上川崎病，孩子发烧持续5天以上也可能不是得了感冒，而是得了其他病，还是要送孩子去医院检查。

发烧时一定要退烧吗

· 发烧对人体有好的一面。发动汽车后，发动机要受热后汽车才能出发，与此类似，人体生病时，为了加强人体的机能，体温也会上升。体温适度上升会提高人体机能，能帮助治病，但体温升高太多，人体会感觉不舒服，且食欲下降，严重时就需要退烧。一般来说孩子体温超过38摄氏度就可以判定为发高烧，需要对孩子采取一些措施。然而发烧本身并不是病，只不过是一种症状，不能认为烧退了病就好了。

• 不要随便给孩子吃退烧药。有的妈妈认为一定要赶快给孩子退烧，甚至有些妈妈带孩子去医院检查过了，也给孩子吃退烧药了，看到孩子发烧，又给孩子使用对乙酰氨基酚片或者布洛芬糖浆。儿科医生都知道退烧的方法，但是病情不同，发烧的时间也不同，有的病即使吃了退烧药也不会退烧，所以不要随便给孩子吃退烧药。孩子发烧不严重可以不用给孩子吃退烧药。孩子身体如果有异样，最重要的是找出病因，找出病因后对症治疗，治疗也就包括给孩子退烧。

孩子发烧时是否一定要让孩子退烧

给孩子吃退烧药的目的并不是让孩子的体温恢复正常，给孩子服用一定量的退烧药可以减轻孩子的痛苦，防止孩子热性惊风，即使孩子还有一点发烧也没关系。发烧对人体并没有坏处，生病时，发烧使人体体温升高，活跃人体各项机能，能帮助治病。妈妈们应该要知道轻度发烧有助于治疗孩子的病，在治疗过程中不要对发烧过于敏感，再好的退烧药也只能退烧1～1.5摄氏度。

要马上给孩子注射退烧药吗

在美国，不管孩子发烧多严重，都不会给孩子注射退烧药。我自己的孩子也是，发烧40摄氏度，一直到凌晨5点都睡不着，虽然非常难受，可我也不给孩子输液。我知道如果给孩子输液，孩子也不那么难受，我自己也省心，但我有我自己的原因。是否要给孩子输液就看妈妈和医生的决定。孩子的苦痛和孩子的安全就像微妙的拔河比赛。我不给自己的孩子输液，所以我也不会给别人的孩子输液。不过有的医生也会给自己的孩子输液，我有些前辈主张给发烧的孩子输液，我也认为这种做法有一定的道理，他们也会给别的孩子输液。输液并不是不好，在输

孩子出红疹时

发烧后，孩子的身体上可能会长红红的疹子，这很有可能是红疹。出红疹并不意味着病情加重，而是病情正在好转的信号。脸和腿上基本不出红疹，红疹一般出现在身体、脖子和耳后。大部分红疹在1~2天之内会消退，而且不会留下任何疤痕。如果孩子发烧后出红疹，只要孩子能吃能喝能玩，就没必要太担心。大部分红疹都是病毒性斑疹，不过很多病都会引起出红疹，孩子具体得了什么病还是应该问医生。孩子全身都出红疹，如果过几天自己消了那可以不用担心，如果一直不消，最好带孩子去看医生。

发高烧会使孩子变笨吗

有的妈妈会问："昨晚孩子发烧超过40摄氏度，会破坏孩子的脑细胞吗？"如果是感冒导致发烧这种常见的情况下，发烧并不会破坏脑细胞，即使发烧超过40摄氏度。有的病引起发烧会损伤大脑，但感冒引起的发烧并不会使孩子变笨。不过人们通常说发高烧会让孩子变笨也有一定的道理。过去脑炎或者结核性脑膜炎等引起的发烧会让孩子变笨或者给孩子留下严重的后遗症，过去人们诊断不出那些病，也就认为是发烧使孩子变笨。体温超过41.7摄氏度时会严重损伤大脑。有很多人认为发高烧也就意味着病情严重，然而事实上发高烧和病情严重并不完全一致。手足口病之类的病不会给孩子留下后遗症，但是孩子得病时会发高烧，非常难受；而如果孩子得了结核性脑膜炎，不管孩子会不会发高烧，都会留下严重的后遗症。

液前最好先问清楚输液的好处和坏处。

发烧了要多给孩子盖被子吗

最近很多韩国人都认为传统的民间疗法非常好，很多妈妈看到孩子发烧就给孩子盖被子。妈妈们应该要知道，传统的民间疗法虽然在过去是非常好的方法，但现在有比这更好的方法，我们当然应该选择更好的方法。过去有很多发烧传染病，为了防止病情传播，就让病人盖着被子待在家里。换句话说，发烧时让病人盖被子是以前的人为了防止病情传染而采取的措施。但现代医学几乎可以治疗所有传染性热病，因此人们没有必要为了防止病情传染而损害自己。发高烧时，应该脱掉衣服，用毛巾蘸温水擦拭身体，当然同时也要接受治疗。

发烧且手脚冰凉是积食吗

孩子发烧时手脚冰凉、打哈欠、不吃东西、呕吐，大家认为孩子这是得了什么病呢？在韩国，过半数的妈妈会认为孩子积食。孩子感冒后发烧、手脚冰凉的情况非常常见。孩子得病了导致发烧，很可能会手脚冰凉。一般来说只要儿科医生治好了感冒，症状自然会消失。然而很多妈妈认为孩子积食就刺孩子的手指，这种做法并不可取。

体温偏低的时候

• 人体内的温度和皮肤的温度不一样。体温下降虽然非常危险，但这种情况并不多见，人去到寒冷的室外，或者掉进水里体温才会偏低，除去这两种情况，体温偏低的情况并不多见。这里所说的体温偏低指的是人体内的温度，人体内的温度和皮肤的温度不一样，而且同样是皮肤，手、脚、腋下、口腔、肛门等部位的体温也都不一样。孩子生病后发烧，吃了退烧药之后一般都会流汗，随着汗液蒸发，皮肤温度也会下降，在量体温时，随着体温计沾上的汗液蒸发散热，水银柱也会下降。有的妈妈看到孩子的身体非常冷，就给孩子盖上毯子，但其实孩子可能还在发烧。突然发高烧时，手脚等皮肤的血液循环不畅，身体会变冷，这种情况虽不常见但也偶有发生。一定要用体温计量孩子的体温，不要靠妈妈的手或者感觉去感知孩子的体温。为求准确，量体温时，不仅要量腋下，还要量口腔和肛门的体温。

• 如果孩子体温偏低，首先要确认是否还有意识。给孩子量体温时，如果量出的体温低于36摄氏度，那首先应该给孩子再量一次。擦拭掉体温计上的汗液，过段时间后再给孩子测。口腔体温比腋下体温低，测肛门的体温比测口腔的体温更为准确。重新量体温后，孩子的体温还是偏低，首先应该让孩子身体暖和起来，然后再确认孩子是否还有意识，如果孩子意识模糊，要用毯子包着孩子，马上带孩子去大医院。如果孩子意识清楚，看起来并无大恙，可以给孩子开开电热毯，更大一点的孩子最好给他们喝点热水、泡个热水澡。

• 体温偏低比发高烧更危险。如果孩子体温严重偏低，身体冰凉，给孩子盖被子并不是什么好办法。给孩子盖被子可以防止室外的冷空气降低孩子的体温，但在温暖的室内，反而会妨碍孩子的身体变孩子发烧时可以不用毛巾。

1.孩子吃了退烧药还是发高烧，可以考虑用沾了水的毛巾。

2.孩子吃了退烧药30分钟后，可以把孩子的衣服全部脱掉（包括尿布和内裤）。

3.用毛巾沾30摄氏度左右的温水（不能用冷水），不要在水里添加酒精。

4.不要把毛巾拧得太干，毛巾要能滴水。

5.擦拭全身（头、胸、肚子、腋下、腹股沟等）。

6.边擦边按摩，一直擦到烧退为止（不要把毛巾盖在孩子身体上）。

7.孩子觉得冷得发抖，就不要再给孩子擦身体了。如果孩子觉得难受，也不要再给孩子擦身体。

8.要退烧最好还是给孩子吃退烧药，特殊情况下可以用水给孩子擦身体。

暖。孩子玩得好好的，如果体温略微下降，可以给孩子穿上厚衣服。皮肤变冷，皮肤的血液循环就会不畅，皮肤就会变得不光滑。这时候可以给孩子按摩，促进血液循环。

孩子突然发烧时的应急处理方法

晚上孩子突然发烧应该怎么做呢？首先应该测量孩子的体温，如果发烧超过38摄氏度，那就是发高烧，可以适当减少孩子的衣物，让房间保持凉爽。如果孩子还是很难受，可以给孩子吃点退烧药，常用的退烧药有泰诺林和布洛芬糖浆。未满6个月的孩子只能服用泰诺林，孩子满6个月后可以服用泰诺林和布洛芬糖浆。未满2岁的孩子发烧时，最好先带孩子去医院检查，不要先给孩子吃退烧药。不得不在家里给孩子吃退烧药时，尽可能先打电话咨询儿科医生，再给孩子吃退烧药。孩子吃了退烧药还是发烧难受，可以将毛巾浸入30摄氏度左右的温水给孩子擦拭身体，也可以在浴盆里放5厘米左右深的30摄氏度温水，让孩子泡在浴盆里。

首先应该把孩子的衣服全部脱掉，包括尿布

再薄的衣服也能保暖，因此要把孩子的衣服全部脱掉，只脱一半衣服，热度也只能退一半，还要把孩子的尿布也脱掉。妈妈看到孩子哭，就抱着孩子，妈妈们要知道，孩子的身体和妈妈身体接触的部分不仅仅不能散热，反而会更暖和。有的妈妈会把毛巾之类的东西盖在孩子身

体上，把沾了水的毛巾盖在孩子身体上也有保暖效果，烧也不会退，只要想想在冷天穿丝袜和不穿丝袜的区别就很容易理解。我之前看过一则新闻，说的是由于纽约报社在大冬天罢工，地铁站的很多乞丐都被冻死了。即使是一张薄薄的报纸，盖住身体也能保暖。

用温水给孩子擦拭全身

· 用冷水给孩子擦身体会起反作用。很多人认为发烧时最好应该用冷水，但发烧时用冷水擦身体反而会起反作用。冷水的温度和体温相差太大，孩子会冷得发抖，会更难受，给孩子擦身体就没有什么作用，反而会使肌肉发热，导致体温升高。冬天身体发抖也是为了让肌肉发热，让身体更暖和，如果知道这个就很容易理解。冷水也会缩小皮肤毛细血管，热更不容易散发出去。人通过皮肤散热，通过皮肤的热血少，热当然也就散发不出去。因此孩子发烧时一定要用接近体温的温水给孩子擦拭身体。擦身体时最好全身都要擦拭，包括头、胸、肚子、腋下、腹股沟等部位。有的妈妈会在水里加酒精，或者直接用酒精给孩子擦身体，酒精被孩子身体吸收可能会出问题，千万不要用酒精擦身体。

· 不要拧干毛巾，毛巾上能滴水就行。利用蒸发散热是退烧的另一个方法，身体上要有一点水分，体温才会随着水分蒸发而下降。毛巾拧得太干擦身体，并没有太大的效果。要让孩子躺在被子上给孩子擦身体，毛巾上的水也不要沾太多。电视剧里面偶尔会出现发烧时把毛巾盖在头上的场面，这样做反而会阻碍水分蒸发。孩子发烧时首先应该给孩子吃退烧药，烧还没退，就可以用毛巾沾温水给孩子擦身体，如果擦身体的时候孩子非常难受，那应该马上停止。

发烧时用水擦拭身体，感冒会不会加重

人们在寒冷时容易感冒是由于体内的温度流失，人体的防御能力减弱。发烧是人体内的温度过高，需要把热量排出去，因此体温不会下降到正常体温以下，也不会因为脱了衣服或者用水擦身体感冒就加重。有的妈妈会问，孩子冻得发抖，还要给孩子脱衣服吗？孩子冻得发抖非常难受时不要给孩子脱衣服或者用水给孩子擦身体。孩子体温正在上升且冻得发抖时，用水给孩子擦身体不仅不能退烧，还会让孩子更难受。要等孩子体温升上去、身体不冷之后，再给孩子擦身体。

正确服用退烧药

体温如何升高

人体内被细菌侵入时，守护人体的细胞就会产生让体温升高的信号物质，这些信号物质会刺激前列腺素生成，前列腺素增多，下丘脑就会升高人体体温的基准值，人体会为了适应调整的基准值而努力，也就是为了减少皮肤散热，减少皮肤的血液循环，人的手脚就会变凉，而肌肉为了发出更多热量，人的身体就会发抖，这样体温就会升高，也就是我们通常所说的发烧。退烧药能抑制前列腺素生成，降低体温的基准值，从而使体温下降。孩子发烧后身体发抖，如果不给孩子吃退烧药降低体温基准值，而是用水给孩子擦身体，那么人体为了发出更多热量，孩子会抖得更厉害。因此，给孩子吃了退烧药30分钟内，不要用水给孩子擦身体。

• 栓剂和口服药，哪种更好？ 退烧药有栓剂和口服药两种类型。我建议优先选择口服药。孩子如果没办法吃东西，吃了就吐，或者没有意识时，可以使用栓剂。口服药和栓剂如果是一样的成分，用量也要一样。不管是吃进去还是从肛门里放进去，退烧药都能被吸收，不要看到孩子吃完退烧药后烧还没有退，就又给孩子用栓剂，这样也只是相当于吃了两倍剂量的药。退烧药不能想吃多少就吃多少，适量服用退烧药并不会损伤人体，但需要注意如果服用的退烧药超过了一定量，就会给人体带来严重的副作用。很多妈妈都认为孩子吃了退烧药之后再给孩子用栓剂也没问题，千万不要这么做，除非儿科医生开了处方说可以重复使用退烧药。医生也会根据孩子的情况开处方，孩子发高烧时医生开的退烧药剂量会大一些；发烧不严重时医生开的退烧药剂量就不会那么大；如果孩子刚开始发烧不严重，但有可能突然发高烧，医生可能会让重复使用退烧药。如果医生开了处方，按照医生的处方给孩子吃了退烧药，但孩子的烧还没有退，就想自己在家多给孩子吃些退烧药，这时候最好先问问医生的建议。如果孩子烧退了，那就可以不用再吃医生开的退烧药了，因此孩子烧退了也要去咨询医生。

• 布洛芬和泰诺林有什么区别？ 布洛芬和泰诺林的效果差不多，不过最好还是区分使用。未满6个月的孩子服用泰诺林，6个月后的孩子可以服用泰诺林和布洛芬。如果服用退烧药是为了治疗感冒，吃哪种药都可以，没有太大的差别。泰诺林的药效可持续4~6个小时，布洛芬的药效可持续6~8个小时。肝脏不好最好不要服用泰诺林，肾脏不好最好不要服用布洛芬。如果孩子呕吐、肚子疼，没有医生的处方最好不要给孩子服用布洛芬。泰诺林一次性吃太多也不好，也不要吃太多次，不要超过每天规定服用的次数。此外，21岁以前的孩子不要服用阿司匹林作为退烧药，孩子得了重感冒或者水痘时服用阿司匹林，可能会诱发一种罕见的瑞氏综合征。千万不要在家给孩子服用阿司匹林。

泰诺林的正确用法。 每次服用10～15毫克/千克（10千克的孩子每次3～4.5毫升）泰诺林糖浆，每隔4～6小时服用一次。10千克的孩子每次最多服用150毫克泰诺林药丸，即80毫克的药丸两粒左右，160毫克的药丸一粒左右。最好根据孩子的体重而不是年龄来服用退烧药。与泰诺林相同成分的青霉素栓剂的用量也和泰诺林一样，10千克的孩子每次使用125毫克，每隔4～6小时使用一次。放入栓剂后为了不让药物流出，要堵住肛门几分钟。

布洛芬的正确用法。 每次服用5～10毫克/千克（10千克的孩子每次4～5毫升）布洛芬糖浆，每隔6～8小时服用一次。布洛芬也要按照孩子的体重来使用。布洛芬也有栓剂，10千克的孩子每次使用1～2个50毫克的布洛芬栓剂，每隔6～8小时使用一次。如果孩子不是吃了就吐或者吃不了东

不要认为烧退了就可以安心了

发烧是孩子身体异常的信号，妈妈们不要认为孩子吃了退烧药退烧了就可以安心了。如果孩子白天发烧，要马上带孩子去医院检查清楚为什么会发烧；如果是晚上可以等白天再去医院。孩子退烧时可能会出很多汗，这并不是因为孩子身体虚弱，也不是因为药性毒。

用大剂量的退烧药退烧快吗

要适量使用退烧药，过多使用退烧药不一定能让孩子更快退烧，反而会损伤孩子的身体。发烧不是病，只是一种症状，不是退烧快病就好得快。服用过多退烧药反而会损伤肝脏，还可以引起体温偏低等一系列副作用。退烧太快孩子也会觉得不舒服，因此千万记住要适量使用退烧药。也不要认为使用了适量退烧药，孩子的体温就会回复正常，退烧药只能让孩子的体温下降1～1.5摄氏度，如果孩子发烧40摄氏度，即使吃了退烧药，也只能让体温降到39摄氏度左右。医生可能会让重复使用退烧药。如果医生开了处方，按照医生的处方给孩子吃了退烧药，但孩子的烧还没有退，就想自己在家给孩子吃些退烧药，这时候最好先问问医生的建议。如果孩子烧退了，那就可以不用再吃医生开的退烧药了，因此孩子烧退了也要去咨询医生。

服用布洛芬时要注意

如果孩子腹泻、呕吐、肚子疼，没有医生的处方最好不要给孩子服用布洛芬。如果孩子出现脱水症状，给孩子服用布洛芬会损伤孩子的肾脏，要尤其注意。

服用泰诺林时要注意

适量服用泰诺林并不会出问题，服用两倍剂量的泰诺林则会损伤肝脏，长期服用定量泰诺林也会损伤肝脏。12岁以下的孩子连续服用超过5天时需要引起注意，成人要注意避免连续使用超过10天。感冒药里很多都含有泰诺林成分，吃了这类感冒药又吃泰诺林可能会引起中毒。泰诺林和酒精一起服用会对肝脏造成致命性的损伤。部分感冒药里面可能含有酒精成分，需要同时服用泰诺林和感冒药时，一定要先仔细阅读感冒药的成分表。泰诺林的成分是对乙酰氨基酚。

泰诺林糖浆重新售卖

2013年4月，泰诺林糖浆的制造和销售中止了一段时间，现在又开始重新售卖。未满6个月的孩子发烧时可以使用泰诺林。

西，我更建议给孩子口服退烧药，而不是使用栓剂。

· 布洛芬糖浆的正确保存方法。布洛芬糖浆最好常温保存。吃剩下的调配退烧药只能使用一周，开封了的瓶装退烧药可以使用1个月。晚上为了以防万一，可以用小包包一点退烧药，不开封，放在药箱里，等晚上孩子突然发烧时可以拿出来使用。

· 泰诺林和布洛芬可以一起使用吗？一般都建议发烧时只使用一种退烧药，不过发烧严重时也会同时使用泰诺林和布洛芬。发高烧时只吃一种退烧药烧退不下来，那可以同时使用泰诺林和布洛芬。同时使用这两种药时，要每隔4小时轮流服用，服用泰诺林4小时后再服用布洛芬。不过现在并不建议使用两种退烧药。儿童青少年根据医生的处方，可以同时使用两种退烧药，但是烧退了一点之后，最好马上给孩子用一种退烧药。

体温计和量体温

人的手感并不可信，妈妈用凉手摸孩子，孩子不发烧也会觉得孩子发烧。如果孩子头上出汗，后脑勺肯定会发烫。想要准确知道孩子的体温，应该使用体温计。我们医院不使用电子体温计，有时候电子体温计比水银体温计的结果更荒唐，所以我们都用水银体温计和红外线体温计。如果家里负担得起，在家也可以使用红外线体温计，但如果买红外线体温计有负担，那就没必要买。

水银体温计

水银体温计测得最准，但却有水银中毒的风险，我拜托大家千万不要使用水银体温计。为了自己家孩子和别人家孩子的健康，也为了不对环境造成污染，我拜托大家千万一定不要使用水银体温计。水银体温计中的水银是金属水银，测体温时不小心将体温计打碎，水银被孩子吃下去并不会出太大问题。但是水银体温计中的水银掉到地上就会出现严重的问题。掉在地上的水银过段时间后会变成气体，人体吸入这种气体会对神经系统造成严重损伤。有报道显示一个水银体温计就能造成非常严重的后果。掉在地上的水银分散成非常微小的个体，不容易清除，且过段时间后就会变成气体，人体吸入这种气体就会水银中毒，在通风不太好的房间里，水银中毒的危害会更大。水银掉在地上，要彻底清除干净。不要用手去触摸水银，一定要戴上手套，用硬纸小心收好水银扔掉，用过的手套也要一起扔掉。使用真空吸尘器会使水银气体扩散到整个房间，千万不要使用真空吸尘器清扫。如果水银掉在地毯上，那地毯要做报废处理。有的孩子会拿水银来玩，千万不能让孩子触碰水银，皮肤吸收水银也会引起水银中毒。水银中毒会导致神经系统麻痹，这种中毒非常可怕，一定要非常小心。

发烧时要多喝水

发烧时人体为了降温会出很多汗，呼吸也会加快，随着呼吸流失的水分也会增多，而且发烧时人会觉得难受，吃的东西也更少，很容易缺水。因此，发烧时要比平常喝更多的水。

吃药过程中退烧了

孩子发烧时，医生会开退烧药和其他药，妈妈给孩子吃了药之后看到孩子退烧了，就不知道是不是还要继续给孩子吃医生开的药，还是不吃退烧药其他药照吃。并不是烧退了之后就要马上停吃退烧药。退烧药比较安全，不仅能退烧，还能消炎镇痛。医生可能是为了消炎才让孩子服用退烧药，所以不要随便给孩子停药。另外，退烧也可能只是暂时性的，没有医生的指示，最好继续给孩子吃药。

· 使用水银体温计时需要注意

1. 建议不要使用水银体温计。

2. 水银体温计不是玩具，如果家里有水银体温计，千万不要给孩子玩，一定要放在孩子够不到的地方保存。

3. 注意不要让水银温度计破碎。水银体温计在口中破碎时，要让孩子把嘴里的水银吐出来，不要让孩子嘴里残留水银和玻璃碎片，要用纱布把孩子嘴里擦干净。金属水银不会被肠道吸收，如果孩子吞了一个水银温度计里的水银，那也不会有什么大问题。

妈妈们用各种不同的方式来表达孩子发烧，额头发烫、出很多汗、身上温热、脸色发红、后脑勺发烫、鼻子里冒烟等等，各种说法都有。可惜的是这些说法并不能准确表达出孩子到底发烧多少摄氏度。孩子发烧时，不仅要有心证，还要有物证。如果妈妈觉得孩子可能发烧了，一定要拿体温计给孩子量体温。人的手不可靠，如果妈妈的手在冷水或者冷空气中暴露很长时间后再去摸孩子的额头，即使孩子没有发烧，妈妈也会觉得孩子的额头很烫。我也是，用冷水洗过手后去给患者治疗时，也会觉得孩子的身体很烫。妈妈们应该对医生说"孩子发烧多少摄氏度"，而不是告诉医生"孩子晚上发烧"，这样对治疗更有帮助。

鼓膜体温计

这种体温计利用红外线探测感知热来测体温，是一种尖端的机器。响尾蛇就是通过红外线探测来感知猎物，从而做出相应的变化。鼓膜体温计，也叫红外线体温计，正是利用这一方式，能在短时间内准确测量孩子的体温。它的特点是能够利用其他体温计无法测量的鼓膜来测体温，它的缺点是价格昂贵，如果家里负担得起，买一个放在家里也不错。不过为了防止耳内的耳屎多或者其他原因导致红外线体温计无法测量体温，还是要买一个电子体温计。大多数情况下，鼓膜体温计测出的体温比肛门体温低0.5～1摄氏度，比腋下体温高0.5摄氏度左右。

· 鼓膜体温计的优点

1.可在短时间内测出体温，有的能在1秒内测出体温，很适合给多动的孩子测体温。

2.利用外耳道（耳孔）测量体温，不需要叫醒熟睡的孩子就能测量孩子的体温。

3.不像水银体温计，不用担心水银流出的危害。

4.测出的体温相对较准确，和水银体温计不同，鼓膜体温计测出的温度可直接读出，不会看错。

· 鼓膜体温计的缺点

1.价格昂贵。以前鼓膜体温计更贵，现在价格稍微下降了一些，如果能买一个当然最好。水银体温计只要韩币1000～1500元（约合人民币6～9元），相比之下，鼓膜体温计就贵得多。

2.有时候孩子发烧却测不出来。耳朵里有耳屎时无法测量体温，即

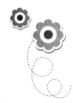

使孩子发烧也测不出来。

电子体温计和液晶体温计

电子体温计的价钱不算贵，测得准，且使用方便，最近取代水银温度计被广泛使用。液晶体温计很像塑料胶带，放在额头上会变颜色，然后测出体温。液晶体温计测得不准，我不建议使用。

3.体温计要温热才能测出体温。寒冷的晚上孩子突然发烧时，体温计本身的温度就不高，也就测不准孩子的体温，因此鼓膜体温计不是想测的时候随时都能测。

4.新手测体温时可能有误差。如果测体温的人的经验不足，测量结果可能会有较大误差。

正确测量身体各个部位体温的方法

· 测肛门体温。在体温计的水银柱上涂上凡士林，然后用手拨开孩子的肛门，再把体温计塞进去。未满6个月的孩子把体温计塞进0.6~1.2厘米，6个月以后的孩子可以把体温计塞进1.2~2.5厘米。为了防止孩子乱动被体温计戳到，要抓牢孩子，过3分钟后就可以读数了。把体温计塞进肛门时，孩子可能会大便，用纸巾擦干净体温计读数就行。肛门体温超过38摄氏度就可以判断是发烧。

· 测口腔体温。孩子5岁左右，如果妈妈们觉得孩子不会咬嘴巴里的体温计，就可以把体温计放入口腔里测孩子的体温。如果孩子还太小，会咬嘴里的东西，那就千万不要把体温计放入孩子的口腔里测体温。测体温时，把体温计放在舌头底下，让孩子把嘴巴闭上，保持2分钟左右。一定要告诉孩子千万不要咬体温计。口腔体温比肛门体温低0.5摄氏度左右，如果测出的口腔体温超过37.5摄氏度，就可以判定孩子发烧。

· 测腋下体温。首先要把孩子腋下的汗液擦干净。确认体温计的水银柱放在腋下中央后，夹紧手臂和身体。4~5分钟后等水银柱不再变化时，就可以读数。很多孩子几分钟都不消停，量体温时，妈妈应该要抓牢孩子的手，注意不要让体温计从腋下掉出来。腋下体温比肛门体温低1摄氏度，腋下体温超过37.2摄氏度时就可以判定孩子发烧。

注意

根据所测部位不同，测出的体温也会有些差异。一般来说，测口腔体温比测腋下体温更准确，测肛门体温比测口腔体温更准确。

· 华氏温度和摄氏温度的转换关系

1℃=1.8℉,1℉=0.55℃	
98.6℉=37℃	102℉=38.9℃
99.5℉=37.5℃	103℉=39.5℃
100.0℉=37.8℃	104℉=40.0℃
100.4℉=38℃	105℉=40.6℃
101℉=38.4℃	106℉=41.1℃
101.5℉=38.6℃	107℉=41.7℃

测体温时要注意以下几点

· 将要测体温部位的汗液擦干净，测量的时间要够长。如果孩子身体上有汗，随着汗液蒸发，皮肤的体温会下降，测出的体温也会比真实体温偏低。另外，如果不擦干净汗液，随着沾在体温计上的汗液蒸发散热，体温计的读数也会下降。

· 孩子玩耍后不要马上测体温。孩子玩耍后会加快新陈代谢，体温也会上升一些。

· 送孩子去医院前应该在家量好体温。很多妈妈在家不给孩子量体温，跑到医院来让医生给孩子量体温。有的妈妈说在家测体温孩子会哭闹，也有的家里没有体温计。但如果孩子发烧，一定要在家给孩子量好体温。体温会随着时间变化，来医院的时候如果孩子吹了风，原来很高的体温就可能会下降。最好在家给孩子量好体温，送孩子到医院后再给孩子量一次体温。家里有孩子的话，最好在家里备一个体温计。

对发烧的错误认识

· 发烧对人体有害：错误。发烧能帮助人体战胜疾病。

· 发高烧会让孩子变笨：错误。聪明的孩子并不会因为发烧而变笨。

· 发高烧会引起热性痉挛：错误。孩子是热性痉挛体质时，发高烧才会引起孩子热性痉挛。

· 热性痉挛会导致癫痫：错误。热性痉挛和癫痫没有任何关系。

·吃退烧药可以减少热性痉挛发生：错误。不管是否服用退烧药，热性痉挛都会发生。

·治疗发烧一定要用退烧药：错误。发烧不严重可以不使用退烧药，发烧特别难受时需要使用退烧药。

·使用退烧药后体温就能回复正常：错误。退烧药只能退烧1～1.5摄氏度。

·不治疗体温会持续上升：错误。发烧再严重我们人体也能够调节。

·长牙时也会发高烧：错误。长牙时只会出现38摄氏度的低烧。

·栓剂很安全：错误。栓剂也是退烧药，吃了退烧药后再给孩子用栓剂，相当于用了两倍剂量的退烧药，可能会有危险。

·退烧药很安全，即使吃多了也没问题：错误。会出大问题。服用超过定量的退烧药非常危险。

·孩子发烧时，就算大晚上，也要把孩子叫醒让孩子吃退烧药：错误。如果没有特殊情况，没必要大晚上叫醒孩子吃退烧药。

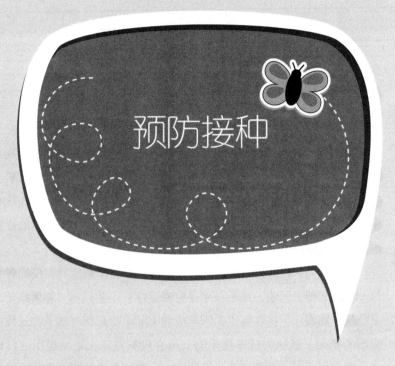

预防接种

• 建议补充接种肺炎球菌疫苗。建议再接种一次十三价肺炎球菌疫苗，本疫苗以已接种过4次七价肺炎球菌疫苗的孩子为对象研究出来的。预计肺炎球菌疫苗将在2014年5月末开始免费接种。

• 最好能够去医院儿科接受预防接种。接种DPT时医院儿科和保健所用的药是不一样的。医院儿科会选择针对预防百日咳更好的药。

• 请用数码相机将预防接种记录照下来，以防丢失。接种记录终身都要保管好。

• 需要一次接种多种疫苗时，最好在一天内全部接种。即使是一天内接受5种预防注射也不会有异常反应，而且效果相同。

• 建议50岁后，接种十三价肺炎球菌疫苗，以预防肺炎。现在已经研究出带状疱疹疫苗，这种疫苗也是从50岁开始接种。两种疫苗都可以在儿科接种。

儿童的接种和诊疗都应免费

　　国家指出，现在韩国因为低出生率已经进入了准紧急状态。我并不同意这句话，我认为，韩国现在不是准紧急状态，而是真正的紧急状态。如果这种低出生率继续的话，50年以后，韩国只能灭亡。在这种低出生率的状态下，培养孩子就成了为国家未来所做出的最重要的投资。培养孩子也就成了最好的爱国行动。

　　大家认为，抚养孩子的母亲有没有权利获得全额免费防疫接种呢？孩子生病需要去医院，该不该享受免费诊疗？不要只将"如果孩子出生会负起一切责任"挂在嘴上，国家应该实际承担起抚养孩子的过程中所需要的费用。我认为抚养孩子的父母有权利堂堂正正地提出这样的要求。有句俗话叫"会哭的孩子有奶吃"，如果各地的妈妈们都呼吁任何接种都免费，这样的声音多起来，自然会引起国家的关注。而且大家也要积极呼吁减免诊疗费。假如能给一个孩子落实优惠的政策，至少会有两个人感到满足，那就是孩子的父母。如果是我的话，我会对那些主张孩子权益的政治家，给予更多的关注。

　　我认为，想要解决低出生率的问题，首先全社会要认为抚养孩子是一件非常快乐的事。如果真的是一件非常快乐的事，即使是阻止生孩子，父母们也会想要多生。但是，我们非但没有接受过这样的教育，反而媒体三天两头传播抚养孩子如何辛苦……

　　而且，想要从根本上解决低出生率的问题，必须将抚养孩子变成一件很容易的事。韩国在培养孩子方面并没有完善的教育，也没有实现在孩子出生后对幼儿进行的定期检查，所以有很多母亲不知道该如

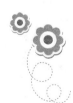

何培养孩子。如果不了解怎样教孩子睡觉、吃饭、礼节等，抚养孩子就更会难上好几倍。对于连抚养一个孩子都非常艰难的母亲们来说，连听到抚养两个孩子的建议，都觉得不可能。

而且第三，在抚养孩子的过程中，政府不应让父母花钱。抚养孩子的这段时期，是一生中经济最为困难的时期。如果这时不实行对父母经济状况有帮助的政策而说要以后支持，没有任何的意义。让我们期待韩国能够为妈妈们创造舒适的环境，在这里能够免费接收防疫服务，诊疗费都减免。

关于预防接种，家长需要熟知的事情

在接受预防接种时要检查孩子的发育和健康状况，接种是一件对孩子有利的事情，尽可能地在儿科进行接种。而且，在去儿科接种时，有必要咨询一下医生关于在抚养孩子期间所遇到的问题，与医生进行交谈。在预防接种以后一定要领取接种记录，确认下一次接种的日期。请在日历上画上圆圈，记上接种的名称。接种记录一生都要妥善保管。去国外留学时如果没有接种记录，就会影响入学。预防接种卡片上的内容最好能够随手用数码相机照下来保管好。本来预防接种卡就很喜欢"玩失踪"。

预防接种是现代医学创造出的最大的功绩。100年前人的平均寿命也不过才30～40岁，而现在平均寿命能够达到80岁，这都是得益于预防接种。最近有人说预防接种对身体有害并加以劝阻，这真的是让人无言以对。甚至还出现了劝阻接受疫苗的书籍，这真的十分荒唐。就在两年前，社会忽视麻疹，放松了麻疹防疫工作，结果那两年就掀起了很大的麻疹风波，这件事就实实在在发生在韩国。这样惨痛的教训还没有完全消失，如今又出现这样的声音，让人非常吃惊。

在怀孕之前一定要接种的三种疫苗

1.麻腮风疫苗：没有风疹抗体的人。

2.水痘：没有得过水痘的人。

3.Tdap：最近10年内没有接种过Td的情况。

接种麻腮风疫苗和水痘疫苗后一个月内不能怀孕。

怀孕期间一定要接种的两种疫苗

1.Tdap（或者Td）。

2.流感疫苗：没有特殊情况，从怀孕第一天起就可以接种。

因为失误多接种了一次，会有问题吗

虽然这种情况很少，但是偶尔也会有接受预防接种不久以后，去儿科时头脑一热又注射了一次不久前已经注射过的疫苗的情况。专家们认为，白喉和破伤风疫苗在7岁前只要不超过6次就可以，其余的疫苗即使多次接种也没有问题。

推荐预防接种部位

· 皮下注射时接种部位。在12个月以前是大腿部。不到3岁时首选胳膊外侧，也可以选大腿部的脂肪层。36个月以上时推荐胳膊外侧。作为参考，代表性的皮下接种有水痘疫苗接种和麻腮风疫苗接种。

· 肌肉注射时推荐部位。12个月以前的婴儿大腿前外侧。未满3个月时，基本在大腿注射，肩膀肌肉十分发达也可在肩膀注射。

· 不管在什么情况下，都不要在臀部注射。

基本接种和自选接种

预防接种中有一些是必须要接受的，有一些根据个人意愿进行接种，还有一些只针对需要的人进行接种。虽然最近由于某种原因，很多母亲对预防接种产生了恐惧，决不能因此放弃预防接种。如果因为害怕副作用而不接种，可能孩子以后受到的伤害会大几万倍。所有的孩子一定要接种的疫苗有卡介苗、百白破疫苗、脊髓灰质炎疫苗、Hib、麻腮风疫苗、水痘疫苗等。这些被称为基本接种。虽然肺炎球菌接种到现在为止还不在必须接种的名录之列，预计到2014年末会划归为必须接种范畴。此外，还有轮状病毒疫苗和甲肝疫苗。如果父母们呼吁要求免费接种的话，国家马上就能够给予免费接种。虽然髓膜球菌疫苗已经在韩国得到了许可，但是由于我国几乎没有未满11岁的儿童得此病，所以我国不指示，也未推荐接种这种疫苗。在发病率比我国高出很多的美国，现在也从11岁开始接种此种疫苗。

预防接种的总体说明

· 一定要接种卡介苗。个别父母因为害怕副作用而不敢给孩子接种，但无论怎样要在孩子出生4周以内接种此种疫苗。如果过了4周的话一定要尽快进行接种。一部分小学会进行检查，如果没有接种卡介苗疤痕的话会命其重新接种。从医学的角度来看，如果有接种记录的话，不管有没有接种疤痕都没有必要再次进行接种。我认为，卡介苗接种一次就足够了。

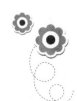

儿童接种预防表

年龄	接种种类	备注
0～1周	乙肝疫苗	母体乙肝检查（HBsag）结果为阳性时，尽可能在12个小时以内一起接种乙肝球蛋白（HBIG)疫苗和乙肝疫苗（最迟在1周以内）。乙肝现在只能0、1、6个月时进行接种。
0～4周	卡介苗	请尽量去儿科接种，而不是所出生的医院。
1个月	乙肝疫苗	乙肝与第一次接种的药的种类无关，有兼容性。
2个月	DTap	三价以上的疫苗比二价疫苗效果更好。
	脊髓灰质炎疫苗	现在只用作小儿麻痹注射接种。
	Hib	属于必须接种，应该积极推荐，根据疫苗品种的不同需要2～3次的基础接种和1次追加接种。
	肺炎球菌疫苗	预计在2014年5月底将被更改为必须接种疫苗，需要3次基本接种和1次追加接种。
	轮状病毒疫苗	有接种两次的一价罗特律轮状病毒疫苗和五价的轮状病毒疫苗2种。
4个月	Dtap，脊髓灰质炎疫苗，Hib，肺炎球菌疫苗	
	轮状病毒疫苗	针对轮状病毒的疫苗有2种，不建议交叉使用。
6个月	DTap，脊髓灰质炎疫苗，乙肝疫苗，Hib，肺炎球菌疫苗	麻疹流行前孩子6个月大时接种MMR疫苗。6～18个月接受第三次小儿麻痹疫苗。
	轮状病毒疫苗	一价轮状病毒疫苗接种2次就可以，但五价轮状病毒疫苗须在6个月第三次接种。
12～15个月	麻腮风疫苗，水痘疫苗，Hib，肺炎球菌疫苗	麻腮风疫苗最好在12个月时与水痘一起接种。虽然我国只将第一次水痘疫苗接种作为必须接种，但是我强烈推荐在4～6岁进行第二次水痘疫苗接种。
18个月	DTaP	DPT尽量5次都用同一种疫苗来接种。
1～2岁	流行性乙型脑炎疫苗	流行性乙型脑炎灭活疫苗在满1～2岁时接种2次，间隔1～2周。第二年再接种1次。追加接种要在6～12岁之间接种。用灭活疫苗接种时，不推荐用活疫苗进行追加接种。
4～6岁	DTap，脊髓灰质炎疫苗，麻腮风疫苗	DTaP追加接种一定要在7岁之前进行接种。
11～12岁	DTaP（无药时用Td）	请尽量用Tdap而不是Td接种。11～12岁开始每10年接种1次。
	宫颈癌疫苗	有四价宫颈癌疫苗和二价子宫颈癌疫苗两种。虽然都是高价疫苗，但是因为能够预防很多子宫颈部癌，所以推荐一定要接种。接种的允许年龄为26岁以下。男孩最好也能够接种四价宫颈癌疫苗。

*在医院所有年龄以周岁计算。上表中的年龄也为周岁。

• 一定要无条件接种DTaP。DTaP有二价疫苗和三价白喉、破伤风类毒素和非细胞性百日咳疫苗。专家们表示三价疫苗比二价疫苗效果更好。尽可能地从第一次到第五次都用同一种药进行接种。超过7周岁以后，如果不进行DTaP追加接种时，可以用Tdap代替Td。

• 乙肝预防接种疫苗可以交互使用。乙肝接种疫苗与种类无关，可以交替使用。没有必要纠结是否和第一次接种时用的药相同。第三次接种乙肝疫苗时一定要在6个月时。

• 已经废止了在9个月时接种麻疹疫苗。但是，麻疹流行的时候，要从出生后6个月开始接种，过了周岁应该再次接种麻腮风疫苗。

• 可以安心接种麻腮风疫苗。以前因为接种麻腮风疫苗会引起自杀的说法引起过一阵恐慌。提出这个问题的人最终被查明伪造论文数据，最终结论为没有真凭实据。在网上还在主张麻腮风疫苗与自杀有关联的文字都是误导。在只注射1次麻腮风疫苗的情况下，10人中会有1人没有效果，因此到4～6岁时最好再注射一次麻腮风疫苗。4岁时接种麻腮风疫苗已经成为基本接种。小学入学时要提交4～6岁之间接种的麻腮风疫苗追加接种记录。即便不是4～6岁之间，在接受第一次接种间隔1个月以后再进行第二次接种的情况也被判定为有效。这时，要提交4岁以前接种的第二次接种记录。

• 一定要接种脑炎疫苗。从1～2岁接种2次，接种间隔1～4周。1年以后再接种1次，6～12岁之间再追加接种1次。由原来的只在春天接种改为一年四季可随时接种。

• 请接种轮状肠炎病毒疫苗。轮状肠炎病毒疫苗是从轮状病毒中提取出来的能够预防肠炎的一种疫苗，这是一种口服疫苗。目前市面上有两种疫苗，一种是2、4、6个月时接种，接种三次，另一种是2、4个月时接种，接种两次。由于两种疫苗各有长短，该接种哪种疫苗请与儿科医生商议。2009年开始世界卫生组织WHO力劝所有国家将轮状肠炎病毒接种作为基本接种，是一定要接种的一种疫苗。

·水痘从周岁开始接种。由于水痘是一种传染性非常强的疾病，有一部分可能会引起严重的并发症，所以一定要接种。我建议4～6岁之间再接种一次。

·建议接种流感疫苗。健康的孩子也最好接种此疫苗。我和我的孩子们每年都会接种。从6周岁开始，每年在流感流行之前的9～12月接种。作为参考：美国从2010年开始劝告所有6岁以上的人接种流感疫苗。韩国最好也能这样做。2010年以后的流感疫苗中都包含了甲型H1N1流感疫苗。

·Hib性脑髓膜炎预防注射。从2013年3月开始必须接种。所有的孩子都一定要进行接种。由于大部分的地区都能够免费接种，去儿科进行接种就可以了。现在，只要再把肺炎球菌和轮状病毒疫苗纳入必须预防接种就好了。

轮状肠炎病毒疫苗

轮状肠炎病毒疫苗有五价轮状病毒疫苗和一价罗特律轮状病毒疫苗两种。五价轮状病毒疫苗要接种3次，罗特律轮状病毒疫苗要接种2次。这两种疫苗都要在未满15周之前完成第一次接种。未满8个月之前完成所有的接种。通常超过这个时期就不再接种。以前，轮状肠炎病毒是一种从秋天到冬天在儿童身上极其多发的病，但是随着开始注射轮状肠炎病毒疫苗，到了患者几乎消失的程度，效果极其明显。与其他的肠炎不同，轮状肠炎病毒不能只靠勤洗手就能预防的，这种接种显示出了很大的预防效果。虽然被分类为选择接种，但世界卫生组织建议一定要接种，对儿童来说是一种必须要接种的疫苗。

·肺炎球菌疫苗。最近新开发的十三价肺炎球菌疫苗效果卓著，在美国已经被纳入基本接种范畴。预计从2014年5月末开始，韩国也会将其纳入基本接种。因此建议家长一定要给孩子接种此疫苗。

·肠伤寒预防接种。从2005年到现在我国出现的接种肠伤寒的药中，能够接种的年龄为5周岁以上，所以请在5岁开始接种。

·髓膜炎球菌预防接种。如果得了髓膜炎球菌非常危险，后遗症多发。但是现在这种病几乎已经消失了。所以这种疫苗在我国不推荐。美国的髓膜炎球菌患者比韩国多很多，从11岁开始接种此种疫苗。

·霍乱疫苗。市场上没有药。

·甲肝疫苗。建议1～2岁之间的所有的孩子都接种甲肝疫苗。虽然小时候患上甲肝不会有什么问题，但是从青少年开始得的话就会非常危险。以前大多数人家境不好，卫生条件差，很多人会得甲肝，但是最近大部分的成年人在小时候都没有得过甲肝，也就没有免疫力，所以最近在成年人中有很多人得甲肝。成年人患甲肝非常恐怖。鉴于只在去年一年就有数千名甲肝患者，因此建议40岁以下的父母全部接种。

预防接种注意事项

· 尽可能地在上午接种。

· 去儿科时一定要携带育儿手册。

· 早上提前测一次孩子的体温，确认没有发烧。

· 去的前一天要洗澡并穿上干净衣服。

· 最好是由妈妈亲自带去。如果是由别人带领孩子去，请记下孩子现在的状态，要接种何种疫苗，第几次接种并送过去。处理不当可能会接种成别的疫苗。

· 预防接种晚几天也没关系，天气不好的话就延后几天。

注射疫苗后注意事项

· 接种后，在接种部位按一小会儿就可以了。以前人们要将接种的部位揉5分钟、10分钟，说这样做肿块才会小，其实并不是那样的。接种以后在接种部位按一小会就可以了。2005年开始，保健所也更换了关于预防接种后按压的指南。

· 接种后要在休息室等待15～20分钟观察状态。几乎没有预防接种后就马上出现问题的情况。但是最好接种后在医院休息室等待15～20分钟观察孩子的状态。回家后再观察3个小时，留心孩子的状态变化。

· 当天和第二天不要过度玩耍，不要长时间沐浴。可以

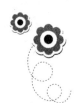

沾水。有人把不让沐浴理解为不让沾水，焦急地打电话来问沾水了该怎么办。不让孩子沐浴是防止孩子疲劳。如果十分脏乱时，接种1个小时以后可以沐浴。

儿科医生的叮嘱
预防接种以后要把接种的种类和下一次接种的日期记录下来。虽然当时感觉都记住了，但通常都是过一段时间就会忘得一干二净。最好能够在日历上将下次要去的日子画上圈，将接种的名称记在上面。最好能够将接种卡片用数码相机随时照下来保管好。

• 即使接种部位肿了，不严重的话也不用太担心。接种以后接种的部位肿起来是很常见的症状。如果接种部位浮肿很严重或者严重疼痛，可以用凉水敷，或者喂孩子泰诺林。

• 如果接种后发烧或者痉挛要马上看儿科医生。虽然接种可能会引起发烧，但是也有可能是感冒引起。如果接种后晚上突然发烧，可以先喂孩子退烧剂，到早上再马上去医院。如果发烧非常严重，即使是半夜也要马上去急诊室。当然，如果是在白天发烧不要喂孩子退烧剂，要直接去医院。接种DPT一天内可能会发烧，超过一天的几乎没有发烧的情况。接种7～12天以后也有可能会发烧。

接种DPT后发烧时退烧剂的使用方法
接种DPT后发烧严重或者是身体局部有严重异常反应时，可以使用含对乙酰氨基酚成分的退烧剂，最有名的药就是泰诺林。如果接种以后有发烧现象，我建议使用泰诺林。一次的服用量为体重每一千克服用10～15毫克，每4个小时服用一次。参考：体重为5千克的婴儿每次喂1.5～2.3毫升的泰诺林糖浆，10千克的婴儿每次喂3～4.5毫升（只限于每100毫升含3.2克的对乙酰氨基酚的泰诺林糖浆）。这种药不仅有退烧效果还有镇痛效果，因此接种DPT后发烧孩子哭闹不停时使用效果显著。泰诺林没有处方也可以在药店里买到，在抚养孩子期间，最好家里常备一瓶没有开封的泰诺林糖浆。

请保管好育儿手册

• 请使用正规的育儿手册。从妇产科领取的育儿手册中有很多错误的信息。请尽量使用儿科学会编纂的育儿手册。这本手册里包含了很多抚养孩子需要的各种信息。

• 一生只有一本育儿手册。偶尔会有母亲因为搬家变更常去的医院，就要求更换育儿手册。但是不能因为更换了医院就更换育儿手册。预防接种记录是非常珍贵的记录。因为接种人的签字和日期记录也

一定要去出生的医院进行接种吗

偶尔会有母亲为了给孩子进行预防接种而千辛万苦地去孩子出生的综合医院或者妇产科医院，其实这并不是上策。由于通常孩子都在娘家附近出生，所以很多孩子出生的地方和家离得很远。没有必要为了预防接种而带着很小的婴儿千辛万苦地跑到很远的地方。预防接种最好能够去附近的儿科接种，去同一家儿科检查孩子的健康状态也很重要。

是必须要保留的，因此不要随意更换手册。

· 育儿手册一生都要保管好。母亲们一开始都会认真记录，即使接种日期超过了一天也会打电话问有没有关系，但是随着孩子逐渐长大，就不再那么关心预防接种了。人一生并不只在儿童时期接种疫苗。从原则上来说，预防接种卡片一生都要好好保管。如果没有接种记录的话，出国留学时可能会导致无法入学，因此一定要妥善保管接种记录。作为参考：现在在韩国，小学入学时也一定要提交麻腮风疫苗等预防接种记录。

关于预防接种的常见错误认识

感冒期间也能接种疫苗吗

即使得了感冒在很多情况下也能进行预防接种，但是只能在医生诊察以后才能判断。一般较轻的感冒进行预防接种是没有问题的。但即使是较轻的感冒也有不能接种的情况，所以如果得了感冒一定要告诉医生。除此之外，有人误认为服用抗生剂期间，哺乳期间，或者有非特异性过敏，热性痉挛，预防注射副作用家族史，或者患有静止性中枢神经疾病时不能进行预防接种，但事实上上述情况中大部分也都可以接种。

没有在规定日期进行接种该怎么办

· 接种日期与规定日期稍有不同也没关系。偶尔会有父母即使是在刮暴风雪的坏天气里也带孩子来进行预防接种。尤其是第一个

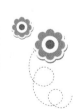

孩子的情况下，很多母亲不管有什么事都要按照育儿手册上记录的日期去进行预防接种。但是，很难每次都很准时地给孩子进行预防接种。因为预防接种的孩子比较容易得感冒，而且这个年龄的孩子一旦得了感冒就会持续。预防接种不会因为晚几天就出什么问题。如果妈妈自己带孩子去预防接种有困难的话，晚一两天爸爸有空闲时，和爸爸一起去也可以。如果遇上下雨或下雪天没有必要当天去。但是，卡介苗一定要在出生4周以内接种。

• 不会因为一次接种晚了，就要重新开始接种。如果是百白破疫苗，即使晚了5～6个月也不用重新开始接种，继续接种就可以了。如果是肝炎疫苗，第二次接种要尽可能地按时接种。第三次接种虽然稍微晚一些也没有关系，但也建议尽可能地按时接种。水痘疫苗也没有要求孩子必须满12个月才能进行接种。接种的麻腮风疫苗本应该在12～15个月接种，可以推后到第16个月吗？当然，简单来说，只要在得麻疹、疟腮、风疹之前接种就可以了。但是，如果没有什么特别原因，最好能够按时进行接种。

• 如果错过了接种时间，请尽快与儿科医生商议。虽然孩子非常健康没有患上疾病，预防接种稍晚一些也没有什么问题，但是不能无缘无故延迟预防接种。由于一部分预防接种晚了几年的话就需要重新开始，因此即使错过了原定的日期，也要尽早与儿科医生商议接种。

早产儿应该延迟预防接种吗

偶尔会有母亲想知道早产儿应该怎样进行预防接种。有些妈妈非常苦恼如果孩子在怀孕9个月就出生时是不是应该比别的孩子晚一个月进行预防接种，还是应该以出生的日期为基准进行接种。没有特别情况即使是早产儿也应该以出生的日期为基准进行预防接种。例如，DPT应该在出生后2个月进行预防接种，并不能因为是9个月出生的早产儿就在出生后3个月再进行接种。也不能因为孩子体重少而延迟接种。偶尔会有人问孩子体重不到5千克不能进行接种该怎么办。事实上并没有那种规定。有特殊情况时，儿科的医生会提前告诉家长。如果孩子是很小的早产儿会需要医生的持续诊疗，儿科专家也会提出关于接种的建议。如果没有医生的特别叮嘱就以孩子的出生日为基准进行接种。但是下面两种情况除外。第一，如果早产儿出生2个月后，依然待在医院新生儿室里，此时应由医生依据孩子的状态判断是否进行预防接种。第二，很多出生时体重不足1千克的新生儿接受乙肝疫苗后抗体生成率低，接种时体重不足 2千克的婴儿在接受疫苗后，抗体生成率低。基于以上考虑，如果母亲不是病菌携带者的话，2千克以下的早产儿出生以后不接种乙肝疫苗。对于这样的婴儿最好的方案是，体重超过2千克后，出院时进行接种。即使出院时体重不到2千克，也可以在满一个月时与其他疫苗一起接种。如果在满一个月之前出院，体重仍不足2千克，但没有任何医学问题，也可以接种乙肝疫苗。如果母亲是肝炎病毒携带者，即使孩子体重在2千克以下，在出生12个小时以内也要接种乙肝疫苗，同时注射乙肝免疫球蛋白（HBIG）。而且这种情况下以后要再接种三次。如果孩子出生时体重不到2千克并在出生以后接种了乙肝疫苗时，除这次接种外，以后还要再接种三次。

夏天能接种疫苗吗

偶尔会有母亲说不能在夏天接种百白破疫苗和卡介苗。接种并不分季节，不能在夏天进行预防接种的说法毫无根据。

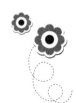

应该在几岁时接种哪种疫苗

请尽可能地按儿科医生的意见进行接种。如果几种疫苗接种时间重合，建议一次性进行接种。

出生4周以内要进行的疫苗接种

· 一出生就要接种乙肝疫苗。如果母亲是病菌携带者，孩子还要接受乙肝免疫球蛋白注射。

· 卡介苗接种要在四周以内进行。去儿科的话可以接种留疤小一点的经皮用卡介苗。一个月以后再接种第二次乙肝疫苗。

满1个月要进行的疫苗接种

· 接种第二次乙肝疫苗。即使是为了确认孩子是否健康成长也要去附近的儿科进行接种。乙肝接种药与种类无关可以互换。第二次接种即使晚了几天也不会有什么问题。

满2个月要进行的疫苗接种

· 要进行DPT、脊髓灰质炎疫苗和脑髓膜炎疫苗的第一次接种。DPT接种药有DPT和小儿麻痹一起注射的组合疫苗和分别注射的疫苗。我建议尽可能使用组合疫苗。有二价赛诺菲巴斯德疫苗和三价白喉、破伤风类毒素和非细胞性百日咳疫苗IPV，专家们认为三价疫苗预防效果优于二价百日咳疫苗。脑髓膜炎预防接种从2013年3月开始被纳入了必须预防接种行列，肺炎球菌疫苗也将在2014年5月末被纳入必须接种行列。现在，只要再把轮状病毒肠炎疫苗纳入必须接种行列妈妈们的负担就会减少很多。

· 肺炎球菌疫苗接种和轮状肠炎病毒疫苗预防接种。虽然这两种疫苗从医学的角度来说是必须的，但是由于费用问题被列为了选择接种，在美国这两种疫苗均为必须接种疫苗，所有的孩子都要进行接种。如果不是担心费用问题请家长一定带孩子去儿科进行接种，从满2个月开始接种。目前市面上有能够预防十种肺炎球菌的肺炎球菌疫苗(Synflorix)和能够预防十三种肺炎球菌的辉瑞十三价肺炎球菌疫苗两种。辉瑞十三价肺炎球菌疫苗能够预防更多种肺炎球菌，价钱虽然更贵一些，但是接种的人也更多。我建议最好在同一天接种DPT、小儿麻痹、脑髓膜炎和肺炎球菌疫苗。并不会因为同时注射了四种疫苗就会出现异常反应或者效果下降。由于同时接种有很多好处，在美国是必须同时接种的。如果没有费用问题最好也要注射轮状肠炎病毒疫苗。最近，世界卫生组织主张将轮状肠炎病毒疫苗列入所有国家的疫苗目录。轮状肠炎病毒疫苗可以口服，包括可以在2、4、6个月接种三次的五价轮状病毒疫苗和可以接种两次的罗特律轮状病毒疫苗两种。

满4个月要进行的疫苗接种

· DPT和脊髓灰质炎疫苗的第二次接种。脊髓灰质炎疫苗只能注射接种。DPT五次接种建议使用相同的药品。如果实在没有相同的药时也可以接种不同的药。

· Hib脑髓膜炎和肺炎球菌疫苗第二次接种。Hib接种可以调换疫苗种类。肺炎球菌疫苗目前市面上有十价肺炎球菌疫苗(Synflorix)和辉瑞十三价肺炎球菌疫苗两种，这两种疫苗不能交叉接

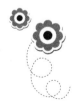

种，因此必须接种同一种疫苗。第二次接种使用的疫苗种类必须与第一次相同，因此第一次接种时要将接种药名记录在接种手册上。

满6个月要进行的疫苗接种

· DPT和脊髓灰质炎疫苗第三次接种。脊髓灰质炎疫苗第三次接种在6～18个月之间的任何时候接种都可以。接种无细胞百日咳疫苗的情况下，在第15～18个月之间进行第四次接种，接种白喉、破伤风类毒素和无细胞百日咳综合疫苗就可以了。

· 乙肝疫苗第三次接种。在第6个月时与第三次DPT疫苗一起接种就可以了。

· Hib脑髓膜炎疫苗和肺炎球菌疫苗第三次接种。如果一次都没接种的话，那么即使是从现在开始也一定要进行接种。虽然肺炎球菌疫苗年龄稍大时也可以少量进行接种，但是最好能在年龄较小的时候接种。因为如果接种前接触了肺炎球菌，接种的效果会显著下降。

满9个月要进行的疫苗接种

· 要检查肝炎抗体。因为即使接受了三次乙肝疫苗，有些人还是没有产生抗体，因此第三次接种三个月以后要做抗体检查。抗体检查要根据医生的意见在孩子一两岁时需要进行检查的时期检查。而且，既然已经抽了血最好一起做一次贫血检查。如果血管不明显可以延期进行。

· 要对乙肝抗体进行精密检查。RPHA虽然便宜但是误差很大，不建议使用。

12～15个月要进行的疫苗接种

• 到了周岁就要进行水痘疫苗接种。现在在韩国水痘也是属于必须接种行列。美国比韩国要多进行一次水痘接种。即使是在水痘流行的时期也不建议在周岁之前进行接种。

• 12～15个月之间要进行麻腮风疫苗的第一次接种。在4～6岁之间要进行麻腮风疫苗追加接种。虽然在2001年春天大规模集体接种MR以后麻疹大量减少，但是如果不按照要求进行接种，麻疹随时都会再次流行。因此一定要进行接种

• 要进行Hib脑髓膜炎和肺炎球菌疫苗接种。如果过去没有进行过肺炎球菌接种，哪怕现在有些迟了，最好也要进行接种。Hib接种与疫苗种类无关可以互换。

• 甲肝疫苗可以在1～2岁之间开始进行第一次接种。6～12个月以后再进行第二次接种。

• 建议水痘疫苗和麻腮风疫苗在同一天进行接种。但是不能放在同一个注射器内进行接种。如果水痘和麻腮风疫苗不在同一天进行接种，一定要间隔4周以上。如果幼儿园流行水痘的话，建议幼儿园里的孩子们在第一次水痘接种三个月以后再进行一次水痘接种。

• 乙型脑炎灭活疫苗在1～2岁之间间隔1～4周接种两次，一年以后再次进行接种，6～12岁之间再进行追加接种，总共接种五次。或乙脑疫苗在1岁和2岁时接种两次，6岁时不再进行追加接种，总共接种两次。虽然灭活乙脑疫苗可以和其他活疫苗同时接种，但是建议间隔4周以上。

15～18个月要进行的疫苗接种

• 15～18个月之间要进行DPT第一次接种。尽可能地用同一种药进行DPT第四次接种。如果用赛诺菲巴斯德进行接种的孩子在第

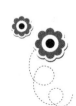

四次接种时没有相同的药，可以接种其他种类的药。第三次脊髓灰质炎疫苗在6～18个月接种。

2～3岁之间要进行的疫苗接种

· 最好每年的秋天进行流感疫苗接种。进行乙脑疫苗第三次和甲肝疫苗第二次接种。

· 建议进行肺炎球菌疫苗补充接种。七价肺炎球菌疫苗被升级成了十三价肺炎球菌疫苗。即使是接种过四次七价肺炎球菌疫苗的孩子，也要再接种一次十三价肺炎球菌疫苗，这样的话可以再获得对六种肺炎球菌的免疫力。

4～6岁之间要进行的疫苗接种

· 要进行DPT和脊髓灰质炎疫苗第二次接种。有些母亲认为这种接种已经没有了，其实不是这样的。一定要进行接种。满4岁马上接种是最好的时期。再拖延的话很容易忘。

· 一定要进行麻腮风疫苗追加接种。只接种过一次麻腮风疫苗的孩子大了以后还是容易患病。建议还没有长水痘的孩子再接种一次水痘疫苗。

· 建议没有补充接种十三价肺炎球菌疫苗的孩子现在马上进行接种。在5岁之前必须要完成接种。

· 6岁时有活乙脑疫苗的追加接种。

从现在开始将具体研究一下各种预防接种。即使是有副作用也一定要进行预防接种。在预防接种时把不明白的东西记下来咨询儿科的医生。记录的顺序为：基础接种在前，选择接种在后。基础接种按照孩子月龄所需排列顺序，选择接种按照重要与否的排序。

卡介苗预防接种

没有见过结核患者?

• 韩国是一个结核大国。如果在预防接种中选择一个最重要的接种,那我将毫不犹豫地选择卡介苗(结核预防注射)。韩国结核患者的数量多到说世界第二都会觉得委屈。只不过韩国人有隐瞒病情的倾向,不表现出来罢了。有人会说:"我从来没有见过身边有结核患者。"在韩国,任何地方都有结核患者。也许在乘公交车或地铁的时候,就有一两名结核患者与你在同一辆车上。

• 即使接种卡介苗有异常反应也要进行接种。有些母亲害怕有副作用就不给孩子进行接种,如果没有特别的理由必须要接种卡介苗。如果在像韩国这样的结核大国里不接种卡介苗,患结核的概率将很高。不接种患上结核的孩子会非常悲惨。尤其是容易患上结核性脑膜炎,一旦患病一生都会痛苦。虽然接种了卡介苗不意味着就不会患上结核,但是接种了卡介苗的孩子即使是得病,也不会扩散到脑或肾脏,因此患上致命结核的概率低很多。当然,母亲担心孩子如果因为卡介苗异常反应而遭罪,但是与因为没有接种卡介苗而导致结核扩散到脑或肾脏相比,卡介苗异常反应就不值一提了。我也是明明知道卡介苗的异常反应也依然给我的两个孩子注射了卡介苗。一边注射一边想即使是出现了异常反应也是没办法的事。

如何接种卡介苗

• 卡介苗要在出生4周内接种。在出生时妇产科给的接种卡

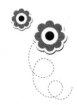

片上大概记录着何时接种。我建议经皮卡介苗接种尽可能在出生后3~4周之间进行。偶尔会有家长忘记或者孩子生病没能在4周以内接种，但即使是过了4周也要尽快接种。

• 必须延迟接种卡介苗的情况。虽然从原则上来说卡介苗要在满4岁之前进行接种，但当患有严重皮肤疾病、营养障碍、发烧、免疫机能低下、烫伤、皮肤感染等时要延迟接种卡介苗。卡介苗接种晚很多时可能会与乙肝疫苗重叠，这时可以将卡介苗和乙肝疫苗一起接种。但是不能因为去两次嫌麻烦就故意延期与乙肝疫苗同一天接种。

• 不建议进行卡介苗追加接种。如果小时候接种过一次卡介苗就没有必要再次进行接种。不管结核反应检查结果是阳性还是阴性只接种一次就足够了。2008年10月韩国儿科学会认为没有必要建议再次接种卡介苗。

在美国不接种卡介苗

因为在美国结核几乎消失了。但是美国在过去结核盛行的时候也接种卡介苗。由于韩国的结核患者太多，所以一定要进行接种。有在美国抚养了一段时间又回国的人请确认一下，如果没有接种卡介苗 一定要进行接种。由于满5岁接种的话没什么效果，5岁以后就不再接种该疫苗。但是在韩国即使是小学生如果没有进行接种也要重新接种。

在美国居住但是经常来往韩国的孩子

我建议没有接种卡介苗的人从韩国回去12周以后进行结核反应检查。因为韩国依然是结核流行的国家，但马上进行检查的话结果不准确。

注意在韩国的国际学校

偶尔会有人建议在韩国的国际学校每年进行包括结核反应在内的定期检查。但是，在像韩国这种接种卡介苗的国家里除非怀疑是结核，否则一般不进行结核反应检查，如果反复进行结核反应检查，没有得结核的孩子检查出阳性的话，以后很难诊断是否是结核。就算是国际学校在韩国也要遵守韩国的医疗制度。

普通卡介苗和经皮接种卡介苗有什么不同

卡介苗分普通卡介苗和经皮接种卡介苗两种。接种卡介苗以后大约一个月就会化脓，慢慢地结痂，愈合后会留一点疤痕。后来很多人接种不产生疤痕的经皮卡介苗。接种1个月以后会长出18个针刺的痕迹，3~5年以后会减少很多。很多母亲认为这种接种不长疤痕，因此对刚接种完以后长出的那些疤痕感到害怕，其实大部分都会随着时间而减轻。经皮注射卡介苗是从美国进口的接种药，与一般卡介苗的区别就是会留疤痕还是不留疤痕。有一部分人认为经皮接种卡介苗没有效果，但是现在韩国人几乎都选择接种经皮卡介苗，但几乎没有发生过结核性脑膜炎，因此说经皮接种卡介苗没有效果与事实不符。但是希望家长在咨询了儿科医生普通卡介苗和经皮接种卡介苗的优缺点以后再进行接种。韩国儿科学会通常建议接种普通卡介苗。虽然我也会给就诊的孩子接种普通卡介苗，但是接种普通卡介苗后偶尔会长出很大的疤痕或者淋巴结严重浮肿，的确很心疼。

接种卡介苗以后出现异常反应的话

· 即使出现异常反应也要接种卡介苗。有人会问为什么有异常反应也还是要接种卡介苗。当然要接种。因为如果不接种可能会遭受严重几千倍的伤害，因此必须要进行接种。接种卡介苗一个月以后接种的部位会化脓留疤，淋巴结也会肿大。极少情况下，卡介苗接种的结核菌可能会扩散到整个身体，虽然很罕见，但的确存在。除此之外还可能会出现身体局部溃疡或者得局限性化脓性淋巴结炎。即使考虑到这些，还是接种卡介苗获益更大。

· 如果接种后出现异常反应，要咨询儿科医生。我们无法预测卡介苗接种的异常反应会在谁身上发生，也没有能够阻止的方法。在其他国家，医生不对预防接种的临床反应负责。但是由于在韩国依然倾向医生应该对预防接种的临床反应负责，所以一部分医生回避接种卡介苗。但是必须要进行卡介苗接种的意见没有任何改变。如果患上淋巴结炎，在腋窝等部位会摸到块状东西，严重的话可能会化脓。由于医生治疗淋巴结炎的方法会有所不同，因此最好去经常去的儿科持续接受医生的治疗。

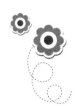

接种卡介苗后化脓，可以用消毒剂吗

· 不要给接种卡介苗接种部位消毒。通常卡介苗都是在胳膊上注射，接种卡介苗后3～4周时很多人接种的部位会变红化脓。虽然会有点疼，但大部分过几个月后会自动结痂愈合。接种卡介苗的部位化脓的话妈妈们会很担心。而且偶尔会有母亲虽然听了接种大约1个月以后会化脓的说明但是忘记了，在孩子发生炎症的时候感到害怕并跑去医院。虽然并不是所有接种卡介苗的孩子在接种的部位都会化脓，但是大部分接种卡介苗一个月以后都会化脓。如果症状不严重，可以放置不管。偶尔会有母亲给化脓的部位消毒并用纱布包上，我不建议这样做。由于接种以后化脓与普通的感染细菌化脓不同，消毒没有任何意义。而且因为化脓，用纱布包上反而更容易使症状恶化，因此放置不管反而更好。虽然化脓的地方会留下疤痕，但是绝不能因为怕留下疤痕就不接种卡介苗。如果想要在结核很多的韩国生活就必须要接种卡介苗。

· 如果接种部位严重化脓，要接受医生的诊疗。但是偶尔也会有因为接种的部位进入细菌而感染的情况。在母亲看来，化脓的地方到底是因为接种卡介苗还是因为细菌化脓都是看起来像而已，如果孩子疼痛严重或者是化脓的部位发烫或者一直出脓，最好去儿科接受医生的诊疗。化脓不严重的情况下，即使洗澡的时候进入水也没有问题。对于接种以后出脓，是否应该吃结核药，医生之间的意见也稍有不同。绝大部分都不吃结核药，但有时特殊情况也会用结核药，如果出脓多且持续时间长请先去儿科接受医生的诊疗。

医学常识

偶尔会有人问是不是没有卡介苗疤痕预防接种就没有效果。但是虽然卡介苗痕迹能够成为接种卡介苗的证据，却不能成为卡介苗有效果的证据。因为即使是没有疤痕卡介苗接种多数也有效果。再加上最近也接种经皮注射卡介苗，很难用疤痕来验证效果。现在不建议为了判断卡介苗的效果在接种3个月以后接受结核反应检查。

关于星期几接种卡介苗，通常医院也有规定

通常十人接种卡介苗的药打开以后要在两个小时以内注射，因此很多情况都是一起接种。很多医院都是周四上午接种，因此最好提前给儿科打电话确认星期几接种。但是经皮注射卡介苗都是独立包装，因此不会固定哪天接种。去医院接种卡介苗时一定要带好孩子的尿布。孩子们因为接种太疼，大哭的时候会失误，虽然有些医院会准备尿布但是也有很多医院不会准备，因此最好自己准备一两片。而且最好能带一块孩子躺在病床上时铺在身下的小毯子。

乙肝疫苗接种

乙肝是一种很可怕的疾病

韩国是世界上乙肝患者最多的国家之一。由于乙肝是一种非常可怕的病，因此一定要进行预防接种。

· 乙肝疫苗在0、1、6个月时接种。原来乙肝疫苗接种有出生后0、1、2个月和0、1、6个月进行接种两种方法，但是现在不管是什么接种药都在0、1、6个月时进行接种。当然如果母亲是肝炎病菌携带者，一定要在0、1、6个月时进行接种。

· 不要过于着急接种。在美国乙肝不会太早进行接种。尤其是第三次接种要过了6个月以后才进行。在美国认为0、1、2个月时进行接种不能够形成充分的抗体，在周岁以后再进行1次接种。如果在0、1、2个月时接种的孩子到了美国见到负责任的儿科医生的话，一定会再接种一次乙肝疫苗。

· 肝炎预防接种根据年龄的不同接种量也不同。从满11岁开始接种量会有所不同，因此超过11岁的孩子接种乙肝疫苗时一定要告诉儿科的医生。未满11岁的孩子接种0.5毫升，11岁以上的孩子接种1.0毫升。但是不满11岁的孩子接种肝炎疫苗以后没有产生抗体，在接种三次后还是没有产生抗体的情况下有的医生会使用两倍的量到1毫升。

· 如果母亲没有抗体，最好在孩子接种肝炎疫苗时一起接种。如果大人没有抗体的话不用考虑年龄，最好能够尽快进行预防接种。

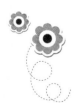

母亲是病毒携带者和不是病毒携带者时

• 母亲是肝炎病毒携带者时。如果在经常去的妇产科生产可以通过产前检查知道母亲是病毒携带者，孩子一出生可以将乙肝疫苗与乙肝免疫球蛋白一起注射。乙肝免疫球蛋白是一种在肝炎预防接种形成免疫性之前提前给孩子免疫性的一种注射。由于夜里突然生产没能去经常去的妇产科而去了其他医院生产时，医院可能不知道产妇是肝炎病毒携带者，因此生产时一定要告诉医生是肝炎病毒携带者。即使母亲是肝炎病毒携带者，只要孩子出生以后接种了乙肝免疫球蛋白和肝炎疫苗，喂母乳也没关系。HBeAg不管是阳性还是阴性（不管是活动性还是非活动性）都可以喂母乳。可以很明确地说肝炎病毒携带者母亲不能喂母乳的说法是一种错误的认识。生产后出院时一定要确认育儿手册上有没有关于乙肝免疫球蛋白接种的记录。而且肝炎接种药的种类也要一起记录。

• 母亲不是乙肝病毒携带者时。如果母亲不是乙肝病毒携带者时可以出生后马上接种，也可以将乙肝接种延迟到两个月。乙肝疫苗中含有极微量的汞，在美国不会用这样的疫苗，但是在韩国好像还没有到那种水平。但是有结论说有少量的汞不会有什么大问题。

如果更换接种药该怎么办

• 乙肝接种即使换药也没关系。育儿手册丢失或者育儿手册上没有记录孩子肝炎接种药的名称该怎么办？之前有一位母亲没有带育儿手册，但是由于特别确定地说第一次接种的是进口乙肝疫苗，因此第二次接种就注射了进口乙肝疫苗。但是下一次带来的育儿手册上记录的

肝炎接种更改如下

到1997年5月即使是确认了接种后生成抗体的人由于过5年后效果会下降，因此建议到了5年需要追加接种。但是现在一旦形成抗体效果会持续23年以上，由于即使是在抗体下降的状态下有肝炎病毒侵入会再生成抗体不会患上肝炎，因此接种后生成抗体的人如果没有特殊情况不用进行追加肝炎接种。在这里特别的情况是指由于慢性肾功能不全需要进行血液透析。即使这样，因为家里有肝炎病毒携带者而不安时，儿科医生在家属的要求下也会进行追加接种。从医学角度来看，并不建议这样追加肝炎接种。即使母亲是肝炎病毒携带者孩子只要产生抗体就没有必要再进行追加接种。

却是国产的。那位母亲很担心会不会影响效果，其实没有必要担心。因为更换乙肝预防接种的药也无妨。偶尔会有母亲从妇产科听说乙肝接种药不能更换，这种认识是错误的。由于更换接种药也无妨，因此不用在去儿科接种时因为没有在妇产科接种的乙肝接种药就去别的儿科。因为接种任何一种乙肝接种药都没有问题。

• 接种时一定要带着育儿手册。预防接种以后一定要记录在育儿手册上。不能更换接种药的DPT、肺炎球菌疫苗、轮状肠炎病毒疫苗、宫颈癌疫苗等一定要将接种疫苗的名称记录下来。

可以和肝炎疫苗一起注射的预防接种

DPT、小儿麻痹、红疹麻腮风疫苗、卡介苗、流感疫苗等可以和肝炎预防接种一起注射。通常不在同一边接种，但是不得不在同一边进行接种时要间隔2.5厘米以上。当然不能用同一个注射器进行注射。偶尔会有母亲问预防接种一起注射会不会有问题。不管DPT与肝炎疫苗一起注射还是分开注射都有可能发生异常反应，并不会因为一起注射异常反应就会加重。我反而建议将所有的预防注射同时进行，并不会因为一次性注射4种就会给孩子带来伤害。如果家长觉得一次性注射，孩子很难承受的话也可以分开注射。

检查肝炎抗体时抽血的部位

• 给小孩子抽血是一件非常困难的事情。虽然会从胳膊、腿、头上抽，但主要还是从手或脚上抽血。从脖子上抽血虽然看起来

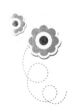

有点吓人，但也是一个比较安全的地方。当然，如果手背上血管很清楚的话，从手背上抽血不仅最安全，孩子疼痛程度也低，也不会那么害怕。但是如果孩子太小手背上的血管不清晰，那在手背上抽血并不容易。但是如果手背血管很清楚的话抽血很简单。如果从头上抽血孩子有时会哭得很凄惨，妈妈们就会很慌张。实际上孩子是因为害怕才那样，并不是很疼。上面说过的胳膊、腿、脖子、头都是比较安全的部位。虽然抽血的医生不会做这些说明，但是医生是不会从不安全的地方抽血的。

肝炎疫苗接种部位

小孩子们接种肝炎疫苗的最佳部位是大腿。屁股并不适合预防接种。在屁股上进行预防接种不仅会有危险，效果也不如在大腿上接种好。去接种乙肝疫苗时如果医生要求露出屁股时请要求医生注射在大腿上。如果医生固执地要注射在屁股上时，可以考虑换一家医院。

· 肝功能检查时没有必要因为要抽血就饿着孩子。孩子们要去儿科抽血接受检查，很多母亲会问是不是孩子早上不能吃早饭。但其实在做肝功能检查时没有必要空腹。贫血检查或者肝炎抗体检查抽血时当然也没有必要空腹。如果是需要空腹检查医生会提前告知。不要白白让孩子饿着肚子去医院。

每十人中有一人不产生抗体

· 确认有没有产生抗体，要做肝炎抗体检查。孩子们基本上都是一出生就会接种肝炎疫苗。但并不是所有接种都有效果。接种以后只有生成了抗体才会有预防肝炎的效果。不仅是大人，在一出生就接种的孩子中检查出没有生成抗体的情况也很常见。大概每十人中有一人不产生抗体。虽然有人说抗体的生成率在95%以上，但是由于在什么情况下不产生抗体尚不明确，因此我建议做肝炎抗体检查。

· 肝炎检查请在接种3个月以后进行。确认肝炎接种效果的方法就是肝炎抗体检查。通常肝炎抗体检查都是在接种3个月以后进行。但是由于满9个月抗体才能够完全形成，因此我建议将抗体检查延注射三次肝炎疫苗3个月以后会抽血进行抗体检查。如果检查结果没有生成抗体的话请再接种3次。

如果3个月以后再进行检查还是没有生成抗体的话就不要再接种了。偶尔会有母亲问孩子从一出生就接种了为什么还要检查。几乎没有孩子在出生时不进行肝炎预防接种。现在所说的情况包括一出生就接种的孩子。

抗体没有所谓的弱阳性

乙肝抗体检查以10IU为基准。从10IU开始均为阳性,不满10IU则为阴性。没有所谓的弱阳性。

长到9个月。如果家里没有肝炎患者也可以再晚一点检查。具体的时间听从儿科医生的意见就可以了。很多情况下肝炎抗体检查会和抗原抗体检查一起做。因为如果只做抗体检查的话,在得肝炎的情况下抗体也是呈阴性导致再次接种。肝炎抗原抗体的检查做精密检查会比较准确。以前经常做的一种叫作RPHA的检查由于误差太大不建议做。最近有很多医生建议肝炎检查与贫血检查一起做。

· 如果抗体检查结果没有生成抗体的话要再接种3次。如果乙肝抗体检查结果没有生成抗体就当作没有进行过接种就可以了。这时,最好再接种3次然后进行肝炎抗体检查确认是否生成抗体。因为只有生成抗体肝炎接种才会有效果。再次接种依然没有生成抗体的人有可能会得乙肝。但是有人说近来乙肝患者大量减少没有必要一律进行抗体检查。但是如果是我的孩子的话我一定会让他接受抗体检查。我家大儿子也是没有生成抗体,接种三次以后才生成的抗体。

之前有肝炎抗体

曾有一位家长这样问道:"听说几年前进行预防接种后做肝炎抗体检查,结果显示生成抗体的话,5年之后再进行追加接种就可以了。但是偶然有一次单位组织家属定期健康检查,孩子们做了肝炎抗体检查后结果显示没有抗体,有这种情况吗?"这时可能有两种原因。一种原因是之前产生的抗体在5年之内大量减少以至于通过检查无法检测出抗体。另一种原因是之前的检查和这次的检查有一个出现了错误。这时,每个医生的对应方案会稍有不同。以下给出的两种治疗方案,不过各有利弊，家长需与一直给孩子治疗的医生商量一下何种方案更为合适。

在幼儿园进行检查时结果呈阴性

• 可以考虑两种情况。一种是从一开始就没有产生抗体，另一种是产生了抗体但是数量减少以至于检查结果呈阴性。如果幼儿园检查结果呈阴性也无法确认到底是由哪一种原因导致的。与其在幼儿园里检查倒不如接种以后马上进行检查更为确切。但是韩国正在发生一种很奇怪的现象，国家主张不要在小时候花钱去儿科接受检查，以后上幼儿园统一接受检查。

• 对应策略。在这种情况下有两种方法。一种是重新接种三次以后再检查，另一种是再进行一次接种后抽血检查，如果产生抗体就不再接种，如果没有产生抗体就再接种两次以后再进行检查。

肝炎预防接种有副作用吗

• 肝炎预防接种注射本来就稍有疼痛感。偶尔会有母亲在孩子接种肝炎疫苗时因太心疼而哭。这种注射本来就是一种稍有疼痛感的注射，而且好像成人比孩子疼痛感还要强。由于前两次不太疼但是第3次特别疼，因此甚至有人怀疑第3次是不是注射错了。由于接种肝炎疫苗后几天内会有胳膊酸痛的情况，因此如果需要用胳膊可以考虑延迟几天接种。由于如果药凉的话可能疼痛感会更强，因此有些考虑比较周到的医生会先用手焐一下再进行注射。

• 接种肝炎疫苗很少有异常反应。幸运的是，虽然肝炎接种

早产儿的肝炎疫苗接种

由于不满2千克的孩子抗体生成率低，因此建议体重超过2千克之后再进行接种。如果孩子出院时还不满2千克，待满1个月后再接种乙肝疫苗。如果不满2千克的早产儿在1个月之前出院，只要体重正常也没有医学问题的话也可以接种乙肝疫苗。

当母亲是肝炎病毒携带者时，有传染给孩子的危险，因此即使2千克以下的孩子抗体生成率低，也要进行接种。但是这种情况下以后要再追加一次。如果母亲是携带者时一定要与一种叫作HBIG的乙肝免疫球蛋白一起接种。

681

偶尔会有母亲认为孩子只有9个月就出生了，要比别的孩子晚一个月进行接种。如果没有特别的原因，预防接种要以孩子出生的日期为基准。DPT要在出生后两个月进行接种，不能因为孩子9个月就出生因此晚1个月在孩子出生3个月时进行接种。如果有特殊情况，儿科的医生会提前告知家长。因为体重不满5千克就不能接种DPT，或者夏季不能接种DPT的说法都是错误的。

可以接种混合疫苗

现在市面上有两种混合疫苗，一是IPV疫苗，将白百破疫苗和脊髓灰质炎疫苗放在一起；二是潘太欣。有专家指出三价潘太欣疫苗比二价IPV疫苗预防百日咳的效果要好一些。此类疫苗，在第2、4、6月时接种混合疫苗，在第18个月时单独接种DPT疫苗，4～6岁时再接种一次混合疫苗就可以了。尽可能五次接种都是用同一种药。

注射较疼，但是几乎没有异常反应。更幸运的是孩子接种后发生异常反应的概率比成人少。虽然有时候接种部位会浮肿疼痛并有肿块，或者偶尔发烧并伴有疲惫感，或者皮肤出现斑疹或关节痛，或者有呕吐等现象，但是几乎没有很严重的异常反应。虽然有时会不爱吃饭但是都没有什么问题。即使出现异常反应也都会在24～48个小时内消失。

DPT和脊髓灰质炎疫苗接种

什么是DPT和脊髓灰质炎疫苗接种

在抚养孩子的过程中印象最深刻的接种应该就是DPT和脊髓灰质炎疫苗接种了。DPT中的D表示白喉，P表示百日咳，T表示破伤风，是预防这些可怕的传染病的疫苗；脊髓灰质炎疫苗是预防小儿麻痹的一种疫苗。DPT接种是将三种药混合在一起一次性接种，脊髓灰质炎疫苗是单一疫苗。DPT有几种类型，有一般二价DPT疫苗，还有三价白喉、破伤风类毒素和非细胞性百日咳疫苗。专家指出三价疫苗预防百日咳的效果比较显著。DPT和脊髓灰质炎疫苗可以将两次注射缩减为一次注射。混合疫苗非常安全且非常有效果。在国外，口服小儿麻痹接种药和注射用小儿麻痹接种药可以互换使用。这种情况下一定要接种4次，而且在4岁以后必须要接种一次。

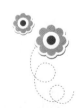

请家长熟知

• 分三次接种而且还需要进行两次追加接种。通常DPT和脊髓灰质炎疫苗一起接种，在第2、4、6个月时各需要接种一次，为必须接种，在第15～18个月时进行第1次追加接种（小儿麻痹第3次接种可以在6～12个月之间进行接种），满4～6岁时进行第2次追加接种。第2次追加接种一定要过了4岁之后才能进行，如果4岁之前就接种的话满4岁后还要再进行一次接种。第2次追加接种以后在11～12岁之间再进行Tdap追加接种就可以了。而且每10年接种1次，成人用Td。DPT接种最少要间隔4周，如果基础接种延迟了1个月以上那么最好马上接种。由于DPT追加接种满7岁以上的话副作用会增加，因此满7岁之前一定要接种。如果是在4～6岁之间没有接种DPT的孩子过了7岁生日一定要接种Tdap。Td于2004年5月引进韩国，Tdap是在2009年12月引进韩国，现在正在使用当中。以前DPT副作用强时，为减少副作用在第2、3、4、5、6个月时分5次接种，这种方法不科学。在第2、4、6个月时接种3次才是正常的接种方法。

• DPT预防接种最好在上午进行。因为如果有异常反应的话可以马上再去儿科。但是由于最近异常反应大量减少，因此如果情况不允许的话也可以在下午接种。但是如果明天或者几天之后能够上午去的

DPT请尽可能地用同一种药进行注射

DPT的接种药并没有统一，尽可能地5次都接种同一种药。但是有研究显示只要前3次用同一种药进行接种效果也一样，因此建议最少前3次用同一种药进行接种。

但是如果前3次接种中没有使用相同的药，用其他的药来代替，从医学上来讲也是可以的。因此，没有必要因为与以前接种的药不同就去重新进行接种。

减轻疼痛的注射方法

注射就会疼痛。孩子们如果有心理准备，也会减轻疼痛。如果因为孩子在接受诊察时哭，就骗孩子以后再打针，而实际上话音没落就被扎，孩子会觉得委屈，而感到更疼。可以在准备给孩子打针时，吸引孩子的注意力，会有孩子不知道在注射甚至会笑。在母乳哺乳以后进行接种或者在凉一点的座位上进行接种的话会减轻疼痛。如果各种方法都不行，孩子过于害怕接种的话可以在接种部位抹上局部麻醉剂以后再进行接种，但这种办法不常用。

小儿麻痹接种方法

虽然在韩国小儿麻痹预防接种只采用注射接种，但是在一部分国家也用口服的方法接种脊髓灰质炎疫苗。由于口服的药和接种的药可以百分百互换，因此在其他国家口服接种的孩子来韩国之后继续往下接种就可以了。在用一种方式接种的情况下，如果接种晚可能会只接种3次，但是口服与注射接种并用时一定要接种4次。

话最好干脆延迟几天上午接种。而且如果孩子发烧或者哪里不舒服，或者最近一年内有包括热性惊厥在内的痉挛，或者是得过免疫力缺乏性的疾病时，在接种之前一定要告诉医生。以前接种DPT以后引起痉挛或者哭闹严重，或者发烧40.5摄氏度以上的情况也要告诉医生。当然，即使有这种情况，也可能会根据儿科医生的判断进行接种。

· DPT接种不要太拘泥于日期。DPT接种延迟几天也没关系。如果天气不好没有必要因为接种的日期到了就顶着雨雪去医院进行接种，可以延期几天。如果明天要去旅行，又是短期的旅行，与其今天接种DPT，倒不如旅行回来再去接种。DPT接种不会因为间隔时间变长，就需要重新接种。甚至可以晚一年。

DPT接种后请注意以下几点

· 如果接种DPT后发烧需要马上看医生。接种DPT以后不要马上离开，最好在休息室里等20分钟观察一下孩子的状态。DPT接种的副作用有接种的部位可能会浮肿或者变热，或者痒，又或者发烧或孩子哭闹，也有可能暂时没有精神。偶尔也有痉挛的情况。但这种情况比较罕见。接种以后发烧或者发生痉挛要马上去儿科看医生。

· DPT接种当天不要让孩子疲劳。DPT接种当天最好不要让孩子疲劳，要让孩子休息。虽然国家指示接种当天不能洗澡，但是有这种规定的国家只有韩国。现在儿科的医生们不认为接种后洗澡有问题。可以将不让孩子洗澡理解成防止孩子疲劳。

DPT接种可以一直在同一个位置进行

· DPT接种以后只按一下就可以了。以前虽然接种的部位要揉一下，但是现在接种后按一会儿就可以了。其他肌肉注射也一样。从

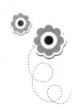

2005年开始保健所的指南也改为接种后按一会儿。接种以后请不要揉。肿块并不会因为揉就会减少。

请家长悉知
虽然像白喉或者百日咳、破伤风这样的病现在不流行，但是最大的原因就是几乎所有的孩子都进行了DPT预防接种。偶尔有孩子得百日咳或破伤风，大都是因为漏掉接种DPT疫苗。虽然这种病在韩国没有，但是在国外还有很多地区流行这种病。谁能确定一辈子都只在韩国生活呢？

· DPT接种时没有理由选择其他的部位。如果DPT接种在上一次接种过的部位继续接种的话有人会觉得是出了大事。事实上DPT左右交替接种的国家就只有韩国。2006年韩国儿科学会正式发表声明，DPT没有必要左右侧交替接种。而且还有很多国家要求在同一边接种DPT。如果我这样说了，家长依然有所怀疑，那请左右交替注射吧。因为左右交替也不会有任何问题。并不会因为一直只在一边注射副作用就会加重或者更容易长肿块。

接种后浮肿或者发烧该怎么办

· DPT接种部位浮肿是一种非常常见的现象。如果不严重的话没有必要担心。以前接种的DPT会肿得像又长了1个屁股一样，但是最近几乎没有这种情况。如果孩子肿得很严重或者疼得严重，可以喂孩子吃退烧剂和镇痛剂，或者用凉水敷一下。即使这样还是肿得厉害很难受的话请马上去医院。接种后可能会有一两天发烧，并且接种部位红肿疼痛。接种DPT24小时以后发烧或者发烧一天以上时，很有可能并不是因为接种DPT发烧。如果接种DPT后发烧的话最好先去儿科接受医生的诊疗。如果因为接种DPT而发烧或者接种部位疼痛时，在接种后4个小时或8个小时以后给孩子吃像泰诺林这样的退烧剂会有帮助。偶尔会有母亲因为以前接种的时候并没有浮肿或者是发烧，这次浮肿且发烧就怀疑是不是有什么问题，本来DPT就是越往后（接种次数越多）越容易肿。并不是因为注射出问题，而是因为接种药和我们的身体发生反应引发肿块。

轮状肠炎病毒疫苗

在美国轮状肠炎病毒疫苗与肺炎球菌疫苗一起被列为必须接种行列。不是注射药而是口服药。如果不是考虑费用问题的话请一定要进行接种。孩子们经常会得肠炎，多由轮状病毒引起。这种肠炎不管怎么小心预防，在5岁之前都会得一两次，病症严重时必须住院。这种疫苗对轮状肠炎病毒有卓越的预防效果，最近研发出来的轮状病毒疫苗与过去的不同，十分安全，可以放心接种。

· 如果接种后发烧的话一定要查明原因。虽然有可能是因为接种才引起的发烧，但是也有可能是因为感冒或者其他病引起的发烧。接种后晚上突然发烧的话先喂孩子退烧剂，第二天早上再去儿科看医生。当然如果是白天的话不要给孩子喂退烧剂，请直接去医院。如果是因为接种发烧的话，身体不会有其他症状。

DPT和肝炎疫苗可以一起接种吗

DPT可以和乙肝疫苗一起接种。脑髓膜炎疫苗Hib也可以和麻腮风疫苗一起接种。一天接种四种也不会有任何问题。最近在美国将新型肺炎球菌疫苗追加为必须接种疫苗，有的孩子甚至一次性接种四五支。预防接种并不会因为一次性接种好几支副作用就会增加。当然，各自的副作用可能会同时出现。

DPT接种日期过了该怎么办

· DPT接种并不会因为晚了几天而出问题。偶尔会因为忘记或者其他的原因没能在规定的日子里去儿科，这时会有母亲问会不会有什么大问题，如果推迟的时间不是太长的话直接去接种就可以了，并不会因为晚了几天而出现什么问题。甚至DPT第一次接种一年以后可以再从第二次开始接种。

· 如果第一次DPT接种晚了的话，第二次DPT应该什么时间接种？DPT接种在出生后2个月时进行第一次接种，以后隔4个月再接种。如果第一次接种晚了一个月以上，最好过4周就马上进行第二次接种。也就是说如果13个月时接种了DPT到了19个月还可以进行一次追加接种。如果已经满4岁了，18个月就该打的疫苗还没有打，那么现在可以省略掉18个月的接种直接接种4～6岁的追加接种就可以了。

惊厥的孩子该如何接种DPT

通常惊厥时有时会直接接种有时会延期接种。基本上没有必要因为热性惊厥就延期接种。但是根据惊厥的种类不同也有可能会延期接种。当因为脑受伤而惊厥时会延期接种。通常惊厥时不接种是因为不知道什么原因。如果确认了是热性惊厥那么接种也无妨。在这个问题上给孩子诊察的儿科医生的意见非常重要。如果给孩子诊察的儿科医生说接种DPT也没有关系的话就可以接种。

记不清楚第1、2次接种时

不太清楚是否进行了第1、2次接种时，当作没有接种就可以了。实际生活中，经常发生在接种后没有记录或者没有带育儿手册的状况。如果孩子在农村由奶奶抚养的话就可能没有记录，奶奶不知道，也无法确认。我建议在这种情况下当作没有接种重新进行接种。如果不清楚第2次接种有没有进行，这一次接种算第2次，3个月以后再接种第3次就可以了。因为多接种一次比漏掉要好。但是在7岁之前不能超过6次。去注射预防接种时一定要带着育儿手册做好记录，而且接种记录一生都要保存好。如果把孩子寄养在农村，在预防接种前一天要给家里打电话，接种那天的晚上要再打一次电话确认是否接种，母亲最好也能做好记录。即使把孩子托给奶奶抚养母亲最好也能亲自来准备。

DPT接种、DT接种、Tdap接种

· 一定要接种百日咳疫苗（简称为P）。我们会遇到一些妈妈说："听说最近已经没有百日咳了。""我们家大孩子打的就是DT。"因而要求接种DT，而不用DPT。虽然现在韩国几乎没有孩子得百日咳，但是流行百日咳的国家还很多。如果有可能去那个国家旅行，即使韩国不流行百日咳也一定要接种疫苗。虽然在韩国建议给11～12岁之间的孩子接种Td和Tdap，但是现在全世界都在流行百日咳，因此接

DPT第一次接种是在其他的儿科接种的该怎么办

偶尔会有人提出这样的问题："DPT第一次接种是在釜山的儿科接种的，搬家到首尔后第二次接种想在首尔注射，但是如果更换了药物怎么办呢？"在韩国DPT接种不管在哪里只要知道接种药的名字都能够注射同一种药，因此将接种的药名记录在育儿手册上非常重要。虽然以前DPT接种一定要左右交替接种，但是现在指南也对此做了变更，没有必要左右交替注射。实际上DPT每次都要交替注射的国家只有韩国。

提前接种了第4次DPT疫苗的情况

如果由于失误在第3次接种后还不到6个月就进行了第4次接种，本来是要再进行一次追加接种的，但是如果第3次接种4个月以后进行接种时孩子已经过了周岁的话不用重新做第4次接种。

种包括百日咳在内的Tdap很重要。

· 不接种DT。韩国没有DT疫苗，而且除非特别必要，否则不使用DT。这些都是以前的情况了，请忘记这些过时的经验吧。小时候接种过DT的大人们也要当作没有接种过重新接种。

体重轻也可以接种DPT吗

偶尔观察周围会发现有人因为孩子虽然已经过了2个月，但是体重还不到5kg，就认为不能给孩子接种DPT。但这也是以前的说法。以前由于接种DPT后异常反应严重，因此有的医生不建议给体重不足5kg的孩子接种。但是现在如果没有特别的理由的话，即使孩子的体重不足5千克也能接种DPT。如果孩子的体重特别轻，要根据儿科医生的判断决定是否接种。不要因为孩子的体重轻就盲目在家中等待孩子体重增加并延迟接种DPT，一定要去儿科咨询医生。偶尔会有母亲避开在夏天接种DPT或小儿麻痹。没有必要因为夏天就不接种。如果考虑到夏天是出汗多容易拉肚子的季节的话可以避开，但是几乎没有医生因为是夏天就不接种DPT和脊髓灰质炎疫苗。当然如果有特殊情况的话一定要咨询儿科医生。

DPT接种间隔时间长容易忘记

· 4～6岁之间一定要进行DPT和脊髓灰质炎疫苗追加接种。孩子到了四五岁的话妈妈们经常会忘记预防接种。在孩子小的时

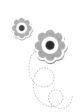

候很用心地准备每一次接种，但是隔很长时间不接种的话就会全然忘记。孩子到了4～6岁的时候一定要追加接种DPT和脊髓灰质炎疫苗。偶尔会有人弄不清到18个月的时候需要追加接种，一定要确认4～6之间是否进行过接种。即使是延迟也一定要在满7岁之前进行接种。由于满7岁之后接种的话副作用会增加，因此需要接种Tdap来代替DPT。破伤风、百日咳、白喉、小儿麻痹都是很恐怖的病。千万不要忘记在4～6岁之间进行接种。也不要忘记在4～6岁之间有麻腮风疫苗追加接种。

小儿麻痹接种的时间已经更改

以前小儿麻痹接种的时间为出生后2、4、6个月时3次基础接种，4～6岁之间再接种一次追加接种。但是从2005年开始在6个月时进行的第3次接种改为6～16个月时进行接种。从2009年开始小儿麻痹第4次接种改为满4岁以后进行接种。

• 不要想着到小学时接种DPT。4～6岁时接种了DPT的孩子到小学以后不应该再接种DPT。在小学接种的DPT是针对在4～6岁时漏掉接种的孩子。从满7岁开始不应该接种DPT而应该接种Tdap。现在小学已经不接种DPT，因此不要想着到小学时再接种。学校是教育机关而不是医疗机构。

麻腮风疫苗

现在一定要追加一次麻腮风疫苗

• 到4～6岁时还要再追加一次麻腮风疫苗。虽然以前认为麻腮风疫苗一生只要接种一次就可以了，但是后来发现在15个月时接种麻腮风疫苗的孩子大了之后很容易得这些病，因此现在接种方法更改为4～6岁时再进行一次预防接种。例如，美国从20世纪90年代初就开始进行追加接种。现在韩国也在12～15个月之间进行麻腮风疫苗第1次接种，4～6岁之间再进行一次追加接种。只是到了孩子出生后6个月的时候，从母亲身上遗传的抗体无法完全预防麻疹，因此在麻疹流行的时候孩子6个月时要注射疫苗。

小孩接种DPT，青少年、成人接种Tdap。两种接种的成分是相同的。从11～12岁开始每10年接种1次是每个人都要接受的。尤其是要去美国的孩子一定要接种了Tdap后再去。而且在11～12岁接种Td的孩子与Td的间隔无关还要再接种一次Tdap，这对预防百日咳非常重要。有孩子的父母们哪怕是为了不将百日咳传染给孩子，自己也一定要接种Tdap。

成人也一定要接种Tdap

到了11～12岁的话应该追加接种Td或者Tdap。而且每10年都要接种1次。如果费用不成问题，接种Tdap比接种Td要好很多。如果父母中有一方最近10年内没有接种Td的话这次一定要接种Tdap，但是大部分应该已经接种了。如果要去东南亚、中国、东欧旅行，一定要接种了Tdap后再去。如果是在怀孕前没有接种的产妇，在怀孕27～36周之间一定要接种Tdap。最好是在生产2周以前接种。这时接种Tdap，对破伤风的免疫性会遗传到新生儿身上，在孩子第三次接种DPT疫苗之前也就是免疫性还没有完全生成之前有一定的预防效果。以前孕妇或65岁以上的老人只接种Td而不接种Tdap，现在可以接种Tdap。

• 如果已经过了6岁，应该马上接种麻腮风疫苗。从2000年到2001年中期流行过一次麻疹。那时得麻疹的孩子都是在4～6岁没有追加接种的孩子。现在超过6岁的孩子比4～6岁之间的孩子更容易得。2014年7月韩国麻疹流行，所以4～6岁尚未第二次接种MMR疫苗也未得过麻疹的孩子都要求接种。自1967年以后出生的成年人多数也未第二次接种MMR疫苗，也都再次接种疫苗。不要混淆MMR追加接种与DPT追加接种。如果孩子满6周岁却还未追加接种MMR疫苗，也要马上接种。现在接种该疫苗为免费。

• 请认真保管麻腮风疫苗接种记录。现在小学入学时要提交麻腮风疫苗接种记录才能够入学，因此家长要认真保管接种记录。实际生活中，发生过因没有记录需要重新接种的例子。麻腮风疫苗接种前已经不需要进行结核反应检查。

• 接种麻腮风疫苗不会引起自闭症。有很长一段时间人们怀疑接种麻腮风疫苗会引发自闭症。但是科学研究结果表明这种说法与事实不符，没有科学根据。现在就不要再相信这种话了。

水痘疫苗

请一定要接种水痘疫苗

• 水痘疫苗属于必须接种的疫苗。水痘疫苗从2005年开始已

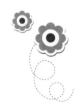

经被列入必须接种行列，在韩国所有的孩子都必须接种水痘疫苗。不管是谁都会得一次水痘，因此一定要进行疫苗接种。在小时候接种的话，只接种一次。但是超过13岁才接种，需接种两次，间隔4~8周。水痘不能在周岁之前接种。如果由于失误在周岁之前接种了的话，建议过了周岁再接种一次。由于接种了水痘疫苗后又长水痘的情况很多，因此从2007年开始美国规定在4~6岁之间要再接种一次。现在在韩国如果幼儿园里流行水痘，幼儿园会建议孩子们再追加接种一次水痘疫苗。

• 一定要接种水痘疫苗。水痘有并发症且不会自愈，部分并发症也会留下疤痕，因此现在所有的人都必须接种。水痘并不会自动好转。水痘可能会传染给他人，如果传染给老弱者或者马上要生产的产妇的话可能会造成大问题，甚至会危及生命。哪怕是为了他人也一定要接种。

一起了解一下水痘吧

1.水痘的传染性非常强。兄弟之间的传染率为90%，学校同一个班的传染率为30%。但这并不是致命性疾病。大约会痛苦一周，一部分部位会留疤。学校通常都会让患病学生休息一周直到结痂。水痘在长水疱1~2天之前到长水疱3~7天后结痂，这期间都能传染，因此会有人抱怨自己孩子并没有和长水痘的孩子接触，怎么会得水痘（大部分妈妈认为长水疱了才是得了水痘）。与得水痘的孩子接触10~20天以后才会得水痘，大部分14~16天左右会发病。

2.小时候得水痘并发症少。对于小孩子来说水痘是一种很轻的病，因此要得的话小时候得会更好。在5~20岁之间是并发症比较少的年龄。因为接受预防接种，可以完全预防，因此没有必要故意得此病。即使有孩子已经接种过一次，4~6岁之间再接种一次，可以预防大部分的水痘。

3.水痘会长水疱。水痘是一种会长水疱的病。前一两天跟被虫子咬了没什么区别。妈妈们也都知道水疱像露水一样透明，就可以判断是水痘。而且水痘很痒，孩子用手挠，就会留下疤痕。从水痘的症状来看，初期在脸上会长斑点，然后会扩散到全身和四肢，并会长出水疱。一开始红色的痕迹像被虫子咬了，长出透明的水疱并伴有阵痛。简单来讲，就是最初期的症状与感冒相似，之后2~3天的时间里身上长出红色的东西并长水疱，出现这些症状判断为水痘的可能性很大。再过几天的话就会结痂并慢慢恢复，偶尔会留下淡淡的疤痕。很多孩子接种水痘疫苗后依然长水痘，但是比起没接种的孩子来说较轻，并且脸上长的水疱也较少。

4.虽然水痘不会引起什么大问题，但是偶尔也会引发严重的并发症，因此要多加注意。接种水痘疫苗后再患病的孩子通常症状较轻。但是如果得了水痘的话孩子可能会很难受，也可能因为痒，挠了之后水痘的痕迹上会产生炎症，也有可能上了年纪以后得带状疱疹的可能性会增加。

5.得水痘后医生的治疗措施。

• 发烧的话，喂退烧药。

• 痒的话，止痒。

• 如果孩子太小或者难受或者有严重的病，也会使用抗病毒制剂。

• 有一种叫作炉甘石洗剂的粉红色涂抹的药要摇匀以后用。母亲先抹在手上，然后再抹在生水疱的部位。

691

水痘预防接种方法

当孩子得水痘时可以在家里为孩子采取的对策

1.生病的孩子要多休息，这句亘古不变的真理同样适用于水痘。虽然没有必要因此躺在床上，但是不能又蹦又跳玩得大汗淋漓。如果自己一个人无聊的话可以和得水痘的朋友在家里玩。我建议可以和没有得过水痘但是接种过的孩子一起玩。

2.要经常洗手。最好将手指甲剪得短一点。由于很痒，就算家长不让孩子挠，但是哪有不挠的孩子呢？要将指甲剪短一些，这样即使忍不住挠，细菌也会少一点，还应该注意勤洗手。

3.应该不让孩子挠，大一点的孩子可以听懂妈妈的话，因此可以劝说不让他挠。但这并不是一件简单的事。如果孩子太小，可以将袜子套在孩子的手上，这比百句唠叨还要管用。

4.如果出汗很多又很脏的话可能会痒，可以简单给孩子洗个澡。但是不要给孩子使劲搓澡，只简单地给孩子洗一下身上的汗就可以了。用凉一点的水洗澡的话也可以减轻痒的程度。可以稍微用一点肥皂。

5.如果太痒的话，初期几天内可以用凉水洗澡有助于减轻痒的程度。用凉毛巾轻轻敷一下也是一种方法。只是结痂在早期掉落的话以后容易留疤，因此要小心一点。擦拭的时候也不要揉搓。在美国为了减轻痒会将一杯燕麦片或者玉米淀粉泡在水里让孩子每天浸泡2~3次，每次浸泡10分钟左右。将大约60克的苏打粉泡在水里让孩子洗澡的话也可以减轻痒痛。用炉甘石洗剂也可以有效减轻痒痛。

6.水痘也有可能会长在嘴里。如果水痘长在嘴里很疼，是大孩子的话可以给孩子嘴里放一块冰，让孩子吸吮或者让孩子吃冰淇淋。如果孩子会吐，也可以喂一勺制酸剂漂洗一下，也能减轻嘴里的疼痛。吸吮奶瓶的孩子如果吸吮的部位长水痘的话可能会更疼。这时用杯子喂也是一种方法。柔软的食物比硬的食物吃起来更方便，吃酸或咸的食物时可能会更疼，因此尽量避免吃这些食物。

• 要过了周岁才能进行水痘接种。如果水痘流行的话会有人想提前接种，但是要水痘流行过了以后才能接种。过了周岁任何时候都可以接种。接种费用全免，由于并不是接种一次一生都会有预防效果，因此水痘的追加接种非常值得考虑。第2次水痘接种要负担35000元韩币（约人民币210元）。即使是和水痘患者接触过了，在接触后3天最晚5天以内接种疫苗也会有效果。

• 如果出现异常症状的话请马上咨询医生。水痘接种可以和麻腮风疫苗同一天接种。这时分别接种在两边胳膊上。当然也可以间隔一个月分别接种。而且并不是得了感冒就不能接种。只是根据医生诊断意见有可能会延迟接种，因此必须咨询医生。虽然热性惊厥对接种水痘没有任何影响，但是一定要告知负责接种的儿科医生孩子有可能惊厥。偶尔在想要减轻水痘时也会接种丙种球蛋白，或者是由于其他原因接种免疫球蛋白时需要过几个月才能接种水痘疫苗。这些情况一定要告诉儿科医生，与儿科医生商议接种时间。

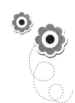

692

关于水痘疫苗的疑问

？哥哥患上了水痘，但是弟弟没有接种过水痘疫苗，哥哥传染给弟弟的概率是多少呢？现在接种的话有预防效果吗？

！如果家里有得水痘的孩子的话，通常传染给兄弟姐妹的概率是90％。

7.如果外阴部长水痘时小便的时候会很疼，这时给孩子吃泰诺林或者抹凡士林可以减轻疼痛。年龄小一点的孩子可以让他在水里小便。

8.请避免太阳的直射光线。外出时请给孩子穿长袖衣服戴帽子。直射光线会让水痘更严重，让孩子更加痛苦。

9.去儿科之前可以使用常备药。如果发烧的话可以使用退烧剂。可以使用对乙酰氨基酚制剂，泰诺林也是妈妈们比较熟知的一种常用药。根据最近的研究显示，虽然也可以使用其他种类的退烧剂，但专家们认为，如果是因为水痘发烧，在家里最好用泰诺林。

　　如果是过了周岁的孩子在接触3天之内进行预防接种，可以预防90％的发病概率。但是由于水痘在长水疱1～2天前就有传染性，因此如果家里有人得了水痘意味着已经传染两天了。

？有一位亲戚从美国回来说从来没有听说过关于水痘接种的事情。

！这是以前的事。

　　1995年初美国FDA正式允许水痘接种，现在在美国也给所有健康的孩子接种水痘疫苗，在韩国稍有不同，现在韩国所有的孩子都要接种两次水痘疫苗。周岁时接种一次，4~6岁时再接种一次。在韩国只要费用不成问题再接种一次不会有人说什么。如果去美国的话一定要再接种一次再去。

？ 我们家孩子接种过水痘疫苗，小区里流行水痘会有事吗？
！ 水痘接种过1次，能够预防85％，接种两次的话能够预防98％以上。

　　接种过的孩子得了水痘的话比没接种的孩子要更轻痛苦更小。如果说没有接种过的孩子得了水痘会长500个左右的水疱的话，接种了的孩子只长25~50个水疱，水疱的数量会少很多。而且因为脸上长的水痘也很少，有时会不知道是开始长水痘。在水痘流行的时候如果孩子身上长出来了一些又小又红的东西的话，不要随便抹药膏，要马上去儿科。如果接种过两次水痘的话即使幼儿园里流行水痘也不用担心，可以照常送孩子上幼儿园。和得了水痘的孩子一起玩也没关系。因为如果疫苗有效就不会得水痘，如果不能预防的话早得反而更好。因此没有进行水痘追加接种的孩子最好马上进行第二次接种。

？ 会因为接种水痘疫苗而得水痘吗？
！ 偶尔有的孩子接种水痘疫苗以后，反而得了水痘。虽然从理论上来讲有这种可能，但是基本上水痘接种药=疫苗不会引起水痘。

　　如果观察这些接种后得水痘的孩子，可以发现大部分都是看到周围有人得水痘才去接种而不是过了周岁就马上接种。这种情况都是水痘病毒已经进入身体，在预防接种有效之前就已经得上了。有人会误会去儿科接种以后再得水痘的话病情会轻一点，其实并不意味着水痘接种会引发水痘。这句话的意思是即使是接种了水痘疫苗也会有得水痘的情况，因此以后可能会在与长水痘的孩子接触时得水痘，但是这时接种的

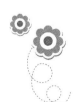

孩子会比没有接种的孩子的症状轻很多。

肺炎球菌疫苗

请一定要接种肺炎球菌疫苗

肺炎球菌疫苗按字面意思来说就是能够预防得肺炎球菌类疾病的接种，注射这种疫苗可以预防脑髓膜炎和败血症、肺炎还有中耳炎。一定要接种肺炎球菌疫苗。虽然从儿科医生的角度来看，接种肺炎球菌疫苗以后中耳炎患者大量减少，为了孩子们的健康着想，我当然也建议进行接种。

什么是肺炎球菌疫苗

• 在美国属于必须接种范畴。肺炎球菌疫苗在美国是一种必须进行的接种疫苗，能够预防肺炎球菌的感染。

• 肺炎球菌疫苗接种的好处。肺炎球菌能够导致5岁以下的孩子得脑髓膜炎、败血症和肺炎以及一部分中耳炎和鼻窦炎。如果注射肺炎球菌预防接种，能够在很大程度上预防这些病。虽然曾经有人说即使接种了肺炎球菌疫苗也预防不了中耳炎，但事实上急性中耳炎40%以上都能够预防。新出的十三价肺炎球菌疫苗比以前的七价肺炎球菌疫苗

儿科医生的提醒

如果接种过两次水痘疫苗的话，在水痘流行的时候让孩子与长水痘的孩子接触也是一种不错的方法。如果接种有效果的话就不会得水痘，如果接种没有效果的话就会得。反正都会得早得比晚得要好。

孩子得了水痘，什么时候才能送去幼儿园呢

应该休息一个星期。虽然结痂以后就没关系了，但是有水疱的话就会传染。有时会有幼儿园老师抱怨结痂的孩子来幼儿园造成了水痘在幼儿园的扩散，这是因为老师不知道事实上水痘在长水疱之前就会传染。如果是孩子在水痘初期就传染给别人了，一周以后结痂了再去幼儿园的话，幼儿园有可能正在流行着水痘。

听说有注射可以减轻水痘

的确有。但是这种注射在特殊的情况下给必须注射的孩子使用。要根据儿科医生的判断决定。

听说除了预防注射还有其他可以不得水痘的注射

和水痘患者接触的孩子可以马上注射丙种球蛋白或者水痘免疫血清，可以暂时预防水痘。但是效果只是暂时的，以后还是要接种水痘疫苗。水痘疫苗要在水痘流行过后才能进行接种。

**新型流感的流行
与肺炎球菌接种**

1918年席卷全世界的
流感导致2000多万人死
亡。以前人们认为这些死
亡者都是因为流感病毒而
死，但是根据最新发现的结
果显示大部分的死亡者都是因
为肺炎球菌感染。由于最近正
在流行新种流感，我建议为以防
万一一定要接种肺炎球菌疫苗。

能够多预防6种肺炎球菌血清型疾病。据报道其中19A血清型疾病患者占肺炎球菌患者的20%以上，而且呈增加趋势。因此很多专家建议接种包括19A血清型在内的十三价肺炎球菌疫苗。

·肺炎球菌引起的病是在儿科非常常见的病。85%的败血症，50%的脑髓膜炎，66%的细菌性肺炎，40%的细菌性中耳炎都是由肺炎球菌引起的。

如果接种肺炎球菌疫苗可以在一定程度上预防这些病。最近抗生素的耐药性问题越发凸显，尤其是抗生素对待某些细菌无法发挥药效。如果接种肺炎球菌疫苗的话可以减少抗生素的耐药性，也可以减少抗生素的使用。

·我建议接种肺炎球菌疫苗。接种1次15万韩元（约900元人民币），接种4次费用为60万韩元。虽然很贵但是接种肺炎球菌疫苗非常物超所值。这是一种能够持续得到效果的预防疫苗。就当是为我们可爱的孩子上一次大保险，请一定要接种肺炎球菌疫苗。一定要接种！

接种对象

·24个月以下的所有的孩子一定要接种。

·不到5岁的孩子都要接种。

·尤其是生活在像托儿所或幼儿园这样集体生活的地方的孩子，哪怕是为了别的孩子也要进行接种。我建议之前接种过4次的孩子再接种1次新出的十三价疫苗。集体生活指的是有两名以上不同家庭的孩子规律地每周4个小时以上在一起活动。

·最近孩子的十三价肺炎球菌接种年龄从以前5岁扩大到包括青少年在内的成人之前。有患哮喘或者常患中耳炎的情况的话要咨询儿科医

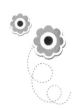

生并考虑接种十三价疫苗。

肺炎球菌疫苗接种日程表

· 接种时间：2个月、4个月、6个月、12~15个月，共接种4次。

· 最小接种年龄：6周。

· 最少接种间隔：12个月以前4周，12个月以后8周。

· 到24个月一次都没接种的情况：

1.属高危人群时，间隔2个月接种2次。

2.不属高危人群时，只接种1次。

※高危人群指的是有脾、心脏、肺、肾脏等慢性疾病，或者有糖尿病、免疫系统有问题的人。

· 要接种到几岁？一般都是在满59个月之前接种。但是高危人群或者得哮喘或中耳炎的情况，如果年龄不大，属于青少年的阶段也可以考虑接种。如果是50岁以上的老人要尽可能地接种，对预防肺炎等疾病很有帮助。

· 接种部位

周岁以前：大腿部肌肉注射。

12~15个月：大腿部或胳膊肌肉注射。

肺炎球菌疫苗有两种

肺炎球菌疫苗有十价的蛋白结合疫苗（PCV10）和十三价疫苗（PCV13），二十三价多糖疫苗（PPV23）两种类型。最近从小时候在儿科接种的疫苗都是十三价或者十价疫苗。65岁以上的人接种的疫苗为二十三价疫苗。最近二十三价疫苗的需求更大。如果19岁以上的人抽烟、酗酒或者患有哮喘病或糖尿病一定要进行接种。尤其是在流感流行的时候适合肺炎球菌接种的对象一定要进行接种。

关于肺炎球菌接种的疑问

· 只在24个月的时候接种一次不行吗？这样不行。在小的时候比较容易得肺炎球菌，一旦得上以后再进行接种，预防效果会大大减小，因此从满2个月时开始接种总共接种4次是最有效的。

· 可以和其他疫苗一起进行吗？当然可以。与其他的疫苗一起接种没有任何问题。在发达国家反而建议在2个月时4种疫苗一起接种。

· 接种肺炎球菌疫苗所有的肺炎球菌都能够预防吗？并不是这样的。由于肺炎球菌的种类有很多，得一次的话只能对一种产生预防，但是2岁以下患病很难产生抗体因此必须接种。

请接种肺炎球菌十三价补充接种疫苗

以前接种的肺炎球菌疫苗是七价疫苗。这次新出的十三价疫苗比七价疫苗能够多预防6种肺炎球菌。能够再预防6种血清型疾病，我建议为了预防在韩国发病率很高的19A血清型疾病，之前已经接种过4次肺炎球菌疫苗的孩子一定要再接种一次新出的十三价肺炎球菌疫苗。在美国十三价肺炎球菌疫苗已经由选择接种变为必须接种。如果费用不成问题的话最好尽快进行接种。最晚也要在5岁之前完成接种。

减毒活性乙脑疫苗和水痘麻腮风疫苗同时接种

根据其他国家仍有局限性的数据，韩国从2011年开始改变了方针，允许活乙脑疫苗和其他活疫苗同时接种。但是我个人认为还是尽可能地间隔4周，这样会更为稳妥。

· 接种禁止事项

1. 上次接种时有严重的过敏反应或者对疫苗成分有过敏反应时不能接种。

2. 感冒症状较轻时可以接种。

· 接种后反应异常

1. 接种部位变红肿，抚摸时会有疼痛感。

2. 可能会发烧。如果发烧最好咨询儿科医生，但如果是晚上的话可以先喂孩子泰诺林糖浆给孩子退烧。

3. 接种后孩子可能会哭闹、犯困、没有食欲。

4. 到现在为止没有严重的异常反应。

乙脑疫苗

请一定要接种乙脑疫苗

· 乙脑疫苗接种方法。"已经下了脑炎警报。"这句话的意思并不是现在正在流性脑炎，而是发现了脑炎的发病率很高，需要提前接种的意思。乙脑的接种方法为1~2岁之间间隔1~2周接种2次，1年以后再接种1次，6岁和12岁时再进行追加接种。不是只能在春天接种，一年四季都可以接种。

· 乙型脑炎灭活疫苗一定要接种3次才会有效果。虽然接种该疫苗可能会有一些副作用，但是韩国是脑炎的多发地区，如果不接种的话得脑炎的可能性非常高。事实上在1982年出现了一千多名的脑炎患者，其中数十人死亡，且很多孩子都饱受后遗症的折磨。脑炎预防接种的基础免疫是接种3次。第一年间隔1~4周接种2次，一年以后一定要再接种一次，像这样只有接种3次才会有预防效果。只要进行了接种就

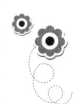

698

不会再得乙型脑炎。

• 一旦患上乙型脑炎就会有致命性的伤害，因此预防最重要。预防脑炎最有效的方法就是进行预防接种，第二就是注意防止被蚊子叮咬。不要在蚊子活动旺盛的早上或晚上外出，外出时要穿上长上衣长裤子减少被蚊子咬的机会。尤其是没有接种的小孩子更要注意防止被蚊子咬。蚊子更喜欢咬小孩子，好像小孩子的血更甜。在家里能做的事就是尽量防止孩子被蚊虫叮咬。撑好蚊帐，使用好蚊香。由于小孩子得乙脑的概率比较低，因此家长没有必要因为孩子还没有接种就提前担心。

流感疫苗

流感和感冒是两种完全不同的病

• 虽然症状相似但是流感更容易产生并发症。通常将严重的感冒称为流感，但是流感和感冒是完全不同的两种病。流感是由一种叫流行性感冒引起的病，老弱者和孩子较容易得此病。如果得了流感会有发烧，并伴有感冒的症状，而且会四肢酸痛，头疼，消化不良，肚子疼。当然也有可能只发烧。虽然症状和严重的感冒一样，但是更容易产生并发症，因此一定要去医院接受治疗。

流感接种从满6个月开始接种！越小的孩子越需要接种！建议接种流感疫苗的人群！

• 6个月到5岁之间的孩子（美国是超过6个月的所有人）。
• 与未满5岁的孩子共同生活的所有家庭成员。
• 孕妇（从怀孕第一天起就要接种）。
• 50岁以上的人。
• 长期患心脏或肺疾病的成人或孩子。
• 在养老院或收容所里的老弱者，患有其他严重疾病的人。
• 患有肾脏疾病、呼吸器官疾病、贫血、哮喘、囊肿性纤维瘤、肿瘤、免疫疾病的人，以及服用免疫抑制剂的人。
• 医生、护士、助理护士、医院工作人员等医疗工作者。
• 容易患呼吸器官疾病的孩子及其家人。

一定要接种流感疫苗吗

由于韩国空气不好，有很多长期患有呼吸器官疾病或感冒的孩子。由于在空气不好的国家患上流感的话会有很多并发症，因此最好接种流感疫苗。流感一旦患上就会非常痛苦。接种流感疫苗的话可以预防70%～90%的发病。今年美国正在劝告6个月以上的所有人都接种流感疫苗。我认为韩国最好也能够劝告所有6个月以上的人接种流感疫苗。自2009年甲型H1N1流感流行以后研制出的流感接种药包含了所有的甲型H1N1流感菌株。

• 预防流感最重要也最有效果的方法是接种流感疫苗。除此之外预防流感的方法有勤洗手，多喝水，不能过度劳累，多休息，勤刷牙，尽可能不去人多的地方。虽然得了流感时戴口罩的话可以稍微减少传染，但是效果不大。虽然使用单独的房间也没有什么效果，但还是尽量使用单独房间。但是如果条件不允许也没有必要勉强。爸爸最好不要在家里吸烟。

流感很恐怖

• 流感预防接种要在流感流行之前进行。虽然流感大部分都发生在12月到次年3月之间，但是也有可能发生在9月。因此如果流感疫苗出来了的话哪怕是9月也要马上接种。由于流感预防接种要在两周以后才会有效，因此最好在流感流行之前提前接种，一个月以后达到最高值，效果大约能持续一年。有些说法认为效果只有5个月，这并不可信。

• 流感有时会有致命性的伤害。流感有很多种类，偶尔也会导致死亡，因此世界卫生组织每年都会发表当年流行的流感数据。1918年前后，只在北美大陆就有一千万名，全世界有两千万人死于流感，是人类历史上最致命的一种病。虽然是闲谈，但是在第一次世界大战前和大战中德国军队从西部前线撤退时，导致数十万的将士死亡的最大一个原因就是流感。

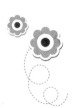

•成年人最好也接种流感疫苗。6个月以上5岁以下孩子请一定要接种流感疫苗。容易患感冒或呼吸器官疾病的人，病弱者，50岁以上的人也最好接种。不想得流感的任何一个人都可以接种，哪怕是正常的孩子，如果父母期望孩子接种，或者过集体生活，或者要去国外旅行时最好接种。最近也给完全健康正常的成人接种。我和我的妻子也是在秋天接种流感疫苗的。当然我的孩子也是。

流感接种时间

流感疫苗上市以后要尽快接种，哪怕是9月初。有时会有人说9月接种太早了，这种说法是错误的。如果接种延迟的话哪怕次年2月也要接种，4～5月流感流行的话也要接种。

健康的孩子也要接种吗

给健康的孩子接种流感是否正确现在已经不是争论的话题了。只要费用不成问题就一定要进行接种。

请熟知下面关于流感疫苗的知识

•并不是接种流感疫苗后就不会得感冒。流感和感冒是两种完全不同的病。大部分接种流感疫苗的人不会再得流感。虽然偶尔也会出现接种流感后得流感的情况，但由于这些情况也都由于流感疫苗的接种产生了一定程度的免疫性，因此得的流感更轻而且并发症也少。即使是正在流行的流感病毒与流感预防接种药不一致也会有一定程度的预防效果，因此不会白白接种。

流感接种药的种类

流感接种药大致分两种。一种是注射药，另一种是喷在鼻子上的药。从2009年9月开始韩国也可以用喷剂进行接种。这对不愿意注射的孩子们来说无疑是最好的消息。虽然注射可以从满6个月开始接种，但是喷在鼻子上的药从满2岁开始到49岁可以接种。接种后1个月以内不能怀孕。对鸡蛋有严重过敏的人不能接种。对孩子来说喷在鼻子上的药比注射的药效果更好，也不疼，因此只要经济宽裕，最好选用喷剂。

•给孩子接种流感疫苗要满6个月以后才能进行。不满9岁第1次接种的孩子要间隔4周接种2次，从接种后的第2年开始每年接种1次。接种的容量随着年龄不同而不同，6～35个月的孩子接种0.25毫升，从满36个月开始接种0.5毫升。第1年接种2次的孩子没有特殊情况的话从第二年开始每年接种1次。两年前接种2次去年没有接种的孩子今年也只接种1次。不到9岁的孩子去年第1次接种，只接种了1次，尚未接种第2次，这样的孩子2014年的接种方式有所不同，往年需要间隔4周

鸡蛋过敏和流感接种

由于流感预防接种药是用鸡蛋制成的，因此对鸡蛋过敏的孩子在接种时要提前咨询儿科的医生。如果只是吃过之后嘴的周围会变红程度的过敏的话，完全不成问题。最近即使过敏的程度到了吃过之后会长荨麻疹的程度时也可以接种。但是如果吃过鸡蛋会休克的话就要与儿科的医生商议是否应该接种。

没有吃过鸡蛋的孩子的预防接种

一次都没吃过鸡蛋的孩子无法判断他是否对鸡蛋过敏。在这种情况下可以直接接种，没有必要为了知道孩子是否对鸡蛋过敏而在接种之前喂孩子鸡蛋吃来测试。

流感预防方法

用热肥皂水洗手20秒，如果疼的话就简单洗一下，咳嗽时挡住嘴。最重要的就是要接种流感疫苗。

关于流感接种的疑问

· 在使用类固醇激素治疗哮喘病期间也可以接种吗？一般来说在使用大容量类固醇激素期间应该延迟接种。但是在像哮喘患者一样必须要接种流感疫苗时，即使是在类固醇激素治疗中也不会延迟接种流感疫苗。

· 孩子得了川崎病，要延迟接种流感疫苗吗？不用延迟接种。反而一定要接种流感疫苗。由于流感疫苗是活疫苗，因此即使在使用丙种球蛋白也没有关系。

接种2次，而今年只接种1次就可以。这是2014年才出现的新情况。

脑髓膜炎疫苗

脑髓膜炎虽然很少见，但却是一种很可怕的病

一般来说脑髓膜炎预防接种指的就是流行性感冒嗜血杆菌b型疫苗，也就是Hib脑髓膜炎接种。流行性感冒嗜血杆菌能够引起脑髓膜炎或败血症、肺炎、喉炎、关节炎等疾病，由这种病菌引起的疾病非常危险。从2013年3月开始韩国已经将Hib性脑髓膜炎列入必须接种行列，所有的孩子都要进行接种。

建议进行脑髓膜炎疫苗接种

· 一旦患脑髓膜炎，会很危险，建议一定要进行接种。Hib疫苗作为国家指定的必须接种疫苗，为公民免费提供，一定要接种。最好在孩子两个月的时候与DPT和肺炎球菌疫苗一起接种。满5岁以后不再进行接种。偶尔会有人说没有必要进行脑髓膜炎接种，这种说法是错误的。脑髓膜炎接种不能在满6周以前进行接种。接种时尽可能使用接种同样次数的药，由于接种同样次数的接种药之间可以互换，因

702

此可以进行交叉接种。如果用PedHIB接种时需要注意第3次接种不是在第6个月而是在第12～15个月。追加接种用任何药都可以。如果将接种3次的PedHIB和接种4次的其他药混合在一起使用了，那么要按照接种4次药的时间来进行接种。虽然这种疾病很少见，但是一旦得上非常危险，因此我建议一定要进行脑髓膜炎接种。当然，我给我的两个孩子都接种了这种疫苗。

甲肝疫苗

甲肝正在成为难题

• 满周岁开始可以进行接种。甲肝疫苗从周岁开始可以接种，第一次接种6～12个月以后再进行第二次接种的话预防效果能达到99%以上。接种以后没有必要进行抗体检查，即使检查接种呈阴性也不用再次进行接种。由于现在的甲肝抗体检查的是得病以后产生的高浓度抗体，因此即使接种以后完全生成抗体结果也有可能会呈阴性。虽然甲肝现在并不是必须接种而是选择接种，但是最好让所有的孩子都尽可能地接种。

• 如果大人得甲肝的话会留下严重的后遗症。甲肝与卫生有非常密切的关系。过去韩国的人口密度高，而且卫生条件不好，因此在成人之前几乎所有的人都得过甲肝，也就几乎没有成人之后再得的情况。但是现在环境好转很少有人小时候得甲肝，现在在韩国也像其他发达国家一样甲肝逐渐成为问题。因为孩子得甲肝就像得感冒一样只是小

脑髓膜炎疫苗接种时间

通常出生后2、4、6个月时各进行一次接种，共接种3次。第4次在12～15个月时进行接种。过15个月的孩子只接种一次。虽然不太常用，但是有一种叫作PedHIB的药只接种3次就可以了。脑髓膜炎接种药都能够互换，但是接种3次的药和接种4次的药互换使用的话总共要接种4次。可以和DPT或者脊髓灰质炎疫苗、麻腮风疫苗在同一天接种。

脑髓膜炎疫苗只预防Hib性脑髓膜炎

Hib预防接种是必须接种。但是问题是有很多母亲误认为这种脑髓膜炎接种能够预防脑膜炎。但是这种接种只能预防脑髓膜炎里面的Hib性脑髓膜炎，完全不能预防其他的脑髓膜炎或者脑膜炎。最好准确了解之后再接种。这种疫苗完全不能预防经常流行的病毒性脑膜炎。

肠伤寒预防疫苗

以前肠伤寒是一种给水传播的传染病，因此只要喝开水就能够预防，但是最近查明这种病可以通过食物传染。也就是说不管在家里多讲卫生或将所有的水和食物都加热来吃，一旦外出吃饭，就不能百分百预防。最近儿科的医生会根据孩子的状态建议是否需要接种。

病，过去之后不会有任何问题，但是成人得此病的话会非常严重甚至会危及生命。最近不仅是孩子，没有抗体的45岁以下成人也建议接种。35岁以下的大人不需要抗体检查都要进行接种。

· 甲肝会通过食物或者个人接触传染。甲肝作为一种传染性很强的病毒性疾病会攻击肝，出现呕吐、发烧、黄疸等多种临床症状。甲肝通过食物传染，最常见的就是通过人与人之间的接触传染。

髓膜炎球菌疫苗

虽然髓膜炎球菌在美国等其他地区高发，但是现在韩国几乎没有。虽然一旦得了就是非常危险，但是幸运的是这种疾病的传染力很低，因此在韩国这样髓膜炎球菌感染非常罕见的国家生活的孩子不建议接种。作为参考，2012年韩国全国只发生了四例，这种病在韩国是一种非常罕见的病，因此没有必要因为是否需要接种而烦恼。但是如果去美国这样病情多发的国家旅游的话一定要接种髓膜炎球菌疫苗之后再去。由于在美国髓膜炎球菌疾病很多，因此在11～12岁作为必须接种，16岁以后还要再进行一次接种。由于效果只可以持续5年，如果为了以防日后去留学而接种的话也没有什么意义。尤其是在首尔地区从2012年起到2014年现在为止只有一名孩子患此病，发病率非常低，家长不必担心会得上此病。在韩国生活的孩子没必要接种该疫苗，但去流行此病的国家旅行或者留学前一定要接种后再去。

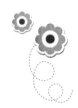

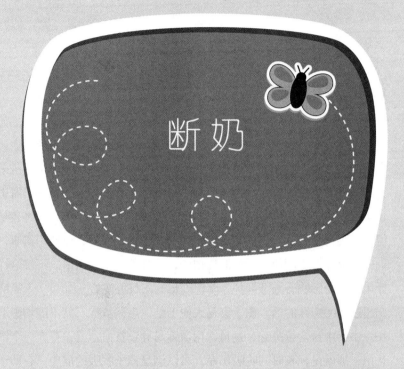

断奶

- 孩子到周岁最好断奶。但是为了断奶，从出生6个月开始，就应该让孩子练习用杯子喝奶粉，因为用奶瓶和用杯子喝牛奶完全不同。如果事先不练习用杯子喝奶粉，到了周岁断奶的时候，孩子常常干脆拒绝喝牛奶。

- 纯母乳喂养的孩子也应该从6个月开始逐渐练习用杯子喝母乳。多数喝母乳的孩子，只要方法正确，就能够很快学会使用杯子，不用奶瓶。

- 母乳喂养的孩子如果在出生后9个月内换成奶粉喂养，就必须使用奶瓶，但出生后9个月以后更换奶粉的，可以不用奶瓶，而用杯子喂奶。

- 喝奶粉的孩子从9个月开始，可以不再使用奶瓶，全部用杯子喂奶。

孩子满周岁就要断奶

· 孩子满周岁就不再使用奶瓶，是有明确原因的。如果突然不用奶瓶，喝牛奶的量会减少。甚至有些孩子会变得讨厌喝牛奶。家长应该分阶段、慢慢地让孩子练习用杯子喝牛奶，逐步加量，孩子就会渐渐地不再使用奶瓶。孩子已经满周岁，还有很多妈妈要在奶瓶里放1000毫升牛奶给孩子喝，甚至有些孩子喝到1000毫升以上，妈妈还是觉得孩子喝得太少，而感到焦虑。但如果孩子过了周岁，还使用奶瓶，他们就容易变得更固执，对奶瓶更依赖，就会养成不良习惯。不仅这样，牙齿也会受影响，渐渐坏掉，下巴变形，不好好吃饭。如果一天喝鲜牛奶超过1000毫升的话，孩子容易大便干结，患偏食症，就不能均衡地成长。牛奶中铁含量匮乏，过量饮用很容易导致贫血。普遍存在一个错误认识，那就是，长时间吮吸奶瓶，可以满足孩子吮吸的欲望，有助于性格稳定。不过，奶瓶不是孩子的玩具，而是餐具。在周岁前充分满足孩子吮吸的欲望就可以了。养育孩子，要注意爱和节制的均衡。如果家长一味爱孩子，而没有节制的话，孩子就没有节制的意识，随心所欲。过分的爱对孩子是有害的。家长真心疼爱孩子，就应该教育孩子有节制。满周岁后，就可以开始这一课了。

· 牛奶喝多了会便秘。牛奶喝多了，当然饭就吃得少了。不仅如此，牛奶是典型膳食纤维含量少的食物，所以牛奶喝多了就容易便秘。通常孩子在一到两岁时经常便秘，相当部分是因为喝了太多牛奶，而没有吃其他富含膳食纤维的食物引起的。孩子因为喝牛奶过多而便秘，症状持久，而且使用各种方法都很难好转，这时候最好的办法就是减少牛奶摄入量。不让孩子用奶瓶喝牛奶，孩子肯定会哭，但坚持用杯子代替奶瓶是好事。不行怎么办？那么我们就应该等待，凡事不能急于求成。有时就算努力了也不行，但也比试都不试就放弃强。

过了周岁断奶的方法

• 适当地吃辅食也容易断奶。在断奶之前，应该充分地练习用杯子喝牛奶。即使孩子能用杯子喝水或果汁，不意味着孩子一定能用杯子喝牛奶。奶瓶是吃饭的工具，不是玩具。如果发现孩子不好好用奶瓶，但却能很好地使用杯子和勺子，就应该断奶。这个年龄大概是周岁前后，即使晚一点也没关系，十八个月左右断奶对孩子和妈妈都是好的，大部分的孩子过了周岁都要断奶，甚至医生也会要求自己的孩子过了周岁断奶，但是对于妈妈们来说，总是说起来容易做起来难。而且妈妈们没有意识到断奶的必要性，所以做起来就更困难。事实上如果妈妈给孩子们吃适当的辅食，即使断奶，孩子们也几乎感觉不到什么不便。但如果妈妈看到邻居的孩子两周岁了，还在用奶瓶，就会想慢点儿断奶没关系，别人都这样，也就不再介意这件事了。

• 尽早用杯子喂孩子进食。那么怎样停用奶瓶呢？孩子周岁后，不会突然在某一天领悟 "妈妈，从现在开始，我不用奶瓶了"，而后将奶瓶丢在一旁。妈妈应该意识到停用奶瓶的必要性，并在一旁加以引导，让孩子能更顺利地停用奶瓶，像大人一样使用汤匙和杯子进食。在试图停用奶瓶之初，妈妈需留心以下注意事项。首先，让孩子尽早开始使用杯子。孩子5~6个月时，当某一天孩子专心地玩耍而很快把奶瓶喝干时，妈妈可尝试用杯子喂孩子奶粉。需让孩子尽早意识到，不仅可用奶瓶喝奶粉，也能用杯子。孩子9个月大就可以正式地用杯子

孩子周岁后，告别奶粉和奶瓶

孩子周岁后，要与奶粉和奶瓶说再见。母乳可持续到孩子两岁。孩子周岁后，一日三餐，另加两次间食，给孩子提供一天所需能量的70%。对于还不能吃固体食物的孩子，奶瓶是一种工具。孩子满6个月后要开始逐步练习使用杯子，当需要停用奶瓶时，要马上停止。若错过这个时期，孩子一岁半时仍然会固执地使用奶瓶，再想停用奶瓶就更难了。儿科医生开玩笑地说：如果孩子一岁半仍用奶瓶，会养成牛脾气，若在两周岁后还用奶瓶，性格也会变坏。尽管有些夸张，但多数情况都如此。

了。周岁后，奶粉或牛奶要全部使用杯子，让孩子彻底告别奶瓶。

• 孩子8个月大时，锻炼孩子用汤匙。孩子8个月大时，可以开始锻炼孩子使用汤匙，不能因孩子暂时生疏而剥夺孩子使用汤匙的意志。即便洒得到处都是也要不断鼓励孩子使用汤匙。一开始，可以将食物放在孩子的汤匙里，这样孩子容易吃到。这样几个月后，孩子便可独自使用汤匙进食了。如若不加练习，孩子两周岁过后仍不会使用汤匙，这种情况比比皆是。

• 不能让孩子直接拿着奶瓶进食。妈妈还需注意一件事：孩子稍大后，尽管可以自己用手握住奶瓶吃奶，但最好不要这样做。因为如果让孩子自己用奶瓶，孩子就会长时间地依赖奶瓶。若孩子半夜醒来进食，就更难以停用奶瓶。因此最晚在8个月大时，要对孩子进行睡眠训练，使孩子一觉睡到天亮，半夜不进食。即使夜间给孩子喂奶，也很少有妈妈用杯子喂。但若孩子已做好充分准备，而妈妈不了解没有给孩子机会，对孩子来说很不公平。

• 这个办法虽然算不上好办法，但可以帮助孩子停用奶瓶。坚决不给孩子用奶瓶，并配合停用牛奶。一旦决定采取这种办法，爸爸妈妈一定要在孩子面前态度坚决。如果孩子哭闹着要奶瓶，而父母在孩子面前做出"这样下去出事怎么办"等担心的表情时，绝对无法让孩子停用奶瓶。停用奶瓶后，有的孩子哭闹着两天不进食，这时许多妈妈会心软而再使用奶瓶。所以要从一开始便下决心不用奶瓶。多数孩子在一两天后便会投降，开始吃饭。即使孩子较为固执，最晚也会在2周后停用奶瓶。2周后，让孩子以米饭与菜肴作为主食，牛奶每天2杯左右即可。不必担心牛奶的摄入量是否不足，孩子周岁后，一天喝500毫升的牛奶即可。但如果停用奶瓶后出现无力或不舒服时，就需要咨询儿科医生。孩子满9岁后，才可以一天食用3杯牛奶。

如果孩子夜间不进食，一觉睡到天亮，会很容易停用奶瓶

如果对孩子进行良好的睡眠训练，在6～9个月大后，晚上可以安睡9～10小时左右，而且夜间无需进食，使妈妈倍感满足。但要达到这个目标并不容易，妈妈要从小对孩子进行睡眠训练。从孩子出生6周到2个月之间开始，睡觉前充分喂乳，让孩子在清醒的状态下躺在床上，自己入睡。就是说，孩子睡觉时不能吸吮奶瓶或乳头。固定每天晚上8～9点间，将孩子放在床上，培养孩子的睡眠意识，让孩子理解这时候该睡觉了。培养睡眠意识指的是以相同的方式哄孩子睡觉，在睡觉之前，给孩子喂饱奶，换上睡衣，讲故事、唱歌、读书，一旁放置玩具，必须搂抱孩子，亲吻后盖好被子，然后说"晚安"。4个月大后，如果孩子晚上醒来，妈妈不要马上给孩子喂奶，除非孩子饥饿时。6个月之前，许多孩子晚上会吃一两次奶。如果持续进行上述睡眠训练的话，6个月大时，多数孩子便可在夜间不进食，安睡9～10小时。若孩子顺利食用辅食，则6个月大开始，母乳或奶粉的食用量会逐步减少，夜间进食的必要性也会显著降低，最晚当孩子6～9个月大时，经过良好的睡眠训练，夜间可无需进食。关于夜间喂奶的具体细节，请参照本书关于喂奶的篇章。

有人认为，如果夜间孩子想吃奶，应随时喂

有些妈妈，即使在夜间，也会无条件地满足孩子吃奶的要求。当然有些孩子9个月大后，夜间仍会进食一两次。这个年龄段，夜间喂奶并不会马上造成问题，只要妈妈与孩子舒适即可。但是大多数育儿专家、儿科医生和睡眠专家都认为，如果妈妈感觉夜间喂奶很辛苦，但为了安抚半夜醒来的孩子、不让孩子哭闹而喂奶，这时应对孩子进行睡眠训练，停止夜间喂奶。如果妈妈不加限制而一味给孩子喂奶，孩子不仅无法养成良好的睡眠习惯，以后也很难好好吃饭。现实中也有许多妈妈因夜间喂奶辛苦而给孩子断奶。有种说法叫吃好便可睡好。指的就是要对孩子进行睡眠训练。母乳喂养领域的育儿专家近来不断强调早期睡眠训练的重要性。

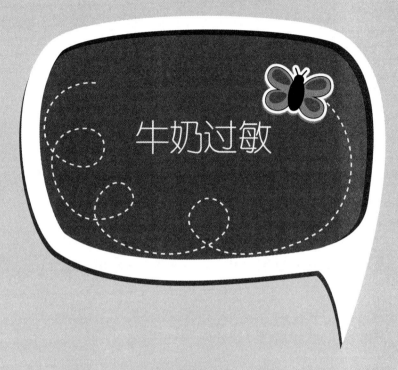

牛奶过敏

· 本章针对食用奶粉或牛奶的孩子。

· 食用牛奶而出现异常反应，称为牛奶过敏。当然孩子周岁之前食用母乳或奶粉。

· 因食用奶粉而出现问题并不都是牛奶过敏。牛奶过敏需要接受儿科医生的诊察。当孩子出现牛奶过敏时，不能食用普通奶粉，也不能吃豆奶粉，要给孩子吃特殊奶粉。

· 一次牛奶过敏并不代表终生不能喝牛奶。随着年龄的增长，可以在征得儿科医生同意后喝牛奶。

· 孩子出现牛奶过敏时，未经医生许可，不可随意给孩子喂豆奶粉或羊奶粉。

牛奶过敏的症状

· 对牛奶中含有的蛋白质过敏而引起的牛奶过敏。许多妈妈认为，如果孩子在食用奶粉后开始腹泻，则判定孩子牛奶过敏，但事实并非如此简单。牛奶过敏分为先天原发性及后天继发性两类。因此，即使孩子出生时对牛奶不过敏，日后某天也有可能突然出现牛奶过敏症状。

· 牛奶过敏的症状。如果是原发性牛奶过敏，孩子在出生4～6周左右，会因食用奶粉出现腹泻、呕吐、消化道出血、贫血、哮喘等症状；而继发性牛奶过敏一般在孩子患肠炎等疾病之后，主要在孩子出生6个月之后出现。孩子牛奶过敏会导致在喝奶后出现腹泻、呕吐、消化道出血、贫血、打喷嚏、流鼻血、哮喘性呼吸、荨麻疹等症状。以上症状一般在进食后几小时之内产生，有的也会在48小时后产生。

· 只出现以上症状，并不能断定孩子对牛奶过敏。有的孩子会出现以上全部症状，有的孩子会出现其中一两种，不能因此便断定孩子对牛奶过敏。这些症状极为常见，当孩子患肠炎时也会出现上述症状。孩子是否对牛奶过敏，需经过儿科医生的诊察，才可做判断。

检查孩子是否牛奶过敏的方法

想要通过给孩子喂奶粉来判断孩子是否对牛奶过敏，需在儿科医生诊察之后，在其监督之下进行。如果怀疑孩子对牛奶过敏，应马上停喂奶粉。2～3天后，过敏症状便会消失。之后再次给孩子喂奶粉，如果孩子对牛奶过敏，则会在48小时之内再次出现过敏症状。在儿科医生

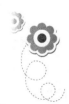

的监督指导之下，进行三次试验之后，如果症状持续频发，则可判定孩子对牛奶过敏。牛奶过敏因奶粉而起，所以要停用奶粉。此时，以特殊奶粉代替普通奶粉即可。如果孩子同时吃母乳和奶粉，那么妈妈可以借机完全母乳，这样更好。可以咨询儿科医生如何增加母乳量。

怎样预防孩子牛奶过敏

如果怀疑孩子对牛奶过敏，两岁以下进行母乳喂养最佳。母乳喂养不仅可缓解过敏症状，同时由于脱离了奶粉，孩子一定不会出现牛奶过敏。孩子吃母乳到一周岁后，妈妈因故无法再进行母乳喂养，不能立即停止母乳而让孩子喝牛奶，这时应让孩子吃少量奶粉，确定没有过敏症状后才能逐步减少母乳。孩子食用奶粉后，可能会出现以下状况：严重过敏，不能继续喝牛奶，但母乳也没有了，进退两难。对于母乳喂养到两周岁的孩子，过了周岁后仍喜欢吃母乳。这时，无需着急给孩子喂奶粉。尤其如果家族中有牛奶过敏患者，应一直母乳喂养至两周岁。母乳是妈妈产出的完全适合孩子的食物，对于肠胃功能还不完善的孩子来说，母乳是最佳食物。牛奶是适合牛犊的食物，相反，当人食用时，便容易产生过敏。

治疗牛奶过敏，需留心注意辅食

·特殊奶粉只能在医生允许的时间范围内给孩子吃。当孩子出现牛奶过敏症状时，应给孩子喂母乳或特殊奶粉。如何吃特殊奶粉，需咨询儿科医生。许多父母随便让孩子喝豆奶粉或羊奶粉，这种做法完全错误。父母要知道，对牛奶过敏的孩子，有一半左右也会对豆子中的蛋白质过敏。父母要注意一点，即特殊奶粉只能在医生允许的时间

**随着孩子的成
长，牛奶过敏症
会渐渐消失**

尽管孩子曾经对牛奶过
敏，并不代表终生不能喝
牛奶。孩子稍大后，肠胃
功能渐趋完善，免疫能力有
所提高，牛奶过敏症便会逐渐
消失。孩子两岁后，会渐渐克
服牛奶过敏症，因此可咨询儿科
医生孩子什么时候可以重新开始食
用牛奶。

范围内让孩子食用。在给孩子喂特殊奶粉期间，应定期对孩子进行诊察，不断咨询医生，孩子何时可以停用特殊奶粉，何时可再次食用奶粉。

·若孩子对牛奶过敏，则需更加留心孩子的辅食。孩子对牛奶过敏时，需更加留心孩子的辅食，避免只让孩子吃特殊奶粉。有的孩子直到两周岁仍只吃特殊奶粉，据妈妈解释，孩子出生6个月后，儿科医生建议只让孩子吃特殊奶粉，所以就一直延续下来了，没有改换其他食物。其中也包括辅食。但是牛奶过敏并不代表孩子不能吃辅食。缓解过敏症状固然重要，但更应关注孩子的成长。在成长阶段，孩子需要摄入多种丰富的营养，应根据医生建议尽快开始让孩子吃辅食。若孩子对牛奶过敏，则家长更应有意培养孩子早日食用辅食。

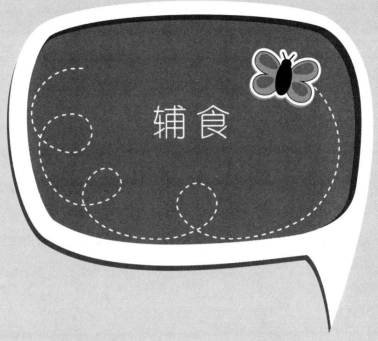

辅食

· 辅食以固体食物为主。请家长亲自给孩子做辅食，我不建议给孩子吃市场上销售的罐头食品。

· 吃母乳的孩子，在满6个月时开始吃辅食；吃奶粉的孩子，在满4～6个月时开始。即使是患有过敏性皮炎的孩子，如果没有特殊的问题，也可以按照上文所说的喂母乳和奶粉的区别，开始喂辅食。先喂米粥，然后加一些肉进去，然后是蔬菜、水果，按顺序一次加一种。

· 可以在孩子4～6个月期间开始喂肉和鱼。至于鸡蛋，在孩子满4～6个月时先喂蛋黄，1～2个月后再喂蛋清。不建议在满6个月之前给孩子喝果汁。但是从孩子满4个月开始就可以吃水果了。

· 吃母乳的孩子，妈妈要更费心一些。初期，先喂孩子稀粥，然后按照顺序喂孩子吃肉，每天都要吃。通常是随着辅食量的增加而减少母乳的量。

· 必须在孩子满7个月之前开始喂孩子固体食物。从孩子8个月左右开始，要能够吃一些可以夹起来的食物。重要的是，在孩子2周岁之前，不要喂咸的食物，避免喂孩子吃泡菜和大酱之类的咸的食物。

什么是辅食

比起辅食，叫固体性食物更准确

·比起辅食，还是叫固体食物更恰当。吃母乳或奶粉的孩子，1周岁后，要吃饭和菜，所以中间需要一个准备过程。在这个准备过程中，从孩子4～6个月开始吃固体食物，这些固体食物就叫辅食。但我个人认为，比起辅食，叫固体食物更准确。事实上，市面上卖的辅食有些不是固体的，所以如果更严格地来说，应该叫做断奶期代用品。

·孩子必须咀嚼，大脑才会发达。即使是为了让孩子更聪明，也要让孩子吃固体食物，让孩子通过咀嚼，锻炼大脑。而且，只有通过吃固体食物，养成咀嚼吞咽的习惯并且练习用筷子，以后才能正常地吃饭。现在，有的妈妈误认为，在孩子2周岁之前，要把市面上卖的辅食放在牛奶瓶里吃，为了消除这种错误认识，我建议可以用固体食物这样的叫法来代替辅食的叫法。怎么样，你是不是也觉得这样一改，能够帮助孩子更科学地进食呢？

·要多看一些关于辅食的书籍。很多妈妈会问怎样做辅食，关于这个问题的结论只有一个，要看着育儿书点食物。虽然看起来像答非所问，又有点莫名其妙，但是这句话非常重要。而且每次去儿科时，都要咨询医生一些关于辅食的问题。育儿领域中最权威的专家就是儿科的医生。

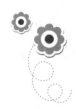

开始吃辅食的时间

吃母乳的孩子	满6个月开始
吃奶粉的孩子	满4～6个月开始
患有过敏性皮炎的孩子	吃母乳的孩子：满6个月开始 吃奶粉的孩子：满4～6个月开始

开始喂各类食物的时间

肉类	满4～6个月开始
鱼类	满4～6个月开始
鸡蛋	满4～6个月开始
面粉	满4～7个月期间

这一时期，妈妈一定要知道的常识

·关于辅食，没有秘诀。很多妈妈经常在自家宝宝开始吃辅食时，听隔壁大妈或者奶奶说"以前这样吃，长得挺好的"之类的话，也这样喂孩子。但事实上，令人惊讶的是，很多妈妈养孩子的方法跟儿科医生所倡导的育儿方法相去甚远。妈妈们都希望给孩子喂更好的辅食，让他们比别的孩子长得更结实，虽然很理解妈妈们的这种愿望，但是大部分情况下，这只会伤害孩子。没有什么辅食能把孩子培养成超人。请用跟别人一样的平凡的方法喂养孩子。

·关于辅食，没有金科玉律。辅食没有一定之规。有的人说要按照书上说的做，结果孩子不适应，哭闹。每个孩子的成长情况和状态不一样，所以不能按照条条框框来。对于辅食，虽然时间点很重要，但也不是绝对的，所以要先尝试，孩子不适应的话可以推迟。

·如果到了时间点，该开始就要开始，该断奶就要慢慢断。在喂孩子辅食时，重要的是，妈妈们要努力去了解哪个时期怎么喂比较好，可以喂什么样的食物，不可以喂什么样的食物等。喂了几天，觉得不行，就停了，然后想起来，再喂几天，这样基本是失败的。如果了解了相关知识并且也努力了，还是不行的话，那是没办法的事，

**儿科医生推荐的
辅食有哪些**

儿科医生推荐的辅食
具有普遍性，能让很多
不同的孩子好好吃饭。
妈妈们在身边听到的"我
们孩子怎样怎样来着，长得
挺健康的"之类的方法，可能
适合那个孩子，但是很多情况
下，对其他孩子并不适合。最好
按照儿科医生推荐的普遍适用的方
法做。

我的孩子吃辅食吃得挺好的

对儿科医生来说，需要了解孩子具体吃什
么，吃了多少。有的妈妈喂孩子吃一点辅
食，就觉得已经很多了，并因此苦恼。有些
妈妈虽然嘴上信誓旦旦地说孩子吃辅食挺好，
但却只让孩子吃一点点辅食，不考虑孩子的实际
情况。如果对儿科医生也这样说，那么即使孩子
吃的辅食有问题，医生也发现不了。

不要太勉强。重要的是，像流水一样，时候到了就开始，该断掉就要断。就像所有事一样，给宝宝吃辅食，如果错过了最佳时期，就会事倍功半。

辅食是让孩子练习吃固体食物

· 孩子食物必须换成固体食物的原因。辅食是为了以后正常吃饭而提前进行的固体食物的练习。必须通过辅食，把孩子的食物换成固体食物，因为孩子长到6个月时，只吃母乳或奶粉很难摄取充足的营养。而且，就像牛奶喝多的孩子容易呕吐的例子一样，吃同样营养价值的食物时，液体食物比固体食物体积大，会给孩子的胃增加负担。辅食，用一句话说，就是由液体食物换成固体食物阶段的食物。最近，用市面上买到的辅食或者用斋饭代替辅食来喂孩子的妈妈在逐渐增加，孩子进食固体食物的时间有逐渐拖后的趋势，这不是我愿意看到的现象。在以前没有奶粉的时期，孩子会吃12个月的母乳，之后，没有办法，才喂一些稀粥和饭。给孩子喂母乳最好到1周岁。

· 儿科医生对妈妈简单说明主要的辅食。开始喂辅食之前，只喂母乳或奶粉就足够了。吃奶粉的孩子要在满4～6个月期间开始吃辅食，吃母乳的孩子要在满6个月时开始。先从稀粥开始，每4天添加另外一种食物。循序渐进，才可以在满4～6个月时开始添加肉类。初期时先喂孩子稀粥，然后马上添加肉类。满7个月之前，要喂孩子稀粥、肉类、菜叶、水果。7个月左右，可以一天两次喂孩子一些块状的辅食，7～9个月时，如果进食正常，可以改为一天3次。母乳或者奶粉要

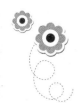

随着辅食的增加而逐渐减少。1周岁时，如果肉类和水果进食正常，最好慢慢把奶粉换成牛奶，并练习用杯子代替奶瓶。吃母乳的孩子继续吃也没问题，超过2周岁继续吃母乳更好。不要忘了好好喂孩子肉食。

开始喂孩子辅食吧

虽然孩子在4个月时就可以开始喂辅食，但并不是说所有的孩子都必须在4个月时马上开始。每个孩子都不一样。必须要提前了解这样一个事实：即使在同样的时段开始喂辅食，如果孩子消化不良，就要推迟一下喂食的时间，不能不加区分地固定时间。因为不同孩子的成长期会有所不同，所以最好等到孩子的身体已经做好了吃固体食物的准备再开始喂。患有过敏性皮炎的孩子，如无特殊情况，提倡跟其他孩子一样开始喂辅食。

满4～6个月是开始喂食辅食的最好时期

· 4～6个月（180天）期间，开始喂辅

要给孩子喂市场上销售的辅食吗

原则上，我不提倡给孩子喂一些包括罐头食品在内的市场上销售的辅食。最好是亲自给孩子做辅食。

遗憾的是，市面上那些罐装辅食不能作为辅食，原因有很多。

第一，提倡的喂食时间过早。最少要满4个月才能开始喂孩子辅食。如果4个月之前开始喂，以后容易形成过敏性体质，而使孩子受罪。令人吃惊的是，有非常多的辅食产品，说从孩子一百天就要开始吃，这很可笑。

第二，提倡从单一的辅食开始。首先推荐的是稀粥。但也有从开始就混有十多种食物的情况。

第三，最好每隔4天添加一种食物，如果是过敏的孩子，最好间隔一周左右。如果吃市面上买到的那种各种食物同时混在一起的辅食，当孩子出现过敏症状时，就很难查出是什么原因。

第四，到6个月时，添加辅食的目的是让孩子熟悉味道，而不是依靠辅食补充营养。但是很多孩子吃市面上销售的辅食的摄入量偏大。事实上，母乳或奶粉里含有孩子成长和大脑发育所必需的高浓度脂肪。6个月之前，孩子一定要摄取绝对比重的母乳或奶粉。

第五，辅食的正确叫法应该是固体食物，因为这是喂孩子固体食物比较重要的时期。为了以后正常吃饭和菜，初期才需要练习吃辅食。但是，市场上销售的辅食中，有的没有满足这方面的要求。有的妈妈甚至把食物混在奶瓶里喂孩子。

第六，孩子要通过吃各种食物味觉才能发育。每天喂孩子相同口味的食物，或者喂各种食物的粉末，对孩子的味觉发育没有太大帮助。

世上无难事。开始给孩子喂一次辅食，就等于成功了一半。孩子6个月时，在稀粥里加上肉类和蔬菜，就足够了。

但并不是所有市面上出售的辅食都不行。如果是正常的辅食，当然是提倡吃的。比如美国的儿科医生提倡补铁的米粉，如果市面上有这种辅食，当然推荐给6个月之前的孩子吃。水果类辅食，如果不是多种混合的而是单一种类，也可以喂给4～6个月的孩子吃。为了双职工夫妻考虑，希望国家可以制造并销售正规的辅食。

辅食，开始太早或太晚都容易导致过敏

在孩子4个月之前喂辅食，孩子容易过敏。如果蛋白质不消化而直接被身体吸收，容易诱发过敏。我们的身体通过肠道来消化食物中的蛋白质，把蛋白质分解成不易引起过敏且更易吸收的氨基酸，可以有效防止过敏。但是，孩子在4个月之前，肠道的消化作用不够成熟，不易把蛋白质分解成氨基酸。而未被分解的蛋白质经过孩子不够成熟的肠道消化器官，直接被身体吸收，容易引起过敏。但是，令人惊讶的是，最近发现过晚开始喂辅食也容易引发过敏。所以，在孩子满6个月（180天）之前一定要开始喂辅食。

食。如果把不是液体的物体放进孩子嘴里，孩子可能会不接受，把食物吐出来。如果孩子吃母乳或用奶瓶会养成习惯反射，这时就无法喂孩子辅食。孩子到了3～4个月左右，这种反射作用会逐渐消失。到那时，如果把勺子或食物放进孩子嘴里，孩子也不吐舌头，就可以喂辅食了。这时，孩子开始对大人的饭碗感兴趣，弯着身子要去摸，看着大人吃饭嘴就开始嚅动，想去吃，不停地流口水。孩子的头和脖子变细，虽然还需要支撑，但已经能坐了。孩子的嘴、脖子和舌头的肌肉需要充分发育才能吃辅食，所以早产儿和发育较晚的孩子可以跟儿科医生咨询推迟喂辅食的时间。到了这个年龄，孩子体重在6～7公斤，家长可以把体重作为开始辅食的参考标准。但是最近有的孩子不到3个月就已经超过8公斤，所以也不能把体重作为绝对的标准。

• 如果喂辅食开始太快。20世纪，关于喂辅食开始时间的意见很多。20世纪初，提倡过了1周岁开始喂辅食，过了一段时间又流行提早开始，甚至还有儿科医生提倡在孩子1～2个月时就开始。但是，最近的研究表明，给不到4个月的孩子喂辅食，基本没有作用。因为孩子在4个月之前，肠道和免疫系统都还没有成熟，这时喂辅食，以后孩子就有可能发展成过敏性体质而受罪。即使家里有过敏体质的人，也不能因此影响孩子的辅食。即使孩子患有过敏性皮炎，也要在孩子4～6个月期间开始喂辅食，除了能引起过敏反应的食物之外，提倡跟其他孩子喂同样的食物，这跟过去的理念不同。孩子满4个月之前请不要开始喂辅食。100天时，也不能喂孩子果汁之类的东西。

• 过晚开始喂辅食，也会引发过敏。孩子在满6个月之前，必须开始吃辅食。如果开始的时间过晚，喂辅食会变得更吃力，而且还容易引发过敏。研究发现，如果在孩子7个月以后才开始吃面粉，孩子

720

会更容易过敏。所以在孩子7个月之前，建议让孩子吃少量面粉。不要想得太复杂，只要在做辅食时撒上点面粉就可以。以前，人们觉得鱼类容易引发过敏，所以不满1周岁的孩子不让吃鱼，但现代研究发现，1周岁之前喂孩子鱼类可以减少过敏。并且，孩子开始吃辅食越晚，就越不容易吃块状食物，甚至在喂新食物时，孩子容易拒绝，或者是吃奶粉之外的食物就会引发呕吐。而且，越晚吃辅食，孩子的成长发育就有可能会越迟缓。

·每个孩子开始吃辅食的时间都不同。每个孩子都不一样。即使在相同的时间段开始喂辅食，如果孩子消化不良，就要推迟开始的时间。要记得平均值不一定对所有孩子都适用。而且因肠炎或者重感冒而导致孩子身体状态不好，即使到了正常时间，也可以推迟一下。有的孩子虽然没有病，但因为吃奶粉导致大便不正常，这种情况，也可以跟儿科医生咨询推迟开始的时间。如果在孩子消化不好的情况下开始喂辅食，那孩子腹泻的可能性会更高。如果是搬家或者家里比较乱时，也没有必要非得跟别的孩子一样开始喂辅食。稍微推迟一下也没关系，最好是在妈妈和孩子的状态都良好的情况下开始喂辅食。

·充分了解之后，再开始喂孩子辅食。有时，刚开始喂辅食的时候，有的妈妈会特别积极地为孩子准备辅食，但如果孩子不吃，立刻就会伤心、坐立不安。对孩子来说，吃饭是高兴的事。要以悠闲的心态看待孩子吃辅食。重要的是一家人聚在一起，愉快地进餐。

辅食一定要亲自做

·对孩子来说，重要的是尝一下各种食物的味道。快餐做得再好，也比不上妈妈精心准备的辅食。最重要的是，市场上的辅食都不是固体形式的，这是致命的缺点。而且，如果先给孩子吃买来的

初期辅食的主要目的
不是补充营养，而是让
孩子熟悉吃饭的方式，
练习吃固体食物，当然熟
悉食物味道也很重要。孩子
在5～6个月时，只吃奶粉并不
能补充孩子成长所需的全部营
养，所以要让孩子慢慢练习并习
惯吃别的食物。不要从一开始就太
计较营养。让孩子从吃稀粥开始练习
品尝食物的味道，这很重要。

辅食，那么以后孩子有可能不爱吃自家做的食物。孩子的口味
就是这么可怕。对孩子来说，吃各种味道的食物是非常神奇
的事，孩子会通过吃各种辅食了解到新的味道、气味和感
觉。多样的味道和咀嚼行为有助于孩子大脑的发育。如果
连续几个月只让孩子吃一种市场上的辅食，孩子就没有
不同味道和气味的体验，也无法练习咀嚼。因而，如
果妈妈有时间、有心情给孩子做，那么我们并不推
荐先给孩子吃市场上的辅食，虽然它们营养成分稍
高。

• 给孩子喂辅食要有爱心和耐心。有
的妈妈想把孩子养得更好，就去挑选一些营养成分高的食物喂孩子。但
是，孩子还小，喂的时候既要殷勤又要有耐心。要从粥开始喂，为孩子
以后正常吃饭做准备。如果孩子不怎么吃别的食物，只吃像香蕉之类特
定的食物，那么不要怕孩子哭闹，要少给孩子吃，最好干脆在一段时间
内不给孩子吃这类食物。

初次喂辅食时应注意的地方

• 一不小心，孩子可能会认为吃饭是痛苦的事。对孩子
来说，第一次吃辅食是非常恐慌的事。用勺子不容易，咽食物也很吃
力。原则上是让孩子坐在怀里喂。第一次喂，如果孩子不怎么想吃，那
么最好往后推迟1～2周。不要过于勉强，不要因此让孩子觉得吃饭是很
痛苦的事。而且，喂孩子时，家里一定不要喧闹，因为孩子有可能在吃
饭时被噎到。刚开始时，最好先喂孩子一点奶粉，然后喂半勺辅食，然
后再喂奶粉。这样，即便孩子没有好好吃辅食，也不会被饿着。如果孩
子已经习惯了吃辅食，最好在喂奶粉或母乳之前，先喂辅食。

• 第一次喂孩子辅食，孩子有可能很吃力。第一次喂孩子

辅食，孩子可能会很吃力。孩子之前一直吃母乳或奶粉，突然用勺子盛着辅食放进孩子嘴里，孩子可能会很恐慌和不耐烦。特别是孩子肚子饿，但不想吃没吃过的东西，喂起来就可能会很吃力。有个好方法，先给孩子喂一点奶粉或母乳，然后用茶匙放四分之一左右的辅食喂孩子，然后再给孩子喂奶粉或母乳，如此循环直至孩子吃饱。这样的话，既能防止孩子饿肚子，又能使孩子经历用勺子吃食物的过程，还能使第一次喂辅食更容易一些。如果孩子一定程度接受了辅食，在孩子饿时，要先把奶瓶拿开，然后喂孩子吃辅食。一般需要1～2个月才能到这个状态。如果把辅食和奶瓶放在一起，孩子有可能因为想吸奶瓶而不吃辅食，所以在喂孩子辅食时，最好把奶瓶放在孩子看不见的地方。

吃剩下的食物，下一顿一定不要再喂给孩子吃

给孩子喂辅食时，妈妈会一次做够两三顿的量，保存时一定要按照一顿的饭量分开保存。而且，孩子吃剩的奶粉、鲜牛奶、辅食等，下一顿绝对不能再继续喂给孩子吃。沾了孩子唾液的食物，会因为唾液里的消化酶和细菌而变质，所以放1小时以上就不能再喂孩子吃了。

如果很吃力，去请求别人的帮助

如果喂孩子辅食，觉得累了，要请求孩子爸爸、亲戚或者朋友的帮助。过分地被孩子纠缠会影响妈妈的精神健康。把孩子跟稍微大一点的孩子放在一起喂，特别是如果爸爸做饭喂孩子，对妈妈来说，会是很大的帮助。

•孩子在第一次吃辅食时，会很惊慌。请看一下第一次吃辅食的孩子的表情。一些妈妈在看到孩子的脸时会爆笑。把辅食放进孩子嘴里时，有的孩子会皱眉，有的孩子嘴会嗫动，还有的孩子用舌头把食物推出来。孩子皱眉，一般就是很惊慌的意思。如果孩子张嘴要吃，就请继续喂。但是如果感觉孩子抗拒，可以停几天，然后再开始。有很多孩子无法咽下放进嘴里的食物而使食物流出来。孩子在第一次吃辅食时，会不知所措感到惊慌。这是暂时性的，是因为跟用奶瓶不一样的方法吃饭而引起的。孩子刚开始吃辅食时，即便是比较配合，但流出来的食物还是会比咽下去的多。但是，请不要失望。过一段时间，孩子会学会吞咽食物的方法，情况就会好转。孩子皱眉并不一定是因为讨厌辅食，但对于确实不愿吃辅食的孩子，也不要太勉强，最好推迟一下。对于比较适应辅食的孩子来说，如果对勺子里的食物不怎么理睬或者直接转过身去，那么可以先认为是吃饱了。

给孩子喂辅食时，要
把妈妈的爱放在勺子上
喂孩子。喂孩子时，请看
着孩子的眼睛，然后最好
一边嘴里发着"啧啧"的声
音，或者说着类似"这个很好
吃，尝尝看"之类的话，一边
喂孩子。而且，爸爸妈妈在一起
吃饭，能让孩子感受到吃饭是件愉
快的事情。

·刚开始，孩子有可能拒绝吃辅食。并不是所有
的孩子从一开始就很适应辅食。有的孩子刚开始连味道都不
知道就吃，不合口味就嘴巴紧闭再也不吃了。有的妈妈甚
至会半强制性地把食物塞进孩子嘴里。但喂孩子辅食的目
的，并不只是提供营养，更重要的是帮孩子养成正确的
饮食习惯。勉强给孩子喂辅食，有可能导致孩子连奶
瓶都不愿意用了。对于拒绝吃辅食的孩子，请妈妈
在喂孩子之前，给孩子示范几次如何用勺子吃饭。
然后连续几天减少量，只在勺子上放一点，只是
让孩子尝尝味道。如果这样也不行，把甜苹果磨碎之后加一点在稀粥里
试一下。如果孩子还是不吃，最好中断1～2周再继续。重新开始，孩子
还是不吃的话，可以再中断1～2周。让孩子熟悉用勺子吃饭这一项就可
能花数周时间，这很正常，请不要着急。如果那样也不行，可以用水果
作为辅食重新开始。很多孩子拒绝吃稀粥，但是会很容易接受水果。
只是，请不要在孩子满6个月之前喂孩子果汁。喂孩子吃辅食，不是战
争，不要想着把孩子打败。要好好哄着孩子，制造良好的氛围，让孩子
心情愉悦地吃辅食。对妈妈们来说，吃辅食不是什么稀罕事，但对孩子
来说，因为是出生之后第一次吃不一样的食物，所以不是很容易。

辅食一定要用勺子喂

·用勺子喂孩子辅食，这是原则。让孩子练习用勺子吃饭，
这很重要。刚开始，最好用茶匙而不是大勺子。孩子刚开始无法吃太
多，所以用茶匙喂一勺左右即可，慢慢地增加食量。第一次很生硬不要
紧，随着时间会慢慢熟练起来，所以不要从一开始就太着急。第一次吃
辅食，孩子要很费力地适应茶匙。孩子很难吃到在茶匙底部的辅食，所
以最好不要用太深的勺子。刚开始最好用吃冰激凌的那种平平的木勺，

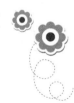

724

这样孩子会很容易吃到勺子里的食物。

　　· 最好用塑料勺子。用塑料做的勺子比起凉冰冰的铁勺更容易让孩子适应。使用时，请先加热到适当的温度。买勺子时有"相同价格选最好"的说法，选孩子喜欢的颜色也是不错的方法。如果孩子现在的勺子很好用，也没有必要换别的勺子。

　　· 每个孩子的吃饭习惯都不同。有的孩子喜欢把食物放进嘴里，有的孩子喜欢把食物放在嘴唇上吸进去。每个孩子都有自己的特性，所以妈妈们要好好观察自己孩子是哪种类型，让孩子吃得更舒适，这也是妈妈的职责。孩子很聪明，如果这种食物妈妈自己不喜欢吃，孩子是能感受到的，进而拒绝去吃。所以妈妈要防止给孩子这种感觉。如果从8个月时开始练习使用勺子，很多孩子在15～18个月大时就可以自己用勺子吃饭，叉子和杯子也能运用自如。如果18个月时，孩子仍然不能熟练地用勺子吃饭，就会要求妈妈喂，而自己只管张嘴。

一定要遵守

如果想让孩子正常进食，一定要用勺子。如果把辅食放进奶瓶里喂孩子，孩子容易被呛到，也容易因为吃太多而造成肥胖。孩子用勺子吃饭，比起用奶瓶吃饭，饮食习惯好，不容易挑食。简单地说，就是各类食物都吃。提早教孩子用勺子的方法，也可以促进孩子手部运动，同时对大脑形成刺激，有助于孩子的大脑发育。

添加新的食物要间隔4天

　　· 辅食，每次添加一种。刚开始，要少量添加，通常每隔4天添加一种新的食物。满8个月时开始，可以每2～3天添加一种新的食物。只有这样，才能知道孩子是不是对新添加的食物过敏。辅食初期，如果孩子无法适应新添加的食物，那么为了给孩子适应的时间，可以每周添加一种食物。孩子如果过敏，要间隔一周，确认一下是不是新添加的食物导致孩子过敏。以前吃过的食物下次跟其他食物混合后再给孩子吃也没关系。

　　· 如果发现孩子对辅食过敏。很多妈妈都认为引起孩子过敏反应的食物一辈子都不能再吃。如果某种食物曾引起孩子严重的过敏反应，但儿科医生并没有特别叮嘱不能再吃，那么可以继续喂孩子吃这种食物。但是要先中断1～3个月，然后再重新开始。如果再次引起过敏反应，最好再推迟3个月。即使曾经因该食物引起过过敏反应，通常情况下，等到一两岁时，可以重新喂孩子吃。但是，如果某种食物引起孩子严重过敏反应，一定要接受儿科医生的检查，然后根据结果决定要不要继续喂。有时可能不是过敏，而是饮食习惯改变引起呕吐等异常反应。如果是这种情况，通常在几天后再试一下，或者是在孩子常吃的东西里添一点这种食物，慢慢适应直到习惯就可以了。早产儿在添加辅食时，要更慎重一些，添加新食物的间隔也要拉长一些，每次量少一些。如果家庭成员有过敏病史，刚开始喂辅食时也要谨慎。

辅食的量要这样增加

·增加辅食量的方法。增加辅食量的方法是，开始时先给孩子喂一茶匙左右的量，如果孩子没有异常，下一步就喂孩子两茶匙。用这样的方式，确认孩子没有异常，然后慢慢增加食量。只有慢慢增量，孩子才能适应进而愉快地吃辅食。如果突然一次增加食量，孩子有可能会闹，进而讨厌辅食。因为添加辅食比别的孩子晚，想快点赶上，而一下子喂很多，这样是不可取的。如果比别的孩子晚很多，可以制定计划，在一个月或一个半月时间里赶上，然后按计划实行。

·不可以在一开始就喂孩子过多的辅食。关于一顿吃的辅食的量，每个孩子的差异都很大。满6个月的孩子，一顿可以吃50～100毫升左右的食物，一天可以吃1～3次。6个月之前，为了给添加辅食预热，在稀粥里添加肉和蔬菜就足够了。这个时期，不要因为添加了辅食而减少母乳或奶粉的量。吃辅食2～3个月左右时，就可以正式一天三次喂辅食了。到了这个阶段，一次的量大概为120毫升左右。满1周岁后，可以吃浓粥，在一定程度上孩子也可以自己吃饭了。18个月左右时，孩子可以自己吃大部分的食物了，一天可以喂孩子400～500毫升鲜牛奶。在1周岁左右时，可以喂30～40克肉；2～3岁时，可以喂40～50克肉。

辅食的硬度，什么程度才合适

刚开始，辅食之类的叫法不太准确，因为首先是给孩子喂稀粥，然后才慢慢喂孩子一些成块的食物。喂辅食初期，必须把米磨碎，蔬菜煮烂，筛选之后喂孩子。这个做法要一直持续到7～10个月，把食物切碎或者稍微磨碎或捣碎，然后喂孩子。不要给孩子喂需要嚼的食物，大块的食物有可能会阻塞食道，引起孩子窒息，所以也不可取。可以借助粉碎机或搅拌机把食物磨碎给孩子吃。但要注意粉碎时间过长会破坏食物营养。磨碎的时候要添加充足的水，精心调整浓度。刚开始，喂孩子吃的粥最好是米和水按1：10的比例做出来的粥。用磨碎的米做粥时，可适当添加更多的水。在韩国，如果家里每天都做米饭吃，比起用米粉熬粥，可以考虑用搅拌机把米饭磨碎或者捣成糊状喂孩子。做10倍的粥时，把米饭和水以1：5的比例混合，然后做粥。以后慢慢开始给孩子喂块状的食物。

不同月龄的孩子适合的食物硬度

4~6个月	辅食的水分要多。 倾斜勺子，食物会掉下来的流质。
6个月	蛋黄酱或果酱的程度，捣碎。
7~10个月	切碎。

如果把食物的浓度用粥来表示

4~6个月	最好把米和水按1:10的比例做成10倍粥喂孩子。8倍粥也可以。当然，刚开始时，要喂孩子完全磨碎的食物。简单地说，把米磨碎做粥时，米和水的比例为1:10，用米饭做粥时，比例为1:5。
从6个月开始	可以把米饭捣碎添进粥里。从这时开始，请尽量不要磨碎食物。请让孩子能感受到食物的质感。
从7~9个月开始	喂孩子吃饭粒比较多（当然是弄碎的）的粥。把熟的蔬菜和肉切碎放进粥里就可以。
从12个月开始	喂孩子熟烂的饭或者稠粥。

辅食一天喂几次，什么时候喂最好

·断奶期开始，要每天固定时间、固定氛围喂辅食。最初通常从早上开始，如果不合适，可以选择妈妈方便的时间。最好选择家人一起吃饭的时候喂辅食。一开始，在喂母乳或奶粉之前喂辅食，如果孩子喜欢吃，可以代替吃奶。如果一天一顿，最好在早上10点左右喂；一天两顿，最好在上午10点和下午6点喂；一天三顿，最好在上午10点、下午2点和下午6点喂，每天尽可能在固定的时间固定的氛围下喂孩子辅食。

·6~9个月期间，孩子进食时间要规律。6个月的孩子，一天可以喂3~5次奶粉。剩下的要喂辅食。吃母乳的孩子在9个月时，也可以每天3~5次喂奶。如果一天吃3次辅食，母乳或奶粉要跟辅食一起喂，第4次喂奶，要在孩子睡前。通常，孩子一天吃3顿的时期相当于辅食中期，也就是6~9个月。最好有规律地喂孩子吃饭。早饭、午饭、晚饭时，喂三次辅食，三餐之间，也就是早饭和午饭之间、午饭和晚饭之间，最好给孩子吃些零食。而且，过了就餐时间，要把桌子收拾干净，不提倡为了让孩子多吃一点而追着孩子跑的行为。

辅食的次数和时间段

4～5个月	一天一次，上午10点左右。
6～8个月	一天两次，可以尝试一天三次，如果可以，就按一天三次。一天喂两次时，在上午10点和下午6点。
9～11个月	一天三次，上午10点，下午2点，下午6点。

• 零食也是必需的。6～9个月时，一天喂孩子三次，孩子仍有可能会肚子饿，所以两餐之间要吃两次零食，这时不能喂奶粉。最好喂一些水果块，熟的蔬菜块，红薯或土豆块之类的食物。此时的孩子的胃容量很小，如果不喂孩子零食，孩子有可能挨饿。有的妈妈担心零食会影响正餐，其实没有必要担心。大部分孩子的胃很小，吃完饭很快就会饿扁下去，所以即使吃了零食，也不用担心会错过正餐。但零食也不能过量，否则正餐的量会减少。如果到了正餐时间，孩子一点也不饿，就有必要考虑减少孩子的零食量了。

• 让孩子自己学会饿时吃饭，饱时停止。有的妈妈热情过头，不管孩子能不能吃得下，都希望孩子多吃一点，而与孩子斗争。孩子饭量并不是妈妈随便能决定的，让孩子多吃，得让他做好准备才行。每个孩子需要的时间不一样。如果非特殊情况，最好让孩子自己学会饿了吃饭，饱了停止。教给孩子自己判断并行动的方法，会对孩子未来发展有重要影响。

• 可以根据孩子的能力喂辅食。如果强迫孩子多吃，孩子就会把头往旁边扭，或者把食物打掉。即使用别的方法把食物放进孩子嘴里，孩子也会吐出来或者只含在嘴里不往下咽。甚至连续几个小时含在嘴里嚅动。这时候如果妈妈催促孩子吃，孩子就会展示给妈妈看："我吃了很多！"如果勉强喂孩子，可能会引起孩子呕吐。或者孩子吃饱了妈妈还继续喂，而孩子则给多少吃多少，结果引起窒息。所以不要给孩子喂过多的辅食。特别是贪吃的孩子，不要让他单独吃饭。孩子如果一旦养成坏习惯，以后即使吃爱吃的食物，孩子也会一直含在嘴里不往下咽，或者一顿饭要花两个小时以上时间，甚至会导致习惯性呕吐的问

对于6个月左右的孩子
来说，不提倡一天给孩
子喂超过三次辅食。就像
大人一天三顿饭，辅食一
天也不要超过三顿。不能因
为孩子吃得少，就一天喂超过
三次。对于这个月份的孩子来
说，为了补充大脑发育所需要的
脂肪，喂奶粉或者母乳非常重要。
如果辅食的量增加，母乳或奶粉的量
就得减少。有的妈妈觉得孩子给多少
就吃多少，然后就愣愣地给孩子不停地
喂辅食，这样做很不科学。

家长也要了解这些

刚开始喂孩子母乳或奶粉挺顺利，为什么喂
辅食就不行呢？这是因为母乳或奶粉是吸着吃
的，而辅食是需要咽的。母乳或奶粉只要吸就可
以，但吃辅食要用勺子，需要舌头把食物往后推，
然后才能咽下去，这对孩子来说并不容易。因为吸着
吃是天生的，即使孩子不学，一出生也会。但是用勺
子吃辅食，必须要经过练习才能学会。第一次用勺子吃
辅食，最好把食物放在孩子的舌头中间。如果放在舌头前
面，孩子容易用舌头把食物推出来。如果孩子不喜欢把勺子
放进嘴里，那么放在孩子嘴唇之间孩子吃着会更容易，别把
食物放在孩子舌头根部。

题。那时，家长后悔也没有用。小时候的饮食习惯非常重要。正确掌握孩子的食量，喂孩子辅食，对孩子养成健康的饮食习惯至关重要。

各类食物初次开始的时期

食物没有特别的顺序，但是通常是从米粥开始，然后加肉加菜，这是惯常做法。从4～6个月开始吃肉，之后的食物，按顺序分别是菜叶、水果，一般可以按这个顺序依次添加。通常蛋清、花生酱、鱼类、贝类、虾、橙汁、草莓、西红柿、花生、柿子、核桃等坚果类食物，比其他食物更容易引起过敏，所以，提倡过了1周岁再吃。而现在，如果吃了没有特别的问题，也不禁止孩子周岁之前吃。蜂蜜中因为存在肉毒杆菌，孩子在1周岁之前不能吃。即使做熟了喂，危险系数也一样，所以一定不要给孩子吃蜂蜜。特别是，如果喂的食物妈妈自己不爱吃，孩子会很神奇地感觉到妈妈的情绪，而拒绝吃这种食物，所以妈妈一定要注意不要让孩子有这种感觉。

喂孩子辅食时，各类食物开始的时期

食物	开始的时期
米粥	4～6个月开始可以喂（用糙米也可以）。

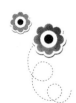

水果	4～6个月时可以开始。果汁要满6个月开始，但橙汁和橘子汁容易引起过敏，所以至少6～9个月时开始，还要仔细观察是否有异常反应。草莓和西红柿，如果喂了没有异常，1周岁之前也可以吃。
鸡蛋	4～6个月期间，从蛋黄开始，1～2个月之后添加蛋清。鸡蛋必须在熟透之后喂。
蔬菜	从4～6个月时开始，刚开始时，要煮熟捣烂。菠菜、胡萝卜、白菜从6个月开始。
鱼类	从4～6个月时开始。除金枪鱼之类的大鱼或淡水鱼之外。一周两次左右。
豆腐	从7个月开始。
牛肉	从4～6个月时开始。喂没有油的精肉。不要喂肉汤，把肉切碎。
鸡肉	从4～6个月开始。不要喂鸡皮。
玉米	不易消化，要6个月之后喂。
酸奶	喂不甜的，从8个月开始。布丁、意大利面等也从8个月开始。
鲜牛奶	1周岁之后。
面粉	满4个月，7个月之前。

喂辅食时，首先喂哪种食物

· 从米粥开始，好处多多。初次喂孩子辅食，通常先喂米粥。一般从8～10倍粥开始，10倍粥是泡过的米和水以1：10的比例做成的粥。除了用泡过的米磨碎做辅食，也可以用米饭，这样更方便。奶粉或母乳可以代替水，但孩子1周岁之前不能喝鲜牛奶。首选米粥作为辅食，因为米里不含有易引起过敏的谷蛋白，味道比较清淡，孩子容易接受，也容易搭配，方便日后跟别的蔬菜和肉类混合。成人每天的主食也是米饭，所以把米粥作为断奶初期的辅食好处颇多。把糙米磨碎做粥也不错。但是有一小部分孩子对米粥过敏，所以，如果喂了食物之后出现斑疹、腹泻或者呕吐症状，一定要马上中断，跟儿科医生咨询。添加蔬菜之后，煮蔬菜的水

喂孩子吃金枪鱼罐头的方法

金枪鱼罐头，尽量选含汞量低的金枪鱼做的罐头，而且不能含有盐。在喂孩子吃所有的罐头类食物时，最好打开罐头放五分钟左右再吃。

糙米从辅食初期就可以喂孩子吃

有的妈妈因为糙米含有较多膳食纤维而误会糙米不适合作为辅食，但其实在断奶初期就吃糙米反而比较好。慢慢地增加食量，到2周岁时，建议包括糙米在内的杂粮的比重在一半以上。

请给吃辅食的孩子多喂一些水

不管是吃母乳还是奶粉，在开始辅食之前，没有必要再给孩子喝水。吃奶粉的孩子，在天气热而出很多汗或者发烧严重时，可以喂一些水。从喂辅食开始，可以多喂孩子一些水。最好养成在吃完辅食之后喝水的习惯。

喂孩子鱼类时，请注意以下几点

以前，在孩子1周岁之后才开始喂鱼类，但最近提倡从孩子4~6个月时开始。喂孩子鱼类时，请注意以下几点。

1.一周吃两次鱼即可。不要喂孩子熬过或者加了调料的鱼。

2.像金枪鱼之类的大鱼，因为位于食物链顶层，体内汞含量高，所以最好不要给孩子吃。

3.可以喂孩子吃清水中生长的小鱼。大人一周吃360克左右鱼肉合适，可参照酌减。

4.尽量不要吃在被污染的水里的鱼和贝类。如果不知道鱼的产地，大人一周的摄入量不要超过180克。

5.孩子的体重比大人轻，鱼肉的摄入量必须比大人少。

6.淡水鱼或养殖的鱼，如果不确定水源是否干净，不提倡给孩子吃。

7.有过敏经历的孩子，虽然没有特别的限制，到了吃鱼类的年龄时，鉴于孩子可能发生过敏，建议在第一次吃完之后最好连续观察几天是否有异常反应。

8.尽可能在孩子1周岁之前开始喂孩子吃鱼，这样可以减少过敏。

也有利用价值。原则上，孩子在6个月左右，在米粥里添加蔬菜和肉类作为辅食就足够了。

• 孩子或者家人出现过敏时。即使孩子患有过敏性皮炎或者家里人有严重过敏情况时，也不用特别做辅食。吃母乳的孩子从6个月开始，吃奶粉的孩子在4~6个月开始就要添加辅食，这才是最重要的。先吃米粥，每隔4天左右依次添加肉类、蔬菜、水果等。肉类每天都要吃。不要觉得哪种食物比较好而不加限制。如果孩子患有过敏性皮炎，吃辅食时一定要仔细观察是否有异常反应。过去，从1周岁时开始逐渐吃豆腐、芝士、酸奶、面粉等，从2周岁时开始吃鸡蛋，从3周岁开始吃虾、鱼类、贝类等。但如果吃了没有异常，那么也不必特别限制这类食物。草莓、西红柿、橘子、橙子也一样。只是如果在1周岁之前吃这些，会比其他食物更容易引起过敏，所以在第一次吃了之后，要仔细观察几天。不提倡给孩子吃银鱼或者贝类等在近海捕捞的食物。不要忘记鲍鱼也是贝类。

• 要先给孩子喂蔬菜，而不是水果。本来没有必要计较先喂水果还是先喂蔬菜。顺序并不是很重要。但是，我们国家的水果太甜，所以提倡先喂蔬菜。因为孩子如果习惯了甜的水果，就很有可能会拒绝吃蔬菜。开始时可以选择的蔬菜有豌豆、芸豆、南瓜、洋白菜、西蓝花、菜花、菠菜、胡萝卜、白菜等。如果买材料自己在家做着吃，要在孩子满6个月之后进行。最近，很多妈妈用芹菜、甘蓝菜之类的不常见的蔬菜或者芜菁、洋葱等蔬菜做辅食。这类食品的味道很浓烈，所以孩子开始时一般都不爱吃，不适合一开始作为辅食。但是如果孩子爱吃，也无妨。

· 8个月左右，最好喂孩子块状的食物。孩子在8个月左右，可以让孩子吃一些能用牙床嚼的比较软的食物。最好是给孩子一些土司熟面包或者儿童饼干之类的食物，虽然有点硬，但是容易溶化。有些孩子可以从6个月开始。这类食物尽量放在餐桌上让孩子自己抓着吃。重要的是让孩子练习咀嚼，不仅给发痒的牙床一些刺激，还有助于养成独自吃饭的习惯。

喂孩子辅食时，应该注意的食物

· 在辅食初期，不要吃菠菜、胡萝卜、白菜等。如果不是罐头类食品，不提倡在孩子满6个月之前给孩子吃菠菜、胡萝卜、白菜等。这类蔬菜里含有大量名叫硝酸盐的化合物，会引起孩子贫血。如果用过多的激素肥料种植蔬菜，这种成分就会增加。如果不可避免地只能用菠菜、胡萝卜或白菜等蔬菜做辅食，要买回来尽快吃，剩下的大人吃。如果保存的话，硝酸盐含量会增加，会使孩子更危险，所以不能把这些蔬菜在冰箱里放几天然后再用来做辅食。在发达国家，此类蔬菜都会做成罐头。工厂在制作罐头时，会检测其硝酸盐浓度，所以在断奶初期可以使用。在美国的儿科学会不提倡把这类蔬菜在家做着吃，而建议买那些经过检测的罐装产品。当然，所有蔬菜都尽可能使用新鲜的，最好买了之后不超过一天就吃。冷藏会破坏维生素B和维生素C。

· 提倡周岁之后吃的食物。鲜牛奶和蜂蜜不要在1周岁之前吃。1周岁前喝鲜牛奶，不仅不易消化，而且易引起过敏。但做辅食时，可以适量添加。鲜牛奶发酵后做成的酸奶，可以在1周岁前喝。芝士也可以在1周岁之前吃，但我们国家产的芝士中盐的含量太高，所以我不提倡给孩子吃。蜂蜜因为含有肉毒杆菌，所以孩子在周岁之前不能

4岁之前不要喂孩子大块的食物

孩子只有到了4岁，才能正常咀嚼吞咽。所以在孩子4岁之前，最好不要给孩子大块的食物。因为容易导致窒息。其中的代表食物是：用勺子挖的花生酱、坚果类、葡萄、爆米花、没经过加工的豌豆、芹菜、硬糖块、焦糖、巧克力、又硬又圆的胡萝卜块、鱼糕、热狗、肉块等。吃。弄熟了也不可以。

喂孩子辅食时，注意不要引起窒息

· 对于不满1周岁的孩子，不要给他需要咀嚼的食物。应该避免给不满1周岁的孩子需要嚼的食物。即使孩子稍大一些也一样，原则上，在孩子4岁之前，应避免大块的食物。周岁前后的时期，要把蔬菜弄碎做熟然后才容易下咽。特别是如果孩子边吃饭，边做别的事，就容易引起窒息，边吃边说或者边吃边跳着玩，容易发生危险。特别是要避免孩子在吃饭时哭或者笑。像年糕之类筋道有嚼劲的食物，或者大块的食物一股脑儿塞进孩子嘴里时，孩子无法咀嚼，会更危险。另外，不要强行将食物塞进孩子嘴里。用勺子挖米饭喂孩子时，有的妈妈少量挖好几次会很烦，就一下子挖一满勺放进孩子嘴里。嘴里塞满食物时，孩子就无法正常咀嚼，这样容易引起窒息。而且，有的孩子在房间里来回跑动着吃饭，这样不对。吃饭一定要在一个地方坐着。

· 一定不要让孩子独自用餐。孩子如果独自用餐，一旦被噎到，发不出声音，会很危险。不要让孩子独自用餐。而且，如果孩子嘴里含着食物来回走，一定要让他咽下去或者吐出来。如果不吐出来，用手抠也要让孩子吐出来。因为含着来回走，一不小心，容易噎到。如果孩子被噎到，发不出任何声音时，要用海姆立克急救法。关于海姆立克急救法，在本书的"安全事故和应急措施"部分有详细讲述，可以作为参考。万一孩子哭或者咳嗽，要拨打急救电话。

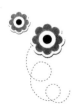

辅食要多热才好？调料放多少

· 辅食最好加热到体温程度。跟奶粉一样，辅食最好也加热到体温程度。如果考虑到对孩子来说最好的母乳是妈妈体温的热度，就比较容易理解这个说法了。加热辅食时，最好用锅放上水在水里加热。如果用微波炉加热，食物有可能一部分很热一部分一点都不热，营养也有可能被破坏，所以并不提倡。如果有时不得不用微波炉加热，要搅拌一下，热完之后，再放几分钟，让温度均衡一下，在喂孩子之前，妈妈一定要确认一下食物的温度。

· 在孩子2周岁之前，最好不要在食物里添加白砂糖、食盐、调料。当然，2周岁之后也不提倡喂孩子咸的食物。不仅是食盐，大酱、酱类、鳀鱼、芝士等咸的食物对孩子也不好。最近，据说大豆对身体好，从而掀起了一股把大酱汤作为辅食的潮流。即使大豆再好，也不提倡把咸的食物作为辅食。甚至也有妈妈在孩子1周岁之前给孩子吃掺了酱类的泡菜，最好不要这么做。不仅因为太咸，也容易诱发过敏。孩子吃的粥里泡的食物也是咸的，所以让人很为难。如果想轻松地做辅食，可以在做大人的粥时，在放盐之前提前给孩子盛出来一些就可以。

吃母乳的孩子如何加辅食

· 吃母乳的孩子也要按时吃辅食。虽然孩子吃母乳最少要到2周岁，但吃母乳的孩子也一定要按时吃辅食。有的妈妈会误认为孩子吃母乳，可以晚点开始辅食，这是非常错误的认识。虽然在孩子6个月之前，母乳提供了孩子需要的几乎全部营养，但因为母乳里几乎不含

735

铁，所以在孩子满6个月时，一定要把含铁量高的肉作为辅食喂给孩子吃。

· 辅食，最好从6个月开始。吃母乳的孩子从6个月开始，吃奶粉的孩子从4～6个月开始吃辅食。如果4个月前就吃辅食或者满6个月也没有开始，会增加过敏发生的几率。而且，超过6个月才开始喂孩子辅食会更吃力；如果孩子过了6个月才练习吃固体食物，爬行、站立等的发育也会延迟。

什么时候开始用杯子喂孩子

· 6个月时请开始用杯子。快的话5个月时就可以用杯子，通常是在6～7个月时，可以用杯子喝奶粉或水。孩子初次使用杯子时，因为无法独自完成，所以最好是妈妈喂。而且，初次使用杯子时，大约午饭时间孩子最容易适应。大概需要6个月左右练习孩子才可以独自使用杯子。即使是掌握得好的孩子，在10～12个月之前，也常常是流出来的比吃进去的多，所以不要因为这个而斥责孩子。母乳喂养的孩子在吃液体食物时，干脆不要用奶瓶。6个月左右时，如果把奶瓶换成杯子，以后使用杯子会更容易；而过了1周岁之后还继续用奶瓶，孩子会渐渐对奶瓶产生依赖，更难换成杯子。所以最晚在7～8个月时开始用杯子喝液体食物。如果孩子吸着奶瓶到处张望；含着妈妈的奶头调皮，也不吸；该喝奶的时候不想喝，扭来扭去地想从妈妈身上下来；对杯子好奇想去摸，有以上现象，说明已经到了该给孩子用杯子的时候了。

· 孩子1周岁时，最好断掉奶瓶。从6个月时开始奶粉也用杯子喝。最好提前让孩子有这样的认识：奶粉不仅用奶瓶可以喝，用杯子也可以喝。9个月时，要开始正式练习使用杯子。万事开头难，会流出来很多，洒掉很多。但是，如果错过了这个时间，用杯子喂孩子喝奶粉会更吃力。孩子会喜欢上奶瓶。为了周岁时断掉奶瓶，必须要趁早使用

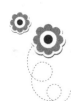

杯子。如果练习使用杯子做得好，孩子到周岁时，就可以断掉奶瓶了。最好在14个月大以前断掉奶瓶。妈妈们必须知道，用杯子喝水或果汁与用杯子喝奶粉是不一样的。即使用杯子喝果汁喝得再好，如果不练习用杯子喝奶粉，孩子在1周岁改为用杯子喝奶时会很吃力，使得妈妈们很着急。6个月时要开始练习用杯子喝奶，1周岁时，最好完全改为用杯子喝奶。

· 刚开始时，请让孩子把杯子当玩具玩。刚开始时，妈妈要给孩子看用杯子喝水的样子，这样孩子才能知道杯子的用途。熟悉杯子之后，用杯子盛一点水放在孩子嘴边。一开始孩子不习惯这样喝水，可能会流出来或者把杯子打掉。这时妈妈比较省心的做法是，让孩子坐在塑料垫子上，围上围嘴。不要害怕孩子喝的东西会从嘴里流出来，失误可以帮助孩子阶段性成长。

· 刚开始，最好用两边都有把手的杯子。杯子有很多种。没有杯把的、一个杯把的、两个杯把的、带吸管的、带奶嘴的等等，种类繁多。用哪种都可以，关键看孩子用哪种更舒服。刚开始，我建议用有两个杯把、小一点，且比较轻的塑料杯。带奶嘴也没关系，但也不一定非得带奶嘴或者要跟奶瓶类似。孩子适应之后都要用普通的杯子，使用杯子超过6个月后，最好用小且轻便的塑料杯。

让孩子独自用勺子

· 没有哪个孩子从一开始就能熟练使用勺子。开始用勺子喂孩子吃饭，但到8个月时就得把勺子给孩子，让孩子练习自己吃饭。刚开始孩子会把勺子当玩具玩。不要太贪心，把勺子给孩子就可以了。看着妈妈用勺子的样子，以后孩子会慢慢知道该怎么拿勺子，知道要把勺子往嘴里放。即便如此，孩子有时也会反抓勺子往嘴里放。这时，妈妈就要在旁边把正确的使用勺子的方法示范给孩子看，直到孩子真正学

孩子在初次使用杯子时

刚开始使用杯子时，如果使用一边稍微突出的杯子，可以减少食物流出来的状况，也会更容易地掌握使用方法。两边都把的杯子有助于孩子练习自己吃饭。等到渐渐学会用两边带把的杯子之后，再使用一个杯把的杯子。虽然也可以用带奶嘴的杯子，但那只是暂时的。如果想让孩子尽快学会使用普通杯子，就没有必要用带奶嘴的杯子。如果孩子在过了1周岁之后，还是只想用带奶嘴的杯子喝奶，最好把这个也断掉，因为这跟奶瓶是一样的。

会拿勺子，再把食物放进勺子里。如果觉得孩子会把食物放进嘴里，那么各位的想法就太单纯了。即使是把食物放进勺子里，也没有从一开始就会吃的孩子。食物有可能会从孩子嘴里流出来，也有孩子会拿着勺子玩，把食物到处撒。给孩子围上围嘴，让孩子坐在塑料垫子上，这样容易清理孩子撒下的食物，妈妈也会因此而减轻负担。有很多妈妈看不得孩子嘴上食物流得到处都是。但是，如果害怕孩子弄得满身都是，而一直喂孩子，那么孩子就永远学不会自己吃饭。以前经常把食物弄得满身都是的孩子，在2周岁之后，自己也会讨厌这个样子，而变得干净，所以没有必要担心孩子会养成坏习惯。

• 请相信并帮助孩子。有的人诉苦说自己的孩子不行。作为妈妈请相信自己的孩子。妈妈相信孩子，孩子也会增加学会用勺子的信心。当然，孩子之间会有差别，有的孩子会学得比较慢，但要努力让孩子知道必须要用勺子。经过练习，孩子都会学会自己用勺子吃饭。孩子开始无法自己吃饭，必须由妈妈喂。1周岁前，最好把食物放进孩子拿着的勺子里。稍微帮助一下，就会减少浪费，等孩子过了1周岁，会对自己的手有一定的控制力，也就学会自己用勺子吃饭了。如果觉得孩子可以把勺子送进嘴里，那么就马上让孩子自己吃饭。当然，在孩子饿时，会更容易成功。但即使过了1周岁，在一段时间内，盛饭或者夹菜还是会吃力，家长要帮助孩子把食物放进勺子里。

用手吃饭也很重要

• 孩子6～7个月时，用手抓着吃。孩子如果会坐了，就要让孩子练习用手抓着吃饭。大概6～7个月时就可以。让孩子自己学会吃

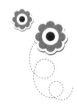

饭的方法很重要。这时，孩子用手抓着吃的食物还无法正常咀嚼，所以必须给孩子熟烂的或者放嘴里就可以融化的食物。而且孩子一不小心就会噎到，所以必须把食物煮烂之后弄成小块，然后再给孩子吃。熟的土豆、红薯、豌豆等都是不错的选择，还可以给孩子成片的吐司面包或者切成薄片的香蕉。弄碎的低脂肪低添加剂的饼干也可以。但不能给孩子吃需要嚼的或者带咸味的饼干。

· 用手抓着吃有助于孩子大脑发育。

不能熟练使用勺子的孩子，如果用手抓着吃，也可以练习自己吃饭。到了8个月时，孩子可以用两个手指头抓着食物吃，这时候可以给孩子一些方便手抓的食物。最好是比较干燥的食物或者放在嘴里容易融化的食物。可以给孩子一些切碎的水果块或煮熟的蔬菜，或者给孩子一些小块的儿童饼干。美国人把这些叫做手指食物。孩子用手抓着食物吃时，不要担心会把周围弄脏弄乱。需注意不要让孩子吃带咸味的食物。因为，孩子如果吃过一次咸的食物，慢慢地会想吃更咸的食物。

孩子吃辅食时，正确的姿势很重要

孩子吃辅食时的姿势是，让孩子坐在膝盖上或者抱着孩子喂。如果让孩子躺着吃，可能会窒息。而且孩子6～7个月时，如果孩子自己可以坐，请在饭桌旁边准备一个稍微高一点的儿童椅，使孩子能自己坐着吃饭。如果是有可以拴住孩子的安全带的椅子，就更好了。虽然椅子和饭桌连在一起也可以，但最好是桌子和椅子分开的。再稍微大一些之后，孩子就可以在大人饭桌上吃饭了。用椅子有各种优点。其中最大的优点是使孩子能在固定的位置坐着吃饭。如果让孩子坐在地上，孩子有可能在吃饭期间到处走，很容易养成追着孩子喂饭的习惯。吃饭一定要在一个地方坐着吃。而且，用椅子的另外一个优点是，随着孩子的视野变高，孩子能够俯瞰饭桌，这使得孩子能够很好地感受到参与吃饭的氛围。

9～12个月时，孩子吃辅食的情况

• 一天吃三顿，喂600毫升母乳或奶粉。到了辅食后期时，辅食的量增加，一天吃三顿饭。大部分孩子在9个月之前，一天吃三顿含块状物多的辅食和2~3顿零食。9~11个月的孩子，大概一天吃700卡，其中从母乳或奶粉中获取400卡左右，剩下的300卡要通过吃辅食和零食获取，比妈妈们想象的辅食量更多。有的孩子只吃辅食，母乳或奶粉吃得很少，这个很令人为难。在2周岁之前，孩子大脑急速发育，这个期间补充母乳或奶粉中的脂肪非常重要。这个年龄，一天最少要喝500~600毫升奶。世界卫生组织最近发布的数据显示，发达国家中吃母乳的孩子的平均摄取总量是：6~8个月时为615千卡，9~11个月时为686千卡，12~23个月时为894千卡。满6个月时开始喂孩子辅食，渐渐增加进食量，从母乳或奶粉中摄取的热量比重会减少。从辅食中摄取的热量比重：6~8个月时为22%，9~11个月时为46%，12~23个月时为65%左右。也就是说，喂孩子辅食很重要。

• 如果孩子没有过敏现象，各种食物都要均衡进食。特别是从这个时期开始，如果孩子没有过敏等问题，谷类、蔬菜、鸡蛋、肉或鱼类、水果、母乳或奶粉等六种食物要均衡摄入。最近，人们对健康的关注度不断增加，更愿意努力养好孩子。有很多人很害怕给孩子吃肉，但肉对成长期的孩子来说，特别是像牛肉一样的瘦肉，有助于补充大脑发育所必需的铁和锌，所以必须每天都要吃。还有一些妈妈觉得不能给孩子喝牛奶，所以用豆奶粉代替奶粉喂孩子，这也是不提倡的。大豆基本可以代替牛奶，但在人体所需蛋白质的供给和矿物质吸收方面，

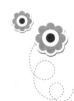

都比不上牛奶。关于牛奶里有没有抗生素这个争论，相比牛奶的营养价值来说，都是可以忽略不计的。而且，从现在开始，喂孩子辅食时，最好让孩子对吃饭的模式形成认识。要让孩子在椅子或者座位上坐着，慢慢熟悉跟大人一起吃饭的氛围。

• 绝大部分奶粉要用杯子喂，让孩子练习使用勺子。一顿最少喂120毫升以上的辅食，一天必须喂三顿。绝大部分奶粉要用杯子喂，到1周岁时，最好断掉奶瓶。现在最好把用手抓着吃的食物放在饭桌上，让孩子自己去感受吃饭的乐趣，即使做得不够好，也要练习用勺子吃饭。食物当然会流出来。给孩子的座位上垫上塑料垫子，就能轻松解决。用饭桌时，最好让孩子坐在椅子上吃。特别是，要让孩子养成在吃饭时间一直在座位上的习惯。还有一点要注意，不能在吃饭时间让孩子看电视。吃饭是家人一起做的事。如果让电视这个另类介入的话，比起观察爸爸妈妈吃饭的样子，孩子会更关注电视。

不要过早给孩子喂米饭

这个时期，不建议爸爸妈妈在汤里泡上自己吃过的米饭然后喂孩子几勺。对这个年龄的孩子来说，因为不会咀嚼，饭粒会在他们的嘴里打转，最后直接咽下去，所以孩子一次只能吃一两勺，很难增量。而且这样下去，过不了多久，孩子就会连这些量也不吃了。当然，辅食计划也容易失败。好笑的是，那些过早开始给孩子喂米饭的父母，孩子明明不怎么吃，还说孩子挺爱吃。这样的孩子中，我基本没有见过吃辅食，包括肉类和蔬菜吃得很顺利的。过早地给喂米饭，孩子很难形成良好的饮食习惯。特别是不可以把米饭泡在汤里喂孩子。要等到孩子1周岁时，才可以给孩子喂米饭，在这之前，必须慢慢从粥过渡。

母乳最少要喂到1周岁

• 母乳最少要喂12个月，鲜牛奶过了1周岁再喝。母乳最少要喂12个月，并不是说过了1周岁，要马上断掉母乳。即使过了2周岁，如果孩子想喝，也可以继续喂。并不是说吃母乳的孩子在过了1周岁之后必须喝鲜牛奶。而且，吃母乳的孩子也要照常吃辅食。特别是7个月之前，不管是喝母乳还是奶粉，都要在辅食里添加肉和青菜。在孩子1周岁之前喂鲜牛奶，会增加发生过敏的几率，甚至可能导致肠道出血，也容易导致贫血，所以最快也要过了1周岁之后再开始喂。还有，

孩子一定要吃的五类食物

孩子一定要吃的最基本的五类食物：第一，米饭或面包等谷类食物；第二，蔬菜类；第三，牛肉、鸡肉、鱼类、鸡蛋、豆类等；第四，水果类；第五，牛奶、酸奶、芝士等乳制品。通过吃饭，均衡地摄取这五类食物，有助于孩子一生健康。特别是我们国家的妈妈们给孩子吃的肉太少。如果给成长期的孩子喂太少的肉，孩子会因缺铁而导致智商低下。作为参考，1岁时每天要吃30～40克左右，2～3岁时，每天要吃40～50克左右。不要太偏爱本土食物。以前因为没有肉，所以没法吃。不要忘了，对成长期的孩子来说，肉类是非常重要的食物。

鲜牛奶有可能会妨碍身体吸收其他食物中的铁。过了1周岁，喝鲜牛奶时，一天最好喝两杯（500毫升）左右。如果其他食物正常吃，这个量的鲜牛奶就可以充分补充孩子成长所需的钙。当然也包括酸奶，而且原味酸奶最好。我不提倡给孩子喝豆浆。喂孩子吃像豆浆之类的用大豆做的食物当然好，但不提倡吃用大豆做的液体食物。

· 奶粉最好也要在1周岁之后慢慢断掉。过了1周岁，不管是奶粉还是鲜牛奶，都不能作为主食。有的妈妈觉得奶粉比鲜牛奶好，所以在孩子2周岁之前一直喂孩子奶粉。当孩子以奶作为主食的时期，奶粉确实比鲜牛奶好。孩子过了1周岁之后，当然要以米饭为主食，而把牛奶作为补充食品。如果孩子吃肉类和蔬菜很顺利，那么请把奶粉慢慢地换成鲜牛奶。孩子未满4岁前，一天喝500毫升左右；从4岁到9岁，一天喝600毫升左右；满9岁开始，一天700毫升左右。很多妈妈误认为牛奶是万能食品，其实不是，孩子喝太多牛奶也是偏食。孩子从2周岁时开始，要喝低脂或脱脂牛奶。

满1周岁的孩子吃饭

· 断掉奶粉，中断辅食，鲜牛奶500毫升左右。孩子过了1周岁，要断掉奶瓶、奶粉，辅食换成米饭，每天喝500毫升左右鲜牛奶。我更提倡给孩子喝大人喝的普通牛奶，而不是儿童专用牛奶。不提倡用羊奶代替牛奶。请注意不要在米饭和小菜、肉、蔬菜等食物中放盐。现在主食要换成固体食物，牛奶作为补充。孩子无法顺利吃固体食物，有可能会因为缺铁而导致贫血，这时要用奶粉代替牛奶再喂一段时间，尽快喂一些含铁丰富的肉类和蔬菜。之后再考虑将奶粉换成牛奶。

过了1周岁时，要把一天三顿的辅食和零食作为主食，而不是母乳或奶粉。孩子的饭量猛然增加，一天所需营养的三分之二要由米饭和菜提供，母乳或奶粉只提供孩子三分之一的营养即可。如果按食量算，一天要喝500毫升左右的母乳或奶粉，剩下的身体成长发育所需要的营养由一日三餐和零食提供。这个时期就是辅食的结束期。到了这个时期，孩子要像爸爸妈妈一样在小菜均匀分布的饭桌上吃饭。大多数的孩子在12~15个月时就可以跟成人一样吃饭了。

• 孩子1周岁时，大人吃的食物孩子也可以吃。12个月时，成人吃的食物孩子也可以吃。只是要少放调料，不要放盐。把大的食物弄碎，硬的食物弄得熟一点，不要给孩子吃那些吃了有可能会噎到的花生、肉块或小肠等。也要避免给孩子吃大酱汤、鱼子酱、酱牛肉等咸的食物。

• 进餐模式是一天三顿正餐和两三次零食。满1周岁的孩子，需要摄取的热量大概一天1000卡左右，需要一天三顿正餐加两顿零食才能供给。简单地说就是，对于刚学会走路的孩子来说，一天的饭量相当于成人一顿饭的三分之一就可以。就饭量来说，用饭桌上的普通勺子，一次1~2勺，一天2~3次就可以，喂孩子时，1岁的孩子一勺，2岁的孩子两勺，3岁的孩子三勺。但是，因为现在孩子吃生蔬菜很吃力，一不小心还会被噎到，所以2周岁之前最好给孩子吃熟的食物。熟的食物营养也没有问题。肉的话，边长为2.5厘米的正方体肉块，一天吃两块就可以了。

• 未满2周岁的孩子，有一半的热量是从脂肪中摄取。脂肪是大脑发育和成长的必需品。对于未满2周岁的孩子来说，脂肪非常重要，所以有一半的热量要从脂肪中摄取。因而，在孩子2周岁之前，不要给孩子吃低脂肪的食物。在1~2周岁之间，最好喝普通鲜奶，2周岁之后再喝低脂肪牛奶。2周岁之后，慢慢减少脂肪的摄入量，到4~5周岁时，只需摄取成人热量的三分之一即可。因为含有脂肪的食物比较好吃，孩子会对吃饭有较高的满足度。孩子在上幼儿园之前，不要再吃脂肪含量高的食物，要养成吃低脂肪食物的习惯，否则以后再减会更吃力。但如果孩子超重、家族成员胆固醇过高或者有心脏病史，可以从1周岁就开始喝2%低脂肪牛奶。

• **如果孩子1周岁左右时食欲突然下降。**孩子在1周岁左右，食欲可能会突然下降，饭量减少。这是孩子成长放慢的正常阶段，通常叫做成长放慢期。发育和成长如果出现不一致的情况，孩子有可能会很辛苦，所以一般会先放慢成长速度，使发育充分进行。对于1周岁多的孩子来说，这种情况很常见，一般是正常现象，家长不必过于担心，顺其自然即可。出生时体重较重的孩子，在早期容易出现成长放慢。甚至有的孩子在4～6个月时就会出现这一现象。与此相反，出生时体重较轻的早产儿或者曾患病的孩子，成长速度会加快，我们把这个叫做成长加速期。

• **2周岁的孩子偏食，不用过于担心。**1周岁的孩子开始出现偏食，但要注意不要因为孩子偏食，就要每顿饭都强迫孩子，这样反而使孩子丧失了吃饭的兴趣。如果孩子平时自己吃得挺顺利，偶尔吃着饭就去玩了，可以认为孩子已经吃饱了，然后收拾掉餐桌。而且，到下顿饭之前，只给孩子少量零食即可。如果没有其他问题，就让孩子按自己的喜好选择食物，这样用不了几天，孩子就会吃别的食物。就长远来看，孩子必须吃的食物最终都会吃的。如果两个星期左右，孩子能够均衡地摄取各种食物，就不用过于干涉。因为孩子不爱吃饭而减少食物或者给孩子喝很多鲜奶，都很不明智。最糟糕的是孩子不吃饭，妈妈们就用糖或者水果等零食给孩子填饱肚子。先不说这些食物能不能填饱肚子，孩子成长所需要的营养没有均衡摄取，从而导致孩子在成长期出现问题。

• **孩子不爱吃饭时，家长要这样做。**妈妈给孩子做的饭，如果孩子不吃，妈妈也不用觉得失望，没必要追着喂孩子，或给孩子喂别的食物。如果一直追着孩子喂饭，问题就很严重了。比起强迫或哀求着孩子吃饭，最好放任不管。特别是如果妈妈做的饭孩子不想吃，妈妈

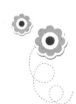

就会问孩子想吃什么，然后给孩子做想吃的，这种做法欠妥。这就跟让懵懂的孩子自己选择吃哪种药是一样的，容易导致营养不均衡。请父母选择食物的菜单，但要让孩子决定是否吃妈妈做的饭。如果孩子不吃，就不要管他。孩子饿了自然会吃的。如果孩子不好好吃饭，让孩子帮助准备饭菜也是增加孩子吃饭兴趣的一个好方法。不让孩子选择食物，但可以让孩子选择一些漂亮的盘子、杯子、勺子或杯垫等。而且，减少饭量也让孩子自己来。喝的东西也最好用小杯子盛上让孩子自己拿着喝。吃饭时食物流出来了怎么办？有的孩子会想要自己擦。孩子不喜欢现在这块围嘴，就给他换成有漂亮图案的。也有孩子会喜欢把围嘴换成围裙。孩子是否好好吃饭不仅由食物味道决定。孩子比大人更能注重氛围。如果兴奋了，本来不爱吃的食物也会吃很多。需要注意的是，如果孩子肥胖，就不要强迫孩子把饭全吃完或者吃不完就要惩罚孩子等。喂肥胖的孩子，可以先给少量食物，不够再给。

不提倡1周岁孩子吃的食物

果汁在1周岁之前最好限制在一天120毫升左右，过了1周岁，一天也不应超过180毫升。因为如果喂孩子太多果汁，孩子很有可能不好好吃饭。我不建议把豆浆或炒面作为孩子的食物。还有，也不建议给孩子吃巧克力或糖等甜食。喜欢吃甜食是很可怕的习惯。喝酸奶虽然好，但这个也是甜食，所以不宜多喝。有人给1周岁多的孩子喝可乐，这也是非常不提倡的。有的孩子看见妈妈在喝咖啡，就哭着要喝，然后妈妈就每天跟孩子一起喝咖啡，这个真的很令人担忧。

· 孩子过了1周岁可以用勺子吃饭了。孩子过了1周岁就可以正常用勺子吃饭，但如果缺乏练习，妈妈可以先帮孩子把食物放在勺子上，然后慢慢教孩子学会自己选择食物并舀着吃。孩子15个月时，可以在一定程度上熟练使用勺子，但这个年龄的孩子会弄得比较凌乱，食物会流出来，不能随心所欲时会大声吼叫，也会乱扔食物。但以后慢慢长大，会更容易学会整理环境。很快学会自己吃饭的孩子，会更快地进入下一个成长阶段。孩子在2周岁左右时，就能熟练地用勺子，一只手拿着杯子喝，也可以用叉子吃饭。

· 孩子要学会饭桌礼仪。不到1周岁的孩子也能感觉到氛围。在做某些行为时，如果看见妈妈反应坚决，孩子就会知道这些行为不对；如果看见妈妈笑眯眯地很有兴趣之类的反应时，孩子就知道可以继续这样做。对这个年龄的孩子就可以教一些餐桌礼仪了。教孩子在吃饭时，一定要在一个地方坐好，不能孩子一吃饭就到处跑；不能看视频或电视。如果吃了一会儿，孩子想走开，那么请允许孩子这样做。孩子一旦走开，马上把孩子吃过的饭收拾掉，明确地告诉孩子吃饭已结束。两餐之间，孩子如果饿了，也不要给孩子点心或者牛奶，让孩子等到下一次的零食或正餐时间。跟孩子一起吃饭不是件容易的事，如果很困难，最好先喂孩子，但是不能因为孩子已经吃了就让孩子自己去玩，吃饭时让孩子跟大人在一起坐着熟悉一下餐桌气氛，这对于养成良好的饮食习惯很重要。当然，也不能让孩子只看着大人们吃，而自己吸吮手指。这种情况下，请在孩子的面前准备一些能用手抓着吃的食物。可以把土豆、红薯或者肉煮熟切碎，烤面包也可以，蒸蛋、香蕉也可以。当然，必须得给孩子切碎并弄软。一般从辅食初期开始就培养孩子坐在一个地方吃饭，有助于培养良好的餐桌礼仪。尽管不容易做到，但如果妈妈坚持努力，是可以养成的。

从小的饮食习惯很重要

辅食并不只是为了摄取营养。练习吞咽固体食物以及培养正确的饮食习惯也很重要。如果从小就吃过多的咸的、香的或者甜的食物，那么孩子有可能一辈子偏好这类食物，所以从小养成良好的饮食习惯无比重要。例如，奶油或油炸食品、高脂肪食品、鸡蛋等，如果吃得过多，就会改变饮食习惯转而喜欢这类食物。这类食物胆固醇含量很高，容易诱发成人病。另外，如果在辅食里加很多盐或者用冲过咸鳀鱼的水做辅食，孩子就会不喜欢吃味道清淡的食物了。吃过咸味食物的孩子无法再回到淡的口味，也就是说没有回头路。孩子吃了含盐较多的食物，就容易得诸如动脉硬化、高血压、糖尿病、心脏病、胃癌等成人病。另外，如果孩子从小有吃得过饱的习惯，以后容易肥胖。孩子哭闹时，家长一定不要拿食物哄孩子。

辅食有哪些

谷类要怎么喂

· 刚开始时，最好喂稀粥。大米和糙米都不容易引起过敏。如果在美国生活，可以每隔1～2周喂孩子一些麦片。面粉易引起孩子过敏，最好放在谷类的最后，但最近有人说面粉最早从7个月时开始吃。令人惊讶的是，如果7个月前不给孩子吃面粉，以后如果再吃反而更容易引起过敏。辅食初期时，如果给孩子吃过多种类的混合谷类，可能会引起孩子过敏，也可能会导致纤维摄入过多，所以最好避免。

· 随着时间的推移，要添加其他的辅食。喂孩子辅食时，一般顺序为用谷类做的粥→肉→菜叶→黄色蔬菜→水果等。辅食开始后2～3个月左右，一天可以喂三次，同时必须喂奶粉或母乳、粥、肉、蔬菜、水果。我提倡先喂孩子蔬菜，再加水果。

怎么喂水果

水果是孩子必需的食品。水果里含有孩子成长必需的纤维和各种维生素。有的人认为，即使喂孩子少量的水果，再喂一些营养剂，也能满足孩子所需维生素，但事实并非如此。

例如，维生素C中既包含带有氢元素的还原形态抗坏血酸（ascorbic acid），也包含不带氢元素的氧化形态抗坏血酸(dehydroascorbic acid)。

善意的忠告

最好不要把果汁放在奶瓶里喂孩子。有的妈妈把果汁放进奶瓶里让孩子吸着喝。果汁跟牛奶一样，容易腐蚀孩子牙齿，家长一定要注意。

是否给孩子喝蔬菜汁

如果要给孩子喝蔬菜汁，那么喂孩子多少蔬菜汁，就要减掉多少果汁。我不建议把蔬菜做成汁喂孩子。吃蔬菜补充营养固然重要，但孩子学习咀嚼和吞咽蔬菜同样重要。

蔬菜和水果里都含有这两种血酸。但是营养剂里一般只含有前者，所以不能代替水果。吃饭并不是吃热量，而是同时均衡地摄取身体所需的各种成分。

• 从什么时候开始喂孩子水果？事实上，没有必要带着必须吃水果的观念过早开始喂孩子水果。有的人在孩子2个月时就给孩子喝鲜榨果汁，我不提倡这样做。水果也属于辅食，吃母乳的孩子从6个月时开始吃，吃奶粉的孩子从4～6个月时开始吃。而且，请不要在孩子6个月前喂孩子果汁。喂孩子果汁时最好用杯子。如果先喂孩子甜甜的水果，熟悉了甜味，孩子就可能不爱吃蔬菜了。但如果孩子不吃稀粥或者蔬菜，可以先喂孩子一些水果，因为孩子相对来说比较容易接受水果。

• 先吃什么水果？可以先吃的水果有苹果、梨、李子、杏等。之前提倡孩子1周岁之后再吃草莓和西红柿，但如果孩子少量尝试后没有特殊问题，也可以在1周岁之前吃。但因为可能会引起异常反应，所以在孩子1周岁之前吃时，最好连续几天仔细观察孩子。喂孩子水果时，最好避免喂一些糖分含量高的水果。水果的糖分跟糖块没什么差别。果汁虽然可以直接喝，但刚开始喂时，建议用水稀释一下。

• 橘子汁和橙汁从6～9个月之后开始喂。孩子们无法充分消化橙汁，也可能会引起过敏，最好比其他水果晚一点喂，在6～9月时喂比较合适。也可以用水稀释之后喂，可以按下面的方法稀释。首先，在第一天，水和橙汁以1毫升：1毫升的比例稀释→第二天2毫升：2毫升→……→喂到30毫升：30毫升时，从第二天开始每天增加1毫升的橙汁并且减少1毫升的水，直到最后喂60毫升纯橙汁即可。

• 选择市场上销售的百分百无加糖的果汁。喂孩子销售的果汁时，最好选百分百无加糖的果汁。即使写着无加糖，也一定要确认一下配料有没有糖。不可以喂孩子果汁饮料。果汁饮料里糖含量很高，有的还加入一些甜味调料和咖啡因。可以喝儿童用果汁。辅食初期不要喂孩子混合性果汁。一定要看成分表，选择单一成分的果汁，仔细选择符合年龄段的果汁。还有，不要喂孩子吃富含甜浆的水果。

· 喂孩子果汁时，要注意密封保存。一开始孩子喝的量很少，开封后的果汁无法一次喝完。喂孩子喝时，要放在别的容器里或者用消过毒的勺子舀着喂。剩下的一定要放在冰箱里保存。而且，不要再喝已经沾了唾液的果汁，因为很容易变质。开封的果汁要在一两天内喝完，再剩下的话，请妈妈喝掉。开封后的果汁在冰箱里可以保存3天。

· 辅食初期，给孩子吃水果时，要把籽去掉，皮也削掉。给孩子葡萄，就算是无籽葡萄，一不小心也会导致窒息，所以在孩子2周岁之前，不要喂孩子吃葡萄。另外，为了不阻塞气管导致窒息，不要把大块的水果给孩子，一定要切成小块。像苹果之类的带皮的水果虽然带皮吃比较好，但现在苹果都打农药，建议削皮，而且要选不酸且熟透的苹果。开始时，把水果切开或者弄碎给孩子吃。有的妈妈因为水果较酸而抹上蜂蜜给孩子吃，请注意，孩子1周岁之前不能吃蜂蜜。

· 初期，最好给孩子吃煮熟的水果。孩子6~8个月之前，给孩子吃水果时，要先把果肉煮软再给孩子吃。熟了并不意味着营养被破坏了。煮熟了的水果也可以吃。吃煮熟的苹果容易引起便秘，所以发现孩子便秘，吃煮熟的苹果时一定要注意。

· 香蕉可以直接给孩子吃。香蕉不用煮熟，可以直接给孩子吃。有的妈妈想给孩子新鲜的香蕉，然后就选黄色漂亮的香蕉剥了皮给孩子，这样做不妥。味道发涩的香蕉尚未成熟，不能给孩子吃。要选熟透的香蕉。熟透的香蕉皮上有黑色的斑点，看着斑斑点点的，有点发黑。把这样熟透的香蕉捣碎混在奶粉里喂孩子就可以。但是，如果孩子很喜欢香蕉而不想吃别的食物，最好一段时间不给孩子吃香蕉。没有熟透的香蕉容易引起便秘。所以一定要喂孩子吃熟透的香蕉。另外，要尽量喂孩子绿色无公害香蕉。

• 李子有助于治疗便秘。李子中含有一种果酸，易导致腹泻，膳食纤维含量是其他水果的3～6倍。另外还含有一种有助于治疗便秘的山梨醇。山梨醇中的糖醇不被肠道吸收，有助于治疗便秘，所以美国人常常把这个作为治疗孩子慢性便秘的民间疗法。

• 榨果汁时，最好用搅拌机而不是榨汁机。有的妈妈会在辅食初期用榨汁机给孩子榨果汁，我不赞成这种做法。榨汁机滤除的渣滓是孩子身体必需的膳食纤维。摄取适量的膳食纤维是必要的。我提倡使用搅拌机。孩子长大之后尽量不要把水果榨成汁，直接给孩子吃水果。

• 果汁喝多少比较合适？孩子第一次喝果汁时，最好从一两口开始。孩子6～7个月时，一天喝50毫升左右；到1周岁时，一天120毫升左右；1～6岁时，一天120～180毫升左右；7～18岁时，一天喝240～360毫升左右。跟其他人观点不同，我个人不提倡喂孩子过量的果汁。如果喂孩子太多果汁，有可能不长个子，也可能因为营养不均衡导致大脑发育不良，还有可能引起肥胖。因为果汁中含糖量高，会导致孩子不好好喝奶粉或者其他辅食。果汁中的果糖会使孩子有饱腹感。喝果汁太多，不仅可能会因为热量高而喝饱，而且营养无法保持均衡。所以一定不要用果汁代替奶粉或辅食。如果喂孩子过多果汁，会导致无法正常摄取乳脂肪，从而易阻碍大脑发育，有可能导致头脑变笨，影响孩子成长。过多的果汁还会导致大便稀薄或者腹泻，引发肥胖或尿布疹。梨、苹果、葡萄等水果容易引起腹痛腹泻，其中以梨为最。另外，李子中含有大量膳食纤维和果酸，易引起大便稀薄。在孩子大便变稀薄时，最好暂时不要给孩子吃李子。孩子喝过多果汁时，大便呈酸性，刺激屁股，易引发尿布疹。这时要先把屁股擦干，多抹上一些乳液，并减少果汁的摄入量。由果汁引发的尿布疹相对其他原因引起的疹子容易治疗。

如果孩子喝果汁太多，可以连续几周慢慢减量，也可以加水稀释后再喂。

怎样喂肉

· 喂孩子肉时，最好切成小块少量喂。在4～6个月时，可以给孩子喂肉。最好把瘦肉切成小块放在辅食里一起喂孩子。不要只喂孩子肉汤。一般提倡喂孩子牛肉，也可以喂鸡肉。鸡肉肉质软，易消化，味道也好。初期时，孩子无法吃块状的肉，所以要仔细切碎。如果一次喂太多，肉会留在嘴里，咽不下去，所以开始时要少量喂。筋或脂肪会对孩子造成负担，最好提前剔除。买肉时，最好买干净的瘦肉到家自己切碎，不要买那种切好的。最好是在家里用消过毒的厨具切，保存时要注意清洁干净。

· 肉类要这样保存。把肉整块冷冻起来用也可以，但提前分成几个小块保存会更方便一些。我一般会用冷冻板。但是不能保存太长时间，最好一次买少量的肉，然后马上吃掉。另外，最好把切肉的砧板跟切菜的砧板分开使用。不可以在一个砧板上既切肉又切蔬菜。不能把肉类跟别的食品放到一起保存。也不可以把化冻的肉重新冷冻。还有，肉要完全煮熟之后才能吃。

怎样喂孩子吃鸡蛋

· 先喂蛋黄，以后再喂蛋清。蛋黄在孩子4～6个月时可以开始喂，之后再过1～2个月，可以喂蛋清。鸡蛋容易引起过敏，所以刚开始喂时，要连续几天仔细观察孩子有没有异常反应。也可以把鸡蛋放在辅食里一起喂，或者弄碎了掺在奶粉里。把鸡蛋完全弄熟弄碎，孩子

不用担心口蹄疫

最近，很多父母担心口蹄疫而不给孩子吃肉。在2011年1月，口蹄疫在我们国家引起了严重的问题。但是，口蹄疫影响的是饲养牛或猪的人，而不是吃牛或猪的人。口蹄疫完全不会致病，所以因为害怕口蹄疫而不给孩子吃肉的理由完全不成立。染上口蹄疫的肉当然不能卖，但其实人们也不会因为吃了这样的肉而染病。人吃了打了口蹄疫预防疫苗的牛肉也没有任何的安全问题。所以不要担心，好好喂孩子肉吧。如果真的担心，你可以拿了好吃的韩国牛肉来找我，我可以给你们试吃一下。

孩子1周岁前，不要喂蜂蜜

必须避免给不到1周岁的孩子喂蜂蜜。蜂蜜中含有一种叫做肉毒乳杆菌的细菌，对孩子非常危险。但对于过了1周岁的孩子，少量食用会有多方面的好处。已经喂了孩子蜂蜜了，现在还活着的话就不用担心。那就从现在起，周岁之前一定不要再喂孩子蜂蜜。

吃起来会更容易。刚开始时，先少喂一些，如果孩子喜欢，再慢慢加量。如果孩子讨厌吃鸡蛋，把鸡蛋掺在奶粉或者辅食里，孩子有可能会因此拒绝吃辅食，所以不要勉强添加鸡蛋进去。

• **一周喂孩子三个鸡蛋即可。**对于1周岁左右的孩子，不要喂太多的鸡蛋。一周吃三个鸡蛋比较合适。蛋黄中含有较高的胆固醇，很多人担心会对孩子造成不利影响，但鸡蛋中也含有很多对身体有利的成分，从整体来看，适量食用还是不错的。另外，鸡蛋壳上有很多污染物质，所以给孩子做鸡蛋时，一定要把蛋壳洗干净。打鸡蛋时，也要在干净的部位打。

• **鸡蛋补铁效果不大。**鸡蛋是含铁较多的食物。但是，孩子在1周岁之前，肠道无法吸收鸡蛋中的铁，所以吃鸡蛋补铁基本没有效果，而且，如果不跟富含维生素的蔬菜一起吃，反而会妨碍其他食物中铁的吸收。

有的妈妈在孩子1周岁以前，为了给孩子补铁，而把鸡蛋作为主食，我们不提倡这种做法。补铁可以吃肉类和蔬菜。把铁强化谷类30克左右和富含维生素的水果一起吃，可以充分提供给6个月的孩子一天所需的铁。孩子6个月时，一定要吃含铁的食物，而含铁丰富的食物有虾、牛肉、芸豆、带皮的土豆、杏干、葡萄干、鸡肉、蛋黄、李子、草莓、芦笋、西红柿、花椰菜、橙子、胡萝卜、花生油、香蕉、苹果等，仅供参考。请根据孩子年龄喂食。

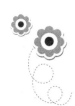

什么样的酸奶比较好

· 可以从孩子8个月开始喂适量的酸奶。酸奶是利用牛奶中的乳酸菌发酵而成的食物。因为有利于消化，从5～6个月就可以开始食用，但孩子有可能会喝上瘾，所以可以从8个月时开始作为零食有节制地喂给孩子吃。任何食物，如果出现偏食症状就要稍微节制一些。

· 我不怎么提倡喂孩子甜的酸奶。不提倡给孩子喝添加了甜味剂的酸奶。从小就吃甜食的孩子会养成爱吃甜食的习惯。有的孩子想用酸奶代替奶粉喝，这是不提倡的。这时干脆暂时断掉酸奶。如果妈妈在家直接做酸奶给孩子喝，那没关系。酸奶还是原味的比较好。但是也有含有添加剂的原味酸奶，所以喝之前最好确认一下。现在很难找到不含任何添加剂的酸奶，所以我不太提倡给孩子喝酸奶。而且，含有水果的酸奶对于不到1周岁的孩子来说不是很好的零食。

一天要给孩子喂多少钙呢

· 钙是促进孩子骨骼生长所必需的营养素。如果孩子没有充分摄取钙，那么孩子就长不高。但是并不是摄入钙越多，孩子个子就会越高。最近，比起国产奶粉，有的妈妈觉得钙含量较多的美国产的雅培奶粉会使孩子长得更高，所以原来吃的母乳或奶粉也断掉，即使没有钱也勉强换成美国产的雅培奶粉，这是没有意义的。孩子吃的母乳或奶粉里富含钙，过了1周岁喝的鲜奶中也含有大量的钙。以前没有牛奶喝的日子，会吃鲭鱼汤或者牛腿骨汤来补钙，但现在牛奶很常见，最好的补钙食物是牛奶。另外，芝士、酸奶、绿叶蔬菜、鱼类、蛋类和水果等都富含钙。最近有的果汁里也添加钙，讨厌牛奶或者肥胖的孩子也可以

医学常识

充分摄入钙很重要，适量运动也同样重要。运动会使骨骼吸收更多的钙，从而更加健壮。多吃水果蔬菜也有助于钙的吸收。相反，如果吃饭过咸，即使钙吸收了，体内钙含量也会下降。

轻易地补钙。

• 一天所需的钙的量是多少？一杯250毫升的牛奶所含的钙大概有300毫克，一片30克的芝士（作为参考，我们常见的薄芝士是18克）含钙量大约是200毫克。简单地说，过了1周岁的孩子，如果每天喝1～2杯左右的鲜奶，可在一定程度上补充钙质。作为参考，美国科学学会建议的一天的钙摄入量如下表。

年龄	1～3岁	4～8岁	9～18岁	19～50岁	51～70岁	71岁以后
建议摄入量（毫克）	500	800	1300	1000	1200	1200

• 补钙补到老。钙是构成骨骼的最重要的成分，是健壮骨骼的必需品。骨骼的40%～45%是由钙构成的，身体里钙含量丰富，是骨骼健壮的前提。但并不是吃很多的钙，骨骼就一定会健壮。钙在30岁以前是构成骨骼的成分，30岁之后骨骼不再生长，钙质就容易流失。最早发现这个事实的人也是在自己30岁以后发现的。这个人专注于研究，等到发现了现象，才知道自己原来也缺钙，很有感触。所以，小时候多吃含钙丰富的食物，使骨骼健壮，这才是老年舒适生活的保障。如果骨骼内钙含量不足，骨骼就会变得脆弱，易骨折，且不易愈合。看到这篇文章的妈妈们，也请快去喝一杯牛奶来补充一下钙吧。

• 不提倡吃钙片。通常，代替牛奶的豆制品饮料或食物中钙含量不足，也不好吸收，所以也基本没有少儿青少年科的医生会提倡用豆制品饮料代替牛奶。但是，对于不爱喝牛奶的孩子来说，豆制品饮料也是一个很好的钙补充源。很多妈妈问医生能不能给小孩子吃钙片。牛奶或奶粉如果摄取充足，就没有必要另外给孩子吃钙片了，因为奶粉里含有充分的钙。孩子如果不爱喝奶粉，喂孩子吃富含钙的食物会比吃钙片更有效。值得注意的是，如果钙摄入量过多，身体里会出现结石。通过吃富含钙的食物来补钙会更有效果，所以儿科的医生一般不会鼓励家长给孩子吃钙片。

跟辅食相关的注意事项

为什么禅食不适合做辅食

禅食（译者加注：禅食是选用谷物类的糙米、黑豆、黑芝麻、高粱、玉米、黄豆、黑米、山药、大麦、白芝麻等多种营养丰富的谷物，与坚果类花生、核桃、松子等共二十多种天然食物按配比混合，磨成面，用水冲调可代替早餐和饮料的食物）不适合做辅食，但也不能一概而论，因为食物可能会因为材料和做饭的人的热情而有所不同。下面的说明都是基本常识。

• 辅食，一次添加一种食物。做辅食时，每隔四天添加一种新的食物，一直到8个月左右，可以每隔2~3天添加一种食物。有过敏经历的孩子每隔一周添加一种，仔细观察孩子是否有异常反应。如果一次添加很多种食物，当出现异常反应时，会搞不清楚原因。食物引起的过敏，一般症状为呕吐、腹泻或出疹子等。给孩子喂禅食相当于一次给孩子吃多种食物，应尽量避免。

• 辅食是固体食物。少儿青少年科医生不建议把禅食作为辅食，因为禅食不是固体食物，不能帮助孩子练习咀嚼。咀嚼不仅提供对大脑发育有重要作用的刺激，还可以通过促进唾液分泌从而减少龋齿。如果超过6个月才开始喂固体食物，有可能会推迟孩子的全面发育。小时候没有进行咀嚼训练的孩子以后长大了通常也不怎么咀嚼。辅食这样的叫法不准确，叫固体食物会更合适一些。

• 辅食要用勺子喂。家长喂孩子禅食通常是用奶瓶。所以吃禅食的孩子不会熟练使用勺子，以后也可能不想自己吃饭而让妈妈喂。为了让孩子养成正确的饮食习惯，要避免用奶瓶喂孩子辅食。

• 也可能出现缺乏营养的问题。辅食要均衡摄取五类食物，但禅食中不会同时含有这五类食物。另外现实情况里，很多吃禅食的孩子不爱吃别的食物，只吃禅食。在少儿青少年科治疗时，常见到有的孩子因为只吃禅食不怎么吃肉类而导致贫血。尤其如果把禅食放进奶瓶里喂，会导致孩子过了1周岁都无法断掉奶瓶，或者导致牛奶过量。过了1周岁的孩子，最好断掉奶瓶，一天喝两杯左右牛奶。

·不宜过量摄取膳食纤维。禅食中富含膳食纤维。少儿青少年科医生们建议的一天的膳食纤维摄取量是"年龄+5克"。如果过量摄入，会妨碍营养素的吸收，其中包括铁、锌、磷等。最好均衡摄取食物。

·各种食物混在一起喂会增加过敏概率。小孩子一次摄取不同种类的谷类，易发生过敏。所以一开始吃单一的米粥比较好，不要把各种谷类混在一起。有的禅食里也添加花生，但花生易引起过敏，初次吃花生时，为了确认孩子是否有异常反应，不要跟其他食物混在一起吃。

·细菌污染也是问题。有的消费者团体曾经调查过市场上流通的禅食，其中大部分都被大肠杆菌所污染了。不到6~7个月的孩子，尤其要注意防止吃细菌污染过的食物，更何况是染上大肠菌的食物呢。孩子吃新鲜的食物比较好，但没有哪个家庭可以每天都现做禅食。很多人做了之后会放一个月以上。这样做很容易滋生细菌。有人会问放在冰箱里保存行不行？大肠杆菌只要两小时就会适应寒冷并开始繁殖。另外，如果放冰箱里保存，会发潮发霉。所以不建议冷藏保存。作为参考，开封的奶粉可以保存3~4周左右。

·如果禅食有甜味，孩子可能会不吃别的食物。请尝一下禅食。虽然胃口好的孩子喂什么都会吃，但是吃惯了这种香喷喷的口味的孩子可能会不吃别的食物。不建议把有独特味道的食物作为孩子的主食。

·熟悉食物的味道也很重要。打个比方，如果你去高级西餐厅要一份半熟的牛排，然后又点了一些其他的美食，但是厨师长把这些好吃的做好之后一下子全放到搅拌机打烂再端上来的话，会怎么样？原

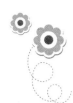

本每一种食物都有自己独特的香味，全部放在一起搅拌之后就无法尝到那种味道了。禅食剥夺了孩子们最初感知味道的权利，刺激味觉是发育的重要部分。

· 脂肪酸败，致癌物质会增加。经常会见到人们把芝麻、松子、花生、核桃等脂肪含量较高的坚果类跟禅食混合在一起。如果把脂肪含量较高的食物磨碎，长时间搁置保存，脂肪会酸败，并且出现致癌物质。不要喂孩子一些有可能含有致癌物质的食物。脂肪的比例如果过高，可能会引起肥胖，以后可能会诱发成人病。

· 有可能出现卫生问题。一些磨碎的禅食里还发现了铁粉之类的杂物，当然并不是所有的都这样。这样的禅食会危及健康。

· 孩子有可能会肥胖。有些妈妈给孩子喂禅食，喜欢将其添加在奶粉里。这样的话，因为一次摄取的食物中热量过高，易导致孩子肥胖。大家应该知道热量和营养是两回事。

做辅食时应注意的事项

· 孩子吃多少就做多少。有的妈妈觉得一次做很少，做很多次太麻烦，所以一次做很多，足够吃几天，我们不提倡这样做。解决方法很简单。如果孩子吃不完，剩下的食物妈妈吃掉就可以了。吃瓶装辅食时，一定要倒在其他容器里喂给孩子吃，把剩下的放冰箱里保存，一般存放2天没问题。冷藏保存的食物如果冷冻保存，食物就会变得没有味道，不建议这样做。蔬菜粥比水果更容易变质，只能保存一天，水果能保存3天左右。开封的罐装奶粉最多能保存一个月，仅供参考。

· 辅食一定要卫生干净。孩子的肠胃还很脆弱，哪怕一点细菌也有可能造成腹泻。妈妈在做辅食前一定要把手洗干净。用到的工具要经常高温消毒。

· 砧板要分肉类用和蔬菜用两种。做饭时，切肉用的砧板和切水果蔬菜的砧板要分开。当然，也要用不同的刀。生肉有时候会受细菌污染，而且肉类和蔬菜的烹调时间和火候都不一样，比较容易残留细菌。特别是鸡肉，有可能被沙门氏菌污染，所以做鸡肉时的砧板和洗涤槽最好用肥皂水冲洗，然后用沸水消毒。

· 用冷冻食品做辅食。并不是冷冻食品营养就会减少。但冷冻食品也需仔细确认保质期。 而且，解冻的食物即使剩下，也不能重新冷冻，必须当天用完。通常肉类可以冷藏3～5天，但鸡肉最好不要超过2天。

· 肉类解冻时，要用冰箱的低温解冻。如果常温下解冻，食物可能会被污染或变质。要是着急，也可以用微波炉解冻。但是原则上，不建议用微波炉对辅食进行加热。因为这样会有一部分很凉一部分很热，会烫伤孩子，所以用微波炉加热辅食后，得好好搅拌一下，使各部分温度一致。肉类要分成一份一份单独冷冻。解冻后不能再次冷冻。另外，烹调肉类时，如果温度过低，即使看着熟了也可能没有熟，所以要在超过72摄氏度的温度下烹调。烹调过的肉类放冰箱里冷藏，下一次加热时，一次吃完比较安全。

· 做蔬菜粥。蔬菜要在少量的水中焯才会减少营养流失。而且，最好利用煮蔬菜的汤做粥。因为溶进水里的营养会被重新利用，营养较为丰富。蔬菜保存过久，其中的维生素B和C会被破坏，所以最好在买来的当天就用。菠菜和胡萝卜存放过久，硝酸盐含量会增加，从而导致辅食初期的孩子出现贫血。最好只用当天买的食材做辅食，剩下的大人吃。

· 辅食初期，给孩子吃的水果要去子。水果要去子削皮。特别是草莓之类的水果，不要整个喂孩子。而且，孩子6～8个月之前，除了香蕉之类的比较软的水果，其他的都要煮熟弄成果泥喂孩子。

· 断奶期使用的勺子和器具需要加热。断奶期使用的器具或勺子最好是塑料的。冰凉的铁制品孩子可能会拒绝。使用前提前加热会比较好，但要注意不要太烫。

• 不要过于计较营养。孩子的辅食，即使营养流失一些也要充分做熟。特别是肉类，一定要连中间部分也熟透。切熟肉时，如果里面是粉红色或者出血，说明还不熟。做牛排应该做成全熟。做的时候，牛肉不要切太厚，切小一点容易做熟。鲭鱼或咸海带之类的食物，因为已经放盐了，所以最好不要用于烹饪辅食。

• 辅食不要做得太大。喂孩子吃太大块的辅食，一不小心食物会进入孩子气管，导致孩子窒息。香肠块或煮熟的胡萝卜块等，一定不要切得太大，应该切小一点喂孩子。

• 孩子长牙了不代表就可以咀嚼了。不能给刚长两颗门牙的孩子喂排骨。在孩子能够充分咀嚼之前，一定要把食物煮熟或弄碎了再喂孩子。有的妈妈因为孩子没长几颗牙，就干脆把食物弄得特别碎，孩子7个月之前可以这样做，之后要慢慢改掉这一习惯。请把食物充分做熟，这样即使孩子没有牙，也可以用牙床吃。

• 器具消毒不用过于费心。孩子容易感染细菌，所以在1～3个月时，一定要把奶瓶仔细消毒。但从4个月时开始，没有必要每次都用沸水给奶瓶消毒。开始喂辅食之后，使用的器具也没有必要每次都用沸水消毒。

• 谨慎吃油炸食品。烤或者油炸的食物，会增加脂肪摄入，而且食物中含有不需要的东西。最好给孩子蒸的或者煮的食物。虽然煮的食物会有营养流失，但还是推荐。

食物过敏和食物不耐受

• 食物过敏非常罕见，食物不耐受的情况则较为多见。孩子刚开始吃辅食时，如果吃了某些食物，出现闹肚子、胀气、经常放屁、哭闹、呕吐、腹泻等，妈妈们就不再给孩子吃这种食物了，把它们

善意的忠告
由食物引起的问题主要在1周岁之前出现，过了3岁之后，会显著减少。过了1周岁的孩子，肠道功能变强，以前引发过问题的食物也可以吃了。1周岁之前，蛋清、鱼、坚果类食物容易引起过敏，所以一定要仔细观察孩子是否出现异常反应。橙子或柑橘也是，所以要比其他水果晚一点给孩子吃，最好在孩子6个月之后再开始喂孩子吃。

从孩子的食物清单中清除。但真正的食物过敏非常罕见，通常都是食物不耐受。如果这种食物是孩子健康成长所必需的，不要轻易将其列为过敏源。有位妈妈，第一次喂孩子牛肉时，孩子出现了问题，而这位妈妈听说过食物过敏的说法，便决定在孩子2周岁之前不再给孩子吃牛肉了。某些食物，即使在第一次喂时出现问题，最好也要再试一次。随着孩子的肠道功能增强，一般不会再出现类似问题。重新尝试的时候，如果孩子还是有不良反应，那么最好隔几个月再试一下。

· 食物过敏和食物不耐受不一样。食物过敏是身体免疫系统过分灵敏引起的，而食物不耐受跟免疫系统没有关系，是因为对所吃食物敏感而引起的问题。食物过敏时，会出现过敏典型症状，如流鼻涕、流眼泪、眼睛痒想去揉眼睛；眼睛周围会变红，嘴或嘴唇甚至口腔内部和嗓子红肿、嗓子变哑，导致窒息等；呕吐或者腹泻，严重时大便出血；身体出现红疹，严重时会出现荨麻疹；咳嗽或者打喷嚏、气喘，发出呼呼的声音。当然，过敏的另外一个明显特征是不发烧。3岁之前出现过敏反应的孩子，通常在7岁之前会好转，但3岁之后出现过敏反应的孩子，很有可能长大也依旧会过敏。特别是对牛奶有过敏反应的孩子，在3岁之前，有95%好转的可能性。但对花生或贝类过敏的情况，有可能一生都不会改变。如果孩子真的对某种食物出现严重的过敏反应，那么以后如果想重新喂孩子吃，一定要先向儿科医生咨询，然后再喂孩子吃。一不小心会很危险。

吃辅食，大便会变得不一样吗

辅食跟孩子一直吃的母乳或奶粉不同，妈妈们会犹豫，不知道孩子的肠道能否消化。多数孩子的大便会有点变硬，颜色也会变得多样。由

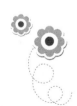

于添加了糖分和脂肪，大便或屁的臭味会更浓，孩子也会经常放屁。

以前，如果家族中有食物过敏史，给孩子添加辅食会有很多限制。但最近发现，这么做对减少过敏的发生没有什么作用，所以现在不进行特别的限制。但如果发生过一次过敏反应，那么在辅食初期，添加像鱼类、虾类、坚果类等易过敏食物时，一定要仔细观察孩子有没有异常反应。过去人们的观念认为，孕妇应留意花生等食物，但现在主张不要对花生太担心。当然，这个建议的前提是妈妈对花生没有过敏反应。

· 大便的颜色也跟以前有很大不同。大便的颜色有时会跟吃的食物的颜色相同。如果孩子吃了豌豆或菠菜等绿叶蔬菜，大便经常会呈绿色。严重时，还会带墨绿色。如果孩子吃了大红色的糖萝卜，大便会呈胡萝卜色；如果孩子吃了用红色的老南瓜做的粥，大便会呈南瓜色。像这样，大便的颜色经常会跟吃的食物的颜色相同。但是，不要因为这样而认为孩子有问题。这种情况，有可能是孩子还没有完全适应这类食物，所以可以把食物弄得再熟一些，而且量也要缓慢增加。但是，如果孩子大便稀薄、次数增加、大便中夹杂着像脓一样的物质，最好把这种蔬菜断掉一两个月，以后再重新添加。

· 有时也会出现吃的食物直接混在大便里排出来的情况。喂孩子胡萝卜时，孩子的大便里可能会看到有胡萝卜；喂豌豆时，孩子有可能会直接拉出豌豆；喂香蕉时，有可能会看到像小虫子一样的东西；喂梨时，会看到像小石子之类的东西；喂西红柿或西瓜时，大便有可能跟血一样红。紫菜、南瓜、葡萄干、玉米等也是在大便里经常看到的食物。这种食物夹杂在大便里出来的情况，一般是正常的，所以妈妈们不必过于担心。因为孩子的消化器官还未发育成熟，食物中硬的部分无法顺利消化，才会出现这种现象，以后会慢慢连这样的部分也消化掉的。如果家长真的很担心，请把食物做得再熟一点，这样大便中未消化的食物就会减少。

· 如果大便异常，要先减少辅食的量，然后再缓慢增加。开始吃辅食后孩子的大便有可能会过于稀薄或者出现鼻涕样的物质，这可能是孩子的肠道因为新的食物而受到刺激造成的。这时，需要去儿科接受检查，以确认是否有别的异常。如果检查结果是因为辅食的

761

吃辅食的孩子的大便出现异常时

在儿科，治疗孩子因吃辅食而拉肚子的药不属于常备药。值得注意的是，不要看到孩子的大便异常就让孩子吃药。有的妈妈还给孩子吃中药，我不提倡这种做法。一方面不知道吃中药会不会缓解症状，另一方面如果病情严重，真的有效，缓解了病情，也有可能因此耽误诊断。仅仅因为大便异常就给孩子吃药很荒谬。

话，最好先减少辅食的量，然后再慢慢增加。如果过一段时间也没有变好，最好把可疑的食物停一段时间。严重时，大便非常稀薄，有时孩子屁股还会溃烂，这时就要去少儿青少年科接受检查，可以暂时停止喂孩子辅食。开始添加辅食后的一两个月，要缓慢进行。如果由于大便异常而中断辅食，1～2周之后可以重新喂少量辅食。而且，有时孩子像得了便秘一样，几天不排便，很不舒服，但再次排便时就能恢复正常，所以不用过于担心。

关于辅食的疑问

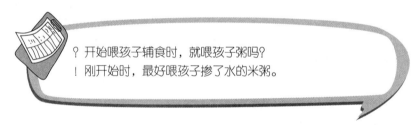

？ 开始喂孩子辅食时，就喂孩子粥吗？
！ 刚开始时，最好喂孩子掺了水的米粥。

刚开始给孩子喂辅食时，掺了水的米粥比较好，直接喂粥也可以，把粥和母乳或奶粉掺在一起喂也行，但不提倡一直在奶粉里掺辅食。最开始要将米饭和水以4～5倍的比例做粥，而且要先喂一些母乳或奶粉稍微充饥，然后再喂一茶匙左右的粥，然后再喂母乳或奶粉，这样孩子才不会吃力。初期加辅食一定要注意补铁。6个月左右的孩子基本上能把从母亲那里得到的铁全部消耗掉。吃母乳的孩子在6个月左右，吃奶粉的孩子在4～6个月左右，就可以开始喂肉了。

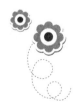

？辅食和奶粉必须使用同一个公司的产品么？
！当然不是。

不管是吃母乳的孩子还是吃奶粉的孩子，辅食还是自家的最好。没有必要奶粉和辅食非得用同一家公司的产品。

？早产儿必须晚一点开始辅食吗？
！不一定。

早产的情况是不一样的。如果是早产儿，一定要向少儿青少年科的医生咨询一下什么时候可以给喂孩子辅食。如果孩子出生过早，而且6个月时体重不到6公斤，可以再推迟一下。但如果不是这种情况，可以按时喂辅食。

？不可以把辅食放进奶瓶喂吗？
！如无特殊情况，不建议这么做。

如果患有胃食道逆流等特殊的病，为了减少呕吐，可以把谷类放在奶瓶里喂孩子。这样的情况，请事先征得少儿青少年科的医生的同意。如果医生没有特别的嘱咐，最好用勺子喂孩子辅食。孩子过了6个月时，必须用勺子喂粥样的辅食。如果不这样做，孩子可能会发育迟缓。

？不喂奶粉只喂辅食可以吗？

！1岁之前，不能只给孩子喂辅食。

母乳或奶粉的营养和水分含量跟辅食的成分大相径庭。而且，喂食的目的也不同。奶粉比辅食脂肪含量高，这是孩子大脑和身体发育所必需的。特别是小孩子，需要从脂肪里获得近一半的热量，所以不能以辅食为主食。最好的方法是，1周岁之前喂母乳，满6个月开始，慢慢添加辅食。如果无法喂母乳，那么在1周岁之前喂奶粉，过了1周岁之后，最好一天喂400～500毫升左右的鲜牛奶。当然也要喂固体食物。

？可以用泡过鲭鱼的水或煮过海带的水做辅食吗？

！不建议这么做。

有关辅食的原则中，最重要一条就是不要在辅食中添加食盐或调料。请尝一下泡过鲭鱼的水，非常咸。泡过海带的水也一样，再加上含碘丰富，所以更不提倡。如果孩子习惯了吃这类食物，就容易拒绝吃清淡食物，更难适应其他辅食。一旦孩子习惯了咸味，就很难再改回原来的口味。

？听说用炖牛腿骨的汤做辅食比较好？

！这不是值得提倡的好方法。

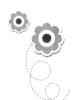

以前没有奶粉或牛奶的时候，如果没有妈妈的母乳，孩子就会很难

补充到身体成长所需的钙，而为了补钙，就用炖牛腿骨的汤或泡鲭鱼的水给孩子做辅食。但现在奶粉很常见，而且其中含量最多的就是钙。那个年代无法正常补钙，现在时代变了，没有必要坚持以前的习惯。而且，牛腿骨汤中含有很多饱和脂肪，像矿物质一样对身体不好，也不利于孩子的正常消化。在儿科，经常会见到有孩子因为吃了牛腿骨汤而拉肚子。

? 对牛奶过敏，该怎么吃辅食呢？
! 最好避开所有的乳制品。

对牛奶过敏的孩子最好也不要吃芝士、奶酪、酸奶之类的乳制品。母乳喂养的孩子如果对牛奶严重过敏，那么在哺乳期，妈妈也不能喝牛奶，因为妈妈喝的牛奶成分也有可能会出现在母乳中。但乳糖不耐受和牛奶过敏不同，如果孩子喝了牛奶后肚子疼，一定要去少儿青少年科接受医生的检查，确认是由什么引起的。小时候有过牛奶过敏，并不意味着一生都不能喝牛奶。患有牛奶过敏症的孩子在3岁之后，有95%的可能会好转。

? 如果喂孩子吃辅食，夜里睡觉会睡得好吗？
! 吃辅食与晚上睡眠没有关系。

有很多人会觉得吃辅食时，孩子晚上肚子很饱，晚上睡觉也不醒，睡得很好。这是个误会。辅食和晚上的睡眠没有关系。确保晚上睡眠质量的捷径之一是：从孩子6周时开始进行睡眠教育，那么到4个月左右时，就会养成健康的睡眠习惯。

？辅食，生的食物更新鲜，当辅食不是更好吗？
！尽可能给孩子吃煮熟的食物。

特别是有的人觉得要把蔬菜在富含维生素的状态下喂给孩子，所以不煮熟就直接给孩子吃。蔬菜在煮熟时的主要问题是受热容易流失的维生素B_1和B_2，但小孩子身体所需的维生素大部分是从母乳或奶粉中摄取的。而且，煮蔬菜的水中溶解了一定程度的维生素，所以用这个来做辅食也是一个好方法。在国外，为了防止细菌滋生，要把食物做得软一点，在孩子6~8个月之前，都要把除香蕉之外的水果煮熟了再喂给孩子。

？可以用离子饮料代替果汁吗？
！不可以。

离子饮料，简单地说，就是糖盐水。虽然在一些非常特殊的情况下不得不喝，但不能用它代替果汁。除非儿科医生建议，否则不要给孩子喂离子饮料。

？孩子摄取膳食纤维越多越好吗？
！不好。

膳食纤维是人们身体所必需的成分。膳食纤维在身体内不能被吸收，但会使大便变软，如果是水溶性膳食纤维，可以降低血液中的胆固醇数值，减少心脏病的发生。膳食纤维不在肉里面，而在植物性食物中。注意不要给孩子摄取过多的膳食纤维。请注意，母乳中并不含有膳食纤维。没有膳食纤维并不一定就会便秘。如果给孩子摄取过多的膳食纤维，膳食纤维里所含有的一种成分会阻碍对孩子骨骼牙齿发育所必需的钙，以及对孩子的性格成熟有重要作用的锌、铜等微量元素的吸收。一天适合的膳食纤维摄取量为"年龄+5克"，最多不能超过35克。膳食纤维本身不被消化，肠道内的细菌会分解大部分的膳食纤维。但这些细菌在孩子2周岁之前不能完全发挥作用，所以如果给孩子吃富含膳食纤维的食物，膳食纤维会不经消化直接排出体外。

？为了补充营养，需要给孩子吃市面上销售的辅食吗？
！没有必要这么做。

如果妈妈们看了这本书，有学习的热情，并且能够认真给孩子做辅食吃的话，那么就绝不会发生孩子缺乏营养的事情。妈妈只要稍微费点心思，就能够做好辅食。市场上卖的辅食中虽然含有各种营养成分，但我并不提倡吃。特别是不建议给孩子吃炒面之类的食物。没有什么能比得上妈妈亲自做的辅食。不要忘记一有时间就给孩子做符合孩子所处年龄段的辅食。如果是没有办法不得不吃卖的辅食，就只能吃奶粉公司生产的罐装辅食了。

？不能给孩子吃快餐食物吗？
！如果是正规制造的产品，可以食用。

这里所说的快餐食物不是商场上经常见到的那种用面做成的粉末状辅食。而是用在家做饭用的材料或者把辅食做成罐装或瓶装去卖的食物。给孩子吃的食物不可以加盐或调料、脂肪等。快餐也一样。如果把大人吃的罐装食品给孩子吃时，一定要仔细确认添加物，慎重考虑之后再做决定。而且，在给孩子买快餐时，一定要仔细确认保质期，过期的食物不能给孩子吃。食物开封后，把盛食物的容器放热水里加热比较好。通常不提倡使用微波炉加热，但如果在用水加热容器的方式很困难的情况下，也可以使用微波炉。使用微波炉时，一定要把容器开封之后再加热。否则一不小心就有可能会爆炸。另外，不要一下子全加热，而是要提前分出孩子一次吃的量，加热之后，稍微放一下，使其受热均匀，然后再喂孩子吃。有的妈妈想保存的时间长一点，所以采取冷冻保存，我不提倡这种做法。虽然安全，但食物的味道和质感都会发生变化，达不到最佳状态。如果没有特殊的注意事项，拆开的快餐食物最好采用冷藏保存。

? 快餐食物怎么保存？
! 要避免阳光直射，置于干燥的地方保存。

　　要避免阳光直射，放在干净干燥的地方保存，不要保存过长时间，打开后尽快食用。有梅雨或湿气较重的地方，食物会很快变质，所以在长时间保存之后，食用时，一定要仔细确认食物是否变质。如果放在冰箱里保存，食物会进湿气，不建议这么做。食物开封之后，通常可以保存两天，但吃剩的食物再放置一段时间之后就不能再吃了。如果是一次不能吃完的量，可以另外分开喂。另外，喂孩子的勺子一定要消毒使用，这样才能减少污染。因为手上的微生物也可能会污染辅食，所以接触辅食时，一定要仔细洗手，不要用手去碰勺子的前端。罐头打开以后，内部的涂层或塑料胶会很快氧化，所以开封之后，一定要马上把食物转放在别的容器里。特别是要避免把罐头直接加热。绝对不要把吃剩

的食物放在冰箱里保存之后再给孩子吃。瓶身鼓胀的罐装食物，里面有可能生长着一种叫肉毒杆菌的可怕毒菌，所以不能食用。买瓶装的辅食吃的时候，一定要分开吃。剩下的可以保存两天左右。但是，如果把需要冷藏保存的食物进行冷冻保存，食物味道就会发生变化，所以一定要注意。

？听说孩子偏食时，放任不管会变好。
！这话有点误会。

过了1周岁的孩子经常会一次只吃一种食物。如果没有其他问题，并且是能够在一定程度上可以独自吃饭的孩子的话，放任不管也没关系，过几天就会吃别的食物。长远看来，孩子需要的都会吃到。这句话的前提条件是，妈妈大概知道孩子需要吃的食物，即使孩子不爱吃，妈妈心中要有规划。孩子无法自己选择身体所需食物。帮助调节孩子饮食，给孩子做饭的人，永远都是妈妈。孩子只是能够决定吃多少。这次不吃下次也会吃。如果大约两周时间，能够均衡摄取各类食物的话，就没有任何问题。如果妈妈只做孩子喜欢的食物，孩子就会丧失了选择别的食物的机会，也会出现营养问题。

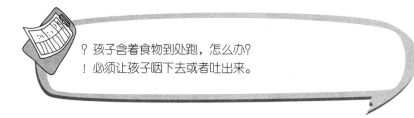
？孩子含着食物到处跑，怎么办？
！必须让孩子咽下去或者吐出来。

有的孩子会含着食物到处跑，这经常会发生在妈妈强迫孩子吃饭的时候。有的孩子把早上吃的食物一直含到中午，有的孩子甚至含着晚上吃的食物直接睡觉。孩子一般会含着筋道的牛肉、鱿鱼腿、鱼片等食物，有时也会含着年糕或胡萝卜。还有些孩子含着米饭不咽。食物含在嘴里时间过长，会诱发龋齿，不小心还会导致孩子窒息。食物长时间含在嘴里有可能会滋生细菌，导致食物变质。如果总是勉强孩子吃饭，孩子为了给妈妈看自己在吃饭，会含着食物到处跑。也有的孩子因为牛肉等食物比较筋道而无法下咽，所以一直含着。不管哪种情况，都要谨慎对待。不要勉强孩子吃饭。特别是不要在喂孩子食物时，一下子填满嘴巴。还有，最好不要给孩子吃筋道的食物。孩子如果含着食物到处跑，要么咽下去，要么吐掉。不行的话，就用手抠出来。如果还是不行，也可以轻轻地捏孩子的鼻子，但这种方法一不小心就会导致孩子窒息，所以最好不要。孩子嘴里有食物时，不要让孩子笑或者哭。孩子含着食物睡觉，有可能会导致孩子窒息，所以在孩子睡觉之前，一定要把孩子嘴里的食物弄出来。

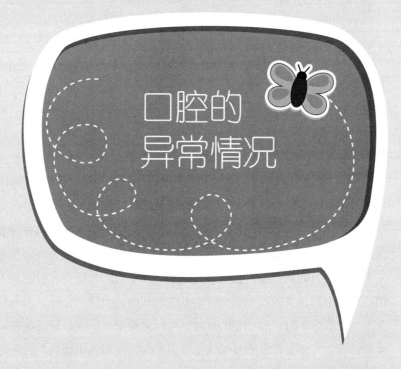

口腔的
异常情况

· 孩子口腔长出一些白色的东西，这些是什么呢？很多妈妈打电话来问这个问题。遗憾的是，当孩子的嘴里长出白色的东西时，妈妈们尤其是新生婴儿的妈妈们不知道这到底是什么。因此，当妈妈们有疑惑的时候，最好是去儿科接受医生的检查。

· 孩子口腔发生问题的情况很多，但是大部分都不严重。但嘴里有异样，吃饭就会变得困难。即便是那种会随时间慢慢变好的疾病，最好也要先接受治疗，这样孩子在吃东西时才不会有什么问题。

常见的口腔疾病

鹅口疮使口腔舌苔发白

• 如果患有鹅口疮最好去儿科接受医生的诊疗。鹅口疮指的是孩子的嘴里有一种叫做白色念珠菌感染而造成孩子舌苔发白。通常，在偶尔免疫力不足或者因为长时间服用抗生素而造成体内有益的细菌消失时才会产生这种疾病，但是这种情况非常少见。这种疾病多发生在未满六个月的新生婴儿身上，但是超过六个月的儿童也有可能发生。鹅口疮是一种正常的孩子都有可能发生的疾病，症状严重时，去儿科接受医生的诊疗即可。症状不明显时，可以先观察，但是最好还是去儿科接受诊疗。特别是母乳喂养的孩子，可能会因吃母乳引起妈妈乳房的酵母菌感染而造成严重的疼痛，所以有必要积极治疗。要确认孩子嘴里长的白色的东西到底是鹅口疮，还是其他种类的疾病的症状，最好还是去儿科接受医生的诊察。

• 鹅口疮的治疗方法。如果嘴里生出鹅口疮的话会有疼痛感，所以很难吃下东西，这时，把食物稍微晾凉再吃会有帮助。在治疗上，可以口服一种叫做米可定的抗真菌剂，也可以抹一种叫做GV的淡紫色药。可能会有人担心，给孩子抹GV的话，孩子有可能会吞下去，但其实即使是把GV吞下去也不会有任何问题。一天只抹一次就可以了，如果没有儿科医生的叮嘱，不能使用5天以上。因为如果操作不当，孩子的嘴里有可能会发生溃烂。而且并不是说平时用纱布擦一下嘴里面就能预防鹅口疮的。

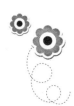

舌头呈地图状脱皮

这种病在儿科非常常见，十个人中就有一个人患有这种疾病，女婴的患病率是男婴的两倍，成人也有可能患上这种疾病。由于舌头上脱掉的皮的形状像地图一样，因此又称为"地图舌"。严重时，脱皮的部位面积比完好的部位还要多。而且，脱皮的部位会在舌头上来回转换，一处好了以后，另一处又开始脱落。舌头溃烂严重时可能会持续几个月，一般都是自行愈合。虽然有时孩子会感觉到不舒服，但一般无大碍。但为了防止病情加重，还是去儿科接受一下医生的检查比较安全。当孩子舌头灼痛时，如果喂掺有辣椒面、胡椒面等辛辣且有刺激性的食物时，会产生剧烈的疼痛感，因此家长要特别注意。地图舌的原因尚未查明。过敏体质的孩子可能会患上这种疾病，当孩子因为各种原因而非常疲倦时，病情就会加重。

为什么会有严重的口腔异味

·口腔异味的原因多种多样。如果孩子的嘴里有口腔异味的话，请先检查一下孩子的口腔。龋齿或者牙龈浮肿都是口腔异味的常见原因。这时应该去牙科接受治疗。除此之外，孩子嘴里如果有炎症也会产生口腔异味。严重口腔溃疡也会导致口腔异味。如果口腔内有食物残渣或者是食物从食道反流，或者有食物积在了舌头的后面时也会产生口腔异味。如果不想让孩子的口腔、舌头、食道内留有残留食物的话，最好在吃完饭以后喝足量的水。下列情况也可能会产生口腔异味：感冒

鹅口疮不能用纱布使劲擦拭

有一部分人认为鹅口疮是粘在口腔内的牛奶。其实，用纱布擦拭之后就会知道鹅口疮和粘在口腔内牛奶的区别。如果是牛奶，用纱布擦拭时，会沾染成白色，而鹅口疮不容易被擦掉，而且如果用力擦还会出血。有人像擦拭污垢一样擦拭鹅口疮，这种做法是绝对不可取的。鹅口疮并不是妈妈给孩子喂奶不卫生而产生的，不管喂奶时有多卫生，还是会有孩子患上这种疾病。但平时还是要将奶瓶彻底消毒。喂奶之后要再喂点水，尽量避免牛奶留在口腔内。

口腔溃疡时

将胃溃疡时所使用的制酸剂涂抹在溃烂的部位，或者用小苏打液清洗口腔，能够减轻疼痛。小苏打液是将四分之一茶匙的小苏打掺入半杯水中而制成。孩子因嘴疼而不能吸吮奶瓶时，用杯子或者吸管喂可以减轻疼痛。用泰诺林或者布洛芬也可以减轻疼痛。

即使是兔唇也不用太担心

不要因为刚出生的孩子兔唇而太担心。兔唇是可以通过手术矫正过来的，即使是医生，乍一看也看不出来。让儿科的医生看一下，然后再将手术日期定下来就可以了。如果孩子的嘴里舌苔发白或者有炎症，不要在家里随意治疗，一定要马上去儿科接受诊疗。而且大部分都是可以治愈的，没什么大问题。

而需要张开嘴呼吸、严重鼻窦炎、患有严重糖尿病或者肝病，或脱水。如果是因为脱水而导致口腔异味，孩子可能会很难受。这时喂给孩子充分的水，各个方面都会有帮助。

· 大部分情况下，口腔异味是不用治疗的。当孩子的嘴里有异味时，首先要做的就是要经常刷牙，而且舌头也要一起刷。如果经常刷牙口腔异味依然很严重的话，一定要去儿科接受医生的检查，如果医生建议让患儿去牙科，或者转到大医院去，就要按医生说的办。但大部分的情况下口腔异味不用治疗，有些会随着时间慢慢变好。

手足口病——嘴里生水疱

· 什么叫手足口病？手足口病，就像字面意思那样，是一种手、脚、口腔都长出水疱的一种疾病，英语叫做Hand-foot and mouth disease。很多情况下患儿会发烧、口腔溃烂，因疼痛而不能吃饭。只不过是名字有点吓人，其实只要把它当成跟发烧和感冒一样就可以了。只不过稍微有所不同的是，有很多孩子因为口腔溃烂不能吃饭。虽然看起来很严重，但是只要去儿科接受医生适当的治疗，一周就会好起来，没有什么太大问题。

· 手足口病的原因。手足口病是由一种名字拗口的名叫柯萨基的病毒引起的病毒性疾病。手足口病的病源既可以是柯萨基病毒（coxsackievirus A16），也可以是肠道病毒，所以并不是得过一次，以后就不会再得。实际上，有很多人因为去年得过一次手足口病而再次复发。而且，引起手足口病的原因不同，症状也有时严重，有时轻微。

· 手足口病的症状。手足口病正如字面意思那样，是一种在手、脚、口腔内长水疱的疾病，有时膝盖和屁股上也会长水疱。发烧是其特征之一。如果遇到不发烧，只是手脚或者口腔内生水疱的情况时，会有妈妈们怀疑这到底是不是手足口病。因为口腔溃烂，疼痛不能吃东西，严重的话患儿会脱水。偶尔会有人弄破这些水疱，最后不得不跑到医院治疗，所以请不要动这些水疱。即使看起来很吓人也不要涂抹药膏。放任不管，大约一周到十天就会自动消失。

· 什么样的人会得手足口病。多是6个月到4岁的儿童比较容易得，偶尔也会有妈妈和孩子一起得手足口病。但妈妈没有必要太过担心。如果家里老大得了这种病，接下来家里的其他成员、弟弟妹妹们也得这种病的情况非常常见。此病传染性相对来说比较强，因此像幼儿园这样的地方，有一个孩子得了这种病，其他的孩子也很容易被传染。

· 手足口病的预防方法。手足口病没有预防接种。想要预防，就不能与患有手足口病的孩子接触。如果手足口病流行，尽可能不要让孩子累着，要避免去人多的地方，经常清洗手脚、洗脸刷牙。如果不能避免和患有手足口病的孩子上同一个幼儿园，那么要经常给教室换气，教育孩子们咳嗽时朝没有人的方向咳嗽，并用手绢或手掌盖住嘴。教育孩子们在厕所大小便以后一定要洗手。老师们要经常擦地，孩子们接触的桌子和椅子也要经常擦，公用玩具也要经常漂洗。尽可能注意不要让孩子们拿着其他孩子咬过或者沾上唾液的玩具玩耍。而且，抚摸过患有手足口病的孩子的老师，在抚摸其他孩子之前一定要洗手，这样才能减少手足口病的传染。尤其是给孩子换尿布，或者准备食物之前，老

手足口病的隔离期限

只要孩子退烧了，手足口病的传染力就会下降，放在以前这时就可以将孩子送到幼儿园了。但因有报道称手足口病会有严重的后遗症，国家法律规定隔离期间为一周。

手足口病怎样扩散

手足口病是靠接触传染的。虽然也可以通过空气传染，但是大部分的情况跟感冒一样，通过孩子们的手和嘴，将病毒传到身上。也会通过玩具传染，也会有因为手上沾到了其他孩子流到地上的唾液，再带到嘴里而患上这种疾病的情况。最好的预防方法就是经常洗手。但是，这种病是一种不管怎么努力也不能百分百屏蔽的疾病。有的妈妈害怕染病的孩子会传染给弟弟妹妹，就将他们送到其他的家里，但这并没有什么用。因为在手足口出现水疱两天之前就已经开始传染了，而且即使是病好了以后的几个月里依然可能传染，虽然这样的可能性很小。但如果孩子退烧，病毒传染力也随之下降。一旦感染了这种病毒，4~6天以后就会得手足口病。

师一定要洗手。而且，像幼儿园这种集体生活的地方，使用好的纸尿布比使用布尿布更有助于阻止手足口病的扩散。有时人们会有这样的疑问，已经绝对禁止了患有手足口病的孩子来幼儿园，为什么手足口病还是会继续传播？很遗憾的是，手足口病这种病，在生水疱两天之前还不知道已经得了这种病时，就已经向其他的孩子扩散，所以不容易阻止传染。但是，只要退下烧，就没什么大问题了。

· 得了手足口病该怎么办？即使孩子得了手足口病也不要太过于担心。只不过是名字有点吓人，其实跟感冒发烧差不多。只不过有一点不同，那就是很多孩子因为口腔溃烂而不能进食。对待得了手足口病的孩子跟对待得了感冒的孩子一样，应该让孩子多喝水、多休息。可以带孩子去儿科接受医生的检查，了解相关知识，早日痊愈。

发烧很厉害时，给孩子少穿点衣服，首先给孩子服用退烧药，如果过了三十分钟到一个小时温度还没有降下来，持续高烧的话，可以用30摄氏度的温水给孩子擦拭。服用退烧药不仅能退烧，还有镇痛效果，能够减轻孩子口腔的疼痛，因此即使退烧以后，嗓子疼的时候，也可以按照处方，给孩子服用退烧药。推荐的退烧药有泰诺林和布洛芬。六个月以内的婴儿不要使用布洛芬，孩子脱水时也不能用布洛芬。十八岁以前的孩子不能将阿司匹林用作退烧镇痛剂。

如果孩子得了手足口病，应该好好喂孩子吃饭。不管妈妈怎么努力，口腔疼痛的孩子也不能好好吃。首先，粥比饭要好一点。这种情况下孩子很难吃需要咀嚼的饭。凉的食物比热的食物吃起来会更舒服一些。清淡的食物比又辣又酸有刺激性的食物要好。也可以喂孩子喝果

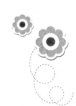

汁，但是要避开带有酸味的橙汁等。蜜橘、苹果等也不要喂酸的。如果吸吮奶瓶的话，奶瓶碰到嘴里溃烂的地方会很疼，而且吸吮的时候受到刺激，情况会更坏，所以用杯子喂奶粉和水会更好。如果孩子连杯子也讨厌的话，可以用勺子喂。

如果因太疼而不能进食时，即使不发烧，也可以将泰诺林和布洛芬用作镇痛剂。也有儿科的医生推荐用制酸剂给儿童用于口腔止痛。用茶勺盛半勺送到孩子的嘴里会更舒服。一天可以喂四次，稍微大一点的孩子，像刷牙一样，吐出来也没关系。如果问题严重，要有儿科医生的处方才能使用。

不能正常吃饭的孩子如果超过8小时都没有小便的话，最好马上去儿科接受医生的检查。如果1岁以内的孩子8个小时以上没有小便，1岁以上的孩子超过12个小时没有小便，即使是在半夜，也最好去急诊室，接受儿科医生的诊疗。

患儿如果高烧不退并伴有头疼呕吐，或者脖子僵硬时，一定要去儿科检查是不是并发了脑膜炎。即使是在半夜，也最好去急诊室。因手足口病病毒而引发了脑膜炎，接受儿科医生适当的治疗，大部分的情况下都会转好，没什么大问题。

· 有可能是其他疾病。并不是嘴里生了水疱就全部都是手足口病。由疱疹病毒引发的口炎症状与手足口病类似，因此最好去儿科接受医生的诊疗确认一下。

即使是得了手足口病，只要退了烧，能吃东西，孩子就不会那么辛苦。即使放任不管也会好转，没什么问题。但去儿科接受治疗，孩子就能更轻松地渡过难关。如果是我的孩子，我一定会让他接受治疗。得了手足口病，大概过一周就会好起来。不要太担心。

别名冰淇淋病

孩子得了手足口病，更愿意吃凉的食物，而不愿意吃热的食物。只要孩子不拉肚子，可以给孩子做冰淇淋、奶昔、果汁牛奶冻、冰沙、喝冰水也没有关系。吃凉的东西嘴里会发麻，能暂时忘记疼痛。给孩子吃他爱吃的冰淇淋，即使稍微有点疼，也会吃得很香。因此，有的医生又把这种病称为冰淇淋病。吃冰淇淋有防止脱水和减轻疼痛的双重效果。

请家长注意

孩子患上手足口病要特别注意四点。高烧时要注意防止热性痉挛；因口腔疼痛而无法进食时要注意防止脱水。如果手足口病由病毒引起时，要注意防止引发炎症。如果孩子持续三天发高烧、呕吐或者多汗，有可能是出现了严重的并发症，这时一定要去儿科接受医生的检查比较安全。

手足口病的近亲——疱疹性口炎

只在口里长水疱就叫做口炎。这种病可以说是手足口病的本家，手脚上不长水疱，只在口腔内长水疱，其余的与手足口病完全一样，也称口炎。

妈妈们还想了解的问题

? 孩子的牙龈上长出了类似白色口袋一样的东西。是不是牙齿长歪了？
! 大部分是表皮囊肿，过几周就会自然好起来。

牙龈上长出的类似白色口袋一样的东西，并不是牙长歪了或者有炎症，大部分的情况是牙龈囊肿。大部分的情况过几周便会自然好转，但也有可能真的是因为炎症而长出了类似白色口袋的东西。如果炎症持久不消，孩子疼痛，或者有什么其他的异常症状时，最好马上去儿科接受医生的诊疗。

? 孩子舌头短，发音异常，语言发展没有问题吗？
! 如果舌头短致使发音有问题，就必须要做手术。

像这个孩子的这种情况通常被叫做短舌头。首先，舌头短的话，吃母乳就会有问题，将来说话也有可能会有问题。舌头短会不会给语言发展造成影响跟舌头短的程度密切相关。因此，只有直接看了舌头有多短

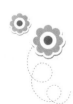

才能知道对语言发展会造成什么程度的影响。一般来说，让患儿伸出舌头，舌头的最末端能够伸到下嘴唇的下方，就不会影响语言能力。手术相对来说比较简单，出生后任何时候都能做，但是最近，因舌头短造成母乳哺乳问题，很多父母带着孩子到儿科接受早期手术治疗。如果想要寻找能够做手术的儿科可以登录韩国母乳哺乳医生会网站http://www.bfmed.co.kr。

？孩子嘴的周围突然变红是怎么回事？
！也有可能是孩子顽皮用嘴嘬瓶口。

偶尔有的孩子嘴的周围可能会有红色点状的出血，有的杯子大小，有的酸奶瓶口大小且为圆形。这时，一定要确认是不是孩子用嘴对着瓶口吸而造成的。如果孩子对着瓶口不停吸气的话，瓶里的气压会降低，如果气压降到一定程度以下，毛细血管里的血就会渗出，嘴周围就会变红，并且有细小的出血迹象。如果嘴的周围有圆形的出血及迹象的话，想一下是不是这个原因，然后应该去儿科查明原因。当然，如果是出血性疾病的话，嘴的周围也会有出血迹象。

？即使接受了治疗也经常得腮腺炎。医生说再长大一点会变好，真的是那样吗？
！腮腺炎也会经常反复。

最近因为接种麻腮风疫苗，所以很难见到腮腺炎。但是主要会长一些像腮腺炎一样浮肿的唾液腺（涎腺）。大部分原因不详。唾液腺包括腮腺（耳下腺）、颌下腺（颚下腺）、舌下腺。如果腮下腺反复产生炎症，称之为反复腮下腺炎。通常没有疼痛感，只长在一边并且会多次反复。但是，2～3周就会自然痊愈。根据儿科的医生所说，随着孩子不断地长大，得腮腺炎的次数也就不断减少，所以不用太担心。但是，腮腺炎中也包含痄腮，不要觉得没什么问题就放任不管，一定要接受医生的检查。即使不接种麻腮风疫苗痄腮一生也只会得一次。

？ 孩子的嘴唇开裂，且出血，皲裂很严重，应该怎么办呢？
! 提高室内湿度，不要让嘴唇干燥。

嘴唇严重皲裂，大部分是因为湿气不足。因此，可以提高室内的湿度。尤其是在冬天，由于天气干燥嘴唇很容易干，因此调节室内湿度非常重要。嘴唇裂开时，调节室内空气湿度很重要，但也要采取措施让嘴唇保持湿润，最好抹点像凡士林这样的东西。嘴唇如果太过干燥，到了出血程度的话，最好去医院接受一下检查。嘴唇裂开一次之后，以后就很容易经常受到损伤开裂。这时沾点唾液可以暂时减轻疼痛，因此有些孩子经常用舌头舔嘴唇。但唾液里含有的蛋白质在嘴唇上干燥并收缩，会让嘴唇皲裂更加严重。因此，对于经常往外流口水和牛奶的孩子，要经常给其擦拭。孩子因为嘴唇皲裂而疼痛严重时，不要试图只在家里解决，最好去儿科或者皮肤科接受诊疗。

？ 连接孩子上嘴唇的里面和上牙龈之间的肌肉过分向下延伸，不做手术也没有关系吗？
! 大部分的情况不会有什么问题。

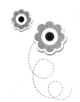

连接上嘴唇的里面和上牙龈之间的肌肉叫做上唇系带，通常向下延

伸到上牙龈。事实上，上唇系带并没有起非常重要的作用。虽然孩子跌倒的话有可能会出血并断裂，但是大部分的情况不会有什么问题。上唇小带断裂，只要不严重，并好好止血就没关系了。但是，偶尔有孩子上唇小带过分向下延伸，甚至延伸到上牙。这种情况下孩子的牙齿间距非正常裂开，更严重时孩子会感到不便。这时也可通过手术将上唇小带切除。不用太担心，去儿科接受预防接种的话，医生会给孩子进行全面的健康检查。这时，让医生看看孩子的牙齿就可以了。如果比别的孩子严重，需要牙科医生介入，医生会再让孩子到牙科去接受诊疗。大部分手术在牙科进行。

？不知从什么时候开始，孩子经常吐舌头，是不是舌头出现了什么异常？
！大部分没有什么问题，不要太担心。

孩子突然经常吐舌头，大部分都没什么大问题。孩子在长牙的时候或者是舌头上有炎症时可能会吐舌头。甲状腺功能低下时可能会经常吐舌头，但这种概率很小。舌头生长时也会经常吐舌头，但是这种情况会突然间不再经常吐舌头。如果孩子看见爸爸经常吐舌头的话，孩子也可能会跟着模仿，因为孩子会边看边学。不用对孩子吐舌头太过于担心，但要注意不要让舌头受伤。孩子伸着舌头与其他的孩子相撞的话可能会致使舌头受伤。大部分的情况下，伸舌头的习惯会慢慢消失。如果伸舌头的习惯持续时间过长，最好是去儿科，接受一下医生的诊疗，以确认是不是有其他的问题。因为偶尔也可能会查出孩子的甲状腺功能低下。但是大部分情况没什么问题，所以不用担心。

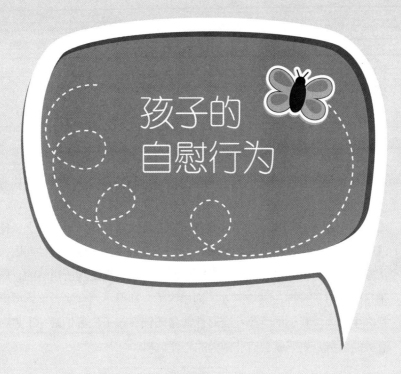

孩子的
自慰行为

　·孩子有自慰行为一点都不奇怪。以前家长禁止孩子的自慰行
为，但是现在认为这是任何人都会经历的成长过程之一。

　·不要责备孩子的自慰行为，或者予以否定的态度。但当着别人
的面这样做是个问题。这时要告诉孩子，这是一种别人看到会很尴尬
的行为，是只有一个人的时候才可以做的，而不要责备并制止孩子。
我们国家的父母对这个话题总是羞于启齿。

孩子的自慰行为

　　来小儿科找医生咨询的妈妈中，有些人东扯西扯欲言又止。一开始我不太明白对方要说什么，仔细地听了之后就会觉得"确实是个让妈妈头疼的问题啊"。大概都是说小孩子在房间的角落里，双腿使劲，脸上通红，一边喘粗气，一边摸性器官，或者将性器官在父母的身上、椅子或床的棱角，或者在地板上蹭来蹭去，一边很兴奋。遇到这种问题，通常家长不会马上跟医生坦白。在医生面前难以启齿是理所当然的，就像是自己犯错了一样，瞒着家人，训斥孩子，却得不到解决，迫不得已才找医生商谈。我们的这个社会对性非常闭锁，孩子们哪怕做一丁点跟性有关的事情，妈妈就会有非常大的心理负担。

孩子的自慰行为是好奇心的流露

　　• 出现自慰行为并不是一件坏事。现在和以前不同，社会并不将自慰行为视为一种罪恶。以前把自慰行为看作是败坏孩子品格的一种行为，而严格禁止，但是现在人们意识到，适当程度的自慰行为对孩子的情绪发展起着重要作用。但当小孩子有这样行为的时候，有很多妈妈难以接受。小孩子也是会自慰的，这时很多妈妈会想："孩子知道什么呢，去做那种行为？是不是因为妈妈做错了什么才那样的呢？"绝对不是那样的。

　　• 自慰行为是了解自己身体的过程之一。孩子们了解并学习这个世界的第一个阶段之一就是学习自己的身体。孩子抚摸自己的身体对于感觉的发展非常重要。孩子们既摸自己的鼻子，也会摸自己的耳朵，也会摸自己的肚子，当然也会摸自己的性器官。在妈妈为孩子换尿布偶然碰到了性器官时，孩子们会发现感觉很好。男孩子们有时性器官会有反应。孩子们想再一次做让自己心情变好的行为也是理所当然的事。

• 要从不同的角度理解孩子抚摸性器官的行为与大人抚摸性器官之间的区别。孩子抚摸性器官与大人抚摸性器官是不一样的。对孩子来说，抚摸性器官是非常自然的行为，要从不同的角度来理解这种行为与大人的性爱之间的区别。抚摸性器官的行为男孩和女孩都会做。如果父母反应过激，可能会让孩子觉得自己的性器官有问题，或者性器官是坏东西等类似错误认识。弄不好的话，可能会让孩子产生自己有什么问题的想法。只要把孩子抚摸性器官的行为当作是一种出于好奇心的行为就可以了。

• 孩子们自慰行为的开始过程。会有孩子很明白地有意识地抚摸自己的性器官以获得快感。对于大孩子们来说，自己的身体也是探究的对象。这样摸摸看那样摸摸看就会发现抚摸自己的性器官感觉很好，而且在抚摸的过程中，心里会有一种舒适感。家长可以把孩子的自慰行为看作是一种类似吮吸手指一样的习惯性行为，在正常的孩子身上都会出现。要慎重对待孩子的这种自慰行为。最重要的是父母要以顺其自然的心态接受孩子的性行为。孩子大一点的话，也会摸朋友的身体，去幼儿园的话，会发现男孩和女孩的不同点，也会摸其他孩子的身体，有时也会摸性器官。这些行为都是好奇心引起的。

怎样对待孩子的自慰行为

• 发现孩子有自慰行为时，请自然对待。妈妈不能表现得非常吃惊，并责令其停止。那样的话，孩子会产生负罪感，并可能会藏起来自慰。训斥或者是处罚反而可能会给孩子带来心理上的打击。吓唬孩子的做法可能会给孩子造成心理不安。这时对孩子表现出更多的关心比较好。如果是长时间地呆在家里，或者与其他的孩子接触很少，家长要慢慢增加孩子与其他人的接触。大部分孩子会随着和其他孩子一起交往的社会生活而减少自慰行为。

• 在别人面前有自慰行为。如果孩子在别人面前也自慰的话，妈妈和孩子可能会变得很尴尬。正如大便虽然也是一种很正常的事情，但也并不是在任何地方都能大便一样，即使自慰行为是孩子的成长过程之一，也并不是在任何地方都能做的。如果孩子因为太小而听不懂的话，最好能够换一下场所，将孩子的注意力转移到其他的地方。最好能增加与孩子一起去游乐园等室外场所游玩的时间。对于能听懂的孩子来说，要让孩子注意自慰行为是一件非常私密的事情，不能在别人面前做。大部分的孩子只要看了妈妈的表情就能知道妈妈想要表达的意思。这时，要告诉孩子，并不是不让你有自慰行为，这是一种在别人看来比较尴尬的行为，要在只有自己一个人的时候做。当然，这种话并不那么容易说出口。

有些情况需要治疗

• 如下情况需要治疗。有时孩子摸性器官也有可能是因为病理的原因。比如，有蛲虫或者是有尿布疹，或者是尿道有炎症时，性器官部位会很痒，而摸过之后就会好，这种情况下可能会形成习惯性自慰。这时要给孩子治疗导致自慰行为的疾病。如果能听懂的孩子在一再阻拦后依然在别人面前自慰或者每天都有自慰行为，平时也说很多关于性的话题，想法向那方面倾斜时，最好去精神科接受医生的诊疗。有可能是受到压力，或者是受到周围过多关于性的刺激，或者是偷看了大人看的色情影碟而自慰，一定要确认一下是不是出于这些原因。

• 自慰行为过度可能会有问题。大部分孩子的自慰行为都没有什么问题，但是如果程度过甚，就可能会有问题。如果自慰行为过度，孩子会从中得到快感和满足感，导致孩子的成长发育过程中对外部的刺激毫不在意，造成成长障碍。如果孩子自慰行为过度，父母最好能够多关心孩子，不要让孩子感到无聊。应该多给孩子买玩具，多给孩子创造与其他朋友相处的机会，让孩子对其他的游戏产生兴趣。手玩得脏脏的孩子，再去自慰的话极有可能会产生炎症，因此要孩子经常洗手，衣服也要穿得干干净净。不要为孩子自慰行为太过于担心。大多都会随着时间而好转。但自慰行为持续时间过长、过度，就要去小儿科接受医生的诊疗，确认是不是有其他问题，有必要的话，最好去小儿精神科与医生进行商谈。

"性"是一件很自然的事情

性教育是必须进行的教育之一

孩子出生6个月以后就会用手抚摸自己的身体，就会发现性器官，就会一半好奇一半玩笑地抚摸自己的性器官，感受乐趣。到了两岁半就会知道谁长了阴茎，谁没长阴茎。到三周岁就能分辨出男女。也就是这个时候孩子会不停地问父母"为什么"。过了这个时期，到了5～6岁就会正式地对性产生好奇心，这时就会通过医院游戏等与性有关的游戏，想要看朋友的性器官，也会想要把自己的身体给朋友看。第一次收到关于性的提问，很多父母会非常地慌张尴尬。但性教育超过了性行为和快感的范围，是教育作为一个人应该知道的最基本的性的作用和对性的态度。性教育，就是告诉孩子，男人和女人同样重要只是角色不一样。而且，通过正确的性教育，孩子们也会知道自己是从哪里来的。

当孩子提关于性的问题时

· 当孩子提关于性的问题时应该自然地予以说明。不管父母愿不愿意，孩子都会提关于性的问题。这时父母不能慌张，应该以淡然的心态，自然地向孩子说明。如果对孩子说"这么小，怎么什么都想知道"当面驳斥，或者对说性的话题表现出反感，会使孩子对性产生错误的价值观。父母也不能将回答推给对方。当孩子提关于性的问题时，我们夫妇会明确地将事实告诉孩子。如果大致地应付过去，或者是说谎话，以后就要重新纠正，否则有可能让孩子对自己丧失信任。"从桥底下捡来的"类似的回答可能会给孩子的心灵造成伤害，所以最好避免这种回答。但是也没有必要像星级检察官的报告一样，做一些关于性的描述。

· 孩子的性教育是从在家里看、听、感受开始的，孩子意识到性时，第一次的行为都是模仿父母。男孩子跟着爸爸学，女孩子跟着妈妈学。最好不要带着"孩子知道什么啊"的想法在孩子面前脱衣服，或者开着厕所的门上厕所。

要按照生活中的事实自然地进行性教育

· 到了两三岁就能够区分性，也会对性产生好奇心。孩子们2～3岁就能够区分并意识到男女之间的差异。这时，男孩就会知道跟妈妈不同，女孩就会知道跟爸爸不同。过了这个时期，开始正式对性产生好奇心。孩子可能会问各种问题，家长有时会很尴尬。不仅是父母，对同龄朋友的裸体也会产生兴趣。因此，带孩子到公共浴池，或者

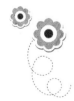

跟妈妈或爸爸一起洗澡，就成了让孩子了解异性的好机会。

• 孩子超过四岁，家长就不能在孩子面前随便脱衣服。四岁以后孩子的独立心会变强，即使是父母，最好也不要在孩子面前随便脱衣服。孩子们看到父母脱衣服的样子可能会受到极大的刺激，甚至会产生厌恶感。这个时期，随着孩子的个体不同，可能会对异性表现出敏感的反应。如果是这样的男孩子，妈妈最好不要带着孩子洗澡，或者在孩子面前脱衣服。还有，最好能够和孩子就这个问题做一次真挚的对话。问一下孩子"为什么讨厌和妈妈一起洗澡"，用这种方式冷静地问孩子的话，孩子也会说出自己的想法。性教育最好能够按照生活中的事实，自然地让孩子熟悉性。

儿科医生的建议

在教育孩子时会有很多困难，而这其中对妈妈们最有挑战性的大概也就是性教育了。由于我们的社会对性还是非常的闭锁，所以更是困难。性教育对妈妈来说的确是一个既陌生又困难的课题，但这对孩子却是一个重要的过程。如果父母细心关注，妥善处理的话可以使孩子对性产生正确的观念和行动。不要忘记，父母的行为就是孩子的教科书。

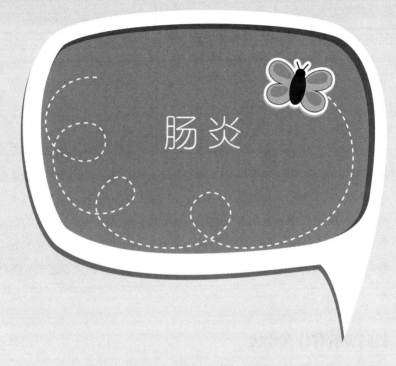

肠炎

· 患肠炎不要擅自吃止泻或止疼的药。这些药有可能使肠炎恶化或者使肠道变得不敏感。虽然有可能暂时轻松，但日后情况恶化可能更难受。尤其是旅行时，得了肠炎一定要接受医生的诊疗。

· 患肠炎有可能呕吐或腹泻。最危险的情况是脱水。如果孩子超过八小时没有小便，一定要去看医生。现在医学主张，患肠炎不易长期空腹。初期建议补充电解质溶液，症状好转要尽快回复正常饮食。

· 轮状病毒肠炎只通过勤洗手、仔细消毒很难预防。接种轮状病毒肠炎疫苗是最有效的方法。

肠炎是一种怎样的病

　　肠炎是引起肠道炎症的疾病，可分为病毒性肠炎和细菌性肠炎两种。孩子最容易得的肠炎大部分是病毒性肠炎。其中最广泛被人熟知的是假性霍乱。细菌性肠炎可分为痢疾、伤寒、食物中毒等。假性霍乱是病毒引起的疾病，虽然在名字上和霍乱相似，容易混淆，但是事实上真正的霍乱和假性霍乱没有任何关系。最近几年，假性霍乱明显减少了，可能和卫生环境的改善有一定的关系。本章是以假性霍乱为主题对肠炎的进一步说明。

得肠炎后有什么症状

　　·发烧、呕吐、拉肚子。以假性霍乱为例，很多孩子最开始表现为发烧，个别情况会因为高烧不退，导致热痉挛，然后开始呕吐，有的孩子不仅会把食物吐出来，水也会被吐出来，孩子的精神状态会很差。很多父母误以为孩子是积食，受老一辈人的影响，甚至会把孩子的手指扎破。后来父母见这种办法不起作用，才送孩子来医院。实际上，父母不可以随意给孩子下结论是否是积食。孩子呕吐非常严重，根本吃不下药，很多父母常常会乱了手脚。孩子得了假性霍乱后，前2～3天会发烧呕吐，呕吐症状减轻，但又开始拉肚子。绝大多数孩子不会出现严重问题，一周左右会恢复。

　　·初期看上去和热感冒的症状很相似。假性霍乱初期通常表现出与热感冒相似的症状，因此有时医生会暂且按热感冒进行治疗。由于假性霍乱是病毒性疾病，并不是按症状进行治疗的，家长不必担心当成热感冒治疗会不会错了。

**不要扎破孩子的
手指脚趾**

孩子患上假性霍乱
时，大人常常误以为是
积食。半夜发病不方便去
医院，通常大人就在家里
用针扎手指脚趾施以放血疗
法，次日再前往医院就诊。但
我们并不建议使用这种方法。

肠炎具有传染性，预防很重要

• 为了预防肠炎，需勤洗手并保持环境干
净卫生。肠炎主要由病毒和细菌引起，如果把沾
染了肠炎病菌的手放进嘴里，或吃了被病菌污染的食
物、吸吮沾有病菌的衣物，就可能会患上肠炎。肠炎病菌可以通过空气
传播。为了不感染肠炎病菌，最重要的是勤洗手并保持环境干净卫生。
接触过腹泻患儿后，应先洗手再接触其他孩子。尤其是换过尿布后要用
肥皂认真洗手，因为肠炎病菌会通过妈妈的手到处传播。还要注意给孩
子认真洗手洗脸和勤换衣服。被患有肠炎的孩子的大便所污染的衣物也
要尽可能与其他孩子的衣物分开洗涤。清洗要彻底，条件允许的话最好
使用杀菌消毒剂。

• 最好不去幼儿园或托儿所。首先，为尽量不把疾病传染给
其他小朋友，患肠炎的孩子最好不去幼儿园。但有时候并不能按自己的
意愿随意缺课，如果一定要送孩子去幼儿园，应尽量减少与其他孩子的
接触，使其在别的房间单独玩耍。如果不得不待在一起，请帮所有孩子
勤洗手。马桶也要认真清洗，沾染在马桶上的微小细菌可能会造成其他
孩子感染。在托儿所之类的场所使用纸尿裤可以减少大便漏到大腿内
侧，从而减少肠炎传播。如果照顾孩子的阿姨能够多洗一次手，尽管有
些麻烦，就能相应减少肠炎传染的风险。

因肠炎导致发热或呕吐时

与假性霍乱一样，病毒性肠炎没有特效疗法。但没有特效疗法的意

思并不是不必治疗，而是说要根据孩子的症状采取恰当的措施。发烧时吃退烧药，腹泻严重导致脱水时则服用电解质。但是肠炎中也有细菌性肠炎，这种情况下就需要使用抗生素。一旦使用抗生素的话，必须严格按医嘱在一定时期内用药。如果吃了一两天发现情况好转就中断治疗是不可以的，这样容易复发，稍有不慎还会成为病菌携带者，不仅体质下降，也会把病菌传染给他人。尤其是大便中带有类似鼻涕或血之类的成分时，就要怀疑是否为细菌性肠炎，并且必须接受儿科医生的诊断和治疗。

应对发烧的措施

高烧时，首先要用退烧药把烧退下来。常用的药有布洛芬糖浆或泰诺林糖浆，我个人建议对6个月以内的孩子来说，泰诺林糖浆比布洛芬更适合。万一孩子把退烧药吐出来的话就使用栓剂。和口服药物一样，栓剂也应该认真遵守用量限制。另外，可以脱下孩子的衣服再喂点水，使孩子感到体温舒适。即使吃了药依然高烧不退，而且孩子感到不适或发冷，不断颤抖的情况下，可以用30摄氏度左右的温水擦拭全身。

应对呕吐的措施

· 妈妈绝不可惊慌失措。一开始孩子可能吃什么吐什么。第一次看到孩子吐得厉害时，很多妈妈都会害怕，但妈妈不可以让病中的孩子看到自己惊慌失色的样子。本来就生病的孩子可能会因此而更害怕。

· 如果孩子呕吐得非常严重。如果出现以下症状，即便是半夜，也要立即把孩子送到医院急救室:持续呕吐使得身体极度虚弱、8小时没有解小便、呕吐物中带血或呈黄绿色、严重腹痛。近来24小时急救室已经普及，孩子出现上述情况应马上去急救室，这样才能尽早减少孩

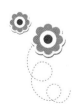

子的痛苦。

什么时候该去急救室
· 腹泻带血。
· 腹泻伴随严重腹痛，特别是腹痛持续2小时以上。
· 严重腹泻：8小时内8次以上水样腹泻。
· 因腹泻而严重脱水：未满1岁的孩子8小时以上没有小便、1岁以上的孩子12小时以上没有小便、嘴唇干燥或眼睛深陷且哭泣无泪、皮肤发冷并显得湿乎乎的情况。
· 没有精神极度虚弱，吵不醒无反应，或孩子非常难受。
· 出生不到3个月的孩子发烧腹泻。

怎样给还在呕吐的孩子喂食

孩子呕吐时容易因无法进食和脱水而出现虚脱。家长如果因为孩子呕吐而不喂食的话，暂且不说这种方法能不能让孩子停止呕吐，孩子可能会因为缺少食物补给更加虚弱甚至需要住院，现实生活中这种概率很高。即使有可能吐，也要试图让孩子进食。首先，因肠炎产生的呕吐时间比较短，6个小时算长的，且通常一两天里就会止住，所以直到不再呕吐为止，要注意防止孩子虚脱。给有呕吐症状的孩子喂食物，需要多花心思。

· 1岁以内吃奶粉的孩子。如果只是非常轻微地呕吐过一次，可以照常喂食奶粉或辅食。但如果经常呕吐，应该接受儿科医生的诊断，可遵医嘱喂服电解质。但也不要因为孩子爱吃而一次喂服太多。一次吃得太多，可能会吐得更厉害。呕吐严重的孩子请一次一勺，每隔10分钟一次，一点一点喂服。万一孩子一吃就吐的话，最好1小时内不要喂服，让孩子休息。如果孩子3～4小时不呕吐，可以慢慢增加喂服量。30分钟到1小时之间1次喂服20～50毫升。8～12小时不呕吐也不腹泻，就可以重新喂食奶粉。如果孩子已经开始吃辅食了，可以喂孩子之前吃过的食物。也可以吃香蕉或炖熟的水果，最好把苹果弄熟做成果酱给孩子吃。就算肠胃不好，吃肉汤之类的食物基本上也不会有什么问题。

· 吃母乳的孩子。即使孩子呕吐时，也可以喂母乳。只不过由于吃多了会吐得厉害，所以要减少每次的量。如果仅仅出现一两次轻微呕吐，请每隔1～2小时少量喂一次，每次不超过5分钟。如果呕吐得很严重的话，最好每隔30分钟到1小时喂一次，喂的量要更少，通常2～3

不要因为孩子腹泻就让孩子饿着

若非特殊情况，不要让腹泻的孩子饿着肚子接受治疗。因为孩子和大人不一样，他们的成长发育最为重要，长时间挨饿对发育会有影响。当然，儿科医生要求必须挨饿的时候应该遵医嘱。

分钟内。有时孩子不喜欢喝母乳，这种情况也可以喂电解质。电解质的喂服方法与吃奶粉的孩子一样。如果连续8~12小时不呕吐，可以重新照常喂食母乳。如果孩子已经开始吃辅食，可以喂孩子吃以前吃过的食物。也可以吃香蕉或炖熟的水果，最好把苹果弄熟做成果酱给孩子吃。就算肠胃不好，吃肉汤之类的食物基本上也不会有什么问题。

度过急性期后，无论是喂母乳还是喂奶粉，基本没什么差别。

· 稍大点的孩子。呕吐不厉害的情况下，可以将平常所吃的食物弄软烂以后喂食，或喂水喝，当然也可以喂电解质。牛奶或养乐多之类的乳制品，最好一段时间内不要吃。不腹泻只呕吐的孩子可以将小冰块放在嘴里，也是一个办法。呕吐严重的情况下可以喂服电解质，但初期要少量。每隔10分钟一次，每次喂服15毫升，3~4小时不呕吐的情况下就可以慢慢增加喂服量。如果8~12小时不呕吐，就可以喂食软烂和易消化的食物。如果孩子已经开始吃辅食了，这个时候肉汤是非常好的食物，因为肉中所含的脂肪可以起到稳定肠道的作用，但一定要用瘦肉。另外也可以选择粥，粥的主要成分是碳水化合物，最易消化。慢慢地开始喂米饭，过一两天没什么问题的话，就可以同时喂米饭和其他食物。但是，初期要避免让孩子吃太油太冷的食物或太甜的水果之类的东西。

· 稳定后应马上恢复正常的饮食。孩子一旦不再呕吐，应在一两天内恢复到正常饮食。有时因为担心孩子肠道再次不适，不能马上回到正常的饮食，需要喂食几天稀粥，但长时间喝稀粥，孩子的体力会下降，肠道恢复的时间也会更长，需要注意。尤其是吃奶粉的孩子，有些妈妈只要孩子肠道稍有不适就把奶粉泡得比平时稀，或者不敢把奶粉泡成正常的浓度，这些都是不对的。甚至有的妈妈会连续几个月让孩子喝稀释的奶粉，导致孩子体重不增加。尽管一开始医生会要求喝得稀一点，但孩子状态好转以后，必须及时咨询医生是否可以回到

796

正常饮食。

因患上肠炎而腹泻

应对轻微腹泻的措施

如果腹泻不严重，并没有多大的必要来区分食物。不仅吃母乳或奶粉的孩子如此，喝鲜牛奶吃米饭的孩子也可以照常饮食。但要避免吃太油太冷的食物或太甜的水果之类的东西。糖分多的果汁会加重腹泻。可以喂食香蕉或炖熟的苹果。如果孩子腹泻严重导致脱水，初期应喂服电解质以恢复身体，然后再渐渐喂食平常吃的食物。但如果同时伴随呕吐现象，应视呕吐情况再进行喂食。孩子只要度过急性期，就应该马上恢复到原来所吃的食物，不可以因害怕担心肠道不适而继续喂稀释的食物。

应对严重腹泻的措施

刚开始半天左右的时间饮食调节最重要，但腹泻24小时以上仍严格限制进食的情况很少。孩子严重腹泻时，除了要去医院就诊，也应该在家中遵守以下注意事项。

· 补充水分比其他任何措施都重要。孩子腹泻时会造成体内水分流失。对于急性腹泻，尽管对症治疗非常重要，但阻止脱水才是当务之急。所以妈妈们一定要了解防止脱水的方法。不管孩子的腹泻有多么严重，只要充分补充水分就不会马上出事。

· 补充水分最好的就是电解质。补充水分最好的就是电解质。吃奶粉的孩子在严重腹泻初期如果出现脱水情况，应该喝电解质而

吃母乳的孩子发生腹泻

母乳是在妈妈身体里形成的最适合孩子的食物，所以即使是腹泻时吃也不会对孩子肠道造成太大负担。有些妈妈以为喝母乳会使孩子腹泻就把奶断了，但实际上喝母乳的孩子的大便本来就比喝牛奶的孩子的大便要稀，所以产生了这个误会。不要因为腹泻而断奶。腹泻非常严重时，经医生诊断可能会暂停母乳改喂电解质，几小时以后可以再重新喂奶。因此，孩子腹泻严重时必须咨询儿科医生。

不是奶粉。喂食的量根据孩子食量而定。吃辅食的孩子也可以吃米糊。喂服电解质以后只要脱水症状有所缓解，就应该马上恢复原来的饮食，大概半天就可以缓解过来。无论腹泻多么严重，也不能连续几天只喂食白粥。

•不可因腹泻而断奶。母乳喂养的孩子发生腹泻时，多数情况下仍可继续喂食母乳。如果情况较为严重，可喂服电解质，但度过急性期后就应该马上喂食母乳。母乳喂养的孩子大便稀的时候，应仔细确认是否真的是腹泻。最好能够将孩子的大便取样让儿科医生诊断，这样最准确。

•可以暂停喂食奶粉。吃奶粉或鲜奶的孩子可以暂时中断，最好改喂葡萄糖电解质口服液。吃奶粉的孩子哪怕腹泻很厉害，只要度过急性期就可以马上恢复喂食原来浓度的奶粉。若非特殊情况，多数医生都不建议喂孩子吃腹泻期特殊奶粉，腹泻期和恢复期都是如此。有时根据孩子的状况医生可能会开具其他处方，所以这个问题最好与医生商议。一般情况下只要度过急性期，就没必要稀释奶粉，以前吃的食物也都可以照常食用。

•不可以长时间限制饮食。喂服电解质或粥以后，过半天左右症状好转的话，就要重新照常喂食。长时间限制饮食会使孩子无精打采，所以经过一天孩子情况好转时，最好马上开始一点一点喂食食物。吃母乳的孩子照常吃母乳，即使孩子腹泻严重，只要过了急性期就可以喝正常浓度的奶粉。度过急性期后，可以吃炖熟的苹果、熟透的香蕉，最好尽快恢复到以前所吃的饮食。但是，太油太冷的不行，太甜的食物比如果汁等也不宜多吃。如果孩子吃辅食已有较长时间，那么瘦肉汤就是腹泻后非常好的食物。

严重腹泻时补充水分的方法

· 请喂服葡萄糖电解质口服液。葡萄糖电解质口服液通过口腔补充水分，是治疗腹泻最重要最安全的方法。韩国药店里卖的"Pedira"等小儿专用的电解质溶液，其中含有葡萄糖和蔗糖、盐等，可以补充基本的盐分和热量。由于电解质没有味道，有些孩子不喜欢吃，但腹泻严重的孩子即使是无味的电解质也常常会吃得很高兴。哪怕之前腹泻时不爱吃，但这次有可能会爱吃，所以还是要尝试一下。

· 家中没有电解质溶液，或无法去医院，或买不到电解质溶液时，在非常稀的粥或500毫升水中加入1/4调羹的盐（1.25毫升）混合溶解后喂食。如果因为味道淡孩子不喜欢吃的话，可以加入1汤勺蔗糖（15毫升）。但不建议让孩子喝电解质饮料。

· 也可以喂食特殊奶粉。若非特殊情况，腹泻时并不建议使用腹泻期特殊奶粉。腹泻期特殊奶粉相比普通奶粉没有营养，所以孩子腹泻，妈妈随意用这种奶粉代替母乳或普通奶粉是不对的。也有妈妈用豆粉或羊奶代替普通奶粉喂孩子，这也是不对的。但有时候，儿科医生诊断后会要求必须食用特殊奶粉。这时必须准确了解奶粉的名字，并问清楚喂食到什么时候为止。比如，肠炎性腹泻和过敏性腹泻所用的特殊奶粉种类不同，喂食时间长短也不同。比如，有种叫做HA的奶粉，专门针对牛奶过敏，必须在医生诊断确实是牛奶过敏症之后再遵医嘱喂食。市面上有的豆制品宣传小儿可以食用，但有些品牌医生并不建议，最好喂食医生推荐的牌子。

· 喂食特殊奶粉，开始容易停下难。有些妈妈会愣愣地一

注意！请勿随意喂服止泻药

满2周岁以前的孩子，不可以在没有医生处方的情况下随意喂服止泻药。随意用药不仅会给本已紊乱的肠道造成更多的伤害，而且会麻痹肠道延迟恢复。妈妈们常用的止泻药，其效用更多在于阻止肠道蠕动而止泻，而不是治疗肠炎本身。腹泻是把我们体内肠道中不好的东西快速排泄出来的一种方式。如果是细菌性肠炎，若不正确治疗只是随便止住腹泻的话，会加重病情。延缓肠道运动虽能减少排泄，但并不能治愈孩子腹泻，反而会使腹泻物堆积在体内，越来越多。即使孩子已经出现了脱水，但由于孩子体重没有下降，常常要一直到孩子严重脱水时才会发现。再次提醒，如果没有医生的处方，请不要随便使用止泻药。

腹泻严重时请勿喂食大麦茶

有很多妈妈会给腹泻的孩子喂大麦茶。轻微的腹泻没有特别限定饮食的必要。但腹泻严重导致脱水时，最好不要喂食白开水或绿茶之类电解质浓度低的液体，儿科医生的建议是饮用电解质。

母乳喂养的孩子腹泻时的注意事项

母乳喂养的孩子，有时候因为腹泻严重只能一点一点喂食，而且孩子因为难受一次也吃不了很多。虽然生病时没有办法，但身体一旦恢复，每次喝的量就应该马上增加到和原来一样。生病时不怎么爱吃辅食的孩子，可以多喂一些母乳，身体一旦恢复就必须努力恢复原来的辅食。孩子生病期间的饮食习惯很糟糕，妈妈若不积极纠正，容易慢慢恶化而变得更糟。如果因为孩子生病而暂时增加母乳摄入量，而康复以后没有立刻将辅食量恢复到原来的水平，孩子有可能就会越来越依赖母乳，这样养孩子就变得非常辛苦。就算在孩子生病的时候没有办法增加辅食，但请不要忘记康复以后马上恢复原来水平，这很重要。特别是夜间已经不用喂奶的孩子，因为腹泻严重而不爱吃其他食物，就算妈妈为此而增加喂奶量，建议尽量不要在夜间重新开始喂奶。

直喂孩子喝特殊奶粉。腹泻时，医生允许孩子吃特殊奶粉，但做妈妈的却不清楚该吃到何时为止，想喂普通奶粉又怕肠道再次不适，非常纠结苦恼，最后干脆继续喂特殊奶粉。但是，停喂特殊奶粉的时间是很重要的。喝特殊奶粉过量的孩子，大便状态会发生变化，所以必须向医生咨询停止的时间。

•静脉输液只适用于特殊情况。孩子腹泻严重到无法自主进食或严重脱水时，医生会采用静脉输液。静脉输液又称点滴，以前非常流行。但如今越来越多的人知道葡萄糖电解质口服液在治疗腹泻上有良好疗效，因而采用静脉注射的情况大大减少。

肠炎治愈后依然无法止泻

有的孩子治愈肠炎后依然长时间腹泻。这可能是肠道因炎症受到损伤，无法正常消化奶粉中的乳糖成分，出现乳糖不耐受症而导致持续腹泻；也可能是炎症没有完全康复或牛奶过敏而引起的。得过急性肠炎，尤其是假性霍乱后的1~2周内会出现乳糖不耐受症。但大约1个月左右就会好转，但也有极少数经过数月依然持续乳糖不耐受的现象。孩子在年幼时出现过一次乳糖不耐症，并不意味着一生都会这样，所以不必过于担心。乳糖不耐受症状会随着孩子的肠道功能和免疫能力的逐渐增强而慢慢消失。如果肠炎完全治愈却依然没有止泻，儿科医生经过诊断有时会开出特殊奶粉的处方。若非特殊情况，最好不要喂食特殊奶粉，即使喂了，一旦没必要再喂时应该马上停止。

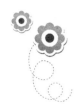

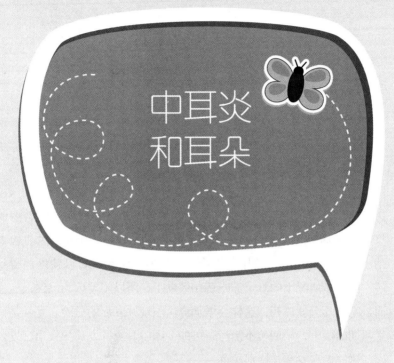

中耳炎
和耳朵

· 和鼻炎或鼻窦炎一样，小儿急性中耳炎应咨询儿科医生。感冒容易引起中耳炎并发症，治疗感冒时如果孩子说耳朵疼，请一定让施治的医生检查一下。在医院治疗感冒的过程中若出现中耳炎并发症，不必为治疗中耳炎而另外再去耳鼻喉科。

· 确诊为中耳炎后，医生可能会开具抗生素处方。开始吃抗生素后，即使孩子似乎已经康复了，也不可以随意中断用药，必须服用到医生建议停药时为止。不治疗中耳炎任由其发展，会使耳朵听力下降，进而对处在语言学习期的孩子造成语言学习障碍。

· 现在有预防中耳炎的疫苗，是真的吗？没错，就是流感疫苗和肺炎球菌疫苗。若想有效预防中耳炎，最好接种这两种疫苗。

一起来了解一下中耳炎

孩子们常常会耳朵疼。这时家长首先想到的应该就是中耳炎。小孩子得中耳炎的概率比较高，在全部中耳炎患儿中，两三岁以前患病三次以上的占60%。在给孩子治疗感冒的过程中，常常看到相当多的孩子也患有中耳炎。很多时候，中耳炎是在治疗感冒的过程中非常普遍的现象。治疗感冒的过程中如果孩子说耳朵疼，请务必让儿科医生检查耳朵。患上中耳炎后，若用药物治疗，只要一两天就可以使疼痛得到缓解。但很多情况下中耳炎需吃药10天以上，所以不要因为已经没有症状而只吃了几天就停药，这样会增加今后出现并发症的危险。尤其是语言学习期的孩子，早期若不治疗，可能会因中耳炎并发症导致语言发育障碍，这一点需要家长特别注意。

什么是中耳炎

中耳炎是耳朵中耳部位发生的炎症，孩子们主要在治疗感冒过程中容易发生此病。耳朵和鼻子由称为咽鼓管或欧氏管（Eustachian Tube）的耳管连接，从鼻子吸入的各种细菌会通过这根咽鼓管进入耳内。为阻止细菌进入耳朵，耳内常常会产生水状物并通过耳管流到鼻腔。细菌就会被流到鼻腔的水状物冲洗下来，无法进入耳朵。但如果患上感冒或鼻炎，覆盖咽鼓管的黏膜就会发生炎症，使咽鼓管时而堵塞时而疏通，出现反复。咽鼓管堵塞时，水状物会堆积在里面并腐坏。并且，咽鼓管被堵塞以后耳内压下降，咽鼓管会被瞬间疏通时产生的压力差导致鼻腔中的鼻涕或其他细菌快速进入耳内。简言之，这就是发生中耳炎了。再加上，感冒时经常擤鼻涕，如果捏住两个鼻孔一起擤的话，鼻腔内压力上升并向耳管一侧加压，鼻子里的细菌进入中耳的概率就会增加，也就会更容易发生中耳炎。如果只按住一侧鼻孔，交替擤鼻涕的话，鼻腔内压力不会太高，就能减少中耳炎的发生。

孩子比大人更容易患中耳炎

孩子比大人更容易患中耳炎。这是因为孩子的耳管比大人短，细菌容易进入耳内。不仅长度短，耳管的位置和形状也导致孩子比大人更容易患上中耳炎。而且，中耳炎容易伴随着感冒，而孩子比大人更易得感冒，也就更容易患上中耳炎。另外，严重空气污染也容易导致感冒，一旦患上又会持续很久，因此患上中耳炎的频率也就更高。孩子上幼儿园后会因为感冒传染而更易患上中耳炎，如果孩子中耳炎反复发作，就可能是这种原因。多数中耳炎易发生在孩子出生后3个月至3岁之间，无论家长多么注意，还是有相当多的孩子在3岁以前会患一次中耳炎。随着孩子长大，身体的免疫力也增强，耳管形状和机能也变得更好，中耳炎发病就会减少。

如何减少中耳炎发病

虽然孩子比大人更易患上中耳炎，但只要多加注意就可以大大减少发病概率。请家长仔细阅读以下事项。

• 奶瓶只用到周岁。过了周岁依然吃奶瓶用力吸吮的话，会增加对耳管的压力，更易患上中耳炎。吃母乳不易患中耳炎，这是常识。

• 不可长期使用安抚奶嘴。根据最新研究结果，10个月以上的孩子吸吮安抚奶嘴，会增加患中耳炎的概率。除非必要，6个月以后

**患上中耳炎后的
应对措施**

我不建议让孩子去游
泳场。特别是过敏体质
的孩子患中耳炎的频率更
加高，如果鼻塞必须接受儿
科医生的诊治。如果耳朵嗡嗡
作响，可以捏住鼻子向耳内吹
气，也可以捏住鼻子咽口水。

的孩子不要再使用安抚奶嘴。

· 请戒烟。如果在家里吸烟，二手烟会使孩子的纤毛运动减退，会更容易患上中耳炎。我曾经也是1天抽3包烟的老烟枪，但在妻子怀头胎的时候戒掉了。在家中和车内必须禁烟，请爸爸们务必牢记！

· 喂奶粉或牛奶时必须抱着喂。如果躺着喂奶粉，奶粉会流入中耳，增加中耳炎的发病概率。因此喂奶时最好保持坐姿。

· 患上感冒等于诱发中耳炎。感冒和中耳炎有着密切的联系，减少感冒就能减少患中耳炎，不过说来容易做起来难。平时要勤洗手勤漱口。

· 流感疫苗对预防中耳炎有帮助。花点钱打流感疫苗可以帮助预防中耳炎，大大减少发病概率。接种肺炎球菌疫苗也很有帮助，接种后患中耳炎的概率会大幅度下降。

中耳炎的症状

孩子患上中耳炎，会发烧并伴随耳痛，而且耳朵可能听不清声音，严重的话耳朵会流脓。年幼的孩子不会说话，即使耳朵疼也常常只会一个劲儿哭闹。孩子在吃奶粉或吸吮奶头时，会因为耳内压力增加而疼痛加重，稍微吸一会儿就会哭闹不愿吃奶。而且躺下也会有痛感，常常会一直哭闹着要求抱抱。尤其是感冒的孩子，如果晚上一直哭闹，一定要告诉儿科医生。因为在治疗感冒的过程中如果没有其他症状，一直哭闹可能就是患上中耳炎的唯一表现。在没有医生处方的情况下随意喂服感冒药，就算得了中耳炎也不会发现，直到出现并发症，所以一定要慎用感冒药。稍大点的孩子如果耳朵听力不好，看电视时总是走得很近或把音量调得很大。

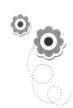

如果孩子突然说耳朵痛

如果孩子耳朵疼痛，一定要先接受儿科医生的诊治

孩子如果突然说耳朵疼，可以用冰袋或热水袋敷疗20分钟，这个方法虽好，但不能用于幼儿。垫高头部可以减少耳内压力，因而也可以稍微加高枕头，但此法同样也不能用在幼儿身上。

如果晚上孩子突然说耳朵痛，应该先喂服泰诺林，到了早晨再去看医生。如果是白天，当然应该马上就医。如果正在吃儿科开的药，就不要再随便喂服泰诺林。给耳朵热敷也是一个好办法，但不能用于幼儿。如果孩子已经会嚼口香糖，让孩子嚼口香糖也能缓解疼痛。如果是晚上，最好给木糖醇口香糖，否则嚼完之后必须刷牙。给耳痛的幼儿喂牛奶时，由于吸吮会增加痛感，所以最好用杯子或勺子喂，因为躺着也会增加痛感，所以最好抱着或背着。垫高头部可以减少耳内压力，可以稍微加高枕头，但此法同样也不能用在幼儿身上。耳朵痛的原因中最常见的便是中耳炎，此外，患上外耳道炎也会疼痛，因感冒导致耳鼻空气不畅也会引起耳痛。为确定耳痛的原因，应该去医院看儿科。

中耳炎应该坚持治疗

· 在治疗感冒的过程中，如果孩子说耳朵痛，应该马上告诉医生。在儿科接受中耳炎治疗的孩子当中，有相当一部分并没有什么特别的症状。但如果孩子感冒持续很长时间，或总是挠耳朵，或感冒后晚上一直哭闹得厉害，或治疗感冒过程中高烧持续不退，或感冒的孩子耳中突然出水，出现这些情况医生会怀疑是中耳炎并进行检查，发现有中耳炎就要及时治疗。所以如果孩子说耳朵痛，必须告诉医生。如果告诉医生孩子耳朵痛，但这个医生仍不检查，最好换家医院以确认是否真的患了中耳炎。得过中耳炎的孩子患上感冒时应该马上治疗。特别是过敏体质的孩子，由于会更容易患上中耳炎，所以一旦鼻塞必须马上接受医生的检查。

· 看上去状态很好而随便停药的话容易导致复发。患上

中耳炎不是在耳鼻喉科治疗的吗，怎么会是儿科呢

中耳炎是在儿科治疗的。感冒治疗过程中如果发生中耳炎，并不是说感冒在儿科治疗，中耳炎另外在耳鼻喉科治疗。由于中耳炎常常伴随感冒出现，应该与感冒一起治疗，所以是在儿科看的。但如果在儿科医生治疗过程中出现其他并发症，或炎症严重需要穿通耳膜时，就要依靠耳鼻喉科的医生。当然，如果只是单纯的中耳炎，可以在耳鼻喉科治疗。

中耳炎之后，必须接受治疗直到医生说停为止。如果怀疑是细菌性中耳炎，需要使用抗生素进行治疗，常常有很多情况需服药至少10天以上。服用抗生素2～3天后，耳朵也不再痛，孩子的状态看上去也很好，所以有很多妈妈会停止喂药。此时随便停药会马上引起复发，更难治愈，所以必须用药到医生说可以停止时为止。治疗的过程中如果状态没有好转或对治疗没有反应，也可能会更换抗生素的种类。另外，即使在治疗当中，也可能发生耳膜穿孔或耳膜内积水导致耳管阻塞。

• 使用抗生素时最好不要更换医院。中耳炎治疗中常常需要用抗生素。这种情况下，即使只服用了几天抗生素，再次检查耳朵也不会有异常，就算到其他医院检查，诊断结果也一样。在治疗中更换医院只会给孩子造成损害。如果因不可避免的因素不得不转院时，必须问清楚使用的抗生素的名称并告诉转入医院的医生，以保证治疗的连续性。在治疗中随便停药或换药会产生耐药性，需引起注意。家长收到处方后，可以用手机拍照保存。

如果去大医院，中耳炎会好得快点吗

不会。对于中耳炎，用什么药，怎么用，都在医学教科书上有明确规定，所以任何医生都会依照规定治疗。儿科医生是专门治疗中耳炎的医生，患上中耳炎时最好去社区卫生院儿科就诊。事先去大医院看病，只会让孩子遭罪，对治疗也不会有什么帮助。病情加重需要专科医生外科干预或有必要去大医院时，再从社区卫生院转到大医院就诊。

中耳炎手术危险吗

• 中耳积水严重，有时需要进行手术。中耳炎即使在治疗过程中也依然可能出现积水。首先心里应该清楚积水并不是由于治疗错误造成的。如果中耳积水，耳膜或听小骨的运动就会变得迟缓，常常造成听力下降。造成耳内积水听力下降的不是中耳炎，而是中耳炎并发症。5岁以前正在学习语言的孩子如果耳内积水，会造成语言发育障碍。如果耳朵积水，在中耳炎急性期会喂服抗生素，但之后进行等待以观后效，这也是治疗中的一种方法。经过儿科医生几个月的治疗，如果依然双耳积水，则需要检查听力，如果听力下降，则需进行耳膜置管手术。这时，孩子在儿科的主治医生就需要依赖耳鼻喉科医生。患了感冒的孩子如果耳朵有异常，应马上告诉医生，只有在早期发现中耳炎并好好治疗，才能减少此类并发症的发生。

中耳炎药物治疗优先

有时会有妈妈怀疑："中耳炎吃药需要很久，干脆做手术不是更快更好吗？"但对于中耳炎，药物治疗是最优选的方法。偶尔也会有人想通过手术根治病症，但孩子患中耳炎时若非极特殊情况，一般不进行手术。这方面最好遵从孩子主治医生的意见。

· 耳内置管。有些妈妈担心如果中耳积水需要耳膜置管的话，置管后孩子是否能听得清楚，多数情况听力是不会有问题的。置管可以防止中耳炎复发并减少中耳积水，但由于这并非治疗中耳炎的根本性方法，所以不会在患上中耳炎的初期就实行置管。实行耳膜置管术6~18个月以后，小管会自然脱落，多数情况可以脱落干净并完全愈合，所以不需要另外再做小管移除手术。

· 术后注意事项。置管是指在耳膜人为穿孔，如果水从外耳流进里面就会有影响。洗澡或游泳时一定要使用防水耳塞，只要正确佩戴耳塞，基本上不会有什么问题。但不可以潜水。

关于中耳炎的疑问

？好像是因为治错了感冒而使孩子得了中耳炎。感冒治疗不能防止并发症吗？
！不能百分百防止并发症。

如果在治疗感冒的过程中告知孩子患上了中耳炎，很多妈妈会认为是医生没治好才这样的。尽管我们不知道感冒治疗能减少多少中耳炎的

807

发病率，但想要百分之百预防是不可能的。中耳炎多数发生在感冒治疗过程中，要完全治愈感冒并不出现并发症，目前尚无办法。

？孩子以前得中耳炎治疗过，现在又得了。这次可以不去理会吗？反正又要得的。

！这种想法很危险！

如果不及时认真治疗中耳炎，中耳会受到损伤，会导致听力障碍。越是反复得中耳炎的孩子，越应该积极治疗。每次得感冒去儿科治疗时都要告诉医生孩子很容易得中耳炎，要求同时看下耳朵。容易得中耳炎的孩子应该定期检查耳朵。

？感冒治了几天以后，孩子突然说耳朵痛，去其他医院一检查，说是中耳炎。前天在儿科医生那里看耳朵的时候还说好好的呢，医生难道连这个都不知道吗？

！这是误会。

中耳炎在治疗感冒的过程中会突然发病。有时候，一天前还好好的孩子会突然说耳朵痛，哭着来医院看病。孩子感冒时如果持续发烧或耳朵痛，或之前得过中耳炎，妈妈需要让医生看下耳朵。来儿科看病的患儿中，感冒和中耳炎一起治疗的孩子超过了全部患儿的5%。虽然占比不高，但数量不少。

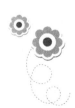

? 孩子因为耳朵积水在治疗当中，说是要进行全麻手术。对孩子太危险了吧?

! 不要太担心。

如果确实需要进行手术，尽管妈妈会很心痛，也要务必进行手术，否则，会造成孩子语言发育的障碍。有时也有家长害怕给孩子进行手术而采用民间疗法，结果导致病情恶化。也有不少孩子因为等候家里大人的决定而错过了手术最佳时期，结果遭罪受苦。

? 孩子得了中耳炎，一直在吃药。中耳炎治疗本来就需要那么久吗?

! 治疗中耳炎可能需要很长时间。

中耳是一个没有血液流经的封闭空间。由于中耳炎是在没有血液流经的封闭空间里发生的疾病，所以治疗也更缓慢。如果使用抗生素，则需要充分的时间进行治疗，根据情况也可能会更换抗生素治疗。不可以因为治了几天以后没有好转而随便更换医院。因为换医院以后药物也可能改变，弄不好的话会对多种抗生素产生耐药性。

? 中耳炎是耳朵里的毛病，如果给耳洞消毒不会好得快点吗?

! 这么做不会好得更快。

虽然是耳朵里的毛病，但由于中耳炎是耳膜里侧的中耳部位产生的

疾病，所以给耳膜外侧消毒并不能治愈疾病。但如果伴随出现外耳道炎，可以给耳洞消毒。

？现在感冒也好了，耳痛也好了3天了，看上去状态很好，可以停止吃药了吗？
！不可以。

如果患上中耳炎，抗生素一定要用足。症状全部消失并不意味着疾病已经完全康复。如果任意停药，复发时可能会对听力造成伤害，也会因为增加了对抗生素的耐药性而使孩子更加受苦。必须坚持治疗直到医生说停为止。

？中耳炎不是耳鼻喉科医生的专科吗？儿科医生明明不是专家，为什么还治疗中耳炎呢？
！小儿中耳炎属于儿科医生的专业领域。

实际上在美国小儿中耳炎是儿科医生治疗的。我从来没有见过一个曾在美国生活过的妈妈会去耳鼻喉科治疗中耳炎。并且也有妈妈以为小儿鼻炎或鼻窦炎只能去耳鼻喉科看，与中耳炎一样，这也属于儿科医生的专业领域。儿科医生治疗中耳炎的疗法是最新的。

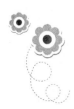

？ 晚上孩子突然说耳朵痛，早上流出了脓液，去医院检查发现是耳膜穿孔。耳朵要是听不见，那可怎么办啊？

！ 耳膜穿孔并不意味着听不见。

急性化脓性中耳炎耳膜可能会突然穿孔。这种情况应该马上去看儿科医生。耳膜穿孔并不表示会听不见。如果好好治疗基本不会有什么问题，能够痊愈，所以请不要太担心。急性中耳炎严重时，也会故意弄破耳膜。如有必要，也会请耳鼻喉专科医生治疗。

？ 如果得了中耳炎，可以乘飞机吗？

！ 可以的。

由于飞机舱内气压调节得很好，多数情况下即使患有中耳炎也可以乘坐。着陆时最好让孩子嚼口香糖或吸吮安抚奶嘴。

？ 由于增殖腺过于肿大致使中耳炎经常复发，医院建议做增殖腺切除术，怎么办好呢？

！ 请不要太害怕手术。

如果接到医院的手术建议，那么最好进行手术。不要太害怕手术。医生为病人着想，是不会劝导做不必要的手术的。

？如果得了中耳炎，就不能游泳吗？

！理论上不会有什么问题。

　　不过中耳炎患者耳膜穿孔时，不可以游泳。但看到那些关于游泳池水中布满细菌的新闻报道时，建议那些反复得中耳炎的孩子最好还是等以后长大点不容易发病的时候再去游泳场游泳比较安全。到小学入学时，中耳炎发病会明显减少。

关于耳朵，要了解的知识

　　养育孩子的过程中，妈妈们常常会经历很多纠结。对于耳朵也是一样。该不该掏耳屎，耳朵进水时该不该用棉棒擦干，孩子突然抓住耳朵喊痛时该怎么做，耳朵形状好像有点异常该不该做手术等等，关于这些，没有医学常识的妈妈们常常会不知所措。下面一起来逐一介绍妈妈们在养育孩子的过程中常常遇到的关于耳朵的一些问题。

为什么耳朵会痒

　　耳朵发痒的原因多种多样，但一般不会因为耳屎而发痒。即使耳朵里满是耳屎，孩子们也不会因此去挠耳朵。孩子们在没有其他异常的情况下也常常会抓挠耳朵，最具代表性的情况就是想睡觉的时候。也有因患病而发痒的情况，比如有遗传性过敏症时。经常抓挠耳朵的孩子，耳廓里面会留有指甲印。这种情况应该对遗传性过敏症进行治疗。感冒时耳朵也会发痒，因为耳部和喉部在神经系统上有着非常密切的关系。假如一直抓挠耳朵就会开始打喷嚏，也是出于同样的原因。如果感冒后孩子一直抓挠耳朵，那就有可能换上了中耳炎，最好去看一次医生。

一定要掏耳屎吗

• 最好不要随便掏耳屎。耳屎变大后会自然向外脱落，可以不去理会，基本不会有什么问题。随便掏耳朵可能会给外耳道造成伤害，或使耳膜受伤，所以最好不要掏耳朵。特别是家长一定不要在孩子面前用耳勺掏耳朵。因为孩子们很会模仿大人，有些孩子可能会想给弟弟妹妹掏耳朵，把棉签或掏耳勺扎进耳朵里去。

• 耳朵完全被耳屎堵住。儿科或耳鼻喉科可以帮助掏出耳屎或将其溶解后清除。有时也会有孩子被很大的耳屎堵得完全听不到声音，这种耳屎不容易掏出来，应该请医生帮忙。如果硬是在家里自己掏的话，万一弄伤外耳道反而会引发外耳道炎。虽然也有溶解耳屎的药物，但并没有像宣传的那样有效。如果用药后也不化掉的话，结果还是得去医院，用来买药的钱也够去医院看病的了，还是去医院更好。在家里自己给孩子掏耳屎不好，但平时依然有必要定期检查孩子的耳朵。

• 掏耳屎时要特别注意姿势。在医院里掏耳朵时，如果妈妈和护士一起按住孩子并抓住耳廓，会比较安全。稍微大点的孩子，妈妈可以抓住孩子的手，让孩子的头靠在护士的身上，这样会比较好。如果孩子动得厉害，妈妈可以让孩子侧坐在自己的腿上，紧紧抓住孩子的双手使他不能动弹，护士只要抓住孩子的头和耳朵就可以了。特别是如果不紧紧抓住孩子的手，孩子在动的时候会打到正在掏耳朵的医生的手。

即使耳朵进水，也不要用棉棒擦拭

很多人担心孩子耳朵进水后会引发中耳炎，就用棉棒擦拭。但这其实是不对的。中耳炎与耳朵进水并没有什么关系。由于中耳和外耳被耳膜隔开，所以除非是耳膜破裂或因严重中耳炎采取了耳膜置管这种极特殊的情况，不然从耳洞里进去的水是不可能流到中耳去的。从耳洞里流进去的水不用去理会就会自行流出。将耳朵向下倾斜，可以使水加快流出。还是不行的话，可以把纱布捻成尖头轻轻塞进耳朵。进水后，耳洞内的皮肤会被水浸胀而变弱，此时如果把棉棒放进耳洞擦拭，极易伤害耳洞内的皮肤，容易引发外耳道炎。

什么是湿耳屎

湿耳屎是指耳朵里面受潮后变湿的耳屎，外国人比较多。如果看一下有湿耳屎的孩子的耳朵，会看到水汽，头一次见妈妈会以为是孩子耳朵经常进水造成，妈妈会因此而很苦恼。但湿耳屎的水并不是从外面进去的，而是耳朵里面形成的。湿耳屎与干耳屎一样，不用特别关注，不会因为是湿耳屎而更容易得中耳炎。湿耳屎具有遗传性，如果爸爸有湿耳屎，孩子也常常有。但孩子中耳炎穿孔出水，有些妈妈也以为是湿耳屎而非常泰然自若。但是，不能因为孩子常常有湿耳屎就掉以轻心，因为确实存在中耳炎穿孔的可能性。当耳内有很多水流出时，家长应该怀疑孩子是不是得了中耳炎。

这样当然会出事。而且也不能让其他孩子靠近掏耳朵场所的附近。因为在掏耳朵的过程中，如果打到孩子或打到医生的手，很可能会伤到耳膜。有个实际案例，一个哥哥年纪也小，误以为医生弄疼了自己的弟弟（或妹妹），而打了正在掏耳朵的医生的手。虽然只是个例，但确实发生过这种情况。

耳朵里有黄色结块

• 最常见的原因是脂溢性皮炎。有时从孩子的耳朵里会流出黄色脓状液体，能看到痂状结块。出现耳内黄色结块的原因有多种，最常见的就是脂溢性皮炎。如果得了脂溢性皮炎，不仅耳朵里，连头发上都会流出黄色油性脓状液体。这种时候可以涂软膏治疗，所用的软膏需遵照医生处方。如果有脓痂疹也会产生黄色结块，这是由细菌引发的，所以不能在过敏处随便涂抹软膏。中耳炎耳膜穿孔流黄脓时也会形成结块，所以妈妈们很难分辨结块的原因。此时应该去医院接受中耳炎治疗。患上外耳道炎也会形成黄色结块。妈妈给孩子洗澡后用棉棒擦拭耳洞里的水，可能会伤到被水浸胀的外耳道皮肤，容易患上外耳道炎。如果孩子有湿耳屎，耳屎变干以后看上去也会像黄色结块，但这种情况并不常见。去医院时，最好确认一下孩子有没有湿耳屎。如果有湿耳屎也属正常情况。

• 不可以随便买药塞进或涂抹耳道。耳内产生黄色结块的原因多种多样，遗憾的是还没有可以让妈妈们自行区分的方法。虽说最常见的原因是脂溢性皮炎，但其他病因的可能性也很高。经常能看到有些孩子因胎热严重而流黄脓遭罪，当他们得了脓痂疹时，妈妈仍用胎热时所涂的软膏涂抹患处，结果导致症状进一步恶化。大多数发达国家不

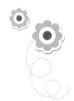

允许随便销售皮肤软膏，也是出于这个原因。耳朵流脓该怎么办？当然要先看过儿科医生，明确病因以后再对症治疗。

耳朵有异味

最常见的情况是孩子洗澡时耳朵进水，耳洞内皮肤遇水发胀并散发异味。另外也有因耳道感染霉菌而散发异味的情况。当患有外耳道炎或中耳炎严重穿孔时，耳朵都会产生异味。当然也有些情况是没有其他异常却散发异味的。需要注意的是，孩子的耳朵里散发异味时不要经常给他掏耳朵。如果洗澡后有异味，有些人会以为是耳朵进水引起的而用棉棒掏耳朵。耳朵里进水基本可以不用理会，倾斜耳朵水会慢慢流出。千万不要为了把水擦掉而用棉棒等掏耳洞。耳朵中有异味时，必须接受医生的检查。有时会因为家长没在意耳朵的异味而使孩子受苦。

孩子的耳朵外形异常

如果新生儿耳朵形状奇怪，需尽早进行矫正，最好去看专门矫正耳朵的儿科。耳朵矫正只有趁早进行才会有效，所以最好在第1～2个月内就开始矫正。孩子耳朵形状异常时，如果不严重可以不去理会；如果很明显，则应去整形外科或耳鼻喉科接受诊查。如果耳朵模样异常，即使功能上没有任何问题，在心理上也可能给孩子造成不良影响，所以妈妈们应该予以注意。一般耳朵模样异常时，最常见的病症之一就是小耳畸形。小耳畸形是耳廓没有完全发育的病症，可以通过整形手术矫正，近来由于整形手术发达，整形之后就看不出来了。孩子在10～11岁之间耳廓逐渐长成，小耳畸形手术通常在10岁左右进行。医生会根据孩子的实际情况确定手术的时间，所以只有咨询整形外科专科医生或耳鼻喉科专科医生以后才能进行。但不论哪种情况，在上小学之前做手术都不太好。

耳朵附近有小洞

很多孩子耳朵附近有小洞。一般是在耳洞附近长小洞，极少数的孩子会长两个小洞。妈妈腹中的胎儿头部多少会有几个小洞，但出生后都会消失。不过有时也有耳朵附近或脖子附近的小洞没有完全消失而留下的情况，其中留在耳朵附近的称为耳前瘘管，在儿童中并不少见。虽然看上去有点奇怪，但机能上不会有什么问题。如果耳前瘘管发生炎症，会流出分泌物，散发异味，孩子可能也会感到疼痛。耳前瘘管在第一次发炎以后可能反复发作，所以一旦发炎必须接受儿科医生的诊治。多数会使用抗生素，如果炎症反复发作也可以进行手术。孩子耳朵有小洞时，首先应该由儿科医生确认是否为耳前瘘管；如果是，请耳鼻喉科医生确认是否会影响听力，这样才更为稳妥。

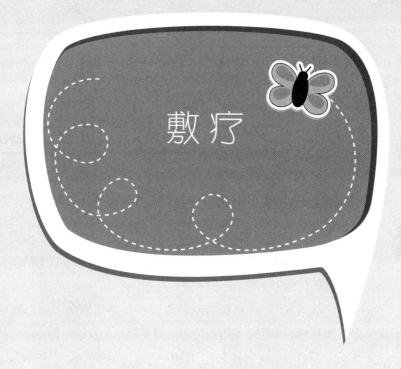

敷疗

　　•敷疗是一种在有痛症或外伤时短时缓解症状的方法。敷疗有冷敷和热敷两种方法。请先仔细了解这两种敷疗的使用目的后再进行使用。预防接种后接种部位如果发肿发痒请冷敷。因便秘肛门开裂的情况就用热敷。因中耳炎耳朵疼痛时，可热敷也可冷敷。

　　•用冷敷或热敷时，一次不可超过20分钟。如果操作不当可能引起冻伤或烫伤。

热敷能够缓解疼痛

·热敷能够促进血液循环。热敷可以帮助扩张血管，促进血液循环并促使肌肉松弛，减少痛感。由于毛细血管扩张，血液循环畅通，因此可以加快伤口恢复。比如有痔疮时用热水坐浴可以松弛肌肉促进血液循环，对治疗有很大帮助。

·热敷可达到强化机能的目的。产生炎症时可以用热敷促进炎症反应收缩炎症面积并加快化脓。另外，为促进身体代谢和血液循环，也可以进行热敷。有时候医院里进行静脉注射时如果看不清血管，就会用热敷促使血管变得清晰后再进行注射。

·热敷的种类。热敷有两种方法，一是干热敷，使用发热物品。二是湿热敷，使用热毛巾或将患处浸入热水中。这两种方法在效果上虽相似，但会根据疾病种类选用其中一种。比如痔疮，湿热敷会比干热敷更加有效。

·热敷的温度。一天几次？热敷的话最好用40～45摄氏度的温度，每次15～30分钟，每天4～6次。热敷时发热物品或毛巾如果变冷就应该及时更换以使皮肤能够持续维持一定的温度。

·热敷时的注意事项。给幼儿或精神恍惚的人热敷时可能会引起烫伤，需多加注意。当热敷太烫时，由于这些人说不清楚可能导致烫伤。另外需要注意的一个事项是，有外伤或有出血性疾病的患者出现浮肿时不可以进行热敷。

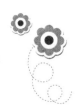

冷敷可以帮助消除浮肿

• 冷敷一天几次？ 如果说热敷的目的是膨胀血管活跃机能，那么冷敷的目的就是收缩血管抑制机能。冷敷的话每次10～20分钟，一天4～6次。

• 冷敷的方法。把冰块放进橡胶袋之类的物品里面，然后包上毛巾再冷敷，或将装了水的膜袋冰冻之后包上毛巾再冷敷。比如运动员属于容易受伤的人群，会选择使用方便的药物喷剂。药物喷剂利用了化学药品蒸发时吸收热量而升华的原理。如果在野外被阳光灼伤而感到疼痛时，可以用毛巾包住冰棍进行冷敷。

• 冷敷时的注意事项。因烧伤而进行冷敷时需要注意下面几点。开始的急性期使用冷敷，但过了急性期以后必须遵医嘱，只在必要时冷敷。因为持续冷敷可能会妨碍伤口恢复。另一个需要注意的事项是，冷敷时绝对不可以使用干冰。有时会有人为图方便而用干冰，但这样做非常危险。另外，孩子发烧时，很多人会用冷水进行冷敷，这时最好用30摄氏度左右的温水。如果用冷水，会导致与体温的差异太大，使得孩子因冷发抖，这样会引起肌肉发热，反而使体温上升。

遇到以下情况应该冷敷
• 想要断奶时。
• 预防接种后接种部位肿胀。
• 手脚扭伤。
• 被虫子蜇咬。
• 被打肿。
• 撞出肿包。
• 因患皮肤病发痒。
• 急性疼痛期。

遇到以下情况应该热敷
• 长脓疮。
• 有痔疮。
• 手臂、腿部、腰部肌肉痛。
• 因事故等造成关节收缩。
• 患上乳腺炎。
• 促进代谢。
• 其他为促进血液循环的目的：静脉注射时如果看不清血管。

冷敷VS热敷

即使是相同的症状，根据目的不同，可能采用热敷也可能采用冷敷。如果选错反而可能造成伤害，应予以注意。

• 患乳腺炎时。因孩子不吸吮乳头而患上乳腺炎时，如果还想继续哺乳，则应该用热敷把奶水挤出来。热敷可以促进奶水分泌，并扩

敷疗是通用的治疗辅助手段

必须知道的一点是，敷疗法作为通用的治疗辅助手段，发挥的是辅助作用，不能认为只用敷疗就可以治病。

张奶管以减少乳腺炎症，使出奶畅通。但如果担心哺乳后出现浮肿，就应该用冷敷。因为冷敷可以抑制奶水分泌。

· 长脓疮时。如果长了脓疮，初期化脓时孩子会很痛，就用冷敷。但如果想促进炎症反应加快化脓并收缩炎症面积，则应该采用热敷。

哮喘和过敏

· 哮喘的特征就是反复发作。哮喘若不好好治疗，以后可能导致肺功能下降，所以应该从一开始就积极治疗。家长不可以在没有医生处方的情况下随意购买综合性感冒药喂给哮喘患儿吃，这样有可能导致哮喘病情恶化。

· 最近哮喘疗法有了很大发展。特别是雾化疗法对治疗哮喘很有效。哮喘需要长期治疗，有些人担心药吃多了会影响脑部发育而停止治疗，这么做不科学。

· 不要为寻找根治哮喘的偏方而四处奔波。儿科所采用的治疗方法是现阶段最好的方法。

什么是哮喘

哮喘是一种常见疾病。经常感冒的孩子当中有相当一部分患有哮喘。环境污染可能是最大的致病原因，用奶粉代替母乳喂养是另一个重要原因。并不是所有的哮喘都由过敏引起，但过敏引发的疾病当中，最具代表性的就是哮喘。

哮喘患者的支气管过于敏感

关于哮喘，如果仅仅讲一些常识性的知识似乎不能满足妈妈们的要求，所以要在下面讲一些稍微专业性的内容。哮喘是一种表现为呼吸道堵塞，且支气管对刺激过于敏感并产生炎症的疾病。与普通人相比，哮喘患者的支气管过于敏感，受到刺激后支气管会收缩并产生黏稠的痰液从而导致呼吸困难。支气管过于敏感指的是一般人对于1分的刺激只会有1分的反应，但哮喘患儿的支气管会产生10分或20分的反应。再说得简单点，当灰尘进入呼吸道时，普通人打几个喷嚏就过去了，但哮喘患儿会持续咳嗽甚至严重到出现急喘。以前认为哮喘治愈以后不会有问题，但最近的调查表明，在哮喘发现早期，如果一直不积极治疗，今后会留下后遗症。所以一旦确诊为哮喘，坚持接受医生的治疗就非常重要。当然并不是说孩子出现类似哮喘的咳嗽就一定是得了哮喘，有可能是单纯的支气管炎，也有可能是其他并发症。由于妈妈们很难区分，所以一旦孩子出现类似哮喘的咳嗽，必须接受医生的诊断。确诊为哮喘的患儿也不可以随便买感冒药喂服，这会造成麻烦。

哮喘有遗传倾向

·大部分的哮喘由过敏引发。虽然哮喘不全部都由过敏引起，但父母有过敏，孩子有过敏的概率就很高，父母双方都有过敏，孩子有过敏的概率是50%～70%，父母中一方有过敏时为35%～50%，即使父母均无过敏，孩子有过敏的概率也在15%左右。据此，可以认为过敏具有遗传性，过敏性哮喘是过敏性疾病的一种，所以可以认为其具有遗传性。对于过敏性支气管哮喘除由过敏源（引起过敏的物质）引起外，也可能被之外的其他多种病因诱发。

·引起过敏性哮喘的要素。关于过敏性哮喘，如果做某一种行为会使哮喘反复发作，就可由此推定病因。比如，孩子只要一吃桃子，哮喘就会发作，就可以说桃子是引起哮喘的原因。但并不能把只吃了一次刚好发生哮喘的食物归结为哮喘的病因。容易引起哮喘的过敏原有花粉、动物毛、家中尘螨、霉菌孢子、动物皮屑、鸟类羽毛或分泌物、灰尘、牛奶、鸡蛋、坚果类、海鲜、桃子、荞麦等。除过敏源之外，引起感冒或毛细支气管炎的病毒（RSV病毒、流感病毒、鼻病毒等）、流感、过度运动、跑步、冷空气、冷食、空气污染、煤烟、燃气、香烟烟雾、香水、油漆或鞋的气味、阿司匹林、青霉素、压力、兴奋、食管反流等都会成为哮喘的病因，这些是不同于过敏源哮喘诱因。由于引起感冒或毛细支气管炎的病毒也能引起哮喘，易得感冒或毛细支气管炎的孩子当然也就容易得哮喘。

哮喘的症状和诊断

请不要挑拣医院

当一家医院诊断为哮喘后，有些人又会去别的医院确认。哮喘的症状会随着时间的推移而变化。昨天被诊断为哮喘的孩子今天去别的医院可能没被诊断为哮喘，但不能由此说昨天的诊断是错的。也有这种情况，才不过1小时前还只是有点感冒迹象的孩子突然哮喘发作而来医院就诊。随着时间的推移，疾病的结果也会发生变化。我不建议东奔西跑只为了去好医院。

• 哮喘具有慢性和复发的特点。哮喘患儿会持续发作性咳嗽，由此受到刺激而导致呼吸困难，而且支气管会发出呼噜呼噜的声音。这时很难区分孩子是急性毛细支气管炎还是哮喘病症，所以如果孩子支气管发出呼噜呼噜声，就应该接受儿科医生的诊查。哮喘具有慢性和复发的特点，一次得病后即使治愈，也很容易复发。内源性支气管哮喘很难准确知道病因，而过敏性支气管哮喘只要过敏源一进入呼吸道就会引发哮喘。当然除过敏源之外，其他刺激呼吸道的病因也会引发过敏性支气管哮喘。一旦孩子开始哮喘，会因胸闷而感到不安，不安会引发急喘，会更加重病情，形成恶性循环。

• 怀疑是哮喘时应该接受医生诊查。诊断哮喘时，医生会考虑咳嗽、喘气、呼噜呼噜声等症状，以及过往病历、家族病史、检查结果、检查所见等。但症状轻微或运动诱发类似哮喘症状时，只凭医生的诊查是无法确诊的，常常需要参考患者或监护人的描述才能下诊断。如果不经过诊查，常常很难区分哮喘和急性毛细支气管炎或感冒等病症，所以怀疑是哮喘时最好去看医生。

• 为查清哮喘过敏源，需要进行皮肤反应检查。如果皮肤反应检查结果与哮喘诱因一致，会对治疗有很大帮助。如果某种过敏源的皮肤反应检查结果为阳性，首先要将它列为病因对象，但不能因此把它当成绝对原因，而只是作为参考资料，因为有时候会出现错误。也常常会进行过敏性血液检查，这令很多妈妈感到好奇。过敏性血液检查是指在怀疑孩子有过敏性时，抽取血液以检测"免疫球蛋白E（lgE）"的含量，有过敏时它在血液中的含量会增加，虽然检查结果和孩子的哮喘症状并不一定一致，但会成为诊断是否为哮喘的一个重要依据。除皮肤反应检查和过敏性血液检查之外，也进行运动诱发检查、肺功能检查等特殊检查项目，这些需要好好听取儿科医生的说明。

请家长务必知悉

关于哮喘治疗，其基本注意事项与其他支气管疾病一样。首先父母不可以慌张。孩子呼噜呼噜喘气十分难受，如果再看到妈妈不安、慌张，病情会进一步恶化。此时可以唱摇篮曲让孩子安心。并且要让孩子充分补水，要喂比平时更多的水。水是溶解黏稠痰液最好的东西。应该花心思多给哮喘患儿补充营养，急喘时使上身斜立以减轻喘气。

怎样治疗哮喘

哮喘绝不是仅凭医生就能治好的疾病，需要患者和所有家人一起付出关心。若要完全治愈支气管哮喘，家人应该了解哮喘这种疾病，并为治疗患儿共同努力。如果家里其他成员因患儿晚上呼噜呼噜的声响无法入睡而显现出不满，或做哥哥的在弟弟（或妹妹）遭受哮喘痛苦时仍固执地坚持要养狗，这样治疗就很难顺利进行。爸爸必须到屋外抽烟，不能在厕所或阳台抽烟。家中气氛和睦也有利于治疗哮喘，把家里收拾得整洁干净，并维持适当的湿度也非常重要。当然如果症状严重，应该同时进行药物治疗。

治疗哮喘前应该知道的事项

·治疗哮喘前营造清爽的环境非常重要。首先应该知道，哮喘是一种慢性病，不易康复，容易复发，治疗的过程中病情可能还会加重，如果病情严重还可能需要住院。要知道哮喘不会一治就好的。孩子患病后妈妈们常常在药物治疗上很上心，而却很少在意对病情影响更大的生活环境。药物治疗的同时，营造清爽的环境对治疗也非常重要。患上哮喘与有过敏一样，应该遵守一般性的注意事项。首先应注意不要在家里饲养鸟、狗、猫等，不要扫或抖灰尘，要改用抹布以减少灰尘飞扬。可以的话，要使用吸尘器等，家里不要有霉菌或蟑螂等，当然也不要使用地毯或易扬起灰尘的沙发。经常晒被子，最好不要使用荞麦枕头。不要晒花干，不要喷香水，最好也撤掉布熊玩偶等毛多的玩具。

• **最好用加湿器维持适当的湿度。**如果湿度过高，容易滋生家居尘螨，尘螨容易引发孩子过敏从而引发哮喘，所以最好使用加湿器将室内湿度维持在50%～60%左右。家居尘螨容易在地毯或厚重织物做成的窗帘、坐垫、沙发等主要是高温多湿的地方滋生，但如果家装是韩式地板，那么即使把湿度调得稍高一点也没有关系。哮喘相比于其他支气管疾病，支气管对刺激更加敏感，所以应注意尽量不要正对着加湿器吹风。如果正对着吹，加湿器产生的水汽颗粒会加重哮喘病情。另外，如果加湿器的冷气致使病情加重，可以在加湿器水箱里加入温水后使用。使用加湿器的注意事项请参考本书《加湿器和净化器》篇。

• **没有治疗哮喘的偏方或特效医院。**通常，小儿哮喘即使不特别进行治疗，症状也会随着孩子长大而好转或痊愈。但有时会听到周围这样似是而非的牢骚："隔壁家的孩子用那个偏方马上就起效了，我家孩子什么效果都没有。"儿科医生虽然也听说过很多哮喘偏方而且也看过实际使用的案例，但至今还很难找到经过充分研究和证实，值得儿科医生推荐的治疗方法。采用被充分验证过的治疗方法是最安全的。哮喘持续时间很长，能够把妈妈和孩子搞得筋疲力尽。为了解哪个医院治疗哮喘更好，妈妈们会四处奔波打听哪个医院最好，但实际上并没有治疗哮喘的特效医院。由于哮喘是最常见的疾病中的一种，所以只要是儿科专科医生，不管是谁，都会采用相似的治疗方法。

• **哮喘发作时不可以随便使用咳嗽药。**止咳会导致孩子无法排出痰液，反而让孩子病情恶化。如果孩子同时患上感冒和哮喘，会同时出现两种症状，这时只有用听诊器才能分辨。不要以为只是单纯的

感冒而随便喂孩子吃咳嗽药，这样反而会使病情更加恶化。不
管是什么药，在没有医生诊查的情况下不可以随便使用。

治疗哮喘的步骤

哮喘根据程度分为四个阶段并采用不同疗法，急
性哮喘和慢性哮喘的药方也会不同。妈妈们应该掌
握的就是要了解并正确使用药品。

·近来常常使用雾化法治疗哮喘。雾化药物通过呼吸道直接
进入支气管，通过这个叫做MDI的吸入器进行投药，可以用较少的药量
迅速见效。但这个只能在孩子到了能够听懂话的年龄时才能使用。这个
也被称为喷雾器的东西，样子如同遮住嘴和鼻子的口罩，在家里使用时
会稍有困难。并且，在家里使用MDI或喷雾器之类的吸入器时应该特别
注意保持器具不受污染，必须听取儿科医生的仔细说明后再行使用。最
近发现哮喘会留下呼吸道后遗症，因而医学界也强调持续采用雾化治疗
很有必要。

·使用增强体质的药物。用于治疗哮喘的口服药，有支气管
扩张剂、消炎药、预防药剂等，这些药物必须严格遵医嘱服用。大众似
乎对于所谓的体质改善口服药顺尔宁Singulair和富马酸酮替芬片Zaditen
有一些误会。有些人认为这些药是一种安全的治疗哮喘的常用药，可以
长期坚持服用，有人甚至有可能要连续服用好几年。说这些药比较安
全，是说在长期服用的情况下相对安全。如果需要使用此药，儿科医生
并不反对，这是一种药效、成本和安全性综合表现很高的药。需注意的
是，并不是说吃了这个药哮喘就会短时间内完全消失。当然，有些病人
吃这种药特别有效。医生会建议"有这种药，服用看看"。由于妈妈一
心想快点治好孩子的哮喘，所以听到别人说吃什么药做什么治疗就想让
自己的孩子也试试，显得十分焦急。这些药物旨在改善体质，只有长期

没有预防哮喘的疫苗

人们很早以前就努力试图预防哮喘，但仍未研究出疫苗。以前误将组织相容球蛋白作为哮喘预防疫苗使用，孩子因哮喘十分难受，如果医生认为有必要时就会使用此药。用不用这个药，应该听从医生的意见。关于药效，不同的医生和综合性医院的见解都会略有不同。估计妈妈们所希望的是注射此药后体质能够快速改善也不再得哮喘，但实际上即使使用了药，也不能起到立竿见影的效果。并且，与通常所知道的不一样的是，这种药对感冒几乎没什么作用。

哮喘和激素

激素是治疗哮喘最重要的方法之一。特别是哮喘严重的情况下，有很多情况下必须使用激素。最近研制的雾化激素直接作用在哮喘患儿的呼吸道上，身体几乎不会吸收，从而极大地减少了副作用。有时，有些妈妈只是听到使用激素这样的话，就会神经过敏，但治疗哮喘使用激素是必要的。如果不好好治疗哮喘，可能会使肺活量减少，对肺部造成不可逆转的伤害。

服用才能发挥出它对哮喘的预防性治疗效果，并减少患者的支气管过敏反应。它并不是妈妈们所期待的神药，可以立竿见影彻底治愈哮喘。

• 免疫疗法是一种常见的改善体质的方法。它指的是什么？最近有相当多的人咨询治疗哮喘的免疫疗法。这个免疫疗法并不适合所有患者，医生只建议有必要的患者使用。所谓的免疫疗法是指将引起哮喘的抗原每隔一段时间注射到患者的体内，每次都稍微增加药量，以此诱导免疫系统发挥作用。当诱发哮喘的抗原抗体确定的情况下或药物治疗症状不见好转时，可以尝试使用这个方法。免疫疗法没有既定疗程，如果2年内没有效果就要停止治疗重新评审。实际上，这种免疫疗法是在提升免疫力的同时实施治疗，理论上可行，不过并不适用于轻度哮喘的初期治疗。最近有种现象越来越普遍，并不严重的哮喘患儿也在使用顺尔宁Singulair之类的口服药物。但请不要忘记雾化仍是治疗哮喘最常用的方法。

• 呼吸运动疗法只有坚持才会有效。只有坚持进行适当强度的运动才会有效。适当的运动可以积蓄呼吸的力量，让人精神安定，而过度运动会让哮喘病情更加恶化。尤其是游泳，虽然平时可以给哮喘患者带来帮助，但在哮喘急性期并伴随感冒或支气管炎等呼吸道疾病时，不宜游泳。也有一种称为哮喘体操的运动，咨询儿科医生就会告诉你。另外，在做剧烈运动前要进行适当的准备运动，可以减少哮喘症状。

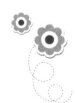

关于过敏必须了解的事项

近来因为环境污染和压力越来越大，很多人出现过敏症状。再加上很多妈妈用奶粉代替母乳喂养孩子，也导致过敏增多。随着大气污染的加重，呼吸道过敏性哮喘和过敏性鼻炎患者数量也在增加。像这种本来就常见所以看起来似乎谁都知道的疾病就是过敏性疾病。韩国的医生因此也会开玩笑说韩国四千万人口当中就有四千万的名医，他们会用自己经验所得的一点点医学知识有无意中给别人提出忠告，这些建议可能在某些方面会给迫切需要的人带来较大的帮助，但也可能会妨碍本来正确的治疗，所以应该慎重。过敏与环境污染有着密切的关系，只靠医生和妈妈的力量是有限的。只有国家同时治理，才能真正有效。我很羡慕法国人，在法国会因空气污染严重而限制车辆通行。

以前没有过敏啊

经常有这种情况，好端端的突然有一天发现孩子有过敏。哮喘和风疹会随着孩子长大突然出现。有时，有的妈妈会因为在治疗过程中孩子突然出现过敏而怀疑是不是医生治错了，对此很多医生会对此说明：如果过敏不是药物引起的，就不能说因为医生治疗的原因而造成孩子过敏体质。如果生病本身是孩子的身体受到压力而引起的，也容易出现过敏。没有孩子是从出生开始就会出现过敏症状的。也没有人能够知道从什么时候开始会出现过敏症状。过敏虽有遗传性倾向，但并不代表父母没有过敏孩子一定就不会过敏。在谁身上都有可能出现过敏。

什么是过敏

所谓的过敏，用一句话说就是和普通人相比对某种刺激有不同的反应。对我们的身体加以某种刺激时，为自我保护，身体会做出适当的反应。但有时给我们身体带来帮助的这种反应反而会导致有害的结果，这就是过敏反应。比如，当灰尘进入呼吸道时，我们身体会通过咳嗽将灰尘排出体外，正常人咳一次就行，但有过敏的人会持续咳嗽并且无法停止，这就是典型的过敏反应。因过敏产生的疾病当中除哮喘之外，有风疹、过敏性鼻炎、过敏性结膜炎、胎热、食物过敏等。

抗原和抗体又是什么

抗原指的是进入我们身体的不好的细菌，抗体说的是身体为阻止这种细菌而产生的对抗物质。当病菌入侵，身体就会启动免疫系统，产生抗体杀死病菌保护身体。细菌首次入侵，身体产生抗体用的时间比较长，但只要产生过抗体后，当下次这种细菌再进入我们身体时，抗体就立刻发起战斗，奋力搏杀。这种抗体反应是维护我们身体的最重要的反应，最典型的抗原抗体反应就是疫苗接种。疫苗接种指的是杀死或弱化致病菌后将其注射到我们体内。也就是说利用弱化的病菌使我们身体事先产生抗体。但抗原抗体反应并不仅仅会产生对身体有益的反应，也可能产生对身体有害的反应。典型的就是注射休克，就是当抗原注射药物进入我们身体后，不只产生了对抗病菌的抗体，也产生了威胁我们身体的反应。类似这种引发对我们身体有害的抗原抗体反应中，有一种就是过敏反应。

有可能改善过敏体质吗

说到过敏就一定会讲到改善体质的话题。并且确实也有众多的过敏患者为改善体质正在接受治疗。对此我也说一句，改善过敏体质是可能的。但是像韩国人认为的一次就能大大改变体质，目前尚不可能，这也是医学界的普遍观点。下面这些话家长们千万不要当真，比如吃什么食物能够完全治愈过敏，或吃什么药物能够一次治愈不再复发，去哪个医院买到了正好适合我们孩子的好药，哪个医院正在使用其他医生不知道的最新疗法等等。这些方法如果真像人们想的那样可以改善体质的话，早就得了好几个诺贝尔医学奖了。现代医学上改善过敏体质的方法也仅处在儿童学步的水平。尽管改善体质的药物在不断的研发当中，但依然有很多孩子在遭受过敏之苦。这里说的意思是，如果长期服用一些药物

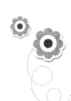

或注射药剂，并结合医生的努力和妈妈的照顾，多少能够改善体质，但还未达到吃某种药或食物就能一次治愈的水平。再说一遍，改善过敏体质是有可能的。但改善体质治疗法并不适用于所有的过敏症患儿。虽然改善过敏体质需要很多努力和时间，费用也不少，但确实有必要这样做。另外，就算在改善体质的治疗当中，出现过敏症状时也必须去儿科诊治。

改善环境，对治疗过敏非常重要

为治疗过敏，妈妈们费尽心思寻求好药或四处寻医，却常常出人意料地没去在意改善生活环境。但实际上这是治疗过敏最重要的事项。我认识的一个德国人小时候经常生病，所以家人就搬到乡下去住了几年。韩国国内几乎看不到有人会因为孩子生病而搬到乡下去住的。这么做确实有难度，但值得考虑。孩子有过敏时，家里不可以养有毛的宠物。打扫时也应注意不要扬起灰尘，家里也要常常保持干净卫生，不使霉菌或蟑螂滋生。最好也不要有多毛玩偶或扬灰的沙发、地毯等。不要晒花干，也不要喷香水。当然在家里抽烟也是不行的。像这样在生活环境上多加注意，对治疗过敏会有很大的帮助。一旦明确过敏的原因，就必须努力避开过敏源。而且，如果孩子对某种东西过敏，对其他东西也可能会过敏，所以要在最基本的改善生活环境上多多用心。

不能根治过敏吗

治疗过敏的方法中有治疗过敏症状和治疗过敏本身两种方法。治疗症状说的是，比如得哮喘时使用支气管扩张剂，得风疹时使用抗组胺剂。但这种治疗方法只在当时有效。即使眼下治好了病症，但并没有除根，当下次抗原进入我们身体时，又会再次引发抗原抗体反应而出现病症。如果过敏反复一两次，很多妈妈就会希望根治过敏本身，这跟前面所讲的想要改善过敏体质的心情是一样的。但现在还没有医生知道这个诀窍。每个医院的医生知道的方法大同小异，在美国可以做的治疗在韩国也可以做。这就是说，一个医生自己掌握一种划时代的治疗方法是不可能的。有时也会有人相信可以通过食疗消除过敏，但据我了解，没有一个医生会建议这种食疗。有妈妈说有中医保证可以在两个月内改善体质。这很可能是听错了。如果可以的话，应该早得诺贝尔医学奖了。

831

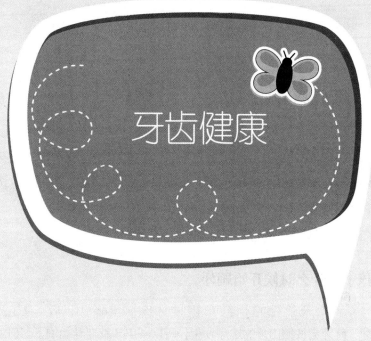

牙齿健康

· 这里写的关于牙齿健康的文章，是按照儿科医生一般常识所编写的。关于牙齿健康，当然是牙科医生更加了解。为了牙齿健康，最好定期去牙科检查。

· 吃过东西以后刷牙是个好习惯，但是孩子7岁以前父母必须帮助孩子刷牙。一天至少刷牙2次（早饭后和睡觉前），3次更好。刚开始长牙最好使用儿童牙膏，2周岁以前最好使用含氟牙膏。一天使用1次牙线，当2岁到2岁半两颗牙齿开始相接，最好就开始使用。

· "喝母乳到两三岁，更容易长蛀牙"的说法不正确。喝母乳能够使嘴形发育得更好，牙齿也长得整齐漂亮，跟喝奶粉的孩子相比，减少了矫正牙齿的可能性。

· 孩子吸吮手指或安抚奶嘴，哪怕很厉害，只要是在6岁以前，对牙齿不会产生什么问题。

· 很多人都知道如果孩子含着奶嘴睡觉容易发生蛀牙。有些孩子都好几岁了晚上还要含着奶嘴睡觉，有的孩子所有的牙齿都被蛀坏了。

怎样保护牙齿

保护牙齿最重要的就是经常刷牙，少吃甜食。小孩子容易蛀牙，所以最好在没有蛀牙的时候去牙科咨询预防蛀牙的方法。也可以让医生开含氟成分的防蛀牙药物，喂给孩子吃。

孩子从什么时候开始刷牙

·出牙前开始用纱布擦拭牙床。满6个月以后，孩子开始出牙。蛀牙会按照出牙的顺序发生，所以一出牙就要开始刷了。但如果小时候不预先用纱布练习擦牙床，就会很难突然掰开嘴刷牙。吃辅食后孩子的嘴里会留下很多食物残渣，所以餐后应该给孩子喂水以清洁口腔。在孩子能很好地刷牙以前，最好不要给他们吃糖和巧克力。果汁和孩子生病时吃的药里也有糖分，晚上吃完就这么睡的话，容易产生蛀牙。喂孩子喝果汁和吃药后应该让孩子多喝水，并帮助孩子刷牙。另外，孩子满周岁以后为了保护牙齿最好不再使用奶瓶。特别有的妈妈晚上让孩子含着奶嘴睡觉，这么做无疑是在促使孩子得蛀牙。

·什么时候可以用牙膏？以前是两岁开始用牙膏，现在指导意见变了，出牙以后马上就可以使用。两岁以前在牙刷上挤出米粒大小的牙膏刷牙，两岁开始挤出黄豆大小的牙膏刷牙。使用含氟牙膏对预防儿童蛀牙很重要。儿童牙膏的含氟量是500～600ppm，大概是成人牙膏的一半左右，最好避免让孩子使用成人牙膏。

·什么时候可以开始刷牙？从出牙的那天开始就应该刷牙。

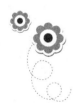

当然要使用适合小孩子牙齿的小牙刷，由于孩子不会独立刷牙，妈妈可以让孩子坐在自己腿上帮助刷牙，最好妈妈和孩子都朝同一个方向坐在镜子前进行刷牙。不仅是牙齿的正面，包括牙齿的后面全部都要刷干净。由于刷牙需要非常高难度的手部动作，七八岁以前的孩子很多都不会独立刷牙，所以妈妈帮孩子刷牙一直到这个年龄非常重要。

• 满7岁以前，父母帮助孩子刷牙。这是因为未满7周岁的孩子自己刷不好。不过让孩子养成自己刷牙的习惯非常重要，所以父母必须帮助孩子刷牙，一天两次不能少，还要注意让孩子练习自己刷。为了帮孩子养成良好的刷牙习惯，父母应该让孩子每天都看到自己认真刷牙的样子，这一点很重要。即使孩子不熟练也要鼓励他做出刷牙的样子，要给孩子买他喜欢的颜色或样子的牙刷。

一天刷几次牙

一天至少刷两次牙，分别在早饭后和睡觉前，使用牙线一天一次。在早饭、中饭、晚饭后，以及睡觉前一共刷四次当然更好。只有妈妈先做好榜样孩子才会跟着做得好。

应该使用儿童牙膏

出牙以后就可以使用牙膏，不用等到孩子两周岁后。但孩子最好使用儿童专用牙膏。成人牙膏含氟量是1000ppm，儿童牙膏含氟量是其一半左右，约500~600ppm。

蛀牙会传染

令人惊讶的是，由于蛀牙是病菌引起的疾病，所以会像传染病一样传染。如果妈妈有蛀牙，孩子就更容易长蛀牙。常常有很多行为是不对的，比如亲小孩子的嘴，食物尝过味道以后直接喂给孩子吃，怕奶瓶烫先吸一口后再给孩子，也有妈妈会把掉在房里的安抚奶嘴舔干净后直接让孩子咬。这样就会把引起蛀牙的细菌传染给孩子，使孩子更易长蛀牙。

请不要使用儿童可吞咽牙膏

市面上有卖一种适合两岁以前孩子用的可吞咽牙膏，由于这种牙膏没有氟成分，所以不能预防蛀牙。而且也不能保证这种可吞咽药膏是否真的可以吞食。我不建议使用这种可吞咽牙膏。

什么是"牙齿窝沟封闭"

• 50%的蛀牙发生在臼齿上。为了嚼碎食物，臼齿的表面长得凹凸不平。约50%的蛀牙就是发生在臼齿的咬合面上。臼齿表面细微的缝隙、裂缝、洞眼被称为窝沟，这里容易嵌入食物，即使刷牙也很难去除。并且如果裂缝和窝沟较深，有时牙科专业工具也很难进入。发生蛀牙的可能性当然也就更高了。

• 特别对预防儿童蛀牙是一个好办法。如果进行"牙齿窝

如果乳牙长蛀牙，那么恒牙也会长蛀牙

保护乳牙非常重要。有些人会不以为然，认为反正也要换牙，就算蛀了也没关系。但如果乳牙出现蛀牙，那么乳牙下面的恒牙也会受到影响。乳牙蛀牙的孩子难道恒牙就不会蛀了吗？应该从小养成保护牙齿的习惯。从中间起第6颗开始长出来的六龄齿是恒牙，恒牙要伴随一生，一次蛀掉后不会再长新牙。并且恒牙蛀掉后会影响其他牙齿的生长。

沟封闭"，可以预防约65%～90%的蛀牙。所谓的牙齿窝沟封闭（sealant）是指不换掉牙齿，在狭长的裂缝和窝沟处填补复合树脂，使食物残渣不能嵌入里面，从而预防蛀牙。这样做完全不痛，即使树脂掉下来也可以再简单地放上去。在乳牙和臼齿上都可以实行，尤其对预防儿童臼齿蛀牙是一个好办法。6岁到10多岁刚开始长臼齿的儿童、牙齿裂缝深的人以及蛀牙发生率高的人最适合做牙齿窝沟封闭。有些牙科医生会大力推荐，但很多医生只会向病人说明其良好的预防效果，并不会那么积极地推荐。我的孩子也做了。您是说做这个也是找儿科医生吗？不，需要到牙科去做。

· 认真刷牙比任何预防措施都重要。如果因为做了这种治疗而不刷牙的话，治疗就不会有任何作用。由于牙齿本身结构就容易产生蛀虫，不认真刷牙，也不管是否长满了齿苔，认为反正治疗过了就没事儿了，那就大错特错了。无论预防措施做得多么好，最重要的还是认真刷牙，这是预防蛀牙的第一要务。一旦出现蛀牙且症状扩散以后，牙齿就无法再回到原来的状态了。在出现蛀牙之前，预防最重要。

喂服含氟药物，对预防蛀牙有效吗

· 16岁以前吃含氟药物，有良好的预防效果。给幼儿喂服含氟药物，氟成分会对乳牙和尚未长出的恒牙形成强保护膜，能够帮助预防蛀牙。一般16岁以前服用含氟药物可以有好的防蛀效果，也有很多国家要在12岁以前服用。美国儿科协会建议出生6个月到16岁的孩子饮用氟含量在3ppm以下的水。从前，美国一部分地区的人们比其他地方的人患蛀牙人数明显少得多，调查结果表明是由于饮用水中的氟含量比其他地区高，也因为这个原因在自来水中添加氟成分的国家越来多。在韩国，虽然人们也一直在呼吁自来水添加氟成分，但至今仍未添加。

• 进口药中也有含氟药物。韩国国内也销售含有氟成分的进口药物。喂孩子吃含氟药物时，可以把药直接放进嘴里，也可以混合在果汁或辅食等食物当中。作为参考，这种美国制造的药瓶盖需在用力下压的同时旋拧才能打开。只是往旁边拧的话只会空转，是打不开的。这是为了让孩子无法打开盖子而采取的一种安全措施。另外还有涂氟，就是说每隔一定时间在牙齿表面局部涂抹氟成分，这样做的防蛀效果可达到40%～70%。部分学校让孩子用含氟的漱口水刷牙，所有的这些对预防蛀牙都有好处。

不是说含氟药物不好吗

尽管对自来水加氟有反对意见，但现在的争论尚无科学理论做支撑，所以将其理解成正在讨论当中就可以了。孩子出生6个月后，可以服用一些美国进口的药物，这些药是认证过的安全药物，家长大可不必担心其副作用。但如果担心的话，那就不要喂给孩子吃就可以了。保健牙齿，认真刷牙是最好的方法。就像不一定非要吃营养剂或成长剂一样，不吃含氟药物孩子也不会有问题。作为参考，美国儿科协会建议如果孩子摄入的食物中含氟不多，为预防蛀牙最好吃一些含氟药物。

如果六龄齿蛀牙，会头痛

• 六龄齿是伴随一生的牙齿。六龄齿指的是六岁左右长出的磨牙，也叫第一恒磨牙。六龄齿并不是乳牙脱落后再长出来的，而是一开始就长出的恒牙，并将伴随孩子一生。如果六龄齿蛀掉，会影响其他牙齿的出牙，应该注意保健。

• 孩子的牙齿按照如下顺序长出。一般孩子出生后6～7个月时开始长牙，最开始是下颌的2颗门牙。3～4个月后长出上颌的4颗门牙，一般到周岁时会长齐这6颗牙。接下来好几个月不出牙，之后剩下的2颗门牙和4颗乳磨牙会接连长出。第一恒磨牙长出后又会经过几个月，大概1年零6个月时会长犬齿，再过1年左右到2年零6个月时会长出剩下的4颗乳磨牙，这样就长齐了总共20颗乳牙。乳牙基本上会按照长出的顺序，即门牙、磨牙、尖牙的顺序进行脱落，2颗门牙会最先开始脱落。恒牙会在6岁左右开始生长，一般12～14岁时乳牙都会换成恒牙。

孩子磨牙

孩子为什么会磨牙

没长几颗牙的孩子有时也会磨牙。有些孩子甚至觉得牙齿磨合在一起很神奇，所以会咯吱咯吱磨得更厉害。磨牙的年龄通常在3～17岁之间，多数在睡觉时磨牙。原因多种多样，很难确定准确原因。

1.磨牙是人体释放内在紧张感的一种方法。当孩子对父母或兄弟有敌对感或不安情绪等情感问题时，在他难以用自己的力量解决的时候，磨牙就能够起到发泄这种情绪的作用。

2.也可能是牙科方面的问题。因出牙部位发痒而磨牙，上下齿咬合异常时也会磨牙。

3.有人认为有过敏的孩子会磨牙，也有人认为是在口腔发痒时用磨牙止痒。

磨牙会产生什么问题

1.不会因磨牙产生什么问题。只是旁边睡在一起的人可能会比较难受，但多数情况不用理会便会好转。

2.由于磨牙时的物理性冲击，可能会使牙釉质受到损伤。但多数容易恢复。特别是乳牙，由于孩子最终会换牙，所以影响不大。

3.有时会因为磨牙而导致乳牙延迟脱落，恒牙延迟长出。所以磨牙厉害的孩子在出恒牙之前，应该咨询牙科医生。必要的话，有时也会拔

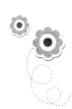

牙助长。如果恒牙出牙延迟，容易影响出牙顺序，导致上下齿咬合异常。

4.孩子磨牙可能会产生牙周或颌骨等问题，这种情况应该向牙科医生咨询。

磨牙时该怎么治疗

1.稍大点的孩子磨牙时，应该思考怎样消除孩子的紧张感。想想孩子为消除大部分内在的紧张感而开始磨牙这个事实，就可以了解父母和孩子的关系是多么的重要。

2.如果训斥或总是唠叨让孩子不要磨牙，孩子可能会有压力，而磨得更厉害。

3.确认一下孩子是否在幼儿园或学校等集体生活的地方受到了压力，并予以解决。

4.平时常与孩子沟通，最好在孩子犯困前，一边短途散步一边交流沟通，或者给孩子读他喜欢的书籍。另外，在孩子想要睡觉时，可以拥抱孩子以表明父母是爱孩子的。

5.平时不要让孩子感到无聊，这一点也很重要。如果孩子一个人无聊就更容易出现磨牙的陋习，所以最好给孩子创造条件使他能够饶有兴致地玩耍。

6.因出牙发痒而磨牙时，最好给孩子能咬能玩的东西。但就算不去理会多数也不会有问题，会慢慢好转。

7.在恒牙出牙前后出现磨牙时，应该咨询牙科医生。恒牙出牙延迟时，也可能需要拔牙。

8.因过敏造成磨牙时，应该去看儿科医生实施治疗。但这种情况很少见。

关于牙齿，想了解的知识

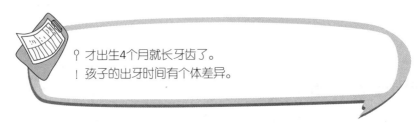

？才出生4个月就长牙齿了。
！孩子的出牙时间有个体差异。

　　大多数孩子出生6个月后长出第一颗牙齿。就像其他所有事物一样，孩子出牙也有个体差异。有的一出生就开始长牙，也有过了周岁还不长。只要没其他问题，父母不用因为孩子长牙比其他孩子稍早而担心。但要是出牙太早，最好去看下牙科医生。这样的牙齿的牙根可能长得不太深，会有问题，而且脱落时可能会堵住气管。并且长得早的牙齿怎么说都是长在小牙床上，会比较弱，所以蛀牙的可能性也相对较高。因而早出牙的孩子在牙齿保健上需要花费更多的心思。从孩子出牙开始蛀牙就有可能出现，所以哺乳后应该喂水以去除口中的食物残渣。也应该使用含氟儿童牙膏，在牙刷上挤出米粒大小的量，2周岁起则黄豆大小，并帮助孩子刷牙，这些都很重要。

？孩子出生9个月了还没长牙。
！这种情况并不少见。

　　通常孩子出生后6个月长第一颗牙齿，如果过了周岁都没有长一颗牙，则建议接受牙科医生的检查。但不必太担心。总有一天会看到洁白的牙齿长出来的。真挺担心的话，可以摸一下孩子的牙床。这个月龄时，牙床会变厚并上升，能够感觉到里面有牙齿。出牙慢得像乌龟爬

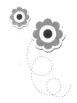

也好，快得像兔子跑也好，都没有关系。只要3岁时能长齐20颗牙齿就行。出牙迟的孩子如果有其他异常则应该去看儿科医生，如果孩子满周岁以后仍未出牙，父母为此很着急的话，可以去看牙科医生。

？出牙的时候也会发烧吗？
！最好先接受儿科医生的检查。

以前会把孩子长牙时候的发烧叫做智慧烧。大概是孩子变得越来越聪明，会无缘无故地出现发烧的意思吧。孩子出牙时会烦闹，偶尔也会发烧，一般是37.8摄氏度以下的低烧。如果超过了37.8摄氏度，就要想到可能是其他原因引起的。并且即使是低烧也有必要确认一下是不是因出牙导致的，所以最好去看一下儿科医生。因为固然可能因为出牙而发烧，但如果是流感时期，得感冒发烧的可能性会更高。通常医生给孩子做检查，没有发现咽喉有炎症，就会怀疑是出牙引起的发烧。有时出牙会伴随牙床发炎，这种情况医生也能检查出来。

？先长出尖牙没关系吗？
！不必太在意出牙的顺序。

做儿科医生，会遇到妈妈们提出的各式各样的问题，比如关于尖牙的问题，不是出齐门牙以后，而是在长门牙之前尖牙就先长出来了，这样有没有问题？牙科医生会告诉妈妈们不必在意出牙的顺序。不过牙齿长歪时最好还是去看下牙科。

？孩子牙齿发黄且经常折断，很担心。
！这种情况应该怀疑珐琅质发育不全。

　　孩子的门牙有3个保护层，最外面的一层叫做珐琅质。珐琅质非常坚固，能够保护牙齿不被磨损，不被蛀掉。如果珐琅质因某种原因发育不全，孩子牙齿的表面就会粗糙并且经常破碎，色泽也会变黄。当然并不是说孩子牙齿折断都是珐琅质发育不全，所以有必要去接受牙科医生的检查。妈妈应该持续关心孩子的牙齿，并定期地带去牙科接受检查。对这样的孩子，妈妈能做的就是帮助孩子刷牙。建议从现在开始，孩子出牙时应该马上使用含氟牙膏，2岁以前用量只需米粒大小，之后则需黄豆大小。但用牙膏刷牙后，应该再用干净的纱布把留在牙齿上的牙膏擦掉。刷牙时最好一起刷牙床。7岁前，孩子的肌肉还没有发育完全，独立刷牙会有困难，所以父母要坚持一天两次帮助孩子刷牙。孩子稍大一点以后，也可以去牙科填补树脂，保护已损伤的牙齿表面。

？孩子8个月了还没有出牙，而且不怎么会吃辅食，两者有
　关系吗？
！如果没有其他异常就不必担心。

　　8个月大的孩子，不管出没出牙都不怎么会用牙齿咀嚼食物。即使孩子自己嚼了食物，妈妈在一旁看起来也好像只是咕噜一声咽了下去而已。如果吃得好，没有其他异常，就不必担心。本来喂辅食就不能喂需要嚼的食物，应该是已经弄碎的食物。没有牙齿，用牙床就可以弄碎来吃。

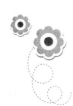

？喂孩子吃补铁剂，牙齿怎么变黑了？
！是暂时性的，不要太担心。

如果喂孩子吃补铁口服液，牙齿会变黑。这是由于补铁剂接触牙齿后导致的变色，是暂时的，所以不必太担心。当然也有几种预防的方法。喂服补铁剂时把药放进孩子口腔的里侧，大点的孩子可以服用补铁药片，如果是口服液则可以使用吸管。服药后刷牙也可以减少牙齿变色。实际上国外销售的Ferrous Sulfare药瓶盖上写着这样的话："请不要放置在孩子手能够着的地方。牙齿会出现暂时变色，认真刷牙可以减轻症状。"另外，近来很少有医生给孩子使用一种叫做阿克罗霉素的药物，如果使用的话，孩子的牙齿会变黑。阿克罗霉素既是抗生素也是一种染色剂。

？牙床上长出了像小米一样的东西。
！是比较常见的现象，没有什么问题。

孩子们的牙床上长出小米一样的东西是比较常见的。有时长了口疮也能看到白色的小疙瘩，可能是炎症造成的，但多数情况不会有什么问题。这种长在牙床上的像小米一样的东西专业术语叫做上皮珠，妈妈们没必要详细了解这些术语，因为在医生检查患儿之前无法确定。有些情况会需要治疗，去儿科或牙科看下医生就可以知道长的是什么东西。

？ 孩子可以使用电动牙刷吗?
! 不建议这么做。

　　市面上出现了很多多功能儿童专用电动牙刷,为了孩子的牙齿健康,最好的方法是让孩子自己刷牙。对于那些讨厌刷牙的孩子,电动牙刷虽然可以激发他们的兴趣,但小孩子使用电动牙刷,很难把牙齿的每个角落都刷干净。希望能够通过坚持练习让孩子学会自己熟练刷牙,一般儿童牙刷比电动牙刷要来得更好。在牙齿保健上,电动牙刷最好作为辅助工具使用。

？ 我家孩子12个月了,上牙似乎长到了下牙的内侧,会不会是咬合不正啊?
! 可以再观察一段时间。

　　产生咬合不正的准确原因目前尚不明确。一般遗传性原因较多,但即使父母都没有这种情况,孩子也可能出现咬合不正。除了遗传之外,吸吮手指等坏习惯、磨牙期因蛀牙而导致乳牙过早脱落或延迟脱落都会出现咬合不正。由于孩子的下颌结构尚未完全固定,可以先观察一段时间,等长出臼齿后依然咬合不正的话,则应接受牙科医生的治疗。一般情况下10岁左右进行齿列矫正。如果因咬合不正而引发很多问题,可以在换牙时咨询医生接受早期矫正治疗。

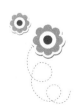

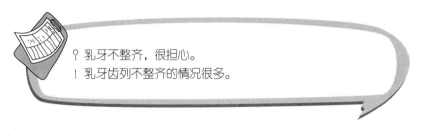

？乳牙不整齐，很担心。

！乳牙齿列不整齐的情况很多。

　　乳牙萌出时，常常会出现牙齿重叠或长歪等齿列不齐的情况，很多妈妈们为此非常苦恼。因为乳牙能够在2岁半～3岁时长齐，到了这个年龄，牙齿会随着下颌的生长自然地长到正确的位置，因而没必要太过担心，即使不去理会也没关系。再说，反正幼年时不能进行牙齿矫正，等孩子大了以后牙齿还是歪的话，那个时候可以再去咨询牙科医生。为了恒牙的整齐与健康，需要认真进行乳牙保健，开始长第一颗牙齿时，一天最好至少刷一次牙齿和牙床。由于孩子的牙床比较嫩，所以刷牙床和牙齿时要用蘸了食盐水或水的软纱布小心擦拭。另外，喂完牛奶后，让孩子喝两三口水，以去除留在口腔里的牛奶残渣。

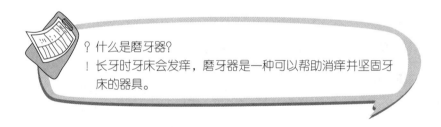

？什么是磨牙器？

！长牙时牙床会发痒，磨牙器是一种可以帮助消痒并坚固牙床的器具。

　　牙床出牙发痒时，可以用磨牙器按摩牙床，一方面让牙床暂时感到舒服，同时也能让牙床更加坚固。一般出生3个月开始可以使用磨牙器，刚开始给孩子布块磨牙，渐渐地再给橡胶类、塑料类、木质类等物品，慢慢更换成坚硬的物品。

？听说可以接上意外折断或脱落的牙齿？
！如果30分钟以内治疗，可以救活牙齿。

　　但这个时候，怎样保管脱落或折断的牙齿非常重要。因意外导致牙齿脱落时，应该马上采取措施保持牙齿干燥、干净。不要拨弄牙根，应该把牙齿放入牛奶中，没有牛奶时用T恤包着，尽快赶到医院，最晚要在30分钟以内赶到。绝对不可以洗掉落的牙齿。有些人觉得牙齿脏了而洗一下，但稍不注意就会损伤牙根周围有着重要作用的附着物。牙齿掉出一半而松动的情况下，不要清洗，应该将牙齿重新塞进牙床后马上去牙科。牙齿折断时，要找到折断的碎块，去牙科重新粘上并用铁丝等固定住。即使是乳牙，当牙齿受到外伤时，生长部位都会受到冲击，可能会变色或出现炎症，应该接受牙科医生的检查。

？孩子每天都要嚼三四块口香糖。
！口香糖比巧克力还要甜，最好不要让孩子吃。

　　口香糖是诱发蛀牙的主要原因。很多人认为饭后嚼口香糖可以使口腔清爽并清洁牙齿。但口香糖里的糖分也成为了蛀牙滋生的温床。虽然您不一定相信，但口香糖确实比巧克力还甜。很多情况下，让小孩子嚼口香糖没有好处。

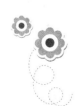

？蛀牙拔掉的地方没长恒牙，很担心。
！请先观察一段时间。

如果因蛀牙或外伤等原因使乳牙过早脱落，可能会出现问题。门牙过早脱落的话，多少会使那个部位的牙床组织变硬，恒牙也就需要更多的时间来穿破牙床萌出新牙。这样就会比其他孩子更慢出牙。3岁以上的孩子最好一年一两次定期接受牙科检查以确定牙齿状态。

？恒牙长歪了会有关系吗？
！多数都会自然矫正，不必太担心。

可以先观察一段时间，但如果是5岁左右的孩子，最好定期接受牙科医生的检查。一般情况下，恒牙的上排门牙有牙缝或长得像之字形，都不会有大的问题。虽然现在看上去不美观，但长出门牙和犬齿后，多数情况能够自然矫正。不过缝隙太大或歪得厉害，可能无法自然矫正，最好接受牙科医生的治疗。

？乳牙这么快就已经在松动了，是不是牙齿出得太快导致的？
！出牙太早没有牙根，所以常常会松动。

这种情况下如果不予理会，乳牙会自然脱落，稍有不慎可能会被吞下去，万一进到气管里还会引起肺炎。应该去看下牙科医生，如果情况严重最好拔掉。

？喂孩子吃酸奶会长蛀牙吗？
！不仅是酸奶，其他所有食物都会导致蛀牙。

　　喝酸奶以后，留在口腔里的糖分会引起孩子蛀牙，不利于孩子口腔健康。不仅是酸奶，其他所有食物都会导致蛀牙。由于孩子的主食奶粉中也有糖分，所以如果晚上含着奶瓶睡觉，留在嘴里的糖分就会"吃掉"牙齿。牙齿从萌出开始，就带有了蛀牙的命运。您问我正在出牙的孩子该怎样进行牙齿保健吗？最好的办法就是摄取食物后3分钟以内刷牙，牙齿长出一点点时用纱布擦拭，牙齿完全长出后用牙刷刷牙，两颗牙齿靠在一起时用指套硅胶牙刷很难把牙齿刷干净，最好使用普通的儿童牙刷。现在，孩子在2岁前也请使用儿童专用含氟牙膏刷牙。最好规定孩子的吃饭时间和零食时间。如果毫无时间规律地捧着零食吃，也特别容易发生蛀牙。只有从长乳牙开始认真保健，才能拥有健康的恒牙。最近，不知道是不是孩子吃多了速溶食品和甜食的缘故，很多孩子的牙齿都不健康。妈妈们应该多多用心。

？想了解下牙齿龋病。
！如果含着奶瓶睡觉，牛奶的糖分晚上会留在孩子的口腔里蛀蚀牙齿，这种症状叫做龋病。

　　只有做好牙齿保健才能拥有健康的牙齿，所以从孩子长牙开始，就要在牙齿保健上多多用心。牙齿从长出就可能蛀蚀，所以孩子长牙后家长应该帮助孩子刷牙。如果不能刷牙，应该在喂奶后喂水以清除口内食物残渣，一天一两次用纱布擦拭口腔。另外，最重要的是不可以让孩子毫无时间规律地咬着奶瓶喝。尤其晚上睡觉时如果咬着奶嘴过度吸吮，容易发生中耳炎，据说以后也容易酒精中毒。

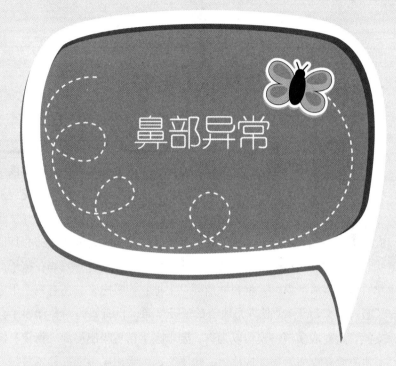

鼻部异常

· 很多妈妈以为流鼻涕时只有去看耳鼻喉科才能好得快，但这是错误的想法。小儿鼻炎或鼻窦炎、中耳炎都是由儿科医生治疗的。另外，有些妈妈认为流鼻涕时应该去耳鼻喉科把鼻涕吸出来，这也是错误的想法，这样做并不能让孩子的病情好得更快。

· 流黄色鼻涕，不一定都是鼻窦炎。鼻窦炎好发于2周岁以后，其特征之一是伴随有严重的咳嗽。孩子鼻子、咽喉、耳朵等部位的疾病当然都要去儿科治疗。只有在需要手术时才需要到耳鼻喉专科进行。

一起来了解下鼻涕和鼻塞

环顾周围，发现有很多流鼻涕的孩子。最近由于空气污染突然加重，常常有孩子一年里几个月都在流鼻涕。很多妈妈都会苦恼，孩子流那么多鼻涕是不是得了鼻窦炎，但流鼻涕仅仅表示鼻腔内黏膜受到了刺激。话虽如此，如果流很多鼻涕会容易产生中耳炎、鼻窦炎等并发症，应该进行正确的治疗。并且，如果孩子除了流鼻涕之外还伴随有其他症状时，必须怀疑孩子是否有其他疾病。偶尔会遇到有些妈妈在孩子得了感冒鼻涕痰液严重时，就只知道要马上把它们吸出来。还有妈妈干脆买了吸鼻器，每天4次很努力地给孩子吸鼻涕，也有妈妈对鼻涕多了会在支气管里变成痰液一说信以为真，要求医生帮忙吸出鼻涕。就算鼻涕多了也不会在支气管里变成痰液，也不会因为吸出了鼻涕而使感冒好得快些。随便吸鼻涕并非好事。

为什么会流鼻涕

·流鼻涕最常见的原因是感冒。感冒，也叫急性鼻咽炎，意思是感冒时会伴随鼻炎现象，换句话说也就是得感冒时鼻黏膜会产生炎症导致流鼻涕。带孩子来儿科看病的妈妈当中，有些因为孩子流鼻涕又似乎伴有鼻炎，就会要求医生帮孩子吸出鼻涕。但原则上鼻炎要靠吃药治疗，不能仅靠吸出鼻涕或喷点能够马上通鼻的黏膜收缩剂。吸出鼻涕或给鼻子喷药可以马上止住流鼻涕，但会引起鼻黏膜正常机能的障碍，使病情更加恶化，所以是有危险的。因此我也不建议吸鼻涕或给鼻子喷药。

• 过敏性鼻炎也会造成流涕不止。持续流鼻涕一周以上时，因鼻痒而揉并揉出鼻血时，除此之外，眼睛充血及眼睛下方皮肤变黑时，就要怀疑是不是得了过敏性鼻炎。这种情况下，不应该一直喂孩子吃止鼻涕的药物，而应该去儿科接受医生的检查。

孩子们常常鼻塞是因为相比于所呼吸的空气量，鼻孔相对较小，分泌物又相对较多。分泌物在鼻腔内变干形成鼻屎后，哪怕很小，也能把原本就小的鼻孔紧紧堵上。一般鼻塞的原因有两个，一个是因为流了太多的鼻涕，另一个原因是虽然没怎么流鼻涕，但鼻黏膜发生肿胀。孩子鼻塞以后不怎么难受的话，可以观察一阵子，同时注意不要让房间里的空气太干燥就可以了。如果不严重就不用擤鼻涕，不去管他也没有关系，这样鼻涕就会自动流到胃里面去。并且鼻腔内有适当量的鼻涕是件好事。

• 异物进入鼻腔时会流鼻涕。黄色且异味浓重的鼻涕只从一个鼻孔流出时，可能是异物进入鼻腔引起的。玩具子弹、花生、纸巾、饭粒等会使鼻子难受的东西很多。甚至有些孩子是故意把这些东西塞进去的。当有异物进入鼻腔时，应该马上去儿科请医生取出来。但如果孩子的鼻涕是黄色的并且很浓稠时，家长更应该怀疑是否感染了细菌。当然，这种时候应该接受儿科医生的治疗。

应对鼻塞的措施

• 喝足够的水。鼻涕的主要成分是水。所以鼻塞时，应该喂孩子喝充足的水。鼻涕中含水多时就会稀释，相比于黏稠的鼻涕会更容易擤出来。

• 鼻塞时先帮孩子擤鼻涕。鼻涕流得太多导致鼻塞时，应先擤出鼻涕。给肯听话配合的孩子擤鼻涕时，堵住一侧鼻孔后再擤，这样交替进行。可以帮助预防中耳炎。

• 使用加湿器也是一个好办法。鼻子吸入干燥的空气时鼻涕会变得更加干燥，鼻腔内的黏膜受到刺激出现肿胀就会导致鼻塞。建议湿度维持在50%~60%，但如果鼻子堵得厉害，可以咨询医生把湿度再调高一点。使用加湿器时应遵守基本注意事项（关于加湿器的详细内容

鼻涕不要随便吸

全世界恐怕也就只有韩国人流黄色鼻涕时努力吸出鼻涕了。往鼻子里喷药和吸鼻涕只是为了看清楚鼻腔内部以帮助诊断。尽管这样做确实也能疏通鼻子，使孩子感到舒服，但如果不是儿科医生认为有需要而给予吸出的话，我认为还是不要这样做。大部分儿科医生不给吸鼻涕不给喷药都是有原因的。反复吸鼻涕会使鼻黏膜变得干燥致使鼻子更加堵塞，去除鼻涕后鼻黏膜会为了补充缺失的防御性物质而分泌出更多的鼻涕，从而使症状更加恶化，弄不好还会将鼻涕中的有益成分（对抗病菌的成分）全都吸掉，结果反而会降低我们身体的自然自愈能力，所以我不建议这样做。实际上，韩国小儿过敏及呼吸道协会的专家是反对医疗目的以外的吸鼻涕做法的。

请参考《加湿器和净化器》篇章）。用热毛巾敷鼻子可以短时疏通鼻子。如果看以前的老电影，会出现妈妈抱着感冒的孩子坐在热气腾腾的澡堂里的场景。这种方法对疏通鼻子或稀释痰液也有帮助。

• 用吸鼻器或医用清洗器轻轻地吸一两次鼻涕，也能有所帮助。在鼻子里滴入食盐水两三滴后过2～3分钟，用儿童用品店里买来的吸鼻器或医院里有卖的医用清洗器，轻轻地吸一两次鼻涕，也能有所帮助。但如果吸得次数太多或力道太重，会伤到鼻腔内的黏膜，应该多加注意。买一个医用清洗器就可以了。

• 不要把棉棒放进鼻腔太深。棉棒只能在去除粘在鼻子口的干硬鼻屎时使用。绝对不能为了疏通鼻子而将棉棒伸入鼻孔深处。也许您会想谁会做这种事啊，但现实中确实会有人这样做。

关于鼻塞的三大错误认识

• 错误认识一：不管什么情况，吸出鼻涕绝对是好的。吸鼻涕这个问题会根据医生的定夺而不同。当然，吸出鼻涕确实能减少鼻塞。在市内母婴用品店很容易就能买到的吸鼻器之类的器具，能够用极小的压力将鼻涕吸出来，所以孩子鼻塞严重感到难受时也可以使用一两次。但从多个角度考虑，都不建议使用医院里用的强力器具来吸鼻涕。我也不赞同得感冒后只有吸出鼻涕才能使感冒好得更快这种说法。

• 错误认识二：只有疏通鼻子，才不会得鼻窦炎。医生们也不认同只有疏通鼻子才不会得鼻窦炎这种说法。有些人为了通鼻而

852

随便给鼻子喷药，黏膜收缩剂确实会使鼻子短时通畅，但后期会使鼻黏膜变干而加重鼻塞。请不要随便使用鼻腔喷剂。当然有些药没有关系，但给孩子使用任何药物必须有医生的处方。

·错误认识三：孩子鼻塞时，挤奶滴在鼻子里。有些妈妈会在孩子鼻塞时挤点奶水滴到鼻子里。这样做不仅会刺激鼻腔，有时候也可能会产生炎症。孩子鼻塞时可以滴两三滴食盐水到鼻子里。稍大点的孩子鼻塞严重时，可以把食盐水放到喷雾器里，再均匀喷入鼻腔。

会加重鼻塞的药

服用抗组胺剂或麻黄素系统中的药物可以减少鼻涕分泌，消除鼻黏膜肿胀，但这些药物必须有医生的处方才能使用。喷到鼻子里的黏膜收缩剂最初的效果很好，但使用几天以后鼻塞可能会更加严重，再加上也有报道称长期使用会增加发生鼻窦炎的概率，所以家长应加以注意。尤其是孩子使用时，必须有儿科医生的处方才行。

鼻窦炎

鼻窦炎是儿科医生治疗的一种疾病。虽然未满周岁的孩子也可能患上此病，但一般多见于两周岁以后的孩子。鼻窦炎虽是常见病，但不会像部分妈妈想的那样，只要流黄色鼻涕就一定是鼻窦炎，还没有常见到这种程度。如果咳嗽厉害并流鼻涕持续10天以上，医生们首先会怀疑是鼻窦炎。但持续咳嗽流涕10天以上的疾病也并不是只有一两种，所以不可以一遇到这种情况就断言是鼻窦炎。如果是鼻窦炎，咳嗽会比较厉害，尤其是想躺下睡觉或早上醒来时会咳得更厉害，严重的话还会边咳边吐。这种情况如果持续10天以上，诊断时就会首先考虑鼻窦炎。治疗鼻窦炎，一般采用药物治疗，不施行手术。

流黄鼻涕都是鼻窦炎吗

·感冒或鼻炎长久不愈时会发生鼻窦炎。鼻窦炎指的是

孩子患上鼻窦炎时

鼻窦炎没有显著的特征，使人一看便知这就是鼻窦炎。不可以单凭流黄龙鼻涕这一点就断定是鼻窦炎。例如得了像感冒这样的病毒性疾病，也会流黄龙鼻涕。鼻窦炎和普通感冒症状相似，实际上很多鼻窦炎是在感冒长久不愈的情况下在治疗感冒的过程中才发现的。得了鼻窦炎，可能会从一侧鼻孔流出黄龙鼻涕，咳嗽也厉害，凌晨也会出现长时间咳嗽。多数会流黄色稠厚的鼻涕，但也有时候是透明的清鼻涕。孩子患上鼻窦炎时，应尽量使用加湿器，多多喂水，视情况也可以往鼻孔喷食盐水，也能有所帮助。

在位于鼻腔旁边的鼻旁窦出现炎症的疾病。鼻旁窦是一个被湿漉漉的纤毛覆盖且充满空气的空间，如果感冒或鼻炎长久不愈会导致副鼻窦出现炎症，造成脓液堆积引发鼻窦炎。因此，如果想预防鼻窦炎，就应该有效控制感冒。

• 患上鼻窦炎，鼻涕往往会向上流。很多妈妈只要孩子一流黄龙鼻涕就担心是不是得了鼻窦炎，鼻窦炎是一种伴随严重咳嗽的疾病。实际上，鼻窦炎并没有妈妈们所认为的那样常见。并且黄龙鼻涕在患上感冒或慢性鼻炎时更容易出现，这时大部分鼻涕向外流出。相反，患上鼻窦炎时，鼻涕相比于往外流出，更多情况是通过咽喉向上流入。因此，儿科医生在诊查持续咳嗽并流黄龙鼻涕10天以上的患儿时，会查看咽喉部位，如果咽喉后壁粘有黏稠的鼻涕时，就会首先怀疑鼻窦炎。稍大点的孩子也可能会鼻部拍片。但孩子们就算得的不是鼻窦炎只是普通的感冒，从鼻部X片上看时副鼻窦部位也会显现阴影，所以医生们在诊断鼻窦炎时会格外注意。未满7岁的孩子在没有症状的情况下，医生不会只凭一张X光片就诊断为鼻窦炎。

• 遇到这种情况应该怀疑是鼻窦炎。满2周岁的孩子昼夜持续严重咳嗽并连续流黄龙鼻涕10天以上时，应该首先怀疑是否得了鼻窦炎。如果孩子眼周整日肿胀，头痛严重，见光刺眼，也应该马上去儿科就医。如果是急性鼻窦炎，会发高烧，且感冒症状严重，并产生黄色黏稠的鼻涕。脸或下巴也会疼痛，有时也会出现牙疼。有些人一听说头痛就以为是鼻窦炎，但孩子们头痛很多时候是压力或视力低下造成的，所以没必要孩子一说头痛就怀疑是否鼻窦炎而自寻苦恼。

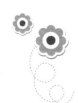

治疗鼻窦炎，原则是优选药物治疗，其次才是手术

• 对鼻窦炎患儿几乎不施行手术。一提到鼻窦炎，很多人脑海中首先就会想到手术。从这一点多少可以看出手术在治疗鼻窦炎中的重要性，但这指的是成人。即使是得了一样的病，孩子们的症状也可能与大人完全不同，所以治疗方法也会不同。鼻窦炎就是这样的疾病，孩子患上鼻窦炎时，几乎不会进行手术。孩子们正在发育阶段，如果对副鼻窦进行手术，可能造成鼻旁窦周围部位发育不正常，所以孩子患有鼻窦炎时，原则上采用药物治疗。当然，鼻窦炎反复发作时可能是由于鼻腔里长了良性肿瘤，此时就要进行肿瘤切除术。

• 不要因为症状好转就随便停止用药。鼻窦炎也叫副鼻腔蓄脓症，顾名思义就是脓液蓄积产生的疾病，治疗鼻窦炎最重要的药物就是抗生素。一般需要2～3周的治疗时间，慢性鼻窦炎则需持续服药3～4周以上。如果因为症状好转而中途停止治疗，会导致复发，所以一旦确诊，应该坚持服药直到医生说停为止。除此之外，如有必要，医生也会开减少鼻涕和消除鼻黏膜炎症的处方药。

小儿鼻窦炎由儿科治疗

• 耳鼻喉科是采用手术治疗耳、鼻、咽喉疾病的科室。有些妈妈以为鼻窦炎只能在耳鼻喉科治疗，放着近在眼前的儿科不去，坐车跑到大老远的耳鼻喉科就医。因为感冒是鼻喉部位的疾病，甚至有妈妈还会以为感冒也应该去专门的耳鼻喉科看才行。但实际上耳鼻喉

妈妈们对治疗鼻窦炎的一些错误认识

孩子患鼻窦炎来看医生时，妈妈们常常会质问医生明明开了药为什么却不给治鼻子。妈妈们总以为吸出鼻涕并给鼻腔上药才能使鼻窦炎好得快，但实际上这是错误的。一般情况下，除了为了查看鼻腔内部情况之外，并不建议吸出鼻涕。用器具吸出鼻涕起不到治疗鼻窦炎的作用，不过滴些食盐水倒可以有所帮助。可以把食盐水加热到体温温度后滴进鼻子，让其自然流入鼻腔。不过说来容易做来难，大点的孩子虽然可以这样实行，但年龄太小的孩子就行不通了。

容易发生鼻窦炎的位置

所谓的鼻窦炎指的就是位于鼻旁窦出现炎症的疾病。尤其是在眼睛下方的上颌窦部位最容易发生鼻窦炎。

科主要针对的是需要进行手术治疗的耳、鼻、咽喉方面的疾病。换句话说，耳鼻喉科是"头颈部外科"。当然，感冒这种疾病随便哪个医生都能治疗。这里我想说明的是，对于什么疾病哪里才是专门治疗该病的领域这一点。鼻炎是儿科领域的疾病，过敏性鼻炎同样也是儿科领域，感冒当然也是。我作为一个医生，在法律上我有资格接诊患儿，但我并不是专科医生。

·儿科疾病看儿科，耳鼻喉科疾病看耳鼻喉科。前面讲过，普通的感冒，只要是医生，谁都能治疗。但感冒和鼻炎可能引起多种并发症，或伴随有其他病症，所以必须用综合性的眼光诊治患者。这样才能减少或预防由感冒或鼻炎引起的副作用和并发症。小孩子患上感冒、鼻炎、鼻窦炎或中耳炎时，建议在儿科治疗。有些人听了这话以后就会误解为"儿科说不要去看耳鼻喉科"，但这种说法是有偏差的。儿科疾病应该在儿科看，耳鼻喉科疾病则在耳鼻喉科看。遇到感冒并发中耳炎的患者时，在治疗耳朵的过程中，需要检查听力，或是耳朵积水太多需要进行穿孔或置管手术时，我也会把患者送到耳鼻喉科就诊。

鼻 炎

慢性鼻炎是鼻黏膜出现慢性炎症的疾病

·患上鼻炎会导致鼻涕增多，鼻黏膜肿胀。所谓鼻炎就是指鼻黏膜出现炎症的疾病。当然，可能只是单单得了鼻炎，但多数情况往往是作为其他呼吸道疾病或过敏性疾病的一种症状出现。患上鼻炎会导致鼻涕增多鼻黏膜肿胀并且鼻塞，常常使患儿滞闷难受。不仅过敏性鼻炎，病毒性感冒也会造成鼻塞，妈妈们自己是很难区分的。所以孩子鼻塞时最好去看儿科医生。

·一旦患上呼吸道疾病，每次病程总会拖上很长时间。

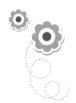

大家应该都知道，韩国空气污染很严重。所以孩子们一旦患上呼吸道疾病，就会非常难受，每次病程都会拖上很长时间。在这种情况下，几乎不可能对鼻塞进行根治。在这种恶劣环境下，当然应该采取常规措施来预防过敏，这样才能使孩子们少遭罪。

过敏性鼻炎，不要事先害怕而放弃

· 患上过敏性鼻炎，会出现如下症状。鼻炎发生在呼吸道最上端的鼻部，是鼻黏膜出现炎症而形成的一种疾病，当人吸到容易引起过敏的花粉、霉菌孢子、家居尘螨、动物毛发、死蟑螂碎末等时容易出现该病。孩子患有过敏性鼻炎时，会因鼻塞而呼吸困难，也会打喷嚏。会发出鼻塞的声音，严重的话睡觉还会打呼噜。过敏性鼻炎患儿会因鼻子发痒而经常挠鼻子，并且总是流鼻涕。有时眼睛下方会稍稍泛黑，这种孩子常常患有呼吸道过敏。

· 需注意吸鼻涕或鼻腔喷药的行为。如果因鼻塞而常常吸鼻涕，也许刚开始会因为鼻子疏通而感到舒服，但鼻子空空，失去屏障，直接暴露在过敏源下，同时也没有了包含在鼻涕中的抗菌成分，这样反而会降低我们身体的自愈能力。并且，如果总是人为吸出鼻涕，我们的身体就会认为缺少鼻涕而分泌出更多。这样会导致病情更加恶化，所以我并不建议吸鼻涕这种做法。同时对鼻腔上药的行为也持谨慎态度。如果随便使用鼻黏膜收缩剂，可能会使以后的情况变得更糟，必须有医生的处方才能使用。不过最近开发出来的鼻腔喷药中有一些能有效治疗过敏性鼻炎。代表性的有类固醇药物，这种药如果口服会有副作用，但直接喷洒到鼻腔能减少吸收量，几乎没有副作用，并且能够收到相对较好的效果。如果咨询儿科医生，有时也会开具这类处方药。近来治疗过敏性鼻炎，医学技术发展迅猛，已经远远超过了先前仅仅只是吃些止涕药的水平。顺尔宁之类的药物不仅能使症状好转，在一定程度上也能改善过敏性鼻炎主要由过敏源引发，鼻子对某些物质出现过敏反应。过敏性鼻炎具有家族遗传，鼻涕、打喷嚏、鼻塞是三大症状。相比感冒，这是一种发作性疾病，打喷嚏频繁，鼻涕也偏多。一年到头感冒的情况也很常见。不清除过敏源或不改善过敏体质，经常会容易发病。灰尘多时，过敏性鼻炎症状会更加严重，所以要更加注意打扫室内环境，保持环境干净清洁。再加上因为鼻子呼吸有困难，就会张开嘴来呼吸，这样可能导致牙科方面的问题。除此之外，过敏性鼻炎患儿也容易出现增殖腺肥大或中耳炎、鼻窦炎等并发症。

体质。不要随便让孩子服止涕药，而应该咨询儿科医生，这样才能得到更好的治疗。患上感冒时常常会伴随过敏性鼻炎，所以一般结合两种病症一起治疗。

• 过敏性鼻炎通过皮肤反应检查等很容易就能诊断出来。鼻塞不一定都是鼻窦炎。鼻窦炎是在位于鼻旁的叫做副鼻窦的部位产生的疾病，是一种鼻腔内黏膜出现炎症导致鼻塞的疾病。对于过敏性鼻炎，不要事先害怕而放弃治疗。正确治疗可以减少孩子痛苦。通过皮肤反应检查或血液免疫检查等很容易就能诊断出过敏性鼻炎的病因。不过由于幼儿的免疫系统尚未成熟，所以很难查明引起过敏的原因。所以孩子有过敏时，家里不可以养宠物和花草。搞卫生的时候不能扫或抖，应该改用抹布，以减少扬尘。要消灭蟑螂等害虫，拿掉地毯或易扬灰的沙发等，荞麦枕或布熊玩偶之类的也要撤除。因为这些地方容易滋生引发过敏的家居尘螨。保持孩子身体清洁和室内空气清爽，减少过敏源，以减轻过敏性鼻炎患儿的痛苦。

关于鼻腔的其他常识

为什么会打呼噜，该怎么治疗

• 打呼噜的声音从哪里发出来？几乎没有人知道自己有睡觉打呼噜的坏毛病。孩子也一样。但实际上孩子是很少打呼噜的。妈妈们常常会觉得奇怪："这孩子怎么了，都会打呼噜？"呼噜声是呼吸时空气流经的通道中部分组织下垂引起的。说得再简单点就是晚上睡觉呼吸时，软腭或扁桃体、小舌头、咽喉等多个组织受到空气的压力出现下垂从而产生的声音。

• 如果打呼噜严重，可能会出现短时呼吸困难。玩得太累或患上感冒等呼吸道疾病出现炎症的情况下，会暂时打呼噜。这种情况多数会随着时间而消失，不会有大问题。打呼噜很难治愈，无论大人小孩都一样。如果不好好矫正打呼噜的坏毛病，会给同寝的人带来影响。打呼噜的本人也会因呼吸困难而无法深度睡眠。因打呼噜严重而造成睡眠不良时，也会影响白天在学校的学习。并且，打呼噜严重还可能出现短时呼吸停顿，造成呼吸困难，导致身体健康障碍。孩子因打呼噜严重而反复出现短时呼吸停顿现象时，妈妈会因为担心孩子窒息而患上神经衰弱。这种情况就应该考虑手术。

• 怎样治疗打呼噜。打呼噜的主要原因之一是肥胖。所以肥胖者打呼噜时，最先应该做的就是减肥。患上感冒时也会打呼噜，这时就要治疗感冒，并打开加湿器增加室内湿度。因为这样可以供应呼吸道黏膜所需的湿气，防止干燥，极大地改善呼吸。另外，改变睡觉姿势也能有所帮助。最重要的是不要让孩子过于疲劳，而应该充分休息。

• 必要时实行扁桃体或增殖腺切除术。如果因扁桃体或增殖腺过度肥大而打呼噜，必要的话可以手术切除。最近，耳鼻喉科采用的几种最新技术很容易就能完成切除。如果扁桃体肥大，打呼噜严重，有时还会出现短时呼吸停顿，就必须咨询儿科医生是否有必要进行手术。

孩子总挠鼻子

• 因为鼻塞或鼻痒孩子总挠鼻子。跟其他孩子相比，有些孩子特别喜欢挠鼻子。感冒前后尤为厉害。妈妈们觉得挠鼻子很脏也丢人，就会责骂孩子，但这很难帮助孩子改掉习惯。挠鼻子是因为鼻塞或鼻痒。经常挠鼻子的孩子眼睛下方多数会变黑，这些孩子常常患有呼吸道过敏。常常挠鼻子会使鼻孔变大，鼻子也会稍微往上翘，需要引起注意。当挠鼻子变成习惯时，鼻子前端聚集着血管的部位会出现毛细血管破裂，常常导致流鼻血。不仅如此，指甲也会造成抓伤，导致鼻腔化脓。孩子频繁挠鼻子会伤害到鼻黏膜，有些妈妈一看到鼻子溃烂不管三七二十一就给上药，但随便用药可能会使以后的情况变得更加严重，必须予以注意。

·孩子挠鼻子时请家长这样做。孩子挠鼻子时，责骂是没有任何作用的。发痒时自然会抓挠。这时就应该给孩子认真洗手，剪短指甲，转移孩子的注意力。并且保持室内干净，防止灰尘堆积和霉菌生长，也不要养鸟、狗、猫等宠物和花草，搞卫生时不要扫或抖，而是改用抹布擦拭或尽量使用好点的吸尘器。不要使用荞麦枕头，不要铺地毯，不要使用易扬灰的沙发。并且要消灭蟑螂，也不要晒花干，尽量不穿有毛的衣服。

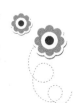

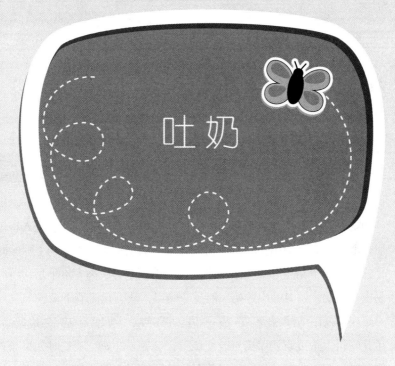

吐奶

· 新生儿总是吐奶时应该去看一次儿科医生，以确认没有其他异常。万一患有胃食道逆流之类的疾病，放任不管的话会出现多种并发症。尤其是孩子长大后仍旧吐奶，或吐奶加重，或者体重不增加时，就会成为问题。

· 很多孩子吸入空气以后会吐奶。所以喂奶以后必须拍嗝。即使喂的是母乳原则上也应该拍嗝，孩子经常吐奶时，在喂奶的过程中应该进行多次拍嗝。

应该了解的基本事项

新生儿即使没有问题也容易吐奶

·新生儿由于胃还没有发育完全，即使正常也容易吐奶。即使正常，新生儿也常常吐奶。所以也会把新生儿的吐奶称为"回奶"。胃长得和袋子相似，上下两端有肌肉控制，食物进入胃里以后，下端的肌肉会阻止其流出胃部，直到消化为止，当然向上呕吐时更是这样。由于新生儿的胃部尚未发育完全，上端肌肉力量不足，所以容易出现吐奶。这时吐出的奶一般是一两口，从嘴角流淌下来。

·喂奶时尽量不使孩子吸入空气，喂奶后应该拍嗝。新生儿吃得太饱或吃奶后突然改变位置，会容易吐奶。喂奶时如果吸入太多空气，会更容易吐奶，所以不要等孩子饿得大哭才喂奶，免得吃奶时着急。如果喂母乳要使孩子嘴里含满乳头，如果喂奶粉则要充分倾斜奶瓶以避免吸入空气。喂奶后应该充分拍嗝。孩子在吃完奶前就出现吐奶的话，一侧哺乳后换另一侧时，中间就要进行拍嗝。喂奶以后不要过于玩闹，如果拍嗝无效，喂奶后最好抱20分钟或使其斜身靠坐。如果这样还要吐，在孩子已经添加辅食的情况下，可以在奶粉中加入几勺米粉后冲泡喂食。

·吐奶厉害的孩子随着长大会停止吐奶。新生儿时期即使吐奶厉害的孩子，一般6个月后能坐时就会好转。即使吐奶比较严重的孩子，等到会走路或会使用杯子时多数就不再呕吐。另外，新生儿几乎不会因吐奶而不长体重。

这种时候孩子容易吐奶

好端端的孩子突然吐奶时，妈妈们会惊慌失措。孩子吐奶的原因有很多，但大部分都是正常的。不过孩子是否正常首先应该去儿科确认。去儿科确认过没有大问题的孩子当中，有相当数量的孩子还没有吃辅食，更多的吃的是奶粉。得感冒时也容易吐奶。当然，肠炎也是从吐奶开始的，这时常被称为伤食，很难与吃得过多引起的吐奶区分开来。孩子突然吐奶的原因整理如下。

· 孩子突然吐奶的原因

1.吃得太多。

2.吃奶粉时突然吸入太多空气，平时没喂过孩子喝奶粉的人喂食奶粉时容易发生吐奶。

3.奶粉泡得太浓，从没泡过奶粉的人偶尔泡一次奶粉往往泡得太浓，孩子喝了容易吐奶。请别人泡奶粉时要告知奶粉和水的正确比例。

4.患有肠炎。

5.孩子精神上有压力。

6.其他原因造成孩子吐奶。

未满周岁的孩子吐奶引发呼吸障碍时

孩子吐奶时液体食物突然进入鼻孔、喉咙口、咽喉、气管、支气管，堵住部分呼吸道甚至全部呼吸道，造成呼吸困难。孩子呼吸受阻时，妈妈们首先不能慌张，一定要冷静。未满周岁的孩子被异物堵住呼吸道而引发呼吸障碍时，有一种对应的方法叫做海姆立克急救法。在网上搜索"海姆立克"就能观看视频。

孩子吐黄色液体时

由于孩子的胃尚未发育完全，没什么问题也会吐奶。尤其是喂奶过程中吸入空气，就会容易吐奶。但如果孩子吐出来的是黄色液体，最好马上去看儿科医生。因为吐黄色液体时，很可能是因为肠道的某一部分被阻塞了。

医生有话说

好端端能吃能玩的孩子突然吐奶时，妈妈当然会惊慌失措。孩子吐奶的原因虽然有多种，但大多数是正常的。尤其是未满周岁的孩子很容易吐奶。也因为这样，有些人认为随着孩子长大吐奶会好转，所以就不予理会。但并不是所有情况都是没有关系的，如果孩子一直吐奶，就一定要查明原因，这非常重要。再加上，在未明原因的持续吐奶过程中，由于经常刺激呼吸道，会反复引发吸入性肺炎，又由于不能正常进食，会出现生长障碍。根据吐奶的原因，如果有问题马上进行治疗，才能有助于孩子健康成长。

1.把孩子抱到妈妈的手臂上，固定头和脖子的位置以后，把孩子的身体向下倾斜60度。

2.用手掌在肩膀的肩胛骨之间，换句话说就是在两肩之间，快速用力拍打4次。

3.如果这样也不行，就使用腹部压迫法，把孩子平放在坚硬的地面上，用两个手指压迫胸部4次。

4.如果孩子还不能呼吸，就采用抬起下巴舌头的方法，即用拇指和食指抓住下巴和舌头，使嘴张开，使舌头无法贴住呼吸道。这时如果看到异物，并能轻易取出的话，就要取出来。但绝对不可以硬取。

5.如果采用以上方法孩子还不能正常呼吸，应该实行人工呼吸并转移到急救室。

孩子频繁吐奶时家长应该警惕的疾病

应警惕胃食管反流

· 即使是轻度的胃食管反流，但如果吐奶太频繁，也会成为问题。就算有轻度胃食管反流，而正常吐奶也可认为没有问题。由于食道和呼吸道靠在一起，如果经常吐奶刺激呼吸道，有可能引发肺炎，也可能出现哮喘、食道炎或贫血。这种情况下让孩子仰卧不会有什么作用，采取俯卧姿势才会有帮助。但如果采取俯卧哄睡，会增加孩子猝死的危险，所以最好只在监控或直接观察期间采取俯卧式。另外，可以把奶粉稍微泡浓一点，或把稀粥加到奶粉里拌匀后喂食。

· 胃食管反流非常严重时需要进行手术。确诊是胃食管反流时，治疗可以减少孩子痛苦，但如果放任不管有时会引发肺炎。吐奶严重的孩子通过儿科医生的诊治能有所好转。如果孩子长大吐奶仍未见好转的情况下，应该咨询儿科医生。长时间咳嗽或呕吐物夹带血丝，或容易呛到，都应该咨询孩子的主治医生。胃食管反流非常严重的情况下也会需要进行手术。过于相信孩子本来就会吐奶之类的话，会使孩子遭罪受苦，应引起家长注意。

呕吐的孩子

孩子呕吐时可以理解成身体有异常。这样说的意思是，如果非常轻度可以不予理会，但呕吐的程度各不相同，有可能不会造成影响，也有可能严重到需要治疗，甚至是手术。如果孩子吃得好玩得好，可以喂易消化的食物并充分补水，然后使孩子休息并稍微观察一会儿。如果状态不严重，会随着时间恢复过来。但如果孩子因为呕吐而很难受或不愿吃东西，就应该马上去看儿科医生。

警惕幽门狭窄症

• 喂奶后每次都会大口吐奶的孩子，应该警惕幽门狭窄症。如果出生不到2个月的孩子，进食后每次都大口吐奶的话，就该警惕是不是患有幽门狭窄症。当然除了警惕，妈妈们也不能做什么。这句话的意思是要把孩子这样吐奶的症状准确地告诉儿科医生。所谓的幽门狭窄症，是一种先天性疾病，正常的孩子喝奶后，会从上面通过十二指肠（幽门）后再进入肠道。但如果十二指肠的肌肉层过厚引起幽门狭窄，牛奶无法从上面流进肠道里，就会造成孩子吐奶。如果患有幽门狭窄症，一般出生后2～3周开始出现吐奶，越到后来吐奶越厉害，孩子的体重也不增加。当然，肠道的其他地方如果被堵塞也会一直吐奶，如果吐奶时带有绿色水样，应该马上去看儿科。

• 幽门狭窄症通过手术能够马上好转。以前对幽门狭窄症根本无计可施，但近来只要做个手术就能够马上好转。而且这种手术没有危险，甚至手术后4～6小时就可以马上喂奶。如果孩子经常吐奶，不要放任不管，必须定期接受儿科医生的诊治，以确认没有其他异常，这一点非常重要。

**因肠炎呕吐时，
出现如下情况应
去急救室**

· 呕吐物中带有血丝。

· 呕吐物中带有黄绿色物质。

· 因呕吐而脱水严重的情况：1岁以下的孩子8小时以上不解小便，超过1岁的孩子12小时以上不解小便，嘴唇干燥，眼睛凹陷，啼哭无泪，皮肤黏湿。

· 无精打采，叫不醒没反应，孩子看上去很难受。

· 伴随严重腹痛2小时以上。

· 持续6小时以上呕吐。

· 呕吐的同时发烧严重。

· 未满3个月的孩子吐奶2次以上。

应警惕肠炎或之外的其他疾病

孩子患上肠炎会突然吐奶厉害。这种情况应喂服电解质，治疗肠炎。如果孩子对牛奶过敏，持续吐奶腹泻，每天喂食HA奶粉之类的特殊奶粉可以使症状好转。但不可以自己随便断言孩子患有牛奶过敏，而喂服特殊奶粉。如果医生确诊是牛奶过敏，就要按处方喂食特殊奶粉，有时候即使症状好转也要继续喂食。除此之外，因中枢神经异常、心脏异常、先天性代谢异常等引起的吐奶，如果持续时间长，就要先接受儿科医生的诊治。吐奶时随便喂服止吐药并不是一件好事。止住吐奶虽然比较容易，但由于吐奶可能是某种疾病的症状，如果采用喂药止吐，可能无法发现疾病，直到病症恶化。关于吐奶的详细内容，请参考本书《肠炎》篇中的呕吐部分。

孩子呕吐时家长的应对策略

孩子呕吐时家长请这样做

· 孩子呕吐时应尽量防止堵塞呼吸道。孩子呕吐时，无论是奶粉还是辅食，首先应一点一点多次少量喂服。但不可以因为呕吐而把奶粉泡稀或只喂稀粥这样的辅食。无论呕吐的原因是什么，应注意防止呕吐物堵住呼吸道。并且呕吐时应把头转向旁边，使呕吐物吐到外面。呕吐物堵住呼吸道导致无法呼吸时，应该采用海姆立克急救法。

· 如果总是呕吐，哪怕水也好，应该喂食以避免虚脱。

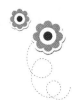

实际上比白开水更好的是含有糖分的盐水，但由于很难调配准确的浓度，所以最好去药店买"Eledrol"或"Pedira"之类的电解质溶剂喂服。问题是，即使吃这些东西也要呕吐的话，就要喂一些然后暂停一会儿。如果还是要吐的话，就应该去医院。

•孩子不解小便，并且显得无精打采时，应该马上去急救室。如果孩子晚上一直呕吐，但只要小便正常，就是还没有脱水，不会出现其他问题，可以等到第二天再去医院。但如果8小时以上不解小便，孩子看上去无精打采时，应该马上去急救室。另外，使孩子放宽心也很重要。如果因过于慌张或吵闹而受到压力，也会加重呕吐。

出现这种呕吐情况应该去急救室
•出现不明原因的呕吐并且头痛严重。
•呕吐时像喷泉一样，往前"哗"一下喷射而出。
•最近72小时内有过撞到头部的情况。
•吃了一些奇怪的东西，出现呕吐。

请家长注意
有些人因为孩子总是呕吐而喂服止吐药。但孩子呕吐时最重要的是弄清呕吐的原因，随便喂药吃是不行的。总是呕吐的孩子当中，有些可能是得了某种需要尽快进行手术的疾病，否则会妨碍身体发育，所以必须去看医生以确认是否有异常。

符合年龄的辅食也很重要

•正确添加辅食非常重要。孩子出现呕吐时，有些人只会依赖药物或一些特殊方法，但对于容易呕吐的孩子，进食符合年龄的辅食是最重要的。所有的育儿书用大量文字描述辅食是因为辅食会从多个方面给孩子带来影响。辅食不仅对消化道，对身体和精神成长也会产生影响，所以正确添加辅食显得尤为重要。及时添加辅食，喂孩子吃固体食物的原因之一是，长期吃液体食物的孩子中有些孩子会容易呕吐并喜欢偏食。

•相比液体食物，周岁以后的孩子应该吃固体食物。相同热量的情况下，液体食物会比固体食物体积更大，会给胃造成负担。并且喝奶瓶时间过长，会容易出现拒绝其他食物的习惯，年纪稍微大一点以后，有些孩子还会故意吐出来。周岁以后容易呕吐的孩子如果不是生病造成的话，妈妈首先应该做的就是摘掉奶瓶，把奶量减少到一天400～500毫升左右。剩下的量就用固体食物来代替。尽管这样做并不一定都会减少呕吐，但相当多的孩子情况会好转。

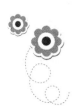

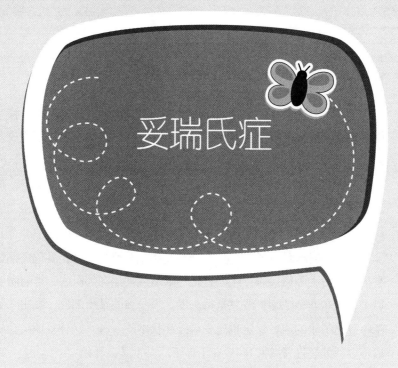

妥瑞氏症

· 很多妈妈会责骂孩子一直眨眼睛或抽搐面部肌肉。如果这种行为是妥瑞氏症的话，妈妈越不让做反而会越厉害。妥瑞氏症不是孩子想停下来就能停的。患有妥瑞氏症时，即使家长阻拦孩子，孩子也会一直做，但妈妈们要清楚这并不是孩子的反抗行为。

· 妥瑞氏症在受到压力时会加重，所以仔细观察孩子的生活很重要。如果孩子对妥瑞氏症好奇，就请告诉他这不会有任何问题，过几个月就会好转。

什么是妥瑞氏症

· 妥瑞氏症是一种什么病？在没有特殊原因的情况下，孩子不由自主地以极快速度反复晃动脸、脖子、肩膀、躯体等身体部位或发出奇怪的声音。这种现象称为妥瑞氏症。孩子总是眨眼睛或耸肩膀，或发出怪声时，很多妈妈会责备孩子不要这样做。但往往妈妈越责备，孩子的这种怪行为就越厉害。去儿科就医时，医生会告诉妈妈不要说"别这样做"之类的话。What can I do？这便是妥瑞氏症障碍的代表性话题。

· 妥瑞氏症的主要症状。与吃手指和磨牙一样，妥瑞氏症是一种习惯性行动障碍疾病。比如总是眨眼睛或抽搐面部肌肉，耸肩膀或抽鼻子，吃东西咂吧嘴。或总是捋头发，摸身体的某个部位，发出"嗯哼嗯哼"清嗓子的声音，这也是妥瑞氏症状中的一种。这种妥瑞氏症状一般不会持续超过1秒钟，问题在于停下后马上又会开始。

· 妥瑞氏症患儿很难用意志控制。妥瑞氏症的问题在于，孩子无法用自己的意志控制妥瑞氏症症状的出现。硬是用意志控制的那一瞬间，可能不会出现妥瑞氏症状，但只要稍有放松就又会开始眨眼睛或抽鼻子。不过孩子睡觉时妥瑞氏症会消失，孩子心情舒畅时症状也会减轻。大人看到孩子总是眨眼睛或抽搐一侧的脸部肌肉，自然就会责备孩子，但妥瑞氏症不是用责骂能够改掉的。

压力是诱发妥瑞氏症的主要原因

· 这种情况下容易出现妥瑞氏症。众所周知，妥瑞氏症是为消除孩子的压力而出现的一种行为。性格敏感的孩子和受到很多压力的

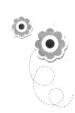

孩子特别容易出现妥瑞氏症。另外，父母对孩子的期望过高也容易发生妥瑞氏症，因为如果按照父母的欲望来养育孩子，孩子很容易受到极大的压力。养育孩子应该合乎孩子的状况。总是说"学学你哥"这样的话，拿兄弟俩做比较，或者对孩子太唠叨，太过于责备，都会加重妥瑞氏症。另外，也有报告称有过敏的孩子容易出现妥瑞氏症，但这种说法仍存在较多争议。

• 也可能是其他疾病，所以应该先看医生。看到孩子总是眨眼睛或做出奇怪的举动，不一定都是妥瑞氏症。有过敏性结膜炎时孩子也会不停地眨眼睛，如果总是责骂孩子，眨眼睛可能就真的发展成妥瑞氏症。如果出现类似妥瑞氏症的症状，也应该确认一下是不是癫痫。妥瑞氏症与癫痫不同，并不会失去意识或丧失记忆。如果伴随有这种症状，就应该接受脑电波检查。

突然出现妥瑞氏症时

孩子突然出现妥瑞氏症时，请深入了解诱发孩子此症的病因。有些孩子哪怕只是听到让弹钢琴这句话，都会出现妥瑞氏症。如果妥瑞氏症是最近刚刚出现的，那么多数都是短时的现象。这时就要努力寻找困扰孩子的原因并予以解决。如果父母采取理解孩子的态度，症状往往就会自行消失。另外，治疗多动症的处方药或通鼻用的感冒药有时也会诱发妥瑞氏症。

怎样治疗妥瑞氏症

• 父母越操心，妥瑞氏症持续时间越长。大多数妥瑞氏症只是暂时性的。一般经过1～2周就会自行消失，几乎没有持续1年以上的情况。但如果症状持续1年以上，就会演变成慢性病症。治疗妥瑞氏症最重要的就是妈妈不要对孩子的这种症状过于敏感。"你最近不怎么眨眼睛了啊！"如果妈妈因此高兴得说这么一句的话，可能孩子又要开始眨了。不管是什么样的话，只要是涉及孩子妥瑞氏症的，都请不要讲。如果妈妈把它当回事儿，就一定会带给孩子压力，这个压力就会再次诱发妥瑞氏症。孩子患有妥瑞氏症时，要隐藏心中的担忧，孩子的妥瑞氏症消失时，也要掩饰心中的喜乐。父母越操心，孩子的妥瑞氏症持续时间越长。如果父母显现不满，孩子浑身都会感受到这种不满，导致妥瑞氏症持续更长的时间。

• 不可以责骂孩子。孩子出现妥瑞氏症时，很重要的一点是不要责骂孩子。越责骂，孩子越紧张，妥瑞氏症状也会越严重。只要对日常生活和学校生活没有造成太大的影响，就可以不予理会。即使心里很在意，也请不要表现出来。

• 请消除造成孩子压力的原因。妥瑞氏症很多都是由于周围环境的压力造成的，只要仔细观察孩子的周围情况并解决诱因，就可以很容易治愈该症。要给孩子充分的休息时间，以消除孩子的紧张感，这一点很重要。对孩子表现好的方面要给予称赞并多多鼓励，也能帮助消除妥瑞氏症。另外，越是消极易害羞的孩子越容易出现妥瑞氏症，对于这些孩子，平时要创造与朋友们相处和玩耍的机会。由于家庭矛盾会加重症状，所以平时要多多用心创造和睦的家庭氛围。对于父母不太知道的学校生活，也要通过与孩子对话来了解掌握，并与老师沟通。

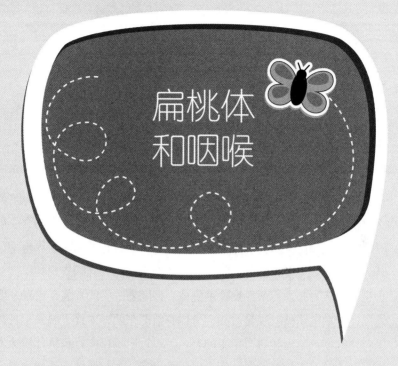

扁桃体
和咽喉

· 扁桃体对我们身体是有益的。扁桃体可以阻止不好的东西通过咽喉进入我们身体，起到像守门大将一样的作用，因而不可以随便摘除。随着时间推移，就算扁桃体体积变小而不得不摘除，最好也要尽可能坚持到年老时再说。

· 并不是说摘除扁桃体，孩子就会少得感冒或健康成长。相反，很多儿科医生相信，摘除扁桃体反而会更容易患上感冒。扁桃体与我们是一条战线的。

· 如果必须摘除扁桃体，也应该摘除。此时，如果增殖腺肥大也会一起摘除。

一起来了解下扁桃体

不管什么情况，摘除扁桃体一定是好的吗

　　很多妈妈只要孩子一感冒就说孩子扁桃体发炎了。也因此以为只要摘除扁桃体，就会少得感冒，就算得了也会病势较轻，鼻炎或鼻窦炎什么的都会马上痊愈。不知道各位读者怎么想？摘除扁桃体真的会少得感冒，或者就算得了也会病势轻微吗？曾经有一段时期，医学界也是这样认为的。历史上美国也曾流行将扁桃体全部摘除，韩国直到80年代初为止也一直认为必须无条件摘除扁桃体。但随着医学的发展，曾经一度难逃厄运的扁桃体被发现是对我们身体有益的东西，才终于脱去了长久以来背负的发育障碍和感冒主犯的恶名。最近已不再实行扁桃体摘除术。这是因为随着医学的发展，新的事实被发现，对扁桃体的认知也得到改善，同时也因为新药在不断地研制出来，新的治疗方法使得在不摘除扁桃体的情况下也同样可以治愈疾病。

从前摘除扁桃体的原因有两种

　　•第一，以为扁桃体炎症会造成病情反复拖延。过去摘除扁桃体的原因主要有两种。第一种是以为扁桃体总是发炎会使孩子疾病缠身，从而延缓成长发育消耗体力。确实，由于过去没有好的抗生素，如果细菌在扁桃体上繁殖就可能导致肾脏或心脏出现问题。但这已经是过去的事了。因为现在已经开发出了很多好的抗生素。简单举个例子，

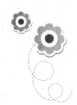

874

过去如果扁桃体感染白喉菌就会很难治疗，但现在就算看不到白喉菌，假设已经侵入到身体里面，由于药物很好，所以不会再苦于无药可治。

• 第二，以为摘除扁桃体可以少得感冒。过去摘除扁桃体的另一个原因是以为能少得感冒。简言之就是以为扁桃体肿大会容易导致感冒。扁桃体摘除以后，看上去确实是减少了感冒。实际上确实也有妈妈说摘除扁桃体后1～2年间感冒明显减少。那么，摘除扁桃体能少得感冒是真的吗？但往往凭经验做出的判断会产生错误。随着孩子长大，到某个时期以后，感冒自然就会减少，那些孩子的妈妈却错把摘除扁桃体当成了原因。其实那些没有摘除扁桃体的孩子也一样少得了感冒。也就是说，根本不是因为摘除扁桃体而少得感冒的。实际上进行手术1～2年之后，比较一下摘除扁桃体和没有摘除扁桃体的孩子，很容易就能发现他们感冒的次数基本上没有什么差别。

什么情况下应该摘除扁桃体

• 如果扁桃体总是肿大，妈妈们会希望摘除。韩国空气质量不好，很容易得鼻炎或感冒。感冒也叫做鼻咽喉炎，因为患上感冒自然会伴有鼻炎。患上感冒并伴随鼻炎时很容易鼻塞，此时如果扁桃体也肿大的话，妈妈们就会担心孩子会不会出现窒息，就会询问医生摘除扁桃体如何。那么扁桃体应该在哪种情况下进行摘除呢？

• 和盲肠一样，只有在必要情况下才摘除扁桃体。第一，扁桃体出现癌细胞时。第二，扁桃体出现脓疮时。第三，扁桃体肿大，无法进食和呼吸时。当然，除此之外也可能有其他情况必须摘除扁桃体。这些情况下当然应该实行扁桃体摘除术。但如果不是万不得已的情况，也可以不进行手术，等到4～5岁再看情况。因为随着孩子长大，扁桃体也会慢慢缩小，儿科医生都会建议尽可能不实行摘除。

什么是增殖腺肥大症

最近基本上已经不再
摘除扁桃体了。因为摘
除扁桃体并不会减少感
冒或弱化感冒，也不会减
少并发症的发生。并且，摘
除扁桃体也不能治疗或预防鼻
炎、鼻窦炎、中耳炎。相反，
扁桃体对我们身体是有益的，把
守我们的咽喉要道，起到阻挡病菌
入侵身体的守门将作用。

· 增殖腺是扁桃体的一种。增殖腺是扁桃体的一种，位于鼻喉之间，起到阻挡病菌侵入身体的守门将作用。增殖腺出现炎症而肿大的状态就叫做增殖腺肥大症。增殖腺肥大症患儿因为鼻塞无法呼吸而常常把嘴张开，所以也会把这种样子戏称为"增殖腺脸形"。

· 增殖腺慢性增大时会出现问题。增殖腺暂时性增大时基本不会有什么问题，但慢性增长时就会出现问题。因为增殖腺常常会把鼻子堵住，使得只有张开嘴才能呼吸。患有增殖腺肥大症时，手术与否视孩子的状态而定。并且即使是相同的症状，治疗方法也会随医生的主观意志而有所不同。一般情况下，增殖腺肥大症常常需要施行手术，"增殖腺脸形"患儿，因鼻塞用嘴呼吸时发出严重鼻音的孩子，打呼噜时呼吸停顿的孩子，有慢性中耳炎或中耳炎反复发作的孩子，这些孩子最好进行手术。

· 出现并发症时最好进行手术治疗。增殖腺肥大症相比其本身，出现并发症时更需要进行手术。增殖腺肥大症导致中耳炎或鼻咽喉炎反复发作、久治不愈时，最好进行手术。手术一般实行扁桃体摘除术或增殖腺切除术。手术后可能出现出血这样的并发症问题，但可以治愈，并且并发症的发生率非常低，所以不必担心。

咽喉肿大或嗓子发哑

咽喉肿大时

患上发热性感冒，发热的同时咽喉部位容易出现炎症。这时，发热的原因并不是咽喉出现炎症造成的，而是因为感冒病毒侵入人体，使整

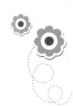

个身体都受到病毒的影响，从而造成咽喉发炎身体发热。有些妈妈只知道咽喉感冒应该治疗咽喉，但如果不是特殊情况，在咽喉部位涂药治疗是没有作用的。感冒一般都是呼吸道受到感染进而扩散至全身，所以绝对不是治治喉咙疼痛就能好的。当然，有些疾病只是在咽喉或扁桃体等呼吸道的特定部位出现炎症，可以只治疗相应部位也能好转，但这种情况很少见。没有什么特别的方法可以预防咽喉肿大。只不过像预防感冒一样，要早睡早起，不要过度疲劳，要休息好，勤刷牙勤洗手，这样在一定程度上可以预防。

孩子的扁桃体本来就大

孩子的扁桃体本来就比大人的大。查看孩子的口腔，会看到硕大的扁桃体堵住了喉咙，看到此情此景的妈妈几乎会透不过气来。再说，查看扁桃体时需要张开嘴，这样扁桃体看起来就会更大。尽管如此，并没有因扁桃体大而出现过问题。有时会遇到有些小孩的两块扁桃体大得快要碰到，几乎看不到嗓门眼，但只要没有其他症状，就没必要担心。扁桃体会随着孩子长大而慢慢缩小，到了5岁左右身体抵抗力增强时，就会得到缓解。有些孩子哪怕扁桃体很大，有时还会妨碍呼吸，但到这个年龄以后基本上不会再有什么问题。

淋巴结肿大时

• 看到这种症状应该马上就医。出现以下现象时应马上去儿科就诊：淋巴结肿大伴随发热现象，未满周岁的孩子出现淋巴结肿大，淋巴结肿大的地方皮肤变色，淋巴结肿大并有痛感，浑身淋巴结肿大等。淋巴结肿大的孩子呼吸困难或无法吞咽食物时，也应该马上去看儿科。

• 一般性炎症造成的颈部淋巴结肿大比较多。淋巴结是病毒或细菌入侵时发挥免疫作用的组织，一旦感染就会出现肿大。得了感冒或扁桃体发炎，或者患上中耳炎时，淋巴结就会肿大。患上结核病时颈部淋巴结也会肿大。尽管比较少见，但有时白血病也会造成淋巴结肿大，这种情况下淋巴结通常会坚硬如石，像佛珠子一样紧密排列。孩子出现颈部淋巴结肿大，多数是由一般性炎症造成的，不会有什么大问题。所以，如果没有疼痛也没有其他症状，可以再观察一段时间。

• 大多数淋巴结肿大会随着时间消失。淋巴结出现肿大时，大多数很难在初期就查明病因。尽管不知道淋巴结肿大的准确原

孩子颈部摸上去有肿块

孩子颈部出现肿块的原因有很多。最常见的是由于颈部淋巴结肿大。淋巴结肿大的原因也有很多，有时也有情况无法查明原因。所以，如果摸到孩子颈部有肿块时，首先应该去儿科就诊，查看肿块是什么东西，再查找淋巴结肿大的原因。

因，但一般都会随着时间消失。查明准确病因并不一定总是最重要的。无视淋巴结会随时间消失这样的事实，非要为了查明原因而让孩子经历各种痛苦的检查，这是没有必要的。特别是没有伴随其他问题时，应该等一等，如果过了一段时间也没有消退的话，再看是否有必要进行结核反应检查或血液检查。当然，如果在等待的过程中，淋巴结变大或其他部位也出现肿大，就应该马上去儿科就诊。为了确认淋巴结的大小而一直用手摸或捏的话，淋巴结会变得更大，孩子也会更加难受。

孩子因咽喉肿大不愿进食

· 咽喉肿大时，孩子只愿喝液体食物。吃辅食的孩子，如果咽喉或扁桃体出现炎症或患上感冒时，往往会增加奶粉的进食量。这可能是因为孩子想多喝一些奶粉，也可能是因为妈妈们担心孩子不愿进食出现虚脱而特意喂得较多。只是短时性的增加奶量是没有关系的。但请一定记住，孩子病愈后必须把奶量减少到正常。实际上一旦增加奶量，想再减少并不容易。

· 咽喉肿大时可以喂冷的东西吗？有些情况可以喂，有些不可以喂。发热性感冒的病毒常常会侵入到人体的肠道，稍微有点退热时，大便会变稀。这时如果喂冷的食物，就会导致腹泻。但有些病是可以吃冷食的。比如说，咽喉痛导致发热且不愿吃饭时，喂孩子吃冰淇淋可以缓解疼痛，补充水分和营养，所以医生也会建议让吃冰激凌。并且，患有手足口病或保真性口炎类的疾病时，也可以吃冰激凌。孩子能不能吃冷食，应该听从孩子主治医生的意见。

孩子嗓子发哑

• 嗓子发哑也有多种原因。得了感冒或咽喉炎之类的呼吸道疾病会嗓子发哑，喊得太大声或话说得过多伤到声带时嗓子也会发哑。因感冒或咽喉炎引起的嗓子发哑，会随着时间而恢复，一般2周以内就可以好转。如果没有其他什么事情，就让孩子在家里休息，并且尽量小声讲话或少讲话。也可以抽个时间去看下医生。可能是有什么疾病也不一定，不过这种情况并不多。嗓子发哑根据病因不同，有时也会需要进行特别治疗。

• 防止口腔干燥可以预防嗓子发哑。平时多喂温水或果汁，让孩子多吞咽口水，可以咬口香糖或含糖吃。也可以使用加湿器，使吸进的空气不至于干燥。如果是小孩子，即使嗓子哑了，也会把想说的话都说完，有什么需要的东西就会喊妈妈，所以妈妈最好多上心把孩子需要的东西事先准备好。如果嗓子非常哑，建议给孩子一个哨子，可以在想叫妈妈的时候使用。如果孩子持续嗓子哑2周以上，就应该先去看医生以确认是否有问题。

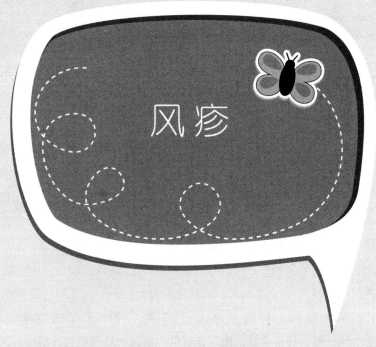

风疹

· 风疹不会给孩子造成什么影响。但如果孕妇感染风疹，就会增加生下畸形儿的危险。请阻止风疹患儿外出。特别是绝对不能使他靠近孕妇身边。

· 12～15个月龄时会接种麻疹、流行性腮腺炎、风疹的混合型疫苗麻腮风疫苗，4～6岁时会进行二次接种。但二次接种是1997年才开始实行的，所以出生在1967年以后，只接种过1次麻腮风疫苗的人，现在接种也不晚，应该再去补种一次。

· 如果4～6岁没有进行二次接种，现在就应该去补种。

· 怀孕之前没有风疹抗体的妇女应该事先接种麻腮风疫苗。麻腮风疫苗接种以后1个月可以怀孕。

· 各疾病隔离时间

流行性腮腺炎	肿起后5天
麻疹	出疹后5天
风疹	出疹后7天
水痘	发病后7天
手足口病	发病后7天

关于风疹的必知事项

风疹也叫四天麻疹

· 患上风疹会出现感冒症状并浑身出疹。风疹是由传染性极强的风疹病毒引起的疾病。患上风疹会出现感冒症状，并从脸部开始出疹，且在极短的时间内扩散至全身。不仅如此，颈部、耳后、后脑下面的淋巴结都会肿大。症状与麻疹相似但比麻疹轻微，由于扩散至全身的红疹4天左右会全部消失，所以也叫四天麻疹。

· 如果身上出疹，不可以随便处理，而应该去看儿科。患上风疹时，身上常常会出疹，仅凭出疹这一点很难与其他疾病区分开来。所以请不要在家里自己随意断言是风疹。在风疹流行期，如果孩子出现感冒症状并且身上出疹，必须去医院看医生以确认是否为风疹。另外，如果平常时期身上出疹，也应该去看儿科以确认所出红疹为何物。

风疹的传染性极强

· 如果患上风疹，应该在家里休息以避免传染。风疹病毒的潜伏期一般是14～21天。换句话说，也就是如果接触了风疹患者，那么之后的14～21天之间就会患上风疹。身上出疹后7天时间内，不可以送去学校或外出。由于风疹是传染性极强的疾病，外出时传染给他人的可能性极高。如果孩子得了风疹，由于并不会疼痛，所以会忍受不了待在家里，总是想去外面玩，但不可以因此就放孩子出去。为了他人的健

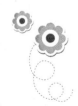

康，必须让孩子在家里休息。

• 住院时也应该进行隔离治疗。风疹患儿四处走动时，特别会对孕妇造成极大的伤害。所以为了孕妇等他人的安全，必须遵守不随便外出这一事项。有时也会需要住院，这时应该进行隔离治疗。大多数风疹会出现类似轻度感冒的症状，所以不实行特殊治疗，而是采用对症疗法。不过相比于治疗，正确诊断更加重要。不可以因症状轻微而像平常一样对待处理。

一定要追加接种风疹疫苗吗

以前没有实行风疹预防接种时，很多孩子到了5～14岁时就会得风疹。不过近来所有的孩子出生以后12～15个月就会接种麻腮风疫苗，所以5～14岁的孩子得风疹的情况也基本没有了。但随着孩子长大，麻腮风疫苗的效果也渐渐降低，所以在比过去更大年龄层的人当中患麻疹、流行性腮腺炎、风疹的情况正在慢慢增加。现在十多岁的孩子和青年人中患风疹的人很多。1997年开始，为应对这种状况，对4～6岁的孩子补种麻腮风疫苗，将其规定为基本接种事项。美国的部分地区，在领结婚证前需要进行风疹血清检查。以前只接种过一次的育龄妇女在怀孕之前最好再次接种麻腮风疫苗。希望韩国也能宣传这些内容多多促成风疹二次接种。

据说孕妇患上风疹很危险

• 生下畸形儿的几率很高。尤其是怀孕不到4个月的孕妇感染风疹最为危险，生下来的孩子留下严重后遗症的概率高达80%以上。并且怀孕4个月以上的孕妇如果感染风疹，孩子出现问题的概率也在10%左右。

• 备孕时最好再接种一次风疹。虽然过去只接种一次麻腮风疫苗，但现在4～6岁时会进行二次接种，也就是一共接种两次。现在的成人当中有些人以前只接种了一次麻腮风疫苗，所以就出现了来医院确认是不是得了风疹的这种情况。与其这样来医院做检查，还不如在计划怀孕前一个月再次接种麻腮风疫苗。这样在怀孕期间得风疹的概率会大大降低，就能得以安心。

• 很多医生都会建议备孕女性再次接种风疹疫苗。由于近来社区卫生院与综合性医院的依靠体系得到完善，所以即使在社区卫生院也能利用综合性医院的检查设备进行风疹抗体检查。但由于检查费用比接种费用要贵，所以很多医生会建议干脆直接再接种一次。预备妈妈不确定自己是否具有风疹免疫力时，必须在要孩子前先接种麻腮风疫苗。就算有风疹抗体，但如果以前只接种过一次麻腮风疫苗，那么也应进行二次接种。

• 孕妇不能进行疫苗接种。必须清楚的是麻腮风疫苗接种后一个月绝不能怀孕。另外，怀孕当中或者不确定是否已经怀孕时，也绝对不能进行接种。也许你会说"现在又没有流行风疹，干嘛接种"这样的话，但如果怀孕过程中出现风疹流行，那时就真的没有对策了。

关于孕妇和风疹的常识

？如果以前得过一次风疹的孕妇接触了风疹患者会怎么样？
！即使得过也应该马上去医院。

没有经过临床风疹抗体检查，这样做出的诊断是不正确的，所以即使曾经得过风疹也必须马上去医院。风疹本来就是一种没有特征性症状的疾

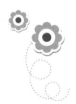

病，并且症状相似的疾病又有很多，所以不要以为以前得过就安心无事。自己说自己得过风疹的人怀孕以后因接触风疹患者而来医院时，医生不会采纳先前的诊断，而是重新采取措施。为了妈妈和孩子的安全，哪怕是极小的可能性也不能无视。就算奶奶告诉说"你以前是得过风疹的"，也不能因此而掉以轻心。应该采取应急措施，进行风疹抗体检查。

？ 如果没有风疹抗体的产妇接触了风疹患者怎么办？
！ 向医生咨询应对措施。

确认孕妇没有风疹抗体的情况下，有使用丙种球蛋白和暂且观察这两种方法，至于采用哪种方法应该咨询医生。

？ 即使孕妇接触了风疹患者，但只要不患上风疹就没有关系吧？
！ 不是。

一半以上的风疹的症状不会显现出来。即使得了这种隐性风疹，也照样会对胎儿造成影响。

？ 怀孕早期孕妇接触了疑似风疹的患者，该怎么办？
！ 请马上接受风疹抗体检查。

如果怀孕初期接触了风疹患者，应该马上去医院进行风疹抗体检查。如果检查结果为阳性就大可不必担心。

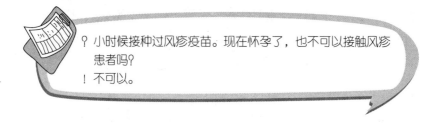

？小时候接种过风疹疫苗。现在怀孕了，也不可以接触风疹患者吗？
！不可以。

如果是孕妇，不管什么时候接种了风疹疫苗，一旦确定接触风疹患者，就应该马上去医院检查风疹抗体。请抓紧时间。这是急救措施。

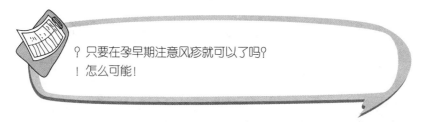

？只要在孕早期注意风疹就可以了吗？
！怎么可能！

前面的意思是说孕早期更加危险，但绝对不是说过了孕早期以后得风疹不会有问题。风疹对整个孕期都是有危险的，所以孕妇绝对不能接触风疹患者。并且，接触了风疹患者的孕妇，应该采取急救措施，马上去医院接受风疹抗体检查。

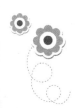

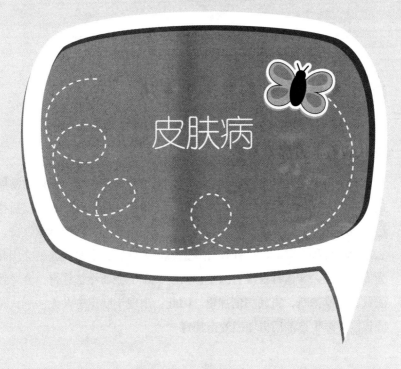

皮肤病

·请不要随便涂抹软膏。皮肤病虽然看上去都很相似，但根据病症不同，所用的软膏也完全不同。并且，即使是一样的病，所用软膏的种类也会因年龄、部位、程度的不同而不同。特别是在没有医生处方的情况下，不可以随便使用含有激素的软膏。

·很多孩子患有遗传性过敏性皮肤病。遗传性过敏性皮肤病哪怕是长时间治疗也往往很难治愈，但尽管如此，还是要坚持接受儿科医生的治疗。如果患有遗传性过敏性皮肤病，请不要等它自然康复，或者硬撑，或者想寻找更好的秘方。给遗传性皮肤过敏症患儿洗澡的方法，在本书的《遗传性过敏性皮肤病》篇中有记述，请一定阅读。

关于皮肤病的基本注意事项

皮肤病看上去都差不多

孩子常常出现的几种皮肤病在妈妈眼里看来都一样。所以常常以为之前医生开具的皮肤软膏这次也可以用，结果这样给孩子涂了以后往往造成病情恶化。但如果涂抹了含有肾上腺皮质醇的类固醇激素软膏，那么不管是哪种皮肤病，往往在外观上表现为好转，很多妈妈就会因此以为病情较轻。像这样在没有医生诊断的情况下随便涂抹软膏，会导致无法做出正确诊断，直到病情加重。因此，出现皮肤出疹并无法确认时，应该接受医生诊治后再使用处方药膏。

有没有特效皮肤软膏

很多人会四处打听有没有特效皮肤软膏。某种软膏使用一次起效后，即使下次得了完全不同的皮肤病，也会把这种软膏当做包治皮肤百病的万灵药来涂抹，这就是我们的现状。针对何种疾病该使用何种软膏，我们往往不进行具体科学的分析，而只是盲目单纯地比较哪种软膏会更好。但是在治疗皮肤病上，相比于比较皮肤软膏的好坏，正确区分是哪种皮肤病显得更为重要。做出正确诊断，几乎就等于决定了治疗方案。有时会遇到周围有些人因为相信某一种皮肤软膏可以包治所有的皮肤疾病，而最终栽了大跟头。

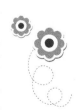

据说治皮肤病的药毒性很强

医学常识

有些人很不喜欢在皮肤上涂软膏。因为相当多的皮肤软膏中含有肾上腺皮质激素。尽管这是事实，但如果按照医生的处方使用，会对治疗有极大的帮助。对于药，没必要一味担心，但也不能随便乱用。另外补充说一句，韩国医院最常用的7级类固醇软膏在美国是超市销售的，是最安全的药物之一。

　　很多人认为皮肤病的口服药毒性很强。即使孩子的皮肤都溃烂了，有些妈妈也坚决不喂这种"毒药"，而使孩子受苦遭罪。但如果因此而不治疗难忍的奇痒，反而会妨害孩子性格的形成。其实皮肤药的种类也有很多。有些药连用几个月也几乎没有副作用，有些药虽然效果立竿见影，但滥用会造成极大损害。使用强副作用的药物时，医生会更加小心并更加嘱咐妈妈注意事项，所以只是一味地认为皮肤药具有毒性而坚决不吃的话是不对的。

常见的皮肤病

　　虽然其他疾病也一样，但尤其是皮肤病，如果医生没有直接面诊过，是无法做出诊断的。就算孩子的症状和书上描述的一模一样，实际诊断后常常发现是其他疾病或根本没有问题。哪怕孩子的皮肤看上去只有一点点异常，也应该首先去儿科确认。

先天性鲜红斑痣、血管瘤

　　血管瘤有多种种类，相应的治疗方法也不一样，所以只有孩子的施治医生才能对孩子的状态以及该如何进行治疗做出判断和决定。大部分血管瘤是先天性鲜红斑痣，多数血管瘤的寿命很短。血管瘤有火焰状母斑痕、草莓状血管瘤、海绵状血管瘤等。

• 血管瘤中，草莓状血管瘤看上去最可怕。出生时或出生后1周内出现的草莓状血管瘤会在接下来几个月甚至1年里持续生长，然后再慢慢消退，每年消退10%左右，但有些会一直残留下来。出生时好端端的孩子1周以后皮肤上开始出现鲜红斑痣，然后慢慢长大并凸出，妈妈们常常会非常担心和害怕。长在手上倒还好些，如果长在脸上，妈妈们甚至会担心孩子以后嫁娶的问题。草莓状血管瘤到孩子2岁左右时开始萎缩，到上小学时大部分都会消退。所以，先进行观察是最好的治疗方法。但如果引发呼吸、进食等功能性障碍时，就应该采取措施，进行手术切除、口服类固醇或局部注射类固醇。如果医生看过之后告诉说以后会消失，那么就算血管瘤还在继续长大也不要去处理。有些妈妈为了想让它快点消退，会涂一些奇怪的药膏，反而只会在孩子脸上留下疤痕，这样就真的不好了。当然也有少数情况下草莓状血管瘤不会完全消失，会在皮肤上留下一些痕迹，但即使要做整形手术也要等孩子大点以后再做，所以请不要事先人为去除。血管瘤很大时，如果撞到这个部位，会无法止血，需加以注意。

• 海绵状血管瘤有时会伴随草莓状血管瘤一起出现。海绵状血管瘤多单独出现，但有时也会伴随草莓状血管瘤一起出现。和草莓状血管瘤不同的是，海绵状血管瘤自然萎缩的概率很小，所以应该积极治疗，不过治疗结果往往不尽如人意。

• 火焰状母斑痕主要发生在单侧脸部。火焰状母斑痕是因毛细血管扩张而产生的界线分明的红色斑点。主要发生在单侧脸部，也可能伴随其他畸形。最近，使用激光治疗火焰状母斑痕取得了好的效果。

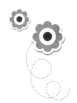

令人看看都发痒的脂溢性皮炎

脂溢性皮炎是孩子容易发生的一种皮肤病，奶奶们常常称其为"牛屎"。好发于头、脸、腋下等部位，发炎部位会分泌黄色脂肪性脓液。事实上，孩子并不觉得痒，看护孩子的妈妈反而会更痒。一般情况下不会有问题，但由于看上去会难受，常常令人十分苦恼。但如果因为不想看到而用手蹭或用指甲掀开的话，厚厚的结痂下面会出现炎症而使孩子遭罪受苦。如果觉得头上流脓比较多的话，必须去看医生。如果脂溢性皮炎严重，也会使用肾上腺皮质这种激素软膏。有些病症看上去即使很相似，也可能不是脂溢性皮炎。有时候脓痂疹流脓时看上去也会像是脂溢性皮炎，这时不可以涂肾上腺皮质这种激素软膏。皮肤软膏只有在看过医生以后才能使用。

皮肤呈圆形突出的疣

· 疣即使不进行处理，也会在几年内自行消失。疣是一种传染性病毒引起的皮肤病，皮肤会呈圆形突出。好发于手臂、腿、身体等部位，如果某个部位长疣就会扩散到其他部位。疣往往在患处呈中间略微凹陷状并多个聚集生长。体积从小米大小到豆粒大小不等。虽然不怎么会发痒，但孩子好像发痒似的会经常抓挠。疣就算不进行治疗也会在几年内自行消失。时间就是药。但严重的情况往往不会这样不采取措施。

· 总是抓挠而发炎时，应该去医院一个一个除掉。孩子不会就这样乖乖地不去碰它。总是抓挠会导致出血，也会引起炎症。这种情况就该去医院一个一个除掉。皮肤科、儿科、外科等不管哪个科室的医生都会治疗。除疣时会流出像豆腐渣一样的东西，这些也都要刮干净。但是刮的时候会很疼，孩子会遭罪受苦，刮不好的话还会复发，所以彻底治疗非常重要。治疗以后应该洗澡以清除残留在皮肤上的病毒，这也是减少复发的一个办法。不过这一点需要咨询孩子的施治医生，因为操作不当可能会导致炎症。身上长疣时应该去儿科确认，绝对不要在家里自己治疗。

长水疱并结痂的脓痂疹

· 脓痂疹会传染给其他人，应该引起注意。脓痂疹是因为抓挠不洁的皮肤形成伤口导致病菌入侵而出现的一种皮肤病，主要发生于脸部、胳膊和腿部。细菌入侵后，在呈圆形的患处会出现水疱，破裂后会形成结痂，伤口边缘会再次出现水疱导致伤口部位变大。如果因脓痂疹发痒厉害而抓挠的话，身体的淋巴结也会肿大。如果用手抓挠流脓的伤口以后再抓挠其他地方，就会引起传染。当然自己身上会容易扩散，也会传染给其他人，应该加以注意。

· 如果不想脓痂疹扩散，就应该特别注意保持清洁。为了阻止脓痂疹扩散，应该给孩子认真洗手，并注意保持清洁。要注意不要让孩子抓挠，这一点很重要。当然这不容易做到。在患处涂抹一种叫做GV的紫色药膏，或涂抹儿科医生开具的抗生素软膏，根据情况有时也会服用抗生素进行治疗。使用软膏时，要先用温水软化结痂并清除结痂然后再进行涂抹。如果不好好治疗脓痂疹，可能会引起肾小球肾炎或风湿类炎症、关节炎等可怕的病症，所以要坚持治疗直到医生说停时为止。生过几次脓痂疹以后，如果孩子再长的话，有些妈妈就不会放在心上，但每一次长脓痂疹，妈妈们都应该认真对待治疗。

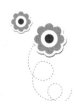

感冒患儿身上出疹

• 感冒患儿身上出疹的情况有很多种。第一，可能是病毒性出疹。第二，可能是发热时吃的药所引起的。第三，可能是孩子患有遗传性过敏症皮炎造成的。这当中最常见的就是病毒性出疹，发热后身上出疹的情况并不少见。

• 病毒性出疹是一种因病毒入侵而出现斑疹的疾病。顾名思义，病毒性出疹就是病毒侵入全身而冒出斑疹的一种病症。病毒性出疹是针对由病毒引起的种类繁多的疾病的一种统称，很难用一句话概括说明。但由于治疗几乎都一样，所以没必要一定区分开来。当然有时也可以一开始就区分出是哪种病毒引起的，这时医生会提前告知需要注意的事项。另外，热感冒引起的病毒性出疹有发热前出疹和退热后出疹两种。这类出疹一般2～3天会比较严重，然后就开始消退，除特殊出疹情况之外，最晚1周以内就会完全消退。如果是特殊出疹情况，儿科医生会在面诊过程中提到病名。如果只是病毒性出疹就不必担心。

• 部分医生会把病毒性疾病统称为感冒。很多医生会把具有病毒性出疹的疾病单纯地称为感冒。实际上儿科医生所说的感冒会有很多种类。虽然妈妈们会把出现发热、咳嗽、流涕的现象认为是感冒，不过医生们会把包括其他更多种类在内的病毒性疾病称为感冒。如果儿科医生看到患儿身上的斑疹后说是感冒的话，那么很可能就是伴随病毒性出疹的疾病。

• 病毒性疾病和感冒的治疗方法几乎一样。只是随着时间的推移，疾病的症状会变化，医生的诊断也会出现变化。就像孩子的症状每天都会变化一样，诊断结果也会随之出现变化。有些妈妈在带孩子看病的过程中，如果孩子症状出现变化，就会带孩子去别的医院就诊，那么就有可能被诊断为其他的病症，这样也会增加对医生的不信任感。

孩子臀部有青记
孩子臀部的青色斑记称为青记。这种青记只能在东亚的几个国家才能看到，韩国大多数的孩子出生时都带有青记。青记一般长在臀部，有时也会在背部出现。尽管每个孩子都会有所差异，但随着长大会渐渐消失。当然，青记消失时肤色并不会发生变化，所以完全没必要担心。

即使孩子病症出现变化，也请不要更换医院，坚持在原来的医院就医并遵医嘱采取正确的措施。

· 病毒性出疹有时会伴随痱子和遗传性过敏症状。孩子只是出现病毒性出疹时，一般一周左右就会好转。但如果病毒性出疹伴有痱子和遗传性过敏症状时，可能会持续较长时间。并且像这样病症并发出现时，初期基本上很难分辨，只有过段时间才能区别出来。尤其是夏天，病毒性出疹和痱子一起出现时，即使病毒性出疹好转，痱子也可能仍然留在皮肤上，所以应该坚持接受治疗。病毒性出疹和痱子治疗方法不同，并且由于初期很难区分，所以接受医生的诊治非常重要。一般，妈妈们很难区分痱子、过敏性出疹和病毒性出疹。如果判断错误，会让孩子们遭罪受苦，所以妈妈还是不要随便判断。如果孩子颈部长了什么东西，不要在家里苦苦思索是这个毛病还是那个毛病，而应该去就近的儿科就诊。因为儿科并不是一个只在孩子生病的时候才可以去的地方，孩子有异常但不清楚的时候，为确认是否有问题时也可以去儿科。

细菌进入皮肤底层导致化脓

· 区区一个脓疮最后往往要去医院切开引流。脓疮是由于细菌进入皮肤底层而形成的。如果孩子身上长出脓疮，应该去医院接受医生开具的抗生素处方药，喂服给孩子进行治疗。以前在家里贴贴膏药也会好转，但如果现在还用这种方法，可能会让孩子遭受痛苦。韩国人对治疗脓疮的很多常识性认识都是错误的，经常能遇到这样的情况，本来吃点药就能治愈的东西结果用民间疗法反而让孩子吃了苦头。有相当多的情况，本来只是区区一个脓疮结果发展到要去医院切开引流。脓疮只要好好治疗就不会有什么问题。但如果治疗不正确，只是贴个膏药，或者就算脓疮比较严重也不正确喂服药物的话，会导致病情加重，使孩子吃很多苦头。现代医学最大的成果之一就是发明了抗生素。过去，区区一个小脓疮都有可能威胁到生命。但现在，除了特殊情况之外，用现代医学可以很轻松就治愈脓疮。如果脓疮严重，请就近就医。不严重的脓疮使用抗生素大多数都可以治愈。如果已经化脓，就要切开患处，排除脓液，并使用抗生素。如果社区卫生院不能治疗，就应该去大医院就医。一开始就去大医院并不见得好。大医院的系统反而不适合治疗脓疮。

· 对脓疮应该不采取措施，直到破溃为止吗？周围常常能听到的观点之一就是"针眼或脓疮吃药反而好得慢，所以一直到破脓为止，可以不予理会"。在儿科工作，有时会看到有些孩子因为脓疮严重来医院时，脓水一直在流出来。有些孩子因为发炎来医院时腿已经肿得鼓鼓的。问妈妈们为什么到了这种程度才来医院，结果说是在喂服抗生素治疗的过程中因为长出了脓疮，觉得总是这样受苦，干脆等到化脓破脓，结果就成现在这个样子了。当然有时确实可以不予理会。但妈妈并不能判断哪种情况可以不采取措施，所以应该咨询医生。脓疮严重或长了多个的情况，必须喂服抗生素，治疗时若有必要也应排除脓液，这时应该采用热敷，使脓疮完全溃化再切开引流。

使皮肤变得白花花的牛皮癣

· 出现类似牛皮癣的症状时应该去看皮肤科专科医生。牛皮癣是一种长在孩子脸上的大小像铜钱一样，看上去像涂了面粉似的一种皮肤病。但人们常会把皮肤肤色变得灰白的情况，或长湿疹，因霉菌导致皮肤变色的这些情况都叫做牛皮癣。实际上，如果不是专科医生，由于皮肤病症状相似，周围很多人常常不能说出正确病名。

· 肤色灰白并不一定都是牛皮癣。以为是牛皮癣来儿科就诊

孩子们常常患上的接触性皮炎

接触性皮炎是一种接触引发过敏反应的物质而出现的皮肤病。孩子们常常患上的接触性皮炎主要有两种，一种是流很多鼻涕导致鼻子下方溃烂的情况，一种是被口水浸泡导致下巴变红的情况。如果因发痒而抓挠会造成伤口，细菌就会侵入伤口产生炎症。因鼻涕导致鼻子下方溃烂的情况会因为疼痛而无法擤鼻涕，所以最好接受医生的诊治。如果溃烂的部位发痒就采用冷敷，严重的话应该去看医生，按医生开具的处方喂服抗组胺剂或涂抹软膏。有时也会出现接触性皮炎伴随脓痂疹的情况，这种情况应该好好区分，如果看上去像是要流脓液时应该去看医生。

的孩子当中，很多都是"白色糠疹"。看上去像牛皮癣而使妈妈们搞不清的疾病，除了白色糠疹，还有很多种。由于白癜风、斑状硬皮症、白斑症等看上去肤色都是灰白的，所以妈妈们会误认为是牛皮癣。白色糠疹主要是一种在脸、手臂、脖子等部位出现圆形或椭圆形白色鳞屑（皮肤表面角质细胞病理性脱落）的症状。主要是幼儿和十多岁的孩子好发此病，如果不予理会，过几个月或者甚至几年会好转，为了促使症状好转，应该按照医生的处方涂抹药膏，会收到效果。皮肤科医生看一眼就可以判断是否为白色糠疹，所以最好是看皮肤科医生。由于治疗方法会根据诊断的结果和病情程度而不同，所以不可以在家里随便使用药膏。

白斑症和白化病

· 众所周知，白斑症在一定程度上具有家族史。白斑症是一种色素减退出现白色斑点的皮肤病。不管是身体的哪一部位都有可能发生，一般呈左右对称出现。我们身体的色素细胞中产生的黑色素决定了我们皮肤、毛发、眼睛的颜色。尽管不知道是什么原因，但如果色素细胞死亡而无法制造色素时，皮肤就会变成白色。目前还没有查明准确的原因，但众所周知的是它在一定程度上具有家族史。

· 白斑症症状会在一段时期内扩散，但又突然毫无原因地中断。典型的白斑症颜色看上去像牛奶一样，但一个斑点里面也可能出现色素脱落不均的现象。色素脱落部位周围的皮肤可能看上去更黑。白斑症有突然发病的倾向，症状扩散一段时间后又会毫无原因地突然中断，会显现出周期性，也有极少数情况会自行痊愈。医生经过诊治，会开具外用型处方药，但实际上白斑症并无有效的治疗方法。对于白斑症患儿，使用紫外线隔离霜或护肤品等可能就是最好的治疗方法。

·白化病是遗传病，无有效治疗方法。白化病是一种常染色体隐性遗传的疾病，是由于黑色素在形成过程中出现障碍所导致的。白化病的症状表现为皮肤白如乳汁，毛发呈黄白色，眼睛虹膜近乎透明。皮肤经不起日晒，易出红斑。由于是先天性疾病，所以没有特别的治疗方法。遵照医嘱，平时少晒太阳，涂抹合适的面霜，戴太阳镜，就是最好的方法。

皮肤或黏膜发生出血性斑点的紫癜症

·紫癜症应该遵照医嘱坚持治疗。紫癜症可分为过敏性紫癜症和病毒性紫癜症两大类。多数是由病毒引发，因血小板减少而引起。得了感冒之类的病毒性疾病后常常会出现紫斑症，具体原因尚未查明。患上紫斑症，有时需要1个月以上的时间治疗，应该遵照孩子施治医生的指示坚持接受治疗。治疗并没有特别的方法，采用的是抛却病因，根据病情症状采取适当措施的对症治疗法。另外最重要的是保持安静和进行休息。

·血小板减少引起的紫癜症应该好好治疗。血小板是血液成分之一，起到止血的重要作用。通常，检查可以发现血小板数量超过10万以上。但有时候不知怎么搞的，会引起血小板减少，使之不能发挥正常作用。血小板减少引起的紫癜症中有突发性血小板减少症、先天性血小板减少症、新生儿血小板减少症等。通常情况下会出现皮肤或黏膜血液凝滞或出血斑疹，皮肤上很容易就出现淤青。更严重的情况还会出现流鼻血、颅内出血、胃肠道出血、泌尿器官出血等症状。根据血小板减少的数量不同，症状也会不同，有时会因减缓血液凝固的速度而造成问题，所以必须认真采取措施。

新生儿鲑鱼色斑

孩子的脸上常常出现淡色斑点，特别是额头正面、眼睑上方、脑后至颈部更容易出现。这种淡色斑点中最常见的就是鲑鱼斑，这是火焰状虾斑点中的一种。多数的妈妈在孩子刚出生时并不知道孩子身上有淡色斑点，后来有一天突然发现时就会吓一跳。30%～50%的孩子出生时带有这种斑点，多数会随时间好转。眼睑上的淡色斑点几年以后也会消失，但脑后下方颈部的斑点不会轻易消失，常常使妈妈们感到苦恼，不过颜色会慢慢变淡并且会被头发遮住，所以没必要太担心。但眼睑上的淡色斑点并不是到了一定时期都会消失。眼睑上有红斑时应该去儿科咨询DPT接种事项。

接触引发传染的疥癣

· 疥癣的病因和症状。疥癣是一种疥癣螨虫引起的皮肤病，通过人体接触引起传染。疥癣从人身上脱落以后其间的螨虫还能生存2～3天，如果疥癣患者来做客过夜以后就可能导致传染。并且一个人得病以后，全家都会得病。疥癣螨虫会在皮肤上挖掘洞穴寄生，这种洞穴也叫水道，传染后2～4周会因感知反应（对某种抗原产生过敏的现象）而出现瘙痒。如果因瘙痒而昼夜抓挠的话，可能会使细菌侵入患处，出现炎症或脓痂疹。

· 治疗疥癣主要使用Cowell乳液药膏。妈妈们自己很难区分疥癣，所以务必去看皮肤科医生。皮肤科医生首先会用眼睛确认做出诊断，如果有怀疑就会通过检查以确诊。治疗疥癣有多种方法，但主要都是使用Cowell乳液药膏。这种药如果使用不当可能会造成中毒，所以必须遵照医生的诊断和处方。幼儿与孕妇尤其需要注意。睡前给孩子洗澡后，从脖子开始到脚跟为止涂上Cowell乳液药膏，早上再洗澡把药膏洗掉。如有需要，根据医生的诊断，按照间隔2天或每周2～3次进行。

眼周出现的青黑色斑点——太田母斑

色素性疾病中有一种叫做太田母斑，尤其对于韩国人来说是一种并不少见的皮肤病，这是一种在眼睛周围出现的青黑色大面积斑点。太田母斑是由于皮肤真皮层中形成黑色素的细胞非正常性增殖而导致肤色变青变黑的。多数都是先天性的，出生以后就开始出现，随着年纪增长出现渐渐扩散并变黑的倾向。太田母斑不会自行消失，孩子稍大以后应该接受治疗。太田母斑斑根较深，一次治疗无法彻底清除，需要间隔一定时间共进行3~8次治疗，大多数可以使用激光清除干净，所以不必过于担心。

· 被子和衣服煮沸以后再日晒消毒，并且全家人都要接受治疗。从身上脱落下来的疥癣螨虫可以在被子和衣服上存活2～3天，所以所有的衣被都应该煮沸后在太阳下晒干。由于疥癣的传染性极强，所以接触的人都必须全部接受治疗。并且抓挠会导致炎症或脓痂疹，应该坚持进行相应的治疗。

伴随关节炎或关节痛的过敏性紫癜

过敏性紫癜症状多样，皮肤上出现紫斑，出现关节痛或关节炎，也会伴随腹痛和肾炎。这种皮肤病也叫做过敏症，大多数无法查明病因。过敏性紫癜采用对症治疗法。感染病菌时也会使用抗生素，必要时也会注射或口服类固醇药物，不可以随便中断用药。有些情况会很容易复发并持续数年之久。有少数情况还会出现肾炎或肾功能障碍，所以更要认真对待治疗。目前还没有根治此病的方法。改善体质也无济于事。并且令人遗憾的是，也没有预防的方法。

关于皮肤的其他几种令人疑惑的症状

孩子一到冬天脸就变红

· 孩子脸蛋皲裂时，在家中应该采取的措施。由于孩子皮肤娇嫩，即使稍微吹到一点冷风就容易干燥，脸蛋会变得粗糙发红并皲裂。尤其是爱流口水的阶段，如果孩子脸蛋皲裂，孩子趴着睡觉时脸就会被口水浸泡刺激到皮肤，吃饭时食物沾在脸颊周围也会使病情更加恶化，应该擦干净水汽，在患处涂抹保湿乳或面霜、面油等保持皮肤滋润，这一点非常重要。由于冬天天气干燥，所以要尽可能避免吹到冷风。可以在室内晾晒衣物或打开加湿器，维持适当的室内温度和湿度，也同样很重要。洗澡时要缩短时间，洗脸时不可以像搓泥一样太过用力，不然会造成刺激。虽然可以使用温和性的肥皂，但症状严重时最好不要使用。如果使用肥皂，就要用水清洗干净，不使肥皂残留。洗澡后最好涂抹皮肤保湿剂。

· 孩子脸蛋皲裂时，不可以随便涂抹软膏。不管是哪种情况，不可以随便使用皮肤软膏。皮肤软膏中大多数都含有激素。使用激素以后会使乱糟糟的脸蛋马上变得干净。越是强效的软膏，效果越是好得出奇。但要记住的是，越是强效的软膏，相应的副作用也越大。激素犹如一把双刃剑，虽然小心使用会很安全并且有效，但使用不当就会出现各种副作用，必须按照专科医生的诊断慎重使用。

孩子脚底长了硬邦邦的鸡眼

· 鸡眼是由于走路时间过长或错误的走路姿势造成的。鸡眼指的是由于走路时间过长，走路姿势错误，鞋子不合脚，脚底受到压迫或脚形异常等刺激足部特定部位，使该部位皮肤变硬而形成的。长鸡眼以后，走路时皮肤硬块会受到刺激而感到疼痛。虽然少走路可以使鸡眼慢慢自行消失，但这是不现实的。如果鸡眼不严重，只要穿宽松点的鞋子也会好转，但如果严重的情况下，就要涂药以软化皮肤硬块，或者进行割除治疗。就算治疗好了，但如果不找到长鸡眼的原因，就会很容易复发。

· 幼儿不会走很多路，所以不怎么会长鸡眼。很多人只要

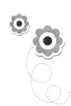

脚底长硬块，就以为是长了鸡眼。这可能是因为看了太多大人脚底长鸡眼的缘故。但孩子脚底出现的白色硬块并不一定都是鸡眼。因为孩子不会走很多路，所以不容易长鸡眼。如果孩子脚底长出了硬块，应该先看医生以确认是什么东西。以为孩子长了鸡眼而来医院看病的孩子当中，有很多其实是长了疣等其他疾病。这时如果涂抹一些常用的软膏，可能会恶化病情，所以在不清楚准确原因的情况下应该先接受医生的检查，这样才安全。如果在不清楚的情况下涂抹鸡眼药膏，很可能会出现副作用，应该加以注意。

吃太多的橘子，皮肤会变黄吗

这是个儿科医生只需看一眼就能知道的问题。吃太多的橘子会出现皮肤短时性变黄。但如果有其他体质异常时也会出现这种症状，所以孩子皮肤变黄时应该先去看儿科医生。如果皮肤和眼睛变黄有可能是黄疸，黄疸严重会出现多种问题，若不及早发现和治疗的话会造成大脑损伤。与其说黄疸是一种疾病，更应该说是由内在的其他疾病引起的第二性病症。如果得了出现红细胞破损现象的疾病，胆红素会在血液中积聚，皮肤会变成黄色。另外，患有肝炎或胆汁管闭塞、特定形态的贫血症时也会出现黄疸。如果得了黄疸，眼白会变黄，但因为吃太多橘子而使皮肤变黄时，眼白仍旧是白色的。如果孩子皮肤变黄，应该首先去看医生，并少喂橘子。因为孩子喜欢而过多地喂食某样食物，也是一种偏食。

手脚的皮肤容易脱皮

孩子手脚皮肤脱皮的现象很常见。手脚皮肤脱皮时，很重要的一点是要确认是不是由霉菌引起的。万一是霉菌引起的，却不知道这个情况而在家里涂软膏的话，会使状态突然恶化。这种情况，妈妈用眼睛是无法判断是不是霉菌引起的，所以必须接受医生的诊治。手脚皮肤脱皮的孩子应该去找以前经常看病的医生，请他看一下。根据孩子的状态，如果需要皮肤方面的治疗，医生就会采取适当的措施。当然，也可以直接去看皮肤科。

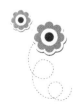

呼吸道疾病

· 说到咳嗽，并不一定都是感冒。并且一有咳嗽就随意吃综合性感冒药也是不对的。患上呼吸道疾病虽多伴随咳嗽，但呼吸道疾病中也有因吃综合性感冒药而致使病情加重的情况。

· 咳嗽是将我们体内不好的东西排泄出来的一种途径。重要的不是消除咳嗽，而是治疗病症。呼吸道疾病中也有虽表现为感冒但必须用抗生素的病症，这种病症在一定时期内若不及时吃药治疗，日后也可能对心脏或肾脏造成损伤，需引起注意。患上这种病症，接受小儿科医生的治疗非常重要。

呼吸道疾病的预防和治疗

呼吸道疾病比感冒更严重，有毛细支气管炎、肺炎、哮喘等。呼吸道由鼻、咽喉、支气管、毛细支气管、肺泡等呼吸相关的器官所组成，这些器官中产生炎症，患上的疾病称为呼吸道病。孩子的气管直径相比成年人小，所以一旦患上呼吸道疾病，哪怕只有一点痰液就会使呼吸更急促，也更容易产生并发症。

预防呼吸道疾病的方法

呼吸道疾病不管是感冒、毛细支气管炎还是咽喉炎、肺炎，其注意事项基本上都一样。只是根据病症和病状不同，用药会略有不同。尽管会稍有差异，但对于妈妈们来讲，在家中进行预防和治疗的方法基本上是没有区别的。这里不对呼吸道疾病病理做过多赘述，主要讲孩子患上呼吸道疾病时妈妈所能做的事。

·遵守基本注意事项，就能帮助孩子预防呼吸道疾病。目前针对呼吸道疾病的预防，尚没有办法做到妈妈们百分百满意。但在换季时期日常生活中严格遵守基本注意事项，就能够减少呼吸道疾病的发生。即尽可能不去人多的场所；外出回来后认真洗手漱口；充分休息避免疲劳，多吃有营养的食物。通过这些可以减少患上呼吸道疾病的概率。

·洗手比任何措施都重要。通常病菌通过孩子的手进入口中，认真洗手能够减少患上呼吸道疾病的概率。保证居住场所空气清

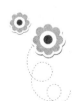

新，室内的每个角落都打扫干净，避免病菌滋长，并禁止吸烟等，以此减少室内空气污染，从而减少患上呼吸道疾病的概率。使用能将燃烧气体排到室外的暖气设备，使用燃气灶时务必打开换气设备，使气体排到室外，这些方面常被人们忽视。

· 换季时期要注意保暖。换季时期因温差较大，孩子们很难适应。往往凌晨时，气温大幅下降，需要盖被子，如果温度过低的话则应开启暖气。特别是换季时期没有开通暖气的公寓，如果凌晨非常冷，建议开启电暖炉。孩子外出时应该穿够衣服，避免着凉，但也不要穿得过于暖和。另外，与换季期一样，在干燥的季节需要适当保持室内湿度。只有这样才能减少对呼吸道黏膜的刺激，避免患上呼吸道疾病。

· 孩子出现过敏症状时必须遵守的事项。孩子过敏时，家中不宜养鸟、狗、猫等带毛动物，就算饲养了也不要和孩子睡在同一个房间。也不宜种花或者晒干花。收拾家务时不要扫或抖灰尘，尽量使用吸尘器之类的产品。地毯或易扬起灰尘的沙发、荞麦枕头、布熊玩偶等也都要撤除，因为这些地方极易滋生螨虫。当然，严格这些注意事项不意味着明显减少呼吸道疾病，但可以确定若不遵守则孩子很容易患上呼吸道疾病。

注意防范春季沙尘暴

沙尘暴天气容易使人患上呼吸道和眼科疾病，应谨慎外出。随着现代化进程推进，最近沙尘暴中含有镉等重金属，对身体极为不利，尤其是对孩子，最好不要让孩子在沙尘暴天气外出。若不可避免一定要外出，则应在最短时间内回到家中。外出回来时也应在大门外抖一抖衣服和头发再进入室内。进到室内后应洗手漱口洗头，条件允许的话最好冲澡。大人从外面回到家中应在接触孩子以前先洗手。这种天气不仅容易使人患上呼吸道疾病也容易诱发感冒综合征，所以就算是感冒也更应积极治疗。沙尘暴天气时应勤打扫房间。一旦沙尘吹入室内，就算过了一周都难以完全清除，故需多加注意。保证至少每周都用湿抹布认真擦拭。

这样应对呼吸道疾病

· 休息最重要。对于患上呼吸道疾病的孩子最重要的是休息，如果可以，最好不要外出。但很遗憾，我们周围很多人认为没必要遵守

使用加湿器，请注意以下几点

若不是必须如此或小儿科医生特别要求的情况，不可将加湿器放在枕边使用。晚上加湿器的喷雾方向不可正对着孩子，而应该朝着反方向，以免孩子晚上受凉。如果孩子身上被加湿器打湿，睡觉过夜体温下降，会加重病情。总结使用加湿器的四个注意事项：即每天换水，每天清洗，使用烧开后放凉的水，勤加换气等。

这些，吃些好药就能治病。孩子患上呼吸道疾病后，妈妈应避免带孩子外出，因为带患儿外出也可能会将疾病传染给其他孩子们。呼吸道疾病没有特效药，必须按照病情的具体情况对症下药。

• 应该摄取充足的水分。患上呼吸道疾病，相比平时气息变得急促，散发到体外的水分量会增加，而且食欲不振，因此更需要相应地补充水分。这样可以稀释痰液，也应该充分摄取水分，且摄入量要比平时多。患上呼吸道疾病，气息变得急促，通过呼吸散发到体外的水分量会增加，所以需要比平时喝更多的水。

• 常开加湿器。若要稀释黏稠的痰液，应该多开加湿器。如孩子因为房间冷或加湿器冷气的缘故而着凉或咳嗽的话，可以在加湿器水箱里加入温水。同时配合使用电暖气。

• 不要拍打背部。孩子因痰多黏稠而难受时，为了使痰液便于排出，以前采用的是手握空拳轻拍孩子胸口、背部，但如今对于一般性呼吸道疾病并不建议父母在家使用此法。如果孩子在接受全身麻醉手术后自行吐痰有困难的情况下，可在医生指导下酌情使用此法。

• 营造舒适的室内环境。家中空气不好的话，治疗效果会大打折扣。应注意使室内清洁，没有霉菌和灰尘，使用燃气灶时也应该打开窗户，开启换气设备，以免燃烧时产生的氮氧化合物在空气中逗留。也不可在家中抽烟，且尽量保持安静。

• 症状突然加重时应立即前往医院。孩子急喘时应让孩子坐起来，保持头部、胸部直立。如果急喘非常严重，胸口紧促凹陷，或无法喝水排尿以致身体疲软时，应立即带往急救室。父母中需有一个人带上证件。如果孩子是婴幼儿，还需带上奶瓶和奶粉。大医院里虽供应热水，但最好还是自己带水过去。

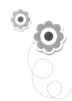

呼吸道疾病的种类和特征

毛细支气管炎使得孩子们聚在儿科诊室

医学常识

呼吸道疾病一般根据患病部位来命名。我们通过口鼻呼吸，空气经过咽、喉、气管、支气管、毛细支气管到达肺部。根据空气所经过的各部位名称命名，例如咽所患的疾病多为咽炎或感冒，喉所患的疾病为喉炎，毛细支气管所患的病症为毛细支气管炎，肺部所患的病症为肺炎。

· 毛细支气管炎必须医生听诊才能诊断。比感冒严重的呼吸道疾病中最容易患上的就是毛细支气管炎，该病也称为急性支气管炎，是病毒引起的支气管部位的呼吸道疾病，多发于晚秋、初冬以及春季。该病流行时，住在一幢公寓里的小孩子几乎都会患上毛细支气管炎，非常严重，以至于妈妈们开玩笑说孩子们可以聚在儿科诊室开班会。该病的患者人群主要是2岁以下的孩子，医生必须进行听诊才能做出准确判断。

· 绝不可以对毛细支气管炎掉以轻心。患上毛细支气管炎，胸腔会有呼噜呼噜声，咳嗽加剧，痰液卡喉，流鼻涕，呼吸紧促。严重的话会急喘，且进食困难。有时伴有发烧现象。毛细支气管炎与哮喘症状相似，很难分辨，当然有时也会与哮喘并发。一旦患上该病，哪怕是已经在治疗当中，也会有2～3天症状加重。因此当孩子患上毛细支气管炎时，家长应更加重视，对孩子给予更多的悉心照顾。

· 毛细支气管炎反复发作容易引发哮喘。毛细支气管炎没有特效药，主要采用的是按照病情进行对症治疗的方法。发烧就吃退烧药；如果吃不下东西，为了防止脱水，可以服用电解质。如果病情特别严重则要拍胸片，急喘可考虑使用氧气罩供氧，如果发生酸血症，则需调整供氧量。酸血症指的是因呼吸太过紧促以致产生代谢障碍使得血液中的酸中和能力下降的现象。哪怕是上午刚看过儿科，下午症状加重，也要再去看儿科与医生进行商议。依照病情的严重程度决定是否送往大医院。年幼时常患毛细支气管炎的孩子日后可能患哮喘，因此在治疗上需多加注意。有些家长认为咳嗽就是感冒的征兆，以为是感冒就给孩子

患上毛细支气管炎时的注意事项
很多家长无法判断孩子的病情，即使孩子患上了毛细支气管炎还认为只是得了重感冒，这样的家长大有人在。患上毛细支气管炎会突然症状加剧，孩子可能会脱水或呼吸困难，所以绝对不能轻视。认为只是单纯的感冒而给孩子吃止咳药反而可能会使病情恶化，需引起广大家长注意。

吃止咳药结果也可能导致病情恶化，需要引起家长的注意。

关于毛细支气管炎的常见误解

· 孩子急喘时应吸出痰或擤出鼻涕吗？孩子患上毛细支气管炎，会因为痰液和鼻涕堵塞呼吸道，咳嗽加剧，会吵着要求吸出痰液或擤出鼻涕，因此常会到儿科就医。吸出痰液或鼻涕以后短时间内孩子确实会变得舒服，但是韩国小儿过敏及呼吸道协会的专家们并不建议为了治疗呼吸道疾病而吸出痰液鼻涕，并在鼻喉处撒药。

· 咳嗽严重会损伤肺部吗？咳嗽是将我们体内的有害物质排泄出来的一种途径。所以若不是特别严重，不要单纯止咳。消除病症的根源，咳嗽自然就会止住。需清楚的是，引起咳嗽的病源不好，咳嗽本身是有益的。

· 用药效强的抗生素能使病好得快吗？一般性的毛细支气管炎无论用多强的抗生素也不能够减少并发症或加快病情好转。滥用抗生素只会产生抗药性和副作用。

· 最好一开始就在大医院治疗吗？为孩子治病的不是医院而是医生。无论是大医院还是社区卫生院，治疗小儿毛细支气管炎的方法都是一样的。但孩子的病情加重且咳嗽越发严重，或不能进食，可以采用静脉输液的办法，如果怀疑是肺炎需要检查或住院，此时需要马上从社区卫生院转到大医院。一开始就去大医院反而对孩子不利。

肺部有炎症——肺炎

· 肺炎可细分为多个类型。肺炎的发病部位通常比毛细支气管还要末端，属于呼吸道疾病中比较严重的病症。肺炎大多由病毒引起，也有可能由支原体引起。其种类很多，有的肺炎只是咳嗽厉害常被误认为感冒，有的肺炎连呼吸都困难，像是患了某种绝症。患上肺炎常见的症状为咳嗽发热，痰液卡喉，呼吸困难，表现与重感冒或急性支气管炎相似。治疗肺炎没有特别好的方法。由于医学教科书上明确规定了如何治疗肺炎，所以几乎全世界的医生用的都是同样的方法。有些肺炎是医生马上诊断出来的，也有些肺炎因为初期症状较轻，按照感冒进行治疗几天后才确诊为肺炎。儿科医生检查后若怀疑是肺炎，则需要拍胸片或送往大医院。当然轻微的肺炎也可以在社区卫生院治疗。

· 孩子患上肺炎时妈妈需要知道的事项。孩子患上肺炎时妈妈需要特别注意以下事项：第一，孩子患上肺炎不一定非要住院。按照肺炎种类不同，很多情况在社区卫生院小儿科吃药就能治愈。这种肺炎一般儿科医生都能判断出来。第二，如果必须吃抗生素，则一定要按医嘱一直服用到医生说停药为止。有些家长给孩子吃了几天药见症状好转，就停止给孩子用药，这是不对的。药必须吃满规定时间。特别是住院治疗度过危险期出院以后，不按医生要求吃药的人也相当之多。第三，现在出现了肺炎疫苗的预防针，正如妈妈们所知道的一样，肺炎预防针不能预防所有种类的肺炎。孩子得过一次肺炎后，只要孩子一感冒，妈妈们的心就会咯噔一下，一听说有肺炎疫苗就会跑到医院要求接种。这种疫苗只是对预防肺炎球菌引起的肺炎有效，而且大部分孩子在婴幼时期就已经接种过了。孩子2个月、4个月、6个月，12~15个月时各一次，共计4次接种肺炎球菌疫苗。这种疫苗不仅能预防肺炎，也能预防中耳炎，所以必须接种，万一年幼时未能接种，后来也要补上。

咳嗽时发出犬吠声——喉炎

• 未满5岁的孩子容易患上此病，咳嗽声是主要特征。喉炎也称为哮吼，是喉头部位感染病毒，易感人群主要是未满五岁的孩子。孩子患上喉炎，可能会发出"吭吭"的咳嗽声。这种咳嗽声非常特别，从未见过喉炎的妈妈们到医院后不知道怎样描述病症只能说是发出奇怪的咳嗽声，医生一问"咳嗽声像狗叫声吗"，妈妈们便会一拍大腿说就是这个声音。喉炎的症状除了发出"吭吭"的咳嗽声外，也会有急喘，嗓子沙哑，吸气时会有"咳咳"的声音。并且哪怕是在治疗当中也会有2～3天症状继续加重，特别是晚上会更厉害。完全治愈以后2~3年内也有可能复发。通常在晚上11点至凌晨2点之间最为难受，然后会渐渐好转。

• 早上看起来很好也必须就医。孩子得了喉炎要多喝温水，空气干燥可开启加湿器。已满周岁的孩子咳嗽严重时喂食半勺左右的蜂蜜也能帮助缓解症状。如果咳嗽特别严重，孩子难受，可关上浴室房门使里面充满热蒸汽，抱着孩子在里面待一会儿。孩子得了喉炎，不建议给孩子喂食综合性感冒药。孩子晚上很难受但是早晨起来看上去没问题，就外出玩耍或送到幼儿园的话，晚上也可能会变得更加难受。这种情况应该带孩子去医院。白天接受治疗时症状并不严重，孩子也能好好吃药。如果孩子晚上突然变得呼吸困难，咳嗽加剧，这是喉炎突然加重的表现，应该前往急救室接受治疗。近来医学研究成果表明，可通过药物治疗呼吸道疾病，并使症状马上好转。喉炎极其严重的情况也可能造成生命危险，需要与儿科医生认真商议。另外，若是急性喉炎，进行催吐虽也有效，但不建议妈妈们在家自行催吐。需要注意的一点是，妈妈若因孩子症状加重而变得慌乱时，孩子看到这种神情会感到害怕而使病情变得更加糟糕。所以就算心急如焚，在孩子面前也应该显得泰然无事才好。

常被误认为感冒——咽炎

咽炎通常被妈妈们误认为感冒，但嗓子疼痛并不一定都是咽炎。咽炎的常见症状为发烧，嗓子疼痛，它和感冒的症状相似，很难对两者症状的差别进行准确的描述。有些咽炎是由链状球菌引起的，如果治疗时间超过十天，眼下看起来虽然无事，但日后可能引发心脏或肾脏方面的严重并发症。多数情况孩子服用一两天抗生素后就会退烧，难受程度也会减轻。但家长这个时候不能随意停药，必须按照儿科医生要求按时服药，这一点非常重要。偶尔我也遇到父母对抗生素有成见，认为对身体不好，不按医嘱给孩子服用，这样做可能会威胁孩子的健康，需引起注意。到底孩子的咽炎该不该吃抗生素的，父母不懂专业医学知识，很难做判断。更准确地说，应该在医生诊断之前是难以区分的。因此草率地认为孩子只是嗓子疼痛感冒，而在没有医生诊断的情况下随意给孩子吃药，不仅仅是轻率这么简单，应该说这是一种极其危险的行为。咽炎的治疗与感冒大致一样，但是链状球菌引起的咽炎必须在按时定量内服用抗生素。我们常说的普通感冒也被称为急性鼻咽炎，也就是咽炎与鼻炎相伴的病症。

咳嗽时发出尖刺声——气管支气管炎

所谓的气管支气管炎顾名思义就是气管和支气管中产生炎症的疾病，可统称为支气管炎，老一辈人形容支气管炎患者为咳嗽坛子，近来人们将其描述为孩子咳嗽时发出尖刺声。但妈妈们只说是咳嗽声，使得医生很难区分是支气管炎还是感冒。治疗支气管炎，休息和摄入充分的营养，以及调节湿度都非常重要。该病主要是由病毒引起，所以无论使用多强的抗生素都不能使病情快速好转，反而只会产生抗药性。也有一些新手妈妈不知道从哪里找来了抗生素，擅自给孩子吃了以后才到医院就医，这样做是不对的，如果孩子咳嗽厉害的话应该先到医院接受医生诊疗。

咳嗽严重的百日咳

· 严重痉挛性咳嗽是百日咳的特征。百日咳是称为百日咳杆菌的细菌侵入呼吸道引起的急性呼吸道传染病，严重的痉挛性咳嗽是其主要特征。随着病情恶化也可能发展为百日咳性支气管炎，这是因为咳嗽厉害也可能会造成毛细支气管的破裂。此外，严重咳嗽会导致睡眠不佳，进食困难，身体也容易变得虚弱，孩子患上百日咳时，应多喂水以避免脱水。百日咳若无并发症则大约6~10周以后会自然康复，但是一旦患上百日咳，尚无办法可以阻止其自然发展的进程。请遵医嘱认真服药。

· 百日咳，现在进行时！曾一度以为消失了的百日咳最近再度进入大众的视线。虽然像以前那样严重咳嗽的百日咳不太常见，但长时间持续咳嗽、无法康复的百日咳还是比较普遍的。美国部分地区爆发了数十年以来最严重的百日咳，有专家呼吁对成人接种Tdap疫苗，可预防包含百日咳在内的多种疾病。我也建议对未接种Tdap疫苗的所有成人接种，尤其是孕妇和正在养育婴幼儿的父母及家人，以及海外旅行的成人，建议他们一定接种该疫苗。您说您在养育宝宝却还没有接种Tdap？最好今天马上就行动吧。若是年龄超过40岁以上，之前没有接种DPT记录的话，总共需要接种3次。

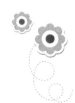

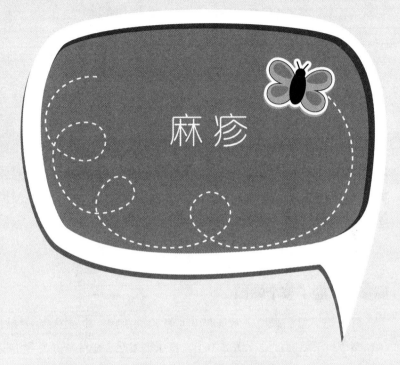

麻疹

· 麻疹最初的症状与感冒类似。实际生活中，多为孩子出现红疹，才确认为麻疹。治疗方法也是随症状发展而变化，最初与治疗感冒类似，之后随症状变化，对症施药。

· 得了麻疹一定要去看医生，不可以不治疗，在家硬扛着。因为麻疹可致命。

· 对抗麻疹一定要在医生的指导下进行。如果社会上流行麻疹，孩子6个月大时需要接种疫苗，周岁后接种麻腮风疫苗，4~6岁时再次追加接种麻腮风疫苗。

· 4~6岁的孩子如果尚未追加接种麻腮风疫苗，需尽快接种麻腮风疫苗。韩国儿科协会认为，预防麻疹最有效的方法是给没有正确接种疫苗的孩子及时接种疫苗。

一起来了解一下麻疹

2000～2001年麻疹曾席卷韩国，此后间或出现。现今虽然很难称其为流行病，但韩国的部分地区还在出现麻疹病例。麻疹不是过去时而是现在进行的疾病。下面我们来了解下麻疹的症状以及患病后的应对措施等，这些是新手父母想知道的内容。

麻疹曾席卷了整个韩国

对于奶奶辈们来说，麻疹是非常危险的疾病。以往麻疹一经过村庄，整个村子就要沉浸在伤痛中了。孩子们发热、出红疹，万分难受，运气好的话红疹消退能够康复，运气不好孩子也有可能丧失性命。万幸的是，人一生得过一次麻疹，此后都不会再得该病。

麻疹是由麻疹病毒引起的急性流行性传染病，实行接种预防疫苗以后，一段时期内减少了很多麻疹病例数量。麻疹曾于2000年～2001年初期席卷整个韩国。以后韩国开展的大规模集体接种麻疹疫苗活动，麻疹疫情被有效遏制并大大减退。2001年那次疫情是由于很多4～6岁尚未补种麻疹疫苗的孩子感染麻疹病毒，一下传播开来而造成了麻疹大流行。

人们是如何患上麻疹的

· 麻疹是麻疹病毒引发的疾病。得过一次麻疹以后由于产生

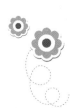

终生免疫，故不会二次患病。麻疹病毒通过患者咳嗽飞沫污染了手、物品等，传播到呼吸道。对麻疹病毒没有免疫性的情况下（未接种疫苗，或未得过麻疹，或免疫缺乏状态的情况下）暴露在病毒当中，患上麻疹的概率会高达90%以上。

· 患上麻疹应隔离。孩子患上麻疹后，不可将其他孩子带到自己家中。当然也不可带孩子外出。由于麻疹并不是直接接触患者才能传染，而是通过呼吸气体和唾液飞沫就能进行传播，倘若对方尚未接种疫苗就可能被传染。患上麻疹的孩子从接触麻疹患者以后第7天开始出现红疹，此后5天以内均有传染的危险，故需避免与他人接触。为安全起见，与麻疹患者接触过的孩子也最好进行隔离。但遗憾的是我国在这方面执行得还不够严格。

· 麻疹潜伏期间可以进行传播。麻疹病毒进入孩子体内后最初的10～12天称为潜伏期，这段时期内不会有任何症状。简言之，潜伏期就是麻疹病毒为引发病症而在孩子体内生长足够多的病菌所需要的期限。潜伏期内看上去很健康的孩子也可以传播病毒。与麻疹患者接触以后，即麻疹病毒进入体内后7天起，能够将病毒传染给其他人员。这是非常重要的常识。因为患上麻疹的孩子在出现症状以后就算休学在家，也可能已经将麻疹病毒传播给其他孩子了。若不是预先接种过麻疹疫苗，很难阻止其传播流行。

麻疹的症状

· 麻疹初期的症状和感冒相似。发烧、咳嗽、流鼻涕，眼睛充血，眼屎增多。这样的症状与感冒相似，一般会持续3～5天。按感冒对待的过程中突然高烧严重，且身上冒出红疹，并随着红疹加剧，其他所有的症状也都加重，此时孩子会万分难受，麻疹病情也达到高峰。

• 麻疹红疹的性状如下。红疹从非常小的红色凸起开始，先发于脖子、耳背、脸颊后侧部位，而后马上会延伸到脸部，一天左右就会蔓延至手臂和胸口，次日便扩展至腹部和背部，渐渐往下扩散一直到大腿内侧。快则两天慢则四天左右，红疹就会发展到脚底部位，当红疹完全到达脚底之时也就是病情开始好转之时。此时，高烧也会突然下降，一天左右便开始快速恢复，两天左右就恢复得差不多了。换句话说，也就是红疹出现3～4天以后，高烧开始退去，孩子也不怎么难受了。按照发疹的顺序从上往下开始消退，此时皮肤脱落且会留下深色斑痕，但通常10天以内都会消失。

• 红疹越厉害，麻疹病症越严重。红疹越厉害，孩子越难受，也更容易产生其他严重的并发症。下巴和后颈部位易出现淋巴结肿大，全身多个部位也会因红疹疼痛难受。

麻疹这样诊断

• 不能单凭红疹就下诊断。一旦出现红疹，经验丰富的儿科医生只需看一眼就可知道是否为麻疹。其实不仅是儿科医生，哪怕是在身边看到过几次麻疹患者有点经验的妈妈，看到麻疹患者时就能知道孩子是否得了麻疹。但是尽管如此，麻疹是不可以随意下诊断的。很多疾病的症状看上去跟麻疹类似。如果有哪个孩子得了两次麻疹，这其中必然有一次是误诊。因为麻疹一生只得一次。

• 在发病初期就诊断为麻疹的情况几乎为零。麻疹初期出现咳嗽和流鼻涕等感冒症状时就确诊为麻疹的情况几乎为零。很多时候都是一开始按照感冒进行治疗，几天之后出现红疹才被诊断为麻疹。当

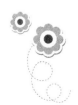

然在出红疹之前诊查口腔也可能预先知道是否为麻疹，但多数时候还是没法知道的。因此请不要误会儿科医生连麻疹都不知道，只知道治疗感冒。也有妈妈怀疑是麻疹询问是否可以预先检查，但即便检查，就诊断为麻疹的情况也是几乎不存在的。不过麻疹并发症倒是可以通过检查诊断出来。情况严重时，为判定孩子的状态也会进行血液检查，怀疑是肺炎时也会拍胸片。

•儿科医生凭经验用眼观察最重要。在麻疹诊断当中，经验丰富的儿科医生用眼观察病症最关键。咳嗽、流鼻涕、结膜炎与低烧一起出现后再过2~3天，嘴内下排臼齿对面会出现沙粒样大小的灰色小点（Koplik spots），12~18小时以后便会马上消失。诊查嘴内时若看到这种小点，小儿科医生便能预测很快就会出红疹，即使没有红疹也能诊断是麻疹。

孩子患上麻疹接受治疗时

不仅是红疹的性状，发热咳嗽等其他症状也要对医生仔细说明。在医院时应有意识防止把病症传染给其他小朋友，尽量使孩子在与他人隔离的情况下就医。挂号时应事先告知怀疑是麻疹再进行挂号。麻疹在发红疹数日之前开始（接触麻疹患者第7天开始）到发热红疹消退时为止，这段时期内都具有传染性。因此一旦确诊为麻疹，除了前往医院，不可以把孩子带到屋外其他地方。换句话说，也就是要与对此病没有免疫力的人员隔离开来。到红疹消退为止不要让孩子外出。由于红疹消退以后不再具有传染性，所以在出红疹5天左右就可把孩子送到幼儿园或学校了。

诊疗之前需在家中采取的措施

一旦怀疑是麻疹，需认真观察出疹的顺序和性状、发热与咳嗽、鼻涕等其他症状。并且在接受小儿科医生的诊查之前不要将孩子带出家门。前往医院时也尽量在患者不多的时间段带孩子过去。医生为尽可能避免传染给其他孩子会在隔离的空间内应诊，也会尽快对孩子进行诊查。

再次提醒，有些上了年纪的长辈认为患上麻疹不可吹风，于是就给孩子盖被子的方法也是错误的。以前是怕麻疹扩散所以不让吹风。患上麻疹并严重高烧应该像治疗感冒一样，喂退烧药并脱去衣服，如果依然高烧不退，就用冰冷敷。有人会给患麻疹的孩子喂生蝲蛄汁，这种民间疗法也可能导致孩子感染寄生虫，应该避免使用。也有人一看到出红疹就认为是麻疹，其实与麻疹相似的疾病很多，所以需要医生确诊。

关于麻疹治疗

麻疹治疗与感冒类似

·麻疹初期治疗方法与感冒类似。实际上，麻疹只要不发生并发症，与感冒的治疗没什么差别。在家中吃好、多喝水、休息好最重要。如果家里过于干燥，请使用加湿器。有些人认为患上麻疹时家中进风会加重病情，就会用被子把孩子包紧，其实这样做很危险。

·产生并发症时的治疗方法。产生并发症时则用相应的药物治疗，发热需用退烧药，有脱水症状则需输液。常出现的并发症有中耳炎、肺炎、脑炎，根据情况可能使用抗生素，也可能住院治疗。发生结膜炎时，光线刺眼也会造成痛感，把房间光线调暗能够帮助缓解症状。

·与感冒一样，治疗麻疹病毒尚无特效药。没有特效药并不意味着治疗也没用。偶尔也有奶奶认为孩子得了麻疹吹风会变得更糟，以至于孩子全身都发满了红疹还拦着不让去医院，所以妈妈只好背着孩子偷偷地上医院来看病。从前很多孩子因为用被子裹住，放在家里，使很多孩子丧了性命。其实孩子到医院来接受治疗时，路上虽吹了凉风，也没有因此丧命的。所以科学治疗才是明智之举。如果孩子本来就身体虚弱或身患重病，又患上麻疹，则更要特别悉心地进行治疗，这种情况更危险。

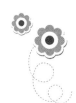

接触麻疹患者以后该怎么办

孩子与麻疹患者接触，或自己家人有患麻疹时，需要采取如下措施。

1.6个月到未满1岁的孩子或缺乏该病免疫性的孕妇可以按照医生的诊断在接触麻疹患者后5天以内注射免疫球蛋白。这个月龄以内的孩子同时还需要接种麻疹疫苗（此次注射之后，按规定仍需正常接种2次）。

2.产后6个月以内的孩子在母亲麻疹免疫缺乏的情况下，也可注射免疫球蛋白。妈妈若具有免疫性，则无需注射。韩国的大部分妈妈都有麻疹免疫性。

3.孩子满1岁且身体健康，在接触麻疹患者后72小时内接种疫苗。孩子注射过第1次麻疹预防针后，可以在1个月后再接种第2次疫苗。

怀疑是麻疹并发症的情况

· 耳朵疼，挠耳朵，耳中流脓。

· 孩子很烦躁。

· 眼中分泌黄色分泌物。

· 鼻子部位或眼睛周围疼痛，按压有痛感。

· 出红疹过了3天，高烧依旧不退。

发生以下情况，必须马上送急救室

麻疹基本上在医院接受治疗就可以痊愈。但遇到下面这些情况之时，哪怕是已在治疗当中，也不要等到第二天，就算半夜也应该马上去急救室。

· 孩子呼吸困难或突然咳嗽加剧。

· 幼儿在清洁鼻腔后仍然呼吸急促。

· 头痛加剧或突然严重呕吐。

· 伴随意识模糊或痉挛等严重情况。

麻疹真令人纳闷儿

？以前就得过麻疹了，这次又说是麻疹？
！人一生只会得一次麻疹。

人得过一次麻疹以后便产生永久免疫，不会二次患病。不过接种麻疹疫苗以后也可能患上较轻微的麻疹，有时也很难分辨。在此之前也可能是患上了与麻疹相似的疾病而将其误认成麻疹了。不过这类疾病的治疗方法基本相似，所以对孩子的治疗没什么影响。

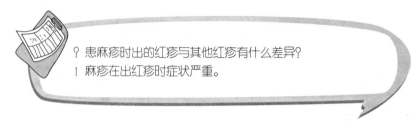

？患麻疹时出的红疹与其他红疹有什么差异？
！麻疹在出红疹时症状严重。

出红疹的其他病症与麻疹的一大区别就是麻疹在出红疹时会发烧，其他类型的病毒性红疹在出疹期间孩子的状态依旧如前，不会有什么大的问题。麻疹在出红疹期间发烧厉害，但其他不怎么厉害的红疹在体温下降时依然有较多情况会出红疹。

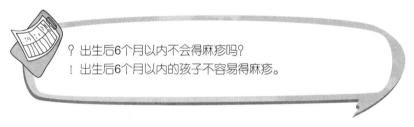

？出生后6个月以内不会得麻疹吗？
！出生后6个月以内的孩子不容易得麻疹。

出生时从妈妈体内得来的麻疹免疫力会持续到出生后6个月以内，足以预防麻疹，故6个月以内的孩子不易患病。但是万一妈妈没有得过麻疹而没有麻疹抗体的话，自然也就没有抗体可以传给孩子，因此这种情况下新生儿就有可能患上麻疹。

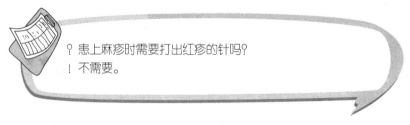

？患上麻疹时需要打出红疹的针吗？
！不需要。

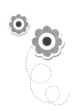

麻疹在出疹后2~3天左右症状最严重，安全度过这段时期以后，孩

子便会开始好转并康复。也由于这个原因，以前有很多父母会想办法让孩子快点出红疹。另外，以前有孩子在红疹突然变淡时病情变得危险，因此很多人认为患上麻疹应该出透红疹才好。有的妈妈为了让孩子出透红疹用被褥把孩子包裹，也有妈妈选择注射所谓的能加快出红疹的针剂，但实际上这些都是错误的做法。

患麻疹的孩子病情危急时红疹变淡的一个原因是，由于高烧难受不能进食而造成水分流失过多，并由于肺炎等各种并发症出现脱水症状，使得皮肤的血管收缩，血液对皮肤的供应不足。但是现代医学不建议打这种针。因为注射这种针剂以后孩子病情会加重，而且针剂本身对孩子也不好，对治疗麻疹并不能起到什么帮助作用。换句话说就是患上麻疹以后不要注射加快出疹的针剂。由于现代医学中能够利用输液注射确切快速地治疗脱水，因麻疹虚脱而出现红疹变淡病情危急的孩子也就基本没有了。

孩子身上出了红疹，不是麻疹吗

有些孩子身上出红疹，等好了以后，好好到医院说是得了麻疹。但是与麻疹相似的疾病实在有很多，只凭身上出红疹这一点就在家断定为麻疹是不科学的。另外麻疹的红疹消退以后，留在身上的黑色小点不会马上消退。

治麻疹有好的民间疗法吗

现在还有人认为以前都是民间疗法把孩子救活的，带孩子去医院反而会出大问题。在此我们有必要重新审视这种想法。以前确实是民间疗法和中医救活了得麻疹的孩子，但也有很多孩子即使采用了民间疗法和中医治疗仍然被麻疹夺去了性命，也是事实。甚至宫中的公主王子接受最高明医术治疗，也一样因麻疹丧了命。但如今在韩国，虽然有数万的孩子患上麻疹但基本上没有什么死亡病例。这是现代医学在默默地挽救孩子们的生命。依赖于民间疗法的麻疹治疗是有风险的。另外，有奶奶说是为了防止咳嗽引起的后遗症，给孩子吃生蝲蛄汁，我们并不赞同这样做。操作不当极易造成寄生虫感染，使孩子受苦。

关于麻疹的常见误区

• 患上麻疹不可以吹风？曾经有过一段时期认为孩子患上麻疹不可以吹风，就把孩子紧紧地关在房里不让外出。从不可以吹风这句话又演变成不能使身体降温的意思，甚至有奶奶主张用被子把孩子紧紧地包裹住，这里面有些奶奶是苦于不知道给发高烧的孩子吃退烧药是否会出问题。但我们应该从另一层面来理解不可以吹风这句话的意思。这句话暗含了祖先们想要阻止麻疹传播的智慧。但并没有理由说患上麻疹就绝不可以吹风，发烧严重时与患热感冒时一样应该少穿衣服并吃退烧药，情况严重时应把衣服脱掉。不过因为有传染给他人的危险，所以外出是必须禁止的。

· 麻疹不需要在医院治疗？这绝对是鬼话！当然很轻微的麻疹可以放任不管也不会有什么大问题。但是看上去轻微的麻疹一旦出现并发症就会有危险，所以接受医院的治疗是最稳妥的。

· 得了麻疹不可以吃退烧药？患上麻疹热度不退时，孩子不仅难受，而且火气充满头部容易引起热痉挛。

关于麻疹疫苗接种

预防麻疹的最好方法是接种麻疹疫苗。麻疹疫苗使用的是麻疹、流行性腮腺炎、风疹的混合疫苗麻腮风疫苗。第一个M是麻疹的缩写，第二个M是流行性腮腺炎的缩写，R是风疹的缩写。家长们需要注意，麻疹没有流行时的接种方法与流行时的接种方法是不一样的。

麻疹流行时的预防接种方法

· 出生6个月内的孩子。因为有从妈妈身上带来的免疫力，故无需接种。

· 出生6个月到1岁的孩子。请接种麻疹疫苗。此时接种的疫苗，效果只能持续到12～15个月需接种的麻腮风疫苗基本疫苗为止。除了此次接种，12～15个月内需要进行第二次麻腮风疫苗接种，4～6岁需再接种第三次疫苗。6个月到1岁以内接种过麻疹疫苗的孩子最少间隔一个月再接种，12～15个月大的时候再接种麻腮风疫苗。最近已不再单独注射麻疹疫苗，而是使用麻疹、流行性腮腺炎、风疹的混合型疫苗麻腮风疫苗。当然这个是安全的。韩国儿科协会也推荐使用这种综合疫苗。

• 出生12～15个月的孩子。还未接种麻腮风疫苗的孩子请马上进行接种，并最好在1个月以后马上注射第2次麻腮风疫苗。麻腮风疫苗接种时可以同时接种水痘疫苗，尚未接种过的孩子尽量两种一起接种。如果麻疹和水痘疫苗没有在同一天接种的话，建议至少间隔一个月再接种。目前日本医学界认为脑炎疫苗接种也可以同时进行，但由于现有数据尚不充分，个人建议相比于同时接种，间隔一个月更稳妥。如果适逢流感接种时期，流感疫苗也可与麻腮风疫苗在同一天接种。与水痘疫苗不同的是，流感疫苗即使没有在同一天接种，也可以在其他任何时候进行接种。

• 1～3岁的孩子。由于麻腮风疫苗接种28天以后就可以在任意时间进行二次接种，所以在麻疹多发时期没必要非等到4～6岁。第一次接种后经过一个月，就可以马上进行二次接种了。比如孩子12个月大的时候接种过麻腮风疫苗，过一个月即到13个月时，就可以进行二次接种。麻疹流行时期，按时接种过的两三岁的孩子也可以全都进行再次接种，不过这些孩子4～6岁时就没必要再二次接种了。简言之，这其实是将4～6岁时该接种的疫苗提前进行了接种。

• 4～6岁的孩子。4～6岁还未接种麻腮风疫苗的孩子请马上接种，4～6岁接种过第二次疫苗的就不再需要补充接种了。

麻疹不流行时的预防接种

麻疹不流行时麻疹疫苗只需接种两次。12～15个月期间接种一次麻腮风疫苗，4～6岁再接种一次麻腮风疫苗。最晚必须在上小学前完成第二次接种。

麻疹流行时如何接种疫苗

麻疹疫苗通常在孩子周岁时接种一次，4～6岁时接种第二次，但若在麻疹流行时，出生6个月以后的孩子就需接种一次麻腮风疫苗了。这次接种的效果只能持续到周岁左右，故周岁以后应重新接种原来的两次疫苗。周岁时接种过一次疫苗的孩子在麻疹流行时期不需再等到4～6岁，只要离上一次接种时间间隔一个月就可以马上进行第二次接种了。

妈妈如何预防麻疹

适婚年龄女性如果只接种过一次麻腮风疫苗，需要再接种一次麻腮风疫苗。但是在接种一个月以内绝对不可以怀孕。

接种麻疹疫苗的注意事项

请不要害怕疫苗的副作用

很多人害怕疫苗的副作用。麻腮风疫苗是较安全的疫苗。虽有可能产生副作用，但相比于不接种疫苗导致患病产生的问题来说，副作用可忽略不计。以前因疫苗副作用而被报纸媒体粉饰的那些药，如今的儿科临床上已经不再使用了。当然，疫苗不会100%安全，事先了解可能产生的副作用也是有必要的。接种部位可能会红肿，这种情况用毛巾冷敷就会好转。但出现红肿一直不退，孩子很难受的情况时，应前往医院接受治疗。

发生以下情况，该如何接种

· 孩子正在服用中药：我建议停止服用中药。中医常用的甘草据说含有类固醇的成分，大量摄入这种类固醇成分会影响到接种效果。
· 如果孩子患热惊风：患热惊风的孩子基本上可以接种。有些患热惊风的孩子出现癫痫，这并不是因为接种麻腮风疫苗才出现的。
· 如果孩子患哮喘：孩子在接受哮喘治疗中如果采用吸入类固醇的方法，那么孩子可以接种疫苗。

· 如果孩子生病。接种前必须告诉医生孩子现在生病，以确认是否可以接种。这不是说感冒了就没法接种，即使低烧，有些情况也是可以接种的。但有时即便没有发烧，根据孩子的状态，可以延期接种，所以孩子生病时要接种疫苗，最好先看过儿科医生，再遵医嘱进行接种。

· 如果孩子对药物过敏。这种情况必须告知疫苗接种的儿科医生。特别是对明胶或新链霉素有过敏反应，或之前接种麻腮风疫苗时出现过严重反应，有过类似的经历，家长必须与儿科医生进行商议。但常见的青霉素过敏并不在麻腮风疫苗接种的禁止事项内。

· 如果孩子患有特殊疾病。必须向治疗该病的儿科医生咨询。特别是有过使用免疫球蛋白经历的孩子，接种活性疫苗可能会需要延期一段时间，灭活疫苗可不受影响，正常接种。比如，注射过破伤风免疫球蛋白后需延期3个月；患川崎病注射过大量丙种球蛋白时，麻腮风疫苗和水痘之类的活性疫苗需要延期11个月。孩子患哮喘正在口服类固醇药物时，需要根据药量决定接种与否。通常用量2周以内的短期用药，大部分情况是可以接种的。患癌或血小板减少或最近6个月以内有过输血经历，则需要告知接种的儿科医生，因为可能会因此延期接种活性疫苗。

· 如果孩子对食物过敏。以前如果孩子对鸡蛋有过敏的情况，麻腮风疫苗接种时需加以注意，但现在已经没有关系了。

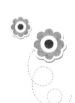

麻疹疫苗（麻腮风疫苗）接种后可能出现的异常反应

• 可能会发烧。大概接种后7~12天的时期内会发烧，甚至会出现高烧。发生这种情况时，白天的话最好去医院接受专业治疗，晚上的话则喂服布洛芬或泰诺林之类的退烧药。由接种引起的高烧，通常不会引起其他问题，过一两天就会退烧；若同时伴随出疹也会在几天之后自行消失。只要把它想成是得了一场轻微的麻疹就可以了。这种异常反应在第二次麻腮风疫苗接种时会比第一次减少很多。但不可以简单把接种以后出现的发烧的症状都断定为是接种所引起。实际上孩子接种以后发烧，这其中有很多是由感冒引起的。特别是感冒流行期间，感冒发烧的情况十分常见。

• 对神经方面的副作用极其罕见。接种麻腮风疫苗后的确可能会出现脑炎、脑神经麻痹等副作用，但这种情况发生概率极其微小，几乎没有担心的必要。除此之外还有多种副作用，通常表现出副作用后，家长会带孩子去看医生，所以没必要事先苦恼。但是这种副作用很少发生，也没有可预防的方法。万一接种以后孩子出现异常反应的话，最好能马上接受医生的诊疗。

关于麻疹疫苗接种的常识

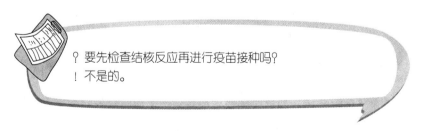

？ 要先检查结核反应再进行疫苗接种吗？
！ 不是的。

以前有过一段时期在接种麻疹疫苗前需先检查结核反应。但是从1997年开始已经不再检查结核反应这一项，而是直接接种麻腮风疫苗。

？ 要求同时接种流行性感冒和麻腮风疫苗，没关系吗？
！ 两种同时接种没有影响。

　　话虽如此，两种同时接种无任何问题的这一说法应该换一种说法更科学。即两种疫苗同时接种相比于分开接种并不会增加并发症发生的概率。

？ 麻疹流行期给6个月以内的孩子打预防针，为什么不可以呢？
！ 过早接种疫苗并非好事。

　　6个月以内的孩子大部分在出生时携带了妈妈身上的免疫能力，不会轻易患上麻疹，如果过早接种会使得从妈妈身上携带出来的免疫力与接种的疫苗在孩子体内产生对抗，反而降低效果。

？ 接种以后何时开始产生效果？
！ 接种后会立即产生效果。

　　不是从何时开始，而是接种后立刻就会产生预防麻疹的效果。实际上只要在接触麻疹患者2～3天以内接种麻腮风疫苗就可以预防麻疹。

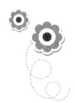

？接种以后可以和麻疹患者一起玩吗？
！不可以。

有些孩子注射一次麻腮风疫苗并不能产生效果。所以基本的接种要求是进行两次。哪怕是接种过两次疫苗也不意味着就能够100%预防麻疹，所以最好避免与麻疹患者接触。

？孩子还没接种麻疹疫苗就与麻疹患者接触过了，该怎么办？
！与儿科医生商议后采取措施。

孩子接触了麻疹患者或家中有人得了麻疹时，必须与儿科医生商议采取正确的措施。每个儿科医生对这种措施的见解会稍有差异，且会根据每个患者的状态采取不同的措施，所以最好是遵照孩子的主治医师的要求进行。

其他疫苗接种间隔应该多久

疫苗大体分为两种，一种是病菌死了一半，一种是完全死了。后者为灭活疫苗，注射之后可以随时接种其他疫苗。没必要留出时间间隔。任何时间都可以接种。乙肝、百日咳、流感、脑膜炎疫苗的Hib预防针都属于此类，此类疫苗注射后无论什么时间都可以接种麻腮风疫苗。注射活性疫苗以后接种麻腮风疫苗时需要有一个月的间隔。水痘疫苗与麻腮风疫苗虽可以同时接种，但为了稳妥我个人建议分开接种，且间隔一个月。不过虽然同样是活性疫苗，接种脊髓灰质炎疫苗之后却可以随时进行麻腮风疫苗接种。

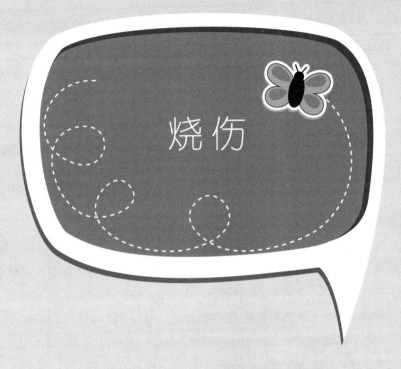

烧伤

· 烧伤后到医院治疗是减少孩子疤痕的最佳方法。特别是有水疱的情况建议让医生诊断并治疗。

· 烧伤后最好用冷水在伤口附近冷敷10分钟后立即接受医生的诊疗。

· 威胁孩子安全的东西到处都有。电饭锅、热汤、妈妈喜欢的咖啡、电熨斗、电子不粘锅，甚至是冒热蒸汽的热加湿器都有可能把孩子烫伤。事先把孩子视线所及范围内的安全隐患做细致排查非常重要。

· 不要弄破烫伤引起的水疱，容易感染细菌。如果水疱破掉，应到医院割除水疱。不进行专业处理容易感染细菌。

烧伤后的对策

　　孩子烧伤时应该尽早就医。说得如此肯定的原因是，发生烧伤后，如果在家中治疗，烧伤部位极有可能化脓导致伤口加重。在小水疱破裂之前，在水疱上涂抹药膏并不会有什么效果。稍微烫伤引起的小水疱若没有破裂，不去处理也有可能会自行吸收，但医生治疗比妈妈在家自己处理会效果更好，也能减少疤痕的印迹。烧伤部位占人体10%以上的情况或脸、脖子、眼睛、耳朵、外阴、手等部位烧伤时，或因火灾吸入滚热的烟气时，必须去医院治疗。一旦烧伤产生水疱，交给医生治疗是最好的。产生水疱的烧伤程度在2度以上，孩子们很难清楚表达疼痛的程度，也就很难区分是2度还是3度的烧伤。2度烧伤若不及时治疗也会像3度烧伤一样留下严重的后遗症。

如何区分烧伤的程度

　　•1度烧伤：由轻微烧伤引起肤色变红，稍有火辣辣的痛感，没有起疱。只是皮肤表面稍有烫伤程度的非常轻微的烧伤。在太阳光下暴晒也属于1度烧伤。一般经过一周，烧伤部位就会脱皮愈合。

　　•2度烧伤：被香烟火或沸水烫伤时会有灼痛感，且红肿起疱。一般妈妈们会带孩子去医院。2度烧伤时，相比于在家中治疗去医院会更稳妥。

　　•3度烧伤：皮肤深度烧伤时，皮下神经也受到破坏，触碰时可能感觉不到疼痛。治疗3度烧伤的孩子时，有些妈妈会见到孩子不哭闹，认为孩子不疼痛，而放下心来，其实医生遇到这种情况反而更担心。

衣服上着火时

首先要灭火，最好让孩子在地上翻滚或用衣服毯子把火盖灭。若是旁边有水或灭火器时，就要拿来利用。应该先灭火再脱衣服，绝对不可以盲目地脱衣服。衣服要用剪刀剪成小块再脱下来。不太好脱下来的衣服碎片可到医院后再处理解决。衣服都脱下来以后应立即赶往医院。

2度以上烧伤的面积非常重要

2度以上烧伤的面积非常重要。因为大面积烧伤会有危险。烧伤严重时会因脱水陷入休克状态。烧伤部位总面积的重要性与烧伤程度的分类一样重要。烧伤面积的计算方法因年龄不同而不同。

举个例子，新生儿的烧伤面积计算按照头部19%，身体前后各13%，肩膀到胳膊肘4%，胳膊肘到手腕3%，手2.5%，大腿部5.5%，小腿部5%，脚3.5%，脖子、手掌、外阴部各1%。当然手臂、腿、手等有左右区分时，则按照左右侧分别计算。孩子烧伤时比成人更虚弱，全身烧伤情况下未满2岁的孩子2度以上烧伤面积即使只占体表面积的6%，也应考虑住院。另外2岁以上的孩子占体表面积10%以上时考虑住院。但是脸、手、脚、外阴等部位3度烧伤时，即使烧伤面积很小，最好也住院治疗。

烧伤后怎么办

·灭火后什么都不要涂直接送医院。孩子烧伤以后，首先把烧伤部位浸在流动的冷水中15分钟，消除火气以后，不要弄破水疱也不要触碰伤口，请直接送往最近的医院，这一点非常重要。但是不可以为了消除烧伤部位的火气而使用冰块或酒精。偶尔还能看到有些人以为可以同时消毒而使用烧酒等烈酒涂抹伤口，应绝对避免这样的应对措施。还有些人烧伤之后在家里涂酱油、大酱、面粉糨糊、豆粉糨糊、抗生素粉末等各式各样的东西，但是在伤口涂了这些东西后去医院，反而会妨碍治疗。大家要记住千万不要涂任何东西，请直接去医院。另外，

弄破水疱好吗

若不是治疗所需，没必要把水疱弄破。

不严重的烧伤水疱，最好让其自行消退不处理。

在没有破裂的小水疱上涂烧伤软膏是没有用的。家长要注意不让孩子把水疱弄破。

在医院常见到本来孩子的伤情不严重，2度烧伤，但在家中弄破水疱自行治疗，结果导致发炎才去医院。弄破水疱的同时应该进行彻底的消毒。若不这样，细菌会引起二次感染，伤情也容易变严重。

烧伤治愈后也应小心烈日强光

孩子们烧伤治愈后，医生会要求孩子夏天穿长袖衣服。烧伤过的部位即使愈合后，较多暴露在阳光下也会变黑，6个月以上的孩子最好涂紫外线隔离霜，衣服能够遮挡伤口部位。孩子伤口部位皮肤变黑的情况很常见，大约过2年以后才能恢复原来的肤色。有些孩子会因此而苦恼，所以妈妈最好事先考虑到这个问题。

去医院前要脱掉被火烧焦的或烧伤部位的衣服，衣服遇火而粘到皮肤上时，不要盲目地将衣服硬扯下来。弄掉与衣服粘在一起的皮肤再出门去的话，会加重对皮肤的伤害。此外，·喝热水被烫伤时，由于时间长了气管和食道会出现问题，所以应该马上就医。尤其是气孔变窄时，情况可能会突然变得危险。

• 处理后应该用绷带包住伤口。没有水疱只是肤色变红的1度烧伤情况下，将烧伤部位浸在冷水中，吃点止痛药，就可以治好了。但若是起水疱的2度以上烧伤时应该去医院接受治疗。用干净的纱布盖住伤口后马上前往医院。去医院前除了用水冲洗外，不要再采取其他应急措施。要是涂上凡士林等消毒药或各种各样民间所用的东西再去医院的话，反而会妨碍治疗，也可能造成炎症。

医生为伤口清洗消毒，涂抹烧伤软膏后缠上绷带阻止细菌侵入。偶尔也会有人在医院里治疗烧伤后不愿意用纱布或绷带包扎伤口。以前确实由于没有消毒药和控制炎症的药，伤口包住后反而更加容易溃烂。但现在治疗的药物变得先进了，治疗以后缠上纱布或绷带更有益。伤口部位若不好好包扎，既容易感染细菌，晚上睡觉时伤口碰到衣服或被子，孩子也会更疼。当然，有些伤口不可以包扎，这种情况医生会采取另外的措施。烧伤非常严重时也会进行植皮手术，这需要家长与医生商议后再决定。

2度以上烧伤时马上去医院

现在还是有很多人在孩子烧伤恶化后才送往医院。问道为何这么

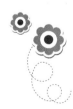

932

晚才送过来时，他们有人回答说烧伤去医院没有任何作用，也有人听了长辈的话就在家里自行治疗。以前都是用几种民间方法治疗一下就不管了。但那时的治疗方法远不及如今的现代医学治疗法。虽然有时会自己恢复，但若是2次感染的话，孩子就要受很多苦了。在没有医疗保险的那段时期，由于医院费用昂贵，所以小毛病几乎都是用民间方法治疗。但如今用医疗保险治疗烧伤并不那么贵了，不要在家里受冤枉苦，2度以上的烧伤应立即到医院接受治疗，既能使孩子少受些苦，又能减少疤痕。

烧伤严重时需要皮肤移植吗

· 3度烧伤时，根据状况进行移植手术。烧伤严重的情况下皮肤很难再生，易留下疤痕。被沸水或电饭锅的热气烫到造成3度烧伤时，皮肤深处受到损伤，有时会很难治疗。3度烧伤也会根据状况进行皮肤移植。很多时候常常很难分辨孩子们是2度还是3度的烧伤。这种时候往往在烧伤部位涂药膏以避免发生炎症，并同时予以治疗，度过危险期后，根据状况进行皮肤移植。

· 治疗烧伤无论是在社区卫生院还是大医院方法都一样。偶尔也有因一开始没去大医院而在社区卫生院治疗，结果后来要进行皮肤移植而后悔的父母，这种情况应该另当别论。对于小面积的急性烧伤，大医院和社区卫生院治疗方法都一样。所有的医生几乎也都用相同方法治疗烧伤。然而严重的烧伤不要在社区卫生院治疗。有时无法准确判断是2度还是3度，或伤势较轻微的烧伤，有时因为小孩子沟通有问题，难以判断烧伤程度，于是在社区卫生院进行治疗。一开始就想着要去大医院也不一定就能准确区分烧伤程度。度过了急性期伤口也没有愈合时，需要从社区卫生院转到大医院，但这种情况也不是说一开始去大医院就可以使伤口长好。

**遇到下面情况应
该马上去急救室**

· 烧伤面积大或在火
灾现场口鼻吸入了滚热
的烟气，就应拨打120，
马上送急救室。

· 2度以上烧伤，起了水
疱。

· 脸、脖子或生殖器部位烧
伤。

· 被电器烧伤。

· 移植手术并不能完全干净地消除伤疤。皮肤移植与否取决于烧伤的程度，应该听取医生的意见后再决定。但并不是说皮肤移植以后就可以恢复得像原来一样，皮肤移植依然会留下疤痕，所以只有在必要情况下才进行移植。割取的部位和新植入的两个部位都会留下疤痕。因此可以说植皮手术是最后的选择。烧伤引起的疤痕整形手术，几乎没有在幼年做的，一般等孩子大一点到青少年时，与整形外科医生商议后再进行。与皮肤移植一样，疤痕整形以后也常常不能消退到和所期望的那样。

· 烧伤的孩子需要均衡营养饮食。孩子烧伤以后会因压力而失去食欲。烧伤得越厉害越没有胃口吃饭，但为了使伤口尽快恢复，必须摄入高蛋白高热量的食物。此外，维生素的摄入也非常重要，应该均衡摄入新鲜蔬菜。另外也不可忘记多多补充水分。

以下情况孩子易被烧伤

儿科诊室常会有烧到手或烫到脚的孩子来就诊。但是很少有妈妈是在家中先采取正确应急措施以后再带孩子过来的。甚至还有妈妈认为烧伤应该在家中治疗，若上医院只会留下更多的疤痕，所以就在家里涂点面粉豆粉之类的东西，结果孩子的伤口变得更严重了，这才到医院来。烧伤的一个问题在于以后可能会给孩子留下疤痕。尽管严重烧伤肯定会留下疤痕，但是轻微烧伤若发生炎症的话，就会留下本不应该有的疤痕，小面积的疤痕也会变得更大。年龄越小烧伤越危险。很小的孩子严重的烧伤哪怕只有一丁点大，也会难免引起脱水，又因没有免疫力，就很容易感染病菌而陷入危险，所以特别需要注意。

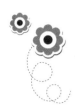

电饭锅引起的烧伤

　　孩子最常见的烧伤是将手放在电饭锅盖上的出气孔而造成的。因为孩子会好奇出气孔里冒气的现象，就会把手放到上面，还不会走路的孩子几乎是将身体的重量放在了伸出去的手上，就算是烫到了也没法把手迅速缩回来，因而常常烫得很严重。被电饭锅烫到手的话，大多数都是2个手指2度以上的严重烧伤，孩子也受苦，治疗也困难。而且孩子也不会因为手烧伤了而变得安分。可能会把流出的口水涂到上面，或吮吸某个部位，或因绑着绷带难受而把它弄散解开。不要把电饭锅放在孩子能够用手够到的地方。尤其是到了冬天，很多妈妈为了使房间充满热气并保持湿度，常常会把电饭锅放到地面上，因此被烫伤到医院来治疗的孩子也比其他季节多。

电熨斗引起的烫伤

　　孩子中第二常见的是由电熨斗引起的烧伤。孩子们看了妈妈熨衣服的样子以后，不由自主地就把手放上去了。由于妈妈正专心熨衣服，若孩子烫伤得不厉害，可能好一会儿都不会知道。甚至一直等到看见了孩子身上鲜明的熨斗印之后才意识到孩子被烫伤了。熨衣服的时候最好让孩子在其他房间或干脆不要让孩子靠近熨衣服的地方。孩子是根本不会明白电熨斗很烫会烫伤的事实，而且熨好衣服以后，大多数的妈妈会更加不注意，在拔下插头以后电熨斗依然很烫，若孩子被已拔下插头但还未冷却的熨斗烫伤的话，父母就得要带孩子来回跑医院了。

请注意烈日强光

孩子皮肤对烈日的抵抗力弱。不常外出的孩子在车里稍微被太阳烤一下，脸就会变红。坐车的时候要考虑到阳光照射的方向，应注意尽量避免孩子直接暴露在阳光下。尤其是夏天的海边，由于紫外线的辐射，太阳光线的强度相当大，应特别注意。

请小心加热型加湿器引起的烧伤

小儿科医生建议慎重使用加热型加湿器。虽然加热型加湿器的热气对孩子呼吸道的刺激很小，但却有可能烫伤孩子。现实中确实有孩子被加热型加湿器烫伤而来医院就医。在使用这类加湿器时，需要放置在孩子够不到的地方。

热汤引起的烫伤

对大人来说汤锅中的热汤算不得什么，但对孩子却非常危险。脑海中应该常常记得孩子是什么行为都有可能做出来的，也不要把烫的食物放在孩子伸手所能够到的地方。甚至还有孩子将手一把伸进饭碗里而被热饭烫伤。

孩子们被烫伤得最严重的情况是打翻桌上的食物而造成的。桌布若有垂下来的部分，孩子会用手抓住拉扯而使桌上的食物撒在孩子的头上。若桌上有热汤什么的话，就该发生揪心的一幕了。有小孩子的家庭最好不要使用桌布或使用没有下垂的短桌布，完全固定在桌子上，使孩子不能进行拉扯。

电气引起的烧伤

孩子们不知道电器的危险性，会用勺子或钉子抠挖插孔孔眼。超市里有卖堵住插孔的安全装置，请家长一定买来将家里的插孔孔眼堵上。也有人会将排插放在地上使用，孩子若失手将水洒到上面的话就会有触电的危险，所以一定要撤除。而且现在有些电器产品的主体与电线是分开的，使用这类电器产品时应该特别注意。插座上插上电源的情况下，孩子若吸吮电器产品，可能会因唾液触电而造成舌头和嘴部的烧伤。电器引起的烧伤，即使外表看上去不怎么严重，但深处有可能已受到了烧伤，所以一定要接受专业的治疗。

水龙头或饮水机的热水引起的烫伤

公寓里常常供应热水。孩子不清楚水龙头扳到哪个方向会流出热水而被烫伤。常常有家长用完水龙头后仍旧将其留在出热水方向的位置，就进屋睡觉，孩子无意中打开水龙头就被热水烫伤。最好养成习惯，使用完水龙头后将其扳到出冷水方向的位置再关闭。另外还有热水和冷水一起出来的饮水机，如果家里有孩子，最好将其调到不出热水的挡位，这样比较安全。

注意燃气灶

我家的老大，小时候玩燃气灶被我教训了一顿。恰巧附近公寓里起火消防车都赶来了，孩子听说就是玩火造成的以后就再也不玩燃气灶了。不使用燃气灶的时候一定关紧阀门；使用时一定不要让孩子靠近。因为有些孩子看到蓝蓝的火苗觉得好看而将手伸过去。做菜的时候要将锅把手都朝向内侧，使孩子够不到。孩子抓住把手拉扯，若使热汤翻倒下来就会出事。现实中不少实例就是因为孩子抓扯锅把手导致胸口一半以上被烫伤的。

育儿常见的
65个误解

　　去儿科看病，妈妈们有很多疑惑的事。还有很多妈妈不知从哪里听来一些稀奇古怪的秘诀。很多常识模棱两可，似是而非，搞不清楚哪些是对的，哪些是错的。在这里让我明明白白地告诉你。

1.使用学步车能早点学会走路?

很多人认为小孩子使用学步车能快点学会走路。所以在孩子百天时,亲友们常常不约而同地选择学步车作为礼物,在没有事先约定的情况下,可能收到两三个学步车。但遗憾的是孩子们使用学步车,反而会让孩子晚学会走路。再加上发生安全事故的危险性高,大部分的儿科医生建议尽可能不要使用学步车。当然,学步车也有优点。小孩子使用学步车可以自己到处走,开阔眼界,也可以减轻妈妈的负担。还有妈妈只要好好观察的话,根据需要少量使用学步车也可以。孩子的腰部能正常支撑和会坐的时候可以开始使用学步车。当孩子们不想使用学步车而更想自己走路的时候,就不要再用学步车了。

2.可以生吃海产品吗?

海产品可能有寄生虫,所以生吃海鲜对身体不好。有些寄生虫,对于大人来说没什么问题,但小孩子没好好咀嚼吃下去,就会生病。

3.俯卧睡觉会使心脏变强壮,对孩子有益?

孩子俯卧睡觉不会使心脏变强壮,并且对肩膀肌肉发育也没有好处。周岁之前不要俯卧也不要侧卧着睡,应该鼓励仰睡。孩子仰睡不但可以看见妈妈的脸,也能看到家里环境,对孩子的成长有利。让孩子仰面躺着玩吧。

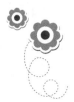

4.大小便越快分辨越好吗?

孩子早分辨大小便不意味着头脑更聪明。身体发育和智力没有关系。

5.看电视会影响视力?

很多人因为孩子近距离看电视,觉得孩子眼睛会变坏而训斥孩子,不一定都是那样的。但是在两岁之前不要给孩子看电视也不要在孩子边上开着电视。

6.应该"热环境下养"孩子吗?

我们国家的大部分的妈妈希望"热环境下养"孩子。产后调理也会把房间弄得像火烤一样,几乎快蒸熟了。在那样的房间里让孩子大小便,穿着衣服用毛巾裹着还嫌不够,再用两条被子裹得严严实实,这种现象很普遍。其实孩子和成人不一样,体温调节系统还不成熟,特别是新生儿,在温暖的环境下包裹得严严实实,不仅会发烧,也容易出现脱水症状。如果孩子真的脱水,体温会一下子升高。建议房内温度保持在20~22摄氏度之间,最高不超过25摄氏度。为维持孩子体温平稳,穿衣薄厚要适当,并且不要用被子包裹孩子。给新生儿穿衣服的时候比成人多一件就可以了。

7.床铃会造成斜视吗?

有人说孩子长时间看床铃会诱发斜视。实际上没有因为床铃导致的斜视。

8.孩子们本来就是对眼看东西的吗?

不是的。眼睛斜视的孩子会对眼,如果症状很严重,就要去医院接受眼科医生的诊治。

9.孩子拉肚子的时候要饿着吗?

孩子吃了东西拉肚子,有些妈妈索性就饿着孩子。有些孩子只喝水也拉肚子,妈妈甚至一两天不让孩子喝水,导致孩子严重脱水。拉肚子的孩子吃东西就会拉。所以妈妈们认为空腹是最好的止泻方法。遇到孩子严重拉肚子导致脱水时,在急性期要喂孩子一定量的电解质溶液,以缓解腹泻。建议最长间隔半天就正常喂孩子一次。但在实际生活中,很多孩子正常吃完饭,还是一直拉肚子,这样做真的没事吗? 很多人有这样的疑惑。只要医生说可以喂,不管再怎样拉肚子还是请家长喂孩子吃饭。拉肚子的时候喂的特殊奶粉或者电解质溶液,不是止泻的治疗药,仅仅是拉肚子的时候可以吃的食物而已。简单地说就是喂了这些食物也不会加重拉肚子。孩子吃东西时不只是食道在动,肠道也跟着一起运动,这样可以把肠子里已经产生的粪便推出来。成人经过长时间的磨合,食道和肠道可以单独运动。而孩子还没有足够的时间练习,经常一吃东西就拉大便。不要因为孩子拉肚子,就故意饿着孩子。拉肚子持续时间越长,越要努力让孩子饮食规律。只要儿科医生告诉了可以吃的食物,即使孩子吃了拉肚子也要坚持喂给孩子。与饿肚子接受治疗相比,当然吃饱治疗好很多。

10.大家都说孩子小时候胖,长大后会瘦下来的……

小时候即使体重超标,也不会被称为肥胖。这个时候体重随着身高

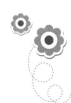

增长，此时的体重可以调节，在表述的时候常用过重来代替肥胖。这种说法常常被错误地解读为：对小孩子没有肥胖的说法，就算超重了很多也没有大问题，小时候长的肉以后会慢慢减下去，这是非常错误的理解。小时候最初超重时，身高和体重一起涨，但是到某个瞬间个子开始停止增长了，而体重还在增加。通常是因为个子不再增高，可饮食习惯还同以前一样。这就形成了肥胖。周岁之前超重严重的孩子将来肥胖的概率超过百分之五十，两岁之前超重严重的孩子将来肥胖的概率超过百分之八十。加之，孩子的肥胖和成人不同。大人长肉是因为单个脂肪细胞在变大，但是小孩子长肉是因为脂肪细胞的数量在增多。小时候肥胖的小孩子随着个子长高一般都会看上去瘦了，但是这时候减的不是脂肪细胞数量，而是把小时候因肥胖而增加的脂肪细胞数量藏起来，这就像个定时炸弹一样，成年后有可能再次暴胖。应该避免让过胖的小孩子减肥。先维持现有的体重，随着孩子成长选择合适的调整身形的方法。婴儿时期是身体生长最旺盛的时期，也是大脑最急速生长的时候，要防止为了帮孩子减肥，饿着孩子。否则可能影响孩子一辈子。如果你也认为小孩子们原来都是胖嘟嘟的或者小时候长的肉都能减下去，建议仔细阅读这段文字。

11.宝宝们是原本就经常吐奶吗?

与成年人相比，宝宝们的胃消化功能还不足，即使身体健康也经常吐奶。但不是所有宝宝呕吐都是没问题的。有些呕吐就需要及时送医院。所以如果宝宝非常频繁地吐奶，就要就医。

12.多喝牛奶会让个子长高很多吗?

很多妈妈认为给孩子多喝牛奶会让孩子长高很多。的确牛奶富含对骨骼生长有益的钙和蛋白质。适当喝牛奶当然会给孩子的成长带来益处。但骨骼不是只由蛋白质和钙组成，还需要磷等其他无机物质和各种必需的营养素。为保障这些营养素均衡摄入，饮食要规律，这样骨骼才会健康发育，孩子才会长高。牛奶对身体发育和长高都有帮助，但是如果喝过量的牛奶会阻止其他食物的吸收反而会妨碍孩子长高。未满4岁的孩子每天合理的牛奶量是500毫升，4~9岁的孩子是600毫升，9岁以上是700毫升左右。

13.涂涂盐水是治疗痱子的好办法吗？

孩子们经常生痱子。让人感到意外的是很多妈妈相信盐水可以治疗痱子。用盐水涂抹生痱子的地方，并吹干，这样做会加重对皮肤的刺激。在皮肤上涂抹食盐不但不能减轻症状，反而会使孩子不适。尽管泡海水浴可以治疗特异性皮炎，缓解症状，但这应该都是紫外线的作用。治疗痱子最好的方法是用凉水冲洗，并吹干，注意保持体表凉爽。如果痱子很严重就要去医院接受治疗。

14.长痱子要擦痱子粉吗？

并不是这样的。仔细查看痱子粉的说明书你会发现上面写着：有皮肤病时请不要擦痱子粉。痱子也是皮肤病的一种。皮肤会因痱子而变脆弱，痱子粉可能会对皮肤造成刺激，因此不建议使用。

15.因为孩子的大便呈绿色感到惊奇？

有很多人都想当然地相信孩子的大便都应该是黄色的，甚至觉得如果是金黄色的话就是锦上添花了。虽然孩子的大便有可能是黄色的，但也有可能是绿色的。不管哪一种颜色，孩子都是健康的。有很多母亲自己赋予大便颜色不同的意义，并为了让孩子排黄色的大便做出各种努力，这是不可取的。绿色大便本身并没有什么问题。不管孩子是排黄色的大便还是排绿色的大便，大便的颜色不代表任何问题。如果大便里的水分多或者排便的次数增加的话可能会有问题。因为孩子排绿色的大便就随便喂孩子药吃不合理。在孩子兴奋的时候或者吃了过多的绿色食物时可能会排绿色的大便。当患肠炎或者对牛奶敏感，或者出现胆汁增多等疾病时也可能会排绿色大便。当家长很难区分绿色大便是正常还是非正常时，或者孩子持续排绿色大便时，可以去儿科接受医生的诊疗来确认是否患有上述疾病。

16.没有必要给孩子刷乳牙?

并不是这样的。如果乳牙被腐蚀，以后长出来的恒齿也会有问题。因此乳牙也要用儿童用牙膏和儿童用牙刷按时刷牙。

17.如果长时间吮吸空奶嘴或者手指的话牙齿会长歪?

只要不过度吮吸手指或空奶嘴，并在6岁恒齿长出来之前停止，是不会长出龅牙来的。但是如果长时间吮吸奶嘴比较容易得中耳炎，因此要多加注意。

18.如果孩子有鼻涕的话都要给孩子擤出来吗?

鼻涕是对我们身体有益的东西，如果都擤出来的话反而对身体不好。如果孩子的鼻孔没有被堵住，而呼吸不困难的话，可以置之不理，防止房间干燥就可以了。可以使用加湿器。即使不擤鼻涕，鼻涕也会自动进入胃里。而且鼻子里需要适量的鼻涕。

19.受伤的话不能包扎?

　　如果孩子受伤去医院的话,医生会很认真地治疗以后包上绷带,但是第二天再来医院时经常会发现伤口处缠绕的绷带不翼而飞。问其理由,带孩子来医院的母亲会说害怕伤口被缠住,导致伤口加重就解开了。以前认为把伤口包上不好,甚至会生出蛆虫。没有消毒药的话细菌很容易侵入伤口,把带有细菌的伤口包扎起来的话细菌繁殖迅速更容易出脓使伤口会变得更大。但是现在医院进行消毒处理的话伤口部位都是处于无菌状态,因此将伤口包扎起来不让外部细菌进入对保护伤口快速恢复有帮助。因此不能将在医院治疗后包上的绷带随便拆掉。烫伤时也一样,不能随便拆掉治疗后医生缠上的绷带。

20.手脚冰凉、打哈欠、积食该怎么办?

　　很多人因为孩子手脚冰凉打哈欠积食而去医院。孩子们本来就不能很好地调节体温,再加上手脚末梢神经血循环不善的情况很常见,因此经常会手脚冰凉。尤其是发烧时手脚当然会冰凉。孩子发烧、手脚冰凉、打哈欠并呕吐时可能起因于多种疾病。检查积食的孩子会发现孩子可能患上了咽炎、猩红热、中耳炎、脑膜炎、肠炎等各种不同的病。现代医学中没有积食这种疾病。积食只是过去不能准确区分各种病时使用的病名而已。但是不管再怎么努力解释也有很多人怀疑:"难道医生连积食都不知道吗?"因此有一部分医生直接解释成积食并根据自己的诊断意见进行治疗。即使是这样,起疑心的母亲们还是会问道:"扎手脚以后会出黑色的血呢?"扎手脚的话当然会出黑色的血。现在当场扎母亲的手的话也会出黑褐色的血。因为扎出的血是静脉血。到今天为止我从没有见过得"积食"的孩子。

21.感冒时要吃强效抗生素才会尽快好转吗?

有人会说孩子的感冒不能久拖因而要求开强效抗生素。因为他们相信强效抗生素药效强因此感冒好得也快。但是，由于感冒是由病毒引起的，因此抗生剂不仅不会起到任何作用反而会对我们的身体有害。

22.预防接种要避开夏天吗?

没有必要。

23.同时接种的话副作用会加重吗?

不会的。科学已经证明，异常反应并不会因为一次性接受多个接种而增加。反而在发达国家为了孩子建议进行同时接种。

24 .包皮手术最好在一出生就做吗?

包皮手术并不一定非要在儿童时期做，而且也并不是一定要做包皮手术。

25.孩子有耳屎的话一定要给孩子掏出来吗?

孩子的耳屎尽可能地不要在家里掏。如果随便掏耳朵的话可能会在外耳道留下伤口，让孩子受苦。耳屎基本都会自己往外涌出，因此可以放置不管。有时会有耳屎将耳朵完全堵住的情况，这时可以咨询医生应该怎样将耳屎掏出或者将耳屎融化掉。尤其是要注意不要在孩子面前用掏耳勺掏耳朵。有的孩子看见之后会想要给弟弟妹妹掏耳朵然后用牙签扎弟弟妹妹的耳朵。孩子们很喜欢学大人的行为。而且由于孩子们缺乏判断力，不知道自己做的事有多危险，因此一定要注意在孩子面前的行为。

26.需要每天给孩子洗澡吗?

经常有人会说要经常给孩子洗澡孩子才会长得好。因此有好多人每天给孩子洗两三次澡。其实并不是每天给孩子洗澡孩子就会长得好。周岁以前的孩子每周给孩子洗2~3次澡就可以了。

27.因事故而脱落的牙齿无法再接上?

脱落的牙齿很容易被认为无法再接上，但并不是这样的。由于碰撞或不小心牙齿脱落时，应该将牙齿用生理盐水洗干净然后放到原处。处理得妥当的话牙齿可以重新接上。

28. 烫伤时可以用酒清洗伤口处吗?

很多人在烫伤时会用各种各样的东西涂抹伤口处。酒、酱油、大酱、生面、豆粉等几乎厨房里所有的材料都被用作治疗烫伤。烫伤时首先在家里要做的事就是用水龙头水冲洗伤口十分钟左右，然后应该马上接受医生的治疗。当衣服粘到伤口处时不要硬将衣服往下脱，应该穿着衣服直接去医院。虽然皮肤会变红，但是当烫伤是不会起水疱的一度烫伤时，将伤口部位泡在水里然后吃点镇痛剂就可以了。当烫伤导致长水疱，这就是二度以上的烫伤了，此时应该去医院接受治疗。对待二度以上的烫伤如果在家里错将酒或酱油、大酱等涂在伤口处等应急处理的话，在去医院接受治疗时反而对治疗造成妨碍。这时最好用凉水清洗伤口处后马上去医院。烫伤如果不妥善处理的话很容易留下痕迹。

29.新生儿不流眼泪吗?

新生儿也有可能会流眼泪。只是2岁以前的孩子在疼痛或者受外界刺激时不太会流眼泪，很多孩子即使在哭的时候也不会流眼泪。但也并不是一点眼泪都没有。

30. 自己做辅食，会造成孩子营养不良吗?

目前还有很多人认为自己做辅食会造成孩子营养失调。自己做辅食的母亲甚至也会为了补充营养给孩子吃市面上卖的辅食。但是其实辅食母亲做的才最好。而且孩子辅食以自己做为原则。没有必要太过于担心孩子的营养失衡。照着育儿手册稍加用心就会成为一位很优秀的母亲。而且出生6个月以前喂母乳或者奶粉时就摄取了大部分的营养，就把这期间当作让孩子练习吃固体食物的过渡，轻松有耐心地给孩子做辅食。市面上卖的辅食主要针对需要上班或者忙的母亲。虽然比不上母亲诚心诚意做的食品，但是也可以吃。

31.果汁要从两个月时开始喂吗?

出生6个月（180天）之前不要喂孩子果汁。而且很多人认为多喂孩子果汁的话对孩子有好处，这种想法是错误的。喂孩子过多的果汁的话不仅会使孩子不爱吃奶粉，量过大的话还会阻碍孩子的成长。

32.辅食要从百天开始喂吗?

并不是这样的。辅食最少也要在出生4个月以后开始喂。而且有过敏性皮肤炎的孩子最好在6个月（180天）之前不要喂。最好喂孩子自己做的而不要喂市面上卖的食物。

33. 用禅食（用各种谷物磨成粉掺在一起的一种韩国食物）来做辅食好吗?

不好。辅食最好一次只使用一种材料让孩子先尝尝味道。从没见过哪一个儿科医生建议用磨了各种东西后掺在一起的禅食做辅食。

34. 可以喂周岁以前的孩子蜂蜜吗?

不可以。最好不要喂周岁以前的孩子蜂蜜。即使是煮的蜂蜜也不能喂。

建议鸡蛋要完全煮熟后喂给孩子吃，生牛奶最好在孩子周岁以后再喂给孩子吃。

35. 如果孩子有黄疸的话要给孩子断奶吗?

喂母乳的母亲不得不给孩子断奶的最大的理由之一就是黄疸。但是孩子得黄疸时要给孩子断奶的唯一理由就是确认黄疸是不是因为母乳引起的。如果两天不喂孩子母乳后孩子的状态逐渐变好的话就可以确定是母乳性黄疸，这时可以重新开始给孩子喂母乳。因为如果是母乳性黄疸时不会因为一直喂母乳孩子就会有什么问题。但是想要查明黄疸的原因是不是母乳时就只有断奶这一个办法。当然如果孩子的黄疸不是因为母

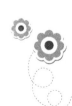

乳也可以持续喂孩子母乳。

36.母乳在6个月以后就不再有营养了吗?

母乳对孩子来说是最好的食物。两周岁之前喂母乳是基本原则,如果过了两周岁孩子依然想吃母乳的话可以继续喂孩子母乳。

37. 如果母亲是肝炎病毒携带者的话不能喂孩子母乳吗?

不是这样的。即使母亲是乙肝病毒携带者时,孩子出生以后注射过乙肝免疫球蛋白和乙肝疫苗,继续吃母乳也没关系。已经查明不管HBeAg是阳性还是阴性都可以喂母乳。

38. 如果多喝水的话母乳会变稀吗?

偶尔会有母亲提出这样的问题: "如果妈妈喝水太多的话母乳就会变稀吗?"而且还有母亲问孩子拉肚子是不是因为母亲喝了太多的果汁母乳变稀造成的。但是母乳绝不会因为母亲喝了太多的水而变稀。母乳的成分是一定的,不会因为母亲吃的食物而改变。

39. 因为奶水稀而不能喂孩子母乳?

吃母乳的孩子每天大便5~10次。有的孩子大便里会有泡沫,这都是正常现象。但是奶奶们会说妈妈的奶水稀,因而让孩子断奶。但是事实上并没有稀奶水这一说法。吃母乳的孩子排出的大便可能会很稀,但这并不是因为所谓的奶水稀。虽然随着孩子的长大母乳的成分也渐渐改变，看起来比以前要稀，这是因为孩子所需要的水分的量增加导致的。虽然母乳看起来很稀，但是营养充足，有益于孩子的成长。孩子的大便即使是很稀，只要孩子没有什么异常最好继续喂母乳。即使是腹泻的时候也可以继续喂孩子母乳。给孩子养成充分吮吸一边乳房的习惯很重要。

40.喂孩子吃母乳的话身材会变坏？

绝对不是那样的。喂母乳比喂奶粉更容易使妈妈的身材恢复到怀孕以前的状态。女性怀孕以后为了能在生产以后给孩子喂奶在肚子上会储存脂肪。这些脂肪是为了制造母乳而储存的，如果在生产以后不喂孩子的话就会原封不动地留在肚子上，导致腹部突起。如果不喂孩子母乳的话不管再怎么运动也都是在其他的地方减肉，肚子上的肉会为了准备以后造奶一直留到最后。努力喂母乳的话反而比减肥瘦得还要快，也不会因为喂母乳而造成胸下垂。生产后想要保持身材的话一边喂母乳一边适当地运动是最好的方法。当然大家都知道母乳对孩子是最好的。母乳以喂到两周岁为原则，吃母乳的孩子的IQ会增加5～10。

41.孩子腹泻的时候要断掉母乳喂孩子奶粉吗？

几乎没有孩子腹泻应该断掉母乳的情况。

42. 吃奶粉长大的孩子会比吃母乳长大的孩子长得更好？

不是这样的，反而是吃母乳长大的孩子比吃奶粉长大的孩子要更健康头脑也更发达。但是很多母亲误以为吃奶粉长大的孩子比吃母乳长大的孩子长得更好。这是因为吃奶粉长大的孩子比吃母乳长大的孩子体重更重个子更高而造成的误会。很多专家认为吃奶粉的孩子体重更重，属

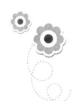

于肥胖。本来不管是吃奶粉还是吃母乳都长得一样才正常，但是吃奶粉的量超过了孩子本身的需求体重就会增加。

43. 想要预防贫血的话就要喂孩子奶粉吗？

想要预防贫血的话在吃辅食时多喂孩子吃含铁成分多的肉和蔬菜。像喂奶粉还是喂生牛奶这样的论证是毫无意义的。虽然偶尔会有人相信为了预防孩子贫血直到孩子两周岁之前都要喂奶粉，但事实并不是这样。如果不好好吃肉或蔬菜，孩子过多地喝铁成分不足的生牛奶，可能会发生贫血，这时在孩子好好吃肉和蔬菜之前喂孩子吃铁含量更多的奶粉会更好。但是不要忘了，在两周岁以前吃母乳要比吃生牛奶或者奶粉要更好。

44. 喝凉奶粉肠会变得更健康？

喂孩子凉奶粉的话孩子的肠道会变得更健康，这一说法完全没有根据。这种说法大概是为了更方便地喂孩子奶粉而捏造出来的。奶粉的温度与体温一样最适合，最少温度也要到常温的程度。最好少将奶粉泡到70摄氏度的开水中，待奶粉凉到体温的程度时喂给孩子。

45. 吃奶粉时将不同公司的奶粉混合在一起吃会更好吗？

很多人看了电视或杂志上出来的奶粉广告以后不知道该喂孩子哪一种奶粉，因此想要将听说较好的奶粉都喂给孩子，也因此不断更换各个公司的奶粉或者将这些奶粉掺在一起喂孩子吃。但是每种奶粉中含有的孩子所需要的成分都差不多。而且像这样一次性开封好几桶奶粉的话使用时间会变长，奶粉被污染的可能性也会变大，因此并不建议这种做法。

46.孩子便秘时要喂孩子浓奶粉吗?

当孩子便秘的时候当然多喂给孩子一点比较好，奶粉的浓度按照医生开出处方的浓度比较好。

47. 应该喂吃奶粉的孩子营养剂吗?

一定要喂孩子吃维生素D。儿科医生通常不认为吃奶粉的孩子就一定需要补充其他营养剂。

48. 豆奶粉比奶粉更好吗?

从医学来讲用牛奶做的奶粉比豆奶粉或山羊奶粉要更好。当然最好的还是母乳。

49. 如果奶瓶没有彻底消毒的话会长鹅口疮吗?

鹅口疮并不是因为母亲懒于给奶瓶消毒造成的。奶瓶不管再怎么彻底消毒孩子都会长鹅口疮。但是孩子喝奶用的奶瓶平时必须彻底消毒。

50.新生儿的肚脐内不能进水?

新生儿并不会因为肚脐里进了水就会有什么大问题。但是在肚脐脱落之前最好不要让孩子泡在水里洗澡，也就是所谓的"泡澡"。如果由于失误孩子的肚脐进了水，要及时将水擦干。

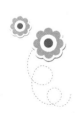

51.孩子得疝气有必要进行手术吗?

孩子与大人不一样,如果得疝气则一定要进行手术。

52.肚脐要挤点奶进去会更好愈合?

肚脐最好清洗干净后擦干,以防止细菌生长。但是如果将奶挤进肚脐后,奶的营养成分丰富很容易滋生细菌,有可能会化脓。新生儿的眼里有眼屎或者鼻子堵住时会往孩子的眼里或鼻子里挤奶,这种做法有可能会诱发炎症,不建议使用。

53. 由于新生儿本来就有黄疸,因此置之不理就可以吗?

虽然大部分孩子得黄疸都没有问题,但是有的情况还是需要马上进行治疗。如果孩子有黄疸,建议马上去儿科接受医生的诊疗。

54.要帮孩子把乳头挤出来吗?

新生儿由于激素的影响乳房会涨起来,偶尔会有母亲认为要给孩子挤一下才会下去。有的母亲急急忙忙跑来说由于受周边人的影响,使劲给孩子挤乳头,结果挤出血来。还有的母亲因为女孩子的奶头稍微进去了一点怕大了以后喂奶有障碍因此就给孩子挤,甚至挤出血来。但是现在认为挤乳头没有任何的作用。奶头稍微往里长的孩子大了以后大部分会自动长出来。本来孩子们的乳房就稍微有点涨,奶头又干,因此看起来奶头就像进去了一样。孩子的乳房不要随便挤。处理不当的话可能会出现炎症，奶头也有可能会受伤。如果因为挤孩子的乳头而产生了炎症要马上去医院。如果有了炎症却放任不管，孩子长大以后可能会有问题。总之，孩子的乳头不能随便挤。

55. 孩子发烧的时候要给孩子盖上被子吗？

最近很少有人见孩子发烧就给孩子盖上被子。大部分的母亲在孩子发烧的时候会给孩子脱掉衣服然后用温热的湿毛巾给孩子擦拭身体。但令人意外的是受过高等教育的母亲群体里最近刮起了一阵"本土最好"之风，强调传统的方法对孩子们最好，认为在孩子发烧时要用被子把孩子包严实。在这里母亲们一定要知悉的是：过去的方法或许在当时是一种适当的方法，但是现在有可能已经产生了比那更好的方法。由于过去发烧的传染病很多，因此过去的大人们为了防止病的扩散才会说"在发烧的时候不能吹风"、"以前发烧的时候要盖上被子"来隔离患者。但是现在由于几乎所有的传染性热病都能够治疗，因此没有必要为了防止传染就让患者受苦。现在如果孩子发烧严重，还是要给孩子脱掉衣服用温热的湿毛巾擦拭身体。当然也要接受治疗。

56. 发烧会使脑子变坏吗？

经常有人会说发烧严重，脑子就会变坏。从前确实是那样认为，因为如果得了脑炎，发烧严重，或者结核性脑膜炎等，容易留下严重后遗症，不能对这些病做出准确诊断，因此认为发烧会使脑子变坏。但只是在有发烧症状的病中有能够使大脑受伤的病而已，并不是发烧本身会使脑子变坏。也就是说由感冒等引起的发烧不会使脑子变坏。而且如果过多服用抗生素，脑子会变坏，麻醉的话脑子会变坏，得热性惊厥的话脑子也会变坏等，这些说法也都是错误的。

57. 孩子如果容易受惊吓的话要吃奇应丸吗?

有的孩子会被很小的声音吓一跳。偶尔会手脚发抖。大部分的情况都没有必要太过于担心。大部分的发抖都会很快停止,用手握住孩子的话也会帮助镇静。虽然很罕见,但是也有可能是由于孩子的神经系统有问题或者缺乏钙电解质,如果孩子经常发抖,最好去儿科接受一下医生的诊疗。大部分的母亲在孩子发抖的时候会随意地拿出家中的常备药奇应丸或者清心丸来给孩子吃。但是我不太建议这样做。如果没有什么问题的话没有必要非得给孩子吃药,虽然不太常见,但是如果真的有问题的话只是消除了外在症状,反而对诊断造成妨碍,这样的话可能会错过治疗时机。有一位来我们儿科的医生说因为孩子容易受惊吓,每天喂孩子两个奇应丸。在诊察的过程中孩子的确很容易受到惊吓,诊察以后发现孩子是因为暂时缺乏钙而持续的惊厥。惊吓只是症状。奇应丸或清心丸只能治疗外在惊吓的症状,对根治惊厥没有任何意义。

58.中耳炎要去耳鼻喉科接受治疗吗?

这是很多母亲都误会的常识之一。其实孩子的中耳炎要去儿科接受治疗。在美国孩子们的中耳炎大部分也不是由耳鼻喉科的医生治疗而是由儿科的医生治疗。当然像感冒、鼻炎、鼻窦炎也都是由儿科的医生来专门治疗。

59. 耳朵里面进水的话要用棉棒擦拭吗?

在孩子由于游泳或者洗头水进入耳朵时很多人害怕孩子得中耳炎会

用棉棒给孩子擦拭。也有很多人在给孩子洗澡后一定会给孩子掏耳朵。但这并不是一个好方法。耳朵的中耳和外耳被耳廓堵住，因此进入耳洞里的水除了由于耳廓断裂或者有严重中耳炎等在耳廓上钉上软管等特殊情况外，水进不到中耳里面，放任不管会自动流出来。如果进水较多，将两边的耳朵分别朝下，水会流出得更快。孩子们通常不会因为水进入耳朵而得中耳炎，因此不能因为孩子的耳朵里进了水而随便用棉棒掏耳朵。耳洞里的皮肤因为进水而变得脆弱，这时如果用棉棒掏，反而更容易使耳洞里的皮肤受伤，引起外耳道炎症。棉棒只用来擦耳后和耳廓就可以了。当然平时也不能随便给孩子掏耳屎。

60. 布尿布对尿布斑疹会更好吗？

绝对不是这样的。不管是布尿布还是纸尿布只要经常更换就可以了。

61.咀嚼口香糖有助于消化吗？

很多人认为饭后嚼口香糖的话有助于消化。但是在一部分口香糖里含有一种叫做山梨糖醇的甜味作料，偶尔会引起副作用，也会给肠造成负担。因此并不是饭后嚼口香糖就一定有助于消化。千万不要把口香糖给孩子。

62. 孩子发烧的时候要用冰水冷敷吗？

很多人都误以为在发烧的时候应该用冰水冷敷。但是发烧时做冷敷反而可能会有反效果。由于冷敷的话与体温的差异过大，孩子会由于冷而发抖。这样肌肉就会产生热量体温反而会上升。冷水有使皮肤的末梢血管收缩的作用。热要通过皮肤散发，如果冷敷的话血循环变慢会导致热量不能有效散发。如果孩子发烧严重的话首先喂孩子退烧剂，即使是这样发烧还是很严重的话可以用30摄氏度的温水给孩子擦拭。给孩子擦拭身体的时候，头部、胸部、肚子、腋窝、腹股沟最好也都要擦拭。

63.长脓疮时如果喂孩子药的话反而会拖得时间更长，要放任不管吗？

在儿科，偶尔会见到孩子脓疮严重不断往外流脓。有的孩子炎症扩散，连腿都肿胀。这时如果问母亲为什么放任不管，母亲们都会回答说如果喂孩子药的话会长脓包，孩子更会受罪因此任由其化脓胀破。现代医学最优秀的发明就是抗生素。在过去即使是很小的脓疮也会威胁到生命，但是最近可以用抗生素治疗，不会再因为脓疮而威胁到生命。长脓疮时喂孩子药会拖延时间，这种说法是错误的。虽然也有应该放任不管的时候，但是当脓疮严重时或者长出多个脓疮时一定要给孩子吃抗生素进行治疗，还要根据需要进行排脓。

64. 如果长乳痂的话在脚掌上抹土就会好转吗？

有俗语说"在脚掌上抹上土，孩子的乳痂就会变好"，不仅是乳痂，孩子的胎热，采用这种办法也会变好。竟然真的有人相信那些话，给孩子的脚掌上抹上土之后来儿科。这句话的本意是孩子到了走路的年龄就会变好。

65. 孩子惊厥时应该给孩子喂奇应丸或清心丸吗？

热性惊厥是一种比较常见的病，如果孩子发烧严重的话可能会发生热性惊厥。如果孩子发生热性惊厥的话，母亲们脑子里最先想起的就是奇应丸和清心丸。有的母亲不管在哪里都会扎破手指放孩子几滴血。但是孩子在热性惊厥时不能随便喂孩子东西吃，也不能喂孩子喝水。在孩子没有意识的状态下喂孩子东西吃的话，有可能会进入呼吸道产生吸入性肺炎，根据情况也有可能会导致窒息。尤其是镇静剂更不能喂孩子吃，对以后作出诊断会有妨碍。如果真的是大病的话，可能会影响诊断和治疗。

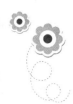

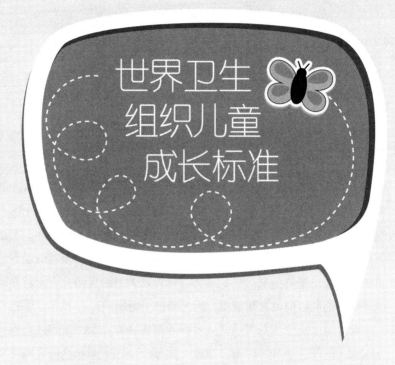

世界卫生
组织儿童
成长标准

　　参照下面的"世界卫生组织儿童成长标准"，可以很容易地判断孩子的身高是否正常。请定期测量孩子的身高、体重，并与图表进行比较。而且在抚养孩子的过程中如果遇到问题，可以使用这里的"查询"，能更简单更便捷地解决疑问。

我个人建议使用《2006年世界卫生组织儿童成长表》来确认孩子的成长。

　　下面的图表是引用了2006年4月27日世界卫生组织发布的《2006年世界卫生组织儿童成长表》。过去的各种生长标准是在一定的地区、一定的时间内以大部分的奶粉哺乳婴儿为对象做出的叙述性指标，不适用于母乳哺乳婴儿。世界卫生组织这次发表的数值是母乳哺乳医学界经历了十几年才出来的成果。他们认为这样可以为判断婴幼儿有无营养缺失或者肥胖的危险提供判断依据，为保障孩子健康成长打下重要基础。

　　世界卫生组织的新婴幼儿成长标准是在1997～2003年间以全世界六个国家（巴西、加纳、印度、挪威、阿曼、美国）8440名母乳哺乳婴儿为研究对象，在严格的标准下进行身体测量并收集相关资料，通过科学的分析得出的结果。这次第一轮发布的数值，年龄、体重、身高等指数是针对母乳哺乳，且母亲不抽烟，孩子没有肝炎性反复腹泻等疾病的婴儿，采集的数据与人种和民族无关。全世界的婴幼儿都应该参照此标准，在这一点上有非常重大的意义。

　　在图表和图形中使用的年龄全部都用周岁计算。比如说，一个月是指从出生那天开始到第三十天，周岁是指满12个月365天。

　　百分比位数是指在一百名对象中所占据的排位顺序。比如，身高的百分比位数为1指的是这名孩子在100名孩子中身高最矮，百分比为100是指在100名孩子当中身高最高。该数值为50意味着身高是同龄人的平均值。如果该数值为3以下或者97以上说明与平均值相差很大。

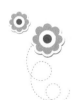

· 体重、身高百分比位数

0～24 个月的男孩和女孩的体重和身高的百分比位数是表示男孩和女孩体重和身高平均值的图表。通过这个图表可以知道自己的孩子在同龄同性别的孩子中，身高高到什么程度或矮到什么程度，体重胖到什么程度或瘦到什么程度。比如说，出生后8个月的男孩子体重为8kg的话，这个孩子的体重百分比位数为25。这句话的意思是满8个月的男孩子在100名孩子中体重第25小，也就意味着这个孩子比平均值更轻。

· 平躺身高体重百分比位数

通过这个图表可以知道孩子的身高和体重后就能知道孩子胖瘦处于哪种程度。换句话说，通过该表可以轻易知道孩子肥胖程度。比如说，如果男孩子的身高为97cm体重为16.5kg，这个孩子的百位位数为95。也就是说在100名同身高男孩子中为第5，体重较重。可知这个孩子体重比平均值超出很多。

世界卫生组织儿童成长标准：0～13周（0～3个月）男童体重和身高百分位数
（我建议依据此表判断孩子的成长水平）

		1	3	5	15	25	50	75	85	95	97	99
0周	体重(kg)	2.3	2.5	2.6	2.9	3.0	3.3	3.7	3.9	4.2	4.3	4.6
	身高(cm)	45.5	46.3	46.8	47.9	48.6	49.9	51.2	51.8	53.0	53.4	54.3
1周	体重(kg)	2.4	2.6	2.7	3.0	3.2	3.5	3.8	4.0	4.4	4.5	4.8
	身高(cm)	46.7	47.5	48.0	49.1	49.8	51.1	52.4	53.1	54.2	54.7	55.5
2周	体重(kg)	2.7	2.8	3.0	3.2	3.4	3.8	4.1	4.3	4.7	4.9	5.1
	身高(cm)	47.9	48.8	49.2	50.4	51.1	52.3	53.6	54.3	55.5	55.9	56.8
3周	体重(kg)	2.9	3.1	3.2	3.5	3.7	4.1	4.5	4.7	5.1	5.2	5.5
	身高(cm)	48.9	49.8	50.2	51.4	52.1	53.4	54.7	55.4	56.6	57.0	57.9
4周	体重(kg)	3.2	3.4	3.5	3.8	4.0	4.4	4.8	5.0	5.4	5.6	5.9
	身高(cm)	49.9	50.7	51.2	52.4	53.1	54.4	55.7	56.4	57.6	58.0	58.9
5周	体重(kg)	3.4	3.6	3.7	4.1	4.3	4.7	5.1	5.3	5.8	5.9	6.3
	身高(cm)	50.8	51.7	52.1	53.3	54.0	55.3	56.7	57.4	58.6	59.0	59.9
6周	体重(kg)	3.6	3.8	4.0	4.3	4.5	4.9	5.4	5.6	6.1	6.3	6.6
	身高(cm)	51.7	52.5	53.0	54.2	54.9	56.2	57.6	58.3	59.5	59.9	60.8
7周	体重(kg)	3.8	4.1	4.2	4.5	4.8	5.2	5.6	5.9	6.4	6.5	6.9
	身高(cm)	52.5	53.4	53.8	55.0	55.7	57.1	58.4	59.1	60.3	60.8	61.7
8周	体重(kg)	4.0	4.3	4.4	4.7	5.0	5.4	5.9	6.2	6.6	6.8	7.2
	身高(cm)	53.3	54.1	54.6	55.8	56.5	57.9	59.2	60.0	61.2	61.6	62.5
9周	体重(kg)	4.2	4.4	4.6	4.9	5.2	5.6	6.1	6.4	6.9	7.1	7.4
	身高(cm)	54.0	54.9	55.4	56.6	57.3	58.7	60.0	60.7	61.9	62.4	63.3
10周	体重(kg)	4.4	4.6	4.8	5.1	5.4	5.8	6.3	6.6	7.1	7.3	7.7
	身高(cm)	54.7	55.6	56.1	57.3	58.0	59.4	60.7	61.5	62.7	63.2	64.1
11周	体重(kg)	4.5	4.8	4.9	5.3	5.6	6.0	6.5	6.8	7.3	7.5	7.9
	身高(cm)	55.4	56.3	56.8	58.0	58.7	60.1	61.5	62.2	63.4	63.9	64.8
12周	体重(kg)	4.7	4.9	5.1	5.5	5.7	6.2	6.7	7.0	7.5	7.7	8.1
	身高(cm)	56.0	56.9	57.4	58.7	59.4	60.8	62.1	62.9	64.1	64.6	65.5
13周	体重(kg)	4.8	5.1	5.2	5.6	5.9	6.4	6.9	7.2	7.7	7.9	8.3
	身高(cm)	56.6	57.6	58.0	59.3	60.0	61.4	62.8	63.5	64.8	65.2	66.2

世界卫生组织儿童成长标准： 0～12个月男童体重和身高百分位数

		1	3	5	15	25	50	75	85	95	97	99
0个月	体重(kg)	2.3	2.5	2.6	2.9	3.0	3.3	3.7	3.9	4.2	4.3	4.6
	身高(cm)	45.5	46.3	46.8	47.9	48.6	49.9	51.2	51.8	53.0	53.4	54.3
1个月	体重(kg)	3.2	3.4	3.6	3.9	4.1	4.5	4.9	5.1	5.5	5.7	6.0
	身高(cm)	50.2	51.1	51.5	52.7	53.4	54.7	56.0	56.7	57.9	58.4	59.3
2个月	体重(kg)	4.1	4.4	4.5	4.9	5.1	5.6	6.0	6.3	6.8	7.0	7.4
	身高(cm)	53.8	54.7	55.1	56.4	57.1	58.4	59.8	60.5	61.7	62.2	63.1
3个月	体重(kg)	4.8	5.1	5.2	5.6	5.9	6.4	6.9	7.2	7.7	7.9	8.3
	身高(cm)	56.7	57.6	58.1	59.3	60.1	61.4	62.8	63.5	64.8	65.3	66.2
4个月	体重(kg)	5.4	5.6	5.8	6.2	6.5	7.0	7.6	7.9	8.4	8.6	9.1
	身高(cm)	59.0	60.0	60.5	61.7	62.5	63.9	65.3	66.0	67.3	67.8	58.7
5个月	体重(kg)	5.8	6.1	6.2	6.7	7.0	7.5	8.1	8.4	9.0	9.2	9.7
	身高(cm)	61.0	61.9	62.4	63.7	64.5	65.9	67.3	68.1	69.4	69.9	70.8
6个月	体重(kg)	6.1	6.4	6.6	7.1	7.4	7.9	8.5	8.9	9.5	9.7	10.2
	身高(cm)	62.6	63.6	64.1	65.4	66.2	67.6	69.1	69.8	71.1	71.6	72.6
7个月	体重(kg)	6.4	6.7	6.9	7.4	7.7	8.3	8.9	9.3	9.9	10.2	10.7
	身高(cm)	64.1	65.1	65.6	66.9	67.7	69.2	70.6	71.4	72.7	73.2	74.2
8个月	体重(kg)	6.7	7.0	7.2	7.7	8.0	8.6	9.3	9.6	10.3	10.5	11.1
	身高(cm)	65.5	66.5	67.0	68.3	69.1	70.6	72.1	72.9	74.2	74.7	75.7
9个月	体重(kg)	6.9	7.2	7.4	7.9	8.3	8.9	9.6	10.0	10.6	10.9	11.4
	身高(cm)	66.8	67.7	68.3	69.6	70.5	72.0	73.5	74.3	75.7	76.2	77.2
10个月	体重(kg)	7.1	7.5	7.7	8.2	8.5	9.2	9.9	10.3	10.9	11.2	11.8
	身高(cm)	68.0	69.0	69.5	70.9	71.7	73.3	74.8	75.6	77.0	77.6	78.6
11个月	体重(kg)	7.3	7.7	7.9	8.4	8.7	9.4	10.1	10.5	11.2	11.5	12.1
	身高(cm)	69.1	70.2	70.7	72.1	73.0	74.5	76.1	77.0	78.4	78.9	80.0
12个月	体重(kg)	7.5	7.8	8.1	8.6	9.0	9.6	10.4	10.8	11.5	11.8	12.4
	身高(cm)	70.2	71.3	71.8	73.3	74.1	75.7	77.4	78.2	79.7	80.2	81.3

世界卫生组织儿童成长标准: 13～24个月男童体重和身高百分位数

		1	3	5	15	25	50	75	85	95	97	99
13个月	体重(kg)	7.6	8.0	8.2	8.8	9.2	9.9	10.6	11.1	11.8	12.1	12.7
	身高(cm)	71.3	72.4	72.9	74.4	75.3	76.9	78.6	79.4	80.9	81.5	82.6
14个月	体重(kg)	7.8	8.2	8.4	9.0	9.4	10.1	10.9	11.3	12.1	12.4	13.0
	身高(cm)	72.3	73.4	74.0	75.5	76.4	78.0	79.7	80.6	82.1	82.7	83.8
15个月	体重(kg)	8.0	8.4	8.6	9.2	9.6	10.3	11.1	11.6	12.3	12.7	13.3
	身高(cm)	73.3	74.4	75.0	76.5	77.4	79.1	80.9	81.8	83.3	83.9	85.0
16个月	体重(kg)	8.1	8.5	8.8	9.4	9.8	10.5	11.3	11.8	12.6	12.9	13.6
	身高(cm)	74.2	75.4	76.0	77.5	78.5	80.2	82.0	82.9	84.5	85.1	86.2
17个月	体重(kg)	8.3	8.7	8.9	9.6	10.0	10.7	11.6	12.0	12.9	13.2	13.9
	身高(cm)	75.1	76.3	76.9	78.5	79.5	81.2	83.0	84.0	85.6	86.2	87.4
18个月	体重(kg)	8.4	8.9	9.1	9.7	10.1	10.9	11.8	12.3	13.1	13.5	14.2
	身高(cm)	76.0	77.2	77.8	79.5	80.4	82.3	84.1	85.1	86.7	87.3	88.5
19个月	体重(kg)	8.6	9.0	9.3	9.9	10.3	11.1	12.0	12.5	13.4	13.7	14.4
	身高(cm)	76.8	78.1	78.7	80.4	81.4	83.2	85.1	86.1	87.8	88.4	89.7
20个月	体重(kg)	8.7	9.2	9.4	10.1	10.5	11.3	12.2	12.7	13.6	14.0	14.7
	身高(cm)	77.7	78.9	79.6	81.3	82.3	84.2	86.1	87.1	88.8	89.5	90.7
21个月	体重(kg)	8.9	9.3	9.6	10.3	10.7	11.5	12.5	13.0	13.9	14.3	15.0
	身高(cm)	78.4	79.7	80.4	82.2	83.2	85.1	87.1	88.1	89.9	90.5	91.8
22个月	体重(kg)	9.0	9.5	9.8	10.5	10.9	11.8	12.7	13.2	14.2	14.5	15.3
	身高(cm)	79.2	80.5	81.2	83.0	84.1	86.0	88.0	89.1	90.9	91.6	92.9
23个月	体重(kg)	9.2	9.7	9.9	10.6	11.1	12.0	12.9	13.4	14.4	14.8	15.6
	身高(cm)	80.0	81.3	82.0	83.8	84.9	86.9	89.0	90.0	91.9	92.6	93.9
24个月	体重(kg)	9.3	9.8	10.1	10.8	11.3	12.2	13.1	13.7	14.7	15.1	15.9
	身高(cm)	80.7	82.1	82.8	84.6	85.8	87.8	89.9	91.0	92.8	93.6	94.9

世界卫生组织儿童成长标准： 0~13周（0~3个月）女童体重和身高百分位数

		1	3	5	15	25	50	75	85	95	97	99
0周	体重(kg)	2.3	2.4	2.5	2.8	2.9	3.2	3.6	3.7	4.0	4.2	4.4
	身高(cm)	44.8	45.6	46.1	47.2	47.9	49.1	50.4	51.1	52.2	52.7	53.5
1周	体重(kg)	2.3	2.5	2.6	2.9	3.0	3.3	3.7	3.9	4.2	4.4	4.6
	身高(cm)	45.9	46.8	47.2	48.4	49.1	50.3	51.6	52.3	53.4	53.9	54.7
2周	体重(kg)	2.5	2.7	2.8	3.1	3.2	3.6	3.9	4.1	4.5	4.6	4.9
	身高(cm)	47.1	47.9	48.4	49.5	50.2	51.5	52.8	53.5	54.6	55.1	55.9
3周	体重(kg)	2.7	2.9	3.0	3.3	3.5	3.8	4.2	4.4	4.8	5.0	5.3
	身高(cm)	48.0	48.8	49.3	50.5	51.2	52.5	53.8	54.5	55.6	56.1	56.9
4周	体重(kg)	2.9	3.1	3.3	3.5	3.7	4.1	4.5	4.7	5.1	5.3	5.6
	身高(cm)	48.9	49.7	50.2	51.4	52.1	53.4	54.7	55.4	56.6	57.0	57.9
5周	体重(kg)	3.1	3.3	3.5	3.8	4.0	4.3	4.8	5.0	5.4	5.6	5.9
	身高(cm)	49.7	50.5	51.0	52.2	52.9	54.2	55.6	56.3	57.5	57.9	58.8
6周	体重(kg)	3.3	3.5	3.7	4.0	4.2	4.6	5.0	5.3	5.7	5.9	6.2
	身高(cm)	50.4	51.3	51.8	53.0	53.7	55.1	56.4	57.1	58.3	58.8	59.7
7周	体重(kg)	3.5	3.7	3.8	4.2	4.4	4.8	5.2	5.5	5.9	6.1	6.5
	身高(cm)	51.2	52.1	52.5	53.8	54.5	55.8	57.2	57.9	59.1	59.6	60.5
8周	体重(kg)	3.7	3.9	4.0	4.4	4.6	5.0	5.5	5.7	6.2	6.4	6.7
	身高(cm)	51.9	52.8	53.2	54.5	55.2	56.6	57.9	58.7	59.9	60.4	61.3
9周	体重(kg)	3.8	4.1	4.2	4.5	4.7	5.2	5.7	5.9	6.4	6.6	7.0
	身高(cm)	52.5	53.4	53.9	55.2	55.9	57.3	58.7	59.4	60.6	61.1	62.0
10周	体重(kg)	4.0	4.2	4.3	4.7	4.9	5.4	5.8	6.1	6.6	6.8	7.2
	身高(cm)	53.2	54.1	54.6	55.8	56.6	57.9	59.3	60.1	61.3	61.8	62.7
11周	体重(kg)	4.1	4.3	4.5	4.8	5.1	5.5	6.0	6.3	6.8	7.0	7.4
	身高(cm)	53.8	54.7	55.2	56.4	57.2	58.6	60.0	60.7	62.0	62.5	63.4
12周	体重(kg)	4.2	4.5	4.6	5.0	5.2	5.7	6.2	6.5	7.0	7.2	7.6
	身高(cm)	54.3	55.3	55.8	57.0	57.8	59.2	60.6	61.4	62.6	63.1	64.1
13周	体重(kg)	4.3	4.6	4.7	5.1	5.4	5.8	6.4	6.7	7.2	7.4	7.8
	身高(cm)	54.9	55.8	56.3	57.6	58.4	59.8	61.2	62.0	63.2	63.7	64.7

世界卫生组织儿童成长标准：0～12个月女童体重和身高百分位数

		1	3	5	15	25	50	75	85	95	97	99
0个月	体重(kg)	2.3	2.4	2.5	2.8	2.9	3.2	3.6	3.7	4.0	4.2	4.4
	身高(cm)	44.8	45.6	46.1	47.2	47.9	49.1	50.4	51.1	52.2	52.7	53.5
1个月	体重(kg)	3.0	3.2	3.3	3.6	3.8	4.2	4.6	4.8	5.2	5.4	5.7
	身高(cm)	49.1	50.0	50.5	51.7	52.4	53.7	55.0	55.7	56.9	57.4	58.2
2个月	体重(kg)	3.8	4.0	4.1	4.5	4.7	5.1	5.6	5.9	6.3	6.5	6.9
	身高(cm)	52.3	53.2	53.7	55.0	55.7	57.1	58.4	59.2	60.4	60.9	61.8
3个月	体重(kg)	4.4	4.6	4.7	5.1	5.4	5.8	6.4	6.7	7.2	7.4	7.8
	身高(cm)	54.9	55.8	56.3	57.6	58.4	59.8	61.2	62.0	63.3	63.8	64.7
4个月	体重(kg)	4.8	5.1	5.2	5.6	5.9	6.4	7.0	7.3	7.9	8.1	8.6
	身高(cm)	57.1	58.0	58.5	59.8	60.6	62.1	63.5	64.3	65.7	66.2	67.1
5个月	体重(kg)	5.2	5.5	5.6	6.1	6.4	6.9	7.5	7.8	8.4	8.7	9.2
	身高(cm)	58.9	59.9	60.4	61.7	62.5	64.0	65.5	66.3	67.7	68.2	69.2
6个月	体重(kg)	5.5	5.8	6.0	6.4	6.7	7.3	7.9	8.3	8.9	9.2	9.7
	身高(cm)	60.5	61.5	62.0	63.4	64.2	65.7	67.3	68.1	69.5	70.0	71.0
7个月	体重(kg)	5.8	6.1	6.3	6.7	7.0	7.6	8.3	8.7	9.4	9.6	10.2
	身高(cm)	61.9	62.9	63.5	64.9	65.7	67.3	68.8	69.7	71.1	71.6	72.7
8个月	体重(kg)	6.0	6.3	6.5	7.0	7.3	7.9	8.6	9.0	9.7	10.0	10.6
	身高(cm)	63.2	64.3	64.9	66.3	67.2	68.7	70.3	71.2	72.6	73.2	74.3
9个月	体重(kg)	6.2	6.6	6.8	7.3	7.6	8.2	8.9	9.3	10.1	10.4	11.0
	身高(cm)	64.5	65.6	66.2	67.6	68.5	70.1	71.8	72.6	74.1	74.7	75.8
10个月	体重(kg)	6.4	6.8	7.0	7.5	7.8	8.5	9.2	9.6	10.4	10.7	11.3
	身高(cm)	65.7	66.8	67.4	68.9	69.8	71.5	73.1	74.0	75.5	76.1	77.2
11个月	体重(kg)	6.6	7.0	7.2	7.7	8.0	8.7	9.5	9.9	10.7	11.0	11.7
	身高(cm)	66.9	68.0	68.6	70.2	71.1	72.8	74.5	75.4	76.9	77.5	78.6
12个月	体重(kg)	6.8	7.1	7.3	7.9	8.2	8.9	9.7	10.2	11.0	11.3	12.0
	身高(cm)	68.0	69.2	69.8	71.3	72.3	74.0	75.8	76.7	78.3	78.9	80.0

世界卫生组织儿童成长标准：13～24个月女童体重和身高百分位数

		1	3	5	15	25	50	75	85	95	97	99
13个月	体重(kg)	6.9	7.3	7.5	8.1	8.4	9.2	10.0	10.4	11.3	11.6	12.3
	身高(cm)	69.1	70.3	70.9	72.5	73.4	75.2	77.0	77.9	79.5	80.2	81.3
14个月	体重(kg)	7.1	7.5	7.7	8.3	8.6	9.4	10.2	10.7	11.5	11.9	12.6
	身高(cm)	70.1	71.3	72.0	73.6	74.6	76.4	78.2	79.2	80.8	81.4	82.6
15个月	体重(kg)	7.3	7.7	7.9	8.5	8.8	9.6	10.4	10.9	11.8	12.2	12.9
	身高(cm)	71.1	72.4	73.0	74.7	75.7	77.5	79.4	80.3	82.0	82.7	83.9
16个月	体重(kg)	7.4	7.8	8.1	8.7	9.0	9.8	10.7	11.2	12.1	12.5	13.2
	身高(cm)	72.1	73.3	74.0	75.7	76.7	78.6	80.5	81.5	83.2	83.9	85.1
17个月	体重(kg)	7.6	8.0	8.2	8.8	9.2	10.0	10.9	11.4	12.3	12.7	13.5
	身高(cm)	73.0	74.3	75.0	76.7	77.7	79.7	81.6	82.6	84.4	85.0	86.3
18个月	体重(kg)	7.8	8.2	8.4	9.0	9.4	10.2	11.1	11.6	12.6	13.0	13.8
	身高(cm)	74.0	75.2	75.9	77.7	78.8	80.7	82.7	83.7	85.5	86.2	87.5
19个月	体重(kg)	7.9	8.3	8.6	9.2	9.6	10.4	11.4	11.9	12.9	13.3	14.1
	身高(cm)	74.8	76.2	76.9	78.7	79.7	81.7	83.7	84.8	86.6	87.3	88.6
20个月	体重(kg)	8.1	8.5	8.7	9.4	9.8	10.6	11.6	12.1	13.1	13.5	14.4
	身高(cm)	75.7	77.0	77.7	79.6	80.7	82.7	84.7	85.8	87.7	88.4	89.7
21个月	体重(kg)	8.2	8.7	8.9	9.6	10.0	10.9	11.8	12.4	13.4	13.8	14.6
	身高(cm)	76.5	77.9	78.6	80.5	81.6	83.7	85.7	86.8	88.7	89.4	90.8
22个月	体重(kg)	8.4	8.8	9.1	9.8	10.2	11.1	12.0	12.6	13.6	14.1	14.9
	身高(cm)	77.3	78.7	79.5	81.4	82.5	84.6	86.7	87.8	89.7	90.5	91.9
23个月	体重(kg)	8.5	9.0	9.2	9.9	10.4	11.3	12.3	12.8	13.9	14.3	15.2
	身高(cm)	78.1	79.6	80.3	82.2	83.4	85.5	87.7	88.8	90.7	91.5	92.9
24个月	体重(kg)	8.7	9.2	9.4	10.1	10.6	11.5	12.5	13.1	14.2	14.6	15.5
	身高(cm)	78.9	80.3	81.1	83.1	84.2	86.4	88.6	89.8	91.7	92.5	93.9

世界卫生组织儿童成长标准：0～24个月男童平躺身高(cm)体重(kg)百分位数

身高	百分位数										
	1	3	5	15	25	50	75	85	95	97	99
45(cm)	2.0(kg)	2.1	2.1	2.2	2.3	2.4	2.6	2.7	2.9	2.9	3
45.5	2.1	2.1	2.2	2.3	2.4	2.5	2.7	2.8	2.9	3	3.1
46	2.1	2.2	2.3	2.4	2.5	2.6	2.8	2.9	3	3.1	3.3
46.5	2.2	2.3	2.3	2.5	2.5	2.7	2.9	3	3.1	3.2	3.4
47	2.3	2.4	2.4	2.5	2.6	2.8	3	3.1	3.2	3.3	3.5
47.5	2.3	2.4	2.5	2.6	2.7	2.9	3	3.1	3.3	3.4	3.6
48	2.4	2.5	2.6	2.7	2.8	2.9	3.1	3.2	3.4	3.5	3.7
48.5	2.5	2.6	2.6	2.8	2.9	3	3.2	3.3	3.5	3.6	3.8
49	2.6	2.7	2.7	2.9	2.9	3.1	3.3	3.4	3.6	3.7	3.9
49.5	2.6	2.7	2.8	2.9	3	3.2	3.4	3.5	3.8	3.8	4
50	2.7	2.8	2.9	3	3.1	3.3	3.5	3.7	3.9	4	4.1
50.5	2.8	2.9	3	3.1	3.2	3.4	3.6	3.8	4	4.1	4.2
51	2.9	3	3.1	3.2	3.3	3.5	3.8	3.9	4.1	4.2	4.4
51.5	3	3.1	3.2	3.3	3.4	3.6	3.9	4	4.2	4.3	4.5
52	3.1	3.2	3.3	3.4	3.5	3.8	4	4.1	4.4	4.5	4.6
52.5	3.2	3.3	3.4	3.6	3.7	3.9	4.1	4.3	4.5	4.6	4.8
53	3.3	3.4	3.5	3.7	3.8	4	4.3	4.4	4.6	4.7	4.9
53.5	3.4	3.5	3.6	3.8	3.9	4.1	4.4	4.5	4.8	4.9	5.1
54	3.5	3.6	3.7	3.9	4	4.3	4.5	4.7	4.9	5	5.3
54.5	3.6	3.8	3.8	4	4.2	4.4	4.7	4.8	5.1	5.2	5.4
55	3.7	3.9	4	4.2	4.3	4.5	4.8	5	5.3	5.4	5.6
55.5	3.9	4	4.1	4.3	4.4	4.7	5	5.1	5.4	5.5	5.8
56	4	4.1	4.2	4.4	4.6	4.8	5.1	5.3	5.6	5.7	5.9
56.5	4.1	4.3	4.3	4.6	4.7	5	5.3	5.4	5.7	5.9	6.1
57	4.2	4.4	4.5	4.7	4.8	5.1	5.4	5.6	5.9	6	6.3
57.5	4.4	4.5	4.6	4.8	5	5.3	5.6	5.8	6.1	6.2	6.5
58	4.5	4.6	4.7	5	5.1	5.4	5.7	5.9	6.2	6.4	6.6
58.5	4.6	4.8	4.9	5.1	5.3	5.6	5.9	6.1	6.4	6.5	6.8
59	4.7	4.9	5	5.2	5.4	5.7	6	6.2	6.6	6.7	7
59.5	4.8	5	5.1	5.4	5.5	5.9	6.2	6.4	6.7	6.9	7.2
60	5	5.1	5.2	5.5	5.7	6	6.3	6.5	6.9	7	7.3
60.5	5.1	5.3	5.4	5.6	5.8	6.1	6.5	6.7	7.1	7.2	7.5
61	5.2	5.4	5.5	5.8	5.9	6.3	6.6	6.8	7.2	7.4	7.7
61.5	5.3	5.5	5.6	5.9	6.1	6.4	6.8	7	7.4	7.5	7.8
62	5.4	5.6	5.7	6	6.2	6.5	6.9	7.1	7.5	7.7	8
62.5	5.5	5.7	5.8	6.1	6.3	6.7	7	7.3	7.6	7.8	8.1
63	5.6	5.8	5.9	6.2	6.4	6.8	7.2	7.4	7.8	8	8.3
63.5	5.7	5.9	6	6.3	6.5	6.9	7.3	7.5	7.9	8.1	8.4
64	5.8	6	6.2	6.5	6.6	7	7.4	7.7	8.1	8.2	8.6
64.5	5.9	6.1	6.3	6.6	6.8	7.1	7.6	7.8	8.2	8.4	8.7
65	6	6.3	6.4	6.7	6.9	7.3	7.7	7.9	8.3	8.5	8.9
65.5	6.1	6.4	6.5	6.8	7	7.4	7.8	8.1	8.5	8.7	9
66	6.2	6.5	6.6	6.9	7.1	7.5	7.9	8.2	8.6	8.8	9.1
66.5	6.3	6.6	6.7	7	7.2	7.6	8.1	8.3	8.8	8.9	9.3

身高	百分位数										
	1	3	5	15	25	50	75	85	95	97	99
67(cm)	6.4(kg)	6.7	6.8	7.1	7.3	7.7	8.2	8.4	8.9	9.1	9.4
67.5	6.5	6.8	6.9	7.2	7.4	7.9	8.3	8.6	9	9.2	9.6
68	6	6.9	7	7.3	7.5	8	8.4	8.7	9.2	9.3	9.7
68.5	6.7	7	7.1	7.4	7.7	8.1	8.5	8.8	9.3	9.5	9.8
69	6.8	7.1	7.2	7.5	7.8	8.2	8.7	8.9	9.4	9.6	10
69.5	6.9	7.1	7.3	7.6	7.9	8.3	8.8	9.1	9.5	9.7	10.1
70	7	7.2	7.4	7.7	8	8.4	8.9	9.2	9.7	9.9	10.3
70.5	7.1	7.3	7.5	7.8	8.1	8.5	9	9.3	9.8	10	10.4
71	7.2	7.4	7.6	8	8.2	8.6	9.1	9.4	9.9	10.1	10.5
71.5	7.3	7.5	7.7	8.1	8.3	8.8	9.3	9.6	10.1	10.3	10.7
72	7.4	7.6	7.8	8.2	8.4	8.9	9.4	9.7	10.2	10.4	10.8
72.5	7.5	7.7	7.9	8.3	8.5	9	9.5	9.8	10.3	10.5	11
73	7.5	7.8	8	8.4	8.6	9.1	9.6	9.9	10.4	10.7	11.1
73.5	7.6	7.9	8	8.4	8.7	9.2	9.7	10	10.6	10.8	11.2
74	7.7	8	8.1	8.5	8.8	9.3	9.8	10.1	10.7	10.9	11.4
74.5	7.8	8.1	8.2	8.6	8.9	9.4	9.9	10.3	10.8	11	11.5
75	7.9	8.2	8.3	8.7	9	9.5	10.1	10.4	10.9	11.2	11.6
75.5	8	8.2	8.4	8.8	9.1	9.6	10.2	10.5	11	11.3	11.7
76	8	8.3	8.5	8.9	9.2	9.7	10.3	10.6	11.2	11.4	11.9
76.5	8.1	8.4	8.6	9	9.3	9.8	10.4	10.7	11.3	11.5	12
77	8.2	8.5	8.7	9.1	9.4	9.9	10.5	10.8	11.4	11.6	12.1
77.5	8.3	8.6	8.7	9.2	9.5	10	10.6	10.9	11.5	11.7	12.2
78	8.4	8.7	8.8	9.3	9.5	10.1	10.7	11	11.6	11.8	12.3
78.5	8.4	8.7	8.9	9.3	9.6	10.2	10.8	11.1	11.7	12	12.4
79	8.5	8.8	9	9.4	9.7	10.3	10.9	11.2	11.8	12.1	12.5
79.5	8.6	8.9	9.1	9.5	9.8	10.4	11	11.3	11.9	12.2	12.7
80	8.7	9	9.1	9.6	9.9	10.4	11.1	11.4	12	12.3	12.8
80.5	8.7	9.1	9.2	9.7	10	10.5	11.2	11.5	12.1	12.4	12.9
81	8.8	9.1	9.3	9.8	10.1	10.6	11.3	11.6	12.2	12.5	13
81.5	8.9	9.2	9.4	9.9	10.2	10.7	11.4	11.7	12.3	12.6	13.1
82	9	9.3	9.5	10	10.2	10.8	11.5	11.8	12.5	12.7	13.2
82.5	9.1	9.4	9.6	10.1	10.3	10.9	11.6	11.9	12.6	12.8	13.3
83	9.2	9.5	9.7	10.1	10.4	11	11.7	12	12.7	13	13.5
83.5	9.3	9.6	9.8	10.3	10.6	11.2	11.8	12.2	12.8	13.1	13.6
84	9.4	9.7	9.9	10.4	10.7	11.3	11.9	12.3	12.9	13.2	13.7
84.5	9.5	9.8	10	10.5	10.8	11.4	12	12.4	13.1	13.3	13.9
85	9.6	9.9	10.1	10.6	10.9	11.5	12.2	12.5	13.2	13.5	14
85.5	9.7	10	10.2	10.7	11	11.6	12.3	12.7	13.3	13.6	14.1
86	9.8	10.1	10.3	10.8	11.1	11.7	12.4	12.8	13.5	13.7	14.3
86.5	9.9	10.2	10.4	10.9	11.2	11.9	12.5	12.9	13.6	13.9	14.4
87	10	10.3	10.5	11	11.4	12	12.7	13.1	13.7	14	14.6
87.5	10.1	10.4	10.6	11.2	11.5	12.1	12.8	13.2	13.9	14.2	14.7
88	10.2	10.6	10.7	11.3	11.6	12.2	12.9	13.3	14	14.3	14.9
88.5	10.3	10.7	10.9	11.4	11.7	12.4	13.1	13.5	14.2	14.4	15

身高	百分位数										
	1	3	5	15	25	50	75	85	95	97	99
89(cm)	10.4(kg)	10.8	11	11.5	11.8	12.5	13.2	13.6	14.3	14.6	15.2
89.5	10.5	10.9	11.1	11.6	11.9	12.6	13.3	13.7	14.4	14.7	15.3
90	10.6	11	11.2	11.7	12.1	12.7	13.4	13.8	14.6	14.9	15.4
90.5	10.7	11.1	11.3	11.8	12.2	12.8	13.6	14	14.7	15	15.6
91	10.8	11.2	11.4	11.9	12.3	13	13.7	14.1	14.8	15.1	15.7
91.5	10.9	11.3	11.5	12	12.4	13.1	13.8	14.2	15	15.3	15.9
92	11	11.4	11.6	12.2	12.5	13.2	13.9	14.4	15.1	15.4	16
92.5	11.1	11.5	11.7	12.3	12.6	13.3	14.1	14.5	15.2	15.5	16.1
93	11.2	11.6	11.8	12.4	12.7	13.4	14.2	14.6	15.4	15.7	16.3
93.5	11.3	11.7	11.9	12.5	12.8	13.5	14.3	14.7	15.5	15.8	16.4
94	11.4	11.8	12	12.6	12.9	13.7	14.4	14.9	15.6	16	16.6
94.5	11.5	11.9	12.1	12.7	13.1	13.8	14.5	15	15.8	16.1	16.7
95	11.6	12	12.2	12.8	13.2	13.9	14.7	15.1	15.9	16.2	16.9
95.5	11.7	12.1	12.3	12.9	13.3	14	14.8	15.3	16	16.4	17
96	11.8	12.2	12.4	13	13.4	14.1	14.9	15.4	16.2	16.5	17.2
96.5	11.9	12.3	12.5	13.1	13.5	14.3	15.1	15.5	16.3	16.7	17.3
97	12	12.4	12.6	13.2	13.6	14.4	15.2	15.7	16.5	16.8	17.5
97.5	12.1	12.5	12.7	13.4	13.7	14.5	15.3	15.8	16.6	17	17.6
98	12.2	12.6	12.8	13.5	13.9	14.6	15.5	15.9	16.8	17.1	17.8
98.5	12.3	12.7	13	13.6	14	14.8	15.6	16.1	16.9	17.3	18
99	12.4	12.8	13.1	13.7	14.1	14.9	15.7	16.2	17.1	17.4	18.1
99.5	12.5	12.9	13.2	13.8	14.2	15	15.9	16.4	17.2	17.6	18.3
100	12.6	13	13.3	13.9	14.4	15.2	16	16.5	17.4	17.8	18.5
100.5	12.7	13.2	13.4	14.1	14.5	15.3	16.2	16.7	17.6	17.9	18.7
101	12.8	13.3	13.5	14.2	14.6	15.4	16.3	16.8	17.7	18.1	18.8
101.5	12.9	13.4	13.6	14.3	14.7	15.6	16.5	17	17.9	18.3	19
102	13	13.5	13.8	14.5	14.9	15.7	16.6	17.2	18.1	18.5	19.2
102.5	13.2	13.6	13.9	14.6	15	15.9	16.8	17.3	18.3	18.6	19.4
103	13.3	13.8	14	14.7	15.2	16	17	17.5	18.4	18.8	19.6
103.5	13.4	13.9	14.1	14.8	15.3	16.2	17.1	17.7	18.6	19	19.8
104	13.5	14	14.3	15	15.4	16.3	17.3	17.8	18.8	19.2	20
104.5	13.6	14.1	14.4	15.1	15.6	16.5	17.4	18	19	19.4	20.2
105	13.7	14.2	14.5	15.3	15.7	16.6	17.6	18.2	19.2	19.6	20.4
105.5	13.9	14.4	14.6	15.4	15.9	16.8	17.8	18.4	19.4	19.8	20.6
106	14	14.5	14.8	15.5	16	16.9	18	18.5	19.6	20	20.8
106.5	14.1	14.6	14.9	15.7	16.2	17.1	18.1	18.7	19.7	20.2	21
107	14.2	14.8	15	15.8	16.3	17.3	18.3	18.9	19.9	20.4	21.2
107.5	14.4	14.9	15.2	16	16.5	17.4	18.5	19.1	20.1	20.6	21.4
108	14.5	15	15.3	16.1	16.6	17.6	18.7	19.3	20.3	20.8	21.7
108.5	14.6	15.2	15.5	16.3	16.8	17.8	18.8	19.5	20.5	21	21.9
109	14.7	15.3	15.6	16.4	16.9	17.9	19	19.6	20.8	21.2	22.1
109.5	14.9	15.4	15.7	16.6	17.1	18.1	19.2	19.8	21	21.4	22.3
110	15	15.6	15.9	16.7	17.2	18.3	19.4	20	21.2	21.6	22.6

世界卫生组织儿童成长标准：0～24个月女童平躺身高(cm)体重(kg)百分位数

身高	百分位数										
	1	3	5	15	25	50	75	85	95	97	99
45(cm)	2.0(kg)	2.1	2.1	2.2	2.3	2.5	2.6	2.7	2.9	2.9	3.1
45.5	2.1	2.2	2.2	2.3	2.4	2.5	2.7	2.8	3.0	3.0	3.2
46	2.1	2.2	2.3	2.4	2.5	2.6	2.8	2.9	3.1	3.1	3.3
46.5	2.2	2.3	2.3	2.5	2.6	2.7	2.9	3.0	3.2	3.2	3.4
47	2.3	2.4	2.4	2.6	2.6	2.8	3.0	3.1	3.3	3.3	3.5
47.5	2.4	2.4	2.5	2.6	2.7	2.9	3.1	3.2	3.4	3.4	3.6
48	2.4	2.5	2.6	2.7	2.8	3.0	3.2	3.3	3.5	3.5	3.7
48.5	2.5	2.6	2.7	2.8	2.9	3.1	3.3	3.4	3.6	3.7	3.8
49	2.6	2.7	2.7	2.9	3.0	3.2	3.4	3.5	3.7	3.8	3.9
49.5	2.7	2.8	2.8	3.0	3.1	3.3	3.5	3.6	3.8	3.9	4.1
50	2.7	2.8	2.9	3.1	3.2	3.4	3.6	3.7	3.9	4.0	4.2
50.5	2.8	2.9	3.0	3.2	3.3	3.5	3.7	3.8	4.0	4.1	4.3
51	2.9	3.0	3.1	3.2	3.4	3.6	3.8	3.9	4.2	4.3	4.4
51.5	3.0	3.1	3.2	3.4	3.5	3.7	3.9	4.0	4.3	4.4	4.6
52	3.1	3.2	3.3	3.5	3.6	3.8	4.0	4.2	4.4	4.5	4.7
52.5	3.2	3.3	3.4	3.6	3.7	3.9	4.2	4.3	4.6	4.7	4.9
53	3.3	3.4	3.5	3.7	3.8	4.0	4.3	4.4	4.7	4.8	5.0
53.5	3.4	3.5	3.6	3.8	3.9	4.2	4.4	4.6	4.9	5.0	5.2
54	3.5	3.6	3.7	3.9	4.0	4.3	4.6	4.7	5.0	5.1	5.3
54.5	3.6	3.7	3.8	4.0	4.2	4.4	4.7	4.9	5.2	5.3	5.5
55	3.7	3.9	3.9	4.1	4.3	4.5	4.8	5.0	5.3	5.4	5.7
55.5	3.8	4.0	4.0	4.3	4.4	4.7	5.0	5.2	5.5	5.6	5.8
56	3.9	4.1	4.2	4.4	4.5	4.8	5.1	5.3	5.6	5.8	6.0
56.5	4.0	4.2	4.3	4.5	4.7	5.0	5.3	5.5	5.8	5.9	6.2
57	4.1	4.3	4.4	4.6	4.8	5.1	5.4	5.6	5.9	6.1	6.3
57.5	4.3	4.4	4.5	4.8	4.9	5.2	5.6	5.7	6.1	6.2	6.5
58	4.4	4.5	4.6	4.9	5.0	5.4	5.7	5.9	6.2	6.4	6.7
58.5	4.5	4.6	4.7	5.0	5.2	5.5	5.8	6.0	6.4	6.5	6.8
59	4.6	4.8	4.9	5.1	5.3	5.6	6.0	6.2	6.6	6.7	7.0
59.5	4.7	4.9	5.0	5.2	5.4	5.7	6.1	6.3	6.7	6.9	7.2
60	4.8	5.0	5.1	5.4	5.5	5.9	6.3	6.5	6.9	7.0	7.3
60.5	4.9	5.1	5.2	5.5	5.6	6.0	6.4	6.6	7.0	7.2	7.5
61	5.0	5.2	5.3	5.6	5.8	6.1	6.5	6.7	7.2	7.3	7.6
61.5	5.1	5.3	5.4	5.7	5.9	6.3	6.7	6.9	7.3	7.5	7.8
62	5.2	5.4	5.5	5.8	6.0	6.4	6.8	7.0	7.4	7.6	8.0
62.5	5.3	5.5	5.6	5.9	6.1	6.5	6.9	7.2	7.6	7.8	8.1
63	5.4	5.6	5.7	6.0	6.2	6.6	7.0	7.3	7.7	7.9	8.3
63.5	5.5	5.7	5.8	6.1	6.3	6.7	7.2	7.4	7.9	8.0	8.4
64	5.6	5.8	5.9	6.2	6.4	6.9	7.3	7.5	8.0	8.2	8.5
64.5	5.7	5.9	6.0	6.3	6.6	7.0	7.4	7.7	8.1	8.3	8.7
65	5.8	6.0	6.1	6.5	6.7	7.1	7.5	7.8	8.3	8.5	8.8
65.5	5.9	6.1	6.2	6.6	6.8	7.2	7.7	7.9	8.4	8.6	9.0
66	6.0	6.2	6.3	6.7	6.9	7.3	7.8	8.0	8.5	8.7	9.1
66.5	6.1	6.3	6.4	6.8	7.0	7.4	7.9	8.2	8.7	8.9	9.3

身高	百分位数										
	1	3	5	15	25	50	75	85	95	97	99
67(cm)	6.1(kg)	6.4	6.5	6.9	7.1	7.5	8.0	8.3	8.8	9.0	9.4
67.5	6.2	6.5	6.6	7.0	7.2	7.6	8.1	8.4	8.9	9.1	9.5
68	6.3	6.6	6.7	7.1	7.3	7.7	8.2	8.5	9.0	9.2	9.7
68.5	6.4	6.7	6.8	7.2	7.4	7.9	8.4	8.6	9.2	9.4	9.8
69	6.5	6.7	6.9	7.3	7.5	8.0	8.5	8.8	9.3	9.5	9.9
69.5	6.6	6.8	7.0	7.3	7.6	8.1	8.6	8.9	9.4	9.6	10.0
70	6.7	6.9	7.1	7.4	7.7	8.2	8.7	9.0	9.5	9.7	10.2
70.5	6.7	7.0	7.1	7.5	7.8	8.3	8.8	9.1	9.6	9.9	10.3
71	6.8	7.1	7.2	7.6	7.9	8.4	8.9	9.2	9.8	10.0	10.4
71.5	6.9	7.2	7.3	7.7	8.0	8.5	9.0	9.3	9.9	10.1	10.5
72	7.0	7.3	7.4	7.8	8.1	8.6	9.1	9.4	10.0	10.2	10.7
72.5	7.1	7.4	7.5	7.9	8.2	8.7	9.2	9.5	10.1	10.3	10.8
73	7.2	7.4	7.6	8.0	8.3	8.8	9.3	9.6	10.2	10.4	10.9
73.5	7.2	7.5	7.7	8.1	8.3	8.9	9.4	9.7	10.3	10.6	11.0
74	7.3	7.6	7.8	8.2	8.4	9.0	9.5	9.9	10.4	10.7	11.2
74.5	7.4	7.7	7.8	8.3	8.5	9.1	9.6	10.0	10.5	10.8	11.3
75	7.5	7.8	7.9	8.3	8.6	9.1	9.7	10.1	10.7	10.9	11.4
75.5	7.6	7.8	8.0	8.4	8.7	9.2	9.8	10.2	10.8	11.0	11.5
76	7.6	7.9	8.1	8.5	8.8	9.3	9.9	10.3	10.9	11.1	11.6
76.5	7.7	8.0	8.2	8.6	8.9	9.4	10.0	10.4	11.0	11.2	11.7
77	7.8	8.1	8.2	8.7	9.0	9.5	10.1	10.5	11.1	11.3	11.8
77.5	7.9	8.2	8.3	8.8	9.1	9.6	10.2	10.6	11.2	11.4	11.9
78	7.9	8.2	8.4	8.9	9.1	9.7	10.3	10.7	11.3	11.5	12.1
78.5	8.0	8.3	8.5	8.9	9.2	9.8	10.4	10.8	11.4	11.7	12.2
79	8.1	8.4	8.6	9.0	9.3	9.9	10.5	10.9	11.5	11.8	12.3
79.5	8.2	8.5	8.7	9.1	9.4	10.0	10.6	11.0	11.6	11.9	12.4
80	8.3	8.6	8.7	9.2	9.5	10.1	10.7	11.1	11.7	12.0	12.5
80.5	8.3	8.7	8.8	9.3	9.6	10.2	10.8	11.2	11.9	12.1	12.7
81	8.4	8.8	8.9	9.4	9.7	10.3	10.9	11.3	12.0	12.2	12.8
81.5	8.5	8.8	9.0	9.5	9.8	10.4	11.1	11.4	12.1	12.4	12.9
82	8.6	8.9	9.1	9.6	9.9	10.5	11.2	11.6	12.2	12.5	13.1
82.5	8.7	9.0	9.2	9.7	10.0	10.6	11.3	11.7	12.4	12.6	13.2
83	8.8	9.1	9.3	9.8	10.1	10.7	11.4	11.8	12.5	12.8	13.3
83.5	8.9	9.2	9.4	9.9	10.2	10.9	11.5	11.9	12.6	12.9	13.5
84	9.0	9.3	9.5	10.0	10.3	11.0	11.7	12.1	12.8	13.1	13.6
84.5	9.1	9.4	9.6	10.1	10.5	11.1	11.8	12.2	12.9	13.2	13.8
85	9.2	9.5	9.7	10.2	10.6	11.2	11.9	12.3	13.0	13.3	13.9
85.5	9.3	9.6	9.8	10.4	10.7	11.3	12.1	12.5	13.2	13.5	14.1
86	9.4	9.8	9.9	10.5	10.8	11.5	12.2	12.6	13.3	13.6	14.2
86.5	9.5	9.9	10.1	10.6	10.9	11.6	12.3	12.7	13.5	13.8	14.4
87	9.6	10.0	10.2	10.7	11.0	11.7	12.5	12.9	13.6	13.9	14.5
87.5	9.7	10.1	10.3	10.8	11.2	11.8	12.6	13.0	13.8	14.1	14.7
88	9.8	10.2	10.4	10.9	11.3	12.0	12.7	13.2	13.9	14.2	14.9
88.5	9.9	10.3	10.5	11.0	11.4	12.1	12.9	13.3	14.1	14.4	15.0

身高	百分位数										
	1	3	5	15	25	50	75	85	95	97	99
89(cm)	10.0(kg)	10.4	10.6	11.2	11.5	12.2	13.0	13.4	14.2	14.5	15.2
89.5	10.1	10.5	10.7	11.3	11.6	12.3	13.1	13.6	14.4	14.7	15.3
90	10.2	10.6	10.8	11.4	11.8	12.5	13.3	13.7	14.5	14.8	15.5
90.5	10.3	10.7	10.9	11.5	11.9	12.6	13.4	13.8	14.6	15.0	15.6
91	10.4	10.8	11.0	11.6	12.0	12.7	13.5	14.0	14.8	15.1	15.8
91.5	10.5	10.9	11.1	11.7	12.1	12.8	13.7	14.1	14.9	15.3	15.9
92	10.6	11.0	11.2	11.8	12.2	13.0	13.8	14.2	15.1	15.4	16.1
92.5	10.7	11.1	11.3	12.0	12.3	13.1	13.9	14.4	15.2	15.6	16.3
93	10.8	11.2	11.5	12.1	12.5	13.2	14.0	14.5	15.4	15.7	16.4
93.5	10.9	11.3	11.6	12.2	12.6	13.3	14.2	14.7	15.5	15.9	16.6
94	11.0	11.4	11.7	12.3	12.7	13.5	14.3	14.8	15.7	16.0	16.7
94.5	11.1	11.5	11.8	12.4	12.8	13.6	14.4	14.9	15.8	16.2	16.9
95	11.2	11.6	11.9	12.5	12.9	13.7	14.6	15.1	16.0	16.3	17.0
95.5	11.3	11.8	12.0	12.6	13.0	13.8	14.7	15.2	16.1	16.5	17.2
96	11.4	11.9	12.1	12.7	13.2	14.0	14.9	15.4	16.3	16.6	17.4
96.5	11.5	12.0	12.2	12.9	13.3	14.1	15.0	15.5	16.4	16.8	17.5
97	11.6	12.1	12.3	13.0	13.4	14.2	15.1	15.6	16.6	16.9	17.7
97.5	11.7	12.2	12.4	13.1	13.5	14.4	15.3	15.8	16.7	17.1	17.9
98	11.8	12.3	12.5	13.2	13.6	14.5	15.4	15.9	16.9	17.3	18.0
98.5	11.9	12.4	12.7	13.3	13.8	14.6	15.5	16.1	17.0	17.4	18.2
99	12.0	12.5	12.8	13.5	13.9	14.8	15.7	16.2	17.2	17.6	18.4
99.5	12.2	12.6	12.9	13.6	14.0	14.9	15.8	16.4	17.4	17.8	18.5
100	12.3	12.7	13.0	13.7	14.1	15.0	16.0	16.5	17.5	17.9	18.7
100.5	12.4	12.9	13.1	13.8	14.3	15.2	16.1	16.7	17.7	18.1	18.9
101	12.5	13.0	13.2	14.0	14.4	15.3	16.3	16.9	17.9	18.3	19.1
101.5	12.6	13.1	13.4	14.1	14.5	15.5	16.4	17.0	18.0	18.5	19.3
102	12.7	13.2	13.5	14.2	14.7	15.6	16.6	17.2	18.2	18.6	19.5
102.5	12.8	13.3	13.6	14.4	14.8	15.8	16.8	17.4	18.4	18.8	19.7
103	13.0	13.5	13.7	14.5	15.0	15.9	16.9	17.5	18.6	19.0	19.9
103.5	13.1	13.6	13.9	14.6	15.1	16.1	17.1	17.7	18.8	19.2	20.1
104	13.2	13.7	14.0	14.8	15.3	16.2	17.3	17.9	19.0	19.4	20.3
104.5	13.3	13.9	14.1	14.9	15.4	16.4	17.4	18.1	19.1	19.6	20.5
105	13.5	14.0	14.3	15.1	15.6	16.5	17.6	18.2	19.3	19.8	20.7
105.5	13.6	14.1	14.4	15.2	15.7	16.7	17.8	18.4	19.5	20.0	20.9
106	13.7	14.3	14.6	15.4	15.9	16.9	18.0	18.6	19.7	20.2	21.1
106.5	13.9	14.4	14.7	15.5	16.0	17.1	18.2	18.8	20.0	20.4	21.4
107	14.0	14.5	14.8	15.7	16.2	17.2	18.4	19.0	20.2	20.6	21.6
107.5	14.1	14.7	15.0	15.8	16.4	17.4	18.5	19.2	20.4	20.9	21.8
108	14.3	14.8	15.1	16.0	16.5	17.6	18.7	19.4	20.6	21.1	22.1
108.5	14.4	15.0	15.3	16.2	16.7	17.8	18.9	19.6	20.8	21.3	22.3
109	14.6	15.1	15.5	16.3	16.9	18.0	19.1	19.8	21.0	21.5	22.5
109.5	14.7	15.3	15.6	16.5	17.0	18.1	19.3	20.0	21.3	21.8	22.8
110	14.9	15.4	15.8	16.7	17.2	18.3	19.5	20.2	21.5	22.0	23.0